心血管病CT诊断学

Computed Tomographic Diagnosis in Cardiovascular Disease

第3版

主　编　戴汝平　支爱华

副主编　曹　程　韩　磊

主　审　蒋世良　吕　滨　赵世华

编　者（以姓氏拼音为序）

安云强	曹　程	戴汝平	高建华	郭　帅	郭新亮
韩　磊	韩　宇	韩太林	韩文娟	胡炳欣	黄　娟
金敬琳	李　莉	李立刚	刘　敏	刘士辰	马展鸿
苗来生	祁晓鸥	宋来凤	宋志巍	孙　洋	孙献昶
谭厚敏	王　静	王贵生	王红月	王宏宇	韦云青
吴　旻	吴言伶	武柏林	姚　慧	禹纪红	张戈军
张雅茜	赵　磊	赵　喜	郑　颖	支爱华	

人民卫生出版社
·北京·

图书在版编目（CIP）数据

心血管病 CT 诊断学 / 戴汝平，支爱华主编 . —3 版
. —北京：人民卫生出版社，2022.11
ISBN 978-7-117-32953-8

Ⅰ.①心… Ⅱ.①戴…②支… Ⅲ.①心脏血管疾病
—计算机 X 线扫描体层摄影 — 诊断 Ⅳ.①R540.4

中国版本图书馆 CIP 数据核字（2022）第 045584 号

| 人卫智网 | www.ipmph.com | 医学教育、学术、考试、健康，购书智慧智能综合服务平台 |
| 人卫官网 | www.pmph.com | 人卫官方资讯发布平台 |

心血管病 CT 诊断学
Xinxueguanbing CT Zhenduanxue
第 3 版

主　　编：戴汝平　　支爱华
出版发行：人民卫生出版社（中继线 010-59780011）
地　　址：北京市朝阳区潘家园南里 19 号
邮　　编：100021
E - mail：pmph @ pmph.com
购书热线：010-59787592　010-59787584　010-65264830
印　　刷：北京华联印刷有限公司
经　　销：新华书店
开　　本：889×1194　1/16　印张：54
字　　数：1597 千字
版　　次：2000 年 1 月第 1 版　2022 年 11 月第 3 版
印　　次：2022 年 11 月第 1 次印刷
标准书号：ISBN 978-7-117-32953-8
定　　价：449.00 元

打击盗版举报电话：010-59787491　E-mail：WQ @ pmph.com
质量问题联系电话：010-59787234　E-mail：zhiliang @ pmph.com
数字融合服务电话：4001118166　　E-mail：zengzhi @ pmph.com

第3版
前　言

科学发展促进了医学的进步。1995年,戴汝平教授率先在我国引进电子束CT(EBCT),开启了我国心血管CT诊断和科研探索之先河,对冠状动脉-冠心病、大血管病、先天性心脏病、瓣膜病、肺血管病、心肌病、心脏肿瘤等进行了系统诊断研究,开拓了CT对心血管疾病的临床诊断与科学研究。2000年,在国内首次出版《心血管病CT诊断学》,奠定了心血管病CT诊断基础。随着多排螺旋CT的问世,医学影像学发生重大变革,2013年我们对《心血管病CT诊断学》进行重新修订、再版。

近10年,多排螺旋CT技术发展迅速。我们对该书再次进行了全面、系统地修订,《心血管病CT诊断学(第3版)》充分反映出新的变革,在原有十九章内容的基础上增补为二十五章。在"总论"中,特邀专业作者对CT原理与新进展做了深入阐述,涵盖了心血管CT影像学基础及深入的理论知识,向读者充分介绍了影像学最新突破及发展前景。"各论"中,紧跟当前科学技术的发展,注重学科间知识的交汇融合,充分反映了CT新技术在诊断中的应用及与临床的交融,内容进一步得到丰富。全书增加的新病例,均来自近年应用CT新技术在临床及科研工作的经验总结,并参考了国内外学者最新研究及观点。第3版内容更加丰富,传达最新知识,图文并茂,形式新颖。

本书对初学者掌握心脏CT专业知识获益良多;对心血管内、外科医师是不可或缺的专业参考书;对有一定基础的影像科医师是提高心血管影像专业知识的必修书籍;对解决临床问题大有裨益,是解决临床疑难问题案头必备的参考书。

本书凝聚了中国医学科学院阜外医院心血管CT影像专业全体同志27年的心血。在此感谢对本书出版作出贡献的全体同志,感谢特邀专家的贡献,感谢他们为本书撰写、提供资料、重建制图等作出的贡献,保证了本书高质量完成。

在这新技术与新理论日新月异、发展迅速的时代,专业书籍呈献给读者常常滞后;更由于我们学识水平所限,书中存在不足与错误在所难免,希望批评与指正。

中国医学科学院　北京协和医学院
国家心血管病中心　阜外医院

戴汝平　吕滨华

2022年5月1日

第1版
前 言

电子束CT(electron beam computed tomography,简称EBCT)又称超高速CT,由美国Boyd博士于1983年发明并应用于临床。EBCT由电子束扫描技术代替X线管与检测器的机械扫描,因而扫描速度提高数十倍,检查运动的器官(如心脏大血管)能得到清晰的图像,实现了电影CT,也实现了CT对心脏检查的可能性,扩展了CT在心血管病诊断中的应用范围和诊断能力,这是本书《心血管病CT诊断学》得以实现的基础。EBCT设备已经广泛应用于临床,其技术不断得到改进。目前软件升级为12.43版本,使C-150机型在检查功能上有较大提高。连续容积扫描(CVS)一次屏气16秒,可获得140层图像,实现了胸、腹主动脉CT血管造影一次完成,是急症、外伤的首选检查手段,也是婴幼儿心血管病诊断的最佳选择。

目前螺旋CT开发出多层螺旋、亚秒级、心电触发扫描技术,容积扫描速度大大提高,在心脏诊断检查方面有突破性进展。本书也适用于螺旋CT的心血管病诊断。

本书充分反映了当前医学影像学的最新技术。CT心血管造影术(CTA)是心血管病诊断必要手段和最新技术,本书作了详细介绍。CT的技术关键包括容积数据采集(volumetric data acquisition)和图像重建(imaging reconstruction)。EBCT及螺旋CT随着检测器数量和材料的改进,计算机技术的提高,容积数据采集数量大,速度快,分辨力高。三维工作站的应用,使图像显示更加立体真实,对诊断将起到更大作用,实践证实它已经不存在体位成像的限制,与常规心血管造影比较,有创性检查变为无创或少创性检查,有其突出的实用价值,开拓了心血管影像学新领域。

本书是根据国人材料总结而成。是我院1995年7月到1999年5月13 000例各类心血管病诊断检查的经验总结。全书共14章80节,第一~三章为电子束CT设备结构及技术,从我国现实出发,提出了CT心血管造影及三维重建技术。第四~十四章为EBCT在各类心血管病诊断中的临床应用,包括冠心病、心肌病、肺心病、瓣膜病、主动脉疾患、心包疾患、心脏肿瘤以及先天性心脏病。各节编写格式为:疾病的基本知识、EBCT检查方法及EBCT诊断。均为我们自己的临床实践经验总结。由于我院病例材料丰富,充分开发设备功能,因此在临床诊断诸多方面达到最佳水平。有些特殊病例应用CT作出正确诊断为首次报告。本书首次提出了应用CT节段分析方法,诊断复杂先天性心脏病,开拓了心血管病CT诊断新领域。

本书充分反映我国的EBCT心血管病诊断的科研成果,充分体现了我们的科研水平以及国人心血管病的特点。对我国EBCT冠状动脉钙化的研究,提出了中国人冠状动脉钙化预测冠心病的价值及特点。应用CT血管造影开发对冠状动脉、搭桥血管的造影及三维重建,实现了应用无创或少创的方法检查冠状动脉及搭桥血管,从而扩大了EBCT对心血管病的应用范围。对主动脉瘤、大血管病、脉动脉栓塞CT血管造影研究,证明CT血管造影可以代替常规有创血管造影,对于临床诊断及治疗有重大价值。最大程度上减少了病人的痛苦。

本书着眼于广大读者,充分体现了影像医学的特点,立足于国人资料,图文并茂。

本书是集体智慧的结晶、集体劳动的成果。在这里应该感谢为 EBCT 工作作出贡献的谢若兰、任力、陈瑶、金泽宁、吴鸿雁、吕建华、杨有优、金敬琳、赵笑炎等同志。同时,应该感谢我国著名放射学家李果珍、刘赓年、吴恩惠、徐家兴、陈星荣、李松年、王仪生等教授对我们工作的关心和支持。

由于作者学识所限,经验不足,书中缺点、错误在所难免,祈望读者不吝赐教。

戴汝平
中国医学科学院心血管病研究所阜外医院
1999 年 5 月 1 日

第2版
前　言

1995 年我国首次引进电子束 CT(EBCT),开始了心血管病 CT 诊断临床应用与研究工作。在大量临床实践基础上,2000 年我们在国内首次出版《心血管病 CT 诊断学》,为 CT 在该领域的临床应用与研究奠定了基础。

进入 21 世纪,多排螺旋 CT(MDCT)的重大进展以及 CT 在心血管领域的广泛应用大大推进了心血管影像学的发展,为心血管病临床及科研发展起到重大推动作用。新一代影像设备的诞生,必然会带来医学影像学成像理论及临床应用的革新与进步。为了适应全球性医学影像学的发展,第 2 版的修订出版势在必行。

当前,心血管影像学是心脏病学进展的核心部分,多排螺旋 CT 更是影像学的核心之一。计算机技术的发展成就了影像学,同时优质 3D- 高分辨率图像不仅有助于直观揭示人体疾病病理解剖奥秘,而且有助于确定诊断、指导治疗和直观教学。能将当今最先进的科学技术应用到极致,不仅是一种智慧,也是一种艺术;能让读者爱不释手的专著,无不是科学与艺术的完美结合。正是这一理念指导我们修订出版第 2 版《心血管病 CT 诊断学》。

第 2 版《心血管病 CT 诊断学》共包括八篇十九章:第一篇　多排螺旋 CT(MDCT)原理,第二篇　心血管 CT 诊断基础,第三篇　获得性心脏病,第四篇　肺血管病与肺动脉高压,第五篇　主动脉疾患,第六篇　先天性心脏病,第七篇　心包疾患,第八篇　心脏肿瘤。全部病例均来源于作者近 10 年应用多排螺旋 CT 临床及科研工作的经验总结,均采用了计算机最佳图像重建技术。本书图文并茂,较第 1 版资料更加丰富、翔实,是一部既有深度又有广度且形式新颖的专著。

本书是集体智慧的结晶、共同劳动的成果。在这里应该感谢放射科全体同志的出色工作以及大力支持;感谢我国老一代著名放射学家数十年对我们的关心、教导和支持;感谢在编写中各相关单位在相关技术上的指导,使得著作能够顺利完成。

由于作者学识所限,经验不足,书中缺点、错误在所难免,祈望读者不吝赐教。

中国医学科学院　北京协和医学院
国家心血管病中心　阜外医院
2012.5.1

第二节　真性主动脉瘤 CT 诊断 563

第三节　假性主动脉瘤 CT 诊断 567

第四节　主动脉夹层 CT 诊断 570

第五节　主动脉壁内血肿 CT 诊断 573

第六节　主动脉溃疡 CT 诊断 575

第七节　主动脉瘤介入及手术治疗后 CT 检查 578

第八节　主动脉右心房耳部分流 CT 诊断 582

第九节　原发性主动脉肿瘤 585

　　　　附 I　主动脉漂浮血栓 587

第十六章　其他主动脉疾病 591

第一节　马方综合征 591

　　　　附 J　Loeys-Dietz 综合征 593

第二节　大动脉炎 594

第三节　白塞综合征心血管病变 599

第四节　梅毒性主动脉炎 602

第五节　慢性主动脉周围炎 606

第六节　动脉硬化性闭塞症 608

第七节　中段主动脉综合征 610

第八节　嗜酸性粒细胞增多症性动脉炎 612

第十七章　腔静脉病变 616

第一节　先天性腔静脉异常 616

第二节　获得性腔静脉疾病 621

第三节　腔静脉肿瘤疾病 627

　　　　附 K　静脉内平滑肌瘤病 630

第十八章　先天性心脏病 CT 诊断基础 633

第一节　先天性心脏病 MDCT 检查方法 633

第二节　先天性心脏病病理 636

第三节　先天性心脏病诊断的节段分析法 642

第十九章　左向右分流先天性心脏病 CT 诊断 657

第一节　房间隔缺损 657

　　　　附 L　静脉窦缺损 660

第二节　室间隔缺损 663

第三节　心内膜垫缺损 665

第四节　左心室 - 右心房通道 667

第五节　共同心房与单心房 669

第六节　动脉导管未闭　672

第七节　永存共同动脉干　675

第八节　主动脉 - 肺动脉间隔缺损　678

第九节　肺动脉起源于升主动脉　680

第十节　先天性主动脉窦瘤及破裂　682

第十一节　部分性肺静脉畸形引流　685

第十二节　完全性肺静脉畸形引流　689

第十三节　无顶冠状静脉窦综合征　691

第二十章　先天性左心发育异常心脏病 CT 诊断　697

第一节　左侧三房心　697

第二节　先天性主动脉瓣狭窄及瓣叶畸形　699

第三节　先天性主动脉瓣上狭窄　705

第四节　先天性主动脉瓣下狭窄　708

第五节　先天性主动脉缩窄　709

第六节　主动脉弓离断　713

第七节　主动脉 - 左室通道畸形　716

第八节　先天性主动脉弓畸形　717

第九节　左心发育不全综合征　724

第十节　先天性心脏憩室与室壁瘤　726

第二十一章　先天性右心发育异常心脏病 CT 诊断　734

第一节　法洛四联症　734

第二节　肺动脉闭锁合并室间隔缺损　739

第三节　肺动脉闭锁伴室间隔完整　744

第四节　三尖瓣下移畸形　746

第五节　三尖瓣闭锁　748

第六节　右心室异常肌束　750

第七节　肺动脉瓣狭窄及二瓣化畸形　752

第八节　肺动脉及分支狭窄　754

第九节　一侧肺动脉发育不全与缺如　755

第十节　迷走肺动脉　757

第二十二章　先天性大动脉及房室连接异常心脏病 CT 诊断　762

第一节　大动脉错位　762

第二节　右心室双出口　766

第三节　左心室双出口　773

第四节　单心室　775

第二十三章　先天性心脏病相关综合征　781

第一节　"镜面人"——Kartagener 综合征　781
第二节　鲁登巴赫综合征　782
第三节　Williams 综合征　783
第四节　Turner 综合征　785
第五节　Cantrell 综合征　786
第六节　Down 综合征　787
第七节　22q11.2 微缺失综合征　788
第八节　VACTERL 综合征　789
第九节　Noonan 综合征　790
第十节　Shone 综合征　791
第十一节　Barlow 综合征　794
第十二节　直背综合征　795
第十三节　Carney 综合征　796

第二十四章　心包疾病　800

第一节　基本知识　800
第二节　心包积液　801
第三节　缩窄性心包炎　803
第四节　渗出 - 缩窄性心包炎　805
第五节　先天性心包缺如　806
　　　　附 M　心房耳部瘤　807
第六节　CT 对心包疾病诊断评价　807

第二十五章　心脏肿瘤　809

第一节　基本知识　809
第二节　心包肿瘤　811
第三节　心脏原发良性肿瘤　815
　　　　附 N　多发黏液瘤（Carney 综合征）　817
　　　　附 O　结节性硬化症　819
第四节　心脏原发恶性肿瘤　825
第五节　心脏转移瘤　829
第六节　心脏瓣膜肿瘤　830
第七节　CT 在心脏肿瘤诊断评价　832

附录　专业术语缩略词对照表　834

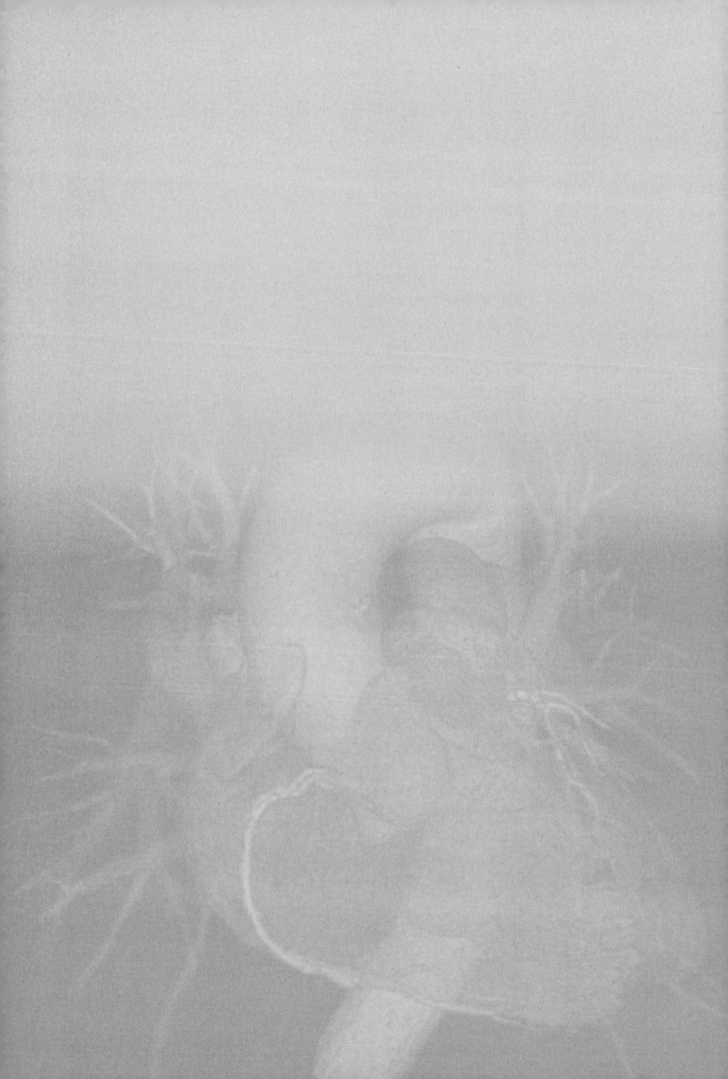

第七节　冠状动脉纤维肌性发育不良 330
第八节　冠状动脉扩张症 331
第九节　冠状动脉自发夹层 333
第十节　冠状动脉假性动脉瘤 335
第十一节　冠状动脉痉挛综合征 336
第十二节　移植心冠状动脉血管病 337
第十三节　其他 339

第九章　先天性冠状动脉畸形 342
第一节　基本知识 342
第二节　先天性冠状动脉畸形 CT 诊断 344
第三节　MDCT 在先天性冠状动脉畸形诊断的评价 359

第十章　冠状静脉窦与冠状静脉 361
第一节　冠状静脉窦胚胎发生 361
第二节　冠状静脉窦及冠状静脉解剖 362
第三节　冠状静脉窦及所属冠状静脉 CT 成像与解剖 363
第四节　冠状静脉窦先天异常 366
第五节　MDCT 在冠状静脉窦相关临床应用的评价 371

第十一章　心肌病 374
第一节　心肌病 CT 诊断 374
第二节　扩张型心肌病 377
第三节　肥厚型心肌病 380
　　　附 A　糖原贮积症（Danon 病） 385
　　　附 B　溶酶体贮积症（Fabry 病） 385
第四节　限制型心肌病 386
　　　附 C　心肌淀粉样变 388
　　　附 D　结节病 390
　　　附 E　血色病 391
第五节　致心律失常性右室心肌病 392
第六节　心肌致密化不全 395
　　　附 F　左室心尖部发育不良 397
　　　附 G　左室假腱索 398
第七节　应激性心肌病 399
第八节　围产期心肌病 401
第九节　心肌非特异性钙化 402
第十节　心肌病 CT 诊断评价 405

第十二章　心脏瓣膜病　407

第一节　基本知识　407
第二节　二尖瓣病变 CT 诊断　409
第三节　主动脉瓣病变 CT 诊断　416
第四节　肺动脉瓣病变 CT 诊断　424
第五节　三尖瓣病变 CT 诊断　430
第六节　CT 在瓣膜病介入治疗中的应用　435
第七节　心脏瓣膜置换术后并发症的 CT 诊断　452
第八节　先天性二尖瓣及二尖瓣器畸形　456
第九节　瓣膜病 CT 诊断评价　461

第十三章　高血压 MDCT 诊断应用　468

第一节　原发性高血压　468
第二节　继发性高血压　474
第三节　MDCT 在高血压诊断应用的评价　484

第十四章　肺血管疾病及肺动脉高压　486

第一节　肺动脉及肺静脉 MDCT 检查及重建方法　486
第二节　肺血管疾病与肺动脉高压基本知识　491
第三节　肺循环异常与右心功能不全 CT 基本征象　493
第四节　肺动脉栓塞症　497
　　　　附 H　重度肺动脉高压原位血栓形成　509
第五节　肺动脉炎　510
第六节　慢性纵隔炎累及肺动脉　515
第七节　肺动脉瘤　518
第八节　特发性肺动脉扩张　520
第九节　肺动脉夹层或血肿　521
第十节　特发性肺动脉高压　525
第十一节　先天性肺动静脉瘘　526
第十二节　肺隔离症　530
第十三节　肺静脉狭窄及闭锁　532
第十四节　肺静脉瘤　539
第十五节　肺静脉阻塞病　541
第十六节　肺毛细血管瘤病　543
第十七节　遗传性出血性毛细血管扩张症　546
第十八节　肺血管肿瘤　548

第十五章　主动脉疾病　560

第一节　主动脉疾病总论　560

第一篇　总论

第一章　CT 原理与应用技术新进展　　　　　　　　　　　　　2

第二章　心血管 CT 检查方法　　　　　　　　　　　　　　111

第三章　心血管影像学新进展　　　　　　　　　　　　　　144

第四章　心血管 MDCT 图像重建及功能成像　　　　　　　157

第五章　正常心脏大血管 MDCT 解剖　　　　　　　　　　201

第一章
CT 原理与应用技术新进展

第一节　CT 发展史与新进展

一、CT 发展历史

CT 是计算机断层扫描（computed tomography）的简称。它的研发成功是自 1895 年伦琴（Wilhelm Conrad Röntgen）发现 X 射线以来在 X 线诊断方面的最大突破，是近代飞速发展的电子计算机控制技术和 X 线检查摄像技术相结合的产物。

早在 1917 年，奥地利数学家 Johann Radon 就发表了一篇论文，为重建理论建立了基础。文章指出，如果所有通过物体的积分值都已知的话，那么这个物体的分布就能够被计算出来。1956 年，放射天文学家 Bracewell 把这个重建理论首次付诸实践，创造出一种重建天体图像的重建公式。而这种公式以后被广泛地用在 CT 重建上。物理学家 Allan MacLeod Cormack 在 20 世纪中叶首次独立地在医学应用中得到和 Johann Radon 提出的相似的结论，尽管他并不知道 Radon 和 Bracewell 的工作。而英国的工程师 Hounsfield 则首先将这种重建理论运用到现实中，他在不知道前人工作的情况下，于 1967 年成功研制出第一台实验室用 CT 扫描仪。1971 年底，第一台医用 CT 问世，从此把医学影像界推向了一个新的时代。因此，Hounsfield 和 Cormack 共同分享了 1979 年的诺贝尔生理学或医学奖（图 1-1-1）。

自从第一台临床扫描仪采用以来，CT 技术取得了巨大的进展，其中一项很重要的指标就是单层扫描所需的时间，这个时间在过去的三十多年里以每年大体以 1.34 倍的速度缩短。现在覆盖一层的时间是最早 CT 的 1/50 000，这个巨大的变化有一部分是因为机架转速的极大提高，另一部分也是因为探测器排数的突飞猛进。

在经历了第一代、第二代、第三代、第四代 CT 技术的发展后，由于在单层探测器的使用中存在着切片厚度和体积覆盖能力之间的相互影响和折中问题，越来越多的临床应用要求亚毫米的各向同性的分辨率以实现三维观察和诊断。而在层厚减少的同时，人们对扫描覆盖范围的要求却在不断增加，如在大动脉研究中，感兴趣区包括整个胸部和腹部，需要覆盖 45~60cm，这种应用需要在对比剂增强的稳定阶段快速获取体积图像，希望能在 20~40 秒之内完成全部检查，尽量减少患者的呼吸运动影响。如果所希望的层厚是 2.5mm，机器转速是 0.5 秒，螺距是 1:1，那么使用单排探测器则需要 120 秒 $[=600/(2.5\times1.0/0.5)]$ 才能覆盖 60cm，这显然限制了单排 CT 在临床上的应用。另外，人们对心脏和冠状动脉成像的向往，以及成像中对薄的层厚、高的图像质量和扫描时间分辨力的要求，使得单排

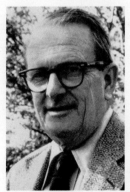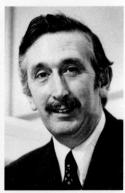

图 1-1-1　Allan MacLeod Cormack（1924—1998，左）和 Godfrey Newbold Hounsfield（1919—2004，右）共同分享了 1979 年的诺贝尔生理学或医学奖

探测器中层厚和覆盖率的矛盾更突出。

为解决心脏 - 冠状动脉检查移动伪影问题,提高 CT 扫描速度成为关键。美国 Douglas Boyd 博士于 1983 年发明电子束 CT(electron beam computed tomography,EBCT),由电子束扫描技术代替 X 线管与探测器的机械扫描(图 1-1-2),因而扫描速度提高十数倍(50~100ms/r),超高的时间分辨力对心脏和大血管的检查有独到之处,几乎不受心率和血管搏动的影响,检查运动的器官(如心脏大血管)能得到清晰的图像,实现了电影 CT,也实现了 CT 对心脏的检查。1995 年,中国医学科学院阜外医院在我国引进首台 EBCT,成功应用于临床诊断,奠定了我国心血管病 CT 临床诊断的基础。但是,在应用中发现,EBCT 对心脏 - 冠状动脉扫描层厚达不到高空间分辨力和密度分辨力的要求,图像质量受到影响,加之性价比的问题,推广受到限制。因此,再一次掀起对单源螺旋 CT 的深入研究,所有这些都大大促进了 CT 的进一步发展。

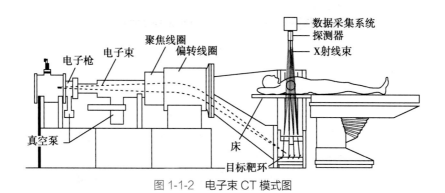

图 1-1-2　电子束 CT 模式图

1998 年,单源多排(4 排)螺旋计算机断层扫描(multidetector-row spiral CT,MDCT)问世,继之 8 排应用于临床,CT 技术在心血管病诊断的临床应用加速发展。2001 年研制出 16 排 MDCT,相继 2004 年美国研制成功 64 排螺旋 CT 并投入临床应用,回顾性心电门控扫描彻底解决了心脏 - 冠状动脉成像问题。新机型陆续开发,以扩大探测器覆盖率为主要技术革新的如 2007 年荷兰飞利浦公司 128 层及其后 256 层螺旋 CT 的研制成功,使得前瞻性心电门控扫描成为可能,大大降低冠状动脉扫描辐射剂量;2007 年,日本东芝公司 320 排螺旋 CT 机投入临床使用,实现了前瞻性心电触发的大范围 CTA 容积扫描,使得受检者辐射剂量大大降低。另外,德国西门子公司 2005 年研制成功双源和双多排探测器 CT 扫描系统,以提高成像速度为主要技术突破,对心脏 - 冠状动脉扫描时间分辨力达 83 毫秒,采用单扇区重建模式,在任何心率时只用一个心动周期数据即可重建图像,减低了患者心率的限制,大大拓宽了临床应用适应证。基于此项成功技术和双源技术的经验,德国西门子公司于 2008 年推出新款设备——SOMATOM Definition Flash,该设备再次成为世界上最快的 CT 扫描机,并首次实现了毫希(mSv)的冠脉扫描。2013 年推出的新一代双源 CT 系统 SOMATOM Force,是当今世界最强大的 CT 扫描机之一。2014 年推出的 256 排 16cm 探测器的 Revolution CT 以及后续的 280 排 14cm 探测器的 Cardiographe CT,使冠脉检查实现了任何情况下的单次心脏搏动检查。2019 年的 Revolution Apex 设备,应用了深度学习的后重建算法,可常规使用 70kV、80kV 的管电压扫描,在射线剂量大幅降低的情况下,明显提高了图像质量。

这些都使得 CT 扫描的时间分辨力、空间分辨力、密度分辨力发生了突飞猛进的发展,也使 CT 的临床应用得到了极大的拓展。

二、CT 技术的新进展

近年来,CT 技术的发展已经从提高机架转速、增加探测器排数、提高 X 射线球管的性能转向潜在的颠覆性技术,如光子计数探测器,用以提供更高空间分辨力、更低图像噪声、多能量成像功能及用于图像预处理的机器学习算法。商用高端 CT 系统接近硬件的物理极限,尤其是探测器、球管和机架:Z 轴方向上的最大探测器宽度保持在 16cm。机架旋转时间几乎保持不变。2014 年,全身 CT 系统宣布的 0.2 秒转速仍然只是一个希望。设置低至 70kV 的低千伏(kV)扫描模式已变得广泛可用,现在可以将 90kV 或 100kV 视为新标准。另外,辐射剂量减少技术的重大进步,例如毫希(mSv)心脏 CTA,使该技术在大规模筛查试验中具有吸引力。

(一) 球管技术

解决运动的心脏的检查,提高时间分辨力至关重要。其技术手段包括:

1. 提高球管转速　美国 GE 公司的 Cardiographe CT 达到最快的 0.24 秒转速,目前多数高端 CT 转速均已达到 0.3 秒以内。

2. 双球管技术　德国西门子公司 2005 年成功完成该项技术,双源 CT 系列设备利用该技术,使得冠状动脉扫描的时间分辨力达到机架转速的 1/4。最新一代的 X 射线球管 Vectron,已针对非常短的曝光时间内的高曝光水平进行了优化。

3. 多扇区技术　对于心率较高的冠状动脉扫描,为弥补单扇时间分辨力不足的问题采用的技术。

4. 软件技术　美国 GE 公司的冠状动脉冻结技术,有效提升了时间分辨力,达到 29 毫秒。

(二) 探测器技术

宽体探测器:2007 年荷兰飞利浦公司推出 128 排 8cm 探测器的 iCT,同年日本东芝公司推出 320 排 16cm 探测器的 Aquilion ONE CT,随后不断改善。2014 年美国 GE 公司推出 256 排 16cm 探测器的 Revolution CT 以及后续的 280 排 14cm 探测器的 Cardiographe CT,使冠脉检查实现了任何情况下的单次心脏搏动检查。

CT 探测器技术的最新发展涉及探测器元件更小的探测器和光子计数探测器原型。采用传统探测器技术的 CT 扫描系统使用 0.5~0.7mm 厚的单排探测器宽度和横向类似的像素尺寸。唯一的例外是 Aquilion Precision,其超高分辨力(UHR)探测器的像素尺寸为 0.25mm × 0.25mm(按等中心位置计算)。与较小的焦点一起,该系统能够提供更高空间分辨力的 CT 图像。这项技术不同于德国西门子公司推出的 UHR 模式,后者在探测器阵列前引入了 UHR 梳状或栅极,以提高空间分辨力。基于探测器的高分辨模式的临床价值有待进一步研究。

(三) 低剂量技术

射线剂量的控制:目前各厂家均研发出抑制噪声、改善图像质量的迭代算法。新算法的应用有效降低了检查的辐射剂量,同时改善了图像质量,对密度分辨力有一定提升。结合其他冠状动脉扫描技术,如前门控、低千伏扫描、快速扫描等,目前冠状动脉扫描的辐射剂量由 64 排的 10mSv 左右降低到 1~5mSv,有些患者不足 1mSv 即可完成检查。2019 年,美国 GE 公司推出基于深度学习的图像重建技术(deep learning image reconstruction,DLIR),更好地显示了病变细节,进一步降低射线剂量。

目前采取的降低射线剂量的技术包括:

1. 管电流调制 / 自动曝光控制

2. 低千伏扫描　在低电压下扫描会增加对比剂的衰减。随着更强大的 X 射线球管的实现,低千伏扫描变得实用并日益普及。增大的碘衰减既可以用来减小对比剂的用量,也可以用来减少辐射的暴露,或者两者兼而有之。自动选择管电压和管电流调制技术,利用患者的衰减信息并考虑计划的检查类型,将这项技术推广到日常应用中。新的高性能 X 射线球管可以在较低的管电压下提供非常高的管电流,将导致更显著的剂量减少。对于儿科 CT 血管造影,已报道头部的剂量减少高达 70%,胸部的剂量减少了 77%,腹部 / 盆腔的剂量减少了 34%。对于某些协议,还使用了附加的前置滤波器,以从低千伏光谱中去除不需要的低能射线,使图像质量最优化,并使患者的剂量降至常规 X 线片水平。

3. 低剂量 CT 与噪声抑制　滤波反投影在图像重建中的抑制作用越来越被迭代图像重建技术所取代,它们的设计目的是显著降低图像噪声,并在一定程度上减少图像伪影。这是通过在重建算法中添加先验知识,并改进用于迭代图像重建的正向模型来实现的。迭代重建可以分为两类:图像后处理类型的算法（AIDR 3D、ASIR、IRIS 和 iDose），以及能够通过原始数据域进行一次或多次迭代的算法（FIRST、ASIR-V、MBIR、SAFIRE、ADMIRE、IMR）。低剂量（LD）CT 协议和迭代重建算法（特别是在原始数据域中迭代的算法）在降低噪声和恢复图像质量方面显示了它们在各种临床环境中的潜力。

（四）运动补偿

大多数成像方式都会受到患者运动的影响。虽然更宽的探测器阵列、更高的机架旋转速度和双源技术大大缩短了采集时间，但单源系统的时间分辨力约为 125 毫秒，这可能仍然不够快，无法完全冻结心脏运动。在 50mm/s 及以上的速度时，残余运动模糊可能出现在很多心脏 CT 检查中。

获取目标相位之外的图像，例如目标相位前后 10% 的图像允许估计心脏运动，一旦运动已知，就可以执行解释该运动的重建。冠状动脉追踪冻结技术（SnapShot Freeze，SSF）就是这类算法的一个例子。利用此类数据冗余（超过 180° 的数据）的其他方法在原始数据域中运行。这种方法的一个潜在缺点是必须增加曝光范围，从而导致患者接受更多的辐射剂量。

如果没有其他可用数据，并且只能重构单个图像，则可以分析伪影来估计运动。最大化局部清晰度的一种解决方案是最小化熵。该算法通过局部选择运动方向和速度，获得熵最小的图像，并可能与阳性约束条件相结合。MAM 和 PAMoCo 是这些方法算法的示例。

（五）能量 CT 检查

德国西门子公司双源的双能 CT、美国 GE 公司宝石的能谱 CT、荷兰飞利浦公司 IQon 的光谱 CT 均可完成能量 CT 检查，在单能量成像及物质分离测量上，推进了冠状动脉成像及心肌供血研究的应用。

双源系统的引入使双能 CT（DECT）这一古老的概念焕然一新。同时，DECT 由所有主要 CT 制造商提供，DECT 在临床上有不同的实现方式，包括双源、千伏快速切换、双层探测器、两次扫描和同源双光束技术（twin beam dual energy，TBDE）。所有方法都有其优点和缺点：双源系统能很好地分离光谱和毫安秒（mAs）调制，这种方法视野有限，时间偏移最小，散射校正更复杂，最后但同样重要的是需要第二个 X 射线球管，这增加了系统的造价。IQon 双层探测器方法是使用单球管配置 2 个探测器层，顶部是基于钇的石榴石闪烁体，底部是氧化钇闪烁体。该方法理论上可以对 DE 后处理进行追溯，并且在两个数据集之间没有任何时间延迟。在实际应用中，更高的管电压有利于改善光谱分离。与其他 DECT 实现方法相比，追溯使用 DE 的选项具有很大的优势。但是，与其他实现方法相比，双层技术的代价是光谱分离减少。

DECT 的各种临床应用已经在体内外得到了发展和评估，其中虚拟平扫成像、自动骨去除、肾结石成分分类、痛风成像、MAR 以及心肺应用最为丰富。虚拟单能级图像（virtual mono-energetic images，VMI）可用于减少骨科硬件中的金属伪影。VMI 的另一个应用是优化 CTA 中的碘增强，可以用来减少对比剂的用量，用次优的血管增强恢复 CTA，或者从门静脉期采集中创建虚拟的动脉期图像。因此，VMI 有可能减少辐射或对比剂的暴露。

（六）基于冠状动脉检查的联合扫描

德国西门子公司双源 CT 的快速扫描技术（flash spiral）采用大螺距扫描，极短时间即可完成大范围扫描；而美国 GE 公司 Revolution CT 采用不同扫描模式快速切换的方法，可确保冠状动脉及其他血管成功检查。其他设备将对比剂的注射方案与扫描模式之间进行有机结合，也可完成联合扫描的目的，有望实现一站式全心血管检查。

（七）基于深度学习的图像还原 / 重建

随着神经网络尤其是卷积神经网络（CNN）的普遍成功，深度学习已迅速进入医学成像领域。CNN 具有可以将有噪声的 CT 数据映射到降噪数据的功能，也有可以将带有伪影的 CT 数据映射到伪影减少的 CT 数据的功能。这种通用逼近函数的开放参数数量达到数百万或数十亿，需要使用大量数据进行训练。在训练期间，这些网络学习 CT 图像的典型特征，并学会避免在此类特征边界上进行平滑处理以避免空间分辨力损失。训练网络以降低噪声的最简单方法是提供 LD 图像作为输入，提供同一患者的高剂量图像作为输出。可以通过在原始数据（虚拟数据）中添加噪声来模拟 LD 图像。另一种方法是无监督网络,不需要匹配的数据对(输入 - 输出)进行训练。这些所谓的生成对抗网络(GAN)和条件 GAN(cGAN)是当今最流行的无监督方法。简而言之,对生成器进行训练以从 LD 图像生成高剂量图像,而对鉴别器进行训练以在虚拟高剂量图像和实际高剂量图像之间进行区分(例如来自不同扫描或不同的患者)。如果使用 GAN 方法,训练不一定需要成对的训练数据即可实现有效的降噪。这种基于深度学习的图像重建算法在临床实践中的影响仍然有待证明。

三、心脏 CT 展望

心脏 CT 成像技术在过去的十年中经历了飞速的发展,如今在冠状动脉疾病的诊断和管理、指导结构性心脏病(先天性心脏病、瓣膜病)、大血管病诊断与治疗方面已被证明具有重要实用价值。相信下一个十年,CT 的硬件和高级分析软件的进一步发展可能会使心脏 CT 在临床心血管病实践中发挥越来越大的作用,必将推动心血管病学有新的突破性进展。

（一）人工智能与放射组学

人工智能(artificial intelligence,AI)是研究、开发用于模拟、延伸和扩展人的智能的理论、方法、技术及应用系统的一门新的技术科学,是计算机科学的一个分支,它企图了解智能的实质,并生产出一种新的能以人类智能相似的方式做出反应的智能机器,该领域的研究包括机器人、语言识别、图像识别、自然语言处理和专家系统等,可以对人的意识、思维的信息过程模拟,以至于超过人的智能。人工智能是包括十分广泛的科学,它由不同的领域组成,如机器学习(ML)、深度学习(DL)、计算机视觉等。总的来说,人工智能研究的一个主要目标是使机器能够胜任一些通常需要人类智能才能完成的复杂工作。

放射组学(radiomics)是一项全新的领域,它应用大量的自动化数据特征化算法将感兴趣区域(region of interest,ROI)的影像数据转化为具有高分辨率的、可发掘的特征空间数据。其核心理论基础是放射组学模型(特征),包含有病灶的生物学或医学数据信息,借此能为疾病的诊断、预后及预测提供有价值的信息。放射组学的核心内容包括标准化的图像获取(可在不同患者间对比分析)、自动化的图像分析(从 3D/4D 图像中提取特征并量化)、分子图像的放射组学(比如 FDG-PET 和 hypoxia-labeling PET),以及放射组学和疾病治疗反应及预后的相关性。

与光学相干断层扫描和氟化钠正电子发射断层扫描的"金标准"相比,放射组学的使用可能降低阅片者对识别高风险动脉粥样硬化病变的依赖性,并有助于区分 CTA 显示的血管解剖和斑块的易损性。

未来,人工智能软件包将面世,为单一采集的肺部、心脏和骨骼分析提供全面的分析方法。图 1-1-3 显示一个新创建的软件包的范例,该软件包组合了多个人工智能应用程序。

临床工作中,一个 CT 心血管专科医师一天的工作量如果设定为 20 例心血管 CT 诊断,一般需要对 15 亿~20 亿个像素进行分析。医师通过肉眼见到的影像特征,经过智慧大脑对近乎呈天文数字的信息进行分析、整合,他的劳动强度及产生诊断偏差的可能可想而知。

人工智能随着机器学习(ML)和深度学习(DL)的实现,以及放射组学的成熟,我们不再囿于疲惫的人工分析,具有适当编程的计算机可以远远超出人类大脑而快速地分析整个数据集。心脏 CT(CCT)对大量影像信息进行数字化的定量高通量分析,得到高保真的目标信息来综合评价各种表型,包括解剖结构、组织形态、细胞学及分子组成乃至基因遗传等各个层次;可以得到以前未能识别的特征,让我们细化疾病风险预测因子和获得风险模型,从而能够得到比传统的多变量模型更准确的预测结果。例如,一次性 CCT 检查可以轻松获得冠状动脉钙化(CAC)评分、冠状动脉血流储备(FFR)CT,结合放射组学明确斑块性质,检出易损斑块,计算流体力学(CFD)并建立预测模型,提出治疗建议,评估治疗效果,评估预后。一次性检查得到诊断—治疗—预后—管理的全部资料。

人工智能作为一种智能自动化手段的引入,可以方便地使用诊断工具,减轻了医师负担,但存在的问题在一定程度上制约了其临床应用。

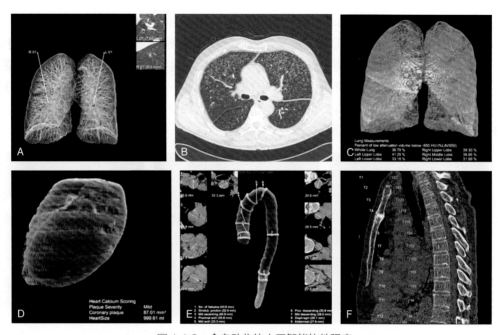

图 1-1-3 全自动化的人工智能软件程序

AI-Rad Companion Chest CT 的示例,该程序从胸部 CT 图像进行对肺、心脏和骨骼评估:A. 肺结节检测;B、C. 肺气肿量化;D. 冠状动脉钙化和斑块分析;E. 主动脉测量;F. 骨密度测量。

1. 设备　缺少大型的、注释良好的、公开可用的数据库。

2. 诚信度　临床医师对人工智能应用的信任程度,以及保护医师和患者的法律制度,阻碍了临床医师的应用。许多人工智能(AI)技术,尤其是深度学习(DL)都存在"黑匣子"问题。当提供者无法确定 AI 算法如何高度自信地做出错误决定时,就会出现这种情况。这些错误导致信任危机,妨碍这些 AI 工具的临床应用。

3. 安全性　医学影像的人工智能也有可能发生对抗性攻击,黑客可以渗透到一个"影像存储与传输系统"(PACS)并在图像数据中注入噪声,从而导致人工智能模型做出错误的诊断。放射科医师也可能被人工智能创建的假图像所欺骗。这些问题可能在未来给医疗系统带来重大的网络安全问题。

4. 基础资料积累与机器学习　工作流集成在人工智能算法的临床成功实现中起着基础性的作用。为了在日常实践中得到实现,在大量的影像工作流程中,需要不断积累和完善。

人工智能为医学成像器械领域提供了一个独特的机会,放射科医师地位将加强;影像学科建设必须适应学科发展,放射组学、人工智能、先进计算技术需要从医学影像中提取更多信息,与基因组学(genomics)相结合,组成放射基因组学(radio-genomics),做到从宏观到微观、从形态到功能、从定性到定量、从细胞—分子到基因,全方位精准诊断。在这新形势下,对影像学科的组织结构与管理模式提出了新要求,需要打破学科壁垒,促进多模态医学图像融合(multi-modality medical image)的实现。我们要从这一新的理念出发,考虑学科的建设。

人工智能为医学影像学提供了良好机会,使我们再次站在医学领域的前沿,为医学发展、探究发病机制、提高诊断与治疗水平、提高管理水平、增进人类健康做出贡献。

(二) 先进分析技术开发功能成像

CT 硬件技术的进展,为提高临床诊断提供了基础,其中,先进实用技术开发是实现功能成像临床应用的关键。通过整合多学科先进的高级理论和经过验证的工程学方案,使其用于解决复杂的医学难题已成为可能。心脏 CT 血流动力学功能的开发,就是当前技术研发的重点。

计算流体动力学(computational fluid dynamics,CFD)是 20 世纪中叶随着计算机的发展而产生的一个介于数学、流体力学和计算机之间的交叉学科,主要研究内容是通过计算机和数值方法来求解流体力学的控制方程,对流体力学问题进行模拟和分析。如今,我们可以将医学影像学 3D CT 影像与之融合,研究心血管血流动力学,有助于研究某些心血管疾病的发生与发展,有助于治疗与预后评估。

1. 易损斑块的研究　易损斑块与组成结构有关,与血管血流动力学有重大关系。根据计算流体力学(CFD)在血管轴向血流与管壁斑块受力之间的关系,可以进一步得到病变上的压力梯度 ΔFFR_{CT}。由于斑块导致局部压力不平衡,提升对管壁剪切应力,轴向斑块应力和 ΔFFR_{CT} 可能与斑块破裂的风险有关。ΔFFR_{CT} 在检出罪犯病变有重要意义(图 1-1-4)。

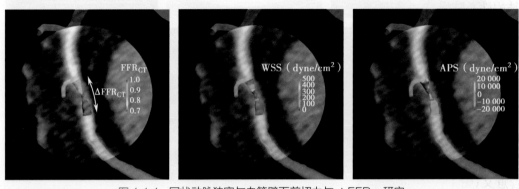

图 1-1-4　冠状动脉狭窄与血管壁面剪切力与 ΔFFR_{CT} 研究

2. 炎性病变检出　动脉粥样硬化是一种免疫炎症性疾病,也是一种慢性炎症反应。粥样硬化斑块的各种改变可认为是慢性炎症的不同阶段。2018 年 *Lancet* 发表文章指出,CT 可以通过测量血管周围脂肪的密度,间接反映血管的炎症反应程度(图 1-1-5);研究认为,血管周围脂肪衰减指数是对现行冠状动脉 CT 血管造影的升级,改善了心脏风险的预测和再分层。FAI 超过 -70HU 人群的心血管死亡风险显著增加,对患者早期干预具有极大的临床价值。

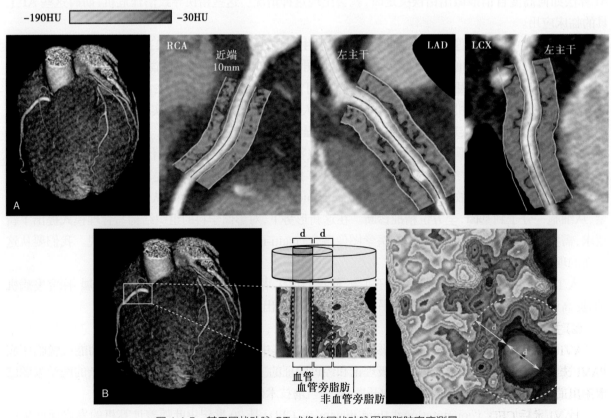

图 1-1-5　基于冠状动脉 CT 成像的冠状动脉周围脂肪密度测量
密度值的增加代表血管周围炎症的存在。RCA,右冠状动脉;LAD,左前降支;LCX,左回旋支。

3. CT冠状动脉血流储备研究（FFR$_{CT}$） CFD建立数学模型,开发了冠状动脉血流储备研究(FFR$_{CT}$),大大提高了CCTA解剖诊断的临床实用价值,为临床提供了有价值的诊断治疗依据(图1-1-6)。SYNTAX Ⅱ和Ⅲ试验中评估了侵入性和非侵入性FFR,以确定复杂血运重建的治疗决策,两组相关性为0.82,呈高度相关。未来,患者可能会根据非侵入性CCTA获得的FFR指导介入治疗计划。

4. 结构性心脏病流体力学研究

(1)主动脉流体力学研究:长期以来,有人认为动脉粥样硬化的空间分布与流体动力学量(壁面剪应力,wall shear stress,WSS)之间存在联系。利用计算液体流体力学(CFD),计算机模拟得出液体流体力学的血流流线,我们可以了解主动脉、升主动脉、主动脉弓、右头臂动脉的血流;了解主动脉血流如何影响主动脉壁,影响血液循环;可以了解动脉粥样硬化发生及主动脉瘤形成机制,研究其发展趋势,

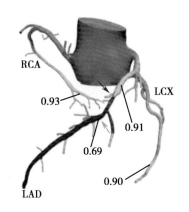

图1-1-6 冠状动脉狭窄与血流储备研究(FFR$_{CT}$)
RCA,右冠状动脉;LAD,左前降支;LCX,左回旋支。

从几何图形、二次流的形成或流动的逆转、流动的分离等,了解前兆性病变发生可能性,对诊断与治疗及预后有着意义(图1-1-7)。这一研究也为治疗学特别是个性化的精准治疗、医学工程学(人工血管、血管支架的研制)提供理论依据。

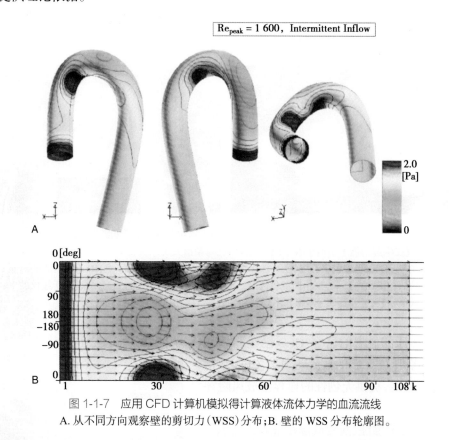

图1-1-7 应用CFD计算机模拟得计算液体流体力学的血流流线
A. 从不同方向观察壁的剪切力(WSS)分布;B. 壁的WSS分布轮廓图。

(2)主动脉瓣流体力学研究与经导管主动脉瓣植入术(TAVI):通过虚拟瓣膜植入模型,CFD可以用于TAVI血流动力学研究。它有望预测主动脉瓣病变血流动力学,个性化预测血液流动和压力梯度,为TAVI选择适应证;模拟人工瓣植入后的血流动力学,计算瓣膜植入的最佳角度,以最大化降低植入后左室流出道阻塞程度;预测治疗效果、并发症发生的可能性,以提高治疗成功率。

TAVI术后CFD可以测量术后血液停滞时间、压力梯度,评价治疗效果,评估引起的血流动力学并发症;检出瓣周漏,评价TAVI效果,对精准医疗有重要意义(图1-1-8)。

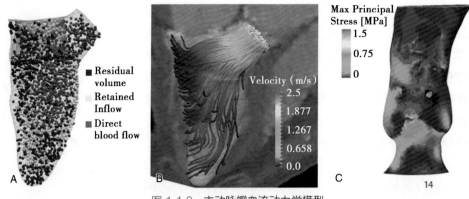

图 1-1-8 主动脉瓣血流动力学模型

A. 经导管主动脉瓣膜置换术后左心室血流淤滞分析模型示血流淤滞情况;B. 相关血流流线模型示血液流速;C. 主动脉瓣狭窄血流模型示最大主应力(MPa)。

(3)二尖瓣流体力学研究与经导管二尖瓣植入术(TMVR):通过虚拟瓣膜植入模型,CFD 可以用于 TMVR 血流动力学研究。它有望预测二尖瓣病变血流动力学,个性化预测血液流动和压力梯度、反流程度,为 TMVR 选择适应证;模拟人工瓣植入后的血流动力学,计算瓣膜植入的最佳角度,以最大化提高植入后左室流入道改善程度、降低人工瓣对左室流出道的影响;预测治疗效果、并发症发生的可能性,以提高治疗成功率。

TMVR 术后 CFD 可以测量术后血液停滞时间、压力梯度,评价治疗效果,评估引起的血流动力学并发症;检出瓣周漏,评价 TMVR 效果,对精准医疗有重要意义(图 1-1-9)。

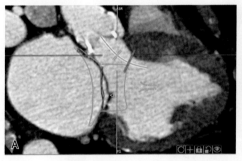
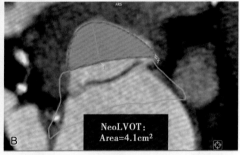

图 1-1-9 虚拟经导管二尖瓣植入术对左室流出道的影响

A. 患有严重二尖瓣功能不全的患者 CTA 重建,绿色勾勒出人工二尖瓣的立体平面叠加图,用以评估左室流出道(LVOT),以橙色中心线表示,垂直红线位于沿着 LVOT 的最窄点;B. 正交投影突出显示虚拟设备就位后的流出道(LVOT,平面红色区域)。LVOT 的最小面积约为 4.2cm²,远高于建议的 1.8cm² 的高风险阈值,表明经导管二尖瓣植入术(TMVR)后 LVOT 阻塞的风险较低。

(4)左房及左心耳部血流的研究:CFD 已经开始深入了解左心房和左房耳(LAA)的血流动力学,CFD 获得左房的剪切应变率流线,提供无创性的血栓形成风险评估(图 1-1-10)。

(三)心肌分析:CT 灌注、应变成像和细胞外容积

CCTA 进一步开发了心肌血流灌注研究(CTP),有着重要实用价值,其意义在于它相当于有创性冠状动脉造影(ICA)加单光子发射 CT。如果在临床实践中采用这种一站式方法,将提升诊断工作效率和节约医疗资源。已经开发出的低剂量算法,允许量化心肌血流量,从而从标准 CCT 数据集中更细微地分析心肌

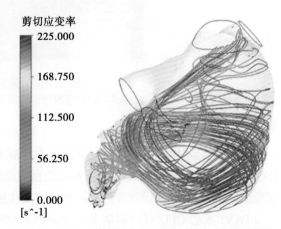

图 1-1-10 左心房剪切应变率流线评估左心耳血栓风险

缺血。

除 CT 心肌灌注（CTP）及心功能给予重视外,目前最新 CT 扫描仪的高时间分辨力和真实体积覆盖率,使用 CT 数据集分析对心肌应变给予越来越多的注视。心肌应变（myocardial strain）是指心肌在张力作用下发生变形的能力或程度,在射血分数和室壁运动正常时即可发生改变（图 1-1-11）。心肌应变参数能够预测心脏疾病的预后及生存率,是心脏影像学评价的重要指标,可以早期发现心脏功能异常。研究表明,与传统的二维应变相比,CT 衍生的应变评估是可行的,在复杂的心脏结构背景下有可能提供增量值,这就使得基于能量 CT 的细胞外容积可以用来鉴别心肌纤维化,使心肌组织特征的成像成为可能。

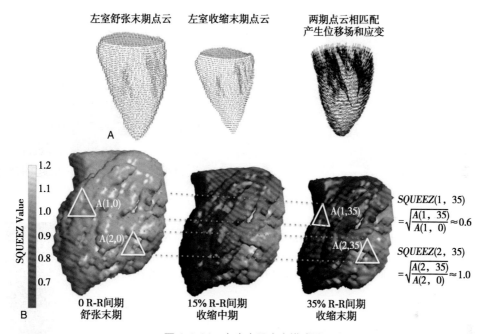

图 1-1-11　左室心肌应变模式图

（四）基于 CCTA 冠心病临床研究、精准医疗与健康管理

1. **CCTA 推动了冠心病临床研究**　SCOT-HEART 研究、NICE 标准、SCOT-HEART 队列研究均表明,CCTA 的合理应用让患者受益,减少了致命和非致命性心肌梗死的发生风险;减少有创性血管造影的应用。

研究表明,CCTA 可以作为无创检查,评估整体斑块负荷和斑块进展,以及作为评价降脂治疗策略的影像学终点。CCTA 评估斑块及血管梗阻改变有强的可重复性,故可用于冠心病研究。SCOT-HEART 的亚组分析显示,在稳定的胸痛患者 5 年的随访中,冠状动脉梗阻性和非梗阻性疾病的发生率相似,斑块负荷是导致心脏事件发生的重要因素。PARADIGM 的对比研究指出,他汀类药物治疗组在评估斑块变化的同时可以显示不同的斑块进展和形态变化,做到量化诊断。CCTA 已逐步成为动脉粥样硬化治疗研究的重要手段。

随着光子计数探测器和新型对比剂等先进硬件技术的引入,使用多参数技术,可能更精细地了解斑块特征。

2. **基于 CCTA 精准医疗与健康管理**　人工智能及放射组学的成熟,使我们的临床工作将有革命性的变化。影像科医师不再仅限于影像学诊断工作,他将担负患者的全程管理。每个人都要认识到这种管理模式的变革,做好理论与技能的准备。一次性检查,我们可以获得精准的解剖与功能诊断,提供个性化治疗方案,实现精准医疗;获得预后及健康管理的全部信息（图 1-1-12）。

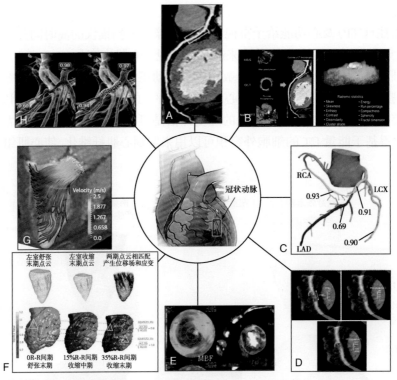

图 1-1-12　CCTA 冠心病"一站式"检查

A. CCTA 冠状动脉粥样硬化病变解剖诊断；B. 放射组学（radiomics）粥样斑块性质诊断；
C. 冠状动脉血流储备率 FFR_{CT}；D. 易损斑块血流动力学分析△ FFR_{CT}；E. CTP 心肌血流灌注分析；F. 左室心肌张力、心肌应变（myocardial strain）与泵功能计算；G. 基于 CFD 血流动力学流线评价主动脉瓣功能；H. 通过 CFD 虚拟模型评估支架治疗效果，提供治疗建议。

（五）先天性心脏病

1. 心脏 CT（CCT）在所有年龄段都是安全、可行的　CCT 是存在巨大革新潜力的成像技术，具有低剂量、三维或动态四维、亚毫米各向同性空间分辨力和高时间分辨力等特点。通过使用新硬件和高级分析技术，CCT 已被证明可以提供几乎所有先天性心脏病变的解剖学信息，准确性等同于或优于其他影像学检查模式，即使是对于新生儿和儿童，在他们最高的心率下，也可提供解剖和功能的诊断信息。

目前的临床医学相关指南几乎都忽视了 CCT 除冠心病之外的应用价值，临床医师了解得也不够。因此，我们必须收集多中心数据，在未来的临床指南中明确心脏 CT（CCT）的临床价值。

2. CCT 让临床减少了对有创性心脏造影的依赖　CCT 一次性增强扫描可以获得全部解剖信息，免去了多次有创性选择性造影，从而降低了并发症，显著减少了对比剂量，降低了辐射剂量，降低了麻醉带来的危害，大大降低了诊断检查风险。在经验丰富的影像中心，CCT 已成为所有年龄组心血管病（CHD）诊断检查的重要方法，以减少对有创性心脏造影的依赖。

3. 对于新生儿和婴儿心脏影像检查 CCT 与 MRI 比较　心脏 MRI 无辐射，是最大优势。但是，对于新生儿和婴儿来讲，MRI 检查相对复杂，对麻醉设备要求高；复杂先天性心脏病检查时间较长；影像容易受到空间分辨力和信噪比影响，而 CCT 相对简单，容易操作。

（六）3D 打印

3D 打印是一种将数字物体转化为物理模型的制造技术。目前多用于制作教学工具，表达复杂的解剖结构。它有着广泛的发展前景，可以用于功能性模型制作，通过将高空间分辨力 CT、CAD 软件和多种材料 3D 打印技术相结合，这些模型用于评估临床上具有挑战性的情况，用于结构性心脏病、复杂型先天性心脏病、血管内支架植入情况。未来的 3D 打印需要设备创新，定制个体化的可植入式医疗设备，都是其发展方向。在 21 世纪初,几个研究小组已经研制出芯片,生产出了器官,这种装置可以模拟人体器官的工作(从生物化学角度来看),比如肝脏或肾脏。但是,对于心脏 3D 打印,未来需要突破的制约一是组织属性的限制,找到一种力学特性与人的心肌或大血管相近的材质;二是智能建模,开发出智能化、更高效的图像分割建模软件。最终,还需要更多临床病例的验证。

事实证明,心脏 CT 比任何其他成像技术发展得更快。我们有理由相信,随着多学科的合作,未来智能化的心血管 CT 将有更广泛的发展前景。

(赵 喜 刘士辰 韩 磊 王宏宇 安云强 支爱华 戴汝平)

参考文献

[1] OIKONOMOU E K, MARWAN M, DESAI M Y, et al. Non-invasive detection of coronary inflammation using computed tomography and prediction of residual cardiovascular risk (the CRISP CT study): a post-hoc analysis of prospective outcome data [J]. Lancet, 2018, 392 (10151): 929-939.

[2] RAJU T N. The Nobel chronicles. 1979: Allan MacLeod Cormack (b 1924); and Sir Godfrey Newbold Hounsfield (b 1919)[J]. Lancet, 1999, 354 (9190): 1653.

[3] SINITSYN V E, ACHENBACH S. Electron Beam Computed Tomography (EBCT)[M]. Berlin-Heidelberg: Springer-Verlag, 2004.

[4] RAFF G L, GALLAGHER M J, O'NEILL W W, et al. Diagnostic accuracy of noninvasive coronary angiography using 64-slice spiral computed tomography [J]. J Am Coll Cardiol, 2005, 46 (3): 552-557.

[5] LISTED N. 256-slice wide-detector computed tomography [J]. Health Devices, 2007, 36 (11): 362-367.

[6] FLOHR T G, MCCOLLOUGH C H, BRUDER H, et al. First performance evaluation of a dual-source CT (DSCT) system [J]. Eur Radiol, 2006, 16 (2): 256-268.

[7] NEWELL J D Jr, FULD M K, ALLMENDINGER T, et al. Very low-dose (0.15mGy) chest CT protocols using the COPDGene 2 test object and a third-generation dual-source CT scanner with corresponding third-generation iterative reconstruction software [J]. Invest Radiol, 2015, 50 (1): 40-45.

[8] HENDRIKS B M F, EIJSVOOGEL N G, KOK M, et al. Optimizing pulmonary embolism computed tomography in the age of individualized medicine: a prospective clinical study [J]. Invest Radiol, 2018, 53 (5): 306-312.

[9] HAAGA J R, MIRALDI F, MACINTYRE W, et al. The effect of mAs variation upon computed tomography image quality as evaluated by in vivo and in vitro studies [J]. Radiology, 1981, 138 (2): 449-454.

[10] GREESS H, WOLF H, BAUM U, et al. Dose reduction in computed tomography by attenuation-based on-line modulation of tube current: evaluation of six anatomical regions [J]. Eur Radiol, 2000, 10 (2): 391-394.

[11] SALTYBAEVA N, SCHMIDT B, WIMMER A, et al. Precise and automatic patient positioning in computed tomography: avatar modeling of the patient surface using a 3-dimensional camera [J]. Invest Radiol, 2018, 53 (11): 641-646.

[12] FLEISCHMANN U, PIETSCH H, KORPORAAL J G, et al. Impact of contrast media concentration on low-kilovolt computed tomography angiography: a systematic preclinical approach [J]. Invest Radiol, 2018, 53 (5): 264-270.

[13] PAPADAKIS A E, DAMILAKIS J. Automatic tube current modulation and tube voltage selection in pediatric computed tomography: a phantom study on radiation dose and image quality [J]. Invest Radiol, 2019, 54 (5): 265-272.

[14] WEIS M, HENZLER T, NANCE J W Jr, et al. Radiation dose comparison between 70kVp and 100kVp with spectral beam shaping for non-contrast-enhanced pediatric chest computed tomography: a prospective randomized controlled study [J]. Invest Radiol, 2017, 52 (3): 155-162.

[15] HUSMANN L, LESCHKA S, DESBIOLLES L, et al. Coronary artery motion and cardiac phases: dependency on heart rate—implications for CT image reconstruction [J]. Radiology, 2007, 245 (2): 567-576.

[16] PONTONE G, ANDREINI D, BERTELLA E, et al. Impact of an intra-cycle motion correction algorithm on overall evaluability and diagnostic accuracy of computed tomography coronary angiography [J]. Eur Radiol, 2016, 26 (1): 147-156.

[17] KIM S, CHANG Y, RA J B. Cardiac motion correction based on partial angle reconstructed images in X-ray CT [J]. Med Phys, 2015, 42 (5): 2560-2571.

[18] ROHKOHL C, BRUDER H, STIERSTORFER K, et al. Improving best-phase image quality in cardiac CT by motion correction with MAM optimization [J]. Med

Phys, 2013, 40 (3): 031901.

［19］ HAHN J, BRUDER H, ROHKOHL C, et al. Motion compensation in the region of the coronary arteries based on partial angle reconstructions from short-scan CT data [J]. Med Phys, 2017, 44 (11): 5795-5813.

［20］ LELL M M, WILDBERGER J E, ALKADHI H, et al. Evolution in computed tomography: the battle for speed and dose [J]. Invest Radiol, 2015, 50 (9): 629-644.

［21］ GROβE HOKAMP N, ABDULLAYEV N, PERSIGEHL T, et al. Precision and reliability of liver iodine quantification from spectral detector CT: evidence from phantom and patient data [J]. Eur Radiol, 2019, 29 (4): 2098-2106.

［22］ FABY S, KUCHENBECKER S, SAWALL S, et al. Performance of today's dual energy CT and future multi energy CT in virtual non-contrast imaging and in iodine quantification: A simulation study [J]. Med Phys, 2015, 42 (7): 4349-4366.

［23］ GOODFELLOW I, POUGET-ABADIE J, MIRZA M, et al. Generative adversarial nets//GHAHRA-MANI Z, WELLING M, CORTES C, et al. Proceedings of the 27th International Conference on Neural Information Processing Systems, Vol. 2 (NIPS'14) [M]. Cambridge, MA: MIT Press, 2014: 2672-2680.

［24］ WOLTERINK J M, LEINER T, VIERGEVER M A, et al. Generative adversarial networks for noise reduction in low-dose CT [J]. IEEE Trans Med Imaging, 2017, 36 (12): 2536-2545.

［25］ COLLET C, ONUMA Y, ANDREINI D, et al. Coronary computed tomography angiography for heart team decision-making in multivessel coronary artery disease [J]. Eur Heart J, 2018, 39 (41): 3689-3698.

［26］ BOSI G M, COOK A, RAI R, et al. Computational fluid dynamic analysis of the left atrial appendage to predict thrombosis risk [J]. Front Cardiovasc Med, 2018, 5: 34.

［27］ CHEN M Y, ROCHITTE C E, ARBAB-ZADEH A, et al. Prognostic value of combined CT angiography and myocardial perfusion imaging versus invasive coronary angiography and nuclear stress perfusion imaging in the prediction of major adverse cardiovascular events: the CORE320 Multicenter Study [J]. Radiology, 2017, 284 (1): 55-65.

［28］ HUBBARD L, LIPINSKI J, ZIEMER B, et al. Comprehensive assessment of coronary artery disease by using first-pass analysis dynamic CT perfusion: validation in a swine model [J]. Radiology, 2018, 286 (1): 93-102.

［29］ TREIBEL T A, FONTANA M, STEEDEN J A, et al. Automatic quantification of the myocardial extracellular volume by cardiac computed tomog-raphy: synthetic ECV by CCT [J]. J Cardiovasc Comput Tomogr, 2017, 11 (3): 221-226.

［30］ SCOT-HEART investigators. CT coronary angiography in patients with suspected angina due to coronary heart disease (SCOT-HEART): an open-label, parallel-group, multicenter trial [J]. Lancet, 2015, 385 (9985):2383-2391.

［31］ FALK E, NAKANO M, BENTZON J F, et al. Update on acute coronary syndromes: the pathologists'view [J]. Eur Heart J, 2013, 34 (10): 719-728.

［32］ LEE S E, CHANG H J, RIZVI A, et al. Rationale and design of the Progression of AtheRosclerotic PlAque DetermIned by Computed TomoGraphic Angiography IMaging (PARADIGM) registry: a comprehensive exploration of plaque progression and its impact on clinical outcomes from a multicenter serial coronary computed tomographic angiography study [J]. Am Heart J, 2016, 182: 72-79.

［33］ WILLIAMS M C, MOSS A J, DWECK M, et al. Coronary artery plaque characteristics associated with adverse outcomes in the SCOT-HEART Study [J]. J Am Coll Cardiol, 2019, 73 (3): 291-301.

［34］ RIPLEY B, KELIL T, CHEEZUM M K, et al. 3D printing based on cardiac CT assists anatomic visualization prior to transcatheter aortic valve replacement [J]. J Cardiovasc Comput Tomogr, 2016, 10 (1): 28-36.

［35］ HAN B K, RIGSBY C, BARDO D, et al. Computed Tomography Imaging in Patients with Congenital Heart Disease, Part 2: Technical Recommendations. An Expert Consensus Document of the Society of Cardiovascular Computed Tomography (SCCT): Endorsed by the Society of Pediatric Radiology (SPR) and the North American Society of Cardiac Imaging (NASCI)[J]. J Cardiovasc Comput Tomogr, 2015, 9 (6): 493-513.

［36］ WATSON T G, MAH E, SCHOEPF U J, et al. Effective radiation dose in computed tomographic angiography of the chest and diagnostic cardiac catheterization in pediatric patients [J]. Pediatr Cardiol, 2013, 34 (3): 518-524.

［37］ FLICK R P, KATUSIC S K, COLLIGAN R C, et al. Cognitive and behavioral outcomes after early exposure to anesthesia and surgery [J]. Pediatrics, 2011, 128 (5): e1053-e1061.

［38］ KIM U, LEIPSIC J A, SELLERS S L, et al. Natural history of diabetic coronary atherosclerosis by quantitative measurement of serial coronary computed tomographic angiography: results of the PARADIGM Study (Progression of Atherosclerotic Plaque Determined by Computed Tomographic Angiography Imaging)[J]. JACC Cardiovasc Imaging, 2018, 11 (10): 1461-1671.

第二节　单源 256 排宽体探测器 CT 设备结构及原理

一、设备结构与设计理念

1969 年,Hounsfield 先生在一座伦敦郊区的实验室里,描绘了世界上第一张 CT 手稿,CT 的探索由此正式起航。之后的数十年,CT 技术迅猛发展,2004 年 GE 64 排 CT 面世,心脏——这个 CT 解剖成像的最后一个禁区被突破,冠状动脉 CT 成像成为常规。尽管 CT 经过了一场翻天覆地的变革,但其发展远没有画上句号。为了更好地适应临床不断提出的更高要求,研发工作者不断探索,在 2014 年,GE 推出了宽体探测器 CT——Revolution CT。这是自滑环时代以来最大的技术飞跃之一,Revolution CT 突破了传统思路的局限,重新定义了 CT 影像链的每个环节,实现覆盖范围、时间分辨力、空间分辨力、低辐射剂量、能量成像的全方位突破,将 CT 成像带入另一个全新的境界(表 1-2-1)。

表 1-2-1　宽体 CT 配置参数

机器型号	Revolution CT	CardioGraphe	Apex CT
探测器类型	宝石高清探测器 Gemstone Clarity	聚焦视场探测器 Focused Field-of-view	宝石高清探测器 Gemstone Clarity
探测器宽度 /cm	16	14	16
准直器及模式	3D 蜂巢准直器 256×0.625mm	短几何精准对焦准直器 280×0.5mm	3D 蜂巢准直器 256×0.625mm
球管功率 /kW	103	72(等效 139)	108
管电压选择 /kV	70、80、100、120、140	80、100、120、140	70、80、100、120、140
最大电流 /mA	740	600	1300
重建种类	ASiR-V	ASiR-CV、MBAF	ASiR-V、DLIR
最快球管转速 /s	0.28	0.24	0.28
心脏扫描模式	1-beat 心脏轴扫	1-beat 心脏轴扫	1-beat 心脏轴扫
有效时间分辨力 /ms	29	29	24
扫描模式间切换时间 /s	2	NA	2
能谱扫描模式	超快速(0.25ms)高低电压瞬切模式	NA	超快速(0.25ms)高低电压及电流同步瞬切模式

(一) 宽体 CT 基本结构

GE 宽体 CT 基本结构主要包括 16cm 等焦宽体宝石探测器、精控动态变焦宽频球管、一体化机架、无碳刷非接触式磁驱动滑环、极速单源瞬时千伏(kVp)切换技术。

1. 160mm 等焦宽体宝石探测器(Gemstone Clarity Detector)　相较于传统稀土陶瓷材质,新型 Gemstone 宝石闪烁晶体材质的反应速度、余晖清空速度有了质的提升,可视空间分辨力达到 0.23mm。Revolution CT 探测器单元为 0.625mm,共 256 排,总宽度达到 160mm,为了彻底解决宽体探测器带来的锥形束伪影和散射线问题,宝石探测器设计为等焦排列(图 1-2-1),同时采用 3D 蜂巢准直器(图 1-2-2),在 X/Y 轴方向增加了一组滤线栅,阻挡 Z 轴方向的散射线,具有 X 线三维精确制导功能,实现所有 X 线均垂直进入探测器单元。结合独有的高清锥形束容积重建技术(VHD)和芯片化超高清高保真数据采集系统(DAS),彻底消除了散射线和锥形束伪影问题,降低了 25% 的电子噪声,实现了宽体高清成像。

2. Performix HDw 精控动态变焦宽频球管　Performix HDw 精控动态变焦宽频球管(图 1-2-3)通过动态平面内焦点偏转及对 X 轴和 Z 轴焦点大小的独立控制,来实现精准控制动态变焦,从而提高空间分辨力,在整个 160mm Z 轴覆盖范围内提供一致的光束质量,实现了 8 914Hz 的业界最高采样率,保证了高清图像质量,支持 Z 轴宽体能谱扫描。对于大量长时间的扫描工作进行硬件上的优化设计,保证长时间的连续扫描能力和球管工作的稳定性。

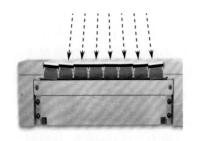

图 1-2-1　等焦排列宝石探测器

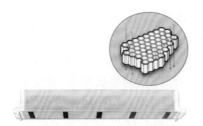

图 1-2-2　3D 蜂巢准直器
212 992 个蜂巢滤线格和 212 992 个探测器单元对应。从 X、Y、Z 三个方向屏蔽散射线,减少 50% 散射线。

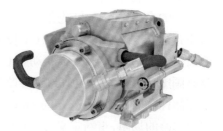

图 1-2-3　Performix HDw 精控动态变焦宽频球管

3. 一体化机架与无碳刷非接触式磁驱动滑环　机架系统使用超强度铝合金打造一体化架构,采用航空航天和军工领域的特殊材料提高强度,还设计了高达 31 个失效安全辅助接口(fail-safe interface),支持系统以 0.28s/r 的速度旋转产生的重力加速度,保障了高速旋转下的安全性(图 1-2-4)。机架供电采用无碳刷非接触式电磁无线供电技术,再通过无线电射频技术将探测器采集的高清数据传输到主机,实现了数据 40G/s 的传输速度,相对于传统碳刷 5G/s 的传输速度而言效率提升 8 倍,也避免了碳粉灰尘堆积和碳刷磨损的弊端,整体稳定性、耐用度大幅提升,数据传输光速化。

无碳刷非接触式磁驱动滑环将可闻噪声降低了 50% 以上,带来超静音检查环境,适合安保检查和儿童检查。80cm 超大孔径机架,便于大体型患者或需要携带仪器设备的重症患者进行检查。

4. 极速单源瞬时千伏(kVp)切换技术　在 0.25 毫秒的时间内完成高低能量的切换和曝光,实现能谱"同时、同向、同源"的数据采集(图 1-2-5)。这样的能谱数据能够在投影数据空间时进行能谱物质解析,实现 CT 的能谱成像。极速高低压能量瞬切能谱成像在扫描速度、能量切换效能、图像质量、数据精准度、重建速度及物质鉴别能力等方面均有大幅提高,最大的为 50cm 能谱扫描视野,可实现全视野能谱扫描。

(二) 宽体 CT 设计理念

1. 增加容积覆盖　160mm、256 排的宽体探测器 CT 通过一次旋转即可完成单器官成像,这将带来极大的临床受益:单个心动周期冠状动脉成像、覆盖全心的动态灌注、全脑灌注、腹部单器官灌注、更快速的多部位联合成像及儿科成像,可以轴扫方式完成临床上大部分的单部位容积成像。以心肌灌注为例,既往受探测器宽度限制,只能采用摇篮床方式进行,采样时相不一致,灌注数据不准确,辐射剂量高,无法做到全心范围的覆盖。而 Revolution CT 使用不动床的轴扫方式,只需设置扫描间隔,就可得到全心范围时相一致的灌注数据。此外,宽体轴扫能够在去除螺旋伪影,用更低的辐射剂量实现更高清的图像采集。因此,160mm 宽体 CT 是 CT 发展的必然方向。

然而,从物理角度而言,160mm 宽体 CT 系统面临着成像质量方面的挑战。由于超宽的覆盖范围将产生较大的 X 线锥形角,约为常规 64 排的 4 倍,而大锥角将带来以下几个主要问题:第一,散射线增加,会有更多的散射光子到达探测器,产生伪影;第二,锥形束伪影,X 射线束发散角大,数据采集中将出现 Z 轴信号盲区;第三,X 射线频谱变化,大锥角 X 射线频谱在 Z 轴方向发生较大变化,引发 CT 值不一致。GE 宽体 CT 通过等焦排列探测器、3D 蜂巢准直器、VHD 高清容积重建等技术有效解决了这些问题,使宽体技术很好地应用到临床中。

2. 增加时间分辨力　人体的器官存在着搏动性运动和非搏动性运动,对这些器官进行成像,需要极

2. 后门控扫描　后门控扫描为心脏的螺旋扫描,心率在 30~200 次 /min 都可应用,其扫描特点是在扫描的全程持续曝光,扫描后选择特定的相位进行重建,得到可供诊断的图像。其优点是为全时相扫描,可以根据不同心率选择相应冠状动脉最好的时相进行重建,尤其是心率较快或心率变化较大的患者推荐使用。但是,因曝光时间较长,其射线剂量相应增大。为应对这种情况,在后门控扫描中,提供了心电图调控毫安技术(mA modulation),在可能重建冠状动脉时相的范围内使用大毫安(mA),而其他时相采用低毫安(mA),通过该技术的应用可有效减低射线剂量(图 1-2-10)。

在后门控扫描中为应对不同心率的扫描,可以选择单扇区(SnapShot Segment)、双扇区(SnapShot Burst)、四扇区(SnapShot Burst Plus)扫描模式。其最初对应的心率分别是:单扇区,30~74 次 /min;双扇区,75~113 次 /min;四扇区,>114 次 /min。单扇区扫描时,仅需 1 个心脏搏动即可完成数据扫描及重建;双扇区及四扇区扫描时,为提高时间分辨力,分别采用 2 个或 4 个心脏搏动的数据进行重建。双扇区及四扇区扫描对心率稳定性要求较高。

目前 GE 64 排 128 层 CT 均采用了后门控心脏大螺距的扫描技术,即随心率的增加,螺距相应增加,使单扇区的扫描心率扩展至 30~90 次 /min,从而简化了扫描协议,提高了检查效果(表 1-2-2)。螺距会依据扫描时的心率范围自动进行匹配,以达到最佳的扫描结果。对于心率不稳的患者,亦可手动固定心率,用来匹配最佳螺距,完成扫描。

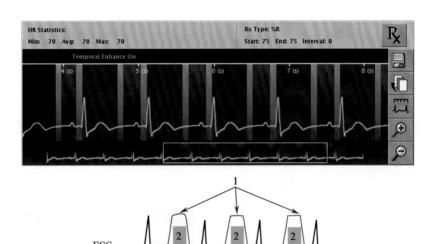

图 1-2-10　后门控扫描模式
1、2 表示用于冠状动脉重建的全毫安(mA)扫描区域,其他区域使用低毫安(mA)。

表 1-2-2　心脏螺旋扫描心率和螺距对应关系

心率范围 /(次·min⁻¹)	球管转速 /(s·r⁻¹)	螺距
58~65	0.35	0.22∶1
66~70	0.35	0.24∶1
71~75	0.35	0.26∶1
76~80	0.35	0.28∶1
81~85	0.35	0.30∶1
86~90	0.35	0.32∶1

3. 冠状动脉追踪冻结技术(SnapShot Freeze,SSF)　众所周知,冠状动脉成像不仅要克服呼吸及心脏运动带来的运动伪影影响,冠状动脉本身的运动也会明显影响冠状动脉 CT 的图像质量。因此,提高时间分辨力是冠状动脉成像的关键。研究表明,设备要达到 50 毫秒以下的时间分辨力才能完全冻结冠状

动脉,得到无任何运动伪影的冠状动脉图像。CT 硬件的不断进步及扫描方式的改善,已经使时间分辨力大大提高,但是仍与临床需求有一定差距,因此,通过软件技术提升时间分辨力是目前的重要方向之一。

在理解冠状动脉运动冻结平台前,先要理解冠状动脉的运动。当心率为 75 次 /min 时,右冠状动脉的平均运动速度可达到 35mm/s(图 1-2-11),即使是采用 66 毫秒单扇区时间分辨力的 CT 对右冠状动脉(RCA)进行成像,采集时间窗内 RCA 的运动幅度为 2.31mm(0.066s×35mm/s)。对于直径约 3mm 的右冠状动脉来说,这个运动幅度几乎相当于其直径。因此,仅依靠提高转速,不足以真正冻结冠状动脉。

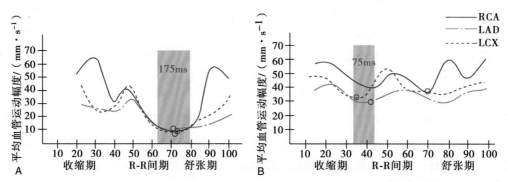

图 1-2-11　60 次 /min(A)及>75 次 /min(B)冠状动脉在不同期相的运动速度
RCA,右冠状动脉;LAD,左前降支;LCX,左回旋支。

SSF 技术利用单个心动周期内目标相位及其邻近期相的数据,从像素水平自动追踪冠状动脉运动的轨迹及速率,从而找到冠状动脉运动的特征性,确定目标相位实际位置、形态,完成冠状动脉运动冻结(图 1-2-12)。冠状动脉运动模体的实验结果显示,针对直径为 2mm 及 3mm 的血管,在不同模拟冠状动脉运动情况下,在转速为 0.28s/r 时,其基线时间分辨力为 140 毫秒,而应用 SSF 技术后平均可以减少 7.57mm 的运动伪影,其将有效时间分辨力提升至 29 毫秒,足够满足冠状动脉要求的时间分辨力(图 1-2-13)。此外,除了自动冻结过程外,在 AW 工作站上医师还可以进行多次手动冻结,进一步减少冠状动脉运动伪影,提高图像质量。

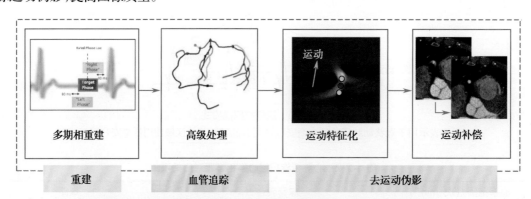

图 1-2-12　SSF 处理流程

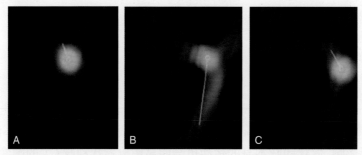

图 1-2-13　管径为 2mm、运动速度为 53mm/s 时不同情况的成像情况及距离
A.静息状态的距离为 2.79mm;B.未进行运动校正的距离为 2.79mm;C.SSF 校正后的距离为 2.79mm。

冠状动脉冻结技术不仅可用于后门控单扇区扫描,还可用于前门控扫描,但需要在目标相位前、后增加 80 毫秒缓冲曝光(padding),以确保数据完整。

4. 64 排 CT 冠状动脉扫描流程

(1)扫描范围:根据正侧位定位像,以心脏为中心,范围为气管分叉下 1cm 至膈肌下 2cm;若已经进行钙化积分平扫,则根据平扫确定扫描范围。

(2)扫描方式选择:根据心率及临床需求,选择前门控或后门控扫描,心率在 65 次 /min 以下且心率变化小于 5 次 /min 时可选择前门控扫描,其他情况建议选择后门控单扇区扫描。

(3)扫描方向:从头向足侧扫描。

(4)扫描野:成人一般选择 Cardiac Large 或 Cardiac Medium,DFOV 18~25cm。

(5)球管转速:0.35s/r。

(6)千伏(kV)及毫安秒(mAs):根据患者体型,选择 100kV(体重<60kg)、120kV(体重 ≥60kg);根据患者情况,选择 120~200mAs。后门控建议使用心电图调控毫安(mA),40%~80% 相位使用峰值毫安(mA),其他相位使用 20%~30% 峰值毫安(mA)。

(7)对比剂使用:对比剂 350~370mgI/ml,总剂量为 65ml 左右,4~5ml/s。对比剂注射后接生理盐水 40ml,4~5ml/s。

(8)扫描时机:采用智能追踪(Smartprep)或峰值时间测定(Timing Bolus)法。智能追踪法追踪点位于升主动脉,CT 值较平扫增加 60HU 后,立即给予屏气口令,8 秒启动扫描。

(9)图像重建:根据心率预设重建相位,当在 70 次 /min 以下时,建议重建 75% 相位;当大于 70 次 /min 时,建议重建 45% 相位。如预设图像不能满足诊断需求,可手动进行最佳相位寻找及重建。重建目标相位可与 SSF 同时使用,保证良好的冠状动脉图像质量。

(10)图像后处理:最理想的目标相位及 SSF 前期图像上传工作站,在工作站中完成冠状动脉冻结,进行冠状动脉分析处理。

掌握好 64 排 CT 的特点,充分利用其优点,可以很好完成冠状动脉的扫描。但是限于其探测器的宽度,冠状动脉的扫描时间多为 5~6 秒,根据不同心率需要 4~7 个心脏搏动才能完成,因此严格的呼吸训练及平稳的心率非常重要。尽管有心电图编辑技术,但遇到复杂临床情况仍可能造成诊断困难,因此需要更先进的设备及扫描技术,确保冠状动脉检查的成功及更完善的临床应用。

(二) Revolution CT 冠状动脉扫描

Revolution CT 自开始临床应用以来,因可以在任何心率及节律下均能完成一个心脏搏动的冠状动脉采集而广受关注。其冠状动脉扫描技术成为目前冠状动脉扫描的主要趋势之一,在临床应用中也取得很好的效果。在冠状动脉检查中,其主要特点是:

1. 16cm 宽体探测器　Revolution CT 的探测器宽度达到 16cm,仍采用 GE 经典的宝石材质,是 64 排 CT 的 4 倍。宽体探测器是提高 Z 轴成像效率最直接的方式,也是近年来 CT 发展的主要方向,具备 16cm 探测器宽度的 Revolution CT 可以通过一次旋转完成全心覆盖。但是,从物理学角度来看,16cm 宽体探测器 CT 系统往往面临图像质量方面的挑战。例如,这一覆盖宽度需要一个大的 X 射线锥角,约为常规 64 排的 4 倍,而采用大锥角的 X 射线则会带来与 X 射线物理特性相关的如下挑战:①散射线效应增加:会有更多的散射光子到达探测器,产生伪影;②射线频谱变化:X 射线的足跟效应会导致 X 射线频谱在 Z 轴方向发生更大的变化,产生 CT 值的不一致性;③锥形束伪影:宽体探测器 CT 的 X 射线束发散角大,数据采集中出现 Z 轴信号管区等锥形束现象,这会产生一系列锥形束伪影。上述三大问题均会显著影响 CT 的成像质量,导致在重建图像时出现伪影,以及 CT 值的变化和对比噪声比的降低。

为了解决散射线问题,全新设计的 3D 蜂巢准直器在 X/Y 轴方向上加了一组滤线栅,用来阻挡 Z 轴方向的散射线。除此之外,3D 蜂巢准直器还具备 X 射线三维精确制导功能,保证 X 射线能够垂直进入每个探测器单元,在与"一维后准直器"比较时,3D蜂巢准直器能够实现在等中心点处(最容易发生散射污染并对成像质量造成影响的部位)的 SPR 降低 50% 以上,实现更好的图像质量。

足跟效应是指远离球管阴极端出射的 X 射线,相较于近球管阴极端出射的 X 射线的逃逸距离长,X射线硬化更明显,平均能量也更高。足跟效应在 64 排 CT 上不显著,但随着 16cm 宽体探测器的 X 射线锥角增加,足跟效应显著增加,并引起 X 射线频谱发生较大的变化,导致整个 Z 轴覆盖范围的 CT 值发生显著偏移。全新的高清容积重建(volume high definition,VHD)技术不仅提供了足跟效应的解决方案,而且还解决了由于 X 射线穿过物体产生的不均匀衰减和探测器 X 射线频谱不均匀响应导致的伪影。

解决锥形束现象,是通过采用等焦点设计,使每一个探测器单源都和入射的 X 射线垂直,这从硬件设计的角度在最大限度上解决了锥形束伪影。

在心脏门控扫描中,因为系统还受到心脏扫描重叠信号处理不当的影响,锥形束伪影更为显著。锥形束伪影的存在会影响心肌 CT 值的测量和心肌功能评价的准确性。此外,对于含有对比剂的结构,如血管和心腔,传统算法重建的图像有严重的条纹状伪影,会影响血管内 CT 值的均一性(图 1-2-14),Revolution CT 的 VHD 技术消除了这类伪影,保证了心肌和血管内 CT 值的均一性。

上述宽体探测器技术的突破,成就了冠状动脉单次心脏搏动采集的重要基础。

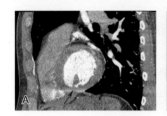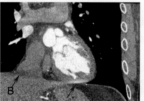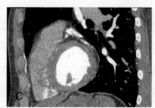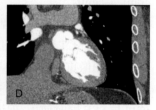

图 1-2-14 不同重建算法对图像 CT 值准确性的影响

A、B. 传统重建算法重建;C、D. VHD 重建。红色箭头所示为锥形束伪影。

2. 单次心脏搏动(one beat)心脏轴扫 Revolution CT 冠状动脉的扫描模式为心脏轴扫模式,球管转速最快为 0.28s/r,在轴扫模式下,探测器最宽可使用 16cm。一般情况下,冠状动脉的扫描范围多在 11~26cm,这样就可以一次曝光覆盖足够的宽度,可以确保全心扫描在一个心脏搏动的单一时间点扫描完成,避免了多次心动周期采集造成的呼吸因素、心律因素导致的错层及对比剂浓度的差异。

扫描时可根据患者心脏大小,任意选择探测器宽度进行扫描,儿童可选择 10cm,成人可以选择 12cm、14cm 或 16cm,这样不仅保证了全心扫描,同时依据患者情况选择合适的探测器宽度,可有效降低射线剂量(图 1-2-15)。对于超大心脏或者心脏搭桥术后复查的患者,可以使用两个乃至以上的轴扫进行扫描,当使用两个轴扫时,设备提供了智能覆盖功能(smart coverage),自动选择合适的探测器宽度进行组合,通过两个轴扫完成检查(图 1-2-16)。

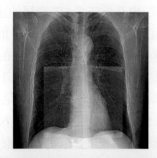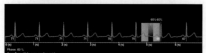
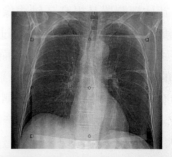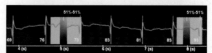

图 1-2-15 宽体探测器单一轴扫　　　　图 1-2-16 宽体探测器智能覆盖两个轴扫组合

Revolution CT 冠状动脉检查中的心脏轴位扫描模式,巧妙地将以往设备的前门控和后门控扫描技术进行了结合,在扫描中采用前门控扫描模式,该扫描模式不但可以单纯进行目标相位的单一扫描,还可以在同一个心动周期中完成两个目标相位的扫描,根据不同心率亦可完成任意相位范围的扫描,乃至全心动周期曝光。在冠状动脉及心功能都需要的情况下,还可在一个心动周期内同时完成冠状动脉的常规射线剂量扫描及低射线剂量的心功能全心动周期扫描。而在后重建中,可以实现类似后门控的重建模式,在扫描的所有相位范围内,重建出最佳的冠状动脉时相(图 1-2-17)。

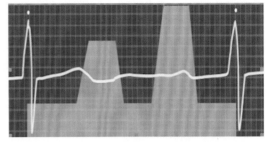

图 1-2-17　Revolution CT 扫描冠状动脉模式

Revolution CT 的宽体探测器及心脏轴扫模式相结合,实现了单次心脏搏动扫描,单次心脏搏动扫描的优势在于:①确保扫描时全部心脏在一个运动状态,对比剂在血管中的灌注也处于同一水平,有助于最佳时相的呈现及对比剂的均匀分布观察;②不存在跨不同心动周期扫描的情况,因此不会受到心率变化及心律不齐的影响,确保不会出现错层及扫描失败的情况(图 1-2-18);③扫描中受呼吸运动的影响轻微,在无法屏气的患者中可以正常扫描,还可确保图像质量。有作者在 *Medicine* 上发表了一篇研究证实,在不控制心率的情况下,自由呼吸组的患者冠状动脉图像在心率超过 70 次 /min(最高达 101 次 /min)时,冠状动脉图像质量仍然能满足临床诊断的要求(图 1-2-19)。

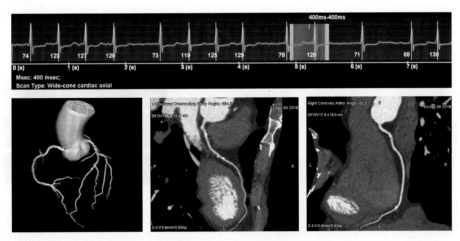

图 1-2-18　心律不齐的冠状动脉扫描

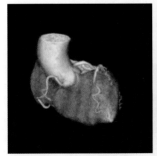
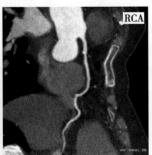
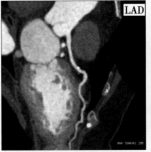
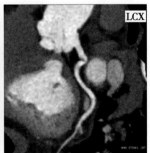

图 1-2-19　63 岁女性患者,自由呼吸,扫描时心率 102 次 /min

RCA,右冠状动脉;LAD,左前降支;LCX,左回旋支。

3. 自动门控技术（Auto Gating）　冠状动脉 CT 需要在心电装置的控制下进行数据采集,尽管心电图反映的是心脏节律性兴奋的生物电变化,和心脏的收缩泵血功能并无直接联系,但在正常心率情况下,心电波形在一定情况下反映了心脏的收缩、舒张情况。

一般情况下,定义期相的方式是以 R-R 波为单位,将一个心动周期分为 100%,45% 大致对应心脏的收缩期晚期,75% 对应心脏的舒张中期,都是经典的重建期相,我们称其为相对期相（图 1-2-20A）。然而在扫描异常心律时,R-R 间期的方式已经不再适用,此时只能用单个 R 波进行触发,以毫秒（ms）为单位进行采集,称为绝对期相（图 1-2-20B）。

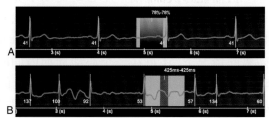

图 1-2-20　冠状动脉检查时不同期相扫描方式
A. 相对期相；B. 绝对期相。

64 排 CT 扫描时,前门控往往用于慢心率扫描,选择舒张期曝光即可;对于其他心率,往往选择后门控,扫描期间持续曝光。尽管使用心电图调控毫安（mA）,射线剂量仍比较高。对于绝对期相的选择,因主要对应心律失常患者使用,有时不好掌握。

Revolution CT 因其特殊的优势,任何心率和节律都是其检查适应证,加之扫描模式为宽体心脏轴扫模式,故准确应对不同心率和节律的扫描期相非常重要,是扫描是否成功的关键。为此,Revolution CT 设计了 Auto Gating 技术,使冠状动脉期相采集范围的选择变得非常简单及准确。

Auto Gating 的设计充分考虑了不同的心率和节律的情况,并进行合理排列组合。任何心率及节律的组合,均对应相应的扫描期相推荐。患者接好心电图之后,设备就开始检测心电图,正式扫描之前通过 10 秒左右的模拟扫描,再次确认心率和节律,系统根据上述情况自动推荐扫描期相,扫描时依照该推荐进行。Auto Gating 的推荐有一定规律,例如:心率<60 次 /min 且稳定,仅采集 75% 期相（图 1-2-21A）;60~70 次 /min 的稳定心率,采集 70%~80% 的期相（图 1-2-21B）;而 70~85 次 /min 的稳定心率,采集 40%~60% 及 70%~80%（图 1-2-21C）或者 40%~80% 的宽相位;当心率>85 次 /min 且稳定时,采集 40%~60%（图 1-2-21D）;而心律不齐的患者,若基线心率在 55~85 次 /min,推荐绝对期相扫描,一般采集 200~700 毫秒（图 1-2-21E）,如心律不齐、基线心率>85 次 /min,则采集 200~400 毫秒。Auto Gating 的正确使用能确保最佳冠状动脉期相采集,保证检查成功。如需心功能扫描,冠状动脉扫描的期相依据 Auto Gating 进行,对于心动周期内的其他时相,用较低毫安（mA）进行扫描,因此,可以在不明显增加患者接受的辐射剂量的同时给临床提供更多的心血管信息（图 1-2-21F）。

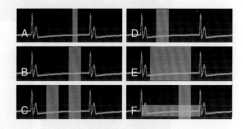

图 1-2-21　不同心率时自动心电门控技术的采集期相范围
A. 采集期相 75%；B. 采集期相范围为 70%~80%；C. 采集期相范围为 40%~50% 和 70%~80%；D. 采集期相范围为 40%~50%；E. 采集期相范围为 200~800ms；F. 全毫安采集 70%~80% 期相,同时全期相低毫安采集。

如遇特殊情况,还可以进行整个 beat 扫描,即全心动周期进行扫描。对于经验丰富的医师也可关闭 Auto Gating,而根据医师的临床经验及临床需求,手动确认扫描期相。

对于偶发或突发的心律失常,Revolution CT 有智能心律失常管理（smart arrhythmia management,SAM）的功能。扫描中突发心律失常时,SAM 可以立即识别偶发的异常心律并停止扫描,迅速在下一次正常心搏时再进行采集,既保证了扫描的成功率,又减少了不必要的辐射剂量,进一步扩大冠状动脉 CT 检查的适用人群（图 1-2-22）。

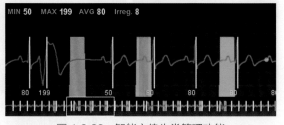

图 1-2-22　智能心律失常管理功能
灰色区域为异常心律后的无效数据,而绿色区域为心律恢复正常后的有效数据。

4. 智能期相（SmartPhase）　尽管各种指南及文

献推荐了不同心率的最佳期相,但由于 Revolution CT 明显扩大了可接受冠状动脉 CT 检查的人群,尤其是心律不齐时采用了绝对期相采集的患者,加上不同患者之间最佳期相的差异,仅重建推荐的期相并不能每次都满足临床的需求,而手动重建多期冠状动脉 CT 图像又会耗费大量的时间和人力。SmartPhase 可以自动识别冠状动脉最佳期相,并自动重建;此外,SmartPhase 还可以配合临床需要进行 SSF,直接生成最佳期相后的 SSF 原始序列,并自动推送至工作站进行冻结,进一步让流程简单化、高效化。

　　SmartPhase 的工作原理是扫描后在后台以 2% 的期相间隔自动进行简化的图像重建,并自动执行基于图像质量的冠状动脉运动评估。一旦确定了最佳期相,便直接输出最终的最佳期相的重建图像。例如,图 1-2-23 显示了 SmartPhase 自动选择的最佳期相是 41%,而不是我们常用的 45% 期相,重建出来的图像也证实了这一点。Wang 等的研究也证实,与手动选择心脏最佳期相相比,SmartPhase 可以提高高心率患者的冠状动脉图像质量,同时也提高了医师、技师的工作效率。

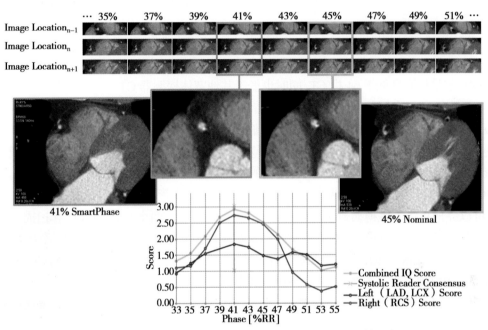

图 1-2-23　自动识别冠状动脉最佳期相的 SmartPhase 处理流程

　　5. 冠状动脉追踪冻结技术(SnapShot Freeze,SSF)　Revolution CT 也很好地整合了 SSF 技术,常规应用于冠状动脉扫描及重建。Leipsic 等的多中心研究证实,与标准的影像重建相比,SSF 技术获取的图像在影像质量、可判断分段的数量和诊断准确性方面均可见显著的提升。同时,Liang 等的研究也证实,使用 SSF 重建技术不仅可以明显提高 Revolution CT 单次心脏搏动 CCTA 的图像质量和诊断价值,二次冻结图像质量还有进一步提升。该技术在 2017 年心脏冠状动脉 CT 血管成像技术规范的中国指南中得到推荐使用。

　　6. Revolution CT 冠状动脉扫描流程

　　(1)扫描规划、方式及范围:根据正侧位定位像,以心脏为中心,范围为气管分叉下 1cm 至膈肌下 2cm;若已经进行钙化积分平扫,则根据平扫确定扫描范围。可根据心脏大小,选择不同探测器宽度如 120mm、140mm 或 160mm 进行扫描。

　　(2)扫描方向:整个心脏同时成像,重建方向为头侧到足侧。

　　(3)扫描野:成人扫描野选择心脏大视野(Cardiac Large)或心脏中视野(Cardiac Medium),儿童选择心脏小视野(Cardiac Small)。DFOV 通常为 18~25cm。

（4）球管转速：一般选择 0.28s/r,慢心率患者可以选择 0.35s/r。

（5）千伏（kV）及毫安秒（mAs）：根据患者体型,选择 100kV（体重<60kg）、120kV（体重 ≥60kg）;采用智能毫安（mA）技术,2.5mm 层厚下噪声指数为 16~17,120~180mAs,迭代重建（ASiR-V）40%~50%。

（6）采集期相：确定注射对比剂前,记录患者的心率情况,Auto Gating 会自动推荐相应的采集期相。

（7）对比剂使用：对比剂 350~370mgI/ml,总剂量为 55~60ml,4~5ml/s。对比剂注射后接生理盐水 40ml,4~5ml/s。

（8）扫描时机：采用智能追踪（Smartprep）或峰值时间测定（Timing Bolus）法。智能追踪法追踪点位于升主动脉,CT 值增加 60HU 后给予屏气口令,约 8.5 秒后启动扫描。

（9）图像重建：使用 SmartPhase 自动选出最佳期相,并搭配使用 SSF。个别情况下 SmartPhase 如无法满足临床需求,可手动进行期相选择。

（10）图像后处理：将 SmartPhase 的 SSF 前期图像组上传工作站,工作站自动生成 SSF 的图像,依据该组图像进行处理及分析。

7. 冠状动脉扫描辐射剂量　Revolution CT 的单次心脏搏动成像,使得低剂量冠状动脉扫描成为可能。CONVERGE 多中心冠状动脉 CTA 的研究显示,在其他变量一致的情况下,Revolution CT 的剂量在不同 BMI 组中,剂量均明显低于 64 排 CT,同时也低于其他宽体探测器 CT。

总之,Revolution CT 在冠状动脉检查方面有着独特的优越性,让冠状动脉检查真正做到流程简单、成功率高、适用范围广、射线剂量低,更好地服务于临床及广大患者。

如何更好地进行冠状动脉检查,依然是设备研发的重点,GE 近期推出两款崭新的扫描设备,一款是心血管检查专用设备 CardioGraphe,另一款是全新的宽体 Apex CT。

CardioGraphe 拥有 Z 轴排列的两个 8cm 的双球管设计,球管转速达到 0.24s/r,旋转一圈可覆盖 14cm,同样可以完成单次心脏搏动冠状动脉扫描。其优势在于：①两个 8cm 的双球管扫描：可以减轻锥形束伪影,提供更好的图像质量;②专注于冠状动脉扫描：扫描野为 25cm,可以提升冠状动脉扫描的空间及密度分辨力;③0.5mm 的图像层厚使图像更加精细,细节显示得更加优秀;④独特的 ASiR-CV 心血管专用迭代算法更好地克服了图像噪声,而不影响其空间分辨力。

Apex CT 采用了最新研发的基于深度学习的图像重建技术（deep learning image reconstruction,DLIR）算法,该算法以人工智能大数据为基础,使得 CT 图像质量有了革命性突破：①不会出现迭代算法过多时产生的模糊效应,使图像密度及空间分辨力进一步提升;②以 FBP 为目标的图像学习,所重建的图像更符合医师的看图及诊断习惯;③扫描的射线剂量进一步降低。此外,为满足复杂及特殊患者的需求,球管的峰值毫安（mA）进一步提升,确保特殊患者的图像质量。

相信上述两款 CT 的逐渐应用,会进一步推进 CT 在心血管疾病诊断方面的发展。

四、GE 宽体 CT 在小儿先天性心脏病成像中的应用

小儿先天性心脏病 CT 检查不仅可以全面评估心腔及相连的大血管,还可以评估气道和肺的情况,其解剖关系清楚、完整,对复杂型先天性心脏病的诊断有明显优势。但小儿体型小、心率快、对辐射敏感、不能屏气受呼吸影响较大、哭闹不易配合而需要麻醉镇静、心血管复杂畸形病情危重等,都是对 CT 性能和检查技术的挑战。

以往的 CT 检查,若使用心电门控,限于探测器的宽度无法一次曝光覆盖全心及大血管,势必出现错层;若不使用心电门控,则可能出现运动伪影。这些都一定程度影响先天性心脏病的诊断。Revolution CT 因其技术上的优势,很好地解决了小儿先天性心脏病 CT 检查所面临的问题,在临床上发挥着重要作用。

（一）GE 宽体 CT 小儿先天性心脏病成像技术特点

Revolution CT 的宽、快、低及单次心脏搏动技术特点，克服诸多小儿 CT 成像的困难，保证了小儿先天性心脏病成像的 100% 成功率。这些新技术包括：

1. 宽体探测器设计　是最直接提高 Z 轴方向检测效率的方式，一次旋转可以完成更大的扫描范围，获得同一时刻图像。从临床角度看，具备 16cm 宽体探测器的 CT 通过一次旋转即可完成单心动周期内的心脏及大血管成像；还可以用轴位扫描完成临床上大多数容积成像，不仅去除了螺旋伪影，而且用更低的辐射剂量和对比剂用量得到更高清的图像。

2. 快　时间分辨力一直是心血管采集的第一要素。0.28s/r 的扫描速度，扫描时间极短，在一个心动周期内真正曝光的时间窗更加精确，不仅心腔内部结构显示清晰，也将心外大血管结构的搏动伪影降到最低。极快的扫描速度可以完全忽略呼吸运动，在自由呼吸状态下完成扫描。更高的时间分辨力，缩短了对比剂注射时间，将对比剂注射总量减少，保护了幼儿的肾功能。

3. 低　低管电压技术、低对比剂浓度与用量及低辐射剂量，可以在宽体 Revolution CT 小儿先天性心脏病扫描技术中完美结合。70kV 的低管电压技术，将 270mgI/ml 或 300mgI/ml、320mgI/ml 对比剂更广阔地应用在小儿先天性心脏病扫描技术中，最大限度提高了图像的对比；更新的处理噪声的算法采用了一种全新的迭代重建平台——ASiR-V。ASiR-V 是全模型实时迭代平台，结合了 ASiR 的实时重建优势和多模型迭代重建技术（model-based iterative reconstruction，MBIR）的多模型迭代优势，采用了更为先进的系统噪声模型、被扫描物体模型和物理模型。对比 FBP，ASiR-V 可以降低多达 82% 的辐射剂量；在相同的剂量条件下，与 FBP 相比，ASiR-V 可以提高 135% 的低对比分辨率，显著降低图像噪声。

4. 单次心脏搏动　单次心脏搏动前瞻性门控心脏成像技术，也是 Revolution CT 所独有的心脏门控采集技术。针对儿童心率快、心律变化大的特点，单次心脏搏动扫描完全可以在自由呼吸、不控制心率 / 律的状态，一个心动周期内完成全心动周期或者任意相位的采集。

（二）Revolution CT 小儿先天性心脏病成像技术方案

检查前需要评价肾功能和检查禁忌证，提前了解其他检查结果，确定主要心脏大血管畸形，以便采用合理的扫描方案。按照 SCCT 的指南要求，如果只评价心脏和大血管解剖，不需要详细评价冠状动脉。6 个月以下的婴儿可以在包裹状态下进行检查，而不需要提前镇静。6 个月至 3 岁的患儿需要提前镇静，并在自由呼吸状态下完成检查。4 岁以上的患儿可以配合检查，而不需要镇静，7 岁以上的患儿可以配合屏气检查。如果需要详细评价冠状动脉和心室功能，6 岁以下的患儿需要在麻醉状态下完成检查。具体检查方案如下：

1. 扫描范围　根据患儿检查目的，合理确定扫描范围。单纯心脏结构畸形，范围覆盖全心即可；如合并大血管畸形或有大血管连接畸形，需要从胸廓入口至膈肌水平，甚至有些需要扫描至腹部中段水平。

2. 扫描方向　从头向足侧扫描。

3. 扫描野　心脏小视野（Cardiac Small）（35cm）。

4. 扫描方式　心脏轴扫（Cardiac Axial）。如果只了解心腔结构畸形，单一相位采集即可，例如 45% 相位；如果还要了解冠状动脉情况，可以采用 40%~80% 的宽相位或全相位模式，从中选择冠状动脉最佳相位成像。

5. 球管转速　0.28s/r。

6. 千伏（kV）及毫安（mA）　根据患儿大小，合理确定千伏（kV）及毫安（mA）。推荐应用 70kV 或 80kV；采用智能毫安（mA）技术，控制在 40~100mAs。

7. 对比剂注射　一般采用右上肢注射，也可采用下肢注射，下肢注射可以避免上腔静脉内高浓度对比剂对周围解剖结构的影响。根据注射流率，选择合适的套管针。注射过程中要绝对避免气泡产生，因为多数患儿存在心内分流，容易引起体循环栓塞。对比剂注射速度和总量根据患儿的体重确定，一般按

0.8~1.0ml/kg 计算对比剂总量,注射时长维持 12~15 秒为宜。对比剂注射方案可以采用双期相注射,即先注射对比剂,然后注射生理盐水。另外,也可以采用三期相注射方案,即第一期相注射对比剂,第二期相按照 3∶7 或 5∶5 的比例注射对比剂和生理盐水的混合液,最后一期为注射生理盐水,该注射方案有利于同时评价左、右心腔。

8. 扫描时机　采用智能追踪技术(Smartprep),监测点为主动脉根部,达到对比剂阈值后立即启动扫描。对于复杂的畸形结构,在有经验的前提下,左、右心腔均强化后立即手动触发扫描,保证左、右心、肺动脉及主动脉均充盈良好。

9. 图像重建　层厚 0.625mm,标准算法重建。重建图像 ASiR-V 的迭代水平建议 50%~80%,以有效控制噪声。

10. 图像后处理　重建图像上传工作站,应用相应软件分别进行后处理及分析。多平面二维重建是主要的重建手段,辅以彩色三维重建使显示更加直观。

(三) 临床应用

Revolution CT 在先天性心脏病检查中具有极高的价值:①心、肺、腹部兼顾,更适合复杂先天性心脏病的分析;②对于心外畸形,包括主动脉、腔静脉、肺动脉、肺静脉均有较强的显示能力;③可以对复杂心腔畸形、相关血管病变及异位引流等进行精确评估;④术后疗效评估准确。

【病例分析】

1. 主动脉缩窄患者,女性,9 月龄,身高为 66cm,体重为 7kg(图 1-2-24)。

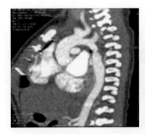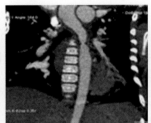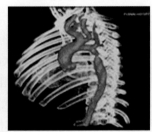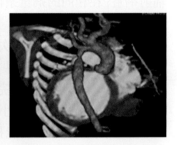

图 1-2-24　主动脉缩窄
心电门控轴扫,45% 相位采集。

2. 法洛四联症患者,女性,1 岁,身高为 73cm,体重为 17.2kg,心率为 140~145 次 /min(图 1-2-25)。

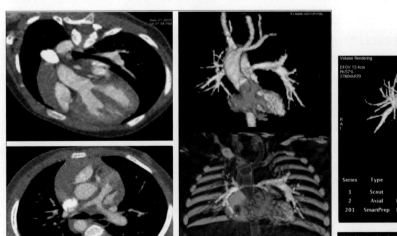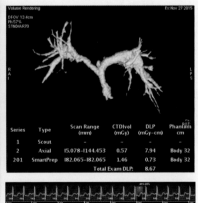

图 1-2-25　法洛四联症
心电门控轴扫,30%~50% 相位区间采集,DLP 仅为 8.67mGry。

3. 冠状动脉瘘患者,男性,5 岁 8 个月,身高为 120cm,体重为 21kg(图 1-2-26)。

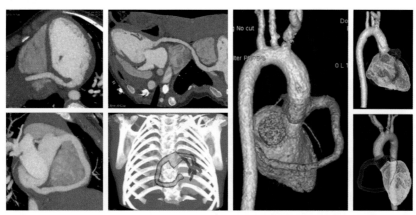

图 1-2-26 冠状动脉瘘
心电门控轴扫,45% 相位采集。

五、GE 宽体 CT 在动态负荷心肌灌注成像的应用

冠状动脉狭窄的解剖学特点并不能直接反映心肌供血的功能状态,特别在中等狭窄病变,两者相关性较差。临床上,对冠状动脉狭窄的功能评估决定患者是否需要血运重建治疗,同时也是影响临床预后的最重要因素。心肌灌注核素显像目前仍然是对冠状动脉狭窄功能判断的"金标准"。心肌灌注核素显像虽然无创,但是不能广泛普及,与核素药品的时效性、检查操作复杂、不能同时完成对冠状动脉解剖学评价、增加额外的费用等因素有关。

在多排螺旋 CT 发展早期,放射学家就开始尝试在 CT 上进行心肌功能成像的研究。一方面,早期动态 CT 心肌灌注成像(myocardial perfusion image,MPI)只能在回顾性门控模式下进行动态灌注,没有迭代算法,不能进行低剂量扫描,因此整体剂量非常大,导致无法进行常规临床应用。另一方面,左室心肌 Z 轴覆盖一般需要 12cm 或者以上范围,而 64 排螺旋 CT 探测器宽度仅为 4cm,无法覆盖全部左室心肌,即使采用穿梭模式采集,Z 轴范围覆盖也才达到 10cm 的范围,要对左室心肌达到完全覆盖,就需要宽体 CT 在 Z 轴方向一次覆盖来解决。

GE Revolution CT 其 Z 轴覆盖最大可以达到 16cm,完全满足左室心肌最少 12cm 一次覆盖要求。最新的迭代技术,可以保证在不高于常规冠状动脉 CTA 的剂量条件下完成动态灌注扫描。此外,0.28 秒心肌灌注时间分辨力具有无须控制呼吸、自由心率采集、自动运动校正等优势,保证了精确的灌注采集和分析。因此,可以在无创、最大限度减少放射剂量、减少患者费用负担的情况下,实现从冠状动脉形态学评估到心肌功能学评估的一站式检查。

目前更多学者研究表明,对于动态的 CT 负荷心肌灌注,其心肌血流速度是有意义的参数,优于核素心肌灌注显像。

(一) Revolution CT 负荷动态心肌灌注成像原理

动态 CT 心肌灌注是通过连续扫描获得对比剂时间密度衰减曲线后,通过数学模型计算心肌血流(myocardial blood flow,MBF)值。最为常见的数学模型为最大斜率法和去卷积算法。

最大斜率法的简单计算原理,可以理解为对比剂时间密度衰减曲线的上升斜率和血流相关,曲线下面积和血液体积相关。通过对心肌对比剂时间曲线上升斜率和动脉输出上升斜率函数之比或者曲线下面积之比计算 MBF 值。最大斜率法灌注的结果受对比剂的注射速度影响很大,一般需要注射的流速在6~8ml/s,这在临床上因患者血管因素而受到限制。

Revolution CT 的灌注分析采用基于卷积模型的去卷积算法,卷积模型有一个固有优势——不假定对比剂的注射速率,而是假定对比剂在血管内达到峰值浓度的时间几乎为瞬间或者至少短于最小组织通过时间。去卷积的意义,就是将动脉组织密度曲线从各个组织体素的组织密度曲线中"去除",来计算灌注参数。去卷积算法对注射对比剂要求不高,常规 4~5ml/s 的流速即可,临床上都能满足。

（二）Revolution CT 负荷动态心肌灌注成像方案

Revolution CT 一站式冠状动脉 CTA 和动态心肌灌注流程见图 1-2-27。

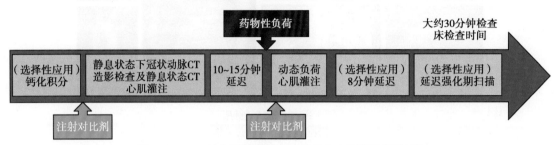

图 1-2-27 一站式冠状动脉 CTA 和动态心肌灌注成像流程

Revolution CT 具体的灌注参数见表 1-2-3。

由 Revolution CT 心肌灌注流程及扫描参数可以看到,Revolution CT 的动态心肌灌注扫描有其独特的优势:①采用门控心脏轴扫前门控模式,扫描相位可依据研究者经验,任意选择收缩期或舒张期单相位扫描,这将大大降低扫描射线剂量。如临床有需求,必要时也可以多相位扫描。扫描范围可以选择 12cm 或 14cm 的宽体轴扫一次覆盖,如有需求,亦可选择 10cm 或 16cm 的覆盖范围,可以灵活应对不同心脏大小的患者。②无须动床即可完成扫描,全心的扫描为同一时间点。因有足够宽的探测器覆盖范围,无须采用摇篮床模式即可完成扫描。更为重要的是,足够宽度的扫描范围,保证了全心采集都是同一时间点,确保灌注参数的准确。③迭代算法(ASiR-V)可应用 100%,确保使用低射线剂量就能得到良好的图像,在使用 100kV 扫描时,仅需要 50mAs 左右。④因采用轴扫模式,可以灵活掌握灌注的扫描间隔,在确保灌注检查准确的基础上,减少射线剂量。扫描时间间隔根据对比剂在血管和组织的分布情况分别设置(图 1-2-28),对比剂流入早期每 2 个心动周期扫描一次,对比剂峰值期前后每个心动周期均进行采集,而对比剂流出期可每 3 个心动周期扫描一次。⑤如需在灌注扫描的同时获得冠状动脉 CTA 成像,可以在对比剂峰值时,增加专门的 CTA 组,该组可以用较大毫安秒(mAs),扫描相位可以采用宽相位。该组扫描可以在后重建中得到冠状动脉的最佳相位进行冠状动脉分析,也可以重建出灌注相位,参加心肌灌注分析。

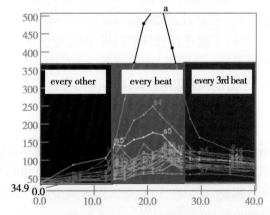

图 1-2-28 Revolution CT 动态心肌灌注时间密度曲线

CT 动态心肌灌注推荐使用 300gI/ml 或者 320mgI/ml 浓度的对比剂。按照 0.7ml/kg 计算总量,流速为 5ml/s 即可。在满足灌注需求的同时,最大限度降低来自心室的对比剂硬化线束伪影。

心肌负荷药物通常为腺苷。首先排除对腺苷有禁忌证的患者,如急性心肌梗死、不稳定型心绞痛、急性心肌炎、严重的室性心律失常、严重高血压或低血压、严重的主动脉狭窄及肥厚型梗阻性心肌病、病窦综合征、明显心功能不全、严重哮喘、氨茶碱过敏等。腺苷采用静脉滴注,滴速为 140μg/(kg·min),滴注时间为 6 分钟,总剂量按照 0.8mg/kg 进行计算。目前,临床也有通过使用三磷酸二钠(ATP),同样达到负荷的作用。ATP 起效时间快,维持时间短。具体使用方法为静脉滴注,3 支 60mg 混合在 60ml 生理盐水中,滴速为10ml/min,给药3分钟后观察心率上升,可以持续到灌注结束。负荷心肌灌注的用药需要专业、经验丰富的医师指导,并在严密监测下进行检查。

表 1-2-3　Revolution CT 心肌灌注扫描参数

解剖部位	第一组	第二组	第三组
扫描起点	心底	同第一组	同第一组
扫描终点	心尖	同第一组	同第一组
扫描野	心脏小视野	心脏小视野	心脏小视野
显示野	25cm	25cm	25cm
前后中心线	腋中线	同第一组	同第一组
左右中心线	心脏左右中心线	同第一组	同第一组
自动扫描	开	开	开
心电图及心电门控			
自动门控	关	关	关
心电门控基于	最后记录	最后记录	最后记录
采集相位	70% 或 45%	70% 或 45%	70% 或 45%
心率变化允许变化	4 次 /min	4 次 /min	4 次 /min
重复采集	关	关	关
心电门控适应调整	关	关	关
kV 和 mA 控制			
kV 大小	100	100	100
mA 大小	固定 mA*	固定 mA*	固定 mA*
噪声指数	不适用	不适用	不适用
延迟 / 组间延迟时间	5s	0.8s	1.8s
呼吸指令	关	关	关
扫描模式			
扫描类型	心脏轴扫	心脏轴扫	心脏轴扫
高分辨模式	关	关	关
球管转速	0.28s	0.28s	0.28s
检查覆盖范围及时间			
探测器覆盖选择	一组探测器	一组探测器	一组探测器
探测器覆盖范围	120mm 或 140mm	120mm 或 140mm	120mm 或 140mm
mA 建议设定范围	50~450	50~450	50~450
每组扫描次数	10 次	10 次	5 次
每次扫描最小间隔时间	1.4s	0.8s	2.8s
扫描间隔	0.00mm	0.00mm	0.0mm
初始重建			
层厚	1.25mm	1.25mm	1.25mm
重建类型	标准算法（Stnd）	标准算法（Stnd）	标准算法（Stnd）
ASIR-V 使用	100%	100%	100%
窗宽	1 200	1 200	1 200
窗位	240	240	240
窗宽 / 位自动调整	开	开	开

注:*表示根据患者体型及图像质量需求适当调整。

(三) Revolution CT 负荷心肌灌注成像分析方法

因心肌灌注扫描整体持续时间较长,扫描过程中患者很难完全屏气,因此采用自由呼吸模式。GE AW 工作站中有自动运动校正软件,可以实现三维的运动校正,校正后确保每次扫描的数据具有良好的匹配关系,确保数据准确。因此,进行灌注分析前必须进行运动校正处理。

Revolution CT 的灌注分析采用去卷积算法,最常用的定量灌注参数为:心肌血流量(myocardial blood flow,MBF)、心肌血容量(myocardial blood volume,MBV)、平均通过时间(mean transit time,MTT)。MBF 表达为每分钟每 100g 心肌组织内通过血流的毫升量[ml/(100g·min)]。MBV 是血流(MBF)与平均通过时间(MTT)的乘积,以每 100g 心肌组织内血液毫升量(ml/100g)为单位显示。MTT 指对比剂(血流)在指定心肌组织位置的平均驻留时间,以秒(s)为单位显示。

以往的研究表明,冠状动脉各分支与心肌分布有固定的对应关系(图 1-2-29),临床上通常采用 17 分段法进行心肌灌注分析(图 1-2-30)。

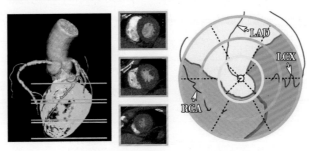

图 1-2-29　冠状动脉与心肌分布的对应关系
RCA,右冠状动脉;LAD,左前降支;LCX,左回旋支。

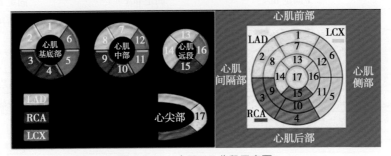

图 1-2-30　心肌 17 分段示意图
RCA,右冠状动脉;LAD,左前降支;LCX,左回旋支。

【病例分析】患者女性,61 岁,冠状动脉多发钙化斑块,以左主干、前降支、第一对角支最为严重,前降支近段混合斑块,狭窄约 90%(图 1-2-31),在动态负荷心肌灌注显像图上显示,前降支病变导致左室前、中段心肌显著灌注减低改变(图 1-2-32)。

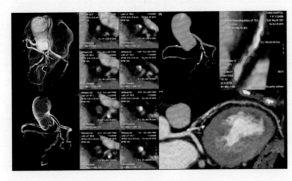

图 1-2-31　冠状动脉 CTA

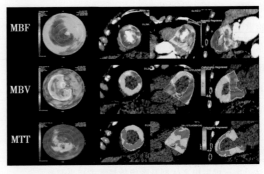

图 1-2-32　心肌灌注靶心图与心肌分段图

六、GE CT 能谱成像的应用

GE 的能谱成像（gemstone spectral imaging，GSI）是一种崭新的 CT 成像方式，利用单球管 80kVp 和 140kVp 的快速切换，实现双能扫描并在原始数据空间完成物质分离及单能量的成像重建，据此完成临床需求的能谱临床应用。

（一）能谱成像的硬件基础及成像原理

瞬切高压发生器和动态变焦球管、宝石探测器构成能谱成像的最重要基础。瞬切高压发生器结合动态变焦球管可以瞬间实现能量切换，切换周期仅为 0.25 毫秒，由此可以瞬时切换 80kVp 和 140kVp 的曝光，实现双能的扫描；动态变焦球管使不同千伏峰值（kVp）下的图像质量一致，确保能谱扫描得到完美的图像质量；宝石探测器选用了分子结构稳定的宝石材料，其突出优点是：①对 X 射线的响应速度（初始速度）快，达到 0.03 微秒；②清空速度（余晖效应）比常规探测器缩短 4 倍；③有良好的稳定性和通透性。这些创新性的硬件之间的结合，使单源瞬切的能谱成像得以很好地实现，因单源的应用，任何部位的扫描野都达到 50cm。

能谱成像的基础来源于坚实的物理学基础，充分考虑 X 射线通过物质的衰减客观反映的 X 射线能量、产生的光电效应及康普顿效应，依据这些基本原理还原特定物质的衰减曲线，据此在原始数据空间实现不同物质重建成像及不同单能量（keV）的重建成像。

如图 1-2-33 所示，能谱的成像流程：通过高低压快速切换扫描，得到高低压数据交织融合的原始数据；以原始数据为基础，根据物理学原理及数学运算，得到碘基和水基的原始数据，再重建得到碘基和水基的图像；以该两种物质为基础配对，重建得到 40~140keV 的图像。根据临床需要，还可以进行更多物质对之间的分离、成像及定量测量。

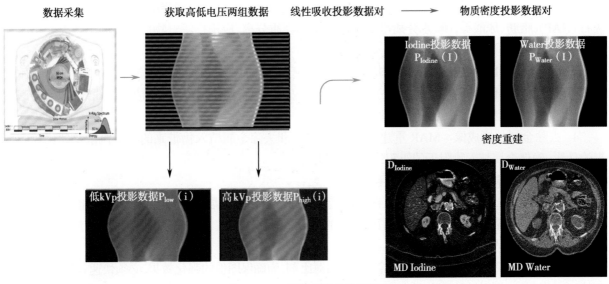

图 1-2-33　能谱成像原理示意图

（二）能谱成像的检查及分析方法

能谱扫描是一种专属扫描模式。选定 GSI 扫描，系统自动设定扫描电压为 80kVp 和 140kVp 快速切换，根据临床检查部位及目的，可以分别设定常规扫描或心脏扫描。常规扫描可以是螺旋或轴扫，大血管检查一般选择螺旋扫描，根据需要选定扫描野、探测器宽度、球管转速、螺距及毫安（mA）（图 1-2-34A）。心脏扫描采用前门控扫描模式，依据患者体型，选择不同的扫描野及毫安（mA），以平衡图像质量与射线剂量的关系（图 1-2-34B）。冠状动脉的重建和常规检查重建一致，可以实现冠状动脉冻结技术（SSF），确保良好的图像质量。

　　能谱扫描后的图像重建可以实现能谱的自适应统计迭代算法（ASiR），确保图像质量的前提下使用较低射线剂量（图 1-2-34C），目前能谱扫描的射线剂量等于或低于常规扫描。能谱的图像可根据需要，自动重建出所需要的单能量（40~140keV）、不同的基物质对图像、虚拟平扫图像、去金属伪影图像等，并可上传 PACS，直接用于临床诊断（图 1-2-34D）。

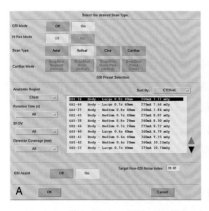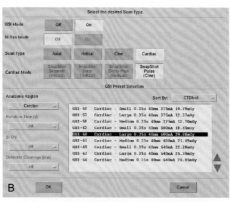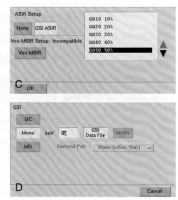

图 1-2-34　能谱扫描设定及图像设定界面

　　能谱图像可提供多种分析方法，适用于心脏及大血管的方法包括如下方面：

　　1. 单能量图像　能谱扫描后可以提供从 40keV 到 140keV 之间的任意单能量图像，根据不同能量的穿透及衰减特性产生的图像，用于不同的临床目的。根据 GE GSI 的设定，74keV 相当于 120kVp 的图像特性，68keV 相当于 100kVp 的图像特性。因此，高于 74keV 的单能量有高能量的图像特性，低于 68keV 的单能量属于低能量的图像特性。据此，可根据临床需要进行选择。

　　2. 物质分离图像　物质分离及物质定量测量是能谱的重要部分，可选择的物质包括碘、水、钙、羟磷灰石（HAP）、脂肪、尿酸等，碘、水分离是临床最常用的物质分离，应用广泛。物质分离的出现大大拓展了 CT 检查的参数及应用。

　　3. 能谱曲线（HU-curve）　以往分析某一感兴趣区只能使用单一 CT 值，能谱分析中，同一感兴趣区不同 keV 下的 CT 值是不同的，根据这一规律，将同一感兴趣区不同 keV 下 CT 值连成曲线，即为能谱曲线。能谱曲线能更好地反映组织的特性。

　　4. 去除金属伪影成像　MAR 重建技术，可以补偿和去除金属植入物带来的光子饥饿及硬化效应带来的伪影，确保金属植入物附近的组织结构清晰显示。

　　（三）能谱成像在心血管领域的应用

　　能谱检查经过十年的发展和探索，在临床诸多方面取得很大进展。心血管检查的 CT 能谱成像同样得到快速发展，除常规使用外，还提供了更广泛的手段及思路。随着能谱成像的逐渐普及，势必会有更广泛的成果。

　　1. 单能量图像应用　心血管检查需常规使用对比剂，为确保图像的强化效果，必须快速且足量注射，但高龄、心功能不良、肾脏功能不全、血管条件不好等情况下无法达到足够速度，影响了检查效果。能谱检查中，低能量（keV）成像可以有效增加对比剂的对比，在低流速、低总量的情况下得到满意图像（图 1-2-35，图 1-2-36）。

　　2. 物质分离成像的应用　钙化是影响冠状动脉 CT 检查结果准确性的重要因素，研究表明，常规图像因钙化导致的硬化伪影，可使钙化体积较真实的钙化体积多 104%，管腔狭窄可能会高估 39%。因此，一直希望有好的方法解决由钙化导致的诊断误差。能谱扫描后，可以使用 HAP 和碘进行配对分析。HAP 是人体钙化的主要成分，与碘的配对，可以将钙化进行很好地去除，有利于管腔狭窄的准确判断（图 1-2-37）。

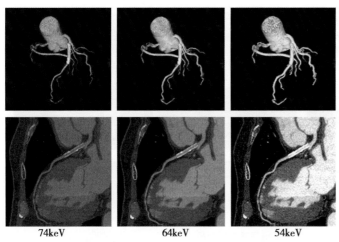

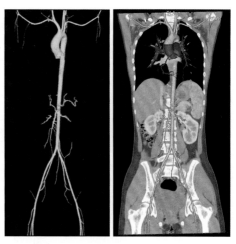

图 1-2-35　不同能量（keV）下的冠状动脉成像

冠状动脉检查，患者肾功能不全，选择 300mgI/ml 对比剂，速率为 3ml/s，总量为 35ml。74keV 图像冠状动脉显示浅淡，密度对比不良，在64keV 及 54keV 的重建中，对比明显改善，末梢血管显示清晰。

图 1-2-36　低对比剂浓度主动脉成像

患者 13 岁，主动脉检查，选择 300mgI/ml 对比剂，速率为 1.8ml/s，总量为 24ml。能谱扫描后 60keV单能量重建，可见主动脉显示好，分支清晰。

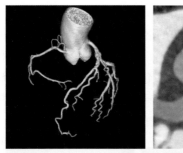

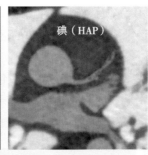

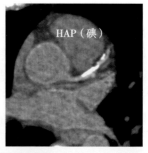

图 1-2-37　冠状动脉钙化的物质分离（HAP 与碘配对分离）

在冠状动脉检查中，除清晰显示冠状动脉形态学改变外，对于冠状动脉病变后心肌供血异常情况的分析越来越受到重视，不仅可以佐证形态学的异常，还可以帮助治疗的选择及疗效分析。在 CT 以往的检查方法中，判定心肌供血主要靠心肌灌注检查，要求高。目前能谱检查为心肌供血的分析提供了新的思路。能谱检查后可以进行心肌的能谱分析，采用碘水分离的方法，定量测量心肌内的碘含量（图 1-2-38，图 1-2-39）。而碘含量直接反映了心肌的血液供应。能谱的碘含量法评估心肌血供有其独特优点：①检查方法简单：常规冠状动脉检查图像就可以进行心肌的碘水分离和测量，一次检查完成冠状动脉和能谱分析；②冠状动脉能谱扫描利用冠状动脉扫描模式，在准确的相位中进行分析，可以减少周围结构及运动干扰；③如条件许可，可以进行静息及负荷的检查，两者对比观察，有助于精确诊断。

虽然该方法尚需更多的研究和分析，相信会有更好的结果出现。

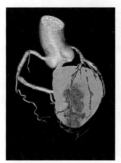

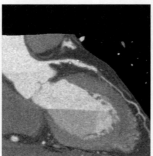

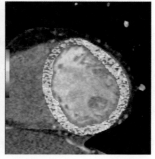

图 1-2-38　能谱扫描的心肌碘水分离图像

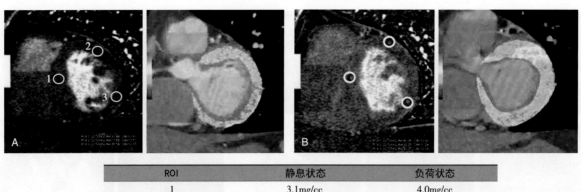

ROI	静息状态	负荷状态
1	3.1mg/cc	4.0mg/cc
2	1.8mg/cc	3.2mg/cc
3	2.7mg/cc	4.2mg/cc

图 1-2-39　能谱心肌静息及负荷碘含量分析
A. 静息能谱灌注图；B. 负荷能谱灌注图；C. 对比分析。

3. 能谱曲线的应用　冠状动脉检查的目的不仅是发现有无狭窄和斑块,对于明确的斑块,探讨斑块的类型及是否为稳定斑块在 CT 冠状动脉检查中至关重要。比较困难的鉴别是低密度斑块,而能谱曲线的使用有利于这些斑块的区分。目前比较认可的观点是,脂肪成分的能谱曲线为先低后高的形态,即能量(keV)越低,其 CT 值越低,如果在斑块中发现该特性的能谱曲线,可以提示斑块中脂肪核的存在,有利于不稳定斑块的确认(图 1-2-40)。但对于纤维及血栓性斑块的区分尚没有统一认识,因此,能谱曲线在血管斑块中应用的进一步研究很有必要。

4. 去金属伪影的应用　随着医学进步,治疗手段不断发展,包括金属植入物或其他金属材料用于治疗目的日益广泛。金属材料在 CT 检查中会产生大量伪影,严重干扰周边组织或病变的观察。能谱检查中的去金属伪影技术,可有效去除伪影的存在,大大提升 CT 检查的准确性(图 1-2-41)。

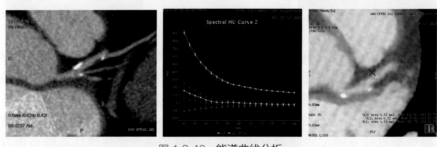

图 1-2-40　能谱曲线分析
红色曲线为典型脂肪曲线,提示斑块内脂肪核心存在。

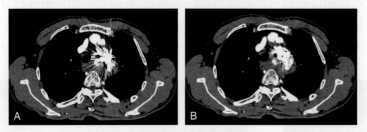

图 1-2-41　能谱去金属伪影
A. 去金属伪影前；B. 去金属伪影后。患者主动脉夹层支架植入及瘘口钢圈栓塞术后 CT 检查,临床要求确认瘘口是否完全封堵。CT 检查常规重建(图 A)见大量金属伪影,无法确认周围情况；去金属伪影重建(图 B)可清晰地发现对比剂仍有外溢,提示瘘口未完全封堵。

综上所述,能谱在心血管领域的应用有广泛前景,相信随着能谱技术的进一步发展,会为心血管病变的诊断提供更有意义的手段。

七、GE CT在胸痛三联检查的应用

急性冠脉综合征、急性肺动脉栓塞、主动脉夹层均以急性胸痛发病,常规心电图、CT平扫、超声检查很难对此进行鉴别。加之近年冠心病发病率逐年增多,成为除脑卒中外的第二重要非外伤的死因,临床急需找到一种快速、准确、无创、安全的诊断及有效鉴别诊断的手段。

随着CT的不断进步,特别是多排螺旋CT的普及,肺动脉和主动脉的CTA检查已经成为肺栓塞和主动脉病变的"金标准"之一,对于冠状动脉病变的诊断也成为最重要手段之一。CT的肺动脉、冠状动脉及主动脉的CTA检查满足了临床的快速、准确、无创、安全的要求,而一次CT检查完成上述血管的分析,称为CT的胸痛三联检查。

(一)GE多排螺旋CT的胸痛三联检查

多排螺旋CT以64排128层CT为主要特征,一次扫描完成肺动脉、冠状动脉和主动脉扫描,扫描时重点关注冠状动脉的成功率,因此在全部扫描的过程中,均需使用心电门控,以重建出满足诊断的冠状动脉时相,同时完成肺动脉和主动脉的重建。其扫描参数及对比剂使用方案为:

1. 扫描范围 胸廓入口至膈肌下方,包括范围为胸主动脉期及头颈血管开口、肺动脉分布区域、冠状动脉全部。

2. 扫描方向 从头向足侧扫描。

3. 扫描野 Cardiac Large(50cm)。

4. 扫描方式 心脏螺旋模式,依据心率选择单扇区(Cardiac SnapShot Segment)、多扇区(Cardiac SnapShot Burst)或四扇区(Cardiac SnapShot Burst-Plus)扫描。

5. 球管转速 0.35s/r。

6. 千伏(kV)及毫安秒(mAs) 100~120kV;建议使用心电图调控毫安(mA),根据患者BMI,范围为150~250mAs。

7. 对比剂使用 胸痛三联检查,需要观察肺动脉、冠状动脉及主动脉,而其循环时间各不相同,保证扫描时每个血管均有很好的对比剂充盈是扫描的关键,因此对比剂的使用方法非常重要。建议对比剂的使用方式:浓度350~370mgI/ml;采用双筒高压注射器,A、B筒均为对比剂,连续注射。其中A筒60ml,注射速度为5ml/s,保证冠状动脉及主动脉的充盈;B筒30ml,注射速度为3ml/s,确保扫描时肺动脉仍有对比剂充盈。

8. 扫描时机 采用智能追踪(Smartprep)或峰值时间测定(Timing Bolus)法,监测点为主动脉根部,达到对比剂峰值启动扫描。

9. 图像重建 使用同一组原始数据,肺动脉及主动脉显示野为35cm左右,冠状动脉显示野为20~25cm,层厚0.625mm,重建范围依据解剖范围而定。

10. 图像后处理 将重建出来的图像上传工作站,应用各自的软件,分别进行后处理及分析。必要时,可以进行冠状动脉、肺动脉及主动脉融合显示(图1-2-42)。

多排螺旋CT的胸痛三联检查充分利用了设备的优势,巧妙地与对比剂的注射方式相结合,实现胸痛三联检查。但作为最初实现的胸痛三联扫描,该方法有其需要改进之处,例如:①扫描时间长,射线剂量高:其原因是所有的扫描范围均采用心脏扫描模式,在无须进行时相扫描的区域也进行了时相扫描,增加了射线剂量;②对比剂剂量高:扫描冠状动脉及主动脉时,为了保证肺动脉对比剂充盈,需要维持对比剂注射,平均需要90ml;③主动脉范围偏少:主动脉夹层可能累及主动脉及分支的任何部位,主动脉全程检查非常重要;④所有图像来自同一种原始数据,肺动脉、冠状动脉、主动脉相互重叠,可能会有干扰。

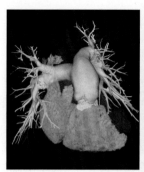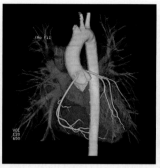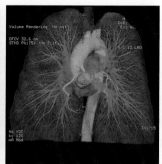

图 1-2-42　多排螺旋 CT 胸痛三联

（二）GE 宽体 CT 的胸痛三联检查

胸痛三联的检查方法伴随设备的不断进步也在不断发展，其发展方向逐渐向快速、精准、大范围、低射线及低对比剂剂量过渡，更好地服务于临床。

GE 的宽体 CT 以 Revolution CT 为主要代表，用于胸痛三联的主要特点是：①16cm 宽体探测器，单次心脏搏动门控轴扫冠状动脉扫描；②0.28s/r 的球管转速应用于任何扫描；③螺旋扫描与轴扫之间、心电门控与非门控之间的快速转换。

因为上述的设备优势，完全可以实现依据对比剂在血管中的流动规律，一次注射对比剂完成肺动脉、冠状动脉及主动脉的分别扫描，实现三个部位血管的完美呈现。其检查方法及对比剂应用是：

1. 扫描规划、方式及范围　根据血液循环时间，定位扫描后的正式扫描分三组：第一组为肺动脉，采用非门控螺旋扫描，依据肺动脉扫描要求确定扫描范围；第二组为冠状动脉，采用门控轴扫模式，覆盖范围按冠状动脉扫描进行；第三组为主动脉扫描，采用非门控螺旋扫描，扫描范围自主动脉弓上到股动脉的全程。

2. 扫描方向　从头向足侧扫描。

3. 扫描野　肺动脉及主动脉为 Large body，冠状动脉为 Cardiac Large（50cm）。

4. 球管转速　0.28s/r。

5. 千伏（kV）及毫安秒（mAs）　100kV；采用智能毫安（mA）技术，肺动脉（5mm）噪声指数为 12~13，冠状动脉（2.5mm）噪声指数为 16~17，主动脉（5mm）噪声指数为 11~12，迭代重建（ASiR-V）40%~50%。依据上述条件，肺动脉为 50~100mAs，冠状动脉为 120~180mAs，主动脉为 60~140mAs。

6. 对比剂使用　对比剂 350~370mgI/ml，总剂量为 70ml，4~5ml/s。对比剂注射后接生理盐水 40ml，4~5ml/s。

7. 扫描时机　采用智能追踪（Smartprep）或峰值时间测定（Timing Bolus）法。智能追踪法追踪点位于肺动脉，CT 值达到 100HU 后 3 秒启动肺动脉扫描，肺动脉结束后 9~11 秒扫描冠状动脉，冠状动脉结束后立即进行主动脉扫描（平均间隔 3 秒，含移床时间）。峰值时间测定法能确定最好的扫描时机，但需要小剂量对比剂（15ml）团注同层连续扫描，根据测得的肺动脉及主动脉根部时间，设定肺动脉和冠状动脉延迟时间，冠状动脉扫描后立刻主动脉扫描。

8. 图像重建　三组扫描分别重建出各自图像进行处理。

9. 图像后处理　重建出的图像上传工作站，应用各自分析软件，分别处理及分析。根据需求，亦可以进行冠状动脉、肺动脉及主动脉融合显示（图 1-2-43）。

Revolution CT 胸痛三联检查较其他扫描模式有其独特的优点：①成功率高：三组扫描均为正规扫描模式，确保扫描的成功及图像质量。肺动脉扫描中，可以准确扫描肺动脉期，排除其他血管的干扰；冠状动脉扫描，完全依据冠状动脉扫描模式，不会受到心率及节律影响，确保冠状动脉成功扫描；主动脉扫描可以进行完整的主动脉成像，不会遗漏主动脉病变，保证病变全程显示。该扫描模式可以应对各种复杂

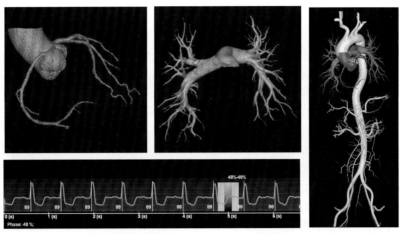

图 1-2-43　Revolution 宽体 CT 胸痛三联检查

情况,尤其是急诊的胸痛三联检查,不必进行任何提前准备。②简单,易于操作:胸痛三联检查有专门的扫描协议,扫描后各组图像自动重建,可直接用于诊断及后处理。③对比剂及射线剂量低:因依据血液循环的不同时间进行扫描,仅需要约 70ml 对比剂即可完成整个三联检查;射线剂量方面,因只有冠状动脉扫描的部分采用门控模式,需要考虑时相问题,而其他部位均为常规螺旋扫描,故尽管分三个部位扫描,整体射线剂量不高。加之迭代算法的应用,胸痛三联扫描总的射线剂量仅为 4~5mSv。④扫描全程无须屏气即可完成:肺动脉栓塞、急性冠脉综合征、主动脉夹层、壁内血肿、主动脉瘤破裂等任何一种疾病都非常危重,患者难以配合。在宽体 CT 扫描中,肺动脉扫描时间为 1.3 秒,冠状动脉采用宽体单次心脏搏动轴扫,根据不同心率仅需 0.3~0.7 秒,主动脉约 2.5 秒,因此扫描全程无须屏气即可完成,而不影响扫描效果(图 1-2-44)。

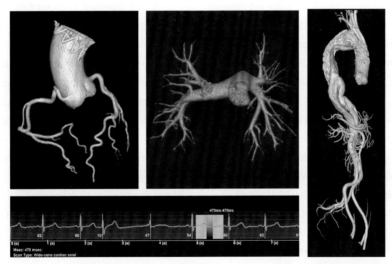

图 1-2-44　主动脉夹层支架植入术后复查 Revolution 宽体 CT 胸痛三联,患者心律不齐,检查全程自由呼吸,图像清晰

　　目前,各级医院不断完善胸痛中心建设,而 CT 在胸痛三联检查中发挥着越来越重要的作用。相信随着扫描技术的不断完善,设备不断更新,会使该项检查在临床应用中更加普及,更好地服务于患者。

(刘士辰　郑　颖　黄　娟　张雅茜)

参考文献

［1］RAJU R, CURY R C, PRECIOUS B, et al. Comparison of image quality, and diagnostic interpretability of a new volumetric high temporal resolution scanner versus 64-slice MDCT [J]. Clin Imaging, 2016, 40 (2): 205-211.

［2］ANDREINI D, PONTONE G, MUSHTAQ S, et al. Atrial Fibrillation: Diagnostic Accuracy of Coronary CT Angiography Performed with a Whole-Heart 230-μm Spatial Resolution CT Scanner [J]. Radiology, 2017, 284 (3): 676-684.

［3］吕斌, 伍建林, 金征宇, 等. 心脏冠状动脉 CT 血管成像技术规范化应用中国指南 [J]. 中华放射学杂志, 2017, 51 (10): 732-743.

［4］CHO I, ELMORE K, Ó HARTAIGH B, et al. Heart-rate dependent improvement in image quality and diagnostic accuracy of coronary computed tomographic angiography by novel intracycle motion correction algorithm [J]. Clin Imaging, 2014, 39 (3): 421-426.

［5］ZHU Y, LI Z, MA J, et al. Imaging the Infant Chest without Sedation: Feasibility of Using Single Axial Rotation with 16-cm Wide-Detector CT [J]. Radiology, 2018, 286 (1): 279-285.

［6］PINHO D F, KULKARNI N M, KRISHNARAJ A, et al. Initial experience with single-source dual-energy CT abdominal angiography and comparison with single-energy CT angiography: image quality, enhancement, diagnosis and radiation dose [J]. Eur Radiol, 2012, 23 (2): 351-359.

［7］YU Y, LIN X, CHEN K, et al. Hepatocellular carcinoma and focal nodular hyperplasia of the liver: differentiation with CT spectral imaging [J]. Eur Radiol, 2013, 23 (6): 1660-1668.

［8］高建波, 吕培杰, 周志刚, 等. 宽体探测器 CT 临床应用 [M]. 北京: 人民卫生出版社, 2019: 4-13.

［9］唐光健, 秦乃珊, 马大庆, 等. 现代全身 CT 诊断学 [M]. 3 版. 北京: 中国医药科技出版社, 2013: 26-29.

［10］SCHOEPF U J, ZWERNER P L, SAVINO G, et al. Coronary CT Angiography [J]. Radiology, 2007, 244 (1): 48-63.

［11］ACHENBACH S, ROPERS D, HOLLE J, et al. In-plane coronary arterial motion velocity: measurement with electron-beam CT [J]. Radiology, 2000, 216 (2): 457-463.

［12］LU B, MAO S S, ZHUANG N, et al. Coronary artery motion during the cardiac cycle and optimal ECG triggering for coronary artery imaging [J]. Invest Radiol, 2001, 6 (5): 250-256.

［13］HUSMANN L, LESCHKA S, DESBIOLLES L, et al. Coronary artery motion and cardiac phases: dependency on heart rate—implications for CT image reconstruction [J]. Radiology, 2007, 245 (2): 567-576.

［14］LEIPSIC J, LABOUNTY T M, HAGUE C J, et al. Effect of a novel vendor-specific motion-correction algorithm on image quality and diagnostic accuracy in persons undergoing coronary CT angiography without rate-control medications [J]. J Cardiovasc Comput Tomogr, 2012, 6 (3): 164-171.

［15］LIANG J, WANG H, XU L, et al. Impact of SSF on Diagnostic Performance of Coronary Computed Tomography Angiography Within 1 Heart Beat in Patients with High Heart Rate Using a 256-Row Detector Computed Tomography [J]. J Comput Assist Tomogr, 2018, 42 (1): 54-61.

［16］LIANG J, SUN Y, YE Z, et al. Second-generation motion correction algorithm improves diagnostic accuracy of single-beat coronary CT angiography in patients with increased heart rate [J]. Eur Radiol, 2019, 29 (8): 4215-4227.

［17］MUSHTAQ S, PONTONE G, CONTE E, et al. Low-Dose Coronary CT Angiography in Patients with Atrial Fibrillation: Comparison of Image Quality and Radiation Exposure with Two Different Approaches [J]. Acad Radiol, 2019, 26 (6): 791-797.

［18］WEN B, XU L, LIANG J, et al. A Preliminary Study of Computed Tomography Coronary Angiography Within a Single Cardiac Cycle in Patients with Atrial Fibrillation Using 256-Row Detector Computed Tomography [J]. J Comput Assist Tomogr, 2018, 42 (2): 277-281.

［19］WANG H, XU L, FAN Z, et al. Clinical evaluation of new automatic coronary-specific best cardiac phase selection algorithm for single-beat coronary CT angiography [J]. PLoS One, 2017, 12 (2): e0172686.

［20］STASSI D, DUTTA S, MA H, et al. Automated selection of the optimal cardiac phase for single-beat coronary CT angiography reconstruction [J]. Med Phys, 2016, 43 (1): 324-329.

［21］LIU Z, SUN Y, ZHANG Z, et al. Feasibility of Free-breathing CCTA using 256-MDCT [J]. Medicine (Baltimore), 2016, 95 (27): e4096.

［22］BENZ D C, GRÄNI C, HIRT MOCH B, et al. Minimized Radiation and Contrast Agent Exposure for Coronary Computed Tomography Angiography: First Clinical Experience on a Latest Generation 256-slice Scanner [J]. Acad Radiol, 2016, 23 (8): 1008-1014.

［23］MADAJ P, LI D, NAKANISHI R, et al. Lower Radiation Dosing in Cardiac Computed Tomographic Angiography: the CONVERGE Registry [J]. J Nucl Med Technol, 2019. pii: jnumed. 119. 229500.

［24］PATEL N, LI D, NAKANISHI R, et al. Comparison

of Whole Heart Computed Tomography Scanners for Image Quality Lower Radiation Dosing in Coronary Computed Tomography Angiography: The CONVERGE Registry [J]. Acad Radiol, 2019, 26 (11): 1443-1449.

[25] CHEN C, LIU Z, HONG N, et al. Image quality of 256-mutidetector computed tomography in patient with atrial fibrillation: an initial experience [J]. Eur Heart J Suppl, 2015 (17): 32-36.

[26] GONCA K, COURTIER J L, ANDREW P, et al. Computed tomography depiction of small pediatric vessels with model-based iterative reconstruction [J]. Pediatr Radiol, 2014, 44 (7): 787-794.

[27] BRADY S L, MOORE B M, YEE B S, et al. Pediatric CT: implementation of ASIR for substantial radiation dose reduction while maintaining pre-ASIR image noise [J]. Radiology, 2014, 27 (1): 223-231.

[28] GOULD K L, JOHNSON N P, BATEMAN T M, et al. Anatomic versus physiologic assessment of coronary artery disease. Role of coronary flow reserve, fractional flow reserve, and positron emission tomography imaging in revascularization decision-making [J]. J Am Coll Cardiol, 2013, 62 (18): 1639-1653.

[29] ROSSI A, MERKUS D, KLOTZ E, et al. Stress myocardial perfusion imaging with multidetector CT [J]. Radiology, 2014, 270 (1): 25-46.

[30] CARUSO D, EID M, SCHOEPF U J, et al. Dynamic CT myocardial perfusion imaging [J]. Eur J Radiol, 2016, 85 (10): 1893-1899.

[31] ISHIDA M, KITAGAWA K, ICHIHARA T, et al. Understanding of myocardial blood flow by dynamic perfusion CT: Explanations by two-compartment model analysis and limited temporal sampling of dynamic CT [J]. J Cardiovasc Comput Tomogr, 2016, 10 (3): 207-214.

[32] FUCHS T A, SAH, B R, STEHLI J, et al. Attenuation correction maps for SPECT myocardial perfusion imaging from contrast-enhanced coronary CT angiography: gemstone spectral imaging with single-source dual energy and material decomposition [J]. J Nucl Med, 2013, 54 (12): 2077-2080.

[33] FUCHS T A, STEHLI J, DOUGOUD S, et al. Coronary artery calcium quantification from contrast enhanced CT using gemstone spectral imaging and material decomposition [J]. Int J Cardiovasc Imaging, 2014, 30 (7): 1399-1405.

[34] SCHESKE J A, O'BRIEN J M, EARLS J P, et al. Coronary artery imaging with single-source rapid kilovolt peak-switching dual-energy CT [J]. Radiology, 2013, 268 (3): 702-709.

[35] SO A, HSIEH A, NARAYANAN C, et al. Dual-energy CT and its potential use for quantitative myocardial CT perfusion [J]. J Cardiovasc Comput Tomogr, 2012, 6 (5): 308-317.

[36] MARIN D, FANANAPAZIR Z, MILETO A, et al. Dual-energy multi-detector row CT with virtual monochromatic imaging for improving patient-to-patient uniformity of aortic enhancement during CT angiography: an in vitro and in vivo study [J]. Radiology, 2014, 272 (3): 895-902.

[37] YAMADA M, JINZAKI M, IMAI Y, et al. Evaluation of Severely Calcified Coronary Artery Using Fast Switching Dual-kVp 64-Slice Computed Tomography [J]. Circulation, 2011, 75 (2): 472-473.

[38] TRUONG Q A, KNAAPEN P, PONTONE G, et al. Rationale and design of the dual-energy computed tomography for ischemia determination compared to "gold standard" non-invasive and invasive techniques (DECIDE-Gold): A multicenter international efficacy diagnostic study of rest-stress dual-energy computed tomography angiography with perfusion [J]. J Nucl Cardiol, 2015, 22 (5): 1031-1040.

[39] WNOROWSKI A M, HALPERN E J. Diagnostic Yield of Triple-Rule-Out CT in an Emergency Setting [J]. AJR Am J Roentgenol, 2016, 207 (2): 295-301.

[40] BURRIS A C, BOURA J A, RAFF G L, et al. Triple Rule Out Versus Coronary CT Angiography in Patients with Acute Chest Pain: Results From the ACIC Consortium [J]. JACC Cardiovasc Imaging, 2015, 8 (7): 817-825.

[41] CHEN Y, WANG Q, LI J, et al. Triple-rule-out CT angiography using two axial scans with 16 cm wide-detector for radiation dose reduction [J]. Eur Radiol, 2018, 28 (11): 4654-4661.

[42] LANDRY A, KOYFMAN A. Should triple rule-out CT angiography be used in patients with suspected acute coronary artery disease, aortic dissection, or pulmonary embolus?[J]. Ann Emerg Med, 2015, 65 (2): 216-217.

[43] AYARAM D, BELLOLIO M F, MURAD M H, et al. Triple rule-out computed tomographic angiography for chest pain: a diagnostic systematic review and meta-analysis [J]. Acad Emerg Med, 2013, 20 (9): 861-871.

[44] CHAE M K, KIM E K, JUNG K Y, et al. Triple rule-out computed tomography for risk stratification of patients with acute chest pain [J]. J Cardiovasc Comput Tomogr, 2016, 10 (4): 291-300.

[45] HALPERN E J. Triple-rule-out CT angiography for evaluation of acute chest pain and possible acute coronary syndrome [J]. Radiology, 2009, 252 (2): 332-345.

第三节　单源双层探测器 CT 设备结构及原理

　　飞利浦公司生产的 CT 产品可追溯到 Picker 和 Elscint 时代,包括 1975 年推出单排螺旋 CT-Picker 系列,还有 1975 年推出的 Tomoscan 200 单排 CT。1992 年,Elscint(后为飞利浦收购)推出了全球首台双排螺旋 CT——CT Twin,其后 4 排、16 排、64 排 CT 相继问世,飞利浦 2007 年向市场推出后 64 排时代的宽体 CT,即 8cm 宽探测器、转速 0.27s/r 的 iCT,目前的 CT 主力机型有 Access 16/32 CT、Mx 16 CT、Incisive 32/64 CT、Ingenuity 及 Ingenuity Core 128 和 Incisive AI 64、60/120 CT、256 iCT 系列(iCT、显微 CT、领航 CT),以及 2016 年推出的立体多层探测器的新型 CT 系列,如双层探测器 CT(Image-Quality is always on,商品名为 IQon 光谱 CT)等(表 1-3-1)。

表 1-3-1　CT 机器配置参数

参数	星光 iCT	领航 CT	IQon 光谱 CT
转速 /s	0.3	0.27	0.27
心脏扫描时间分辨力 /ms	30	27	27
球管热容量 /M	30	30	30
功率 /kW	100	100	120
管电压 /kV	80、100、120、140	80、100、120、140	80、100、120、140
管电流 /mA	10~830	10~830	10~1 000
连续扫描时间 /s	100	100	110
球管电流递增幅度 /mA	1	1	1
探测器排列	128 排	128 排	立体双层 64 排 ×2
探测器 Z 轴覆盖宽度	80mm	80mm	立体双层 40mm × 2
最薄层厚 /mm	0.625	0.625	0.625
重建速度 /IPS	33	40	40
SFOV/mm	500	500	500
噪声值	0.002 7	0.002 7	0.002 7
采样率	4 800views/ 圈	4 800views/ 圈	4 800views/ 圈 ×2
扫描范围 /mm	1 750	2 000	2 100
迭代技术	iDose4	iDose4 premium	Spectral Reconstruction
螺距	0.07~1.5	0.07~1.8	0.07~1.5
能量扫描方法	无	kV 切换两圈扫描	常规扫描即有能量信息
单能量成像 keV 范围	无	40~190keV	40~200keV
高、低能量数据采集时间差	无	270ms	0
高、低能量数据采集角度差	无	0°	0°
心脏能谱检查	无	无	具备
一次扫描包括能谱参数	常规图像	常规图像	常规 CT 图像、单能级图像、碘图、有效原子序数图、碘密度图、虚拟平扫图、尿酸图、去碘图、去尿酸图、能谱曲线图等

一、双层探测器 CT 原理及检查方法

(一) 设计原理及结构

医用 X 射线与人体发生的作用主要有光电效应(photoelectric effect)和康普顿效应(Compton scattering)。光电效应主要取决于物质的原子序数(atomic number),随着原子序数的增加,光电效应增强;人体软组织(碳、氢、氧、氮)的光电效应较弱,体内一些离子(如钙或镁)的光电效应较强,而对比剂(如碘、钡或钆)的光电效应则特别强。康普顿散射在 X 射线衰减中占大部分,是 X 射线成像的最大散射线来源,更多与电子密度相关,即与物质的密度相关,更利于物质区分。利用这样的特征性,只要确定了探测到的 X 射线衰减中的光电效应和康普顿效应所占比例就能区分不同物质,就像解二元二次方程,需要通过 X 射线衰减等式来求解两种效应的比例(两个未知数)。前提是具有混合能量的 X 射线的一束光(same ray:同源、同向)在同一时间内穿透人体,这在建立双能 CT 成像原理的 Alvarez 和 Macovski 理论中就有阐述。

传统的 CT 成像即单参数 CT 成像,其 CT 值(Hounsfield units,HU)主要反映物质对 X 射线的衰减系数(attenuation coefficient)。早在 1973 年,CT 的发明者 Hounsfield 就提出具有不同原子序数的不同物质可以通过不同的能量成像方式加以区分,比如碘(Z=53)和钙(Z=20),它们在单参数 CT 图像上的 CT 值非常接近甚至相差无几。飞利浦公司基于探测器的能量成像于 2006 年申请了专利(Patent US 7968853)。此后投入长达 10 年的时间研究开发了双层探测器 CT,并于 2016 年获得 FDA 认证。它采用了立体双层探测器设计,上层探测器是以稀有金属钇(ytrium)为基质的闪烁晶体,下层是传统稀土陶瓷探测器(图 1-3-1)。上层只采集同一束 X 射线的低能光子,同时允许高能光子通过并在下层被接收。高、低能数据在时间和空间上完全匹配,因此时间分辨力、空间分辨力完全保留,没有 FOV 限制。扫描方式也完全不变,即普通扫描模式。因为是同一束 X 射线在同一时间、同一个方向上穿过人体,所以从设计原理上符合 CT 能量成像的原理。高、低能数据在原始数据域即被解析,用来重建康普顿效应和光电效应的基数据,从而进一步生成常规 CT 图像及各种能谱图像。它的每一次普通 CT 扫描就可以获得常规 CT 信息及能谱信息两套资料,一箭双雕。

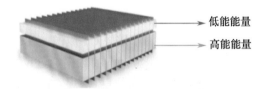

图 1-3-1　双层探测器 CT 的探测器设计
双层探测器设计,上层吸收低能光子,并允许高能光子穿过,下层吸收高能光子。

CT 探测器采集到能量数据后进行能量解析,分为两种方式,一种是先转换为高、低能量图像再进行解析,另一种是直接使用探测器接收到的原始数据进行解析,前者叫图像数据域解析,后者叫原始数据域解析或投影数据域解析。双层探测器 CT 采用的是双层探测器采集到的原始数据直接进行能量解析,以保证数据的准确性、真实性。

为了避免上、下两层数据之间的串扰,双层探测器 CT 将收集探测器信息的光电转换模块移到了探测器的侧面,两种能量光子信息分别通过侧置的光电二极管传输出两套数据集(图 1-3-2),从而保证了数据的准确性和信噪比(SNR)的提高。

双层探测器的能量采集在时间及空间上的完全匹

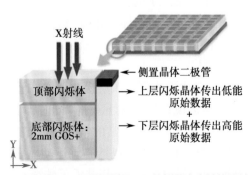

图 1-3-2　双层探测器 CT 的侧置光电转换设计
两层探测器,上层探测器采集低能光子信息,同时下层采集高能光子信息。其相应信息均通过侧置的数据采集系统传输出来。

配,带来的优势是可以使用反相关噪声抑制技术(anti-correlated noise)。不同基数据天然具有正、负相反的噪声,在一个基数据集内为正(+)的噪声,在另一个基数据集就为负(–)(图1-3-3),由于数据采集中完全对准,两套数据集的两种噪声可以相互抵消,从而大大消除噪声。这也是双层探测器技术能够呈现出全能谱低噪声,并在全身各部位表现出准确的碘密度定量及准确的 CT 值等特点的主要原因。

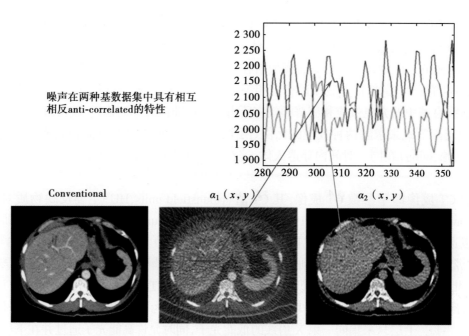

图 1-3-3　反相关噪声模型降噪
反相关噪声抑制,两个数据集的数据完全匹配且噪声正好相反,所以正负抵消。

双层探测器 CT 采用特殊的探测器技术区分同一束射线中的高、低能光子,并用于能谱解析,高、低能光子两者的总和用于常规 CT 成像,一次扫描既有常规 CT 图像信息,又有能谱信息。

上、下两层探测器获得的数据通过反相关噪声抑制及能量解析后生成 SBI(spectral base image)数据包。这一包含了所有信息(常规 CT 图像信息及各种能谱信息)的数据包,可以在主机、工作站及医院 PACS 端以集成包形式存储及进行高级处理,临床医师可以根据临床需要使用每个病例的 SBI 数据包实时开展工作,浏览阅读常规 CT 图像或能谱信息图像的同时,可以相互对比,实现了 CT 的多参数诊断。在简洁、快速的流程中,丰富了 CT 的信息量,拓展了 CT 的应用范围。

(二) 检查方法

双层探测器 CT 的扫描就是一次普通 CT 扫描,其计算、传输和后处理虽是专为能谱成像设计,但形式上与普通 CT 没有差异,简洁的 SBI 数据包形式使得全身各部位能谱 CT 成像实现常规化,特别是在心血管方面的应用也因双层探测器 CT 的特殊扫描方式,每一次扫描都有能谱信息,而使得心血管能谱成像不再受限。

1. 简便成像流程　双层探测器 CT 通过上、下两层不同的探测器材料,实现对高、低能量的直接分离,从而在常规扫描模式下获得"同时、同源、同向、同步"的两组能量数据,扫描操作与传统 CT 完全相同,操作者只是进行日常的常规普通 CT 扫描,无须预判是否需要能谱信息或选择特殊扫描模式,这样适用于全身任何器官包括心脏运动器官的 CT 能量扫描,并且所有部位可以实现全 FOV、0.27s/r 转速的快速能量扫描。加上其继承了传统 CT 的单扇区及多扇区技术,可适用于不同的心率。双层探测器 CT 在常规扫描的同时,额外获得一套能量信息,同时具有 120kVp 常规图像及能谱信息,比如碘密度图、单能级 40keV 等,操作者可以同时浏览并对比两套信息,建立 CT 多参数全心解剖和功能的诊断(图1-3-4)。

2. 对比剂用量优化　由于双层探测器 CT 扫描信息的增加,可以在对比剂用量降低 28%~70% 的同时获得满意的血管图像,改善血管强化不佳的图像质量。

虚拟单能级图像(virtual mono-energetic images, VMI)是双层探测器 CT 最常用的图像参数之一。双层探测器 CT 可以提供 40~200keV、共 161 个一致性低噪声(全能谱低噪声)的单能级序列,这一特点被使用者广泛肯定,不同的 CT 能量采集方式在单能级图像的噪声谱上具有明显差异(图 1-3-5)。单能级图像从最低的 40keV 到最高的 200keV 都保持在均匀的低噪声水平,且不受体型影响。由于 K 缘效应,低能级图像可以显著提高血管强化程度,改善血管强化不佳时的对比度,所以 40keV 或 50keV 的低噪声图像可以广泛常规化应用于血管显影不佳的情况(图 1-3-6)。回顾性对比同一次扫描的低噪声低能级图像,如 40keV,图像的信噪比(SNR)和对比噪声比(CNR)明显改善,提高血管强化 CT 值 3~4 倍,可以挽救失败的检查,避免二次检查的额外对比剂注射和辐射剂量。对于肾功能不全的患者,可以减少对比剂用量以便完成重要的 CT 增强检查,拓展了 CT 的适应证;血管状况不佳的患者也可以进行低对比剂流速、低对比剂用量的 CTA 扫描。

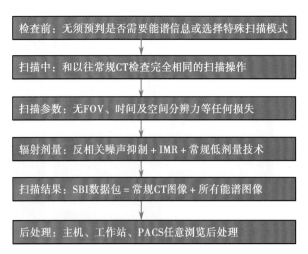

图 1-3-4　双层探测器 CT 简便成像流程

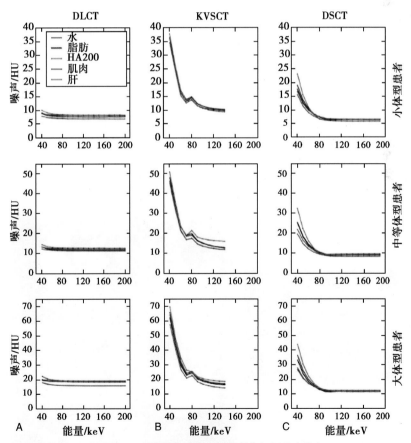

图 1-3-5　三种能量成像方式的单能级图噪声分布

A. 双层探测器方式;B. 千伏(kV)切换方式;C. 双源方式。从 40keV 到各自最大能级的单能级图在三种体型腹部模体(三排)的噪声走行,低能级段双层探测器 CT 无论在哪种体型都表现为均一的低噪声,包括水、脂肪、肌肉、肝。

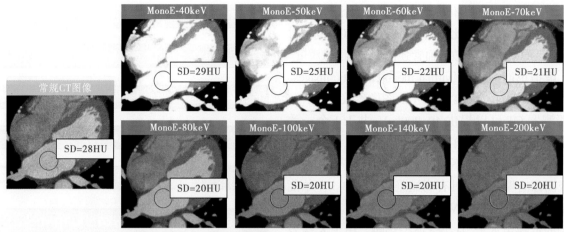

图 1-3-6　不同能级下血管亮度和噪声的对比

一次扫描中获得的常规 CT 图像上,左心房内噪声为 27.5。同一次扫描中的能谱图像,从单能级 40keV 到 200keV 噪声变化不大,但对比剂亮度差异很大,尤其低能级 40keV、50keV 等在心脏室腔内对比剂显著提高,冠脉血管强化程度与常规图像比较差异显著。

3. 成像的辐射剂量优化　降低辐射剂量的常规方式包括降低管电压、增加螺距、采用新型探测器材料、前瞻性心电门控、基于患者体型或心电门控的管电流自动调节技术、迭代重建技术等。双层探测器 CT 无论回顾性、前瞻性心电门控扫描还是非门控扫描,都可以基于定位像依据患者体型智能调节辐射剂量,做到"量体成像";混合迭代(iDose)及全模型迭代(IMR)多种迭代技术也可以减少 50%~80% 的辐射;双层探测器 CT 的能量成像因为是基于普通扫描方式,所以扫描过程中可以使用 Z 轴及 X/Y 轴平面的任意传统 CT 节省辐射剂量的调节方式,比如 Dose-Right 功能中的"器官对焦"功能,在特定器官如头部或肝脏等部位适当加大辐射剂量以保证图像质量,但其他部位减少辐射;双层探测器 CT 的螺旋剂量节省模式(helical dose saving,HDS)是一种螺旋扫描时遮挡非扫描区域 X 射线的动态挡板模式,充分保护非计划区域组织避开射线,减少任何螺旋扫描轴向上的辐射剂量;小体型患者或儿童的辐射剂量也可以进一步降低。一次扫描就含有常规 CT 图像信息和能谱信息,其本身就节省了额外的扫描,更利于定性与定量诊断,突破了以往双能扫描方式的局限。

双层探测器 CT 因一次扫描既有常规 CT 图像,又有能谱信息,对于 CT 扫描中的意外发现可以直接使用多参数进行定性(图 1-3-7)。肾脏占位或复杂性囊肿常见于 CT 扫描,利用能谱信息直接调用 VNC

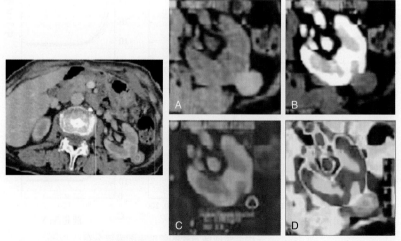

图 1-3-7　意外发现的能谱信息定性

意外发现肾脏占位的鉴别诊断:A. 虚拟平扫;B. 40keV;C. 碘密度图;D. 有效原子序数图。基于同一次扫描的多种参数可以确定病灶虽然为高密度,但是不摄碘(碘含量为 0.2mg/ml),囊肿伴出血,考虑为复杂囊肿,排除肿瘤性病变。

虚拟平扫查看该囊肿平扫状态,单能级图查看囊肿轮廓,更好地显示含碘组织,碘密度图查看囊肿内含碘量化值,有效原子序数图区分物质性质。

双层探测器CT可以直接去除增强图像上的碘强化,重建出虚拟平扫(virtual non-contrast,VNC)图像,可以减少平扫而降低辐射剂量;40keV单能级图像可以避免血管强化不佳时的二次扫描,200keV虚拟单能级图像结合O-MAR去金属伪影,可避免因严重图像伪影无法诊断而带来的二次扫描;一次扫描同时有形态学及功能性能谱信息,CCTA检查可以同时判断心肌及腔室的异常,不仅减少患者辐射,也节省患者往返于不同检查设备之间的耗时。

（三）多参数成像流程及意义

1. SBI(spectral base image)基数据包和双轨制、多轨制读片　双层探测器CT基于光谱大数据AI引擎,6组服务器集群同时运行,一次扫描生成一个SBI基数据包,该数据包不仅可以在CT主机、工作站、PACS上存储,也可以一键式获得任何能谱图像,比如虚拟平扫图像、虚拟单能级图像、碘密度图、有效原子序数图等,这些图像可以一键式任意相互切换,一个数据包含所有信息。

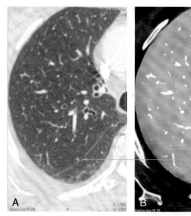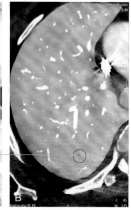

SBI数据不仅含有所有光谱结果,它同时还包括了真正的常规CT图像,这保证了多年积累的常规CT诊断经验可以100%地发挥作用,而且实现了真正的常规CT图像与多种光谱参数的直接对比读片,也就是双轨制读片(图1-3-8)和多轨制读片(图1-3-9)。双轨制读片是同时展示常规图像及任意光谱图像,或任意光谱图像之间实时对比显示,利于不同解剖及病理的实时对比分析;多轨制读片是使用双层探测器CT的光谱魔镜(spectral magic glass),针对一个感兴趣部位,同时显示五种参数,该功能可以在主机、工作站和PACS上实现。CT多参数的同步呈现和分析提供了比以往常规CT便捷的、更多的诊断信息,有利于病灶的性质分析及更多的研究和探讨。

图1-3-8　双层探测器CT的双轨制读片

A.常规CT图,可见点状结节;B.碘密度图,可见结节无灌注。一次扫描既有常规CT图像,又有能谱信息,它们相互之间可以同步对比浏览,也可以不同能谱图像之间同步对比浏览,提供了比以往常规CT更多的诊断信息,有利于病灶的性质分析及更多科研探讨。

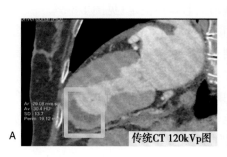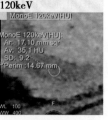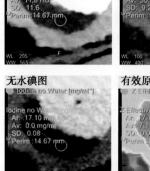

图1-3-9　双层探测器CT的多轨制读片

一旦在主图像中圈定感兴趣区(A,黄色方框),会有另外四种不同模式的光谱图像实时同步显示(B),这些图像可以任意一键式切换为其他种类的光谱图像,比如常规图像、虚拟平扫图等,该功能又叫光谱魔镜(spectral magic glass),从而利于分析诊断。

2. 多参数意义　传统 CT 成像是单参数成像,双层探测器 CT 在不改变扫描流程的情况下可同时提供 12 大类参数,其中部分参数包含更多的子参数(如单能级图像包含 161 个能级序列,钙抑制图像包含 76 个可调序列),并且所有这些参数无须单独重建,只要在无论主机,还是工作站或 PACS 上,一键式切换就即需即得,这些参数的种类见表 1-3-2。

表 1-3-2　双层探测器 CT 一次扫描产生的多参数图像

参数	单位	临床及科研价值
常规 CT 图像(conventional CT)	HU	双轨制读片,天然对照
虚拟平扫图像(VNC)	HU*	鉴别诊断、降低辐射剂量等
虚拟单能级图像(VMI)	HU	提升信噪比、对比度,减少对比剂用量、辐射剂量、伪影,挽救失败检查,放疗计划,物质鉴别等
无水碘图(iodine no water)	mg/ml	彩色读片、鉴别诊断的高级参数、定量分析等,同时显示解剖背景,可用于支架分析等
碘密度图(iodine density)	mg/ml	彩色读片、鉴别诊断的高级参数、定量分析、物质分离等
有效原子序数图(Z-effective)	1	彩色读片、鉴别诊断的高级参数、物质识别等
去碘图(iodine removed)	HU*	定量分析、物质分离、突出非强化组织等
强化组织图(contrast enhance structure)	HU*	鉴别诊断、物质分离、能量一键去骨等
尿酸图(uric acid)	HU*	物质分离、结石分析等
去尿酸图(uric acid removed)	HU*	彩色读片、鉴别诊断等
电子云密度图(electron density)	%EDW	测量结果乘以水的电子密度(3.34 × 1 029electrons/m³),为绝对电子密度值,可用于物质识别和放疗计划等
钙抑制图(calcium suppression X index)	HU*(X:25~100)	彩色读片、确诊骨髓水肿、早期骨转移等(X 为抑钙指数,随着目标含钙量的增加应该适当调大)

注:* 代表对 CT 值进行了修正。EDW,水的电子密度(electron density of water)。

(1)常规 CT 图像:由双层探测器获得高、低能两组数据之和重建获得,单位为 HU。Hojjati 等的模体和临床研究证实了其与普通探测器 CT 图像的等效性(图 1-3-10A)。

(2)光谱虚拟平扫图像:基于对碘物质的识别,对含碘组织的 CT 值进行修正,使其尽可能等于不含碘时的 CT 值,单位为 HU,可用于替代真实平扫(图 1-3-10B)。

(3)光谱虚拟单能级图像:单位为 HU,包括 40~200keV 共 161 个能级(图 1-3-10C、D),相当于单一能量射线衰减后的 CT 图像(如"光谱 40keV"图像相当于入射光子为 40keV 的射线束衰减后的 CT 值分布,依此类推),其鲜明特点是 161 个能级均能维持低噪声,且噪声恒定(见图 1-3-5)。

(4)光谱无水碘图:为各体素所含碘密度或所含碘浓度的分布图,单位为 mg/ml,不含碘的所有组织测量值都为 0。与光谱碘密度图不同的是,它只抑制水或与水接近的非增强软组织,而骨骼等高密度解剖背景会得到保留(图 1-3-10E)。

(5)光谱碘密度图:为各体素所含碘密度或所含碘浓度的分布图,单位为 mg/ml,不含碘的所有组织测量值都为 0,并在图像上完全被抑制而显示为黑色。可用于定量分析碘强化程度,除使用黑白图像展示外,可以使用碘融合彩图像提升强化组织的可视化程度(图 1-3-10F)。

(6)光谱去碘图:基于对碘物质的识别,把所有含碘组织的 CT 值替换为 –1 024(显示为黑色),单位为 HU,可凸显增强扫描中没有强化的软组织(图 1-3-10G)。

(7)光谱强化组织图:基于对骨和钙的识别,把所有骨结构和含钙的体素的 CT 值替换为 –1 024(显示为黑色),单位为 HU,用以突显含碘的强化组织,也可用于一键去骨等(图 1-3-10H)。

(8)光谱有效原子序数图:为各体素所对应的有效原子序数的彩色分布图,单位为 1(人体内原子序数的范围一般为 5~30,水约为 7.4,脂肪组织会更低,而骨组织或碘强化组织会更高)。光谱有效原子序数是光谱CT的高级参数,可用于鉴别CT值相同的不同物质成分,可作为生物化学指标帮助医师明确诊断、预测风险、检测疗效和评估预后等(图 1-3-10I)。

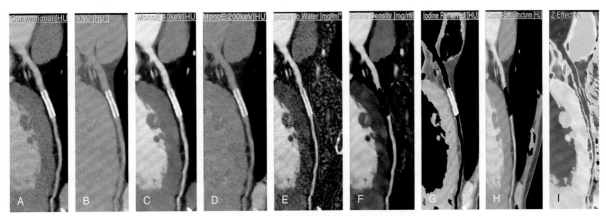

图 1-3-10　同一部位多参数图像对比,支架再狭窄光谱多参数成像

A. 常规 CT 图像;B. 虚拟平扫图像;C. 虚拟单能级图像(40keV);D. 虚拟单能级图像(200keV);E. 无水碘图;F. 碘密度图;G. 去碘图;H. 强化组织图;I. 有效原子序数图。

(9)光谱尿酸图:基于对尿酸的识别,把所有不含尿酸的组织 CT 值替换为 –1 024(显示为黑色),单位为 HU,可突显含尿酸组织而用于结石成分分析等(图 1-3-11A)。

(10)光谱去尿酸图:基于对尿酸的识别,把所有含尿酸组织的 CT 值替换为 –1 024(显示为黑色),单位为 HU,与光谱尿酸图刚好相反(图 1-3-11B)。

(11)光谱电子云密度图:为各体素所对应的电子云密度的相对值分布图,单位为 %EDW;测量结果乘以水的电子密度(3.34×10^{29}electrons/m³),为绝对电子密度值,由双层探测器 CT 的康普顿基图和光电效应基图直接生成,故 CT 值转化得到的结果更准确(图 1-3-12)。

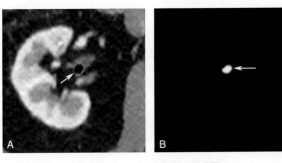

图 1-3-11　去尿酸图及尿酸图

A. 去尿酸图,将尿酸结石去除后图像(↑);B. 尿酸图,只保留尿酸成分的图像(↑)。

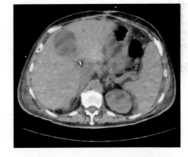

图 1-3-12　电子云密度图

(12)光谱钙抑制图:基于对钙物质的识别,对含钙组织的 CT 值进行修正,使其尽可能等于不含钙时的 CT 值,单位为 HU,用户可根据目标组织含钙量的多少选择合适的抑钙指数 X(范围为 25~100),含钙少时选择较小的 X 值,含钙多时选择较大的 X 值,可用于显示早期骨水肿及骨转移等(图 1-3-13)。

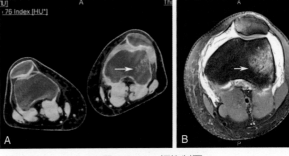

图 1-3-13　钙抑制图

钙抑制图(A)显示外伤后早期骨水肿,与 MRI(B)高度一致。

二、双层探测器 CT 在心血管方面的临床应用

双层探测器 CT 在心血管成像方面既继承了传统常规 CT 成像的优点,比如快速捕捉冠脉血管及各种方式的血管拉直及曲面或三维重建等,又因其一次扫描获得两套信息的扫描特色和多参数的成像方式而在冠脉血管常规信息的基础上,同时提供冠脉能谱信息及心肌、室腔等多方面能谱信息,所以可以进行全方位心脏诊断,又称心脏 CT,而不仅限于冠脉的诊断。此外,因一次扫描能谱信息的丰富,使得主动脉、肺动脉、胸痛三联征甚至肺野的 CT 成像都有了不同的信息内容,值得更深入的探讨。

(一)在冠脉血管成像上的应用

冠状动脉的 CT 成像技术随着 CT 的发展在不断改进,其重点在于快速捕捉血管及血管分支的清晰显示、管壁的分析、血管病变的显示,比如斑块性质、支架内再狭窄等,还有辐射剂量、对比剂流速和总量的进一步减少。双层探测器 CT 一次心脏扫描既可以得到常规冠脉图像,又同时具有多种能谱信息用以多参数分析,是一种新型的冠脉 CTA,提供了更多不同角度的图像信息及更大的探讨和研究的空间。

1. 双层探测器 CT 心脏扫描

(1)定位像扫描:自胸廓入口至心脏膈面屏气行正 / 侧位定位像扫描。

(2)CCTA 采集范围:上界自气管隆嵴下 1~2cm 水平(根据患者体型调整),下界达心脏膈面(注意部分患者膈面抬高,CT 采集范围需低于膈肌),左、右各大于心缘两侧 10~20mm。对于冠状动脉搭桥术后的患者,上界自胸廓入口开始,以显示桥血管全程。

(3)CCTA 启动扫描设置:推荐团注追踪法(bolus-tracking),在降主动脉设置一个 ROI 检测区,设定一个 CT 阈值(推荐 90~100HU),ROI 内的 CT 值到达该阈值时启动扫描(表 1-3-3)。

表 1-3-3 CCTA 扫描启动设置

团注追踪法	触发阈值 /HU	延迟时间 /s	ROI 位置
设置	90~100	自动延迟时间	降主动脉

(4)CCTA 图像采集模式和参数:CCTA 扫描参数设置需要依据患者体重、心率和心律及前瞻性和回顾性心电门控等来设定。推荐心率 ≤ 80 次 /min,均使用前瞻性心电门控轴扫模式,可实现 1mSv 以下的低剂量心脏能量扫描。推荐心率 >80 次 /min,均使用回顾性心电门控(表 1-3-4)。

表 1-3-4 CCTA 扫描参数设置

扫描参数	设置
管电压	120kV
管电流	Auto,管电流自动调制技术
剂量调节指数(DRI)	12~30mAs,可同时设定其上、下限
准直	Auto(64 × 0.625)
探测器	立体双层光谱探测器
扫描视野	500mm
分辨率	Detailed/Standard/High
转速	0.27s
前瞻性门控特殊设置	DRI 推荐为 12~16 扫描时相 78%(心率<70 次 /min)、45%(心率>70 次 /min) 宽容度为 0~5%
回顾性门控特殊设置	DRI 推荐为 26~30 螺距为 0.16~0.3
非门控扫描特殊设置	小焦点扫描(High Resolution),螺距为 1~1.5

（5）CCTA 图像重建参数：双层探测器光谱图像具有全能谱低噪声的特点，因此建议使用亚毫米薄层图像（0.625~0.9mm）读片，以便发现早期病变。心脏重建视野推荐使用 17~25cm，观察心外结构，如肺野和纵隔，推荐重建视野为 30~36cm。重建滤波函数（Filter）可常规选择平滑算法；对于 PCI 支架术后也可重建高能级图像来代替传统 CT 额外的锐利算法重建，可在增加支架对比度、减少支架硬化束伪影的同时，提高 0.22mm 的支架可视内径。关于图像重建时间窗，依据采集窗范围，选择冠状动脉运动最弱的时相重建图像。基本方法是，对于心率＜70 次 /min 的患者，重建时间窗为舒张中期（位于 70%~78% 的 R-R 间期）；对于心率＞70 次 /min 的患者，重建时间窗为收缩末期（35%~45% 的 R-R 间期）（表 1-3-5）。

表 1-3-5　CCTA 图像重建参数

层厚	层间距	光谱结果	Filter	FOV	重建时相	光谱结果存储
0.9mm	0.45mm	SBI	XCB、Standard-B（心脏以外结构）	170~250mm	78% 或 45%	Local、PACS、ISP

2. 双层探测器 CT 低辐射、低对比剂扫描方式

（1）低辐射剂量：双层探测器 CT 配备的 IMR 显微平台是不同于以往混合迭代技术的全模型迭代技术，文献报道以往的混合迭代技术如 iDose 较 FBP 重建可降低 50%~76% 的辐射剂量，而 IMR 全模型迭代技术则可在此基础上进一步降低，研究表明 IMR 相比传统的低剂量技术如 iDose 可进一步降低 60% 的辐射剂量；并且 IMR 全模型迭代可以同时提高图像质量，即降低图像噪声，提升图像的信噪比（图 1-3-14，图 1-3-15）。

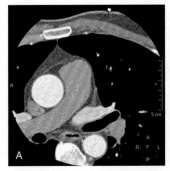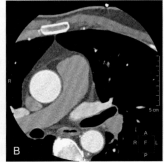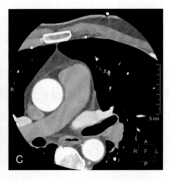

图 1-3-14　双层探测器 CT 的不同重建算法

A. 传统图像重建（FBP）；B. 混合迭代重建（iDose）；C. 全模型迭代重建（IMR）。相同辐射剂量下，图像质量对比，IMR 边缘锐利，噪声最低，图像最细腻。

常规 CT 扫描中的减少辐射剂量的方式都可以在双层探测器 CT 中使用，不影响能谱结果的产生。比如，在球管旋转过程中的毫安秒（mAs）调节；根据心动周期的不同时相，调节电流。螺旋剂量节省模式（helical dose saving，HDS）也可以使用，遮挡非扫描区域 X 射线（详见本章节"双层探测器 CT 原理及检查方法"部分），保护非计划区域组织使其避开射线。

双层探测器 CT 每一次扫描既有常规 CT 信息，又有能谱信息，这种模式本身就是节省辐

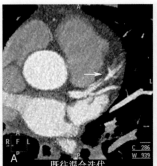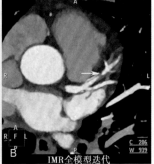

图 1-3-15　低辐射剂量冠脉 CTA 图像（0.9mSv）

A. 混合迭代技术图像，薄层图像噪声明显（↑）；B. IMR 全模型迭代技术，薄层图像噪声细腻，血管走行清晰，左前降支可见明显软斑块导致管腔狭窄（↑）。

射剂量的典范,在保持普通扫描模式不变的情况下,增加了大量不同物质成分分析的信息,而不用两次扫描(即一次普通 CT 扫描得到常规 CT 图像,一次双能扫描得到能谱信息)。另外,这样扫描的结果使临床可以随时调阅能谱信息或对比阅读多种信息,可以减少重复检查(图 1-3-16)或进一步检查,且提供了更多的诊断信息(详见本章节"多参数成像流程及意义"部分),从而降低对患者的辐射。

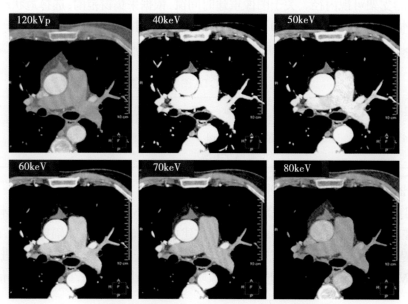

图 1-3-16　双层探测器 CT 低能级图像,拯救失败增强心胸扫描

120kVp 常规 CT 图像上增强不够显著的肺动脉及主动脉,在同一次扫描的能谱信息 40keV、50keV、60keV上大幅度显著提高。因一次扫描既有常规增强图像,又有能谱信息,所以即使临床上血管扫描结果不理想,也可以通过单能级图像,尤其是 40keV 显著提高主动脉、冠状动脉、肺动脉显影,拯救失败病例。

另外,双层探测器 CT 可以直接利用增强数据去除碘强化,重建出虚拟平扫(virtual non-contrast,VNC)图像,可以节省平扫,从而降低辐射剂量。

(2)低对比剂量:能谱多参数中的低能级图像如 40keV,具有可以薄层低噪声成像的特点,可显著提高对比剂显影亮度,对于血管状况不佳的患者可以进行 2ml/s 以下低对比剂流速、低对比剂用量的心脏CTA 扫描。例如来自日本的病例分享(图 1-3-17),患者肾功能低下[eGFR=48ml/(min·1.73m^2)],以 2ml/s的流速做心脏冠状动脉扫描,仅用总量为 7ml 的对比剂,50keV 低能级成像可见清晰的血管图像。能谱多参数信息的优势是可以显著减少对比剂肾损害,大幅度提升血管成像效果,并且不受患者体型限制,也适用于血管纤细及血管承受力差的患者,拓展了冠脉 CTA 的检查适应范围。

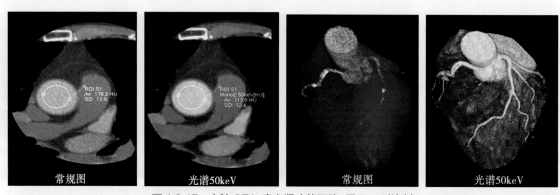

常规图　　　　　　　光谱50keV　　　　　　　常规图　　　　　　　光谱50keV

图 1-3-17　心脏 CTA,患者肾功能下降,用 7ml 对比剂

一次扫描可同时获得常规图像和能谱信息,50keV 大幅提升了血管的强化 CT 值(178.2HU *vs.* 313.0HU)并在 VR 上充分显示了各级冠脉分支。

大量研究表明,40keV噪声大幅降低(349%),可常规化应用,从而可降低25%~74%的辐射剂量及50%~82%的对比剂用量。随着低能级图像如40keV、50keV的常规应用,使得实际临床工作中可以常规化大幅度减少对比剂用量。

3.冠状动脉血管图像后处理　双层探测器CT一次扫描可得到的两套信息——常规CT图像及能谱信息,两套信息形成多参数,可以根据临床需要进行多种阅览、重建及后处理。

(1)常规图像后处理:冠状动脉扫描完成后,选择合适的时相,进入CCA软件,可以得到多种重建图像,比如多平面重建(MPR,图1-3-18A),可以同时显示轴位、矢状位和冠状位及任意斜位层面,并任意改变重建的位置和层厚以利于观察不同组织的细微结构;曲面重建(CPR,图1-3-18B),以冠状动脉血管中心线为轴的曲面重组图像可以更好地显示冠状动脉血管的形态及结构,包括血管拉直图(CPR,图1-3-18C);最大密度投影(MIP,图1-3-18D),将图像中密度最大的像素保留,并在三维图像上显示出来,有利于观察冠状动脉钙化斑块的位置、数量及结构;容积立体重建(VR,图1-3-18E),将图像以三维立体的形式显示出来,可以让病变显示良好,图像柔和、自然,病变整体形态及周围结构的关系明确;血管树(tree,图1-3-18F),冠状动脉血管树状图能够更好地显示血管的走行及空间关系;心脏及血管的球形显示(global,图1-3-18G),将心脏及冠状动脉各支血管虚拟呈球形显示等。

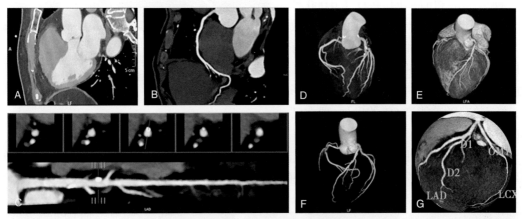

图1-3-18　冠状动脉血管常规CT图像后处理

A.MPR可以从任意方位对冠状动脉、心腔及瓣膜进行观察;B.右冠脉曲面重建,显示沿血管走行的曲面图像;C.将血管拉直,并可以显示病变点及周围四个参照点的血管断面;D.最大密度投影图;E.容积立体重建;F.清晰显示冠状动脉各支血管的立体走行;G.可以显示各支血管走行及与心腔的位置关系。

(2)能谱多参数后处理及分析:

1)虚拟单能级:如前所述,单能级图像为40~200keV,共161个能级,其中40keV最低能级薄层低噪声图像对提升血管显影效果有独到之处(图1-3-19),而高能级薄层低噪声图像可以有效去除钙化斑块及冠脉支架形成的高密度伪影,从而可以提高支架内腔的显示(图1-3-20)。

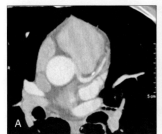
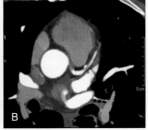
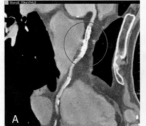
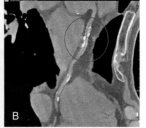

图1-3-19　低能级冠脉图像与常规冠脉图像对比
A.常规冠脉图像;B.能谱低能级40keV图像。将同一次扫描得到的这两幅图像对比,低能级(40keV)可以显著提高冠脉的CT值,从而提高图像质量。

图1-3-20　高能级冠脉图像与常规冠脉图像对比
A.常规冠脉图像;B.能谱高能级180keV图像。将同一次扫描下得到的这两幅图像对比,高能级(180keV)可以有效减少支架伪影,提高冠脉支架内的血管内腔显示。

　　研究表明,双层探测器 CT 单能级图像 VMI 可明显优化支架内腔可视性,并增加 0.22mm 的可视内径,可提升 22% 的支架再狭窄诊断准确性。另外,对于伴有严重钙化的冠脉管腔狭窄程度评估,可增加约 50% 的钙化周围可视管腔面积,36.7% 的患者因此被重新分类,避免了不必要的过度治疗。

　　2)有效原子序数:通常的原子序数是针对原子而论,有效原子序数是针对不同成分(不同原子序数)组成的分子而论,比如人体内低有效原子序数的组织有水、软组织、脂肪,高有效原子序数的有骨骼(含钙)和碘。有效原子序数图是各体素所对应的有效原子序数的彩色分布图(图 1-3-21),单位为 1(人体内原子序数的范围一般为 5~30,水约为 7.4)。在心脏应用中,有效原子序数图不仅可以显示斑块有效原子序数的不同,鉴别不同的斑块成分,确诊冠脉支架术后再狭窄,而且对心肌缺血的诊断有不可替代的价值。有效原子序数图是以色彩量化,人眼对色调的敏感性远高于灰度。传统的黑白图像一般可显示 256 个灰度,但是人眼只能分辨 8~16 个灰阶,而彩色图像的优势在于人眼可分辨 128 种全部饱和的色调,共计 350 000 种色阶,这远远超出了人眼对单色黑白图像的敏感性。双层探测器 CT 的能谱多参数中,除有效原子序数图外,碘融合图等也可以彩色量化。早在 2012 年 Xu 等就预言 CT 必然会发展到彩色成像,这一趋势随着能谱 CT 的发展,现在已经在临床上实际可行。

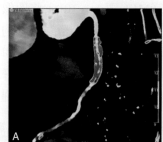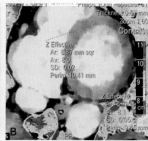

图 1-3-21　有效原子序数图

A. 有效原子序数图显示支架内血管再狭窄;B. 心肌的有效原子序数图,在心肌活性下降的区域,其有效原子序数明显低于正常心肌组织。

　　3)无水碘图及碘密度图:主要应用于冠状动脉心肌灌注及支架再狭窄判断(图 1-3-22)。另外,有研究者使用碘定量能谱信息分析冠脉非钙化斑块的摄碘特性。

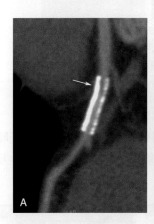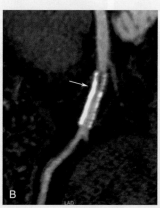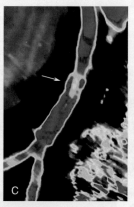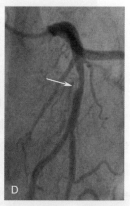

图 1-3-22　支架再狭窄的诊断

A. 常规 CT 图;B. 无水碘图;C. 有效原子序数图;D. DSA。一次冠脉扫描中同时有常规 CT 图像和能谱信息图像,对比观察可以看到常规 CT 图像上容易漏诊的冠脉支架内再狭窄在能谱无水碘图及彩色的有效原子序数图上清晰可见。该病例由 DSA 证实。

　　4)能谱曲线:根据物质在不同能级下的 CT 值不同,可以得到不同物质表现出的不同曲线(图 1-3-23)。能谱曲线在冠状动脉中可以有效分辨斑块的不同成分。

　　(二) 在心肌评估方面的临床应用

　　冠状动脉 CT 血管成像(coronary CT angiography,CCTA)是冠状动脉血管疾病(coronary artery disease,CAD)的首选检查,诊断敏感性可达到 90%,但特异性却只有 60%。CT 动态心肌灌注检查

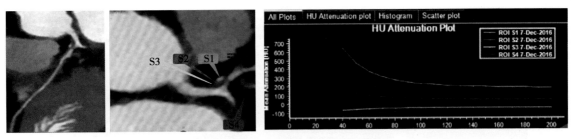

图 1-3-23 光谱曲线鉴别不同成分斑块

斑块内成分不同,对应的曲线斜率也不同。S1 为钙化斑块,S2 为纤维斑块,S3 为脂质斑块,S4 为脂肪(该病例由中国医科大学附属盛京医院和山西医科大学第一医院提供)。

(dynamic myocardial CT perfusion,Dynamic CTP)的诊断特异性比较高,但敏感性又不足,CCTA 结合 CT 动态心肌灌注或结合其他心肌灌注检查,比如磁共振成像,可同时提高 CAD 的诊断敏感性和特异性。然而,CT 灌注辐射高,操作复杂,准确性有限,且患者往返于 CT 和 MRI 不同检查之间的模式对于急诊有潜在风险,因此更快捷的冠脉血管和心肌的同步评估成为非常迫切的临床需求。

双层探测器技术通过一台设备,可以用一次扫描的常规 CTA 图像及能谱多参数判断冠脉斑块性质及狭窄程度,利用能谱多参数分析静态心肌灌注信息,并且因其成像技术有利于避除硬化束伪影,故可以准确评估心肌是否缺血。同时,常规化使用也为非缺血性心肌病(心肌炎、结节性心肌病、心肌淀粉样变性等)提供了新的方法,实现了心脏血管评估与心肌评估的同步化,重新定义了一站式检查。

1. 在心肌缺血性疾病中的诊断应用 双层探测器 CT 可以进行一站式冠脉血管及心肌评估。日本熊本大学将这种基于光谱探测器的 CT 新技术应用于急性胸痛的一站式心脏检查(图 1-3-24),通过一台设备实现了冠脉及静态心肌活性的准确评估,从而帮助临床快速制定治疗决策,并改善患者预后;之后日本东京南野心血管医院又对其流程做了进一步优化(图 1-3-25),使得这种检查更适合于急诊应用。

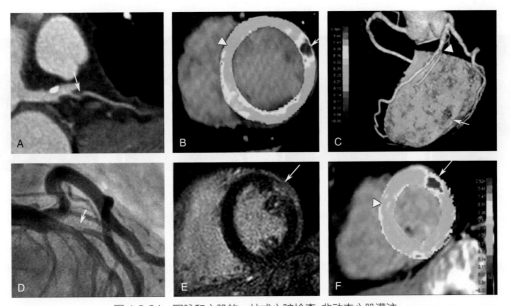

图 1-3-24 冠脉和心肌的一站式心脏检查,非动态心肌灌注

患者女性,80 岁,心电图无异常,肌钙蛋白升高。A. 发现了第一对角支狭窄(↑);B. 同时发现心肌透壁性心肌梗死(↑);C. 三维融合图显示梗死心肌(↑)与狭窄血管的解剖关系;D~F. DSA 及 MRI 检查显示的血管狭窄及心肌梗死与一站式光谱 CT 检查结果一致(↑)。

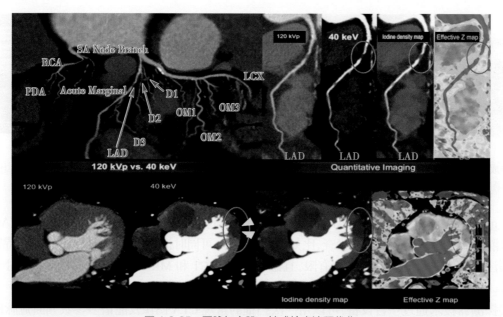

图 1-3-25　冠脉加心肌一站式检查流程优化

基于光谱探测器的静态心肌灌注：急性胸痛患者，通过一站式光谱 CT 检查同时发现了 LAD 狭窄近闭塞及供血区的急性心肌缺血。

　　双层探测器 CT 由于高、低能量是完全同步采集的，不存在时间及空间不匹配的问题，成为理想的动态器官（心脏等）CT 能量成像技术。同时，由于双层探测器技术将心肌的相对强化提高了 5 倍，保证了在非最佳时间的一次采集也能检测到心肌异常灌注的能力。双层探测器 CT 在这方面的突破帮助临床实现了静态心肌灌注的临床常规化，更有利于急诊检查，并提供了新的可探索空间。双层探测器 CT 可通过基于碘密度图的时间碘密度曲线来代替以往的时间密度曲线，获得不受硬化束伪影影响的灌注图像（图 1-3-26），并且是低剂量扫描模式。由于光谱图像天然的反相关噪声抑制也可以保证图像质量，进一步提高对早期小范围心肌缺血的诊断敏感性及准确性。

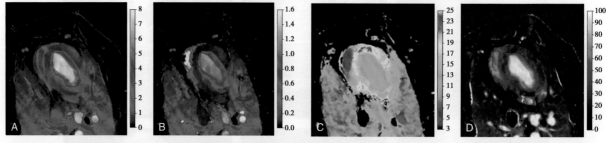

图 1-3-26　基于双层探测器的动态心肌灌注

A. 灌注峰值：代表相应心肌的最大可强化程度，单位为 mg/ml；B. 血流量：代表血流注入相应心肌的最大速率，单位为 mg/（ml·s）；C. 达峰时间：代表相应心肌血流达到峰值的时间，单位为 s；D. 血容量：代表相应心肌血流注入、储存、流出的总量，单位为 mg/ml·s。

　　2. 在心肌非缺血性疾病诊断中的应用　心肌非缺血性疾病（non-ischemic heart disease，NIHD）主要包括心肌炎（myocarditis）、肥厚型心肌病（hypertrophic cardiomyopathy）、扩张型心肌病（dilated cardiomyopathy）、心肌结节病（cardiac sarcoidosis）、心肌淀粉样变性（cardiac amyloidosis）等。虽然都可以引起不可逆的心肌损伤而表现为不同程度的灌注缺损及延迟强化，但是强化的位置及范围有所不同，以往需要通过心脏磁共振成像（cardiac magnetic resonance imaging，CMR）进行鉴别。双层探测器 CT 既支持全模型迭代重建，又具有天然反相关噪声抑制优点的能谱信息，其对心肌病变的显示可以媲美磁共振检查（图 1-3-27，图 1-3-28）。能谱信息的运用、组织对比度的提高使其对各种心肌非缺血性疾病如心肌淀粉样变性（图 1-3-27）、结节性心肌病（图 1-3-28）及心肌炎等的检查准确性可与 CMR 一致，但检查速度更快,且无明确禁忌证。

双层探测器 CT 一次扫描获得两套信息的简洁方式及对于心肌硬化束伪影的避除,带来了不同的视角及更广阔的可尝试空间。

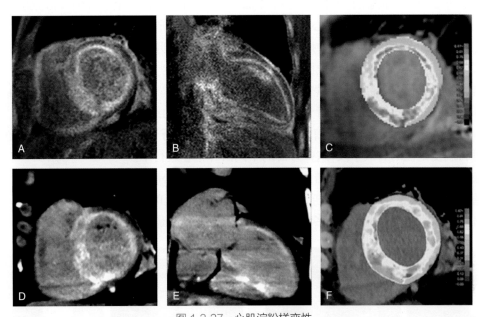

图 1-3-27 心肌淀粉样变性

患者女性,51 岁,渐进性呼吸困难、劳累及下肢肿胀 6 个月,冠状动脉无异常。A~C. 心脏磁共振检查结果,诊断为心肌淀粉样变性,ECV 为 64%;D~F. 光谱 CT 检查结果,ECV 为 62%,与 MRI 高度一致。

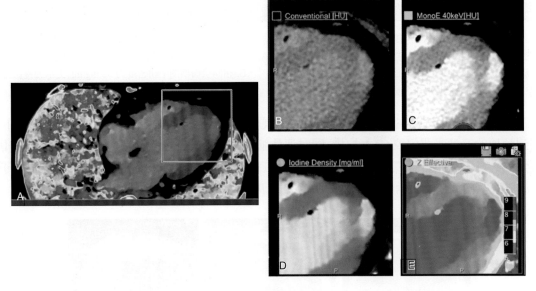

图 1-3-28 结节性心肌病

A. 有效原子序数 +40keV 融合图;B. 常规 CT 图像;C. 单能级 40keV 图像;D. 光谱碘密度图;E. 有效原子序数图。

(三) 在心脏腔室占位性病变方面的应用

双层探测器 CT 在心脏上的回顾性、前瞻性心电门控扫描或非门控扫描都可以一次扫描同时得到常规 CT 图像和能谱多参数,可以对心脏各腔室病变进行分析和鉴别诊断。

1. 扫描方式 双层探测器 CT 心腔病变成像时,与常规心脏成像的扫描方式相同。另外,也可在常规心脏扫描模式之后,再进行一期静脉期扫描,观察心腔病变的血供情况、延迟强化等。扫描可采用前瞻性或回顾性心电门控扫描模式（见表1-3-4）。图像重建采用标准软组织算法（见表1-3-5）。对比剂的使用方案也和常规心脏检查相同或有所减少。

2. 临床应用

（1）在心脏肿瘤性病变的临床应用：双层探测器CT的单能级图像、无水碘图、碘密度图及有效原子序数图、能谱曲线等多种能谱信息，在心脏肿瘤性占位病变的诊断中可以提供与常规CT图像不同的信息。单能级40~65keV图像可对心脏肿瘤中含碘部分突出显示，明确病变中不同组织成分的边界，可发现心脏常规图像上容易漏诊的低灌注、强化不明显的隐匿性病灶。碘图（无水碘图、碘密度图）可对心脏肿瘤的摄碘情况进行可视化显示及定量分析，帮助判定病变性质。有效原子序数图及能谱曲线可对心脏肿瘤中的不同物质成分进行鉴别和定量分析，提供除CT值以外的组织学参数，从而可以对CT值相同而组织成分不同的病变进行鉴别。能谱信息也可以对心脏肿瘤进行光谱曲线、光谱直方图、光谱散点图分析，是辅助进行病变定性的有效手段，这些方面的不同研究正在进行中。

（2）心脏血栓成像的临床应用：能谱信息的常规化可通过对心腔内碘密度的分布异常及对感兴趣区光谱曲线、直方图、散点图的综合性分析，进行心内血栓与慢血流的鉴别诊断（图1-3-29，图1-3-30）。同为心耳内的低密度影，但一个通过CT多参数诊断为血栓，另一个提示为慢血流。

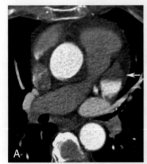
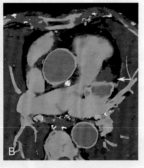
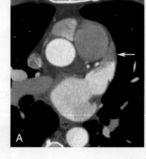
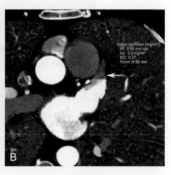

图1-3-29　心内血栓与慢血流的鉴别

A. 患者为肺静脉评估行CT检查，其常规图像上见左心耳低密度影（↑），CT值为65HU，难以鉴别血栓或慢血流；B. 其同部位碘融合图见占位内无明显碘摄取（0.5mg/ml），提示为血栓（↑）。

图1-3-30　慢血流与心内血栓的鉴别

A. 常规图像上见左心耳低密度影，难以确定为血栓或慢血流（↑）；B. 相同层面碘图中碘密度为3.2mg/ml，提示为慢血流（↑）。

荷兰乌特勒支大学医院在脑卒中门诊病例中常规使用双层探测器CT进行心脑联合扫描（图1-3-31）。从心底到颅顶的一站式非门控CTA扫描，同时评估脑卒中患者的脑血管及心内血栓情况等。美国克利夫兰医学中心将双层探测器CT的应用拓展到了心脏病的精确术前规划，利用40keV和有效原子序数图提高了心脏腔室内病变的显示，并实现了3D精准打印（图1-3-32），改善了诊治流程。

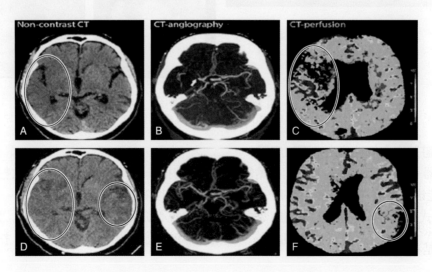

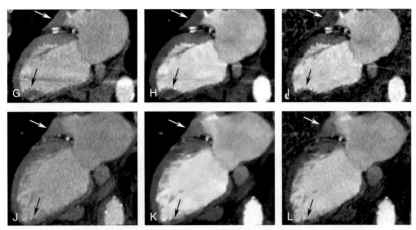

图 1-3-31　一站式心脑联合光谱 CTA 成像

急性脑卒中患者(红色圆圈),A~F 为脑部成像,G~L 为心脏成像。脑部图像中入院时(A~C)及 1 天后
(D~F)对比,入院时因右侧大脑中动脉闭塞引起的右脑缺血,在治疗后明显好转,但患者次日又发生左侧大
脑半球脑梗死,导致左脑供血不足(蓝色圆圈)。入院时心血管成像(G~I)和 1 天后再次卒中时图像(J~L)
对比,入院时常规 CT 图像(G)对比单能级 40keV 图像(H)和碘密度图(I)看到两个栓子,一个在左心耳,另
一个在左心室(黑色箭头)。1 天后复查常规 CT 图像(J)对比单能级 40keV 图像(K)及碘密度图(L),左心
室栓子明显变小,左心耳(白色箭头)无明显变化,提示二次卒中的栓子来源于左心室而不是左心耳。

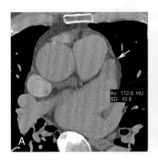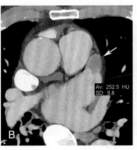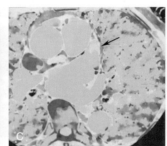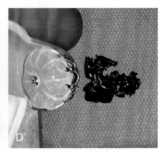

图 1-3-32　左心耳血栓封堵前及 3D 打印

A. 常规图像;B. 40keV 图像;C. 原子序数图;D. 3D 打印及封堵器实物图。

综上所述,双层探测器 CT 除提供冠脉血管的常规 CT 信息及图像外,其一次扫描还可以进行冠脉
血管的能谱分析,使冠脉血管能谱成像常规化;同时,一次扫描还具有避除了硬化束伪影的心肌和心脏
室腔内结构的能谱信息,使得心肌灌注及活性情况、心室腔内异常的分析可以在一台设备上定性与定
量,节省人力、物力及抢救的时间,并节省在不同设备上多次检
查的经济成本。

(四) 在主动脉疾病方面的临床应用

双层探测器 CT 扫描转速为 0.27s/r,可以选择较大螺距
[pitch(1~1.5):1],有利于快速完成主动脉 CTA 检查。扫描方案
可以使用门控技术,也可以使用非门控技术。无论哪一种,每一
次扫描除获得常规 CT 图像外,可同时获得多种能谱参数,如虚
拟单能级图像、碘密度图、有效原子序数图等。多参数信息给临
床带来多重受益,比如使用低对比剂用量显示主动脉全程或拯
救失败病例(图 1-3-33)、主动脉术后评估(图 1-3-34)。该病例报
道提示,CT 值相同的组织其物质成分却不同,如果只使用常规
CT 结果难以判断该患者是否是术后渗漏及是否需要二次手术,
但该患者因为是在双层探测器 CT 上进行的主动脉术后复查,除

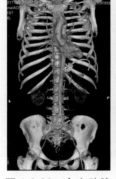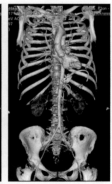

图 1-3-33　全主动脉 CTA 常规 CT 图与单
能级图像对比

对比剂 40ml、注射速率 2ml/s、40keV 单能级图
像显著提升含碘血管 CT 值,主动脉血管走行
的三维重建效果明显改善。

常规 CT 图像外，还包括能谱信息，当使用能谱信息如碘图时，明显看出管壁外点状结构不含碘，排除术后渗漏，为患者避免了重复检查或二次手术。再比如图 1-3-35，一次延迟扫描（70~90 秒）可以在观察常规图像序列的基础上，同时获得碘融合图，从而观察到支架术后明显的渗漏，并且还可以获得虚拟平扫，节省患者的辐射剂量。瑞士洛桑大学和法国里昂大学利用双层探测器 CT 常规生成的 54keV 和 100keV 两种图像经过图像数据域后处理，获得了"黑血"物质分离图（图 1-3-36）。这种新技术可显著提升血管壁的可视性，特别是血管内壁的对比度被提高了 9 倍。

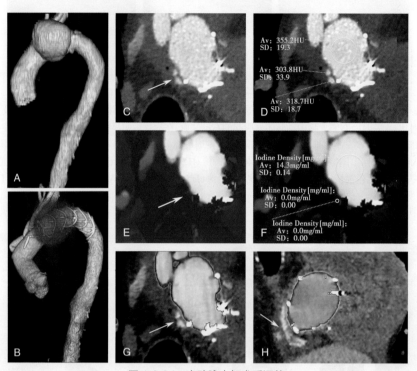

图 1-3-34 主动脉支架术后评估

A. 主动脉弓囊状动脉瘤；B. 主动脉全弓支架治疗隔绝术后；C、D. 常规 CT 图像：显示主动脉弓支架近端管腔外高密度（白色箭头），CT 值（HU）与主动脉腔内接近，为可疑对比剂渗漏；E、F. 同层面碘密度图：显示腔内碘浓度为 14mg/ml，而腔外密度则完全不含碘；G、H. 碘密度融合图像在轴位（G）和冠状位（H）（白色箭头）证实了这些发现，腔外高密度不是渗漏，而是缝合线。

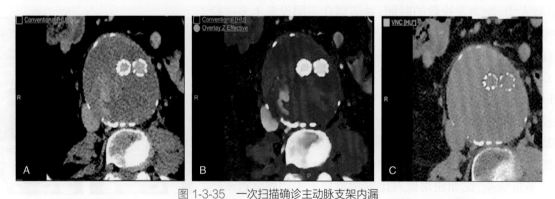

图 1-3-35 一次扫描确诊主动脉支架内漏

A. 常规扫描图像；B. 同次扫描中的能谱信息的碘融合图，支架周围明显内漏；C. VNC 虚拟平扫图。

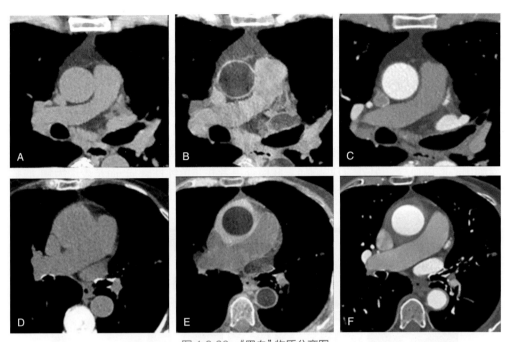

图 1-3-36 "黑血"物质分离图

A~C.正常主动脉表现;D~F.主动脉壁内血肿。其中,图 B 和图 E 为"黑血"物质分离图,显著提升血管壁的可视性。

(五) 在胸痛三联征诊断中的应用

胸痛三联征是心肌梗死、肺栓塞、主动脉夹层的统称,因它们临床上有相似的胸痛症状,死亡率高,所以统称为胸痛三联征。目前的 CT 胸痛三联检查目标在于观察冠状动脉狭窄或栓塞的情况、肺血管栓塞情况、主动脉夹层或血肿等病理情况,以便判断胸痛原因。但是,只有三大血管的评估,是否能充分反映心脏、肺及主动脉供血组织的血供及灌注情况和病理状态呢?

双层探测器 CT 进入临床并不久,但其研究者已经发现它在多方面有不同的表现,比如胸痛三联扫描一次得到常规图像和能谱图像两类信息时没有扫描野 FOV 的限制,凡是在扫描孔径中的人体组织都有能谱信息;增强后,可同时评估冠状动脉病变、心脏结构及功能、心肌活性(详见在心血管成像应用)、主动脉全程、肺动脉及其分支、肺灌注(图 1-3-37)等。胸痛三联检查成功的关键主要取决于三大血管系统的管腔内对比剂亮度,这直接影响图像质量及诊断结果。由于主动脉、肺动脉内对比剂时间密度曲线有时间差,在扫描时要保证主动脉、冠状动脉、肺动脉内有足够的对比剂充盈,常用、易行的方法就是增加对比剂的注射剂量,但是会增加患者的肾脏负担。双层探测器 CT 可以通过低噪声低能级光谱成像,在保证胸痛三联图像质量的同时大幅度降低对比剂用量,对比剂注射速度及用量可以大幅度降低;一次扫描可同时获得能谱信息和肺内灌注信息(详见在肺动脉栓塞方面的应用),不仅有利于判断肺内情况,还可以帮助定位肺栓塞的责任肺动脉;诊断医师可以改变以往方式,从肺内灌注反推相应肺动脉,避免肺动脉栓塞的漏诊;有医院发现部分患者肺内灌注与肺动脉栓塞表现不符,血管栓塞明显,但肺内灌注异常区域小于相应供血范围,类似情况值得探究。

因为胸痛三联扫描是大范围扫描,所以辐射剂量需要谨慎。双层探测器 CT 一次扫描可获得多重信息,本身就是一种既能很好地减免额外辐射剂量,又能提供更多信息的方式。同时,因为它是一次常规扫描方式,所以以往大多数节省辐射剂量的方式均可以采用,比如前瞻性门控扫描、Z 轴或 X/Y 轴管电流调节等,其上配置的 IMR 全模型迭代也可以在混合迭代技术基础上进一步减少辐射剂量,同时提高图像质量。

1. 检查方法 双层探测器 CT 胸痛三联成像时,除了可采用回顾性心电门控螺旋采集模式或前瞻性心电门控采集模式外,还可以采用非门控快速扫描模式,三种扫描模式的扫描参数见表 1-3-4。

2. 临床应用　双层探测器 CT 一次扫描可同时提供用来诊断冠脉斑块、血管狭窄、心脏腔室结构、心肌活性、肺栓塞灌注异常及主动脉病变等胸痛相关疾病的常规 CT 图像和能谱图像。光谱 SBI 数据可在扫描中或扫描后选择性重建光谱图像,包括单能量光谱图像、有效原子序数图、碘密度图等,为诊断提供多参数信息,可以更快速、更精确地找到胸痛的原因(图 1-3-37,图 1-3-38)。

双层探测器 CT 截至 2020 年 8 月已发表 SCI 期刊全文 253 篇,其中胸痛相关的心脏研究、肺栓塞研究及主动脉相关研究共 32 篇,占 12.6%。研究表明,前瞻性或回顾性门控扫描均可同步评估主动脉、冠状动脉、肺动脉、心肌活性和肺灌注,而且非门控快速扫描能同时获得静态灌注参数,也可用于胸痛三联评估,并且能同时检测出心腔内血栓。另外,有些胸痛三联检查患者并非单纯性胸痛,而是表现为胸、腹痛或伴有牵涉痛,这种情况下,通过一站式检查还能同时确诊隐匿性胆囊炎、急性小肠缺血等其他急腹症等相关疾病。

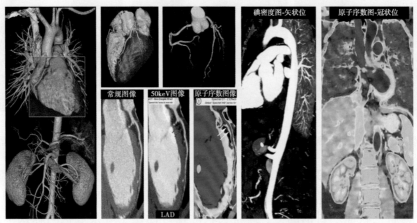

图 1-3-37　回顾性心电门控胸痛三联扫描

患者男性,25 岁,身高为 170cm,体重为 75kg,因"胸前区不适,偶有胸痛"行胸痛三联检查,心率为 67 次 /min。120kV,智能可变毫安秒(mAs)调控,VR 图像及冠脉树图像未发现异常;碘密度图示主动脉明确夹层,光谱原子序数图及 50keV 可见 LAD 近段可见脂质斑块(箭头),光谱原子序数肺野内未见异常灌注区。

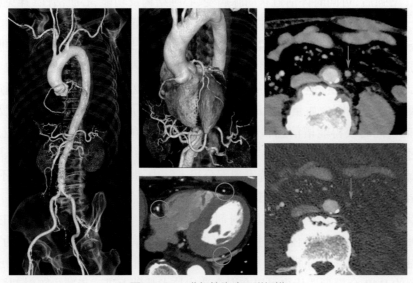

图 1-3-38　非门控胸痛三联扫描

患者有主动脉夹层病史,因"胸、腹痛"就诊,扫描参数:120kV,0.27 秒,pitch 1.14,167mm/s,小焦点、非门控扫描。影像表现:冠状动脉显影良好,主动脉走行清晰,常规图像上肠系膜动脉显影虽然较其他动脉密度低,但是否有对比剂通过,难以判断;双层探测器 CT 的一次扫描中同时含有能谱信息,当调阅无水碘图时发现肠系膜动脉不含碘,考虑主动脉夹层已引起肠系膜动脉栓塞。

（六）在肺动脉栓塞方面的应用

双层探测器 CT 完成胸部扫描只需 2 秒,降低了胸部检查对屏气的依赖性。0.27s/r 的转速及大螺距(1~1.5)有效缩短了曝光时间,加上自动毫安秒技术的应用,可以大幅降低了辐射剂量。双层探测器的设计得到的光谱数据可以进行多参数分析,对于急诊肺栓塞检查具备一定优势。

1. 检查方法　扫描技术参数见表 1-3-6；对比剂的使用方案参见表 1-3-7；双层探测器 CT 扫描时可同时获得两套信息,图像重建方面与其他常规 CT 不同,重建参数见表 1-3-8。

表 1-3-6　双层探测器 CT 肺动脉 CTA 扫描参数设置

扫描方式	团注追踪法 + 螺旋扫描
检测层面	上腔静脉
扫描野（FOV）	500mm
管电压	120kV
管电流调制技术	是
DRI 指数	10~21
DoseRight	设定最大、最小毫安秒（mAs）,进一步控制曝光剂量
准直器（collimation）	Auto
探测器	立体双层光谱探测器
转速（rotation time）	0.27s
螺距（pitch）	1.234
分辨率（resolution）	Standard

表 1-3-7　双层探测器 CT 肺动脉 CTA 注射方案

	对比剂（350mgI/ml）	生理盐水
总量 /ml	18	30
流速 /（ml·s^{-1}）	3	3

表 1-3-8　双层探测器 CT 肺动脉 CTA 重建参数

重建参数	重建参数
层厚（thickness）	0.9mm
层间隔（increment）	0.45mm
滤过函数（filter）	Standard（B）
重建序列	SBI（spectral base image）

2. 临床应用　双层探测器 CT 所有扫描都可以进行能谱数据分析,实现"一切扫描皆能量"。有效原子序数图和碘密度图具有比传统常规 CT 图像更加敏感的特性,有利于发现肺低灌注区(图 1-3-39)。碘密度图、有效原子序数图及碘融合图在视觉上使读片人很容易发现小的肺野灌注异常,避免因肺动脉小分支引起的肺栓塞的漏诊,并且可以反推导发现相应肺动脉异常,结合低能级图提高对比剂 CT 值,增加软组织对比及最大密度投影以明确栓塞血管。一次扫描中的能谱信息对于发现隐匿性肺栓塞、判断患者预后、提高诊疗效果,起到了至关重要的作用。

有研究使用双层探测器 CT 一站式完成肺动脉栓塞、肺灌注缺损及下肢深静脉血栓排查(图 1-3-40)。首先,光谱单能级图像提高血管亮度,有利于提高栓塞与血管的对比度;光谱碘图辅助肺动脉栓塞血管的定位,肺灌注提供肺内受累信息,包括局部碘含量的定量分析;肺灌注的定性、定量有利于治疗方案的选择、检测、预后的评估等。其次,肺动脉增强扫描后 5 分钟的深静脉延迟扫描如图 1-3-41。同样是一次扫描具有常规 CT 图像信息和能谱信息,使用其单能级 40keV 可以明显优化深静脉血栓的显影,减少漏诊及提高小血栓的检出。

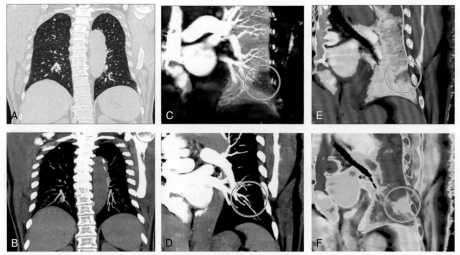

图 1-3-39   隐匿性肺栓塞检出

患者女性,78 岁,胸腹痛 1 周余,D- 二聚体为 8.37mg/L,CTPA 检查检出隐匿性肺栓塞。A、B. 120kVp
常规图像,未见明显异常;C. 碘密度图;D. MonoE 40keV 结合最大密度投影,明确栓塞血管;E. 融
合图发现肺灌注异常区域;F. 有效原子序数图。

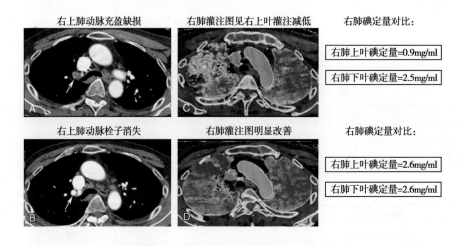

图 1-3-40   双层探测器 CT 肺动脉栓塞 + 肺灌注 + DVT 一站式评估肺部扫描

患者男性,76 岁,鼻咽部肿瘤并颈部淋巴结转移史,因"左上肢骨折"急诊入院。患者症状:
无静脉栓塞症状(如呼吸困难、下肢水肿),血浆 D- 二聚体为 15.5μg/ml(正常值为 0.5μg/ml),
临床怀疑静脉血栓。A、C. 治疗前,右肺动脉栓子及肺灌注缺损,碘融合图定量分析可见右
肺上叶碘含量明显降低;B、D. 治疗后,肺动脉栓子消失,右肺上叶碘含量恢复。

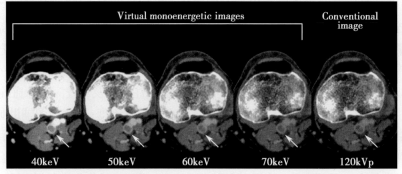

图 1-3-41   双层探测器 CT 肺栓塞 + 肺灌注 + DVP 一站式评估下肢扫描

该患者延迟 5 分钟后下肢静脉扫描,与常规图像(120kVp)相比,40keV 图可更清楚地
显示深静脉血栓,提高工作效率(该病例由天津医科大学宝坻临床学院提供)。

（七）在儿科成像中的应用

儿童正处于生长发育阶段，其器官对射线的敏感性是成年人的 10 倍。儿童每毫安秒的辐射剂量是成年人的 1.6~1.7 倍。对于相同辐射剂量，1 岁儿童的余生肿瘤致死率为成年人的 10~15 倍，年龄越小，致癌风险性越高。另外，电离辐射对儿童生长发育也有负面影响。儿童身体组织的天然对比度明显不如成年人，双层探测器 CT 的能谱信息可以提高软组织对比度；混合迭代技术和全模型迭代重建 IMR 可以有效抑制噪声，提升图像的信噪比和对比噪声比（IMR 全模型迭代图像均推荐使用薄层≤1mm 诊断读片）。

双层探测器 CT 的 0.27s/r 高转速适应高心率采集，该转速下既可以使用心电门控技术，也可以使用非门控技术。前瞻性心电门控或回顾性心电门控任选的扫描方式可根据具体成像要求调整，比如心率、辐射的要求、是否需要观察冠状动脉等，对于不需要观察冠状动脉的先天性心脏病病变可以使用非心电门控高转速扫描，有利于冻结除冠状动脉外的其他组织结构。Z 轴及 X/Y 轴可变毫安（mA）的调节及不同千伏（kV）下混合迭代技术 iDose 有利于降低儿童的辐射剂量；全模型迭代 IMR 可以进一步降低辐射，并同时提高图像质量（如前所述）等。双层探测器 CT 能谱多参数成像在小儿心肺方面有很大潜力，因其一次扫描既有常规 CT 图像，又有能谱信息，所以可以同步对比普通 CT 图像观察同部位多参数图像（图 1-3-42）。碘融合图有利于肺灌注缺损的探查和诊断。单能级图像如 40~50keV（1keV 进制）显著增高碘 CT 值，可以用少量的碘对比剂获得很好的强化效果（图 1-3-43）。减少对比剂注射速率及总量的研究值得尝试。高转速门控或非门控的冻结技术及能谱信息有效提升组织位置关系显示，其在先天性心脏病的诊断和术前评估方面相较于单参数常规 CT 成像的方面正在研究中（图 1-3-44）。如前所述，因能谱信息对于心肌病变的独特优势，国外已经有使用双层探测器 CT 诊断儿童心肌炎的病例报道，甚至对于暴发性心肌炎，有 ECMO 情况下，可以使用一台 CT 提供多参数诊断，尤其其能谱信息中的有效原子序数图，因其分辨不同物质成分的特色，对于功能性心肌变化有独到之处，相关研究正在进行。

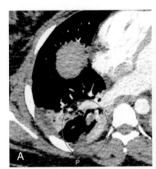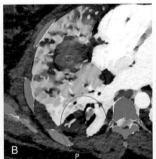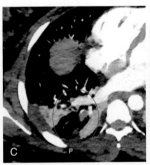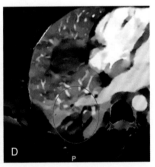

图 1-3-42　右肺栓塞

患者男性，17 岁，双下肢深静脉血栓，右肺下叶后基底段肺栓塞。A. 常规扫描图像（Conventional）；B. 碘融合图（Overlay: Iodine Density）；C. 单能级 47keV 图（MonoE 47keV）；D. 碘密度图（Iodine Density）。碘融合图和碘密度图 ROI 内对于局部肺栓塞提供了更多信息，单能级 47keV 图提亮血管及组织的对比度。

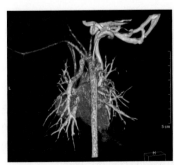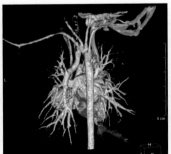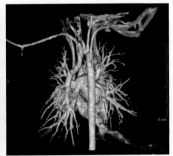

图 1-3-43　新生儿心电门控心血管 CTA 扫描

法洛四联症患儿出生 33 周，120kV，72mAs，在相同的低对比剂量下，随着 keV 的降低，碘浓度显著增高，CTA 强化效果更佳。单能级 45keV 和 40keV 重建的 VR 影像明显好于传统常规 CT 图像重建的 VR 影像。

双层探测器的设计实现了"一切扫描皆能量",一次扫描获得光谱多参数诊断,优于单参数 CT 成像技术,为临床提供了更丰富的诊断手段。美国凤凰城儿童医院及美国圣犹达儿童研究医院的研究表明,可降低 74% 的辐射剂量和50%~75% 的对比剂用量。双层探测器 CT 扫描因为是普通 CT 扫描模式,可以使用多种节省辐射剂量的方式,保证图像质量并提供多参数、多信息。对于儿童先天性心脏病等需要手术治疗或脏器移植的患者,可以通过光谱图像进行术前3D 打印及移植后综合性评估脏器。

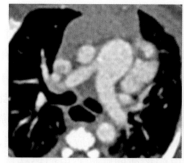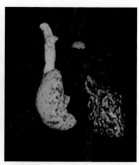

图 1-3-44　5 天婴儿大动脉转位

患者为新生儿,出生 5 天,大动脉转位,单能级 40keV 图像有效提高血管显影,有利于血管及心内结构位置关系显示及重建。后心电门控扫描,120kV,72mA,6.5mGy,CTDIvol 为 86mGy·cm,DLP为 3.35mSv。

（姚　慧　韩太林　谭厚敏　赵　磊）

参考文献

［1］ MCCULLOUGH E C. Photon attenuation in computed tomography [J]. Med Phys, 1975, 2 (6): 307-320.

［2］ ALVAREZ R E, MACOVSKI A. Energy-selective recon-structions in X-ray computerized tomography [J]. Phys Med Biol, 1976, 21 (5): 733-744.

［3］ SHEFER E, ALTMAN A, BEHLING R, et al. State of the art of CT detectors and sources: a literature review [J]. Curr Radiol Rep, 2013, 1 (1): 76-91.

［4］ SELLERER T, NOEL P B, PATINO M, et al. Dual-energy CT: a phantom comparison of different platforms for abdominal imaging [J]. Eur Radiol, 2018, 28 (7): 2745-2755.

［5］ KIM H, GOO J M, KANG C K, et al. Comparison of Iodine Density Measurement Among Dual-Energy Computed Tomography Scanners From 3 Vendors [J]. Invest Radiol, 2018, 53 (6): 321-327.

［6］ YI Y, ZHAO X M, WU R Z, et al. Low Dose and Low Contrast Medium Coronary CT Angiography Using Dual-Layer Spectral Detector CT [J]. Int Heart J, 2019, 60 (3): 608-617.

［7］ NISHIHARA T, ODA S, SUETA D, et al. Clinical Usefulness of Dual-Energy Cardiac Computed Tomography in Acute Coronary　Syndrome Using a Dual-Layer Spectral Detector Scanner [J]. Circ Cardiovasc Imaging, 2018, 11 (2): e007277.

［8］ HOJJATI M, VAN HEDENT S, RASSOULI N, et al. Quality of routine diagnostic abdominal images generated from a novel detector-based spectral CT scanner: a technical report on a phantom and clinical study [J]. Abdom Radiol (NY), 2017, 42 (11): 2752-2759.

［9］ JAMALI S, MICHOUX N, COCHE E, et al. Virtual unenhanced phase with spectral dual-energy CT: Is it an alternative to conventional true unenhanced phase for abdominal tissues?[J]. Diagn Interv Imaging, 2019, 100 (9): 503-511.

［10］ GOO H W, GOO J M. Dual-Energy CT: New Horizon in Medical Imaging [J]. Korean J Radiol, 2017, 18 (4): 555-569.

［11］ TAGUCHI N, ODA S, KOBAYASHI T, et al. Advanced parametric imaging for evaluation of Crohn's disease using dual-energy computed tomography enterography [J]. Radiol Case Rep, 2018, 13 (3): 709-712.

［12］ FULTON N, RAJIAH P. Abdominal Applications of a Novel Detector-Based Spectral CT [J]. Curr Probl Diagn Radiol, 2018, 47 (2): 110-118.

［13］ HUA C H, SHAPIRA N, MERCHANT T E, et al. Accuracy of electron density, effective atomic number, and iodine concentration determination with a dual-layer dual-energy computed tomography system [J]. Med Phys, 2018, 45 (6): 2486-2497.

［14］ NEUHAUS V, LENNARTZ S, ABDULLAYEV N, et al. Bone marrow edema in traumatic vertebral compression fractures: Diagnostic accuracy of dual-layer detector CT using calcium suppressed images [J]. Eur J Radiol, 2018, 105: 216-220.

［15］ ABDULLAYEV N, GROSSE H N, LENNARTZ S, et al. Improvements of diagnostic accuracy and visualization of vertebral metastasis using multi-level virtual non-calcium reconstructions from dual-layer spectral detector computed tomography [J]. Eur Radiol, 2019, 29 (11): 5941-5949.

［16］ YAN C, XU J, LIANG C, et al. Radiation Dose Reduction by Using CT with Iterative Model Reconstruction in Patients with Pulmonary Invasive Fungal Infection [J]. Radiology, 2018, 288 (1): 285-292.

[17] CAVALLO A U, PATTERSON A J, THOMAS R, et al. Low dose contrast CT for transcatheter aortic valve replacement assessment: Results from the prospective SPECTACULAR study (spectral CT assessment prior to TAVR)[J]. J Cardiovasc Comput Tomogr, 2020, 14 (1): 68-74.

[18] HICKETHIER T, BAESSLER B, KROEGER J R, et al. Monoenergetic reconstructions for imaging of coronary artery stents using spectral detector CT: In-vitro experience and comparison to conventional images [J]. J Cardiovasc Comput Tomogr, 2017, 11 (1): 33-39.

[19] BRATKE G, HICKETHIER T, BAR-NESS D, et al. Spectral Photon-Counting Computed Tomography for Coronary Stent Imaging: Evaluation of the Potential Clinical Impact for the Delineation of In-Stent Restenosis [J]. Invest Radiol, 2020, 55 (2): 61-67.

[20] VAN HEDENT S, GROSSE H N, KESSNER R, et al. Effect of Virtual Monoenergetic Images From Spectral Detector Computed Tomography on Coronary Calcium Blooming [J]. J Comput Assist Tomogr, 2018, 42 (6): 912-918.

[21] DANAD I, RAIJMAKERS P G, DRIESSEN R S, et al. Comparison of Coronary CT Angiography, SPECT, PET, and Hybrid Imaging for Diagnosis of Ischemic Heart Disease Determined by Fractional Flow Reserve [J]. JAMA Cardiol, 2017, 2 (10): 1100-1107.

[22] PELGRIM G J, DORRIUS M, XIE X, et al. The dream of a one-stop-shop: Meta-analysis on myocardial perfusion CT [J]. Eur J Radiol, 2015, 84 (12): 2411-2420.

[23] ODA S, NAKAURA T, UTSUNOMIYA D, et al. Late iodine enhancement and myocardial extracellular volume quantification in cardiac amyloidosis by using dual-energy cardiac computed tomography performed on a dual-layer spectral detector scanner [J]. Amyloid, 2018, 25 (2): 137-138.

[24] VAN HAMERSVELT R W, ISGUM I, DE JONG P A, et al. Application of speCtraL computed tomogrAphy to impRove specIficity of cardiac compuTed tomographY (CLARITY study): rationale and design [J]. BMJ Open, 2019, 9 (3): e25793.

[25] SCHERER K, HAMMEL J, SELLERER T, et al. Dynamic Quantitative Iodine Myocardial Perfusion Imaging with Dual-Layer CT using a Porcine Model [J]. Sci Rep, 2019, 9 (1): 16046.

[26] KAUW F, DANKBAAR J W, HABETS J, et al. A Change of Heart: Yield of Cardiac Imaging in Acute Stroke Workup [J]. Case Rep Neurol, 2018, 10 (2): 118-123.

[27] KIKANO E, GROSSE H N, CIANCIBELLO L, et al. Utility of virtual monoenergetic images from spectral detector computed tomography in improving image segmentation for purposes of 3D printing and modeling [J]. 3D Print Med, 2019, 5 (1): 1.

[28] ROTZINGER D C, SI-MOHAMED S A, SHAPIRA N, et al. "Dark-blood" dual-energy computed tomography angiography for thoracic aortic wall imaging [J]. Eur Radiol, 2020, 30 (1): 425-431.

[29] VAN HAMERSVELT R W, DE JONG P A, DESSING T C, et al. Dual energy CT to reveal pseudo leakage of frozen elephant trunk [J]. J Cardiovasc Comput Tomogr, 2017, 11 (3): 240-241.

[30] DELANEY M C, NETH M, THOMAS J J. Chest pain triage: Current trends in the emergency departments in the United States [J]. J Nucl Cardiol, 2017, 24 (6): 2004-2011.

[31] KIKANO E G, RAJDEV M, SALEM K Z, et al. Utility of Iodine Density Perfusion Maps From Dual-Energy Spectral Detector CT in Evaluating Cardiothoracic Conditions: A Primer for the Radiologist [J]. AJR Am J Roentgenol, 2020, 214 (4): 775-785.

[32] PUNJABI G V. Multi-energy spectral CT: adding value in emergency body imaging [J]. Emerg Radiol, 2018, 25 (2): 197-204.

[33] ODA S, NAKAURA T, UTSUNOMIYA D, et al. Clinical potential of retrospective on-demand spectral analysis using dual-layer spectral detector-computed tomography in ischemia complicating small-bowel obstruction [J]. Emerg Radiol, 2017, 24 (4): 431-434.

[34] 赖爱萍, 龚方戚, 章士正. 儿童 CT 检查剂量优化原则 [J]. 中国儿童保健杂志, 2005, 13 (4): 342-346.

[35] HUANG M P, LIANG C H, ZHAO Z J, et al. Evaluation of image quality and radiation dose at prospective ECG-triggered axial 256-slice multi-detector CT in infants with congenital heart disease [J]. Pediatr Radiol, 2011, 41 (7): 858-866.

[36] RUBERT N, SOUTHARD R, HAMMAN S M, et al. Evaluation of low-contrast detectability for iterative reconstruction in pediatric abdominal computed tomography: a phantom study [J]. Pediatr Radiol, 2020, 50 (3): 345-356.

[37] TSANG D S, MERCHANT T E, MERCHANT S E, et al. Quantifying potential reduction in contrast dose with monoenergetic images synthesized from dual-layer detector spectral CT [J]. Br J Radiol, 2017, 90 (1078): 20170290.

[38] HOKAMP N G, GUPTA A. Evaluation of lung transplant perfusion using iodine maps from novel spectral detector computed tomography [J]. Indian J Radiol Imaging, 2018, 28 (4): 436-438.

第四节   单源 320 排宽体探测器 CT 设备结构及原理

一、研发历史

1990 年初,单排螺旋 CT 步入历史舞台,螺旋扫描技术的临床应用大大提升了 CT 的扫描速度,增强了 CT 的大范围成像能力。

2002 年,佳能医疗(原东芝医疗系统有限公司)完成第一台原型机 1 号,并在日本的放射线医学综合研究所开始临床测试(图 1-4-1~ 图 1-4-3)。

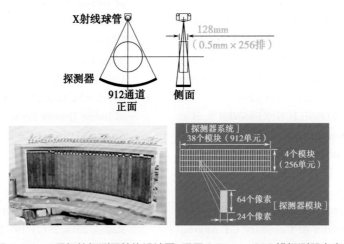

图 1-4-1   1 号机的探测器结构设计图,采用 0.5mm×256 排探测器方案

2005 年,佳能医疗开发了 2 号机和 3 号机,2006 年起在日本藤田保健卫生大学附属医院、日本国立癌症中心(现国立癌症研究中心)开始临床测试。

1 号机是一台 256 排 CT,探测器覆盖范围为 12.8cm,考虑到这一覆盖范围依然不能满足单器官检查尤其是心血管检查的需求,研发团队将宽体容积探测器的研发目标定在 320 排,以实现 16cm 的容积覆盖。

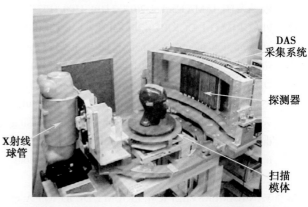

图 1-4-2   1 号机的原型采集系统正在进行模体扫描测试

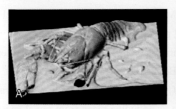
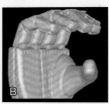
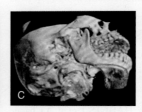
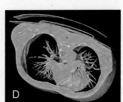

图 1-4-3   256 排系统(1 号机)测试时所采集的图像

0.5mm×256 排,1 秒。

2007 年,佳能医疗在北美放射学年会(RSNA)上展出了全球首台宽体容积探测器 CT——Aquilion One,一次扫描可覆盖 160mm,实现了单次心脏搏动心脏成像,进入宽体时代(图 1-4-4,图 1-4-5)。

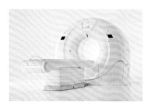

图 1-4-4　Aquilion One,搭载 160mm 宽体容积探测器

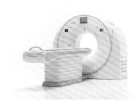

图 1-4-5　Aquilion One GENESIS 佳能宽体容积 CT

其后,佳能医疗不断打磨 Aquilion One 平台,通过 DST 倍增采样技术,单圈扫描可获得 640 层图像;机架转速从 0.35s/r 提升至 0.275s/r。

Aquilion One GENESIS 装备有 ^{PURE}ViSION Detector 镨黄金探测器、^{PURE}ViSION Optics 光谱纯化系统,使光输出在前一代的基础上提升了 40%,噪声降低 28%,最大辐射降低约 85.3%。AI 智能算法的应用,使 CT 对微小病变的检测能力大为增强。AI 柔性成像(含冠脉减影技术)、VHP 可变螺距技术、能谱成像技术、SEMAR 单能去金属伪影、AMC 冠脉冻结技术等,进一步拓展了 CT 的临床应用范围(表 1-4-1)。

表 1-4-1　单源 320 排宽体探测器 CT 的基本参数

机器型号	Aquilion ONE 320	Aquilion ONE ^{PURE}ViSION	Aquilion ONE GENESIS
探测器名称	Quantum Detector[a]	^{PURE}ViSION Detector[b]	^{PURE}ViSION Detector[b]
探测器排数	320 排 320 层	320 排 640 层	320 排 640 层
探测器宽度	16cm	16cm	16cm
采集精度	0.5mm	0.5mm	0.5mm
光谱滤过系统	/	/	^{PURE}ViSION Optics[c]
高压发生器功率	72kW	100kW	100kW
电压输出	80/100/120/135kV	80/100/120/135kV	80/100/120/135kV
最大毫安输出	600mA	900mA	900mA
最长连续曝光时间	100s	100s	100s
机架系统	±22° 物理倾斜机架	±22° 物理倾斜机架	±30° 物理倾斜机架
最快转速	0.35s	0.275s	0.275s
时间分辨力	35ms	27ms	27ms
心脏成像技术	容积前门控	回顾式螺旋扫描 自适应前门控容积扫描模式	回顾式螺旋扫描 自适应前门控容积扫描模式 智能螺旋前门控模式
能谱成像技术	/	16cm 容积能谱	16cm 容积能谱
其他功能	/	vHP[d]-2 可变螺距扫描	vHP[d]-3 可变螺距扫描 AI 柔性成像 DLR-AiCE[e] 深度学习图像系统

注:[a] Quantum Detector,量子探测器。[b] ^{PURE}ViSION Detector,镨黄金探测器。[c] ^{PURE}ViSION Optics,镨黄金光谱滤过系统。[d] vHP,VARIABLE HELICAL PITCH 的缩写,可变螺距扫描模式;vHP-2 指单次扫描中可连续切换两个不同的螺距;vHP-3 指单次扫描中可连续切换三个不同的螺距。[e] DLR-AiCE,Deep Learning Reconstruction Advanced intelligent Clear-IQ Engine 的缩写,是基于深度学习技术的图像重建系统。

二、宽体 CT 的技术原理

宽体探测器 CT 延续着 CT 的主流设计,但探测器排数增加的同时,使研发制造难度也大为增加。

首先,由于机架重量的大幅增加,会导致高转速下离心力增加,这就要求机架具备极高的稳定性,各部件也要能承受高离心力的影响;其次,由于探测器的增宽,一次采集的数据量也成几倍增加,这些数据的采集及传输也会是一个挑战;再次,由于探测器的增宽,线束的锥角需要增大,这就要求对球管进行升级,同时锥角增大到原来的 5 倍左右,这会将以前在窄探测器 CT 上就已存在的射线效应放大,这些射线效应对图像的影响在以往较窄的探测器宽度上可能可以被忽略,但是在宽体探测器上则必须加以解决(图 1-4-6)。

几个问题中,最主要的还是锥束成像的问题。由于线束锥角的增大,在进行容积成像数据采集时,如果直接套用 64 排 CT 的 FBP 重建算法,扫描区域边缘就会出现数据不足的问题,这在螺旋扫描时可由另一圈其他层面的数据补足,但在容积成像时就没有办法了(图 1-4-7)。

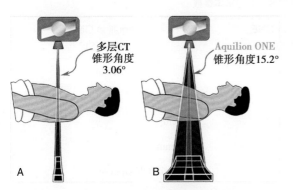

图 1-4-6 探测器宽度的增加使锥束效应更加明显
A. 窄探测器小锥角(3°);B. 宽探测器大锥角(15°)。

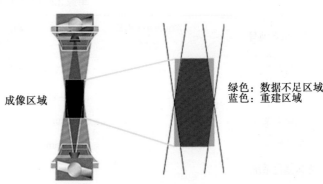

图 1-4-7 锥束成像问题使宽体探测器 CT 的有效成像区域减少

出现锥束成像问题,本质还是由探测器宽度增加导致的,因此无法简单地通过改变探测器的排列方式来解决该问题。虽然增加机架的几何尺寸(孔径)可以增加 X 射线到探测器的距离,减小 X 射线在探测器边缘的锥角角度,从而缓解锥束成像问题,但机架尺寸增加的同时 X 射线到探测器的距离也会同步增加。X 射线遵循距离平方衰减法则,传播距离的稍许增加会导致 X 射线的大幅衰减,因此,为了保证图像质量,就必须提高 X 射线的输出量,这又导致了成像辐射剂量的增加。要解决锥束成像问题,就必须开发全新的算法,以适应宽体容积成像方式。

佳能在长期的宽体探测器研发过程中积累了经验,通过对 FBP 算法的改良解决了这一问题。为了解决容积成像锥束问题,从最初用于 4 层的 MUCOT 算法,到用于 64 排的 TCOT 算法,继而是用于 320 排的 ConeXact 算法,直至开发了专用的 VolumeXact + 全影算法,才彻底解决了 320 排容积宽体探测器平台的大锥角线束成像问题(图 1-4-8)。

VolumeXact + 全影算法不仅可以完成全视野 16cm 的数据重建,同时也可以抑制散射线对图像的影响,从而提升图像整体的成像质量。

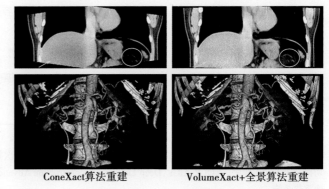

ConeXact算法重建   VolumeXact+全景算法重建

图 1-4-8 VolumeXact + 全影算法解决了锥束屋顶效应(箭头)及信号丢失问题(圆圈)

(六) 单能量去金属伪影技术

单能量去金属伪影技术(single energy metal artifact reduction,SEMAR)是一种金属伪影抑制的技术,Version 7.0 中已可在 ECG 中使用,且在容积扫描(Volume scan)及螺旋扫描(Helical scan)中均可使用。

在以往检查中,由于心脏起搏器、植入型心律转复除颤器等含金属物的存在,金属伪影对冠脉 CT 的诊断会造成一定影响。研究表明,SEMAR 可以有效降低冠脉 CT 检查中的金属伪影,减少因为金属伪影存在而影响冠脉 CT 诊断的情况,且对心脏起搏器、植入型心律转复除颤器引起的金属伪影都有抑制作用(图 1-4-20,图 1-4-21)。

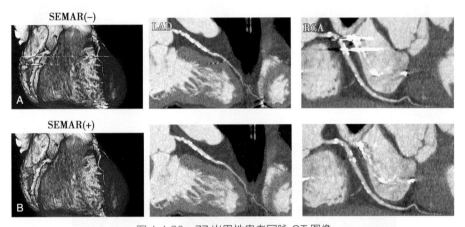

图 1-4-20　77 岁男性患者冠脉 CT 图像

A. 未使用 SEMAR:由于金属伪影的影响,无法很好地诊断;B. 使用 SEMAR:对金属伪影有很好的抑制效果。

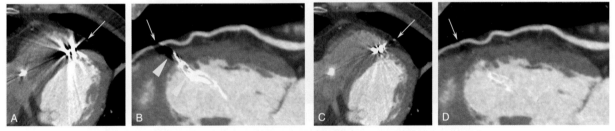

图 1-4-21　74 岁男性房颤患者经起搏器植入后,左前降支(LAD)CT 图像

A、B. 未使用 SEMAR:可见严重的金属伪影,影响临床诊断;C、D. 使用 SEMAR:在抑制了金属伪影后,LAD 的可见性显著提高。

五、宽体机 CT 的图像后处理技术

1. 冠状动脉 CTA 后处理及临床应用　冠状动脉 CTA 三维重建可以直观地显示冠状动脉解剖,对检出先天性畸形、起源异常、走行变异有重要的意义。Vitrea 后处理工作站提供多种应用,包括通用血管探针(Vessel Probe)、冠脉分析(CT Cardiac Analysis)、CT 钙化积分(CT VScore)、CT 斑块分析(CT SUREPlaque)等,可进行多平面重组(MPR)和曲面重组(CPR),对冠状动脉粥样硬化性斑块做出定性、定量分析,对血管狭窄 - 梗阻性病变做出明确的定性、定量诊断,是有价值的冠心病无创性筛查方法。此技术也可以对非动脉粥样硬化冠状动脉疾病提出诊断与鉴别诊断信息,对冠状动脉治疗,特别是冠状动脉手术(搭桥术)、介入治疗术后评价后的随访有重要价值(图 1-4-22)。

2. Vitrea 软件特有的通用血管探针技术(Vessel Probe)　在血管分析中发挥重要的作用。利用血管探针可一键提取血管,同时生成正反交 CPR 视图;血管探针下的工具可自动检测血管,识别血管内、外壁边界;另外,利用测量工具在 CPR 视图上自动识别血管最狭窄的位置,并自动计算血管的直径狭窄程度和面积狭窄程度(图 1-4-23)。

3. CT 斑块分析（CT^{SURE}Plaque）功能　是基于 HU 值对血管斑块进行定量和定性分析。可自定义斑块阈值，识别不同类型斑块并用不同颜色高亮显示，自动测量斑块负荷、重构指数、斑块体积等（图 1-4-24）。

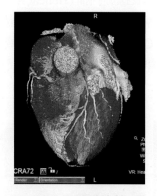

图 1-4-22　显示心血管三维形态

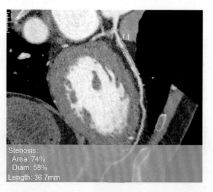

图 1-4-23　自动测量前降支近段血管狭窄程度

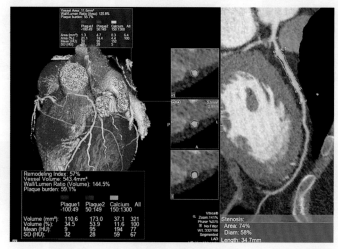

图 1-4-24　血管斑块分析

对前降支近段血管行斑块分析，在 CPR 及横断面视图将斑块以不同伪彩高亮显示（红色为脂质斑块；紫色为纤维斑块；黄色为钙化斑块；绿色为管腔），以及斑块分析定量结果。

4. CT 钙化积分　是对冠状动脉钙化斑块负荷评估的一种方法，对心脏平扫 CT 提供精准可视化、快速量化斑块和创建冠状动脉钙化报告的功能。Vitrea 软件钙化积分应用提供 2D 和 3D 视图，可对 5 条主要冠状动脉（LM、RCA、LAD、CX、PDA）、3 条自定义感兴趣血管进行分析；在横断面视图逐层圈画出各支血管钙化斑块，生成冠脉各支及总血管 Agatston 积分、体积分数和质量分数结果；在报告页面生成冠状动脉风险评估的临床报告（图 1-4-25）。

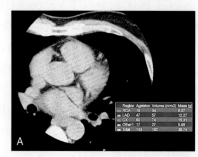 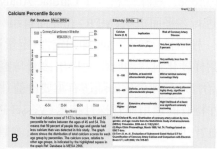

图 1-4-25　钙化积分分析

A. 钙化积分分析结果（Agatston 积分、体积分数和质量分数）；B. 冠状动脉结构化风险评估报告。

5. 心功能分析及临床应用　CT 心功能分析（CT CFA、CT Multi-Chamber CFA）可针对单心腔或多心腔进行心功能分析，支持临床医师查看动态心脏影像。自动计算多种功能参数，包括射血分数、每搏输出量、心脏指数、心肌质量以及卒中指数等；自动计算区域指标，包括室壁运动、壁增厚和区域射血分数的可视化极坐标图（图 1-4-26）。

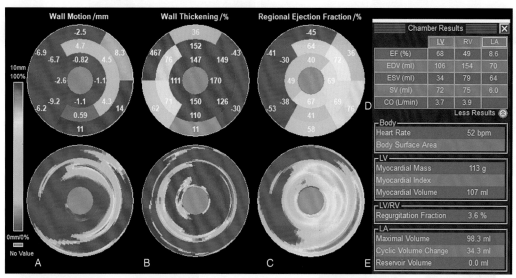

图 1-4-26　心功能分析图和功能参数

上排图为 17 段区域量化结果显示模式；下排图为将心肌从二尖瓣层面到心尖层面等分为 40 层，每层再进行 72 等分之后，合计 2 880 个细节区域量化结果显示模式。自动计算心腔房室壁各区域指标，包括室壁运动（Wall Motion）、室壁增厚（Wall Thickening）和区域射血分数（Regional EF）。将上述指标以伪彩色进行显示，指标数值越低，越接近蓝色；指标值越高，越接近红色。例如室壁运动（Wall Motion）对应的极坐标图中，蓝色区域表示该段室壁的运动幅度较低，红色区域代表该段室壁的运动幅度最高。A. 室壁运动参数：计算公式为舒张末期心外膜外壁直径与收缩末期心外膜外壁直径的差值；B. 室壁增厚参数：计算公式为（收缩末期室壁厚度 – 舒张末期室壁厚度）/ 舒张末期室壁厚度 ×100%；C. 区域射血分数：计算公式为（舒张末期左心室内径^2– 收缩末期左心室内径^2）/ 舒张末期左心室内径^2 ×100%；D. 心脏参数，包括：左心室、右心室、左心房的心功能指标，射血分数（EF）、舒张末期容积（EDV）、收缩末期容积（ESV）、每搏输出量（SV）、心指数（CO）；E. 根据采集数据获取的心功能基础信息，包括检查时的患者心率（Heart Rate）、体表面积（该参数需要输入患者身高、体重后方可自动显示）、左室心肌质量（Myocardial Mass）、左室心肌质量指数（心肌质量与患者公斤体重的比值，该参数需要输入患者身高、体重后方可自动显示）、左室心肌体积（Myocardial Volume）、反流分数（Regurgitation Fraction）、左房最大容积（Maximal Volume）、循环体积变化（Cyclic Volume Change）、实时充盈容量（Reservoir Volume）。

6. 心肌灌注及临床应用　CT 心肌灌注分析（CT Myocardial Perfusion）可一键式智能分析心肌潜在病变，并提供可视化信息。该功能可自动分割心肌，自动计算定量灌注结果，测量心肌质量及 HU 值衰减；提供突出显示心肌病变的三种极坐标图，包括对比度图、心肌透壁灌注指数和灌注指数（图 1-4-27）。

7. 主动脉 CTA 后处理及临床应用　CT 主动脉分析（CT Aorta）功能可快速完成主动脉三维重建，更直观地显示主动脉全貌和血管的形态，对血管畸形、血管狭窄、血管闭塞、血管瘤及主动脉夹层的诊断及鉴别诊断有重要的价值（图 1-4-28）。

Vitrea 后处理工作站提供的主动脉专有测量工具可对主动脉进行定量分析，测量结果包含选取节段血管长度、最大 / 小血管横断面的面积、直径、最大弯曲度等（图 1-4-29）。

8. 肺动脉 CTA 后处理及临床应用　肺动脉 CTA 常用于肺动脉栓塞（pulmonary embolism，PE）的检查，目前 CT 增强扫描及后处理技术已成为 PE 早期诊断和指导治疗的重要方法。Vitrea 后处理工作站提供剪切及血管生长工具，可辅助医师快速完成肺动脉 CTA 三维重建，直观地显示肺动脉全貌和血管的立体形态，对肺动脉先天畸形、肺动脉栓塞、肺动脉炎、肺动脉瘤及肺动脉高压的诊断与鉴别诊断有重要的价值。

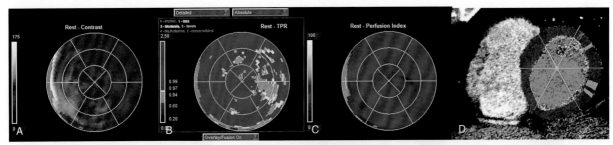

图 1-4-27　心肌灌注(极坐标图和融合伪彩的 MPR 视图)

心肌灌注图可一键式智能分析心肌潜在病变,并提供突出显示心肌病变的三种极坐标图,包括对比度图(Contrast)、心肌透壁灌注指数(TPR)和灌注指数(Perfusion Index),将对应指标通过不同颜色的伪彩可视化的显示在极坐标图中,伪彩对应的数值可通过左侧的伪彩条进行设置。同时可将伪彩与 MPR 图像进行融合,方便医师快速定位缺血区域。A. 对比度图(Contrast):代表区域内所有体素的平均 CT 值;B. 心肌透壁灌注指数(TPR):该参数代表心内膜下某节段心肌平均 CT 值与整个心外膜下平均 CT 值的比值,TPR 中蓝色、橙色、红色和黑的数值分别对应 2.5、0.97、0.8、0.2 和 0,其中蓝色代表正常心肌,绿色、黄色、橙色分别代表轻、中、重度灌注异常,红色为无灌注区域,黑色部分被定义为伪影或未包含计算的区域;C. 灌注指数(Perfusion Index):代表某节段心肌平均 CT 值与左室心血池 CT 值的比值 ×100%;D. 心肌灌注伪彩图与心脏短轴位 CT 图像融合,可以更为直观地定位灌注异常区域所处的位置,并可通过调节伪彩图与 CT 图像融合的权重来相互参考诊断,其颜色定义与 TPR 参数相同。

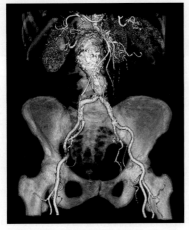

图 1-4-28　腹主动脉骨骼半透明 VR 视图(腹主动脉瘤)

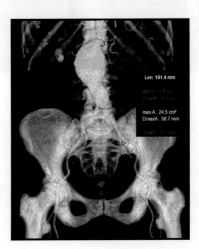

图 1-4-29　主动脉定量分析

9. CT 仿真内镜(CTVE)　提供血管飞跃预设,可一键切换,达到仿真内镜功能。可观察肺动脉内腔、肺动脉瓣,特别是在介入治疗支架植入术后复查有重要价值。CTVE 影响因素较多,多用于主干分析,以避免伪影影响诊断(图 1-4-30)。

六、宽体容积 CT 的临床应用特点

(一) 心脏 AI 柔性减影技术

动脉粥样硬化斑块根据其是否容易引发心血管事件,可以分为稳定性斑块和不稳定性斑块。不稳定性斑块极可能造成一支或多支血管管腔狭窄和心肌血供不足,一旦血供急剧减少或中断,使心肌严重而持久地急性缺血达 20~30 分钟以上,即可发生急性心肌梗死,心脏性猝死的危险≥5%。

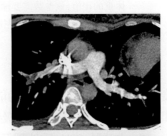

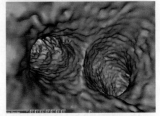

图 1-4-30　肺动脉仿真内镜 CTVE)

判断斑块的性质,是冠脉检查中非常重要的一项内容。Aquilion Genesis(开拓者)能对冠状动脉斑块的大小、形态和位置进行评估。尤其是通过柔性减影技术,可以清晰地观察到钙化及支架伪影抑制下的斑块真实情况,同时也可以对斑块的成分进行评估(图 1-4-31)。

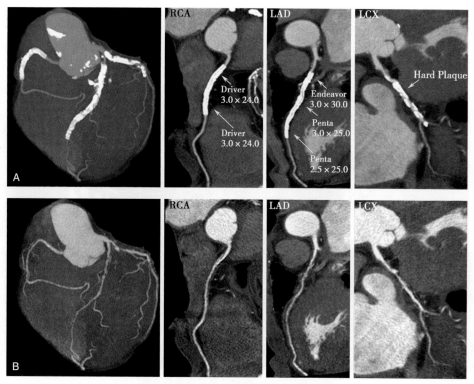

图 1-4-31　心脏 AI 柔性成像去支架病例

A. AI 柔性成像前：多支架植入伴严重钙化，常规不建议进行 CCTA；B. AI 柔性成像后：心脏柔性成像后，精准显示冠脉管腔情况。

(二) 对比增强技术

对比增强技术（contrast-enhancement boost，CE-Boost）属后处理技术，针对增强 CT 图像，能有效提升对比剂的增强效果。其原理为将增强和平扫 CT 图像进行柔性减影，得到减影碘图；再对原始增强图像和碘图进行滤波，最后将滤波后的图像进行叠加，得到 CE-Boost 图像。在多期扫描的常规临床检查中，能提供更多的诊断价值（图 1-4-32）。

该项技术最初用于评价主动脉瘤腔内修复术后的 II 型内漏，能更清晰地显示内漏腔的边界信息。随着 Genesis 的推出，该技术在其他部位的应用价值也在逐渐探索中，例如胸腹动脉的一些细小分支、下肢血管狭窄的检测、深静脉血栓的评价等。

(三) 门控动态扫描技术

传统的无心电门控的连续扫描只能获取静态图像或者非特异性时相的动态数据，但有些疾病仍需识别某些结构（组织）的运动和生理特征及其与心动周期的关系，并作出一定的功能学分析。

佳能门控动态扫描技术可针对某一扫描范围，进行全心动周期的扫描（R-R 间期：0~100%、10%~90%等），并根据具体所需，每间隔 10% 的 R-R 间期进行重建。一般认为，R-R 间期在 30%~50% 属于心脏收缩末期时的成像，60%~80% 属于心脏舒张末期时的成像，其余不同的 R-R 间期分别代表心脏收缩、舒张的不同时期，可根据具体疾病按需要进行不同的 R-R 间期的重建，生成相应时相的电影成像。

该项技术起初多用于脑血管瘤的动态评估，可观察脑动脉瘤的搏动，从而预测动脉瘤的破裂风险。随着超高端 CT 机架旋转速度的提升及 320 排宽体探测的应用，该项技术在心血管领域也有了一定的应用，主要有以下两点：

1. 全心电影成像　心电门控动态扫描后可进行不同层面和不同时相的重建，获得全心的心动周期的动态显示，可呈现出心脏形态结构的运动变化，识别心肌和瓣膜的异常活动，有利于先天性心脏病和瓣膜病变的精确诊断；并可通过相关后处理软件分析，对左、右室心功能的进行分析。

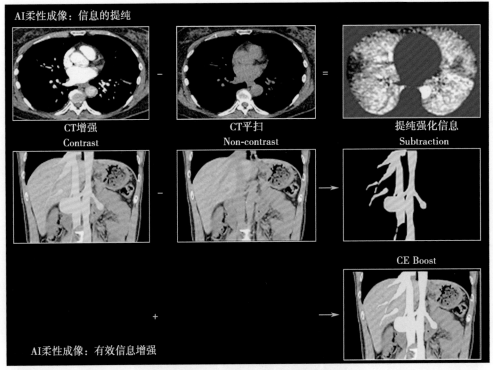

图 1-4-32　CE-Boost 亮血成像图原理

第一步：通过 AI 柔性成像技术，精确配准 CT 增强和平扫图像并进行减影得到碘图。第二步：将碘图叠加到 CT 增强图像中，使图像中含有碘对比剂的组织的 CT 值进一步提升，不含碘对比剂的组织的 CT 值不变，由此达到提高图像对比图的效果。亮血成像技术可以显著提升乏血供病变，微细分支血管等组织的增强效果，使病变更容易被检出，血管形态更清晰。

2. 主动脉夹层动态扫描　评估夹层假腔中是否有血流及内膜皮瓣的运动，从而诊断夹层是否有进展，以及动态观察夹层支架术后支架的位置及通畅程度和是否存在内漏等情况。

（四）冠脉斑块分析技术

研究显示，佳能 [SURE]Plaque 斑块分析技术可对斑块的性质进行分析，与 IVUS 吻合率高达 93.5%（图 1-4-33）。

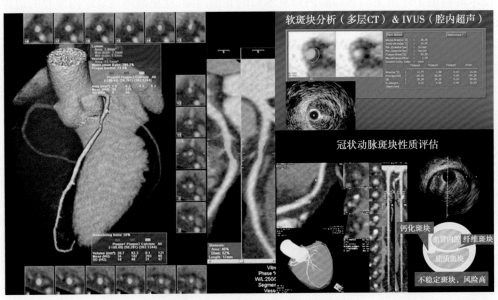

图 1-4-33　斑块分析技术示意图

（郭　帅　郭新亮　吴　旻）

参考文献

[1] TATSUGAMI F, AWAI K, TAKADA H, et al. Reduction of interpatient variability of arterial enhancement using a new bolus tracking system in 320-detector computed tomographic coronary angiography [J]. J Comput Assist Tomogr, 2013, 37 (1): 79-83.

[2] KAI N, ODA S, UTSUNOMIYA D, et al. Dual-region-of-interest bolus-tracking technique for coronary computed tomographic angiography on a 320-row scanner: reduction in the interpatient variability of arterial contrast enhancement [J]. Br J Radiol, 2018, 91 (1081): 20170541.

[3] YAMASAKI Y, KAWANAMI S, KAMITANI T, et al. Free-breathing 320-row computed tomographic angiography with low-tube voltage and hybrid iterative reconstruction in infants with complex congenital heart disease [J]. Clin Imaging, 2018, 50: 147-156.

[4] 田冰, 陆建平, 许冰, 等. vHP 法在主动脉、冠状动脉及肺动脉一站式成像中的应用研究 [J]. 放射学实践, 2014, 29 (4): 400-403.

[5] 许兵, 尹伟, 王敏杰, 等. 320 排 CT 可变螺距采集技术在经导管主动脉瓣置换术术前评估中的应用 [J]. 中国临床医学, 2019, 26 (4): 602-605.

[6] GERVAISE A, LOUIS M, BATCH T, et al. Dose reduction at CT of the lumbar spine using a 320-detector row scanner: initial results [J]. J Radiol, 2010, 91 (7-8): 779-785.

[7] ROYA C, QUIN R, LABANI A, et al. Wide volume versus helical acquisition using 320-detector row computed tomography for computed tomography urography in adults [J]. Diagn Interv Imaging, 2018, 99 (10): 653-662.

[8] SORANTINA E, RICCABONAA M, STÜCKLSCH-WEIGER G, et al. Experience with volumetric (320 rows) pediatric CT [J]. Eur J Radiol, 2013, 82 (7): 1091-1097.

[9] TIAN B, XU B, LIU Q, et al. Adult Moyamoya disease: 320-multidetector row CT for evaluation of revascularization in STA-MCA bypasses surgery [J]. Eur J Radiol, 2013, 82 (12): 2342-2347.

[10] OTA J, YOKOTA H, TAKISHIMA H, et al. Breast exposure reduction using organ-effective modulation on chest CT in Asian women [J]. Eur J Radiol, 2019, 119: 108651.

[11] MATSUMOTO R, NARITA H, ANNO H, et al. Automatic selection of optimal cardiac-phase in coronary CT angiography—its clinical usefulness for patients with atrial fibrillation [J]. Nihon Hoshasen Gijutsu Gakkai Zasshi, 2008, 64 (4): 442-449.

[12] BISCHOFF B, HEIN F, MEYER T, et al. Comparison of sequential and helical scanning for radiation dose and image quality: results of the Prospective Multicenter Study on Radiation Dose Estimates of Cardiac CT Angiography (PROTECTION) Ⅰ Study [J]. AJR Am J Roentgenol, 2010, 194 (6): 1495-1499.

[13] TOMIZAWA N, NOJO T, AKAHANE M, et al. Adaptive Iterative Dose Reduction in coronary CT angiography using 320-row CT: Assessment of radiation dose reduction and image quality [J]. J Cardiovasc Comput Tomogr, 2012, 6 (5): 318-324.

[14] MAEDA E, TOMIZAWA N, KANNO S, et al. The feasibility of Forward-projected model-based Iterative Reconstruction SoluTion (FIRST) for coronary 320-row computed tomography angiography: A pilot study [J]. J Cardiovasc Comput Tomogr, 2017, 11 (1): 40-45.

[15] TAKAYANAGI T, ARAI T, AMANUMA M, et al. Pacemaker-induced Metallic Artifacts in Coronary Computed Tomography Angiography: Clinical Feasibility of Single Energy Metal Artifact Reduction Technique [J]. Nihon Hoshasen Gijutsu Gakkai Zasshi, 2017, 73 (6): 460-466.

[16] TATSUGAMI F, HIGAKI T, SAKANE H, et al. Coronary CT angiography in patients with implanted cardiac devices: Initial experience with the metal artifact reduction technique [J]. Br J Radiol, 2016, 89 (1067): 20160493.

[17] MATSUTANI H, AMANUMA M, SANO T, et al. Coronary Computed Tomography Angiography for Patients with Atrial Fibrillation: Feasibility of Prospective Electrocardiography-gated Diastolic Acquisition with a Manual Exposure-termination Technique [J]. Nihon Hoshasen Gijutsu Gakkai Zasshi, 2018, 74 (2): 140-147.

[18] GONDIM TEIXEIRA P A, MEYER J B, BAUMANN C, et al. Total hip prosthesis CT with single-energy projection-based metallic artifact reduction: impact on the visualization of specific periprosthetic soft tissue structures [J]. Skeletal Radiol, 2014, 43 (9): 1237-1246.

[19] SOSNOWSKI M, MLYNARSKI R, WLODYKA A, et

al. The presence of endocardial leads may limit applicability of coronary CT angiography [J]. Scand Cardiovasc J, 2010, 44 (1): 31-36.

［20］ BOYD D P, LIPTON M J. Cardiac computed tomography [J]. Proc IEEE, 1983, 71: 298-307.

［21］ MAHONEY L T, SMITH W, NOEL M P, et al. Measurement of right ventricular volume using cine computed tomography [J]. Invest Radiol, 1987, 22 (6): 451-455.

［22］ NAPEL S, RUTT B J, PFLUGFELDER P. Three dimensional images of the coronary arteries from ultrafast computed tomography: method and comparison with two-dimensional arteriography [J]. Am J Cardiac Imaging, 1989, 3: 237-243.

［23］ REMY J, REMY-JARDIN M, GIRAUD F, et

al. Angioarchitecture of pulmonary arteriovenous malformations: clinical utility of three-dimintional helical CT [J]. Radiology, 1994, 191 (3): 657-664.

［24］ GOMES M N, DARVROS W J, ZEMAN R K. Preoperative assessment of abdominal aortic aneurysm: the value of helical and three-dimintional computed tomography [J]. J Vasc Surg, 1994, 20 (3): 367-376.

［25］ ZEMAN R K, DAVROS W J, BERMAN P, et al. Three-dimensional models of the abdominal vasculature based on helical CT: usefulness in patients with pancreatic neoplasms [J]. AJR Am J Roentgenol, 1994, 162 (6): 1425-1429.

第五节　双源双套探测器 CT 设备结构及原理

多层螺旋 CT 从 1998 年开始迅猛发展,短短几年,从单层到双层,从 4 层到 16 层,探测器愈来愈宽。2003 年,RSNA 上西门子公司首次推出 SOMATOM Sensation 64;之后,各厂家也都相继推出 64 层 CT;到 2005 年,64 层螺旋 CT 成为 CT 业界最尖端的主流机型。然后,CT 的发展该何去何从? 作为科学家,他们是该继续加宽探测器,还是另辟蹊径? 加宽探测器可以进一步增加容积覆盖,但随之而来的问题是如何解决锥形线束和过量散射线。

2005 年北美放射学年会(RSNA)上,西门子医疗推出了第一代双源,即 SOMATOM Definition 双源 CT(dual-source CT),呈现出双球管双探测器设计。

2008 年 RSNA 上,西门子医疗推出第二代双源,即炫速双源 CT——SOMATOM Definition Flash,将 CT 心脏成像从低心率、长时间、高剂量的复杂检查变身为任意心率、超短时间、微量辐射的常规体格检查,更使 CT 负荷心肌灌注成为可能;其基于原始数据直接进行的迭代重建(SAFIRE)算法,变革了重建技术,使信噪比大大增加,进而大幅度地降低辐射剂量;在传统优势双能量技术的基础上,其更加纯化的能谱、更多的软件,让能量成像成为 CT 诊断中一个常规、成熟的成像方法。

2011 年 RSNA 上,西门子医疗推出了光子探测器,将光栅技术、"0" 噪技术和夜视技术引入 CT 成像领域,获得了更高清的图像。

2013 年 RSNA 上,西门子医疗推出了第三代双源,即 SOMATOM Force 开源 CT,0.25s/r 的转速和 2×192 层的准直,让心脏成像实现了更快的采集,时间分辨力达到 66 毫秒,TurboFlash 模式最快采集速度达到 737mm/s,仅需 0.13 秒即可完成一个全心的检查;甚至在没有心电门控的前提下,也可以获得清晰的冠脉和大血管的图像。

2015 年 RSNA 上,西门子推出的 SOMATOM Drive 量子双源 CT,在人工智能方面取得了重大进展,智能工作流的集成可以帮助用户更好、更快地完成 CT 检查。双源 CT 颠覆了传统 CT 的很多技术和成像方式,继多层螺旋 CT 之后,成为 CT 发展历史上又一个里程碑。

历代双源 CT 的基本配置参数见表 1-5-1。

表 1-5-1　双源 CT 的基本参数

机器型号	SOMATOM Definition	SOMATOM Definition Flash	SOMATOM Drive	SOMATOM Force
球管功率	2×80kW	2×100kW	2×100kW	2×120kW
kV 选择	80、100、120、140kV	70、80、100、120、140kV	70、80、90、100、110、120、130、140、Sn100、Sn140kV*	70、80、90、100、110、120、130、140、150、Sn100、Sn150kV*
70kV 最大管电流	/	2×500mA	2×650mA	2×1300mA
探测器	UFC	UFC/Stellar	Stellar^{Infinity}	Stellar^{Infinity}
准直	2×64×0.6mm	2×128×0.6mm	2×128×0.6mm	2×128×0.6mm
转速	0.33s/r	0.28s/r	0.28s/r	0.25s/r
单扇区时间分辨力	83ms	75ms	75ms	66ms
心脏扫描模式	回顾性螺旋 前瞻性轴扫	回顾性螺旋 前瞻性轴扫 前瞻性螺旋（Flash 模式）	回顾性螺旋 前瞻性轴扫 前瞻性螺旋（Flash 模式）	回顾性螺旋 前瞻性轴扫 前瞻性螺旋（Turbo Flash 模式）
螺距	0.15~1.5	0.15~3.4	0.15~3.4	0.15~3.2
大螺距模式最快移床速度	/	458mm/s	458mm/s	737mm/s

注：*Sn 指能谱纯化技术。

一、双源 CT 的基本结构与设计理念

(一)双源 CT 的基本结构

SOMATOM Force 机架内装有两套 X 射线球管和两套对应的 192 层探测器系统。这两套采集系统安装在机架内相同扫描平面上(同一滑环上)，互呈 95°角位置。探测器 A 覆盖了整个扫描野，直径为 50cm，探测器 B 的扫描野为 35cm，这是为了获得合适的焦点与探测器的距离，使得机架的设计更为紧凑。每组探测器各有 192 个采集通道，准直宽度是 0.6mm。在机架等中心处，两组探测器的 Z 轴覆盖范围都是 57.6mm。通过对采集的信号数据的正确组合，两组探测器都可以实现 192×0.6mm 或 48×1.2mm 的扫描。通过 Z 轴飞焦点技术，96 排 0.6mm 准直宽度的全息光子探测器(Stellar^{Infinity} detector)能够几乎是同时读取 2×192 层的投影数据，采样数据的空间间隔是等中心的 0.3mm。通过使用上述技术，SOMATOM Force 机架旋转 1 周，每组探测器都能获取相互重叠的 192 层 0.6mm 的图像数据。两套 X 线系统由 Vectron 球管与一体化高压发生器组成，能够同时进行标准的螺旋扫描或序列扫描，最大功率都是 120kW，从而双源 CT 系统提供最高达 240kW 的高能储备。由于球管的小焦点仅为 0.4×0.5mm，结合超高分辨率(ultra-high resolution，UHR)技术，可以获得 0.4mm 层厚的高分辨率图像。另外，由于每一个球管的电压都可以单独设置为 70、80、90、100、110、120、130、140 和 150kV，以及 Sn100kV 和 Sn150kV(应用能谱纯化技术)。因此，双源 CT 可以实现双能量扫描，从而在一次扫描获得 2×192 层双能量扫描数据(图 1-5-1)。

(二)双源 CT 的设计理念

1. 提高时间分辨力　时间分辨力是冠脉成像中最具决定性的参数，这已经是业内的共识。如果想在扫描时不必对心率进行控制，进一步提高时间分辨力是关键。一种方法是多扇区重建，由多个心动

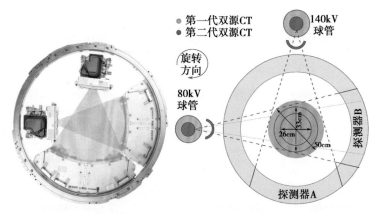

图 1-5-1　双源 CT 的结构设计模式图

周期叠加来缩短成像时间窗,但是由于扫描时间长,不同心动周期叠加错位导致空间分辨力明显下降(图 1-5-2),而且射线剂量大大增加,临床结果没有得到充分认可。另一种方法,提高时间分辨力最有效的办法是提高机架的转速。随着机架转速的提升,离心力会呈指数增加,由于心脏运动的特点,要想获得不依赖心率的心脏成像,单扇区时间分辨力需小于 100 毫秒。这就意味着单源 CT 机架的单圈旋转时间小于 0.2 秒,而此时的机械离心力高达 75G 以上,超过了当今机械制造业能够实现的水平。

　　双源 CT 的设计则成倍地提高了时间分辨力。机架上互呈 90°~95° 安装的两个球管 / 探测器系统,采集一层图像数据只需要旋转 1/4 圈,在相同转速的前提下,所需时间约是单源 CT 的一半。SOMATOM Force 机架旋转一圈的时间为 0.25 秒,因此系统的时间分辨力约为旋转时间的 1/4 即 66 毫秒(图 1-5-3),与受检者的心率无关。在 66~75 毫秒的时间分辨力之下,心脏检查就完全不需要控制心率和节律,而且在高心率的情况下可以常规应用前瞻性心电门控序列扫描(图 1-5-4)。

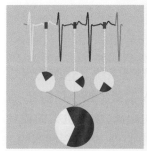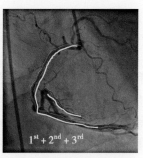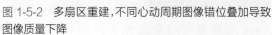

图 1-5-2　多扇区重建,不同心动周期图像错位叠加导致图像质量下降

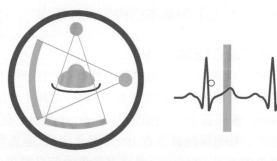

图 1-5-3　第三代双源 CT SOMATOM Force 的时间分辨力,旋转时间:(250ms×95°)/360°=66ms

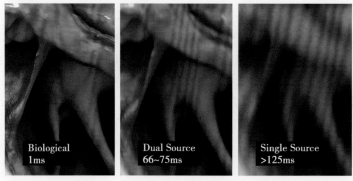

图 1-5-4　相对于单源 CT,双源 CT 具有超高的时间分辨力(SOMATOM Force 的时间分辨力为 66 毫秒),可以更好地冻结心脏的运动

更具突破性的是,第二代双源独特的设计成就了一种全新的大螺距扫描模式(图 1-5-5),螺距可以达到3.4,扫描速度达到 458mm/s。这种扫描方式让冠脉成像可以在半个心脏搏动内完成(0.25 秒左右),全胸扫描在 0.6 秒内完成,全身扫描在 4 秒内完成,扫描速度快到成像对呼吸运动不敏感,因此,不能屏气的成人和不配合的小儿都可以不受呼吸限制,成功地完成检查。由于软硬件系统的提升,SOMATOM Force 的 Turbo Flash模式扫描速度达到了 737mm/s,使得与第二代双源 CT相同范围的心脏成像时间缩短到约 0.13 秒,从而大大扩展了大螺距扫描模式的应用范围。

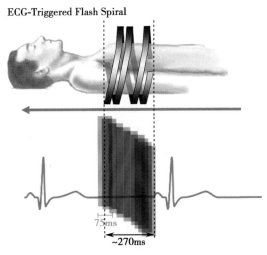

图 1-5-5　心电触发 Flash 大螺距扫描心脏示意图

2. 增加容积覆盖范围　当然,加宽探测器是增加容积覆盖范围的一个解决方法。探测器宽度达到一个心脏长度,就可以在一次心脏搏动周期内和不动床的情况下完成对整个心脏的扫描。但是事实上,由于现在超宽探测器 CT 的时间分辨力没有得到提高和低对比度分辨率的下降,使得心脏扫描依然受限于心率和心律,仍然需要服用 β 受体阻滞剂控制心率,同时图像质量并没有得到改善,并且我们所期待的心肌灌注评估也因为受限的时间分辨力不能应对负荷心脏的快心率而成为遗憾。另外,使用宽探测器 CT时,要想在获得与传统 64 层 CT 相同的各向同性空间分辨力的同时保证图像具有足够的信噪比,就必须明显加大射线剂量,而这将会造成医学伦理学方面的问题。

因此,既要避免宽探测器造成的不可逾越的问题,又要增加扫描的容积覆盖,那么就要突破固有的一味增加探测器宽度的局限思维,利用双源双球管信息互补和四维螺旋扫描技术,将真正的容积覆盖范围加大到 80cm,可以完成大范围的全身各部位的全器官灌注和血管四维动态成像。就心脏而言,双源CT 高时间分辨力能够对负荷状态下的高心率心脏成像,并凭借其穿梭扫描(Shuttle Model)模式(参见本节 "四、双源 CT 在负荷心肌灌注的应用" 部分),可以覆盖整个心脏的范围,从而完成真正的、负荷状态下的、具有时间密度曲线的心肌灌注成像。

3. 减少射线剂量　在 CT 的发展中,辐射剂量越来越成为一个关注点,尤其是实现心脏和胸部心电门控扫描的剂量最小化。传统的回顾性心电门控扫描时,即使采用最优化的心电调制方案,将剂量控制在 10mSv 之内这样一个可以接受的剂量,但是仍然高于有创的常规血管造影检查。当前,前瞻性心电触发扫描也是一个非常行之有效的方法,在一定条件下,它可以理想地将心脏剂量降低到 3mSv以内。但单源 CT 对于该方法的局限性,第一是需要控制心率在 60~70 次 /min 以下,并且要求节律稳定;第二是由于触发时相在扫描前就已确定,而后重建时相就无法选择,如果触发时相不佳,就会导致检查失败。

双源 CT 在较低心率的患者中应用 Flash 大螺距扫描模式,冠脉检查的辐射剂量可以控制在 1mSv以内;最近在 SOMATOM Force 上做的研究发现,平均有效辐射剂量可以控制在 0.3mSv。对于高心率的患者,因为不受心率限制,均可以使用前瞻性序列扫描,剂量可以控制在 1.2~4.3mSv,如果需要,前瞻性扫描可以设置智能扩展触发时相,在低剂量成像的同时可以完成心功能的评估。

另外,第三代双源 CT 引入了高级模型迭代重建技术(advanced modeled iterative reconstruction,ADMIRE)。ADMIRE 属于统计迭代方法的类别,同时也是基于模型的迭代重建。ADMIRE 的特征在于:①在原始数据空间中使用统计加权,然后使用反投影(未滤波或滤波);②应用正则化函数,包括图像空间中的统计模型;③使用具有适当 CT 系统模型的前向投影(又名数据重投影)。后一个正向投影步骤生成虚拟原始数据,将其与测量的原始数据进行比较,即测量原始数据减去虚拟原始数据,然后重新插入循环中。重复地将测量的原始数据与虚拟原始数据进行比较,主要有助于消除伪像,并且在较小程度上有助于降噪,ADMIRE 算法主要通过在图像空间中包含正则化函数的循环来减少噪声。

应该注意的是,正向投影操作的重复通常在计算上要求最高,因此传统的统计迭代方法通常需要数小时的重建时间,这明显限制了它们在常规临床工作流程中的应用。为了实现有效的速度,ADMIRE 使用创新的数学公式,可以减少计算重复正向投影操作的数量;因此,统计优化需要很少的迭代。

伪原始数据与测量原始数据的原始比较变成当前图像数据集与主 3D 容积的比较,该主 3D 容积可以利用特殊的预处理滤波器可视化为 WFBP 重建,该预处理滤波器将统计相关信息传播到图像域。尽管正则化函数因此变得更加复杂,但是有效的迭代速度显著提高。

ADMIRE 重建从原始数据中有限数量的迭代开始,其目标是使用原始数据空间中的统计加权来去除几何缺陷,例如锥形束伪影及条纹伪影。随后,执行图像空间中的迭代重建已完成统计优化,即达到由所选 ADMIRE 强度确定的目标降噪水平。

使用 ADMIRE 技术可以双重消除噪声和伪影,大大增加图像信噪比,同时保持结构边缘清晰,因而可以大幅降低辐射剂量,当然这个技术不只是针对心血管成像,全身所有部位的成像都能受益(图 1-5-6)。

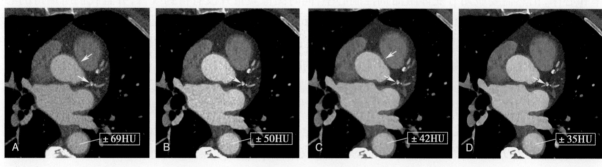

图 1-5-6 心脏 CTA 扫描 ADMIRE 重建示例

扫描参数:70kV,555mAs,CTDIvol 为 1.56mGy,DLP 为 26mGy·cm,有效辐射剂量为 0.36mSv。使用 WFBP(A)、ADMIRE Strength 值 3(B)、ADMIRE Strength 值 4(C)和 ADMIRE Strength 值 5(D)重建,层厚 0.5mm。这些图像表明,随着噪声抑制强度的增加,图像噪声逐渐降低。每幅图像中的两个箭头分别指向钙化点和血管壁,这两个箭头在 ADMIRE 中能更好地显示出来。

4. 拓展组织分辨能力 密度分辨力是传统 CT 成像的基本出发点,密度对比是其分辨组织结构的依据。对于密度相同或相似的组织,传统的方式是引入阳性或阴性对比剂,使之产生密度对比。而目前能量成像已经成为一种新的可以分辨组织的 CT 成像手段。西门子三十多年的双能量研究表明,单源双能通过切换电压可以很容易地实现,但是因为快速切换导致两种电压能量的不纯,影响分辨组织的客观性,所以应致力于研究更纯的能量成像。

双源 CT 具备两个独立的球管/探测器系统,两个球管能够独立地分别设定参数,比如两个球管可以分别设置成 70~100kV 和 Sn140~Sn150kV,扫描过程中,每个球管的能量是恒定不变的。为了得到更加纯化的能量,在高能球管上设置了 Sn 能量滤过器,应用能谱纯化技术,使高、低两个能量谱几乎没有重叠,真正实现了纯谱能量。此外,为了使两个能量获取的图像噪声和剂量一致,灵活调节每个球管的管电流是必要的,两个球管各自独立地接受不同能量的 X 射线光子,得到的能量信息也互不受干扰。用纯谱能量扫描得到的数据,可以客观、准确地应用在图像显示、定量和协助定性的多个方面,譬如像头颈、体部的血管造影直接去骨,肺栓塞和肺血流灌注一次完成,肾结石分析,痛风结节检测,单能谱去金属伪影等多种应用已经成为常规;能谱成像帮助显示、分析实质脏器的早期病灶,协助对肿瘤进行定性诊断;在心脏成像方面,则可以一次双能量扫描,得到冠脉的形态细节和心肌的首过血流灌注影像,一站式完成形态和功能学的结合。

二、双源 CT 在冠脉成像的应用

心脏及周围大血管 CT 成像时,因为心脏的搏动,常规成像势必会引起运动伪影。但心脏运动是有规律的,为了减小心脏搏动形成的运动伪影,可以通过在心脏运动幅度最小时进行扫描或图像重建来实现,这就需要非常精确的心电监视同步扫描技术。多层螺旋 CT 进行心脏扫描时,一般采用前瞻性触发和回顾性两种心电门控技术。

(一) 心电门控的原理

心脏是随着心动周期有规律运动的器官,因此心脏的检查对任何影像学手段都是一个挑战。瞬间锁定运动中的心脏,观察心脏的组织结构、冠状动脉的形态及各种病理变化,高时间分辨力是必备的条件。CT 用于心脏的检查中,为了获得真实反映心脏及冠状动脉的图像,就必须在心脏相对静止时相采集,才能尽可能避免产生运动伪影。实时冻结心脏运动,需要在获得轴位图像时用极短数据采集时间。心脏的三维运动模式很复杂,运动模式在不同的心脏解剖类型,甚至在不同的心动周期都是千变万化的,其中,在心房和心室收缩期运动最强,短时的收缩末期的静息期之后紧跟着持续的心室充盈期,心室充盈在舒张中晚期运动逐渐减慢,为了图像重建的时相与心脏运动准确匹配,必须使用 ECG 与 CT 扫描同步装置,也就是心电门控,可以根据需要在心脏搏动的任意时相进行扫描或者在任意时相进行图像的重建。

心率为 60 次 /min 时,心脏舒张静息期持续时间大约 250 毫秒,心率为 90 次 /min 时,持续时间大约 150 毫秒;而收缩末期静息期持续时间为 100~150 毫秒,持续时间随着心率的加快略有降低。心率较低时,收缩末期静息期时间窗明显小于舒张静息期,随着心率的加快,舒张期静息期时间窗明显变窄。舒张静息期时间窗甚至比收缩末期更短。多层螺旋 CT 进行心脏检查时,心脏扫描或重建时间窗通常选取心动周期的舒张静息期,然而,随着 CT 心脏检查时间分辨力的进一步提高,获得收缩静息期的高质量重建图像已经成为可能。目前世界上单扇区重建时间分辨力最高的 CT——双源 CT 的时间分辨力为 66 毫秒,在收缩末期静息期和舒张末静息期均可以获得较好的图像。除了舒张期静息期和收缩末静息期外,其他期相要获得无运动伪影的图像,至少需要大约 50 毫秒的时间分辨力。

(二) 前瞻性心电触发扫描

前瞻性心电触发扫描(prospective ECG-triggering)是针对心脏运动用部分扫描技术在心动周期的特定时相触发的一种脉冲式扫描成像方式。这种扫描方式既可以用于无对比剂的冠状动脉钙化积分的检查,也可用于注射对比剂的冠状动脉检查。这种脉冲式扫描方式仅在医师确定的时相进行恒定时间段的扫描,而在两次扫描间隔时段没有任何剂量产生,因此与回顾性心电门控相比,会明显地降低剂量。

心脏 CT 扫描作为一种无创伤、非侵入性的检查方法,对于诊断或者排除冠状动脉疾病(coronary artery disease,CAD)是一种可靠、精确的检查方法。目前有大量研究分析了不同 CT 设备的诊断性能,虽然公认可以获得高质量的图像和诊断准确度,但随之带来的辐射剂量问题也成为值得关注的热点,成为心脏 CT 发展中一种严重的制约因素。一项多中心、多供应商的研究中,Hausleiter 等证实回顾性心电门控冠状动脉 CT 扫描有效辐射剂量平均为 12mSv,其中有的机构应用的扫描序列甚至达到 30mSv。导致如此高辐射剂量的主要原因是在螺旋模式心脏 CT 扫描时,为保证采集数据的完整性、不致出现数据空隙,必须应用 0.17~0.4 范围的小螺距。如此高的扫描重叠率,直接导致了射线利用率低和辐射剂量高的后果。

为了有效地减少心脏 CT 扫描中患者所受的辐射剂量,扩大心脏 CT 扫描的临床应用范围,CT 制造商推出了多种应对的策略,其中前瞻性心电触发扫描即是其中比较有效的一种。与回顾性心电门控的连续曝光不同,在前瞻性心电触发中,R 波开始后,CT 设备按照预先设定的时间点启动 X 射线曝光,对预先设定的人体解剖部位进行扫描和数据采集,采集到足够的数据后,结束曝光。因此,前瞻性心电触发扫描提高了射线的利用效率,减少了冗余射线,降低了患者的辐射剂量。在双源 CT 中,前瞻性心电触发心脏 CT 扫描得到了广泛的应用,有两种方法,分别是前瞻性心电触发大螺距螺旋扫描和前瞻性心电触发序列扫描(Sequence Scan)。

1. 前瞻性心电触发大螺距螺旋扫描模式(Flash/TurboFlash 模式) 前瞻性心电触发螺距扫描模式也被称为 Flash 或 TurboFlash 扫描模式,随着第二代双源 CT 的推出而面世,这是一种前所未有的全新扫描模式,可以实现毫希(mSv)级别的低剂量扫描。大螺距螺旋扫描模式能够应用于心脏 CT 扫描、胸痛三联征、胸部低剂量检查和大范围外伤快速扫描等,心脏 CT 扫描是其主要的应用之一。大螺距螺旋心脏 CT 扫描是由患者的心电信号前瞻性触发,在患者检查床高速移动的状态下使用 Flash 或 TurboFlash 模式的数据采集进行的。使用 SOMATOM Force 进行 TurboFlash 模式进行心脏扫描时,其螺距可高达3.2,相应的床移动速度为 737mm/s。应用 Flash/TurboFlash 模式时,可以在一次心动周期内完成整个心脏的扫描,通常是在舒张期获得数据。

人体的心脏时刻处于运动状态,为了能够虚拟地"冻结"心脏图像,获得满意的诊断数据,心脏 CT 扫描必须选择在心脏相对运动程度最低的时相进行,即心脏舒张中期和收缩末期。心率为 60 次 /min时,心脏舒张静息期持续时间大约 250 毫秒,由于受到设备时间分辨力、Z 轴覆盖范围的限制,传统螺旋 CT 扫描不能在一个扫描时间窗内完成整个心脏容积数据的采集。为此,采用了连续螺旋扫描采集数据,选择每次心动周期相同时相的数据进行处理的方式重建。为了保证两次 R-R 间期的图像数据完整性,不致因检查床移动过快而使解剖部位"移出"扫描范围,传统的心脏螺旋扫描在理论上必须采用0.17~0.4 的较低的螺距值。螺距降低带来的影响是显而易见的,在重叠扫描带来大量冗余数据的同时,将会大幅度地增加辐射剂量。

(1) 大螺距螺旋扫描模式的原理:简单地说,双源CT 心脏的 Flash/TurboFlash 扫描方式看成传统的螺旋扫描,而区别在于它选择了最佳的扫描时机。双源 CT配备了 2 套球管及相应的 2 套探测器,双球管设置,使得它具备了使用更大螺距扫描的可能。双源 CT 在大螺距状态时,第一只球管扫描造成的数据间隙,由第二套系统填充,两套系统相互弥补完成了无间隔的数据采集。在心脏 CT 扫描时,利用双源 CT 的硬件基础和高达 66~75 毫秒的时间分辨力,在心脏相对静止的时间窗内,使用大螺距螺旋扫描,则可一次性获得整个心脏的容积数据完成扫描(图 1-5-7)。

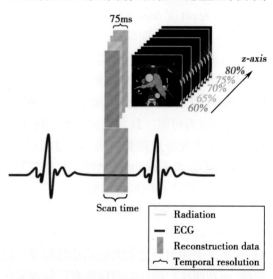

图 1-5-7   大螺距螺旋扫描模式(Flash 模式)示意图

1)螺距的最大值:单源 CT 心脏扫描时的螺距限制见下列公式(参考回顾性心电门控)。

$$pitch \leq T_{rot}/T_{R-R}$$

其中 T_{rot} 为球管旋转 1 周所需的时间,T_{R-R} 为 R-R 间期时间。单源 CT 心脏螺旋扫描数据为 R-R 间期的同一时相间隔采集,两个相邻容积之间的时间间隔即为 R-R 间期时间。而第二代双源 CT 的 Flash螺旋模式心脏扫描数据为连续采集,其中两个相邻容积之间的时间间隔为获得一组完整容积数据的时间,即为单扇区时间分辨力时间 75 毫秒。由此,上述公式可变形为:

$$pitch \leq T_{rot}/T_{int}$$

其中 T_{int} 代表相邻容积的采集间隔时间,即为单扇区时间分辨力时间 75 毫秒。由该公式可得,Flash模式螺距值最大限制为 3.7,在实际应用中,为避免锥形线束对数据完整性的影响,Flash 螺旋模式心脏CT 扫描的螺距设置为 3.4。

2)心脏扫描所需时间:第二代双源 CT 螺距为 3.4 时,床移动速度为 46cm/s,假设心脏 Flash 扫描的范围为 12cm,则扫描所需时间为 0.25 秒左右,约为 1/4 心动周期时间,可以保证在一次舒张期内获得整个心脏的容积数据,第三代双源CT相同范围仅需0.13秒。每一层图像的单扇区时间分辨力仍为66~75毫秒,Flash模式的各层图像是在微小的时间差距间采集到的,在数据采集的初始获得了头侧的图像,后续的心脏足侧图像是在同一次心动周期的随后微小的时间内采集到的。相邻的心脏图像过渡是平滑和微小的,采集完全部的心脏数据之后,通常不会发生错层伪影或阶梯状伪影。

3)心电信号触发:Flash/TurboFlash模式扫描延时结束之后的第一个R波信号将触发扫描流程,此时检查床自静止加速到扫描所需的最快移床工作速度,需耗时约1.1秒。为保证扫描时相准确,必须精确预测未来两次R波的位置,才能有足够的时间进行加速和在正确的时相扫描。心电前瞻的依据是触发开始之前3次R-R间期的平均值。因此,当患者心率不规则时,将影响到心电触发信号预测的准确性,而有可能在心脏运动幅度较大的收缩期进行扫描,导致图像质量不满意。

4)图像质量:Flash/TurboFlash模式相对于传统回顾性心电门控扫描技术,螺距从0.2左右增加到3.2~3.4,使得全心的数据可以在一个心动周期内采集完完成,从而没有冗余的数据,所有采集的图像都用于最后的重建,从而实现了非常高的剂量效率。梅奥诊所一项研究发现,使用Flash大螺距模式测量的空间分辨力、密度分辨力与常规低螺距螺旋扫描模式没有差别。对于前瞻性心电触发大螺距扫描模式来说,每层图像依然使用180°的数据进行重建,且每层图像的时间分辨力依然保持在66~75毫秒,冻结运动的能力与常规扫描模式相同,因此图像质量与传统的前瞻性心电触发和回顾性心电门控扫描相同。

检查时,图像的质量除了管电压(kV)以外,主要由电流时间乘积即毫安秒(mAs)决定,双源CT的mAs设定为mAs/rot,即机架每旋转1圈时的mAs,当扫描时的mAs/rot确定后,图像的质量不会再发生变化(图1-5-8)。

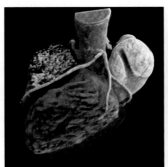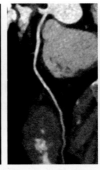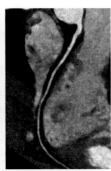

图1-5-8　TurboFlash模式用于肥胖患者
患者BMI为47kg/m^2,心率为56次/min,扫描参数为100kV,600mAs,有效辐射剂量为1.28mSv。

(2)前瞻性心电触发大螺距螺旋扫描模式(Flash/TurboFlash)螺旋扫描的检查方法:在心脏方面的应用包括常规的冠状动脉CT血管成像(coronary artery CT angiography,CCTA)和胸痛三联征(chest pain triple-rule-out)CT扫描两大类。由Flash/TurboFlash模式心脏扫描的原理可知,患者的心率对于扫描成功与否至关重要。

1)心率的选择与检查前准备:目前根据大量的研究证实,70次/min以下为Flash/TurboFlash扫描模式,可以获得极高的图像满意率。除了心率的绝对值之外,心率的平稳和心律的规则对扫描也有影响,当患者在听到呼吸指令后开始稳定屏气时,其心率通常会有波动,大多数人心率会有一定程度的降低。如果偶有因屏气、心理紧张造成心率加快,或者心率值变化较大时,将可能导致扫描失败。Flash/TurboFlash的工作流程针对心率平稳性的要求,有相应特殊的操作和处理。

首先,当患者的定位片扫描完成并且确定心脏扫描的范围之后,系统将强制性要求做一次心率检查的操作,也被称为Flash Check。Flash Check进行时,患者得到的语音指示(API)与真实扫描时相同,检查有以下几个目的:①可以让患者熟悉语音指示的内容和音量等,避免突然听到后出现紧张情绪;②检查患者在听到语音指令并稳定屏气时,其心率是否能够降到检查所需的程度,其心律是否规则;③确认扫描所需时间,以及在当前心率条件下,扫描的末期能否遇到心脏运动幅度较大的时相,系统设置的最终时相为 R-R 间期的 90% 处,超过此时相,超出部分将以高亮方式显示在定位图像上,提示操作者修改。

其次,Flash/TurboFlash 螺旋模式心脏扫描时,在屏气的语音指示发出后,要求有 5 秒的心脏延迟(Cardiac delay)时间。通过这样的设计,使得患者的心率能够稳定,并且在扫描开始时保持平稳的心律,以保证扫描的成功。心脏延迟时间是包括在扫描延迟(Scan delay)时间之内的,系统将自动调节语音指示播放的时间点(图 1-5-9)。

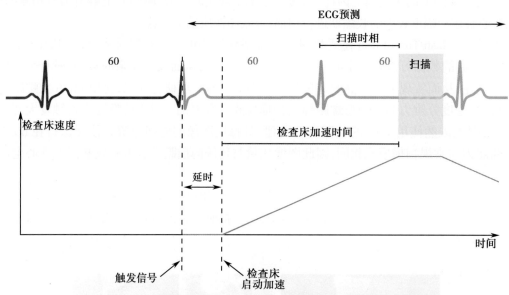

图 1-5-9　心脏大螺距螺旋扫描模式(Flash/TurboFlash)各时间点示意图

2)采集时相的选择与调节:通常情况下,Flash/TurboFlash 模式心脏扫描的数据应采集自舒张期心脏运动较平稳的时相,第二代双源 CT 默认的采集开始时相为 R-R 间期的 60% 处,SOMATOM Force 默认设置为 65%,这样可以获得高质量的图像,启动时相也可以根据操作者的需要进行人工设置。

也有研究者对高心率患者(≥ 70 次 /min)应用 Flash 模式进行全胸部 CTA 扫描时,将扫描的启动时相设置在 R-R 间期的 30% 处,也就是收缩期末开始采集心脏数据,利用心脏重建得到的图像对冠状动脉成像质量做评估,在(85 ± 14)次 /min 的心率条件下,无诊断价值冠脉节段的出现率为 2.8%(16/579),获得了比较满意的结果,这也为 Flash 模式拓展在心脏方面的应用开辟了一个新的方向。

3)对比剂方案:由于 Flash/TurboFlash 模式的触发特点及心脏延迟的原因,对比剂注射后的扫描延迟通常根据团注测试的结果进行设定,以寻找更准确的对比时机。一般系统会根据患者体型选择合适的管电压(kV),可以根据管电压(kV)确定对比剂的注射速率,通常情况下可以依据 120kV 时的注射速率进行调整,每降低 10kV,可以减少 10% 的对比剂用量。

团注测试(Test Bolus)方案:应用 15~20ml 对比剂,以对比剂团注的相同流速注射,测试结束后利用软件得出小剂量的峰值时间 T,在此时间基础上再加 5 秒,即为扫描延迟时间。

对比剂团注方案:以 370mgI/ml 规格的对比剂为例,如果使用 100kV 扫描,推荐注射流速为 4~5ml/s,对比剂用量为 32~45ml,随后相同流速追注 40ml 生理盐水以维持流速并稀释右心及肺动脉内对比剂(图 1-5-10)。

(3)扫描的剂量:第二代双源 CT 在面世后的短短时间内,已经有多个研究证实 Flash/TurboFlash 可以常规心脏扫描,有效辐射剂量可以低于 1mSv,胸痛检查剂量与常规胸部平扫剂量相当。Flash/TurboFlash 扫描能够达到如此低剂量与以下几点原因有关。

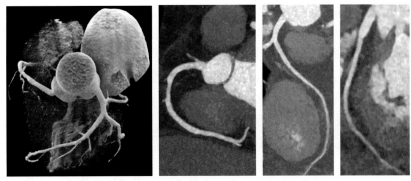

图 1-5-10　心脏大螺距螺旋扫描模式（TurboFlash）病例

患者心率为 70~130 次 /min，扫描参数：70kV，630mAs。有效辐射剂量为 0.4mSv。使用对比剂 40ml。

1）大螺距扫描的使用：第二代双源 Flash 心脏扫描应用螺距为 3.4，SOMATOM Force 的 TurboFlash 螺距为 3.2，胸痛三联征扫描的螺距为 3.2，其螺距值远远超过常规螺旋扫描。

根据容积 CT 剂量指数（CTDI$_{vol}$）的定义：CTDI$_{vol}$ = CTDI$_w$/pitch。

由此可知，容积 CT 剂量指数与螺距值成反比，螺距愈大，剂量愈低。

2）冗余数据的减少：传统螺旋 CT 心脏扫描重叠扫描导致剂量增高，传统前瞻性心电触发序列扫描（轴扫模式）虽然重叠扫描范围较小，但剂量仍比 Flash/TurboFlash 模式要高，这是因为前瞻性心电触发序列扫描（轴扫模式）时，每进入一个新的扫描区域，在扫描的开始阶段和结束阶段均将产生无效的冗余数据；而 Flash/TurboFlash 模式为连续螺旋扫描，其冗余数据仅在全部扫描的开始和结束阶段出现一次，故剂量更低。

3）探测器敏感性的提高：在体重低于 85kg 的患者检查时，可以应用 100kV 的管电压进行 Flash 模式扫描，而不是常规的 120kV，图像质量仍然能够得到保障（图 1-5-11）。

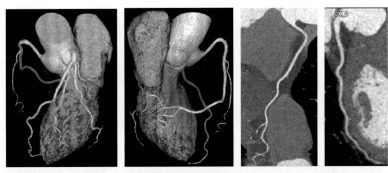

图 1-5-11　心脏大螺距螺旋扫描模式（TurboFlash）病例

患者 BMI 为 24kg/m²，心率为 56 次 /min，使用 TurboFlash 扫描：70kV，128mAs。辐射剂量为 0.09mSv。

2. 前瞻性心电触发序列扫描（Sequence Scan）　前瞻性心电触发序列扫描是指由患者心电信号的一个 R 波触发扫描进程，在 R 波后方一个预设的时间点启动射线曝光和数据采集，这个时间点通常是在心脏运动幅度最低的舒张期，在采集过程中，检查床保持静止，曝光和数据采集完成后，移动检查床至下一扫描位置，等待下一次触发的 R 波出现后，继续延时启动扫描。前瞻的 R 波位置由上三次 R-R 间期的平均值而得，步进和扫描交替进行，直至采集全部容积数据之后，扫描结束，即为轴扫模式。

传统的前瞻性心电触发序列扫描有以下几个特点：①仅在 R-R 间期的固定部分进行曝光，而 R-R 间期的其余时相和检查床移动过程中，均无射线放出，可以有效地降低剂量；②对于心率的规则性要求较高，前瞻性心电触发序列扫描对心脏运动性伪影非常敏感，容易产生错层伪影或阶梯状伪影，尤以心律不齐的患者最为明显；③由于只采集了单一时相的数据，无法动态观察心肌及瓣膜运动情况，故无法做心功能分析；④采集时间窗有限，预先设定的采集时间窗一旦设置即不能再更改，当图像效果不满意时，无法进行后期修正。

针对前瞻性心电触发序列扫描的上述特点，炫速二代双源 CT（Flash）和开源三代双源（TurboFlash）

进行了多项更新,在技术上使前瞻性心电触发序列扫描的应用更广泛,成功率更高。

(1)自适应心律调整:双源 CT 将不再单纯机械地执行扫描—进床的步骤,而是能够根据患者的心率变化调整扫描、数据采集和检查床移动的计划。

当出现以下两种情况时,设备将做出相应调整:①在扫描过程中某一处预定扫描的 R-R 间期内,如果尚未达到触发点而过早出现 R 波,则本次扫描将被自动取消,扫描床维持现有位置,在下一个 R-R 间期完成这次扫描;②在扫描过程中某一处预定扫描的 R-R 间期内,如果达到触发点后在序列扫描的过程中出现 R 波,本次扫描和数据采集会继续完成,但是采集的数据将被忽略(并非删除),扫描床维持现有位置,重复本次扫描并获取新的数据,值得注意的是,为保证扫描及时结束,原位重复扫描的机会只有一次。在轴位图像重建时,操作者可根据实际需要选择两次采集的数据二者其一进行重建,以保证能够获得良好的检查结果供诊断(图 1-5-12)。

操作者应该了解的是,当自适应心律调整功能被激活后,前瞻性心电触发序列扫描的检查时间会存在比较大的变化,其原因主要体现在以下两个方面:①两次扫描之间,检查床移动所需的时间与患者心率有关,当心率大于 56 次 /min 时,两次扫描之间将间隔一个 R-R 间期;当心率大于 107 次 /min 时,两次扫描之间将间隔两个 R-R 间期,这将使总扫描时间发生变化。②当异常 R 波被检测到后,系统在原处等待扫描或者重新扫描,将

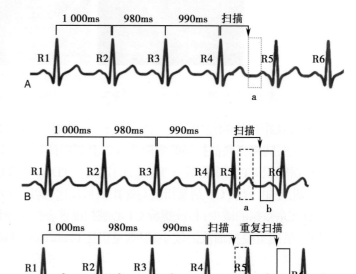

图 1-5-12　前瞻性心电触发序列扫描遇到异常 R 波信号时处置方式
A. 把前三次(R1~R4)R-R 间期时间的算术平均值作为扫描时的 R-R 间期,根据预设的触发时间,在相应的时间点开始序列扫描(a);B. 在某一个 R-R 间期,如果在触发扫描前由于心律失常心电过早出现 R 波(R5),那么这次的扫描 a 将被自动取消,扫描床原地不动,以 R5 为触发点,在下次心搏时完成这次扫描(b);C. 如果触发后在序列扫描的过程中(a)出现心电的 R 波(R5),扫描会继续完成,同时扫描床不动,在原地重复一次扫描(b)。

使扫描时间延长。因此,操作者在对比剂注射与心脏扫描开始之前,应该认识到这种潜在的风险,适当增加对比剂用量以保证扫描期间血管密度的一致性。

(2)曝光的心电调制与采集时间窗的订制:传统的前瞻性心电触发序列扫描(轴扫模式)仅在扫描部位采集重建所需的 180° 的数据,无冗余信息,故当患者的心率变化时,无法进行补偿,偶尔会出现错层或者阶梯状影像。第二代双源 CT 在前瞻性心电触发序列扫描方面又进行了较大的革新,将心电脉冲实时管电流调制技术(ECG-pulsing)引入前瞻性心电触发序列扫描模式。操作者可以按照被检查者的心动周期的百分比确定设置全剂量曝光的起止点,并同时也可以按照被检查者的心动周期的百分比设定部分曝光的起止点(图 1-5-13)。如果遇到心率异常,就可以扩大全剂量的范围,提高检查的成功率,可以在舒张期和 / 或收缩期利用全剂量曝光获得用来显示冠状动脉的数据,如果需要,可以在全剂量的两侧分别扩大低剂量的扫描范围(约为全剂量的 20%),获得的数据可以用来动态显示心肌、瓣膜的运动情况,也可以用来做心功能分析(图 1-5-14)。

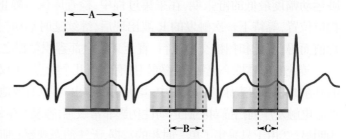

图 1-5-13　前瞻性心电触发序列扫描加入 ECG-pulsing 后各时间点示意图
A. X 射线曝光范围;B. 全剂量曝光范围;C. 数据采集时相。

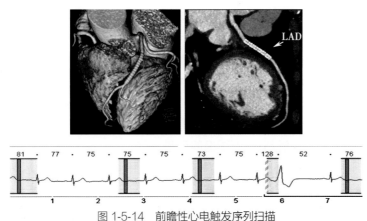

图 1-5-14　前瞻性心电触发序列扫描

患者平均心率为 77 次 /min。第三次扫描时出现期前收缩,扫描继续完成,检查床在原地不动,第四次重复扫描。病例支架结构清晰,对比剂通过顺利,期前收缩对此次检查没有任何影响。

3. 回顾性心电门控　回顾性心电门控技术(retrospective ECG-gating)是利用心电和 CT 扫描的同步采集技术,获得连续螺旋扫描数据和心脏运动的同步资料,扫描完成后可以根据同步记录的心电图选择心动周期中所需的任意时相进行重建。在心脏的检查中,双源 CT 目前已经越来越少的使用回顾性心电门控检查心脏,仅适用于心律失常和房颤患者。螺距是回顾性心电门控技术进行心脏螺旋扫描时最关键的参数。

双源 CT 根据下列公式计算螺距:

$$pitch = T_{rot}\left(\frac{心率 - H}{60}\right)$$

其中 T_{rot} 是机架旋转时间;心率(单位: 次 /min)指检测扫描序列装载前的 10 次心动周期,以最低的一次心动周期保留 10 的整数位作为基数,如检测到扫描序列装载前的 10 次心率最低的一次心率为 79,则这里的心率选值为 70 ;H 是在做冠状动脉检查时的风险控制,即在检查患者的过程中,患者在扫描开始后的某一次心率有可能低于自动选择心率,如果心率降低不超过 H 次 /min,就能保证获得单扇区重建的理想图像,此处 H 值根据心率的快慢略有不同,大于 100 次 /min 时,H 值为 20 次 /min,依次逐渐降低至大于 50 次 /min 时,H 值为 10 次 /min,由以上公式获得的心率与螺距对应关系(表 1-5-2)。

表 1-5-2　双源 CT 螺距随着心率自动调整对照表

心率 /(次·min⁻¹)	自动螺距
>40	0.17
>50	0.18
>60	0.23
>70	0.27
>80	0.31
>90	0.35
>100	0.38

如果遇到严重心律失常的患者,在检查过程中可能出现偶然性的心率低于上述 H 次 /min 的心率风险控制,就会出现数据缺口,甚至无法重建图像。因此,对这类患者,医师在检查前首先应该判断是否能使用自动螺距功能。如果使用自动螺距功能会给检查带来风险,医师应该按照患者实际较低的心率,手动选择相对小的螺距,确保检查的成功。

CT 常规检查时多使用有效 mAs 来衡量 X 射线剂量,医师会通过 mAs 的变化来预测扫描后图像的质量(或信噪比)。如果心脏检查时螺距保持不变,使用有效 mAs 来衡量 X 射线剂量、判断图像质量,其依然是很好的工具,双源 CT 心脏检查时的螺距会随着患者的心率发生变化,有效 mAs 是指扫描部位的射线总量,心脏重建方式和常规扫描方式明显不同,心脏扫描时螺距小,原地重复叠加扫描,扫描所得数据部分用于图像重建,而心脏图像重建仅需要同一位置大量数据中 180° 的数据。假设在心脏检查中设定有效 mAs 保持不变,而当患者心率加快时,如果螺距相应增大,那么就必须有更高的管电流(mA)才能维持不变的有效 mAs,180° 数据中实际用于重建图像的 mAs 会增加,心脏图像的信噪比降低,图像质量提高;反之,螺距降低,图像质量会下降。因此,医师工作中也就不能再通过有效 mAs 来衡量图像的质量,图像的质量也难以掌控。双源 CT 引入了新的概念——mAs/rot,即 CT 每旋转 1 圈时 mAs 的剂量,mAs/rot 不再和螺距相关。在实际工作中,螺距会随着心率的高低进行调整,尽管有效 mAs 会随着螺距的变化而变化,但是 mAs/rot 保持不变,即用于重建图像 180° 数据的 mAs 恒定不变,图像的质量也就不会变化。医师在实际工作中应该注意,可以调整 mAs/rot 预测扫描后图像重建的质量,如果 mAs/rot 确定,不必担心螺距的增加或降低会影响图像的质量;希望改善图像的质量时,人为降低螺距是毫无价值的,反而会增加扫描时间和患者的辐射剂量。螺距随着心率的提高而增加的意义在于,不仅可以缩短扫描时间,还可以明显降低患者的辐射剂量,而图像的质量不变。

4. 冠脉最佳成像时相的选择　心脏搏动是有规律的周期性运动,但是心脏的运动存在个体差异,因此重建心脏图像的时相也各不相同,找到不同患者心脏相对静止时的最佳时相是重建完美图像的关键。

心脏的自动最佳时相(cardio best phase)软件包能够自动从大量的原始数据中提取最佳收缩期和最佳舒张期的图像,不仅查找时相准确,而且节省了大量时间(图 1-5-15)。

选择最佳时相功能后,在后台进行数据处理,重建所有期相(ϕ1、ϕ2、ϕ3……) 在 Z 轴上的每一幅图像 $I(z,\phi1)$、$I(z,\phi2)$、$I(z,\phi2)$……

计算公式为:

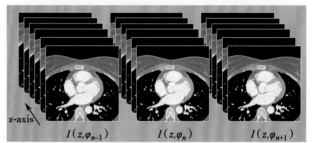

图 1-5-15　自动最佳时相功能重建出所有期相在 Z 轴上的每一幅图像

$$M(z,\varphi_n)= \sum_{pixel} |I(z,\varphi_n)-I(z,\varphi_{n+1})|+|I(z,\varphi_n)-I(z,\varphi_{n-1})|$$

把各期相 Z 轴上所有轴位图像,和相邻图像的位置进行对比,计算出每一幅图像和相邻图像位置的变化,根据图像位置移动的多少赋予不同的颜色,蓝色表示运动幅度小,红色表示运动幅度大。在收缩期和舒张期把运动幅度最小的蓝点连起来,确定作为重建时收缩期和舒张期的整个心脏相对静止的最佳时相,重建图像(图 1-5-16)。心脏的自动最佳时相功能明显降低了医师的劳动强度,优化了工作流程,使获得的图像运动伪影更少。

三、双源 CT 在小儿先天性心脏病成像的应用

超声是鉴别先天性心脏病的首选方法,但是超声检查很难获得良好的心外结构和右心室形态特征图像。MRI 显示的软组织对比度优于超

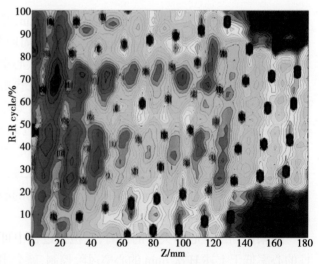

图 1-5-16　心脏运动图
横坐标 Z 表示心脏相对的解剖位置,纵坐标表示心脏搏动的不同时相,和相邻图像的位置进行对比,蓝色表示运动幅度小,红色表示运动幅度大。

声或 CT,但 MRI 技术的局限性在于扫描时间长、需要镇静。尽管 CT 在显示复杂解剖结构方面有其固有的优势,但它通常不是儿科患者心血管成像的首选方式。电离辐射、高心率的存在和无法指导患者是CT 检查的主要缺点和限制因素。

双源 CT 具有较高的单扇区时间分辨力,能够实现高心率下心脏成像(在收缩静息期获得高质量图像),前瞻性心电触发序列扫描和回顾性心电门控螺旋扫描技术是以往常规的心脏成像采集方式。随着第二代双源 CT 的诞生,一种全新的扫描模式——前瞻性心电触发螺旋扫描(大螺距成像技术)被用于小

儿先天性心脏病中。

第二代双源 CT 实现了大螺距超快速采集,同时又不降低图像质量;完成整个心脏扫描需 0.25 秒,瞬间即可完成扫描,屏气不再必需,对于小儿先天性心脏病的检查,此项扫描技术具备非常强的优势。而第三代双源 CT,相同检查范围的时间进一步缩短到 0.13 秒。该扫描技术可以瞬间完成婴幼儿的 CT 检查,从而避免了镇静剂的使用。极快的扫描速度,缩短了曝光时间,大幅降低了辐射剂量,心脏扫描的常规辐射剂量小于 1mSv。

(一)患者准备

儿科患者,特别是新生儿的影像学检查中,患者的体位非常重要。伪影可能是由手臂或心电图电极在胸部的位置不良引起的(图 1-5-17)。强烈建议为 0~4 岁的儿童患者使用真空垫,以确保舒适和安全,防止运动,并将手臂固定在头部上方。

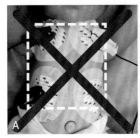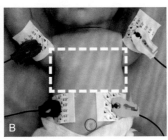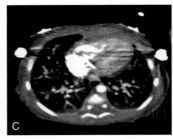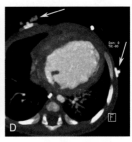

图 1-5-17　心电电极和电缆在扫描范围(A、C)内放置会导致严重的硬化线束伪影和条纹伪影。将心电图电极放置在手臂和上腹部(B)将避免伪影。磁共振兼容的碳电极片(D,黄色箭头)是首选,产生的伪影远小于常规电极片

当 CT 扫描仪的激光线定位患者偏离中心时,辐射剂量可能增加,或者图像质量会受到影响,因此,使用激光束在扫描仪上将儿童定位在轴向平面上的目测检查是强制性的。此外,在儿科心脏 CT 成像中,在 X 射线管和患者之间自动放置一个额外的蝴蝶结形过滤器,以减少患者周围的辐射剂量,这使得中心定位至关重要。儿科患者的扫描是一个具有挑战性的过程,这需要放射科技师和放射科医师之间的合作,以建立扫描和注射方案,以确保获得所有临床有用的信息。

(二)扫描参数

当诊断目的涉及心脏外解剖结构时,可以使用非心电门控的采集方式。双源 CT 的高时间分辨力对心脏运动的敏感度低于心脏本身,允许它们对心脏外结构进行高质量成像。此外,呼吸伪影会导致成像质量下降,非心电门控采集比心电门控采集更快,可以减少呼吸伪影。最后,由于低螺距采集,曝光时间更长,传统回顾性心电门控采集比非心电门控采集需要更高的辐射剂量。

当诊断目的与心脏内部解剖有关时,应使用心电门控采集。尽管儿科患者的心率较高,但大螺距模式的扫描速度将在大多数扫描中提供足够的诊断图像质量。大螺距模式提供最短的采集时间,而单个层面保持最高的时间分辨力(第三代双源 CT 为 66 毫秒,第二代双源 CT 为 75 毫秒)。

前瞻性心电图触发的大螺距螺旋模式可以减少呼吸和心脏运动伪影,可以用于不合作的及需要镇静和全身麻醉的患者。儿童患者的 R-R 间期长度约为 500 毫秒,心率约为 120 次/min。心电门控触发的 11cm 长的大螺距扫描需要 150 毫秒。随着心率的增加,所有冠状动脉的平均速度显著增加。在收缩期的相对静止期,心电图触发的大螺距扫描是可能的。

扫描技术和参数见表 1-5-3。

(三)临床应用

小儿心脏大血管疾病种类繁多,常为心内外复合畸形,手术治疗前应作出准确的诊断,尤其是病理解剖诊断。多层螺旋 CT 可以同时显示心内外多种畸形,特别是心外大血管解剖形态及侧支循环的分布,在诊断小儿先天性心脏病方面有极高的准确性,但是其射线剂量和成像质量问题一直是人们关注的热点。

双源 CT 具有极高的时间分辨力,基于此,高心率下可轻松完成采集成像,而且图像质量显著提高,

表 1-5-3　双源 CT 小儿先天性心脏病的扫描技术和参数

参数	SOMATOM Drive			SOMATOM Force		
	前瞻性心电触发大螺距 (Flash Cardio) 模式	前瞻性心电触发 (DS CoronaryCTA AdaptSeq) 模式	回顾性心电门控 (DS CoronaryCTA) 模式	前瞻性心电触发大螺距 (TurboFlash Cardiac) 模式	前瞻性心电触发 (DS CoronaryCTA AdaptSeq) 模式	回顾性心电门控 (DS CoronaryCTA) 模式
转速 /(s·r⁻¹)	0.28	0.28	0.28	0.25	0.25	0.25
螺距	3.4	/	0.15~0.5	3.2	/	0.15~0.5
参考管电压 /kV	80	80	80	80	80	80
参考 mAs	594	594	594	444	444	444
CARE kV	On	On	On	On	On	On
CARE Dose 4D	打开	打开	打开	打开	打开	打开
采集时相	心率<70 次/min, 以 65% 时相扫描; 心率≥70 次/min, 以 30% 时相扫描	200~350ms(根据心率调整)	200~350ms(根据心率调整)	心率<70 次/min, 以 65% 时相扫描; 心率≥70 次/min, 以 30% 时相扫描	200~350ms(根据心率调整)	200~350ms(根据心率调整)
重建层厚 /mm	0.75	0.75	0.75	0.6	0.6	0.6
重建间距 /mm	0.5	0.5	0.5	0.3	0.3	0.3
卷积核	B26f/I26f	B26f/I26f	B26f/I26f	Bv40	Bv40	Bv40
迭代	SAFIRE/ADMIRE 3	SAFIRE/ADMIRE 3	SAFIRE/ADMIRE 3	ADMIRE 3	ADMIRE 3	ADMIRE 3
对比剂注射速率 / (ml·s⁻¹·kg⁻¹)	0.1~0.12	0.1~0.12	0.1~0.12	0.1~0.12	0.1~0.12	0.1~0.12
对比剂总量	速率 ×8~10s	速率 ×10~12s	速率 ×10~12s	速率 ×8~10s	速率 ×10~12s	速率 ×10~12s

又因其实现了大螺距的快速扫描技术（Flash/TurboFlash 模式），使得心电门控下以极低的辐射剂量（小于 1mSv，低于天然本底辐射 2~5mSv）完成心脏扫描变为现实。

1. 先天性心内结构异常 包括房室间隔缺损、心房、心室发育异常等，由于 FlashCT 极高的空间分辨力和时间分辨力，对于心内结构的显示较单源 CT 有了明显的提高。

2. 先天性大血管发育异常 FlashCT 在大血管疾病诊断中的优势体现在对心外大血管解剖形态及侧支循环的准确显示，通过多种后处理技术可以多方位、多角度观察大血管起止排列关系、大血管和心腔连接关系，更准确地显示复杂解剖改变，为手术方案的制定提供详细信息（图 1-5-18~ 图 1-5-20）。

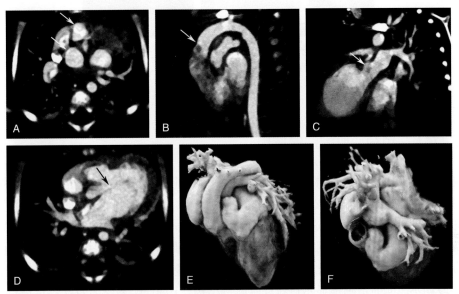

图 1-5-18 3 日龄 TGA 患者的 DSCT 图像

使用 SOMATOM Force 前瞻性心电触发大螺距扫描，有效辐射剂量为 0.5mSv，对比剂总量为 1.5ml，速率为 0.5ml/kg。主动脉（黄色箭头）起源于形态学上的右心室，位于肺动脉（白色箭头）的前面（A、B）。肺动脉（白色箭头）起源于形态学上的左心室（A、C）。存在大的室间隔缺损（D，黑色箭头）。有（E）和无（F）主动脉的实影渲染重建。

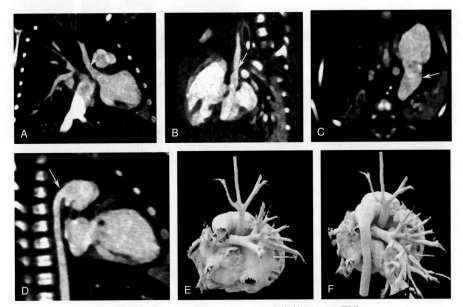

图 1-5-19 12 日龄 IAA 和 PDA 患者的 DSCT 图像

使用 SOMATOM Force 前瞻性心电触发大螺距扫描，有效辐射剂量为 0.9mSv，对比剂总量为 2ml，速率为 0.5ml/kg。A 型主动脉弓离断：左锁骨下动脉以远主动脉离断，见矢状位（A）和冠状位（B）图（黄色箭头）。降主动脉通过未闭动脉导管供血（C、D，黄色箭头）。上（E）和后（F）视图的实影渲染重建。

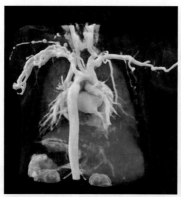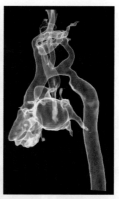

图 1-5-20　1 日龄主动脉缩窄患者的 DSCT 图像

使用 SOMATOM Force 前瞻性心电触发大螺距扫描,无镇静,有效辐射剂量为 1.39mSv,对比剂总量为 7ml。

四、双源 CT 在负荷心肌灌注的应用

多层螺旋 CT 的器官灌注基于对比剂稀释理论,使用细胞外含碘对比剂,组织的强化程度与碘含量的多少存在线性关系,CT 值可以直接反映组织内对比剂的浓度。传统的心肌灌注成像主要采用单光子发射型计算机体层摄影(single-photon emission computed tomography,SPECT)或磁共振成像(magnetic resonance imaging,MRI)。SPECT 心肌灌注成像由于空间分辨力很低,无法检测小面积的心内膜下缺血或普遍性心肌缺血;MRI 扫描时间长,对于部分有金属植入物或者幽闭恐惧症患者不能进行检查;且上述两种检查手段均不能同时清晰地显示冠状动脉解剖结构。1980 年,有学者首次尝试进行 CT 心肌灌注研究,随着设备发展,该技术逐渐成熟。负荷心肌灌注检查要结合心电触发技术、大容积覆盖技术、高时间分辨力技术,并要考虑放射剂量,只有同时解决这些技术问题,才有可能完成 CT 负荷心肌灌注检查。CCTA 与 CT 心肌灌注成像联合使用,可以同时对冠状动脉的解剖结构和生理功能进行评估。

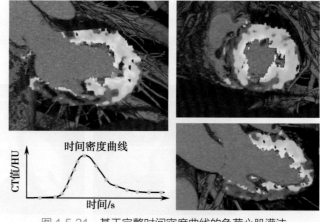

Flash 双源 CT 全新的设计使以上这些技术难题都得以解决,用较低剂量曝光,得到基于完整时间密度曲线的心肌活性诊断(图 1-5-21)。以下将介绍双源 CT 负荷心肌灌注的成像原理、方法和应用。

图 1-5-21　基于完整时间密度曲线的负荷心肌灌注

(一) 双源 CT 负荷心肌灌注的成像原理

利用腺苷或 ATP 激发心肌的负荷状态。这主要是利用了腺苷与 A_2 受体结合后对正常冠脉有显著的扩血管作用,而对狭窄冠脉作用微弱,从而引起窃流(steal)。由于窃流使正常冠脉灌注区过度灌注,而病变冠脉灌注区灌注减少,从而诱发心肌缺血,大多数情况下同时会引起心率加快。那么,对于负荷状态下快速搏动的心脏,要获取整个心肌的时间密度曲线和优质的图像,要解决两个问题:

1. 要在收缩期成像　因为心率较快时,心脏的相对静息期通常落在收缩期。此外,心肌在收缩期变厚,观察和诊断缺血更准确。

目前常用的方式为双源 CT 的动态穿梭模式及宽探测器扫描模式。由于负荷后心率会明显增加,而目前宽探测器 CT(如 320 排或 256 排 CT)的转速有限,时间分辨力一般为 125~175 毫秒,对于高心率患

者扫描时不可避免地出现运动伪影,所以使用宽探测器的扫描模式需要首先对心率进行控制,不符合心脏的自然状态,其结果的可信度受到限制。在实际应用中发现,主动脉的时间密度曲线变化明显,而心肌的时间密度曲线变化较小,使用宽探测器 CT 进行心肌灌注检查时,由于每次扫描的范围均为固定的 12~14cm,增加了不必要的曝光,辐射剂量相对较高。

相比之下,双源 CT 的时间分辨力(66~75 毫秒)很高,因此不需要提前控制心率,更符合心脏的自然状态,在收缩末期成像时,7.3~10.5cm 的覆盖范围也能包括整个左心室心肌(图 1-5-22)。双源的动态穿梭模式(Shuttle Mode)采集数据时,主动脉每次曝光都采集,而心肌则是间隔采集,这样的成像方式可以保证主动脉时间密度曲线采集的准确性,同时又不影响心肌时间密度曲线的采集,在保证结果准确性的同时,大幅度降低了辐射剂量。

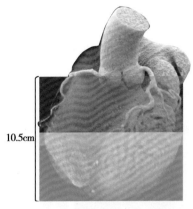

10.5cm

图 1-5-22　穿梭模式(Shuttle Mode)

双源 CT 具备两套球管 - 探测器系统,超高的时间分辨力完全可以在任意高心率下进行收缩期成像。

2. 要达到全心肌的覆盖范围　心脏在胸腔中呈斜位,Z 轴覆盖范围需要 5~6cm。第二代双源 CT 的两套探测器 Z 轴覆盖范围均为 38.4mm,但两个探测器是在同一 X/Y 轴平面上排列,扫描 1 圈不足以覆盖整个心肌。那么,双源 CT 采用心电触发穿梭序列扫描模式来解决这个问题:在整个灌注扫描期间,机架在两个位置间往复快速移动,单程移动时间为 0.7 秒,并在这两个位置上进行心电触发的序列扫描,这两次扫描覆盖范围会重叠 10%,那么整个 Z 轴覆盖为 7.3cm,SOMATOM Force 增加到 10.5cm,可以很好地覆盖整个心肌(见图 1-5-22),即两次序列扫描获取到整个心肌的一次采样信息。

（二）双源 CT 负荷心肌灌注的检查方法

首先排除对腺苷有禁忌证的患者,比如急性心肌梗死、不稳定型心绞痛、急性心肌炎、严重的室性心律失常、严重高血压或低血压、严重的主动脉狭窄及肥厚型梗阻性心肌病、病窦综合征、明显心功能不全、严重哮喘、氨茶碱过敏等。

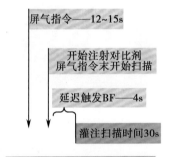

屏气指令——12~15s

开始注射对比剂
屏气指令末开始扫描

延迟触发BF——4s

灌注扫描时间30s

注射腺苷——2~3min,观察患者

图 1-5-23　腺苷负荷灌注检查的扫描程序

先行冠脉 CTA 扫描,然后静脉滴注腺苷注射液(浓度通常为 3mg/ml),用 22G 注射器以 140μg/(kg·min)的速率静脉滴注,在持续腺苷持续注射 2~3 分钟后开始灌注扫描,灌注扫描结束立即停止注射,期间监测血压和心率变化。腺苷负荷灌注检查的扫描程序见图 1-5-23。灌注扫描以前瞻性序列扫描,触发时相在收缩期,依据心率的不同,推荐使用不同的时相,参数见表 1-5-4。第二代双源 CT 负荷心肌灌注扫描的辐射剂量为(5.49 ± 1.36)mSv,使用 SOMATOM Force 的负荷心肌灌注的辐射剂量显著降低,为(3.97 ± 0.92)mSv。

（三）双源 CT 负荷心肌灌注的临床应用

近年来,冠状动脉 CT 血管造影(冠脉 CTA)对于诊断冠状动脉疾病的准确性已经被广泛证实,冠脉 CTA 检查已经在临床实践中常规应用。但冠脉狭窄对心肌活性的影响,以及心肌缺血治疗后的疗效评估,之前主要是依靠基于 SPECT 或 MRI 的

表 1-5-4　负荷心肌灌注扫描参数

SOMATOM Force	HeartVPCT
转速	0.25s
扫描持续时间	32s
参考管电压	80kV
参考管电流	300mAs
CARE kV	On
CARE Dose 4D	打开
采集时相	250ms
重建层厚	3mm
重建间距	2mm
卷积核	Qr36
对比剂速率	2gI/s
对比剂总量	速率 ×8s
延迟时间	固定 4s,或小剂量测试 TTS-4s

心肌灌注成像(myocardial perfusion imaging,MPI)。对于冠脉钙化斑块异常明显或者冠脉植入高密度支架的患者,冠脉 CTA 对其狭窄程度的评估较困难,因而对其心肌活性的评估就更加重要。如果能将冠脉 CTA 检查得到的冠脉解剖形态图像和 MPI 得到的心肌灌注图像相结合,可以对阻塞性冠脉疾病的诊断、预后和治疗方案提供有力的证据。在负荷状态下,心肌的灌注信息更有意义,而负荷状态下心脏搏动通常加快,单源 CT 因为时间分辨力的限制无法进行成像。随着 CT 技术的发展,双源 Flash CT 已经可以做到负荷全心肌灌注。因此,在负荷状态、心率较高的情形下,双源 CT 可以一站式行冠脉 CTA,获得冠脉狭窄的形态学信息;行负荷状态下全心肌灌注检查,获得心肌活性的功能学信息(图 1-5-24)。

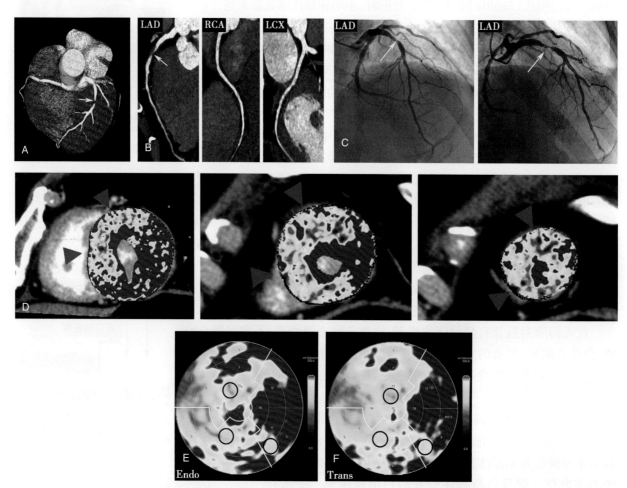

图 1-5-24　患者女性,75 岁,胸闷 1 年半

冠状动脉的容积再现(VR)图像(A)和曲面重建(CPR)图像(B)均显示左前降支近段的非钙化斑块(黄色箭头),严重狭窄至局部管腔次全闭塞。负荷动态 CT 灌注(D)显示左室前壁和室间隔(红色三角)的灌注减低。有创冠状动脉造影(C)显示左前降支近段严重狭窄(黄色箭头),FFR 值为 0.71,符合 CTA(A、B)和 CT 灌注(D~F)显示的病变。以 17 段 AHA 心肌模型为基础,绘制左室心肌的心内膜层心肌血流(MBF)彩色极图(E)和跨壁层心肌血流彩色极图(F),并手工绘制各血管区域内灌注缺损的感兴趣体积(VOIs)。左前降支(LAD)在心内膜层(E)和跨壁层(F)的相对比值(av 比值、Q3av 比值和 hi 比值)分别为 0.48、0.39、0.38,以及 0.53、0.44、0.40;左旋支(LCX)在心内膜层(E)和跨壁层(F)分别为 0.66、0.88、0.72,以及 0.88、0.73、0.69;右冠状动脉内膜层(E)和跨壁层(F)分别为 0.77、0.73、0.68,以及 0.85、0.74、0.66(该病例由北京协和医院提供)。

五、双源 CT 在双能量心肌灌注成像的应用

目前,双源 CT 的双能量成像技术已经可以常规应用于 CT 的各项常规检查,在同时得到常规密度图像和能量图像的同时,实现了检查剂量等于或小于常规单源 CT 的检查剂量。双能量成像技术应用于心

脏成像诊断时,一次曝光成像就可以诊断评估冠状动脉和心肌的病变情况。本节重点介绍双能量成像技术在心肌灌注成像的应用,内容包括双能量成像的原理、双能量心肌灌注成像的检查方法和临床应用及展望。

(一)双能量成像的基本原理

CT 在两种不同能量的 X 射线条件下(最主要是管电压的变化)分别对被照射物体进行成像,利用被照射物体在不同管电压条件下产生的 X 射线衰减值的差异性,对被照射物体进行二维能量空间内的定位和成像运算,从而可实现对被照射物体的性质识别、定量分析或减少 X 射线辐射剂量等应用。

CT 双能量成像的研究早在二十年前就已经开始了,但是一直有两个主要的问题困扰着 CT 研究人员和工程师,限制着双能量成像技术应用于临床。这两个最主要的问题是:①两种管电压条件下分别成像,如果在成像时间上存在前后差异,如何在二维能量空间中、被照射物质定位前进行准确的图像配准;②两种管电压条件下,如何解决 X 射线剂量过高的问题。双源 CT 采用的双能量成像技术成功地解决了这两个问题。双源 CT 首先采用同步采集模式,即在机架内的扫描平面内同时安装两套成像系统,进行同时、同步的采集成像(图 1-5-25),彻底消除图像配准问题;其次采用能谱纯化技术(selective photon shield,SPS)来有效降低成像的剂量(图 1-5-26),双能量的能谱纯化技术使得低千伏和高千伏的 X 射线能谱重叠部分变小,从而使得 X 射线辐射剂量减少。上述两个主要问题的解决使得双能量成像技术应用于临床变为现实。

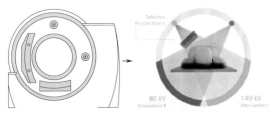

图 1-5-25　双源 CT 同步采集技术示意图

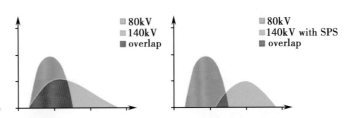

图 1-5-26　双能量的能谱纯化技术使得低千伏和高千伏的 X 射线能谱重叠部分变小,从而使得 X 射线辐射剂量减少

在进行含碘的 CT 对比剂增强检查时,正常的心肌组织和发生梗死的心肌组织对对比剂的摄取能力是不同的,正常的心肌组织增强正常,而发生梗死的心肌组织则没有增强。把对比剂在心肌组织内不同的分布情况用伪彩色表达出来,就得到了心脏灌注图像。由于双能量成像是在二维能量空间里进行对比剂的识别和表达,对对比剂分布浓度的识别敏感性要大于一维能量空间(如在 80kV 或 140kV 的单一条件下)里的识别敏感性(图 1-5-27),所以对对比剂浓度差异的分布(即心肌灌注情况)能够显著地表达出来,同时还可以对碘含量进行定量计算。

(二)双能量心肌灌注成像的检查方法

双源 CT 在进行双能量心肌灌注成像时,同双源 CT 的常规心脏成像一样,可采用心电图回顾性螺旋采集模式或心电图前瞻性序列采集模式,两种扫描模式的曝光和重建参数见表 1-5-5,扫描条件可以根据受检者的具体情况进行调整。但不同的是,分别采用 90kV 和 Sn150kV 两种管电压。对比剂的使用方案也和常规双源 CT 的心脏检查相同,为了更好地显示心肌缺血,可以使用腺苷或 ATP 进行负荷之后再检查。

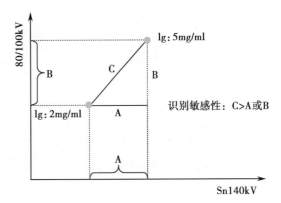

图 1-5-27　双能量技术对对比剂／碘的敏感性大于单源 CT

表 1-5-5 SOMATOM Force 双源 CT 心肌灌注成像的扫描参数

SOMATOM Force	前瞻性心电触发序列 （DE_CoronaryCTA_AdaptSeq）模式	回顾性心电门控螺旋 （DE_CoronaryCTA_HeartPBV）模式
kV 组合	90/Sn150kV	90/Sn150kV
参考管电流	165/127mAs	165/127mAs
CARE Dose 4D	打开	打开
转速	0.25s/r	0.25s/r
准直	128 × 0.6mm	128 × 0.6mm
螺距	/	Auto
采集时相	30%~75%（根据心率调整）	30%~75%（根据心率调整）
重建层厚	1.5mm	1.5mm
重建间距	1.0mm	1.0mm
卷积核	Qr40	Qr40
迭代	ADMIRE 2	ADMIRE 2

（三）双能量心肌灌注技术的临床应用

双能量心肌灌注的临床应用目的是,在对受检者进行冠脉评估的同时,也能够对心肌的灌注情况进行评估,并能够与对冠脉的诊断与评估结合在一起进行观察,两方面互相印证,有利于放射科医师作出更全面、准确的诊断。当受检者的心肌灌注减低时,比如急性心肌梗死时,最常见的病因是存在于冠状动脉上的易损斑块脱落,造成血供突然中断或减少。因此,当冠脉发生意外时,不但要对冠脉进行评估,也要对相应的心肌的灌注情况进行定性或定量评估,从而对明确疾病的严重程度、治疗方案的选择等都有帮助(图 1-5-28)。

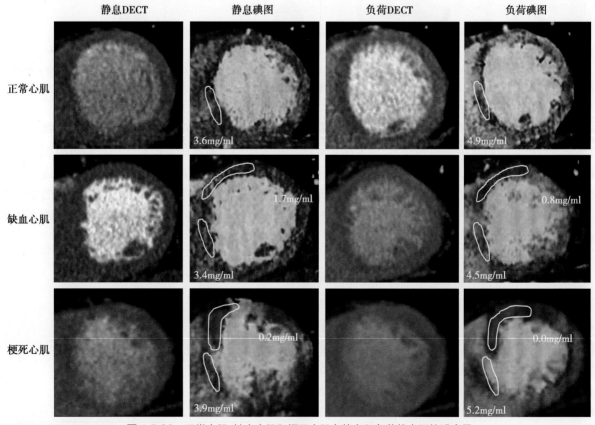

图 1-5-28 正常心肌、缺血心肌和梗死心肌在静息和负荷状态下的碘含量

双能量心肌灌注技术利用采集到的双能量心脏扫描数据,经过计算得到心肌的灌注情况。在数据采集过程中不需要对心脏进行平扫,只需利用对比剂的射线能量敏感性来进行计算处理。基于正常心肌组织和

受损心肌组织对对比剂的摄取差异性,双源 CT 心脏血流灌注检查能够检测出心肌内很小的灌注缺损区,具有很高的敏感性。据相关研究报道,双能量心肌灌注成像的敏感性是 84%,特异性是 94%,准确性为 92%;同时,对于狭窄程度>50% 的冠脉评估的敏感性也达到 98%,特异性是 88%,准确性是 92%。双能量心脏灌注检查扩展了常规的冠状动脉检查,即能评估冠状动脉,也同时能评估心肌缺血导致的心肌受损情况(图 1-5-29)。

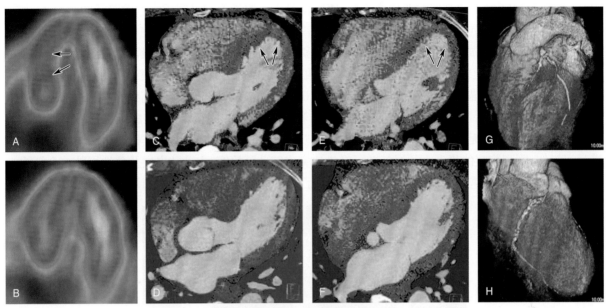

图 1-5-29　患者男性,75 岁,运动时胸痛气短

在负荷(A)和静息(B)SPECT 水平长轴图像上,可见前间壁可逆性灌注缺损(A,箭头)。对应的负荷和静息 DECT 视图上,也显示了负荷状态下心肌的灌注缺损(C、E,箭头),但静息状态下无异常(D、F)。冠状动脉 CT 血管造影显示,左前降支近端及中间支(G)、回旋支、右冠近端(H)明显狭窄。患者随后接受冠状动脉旁路移植术。

此外,还可以使用心脏双能量成像技术评估心肌纤维化情况,计算细胞外容积(extracellular volume,ECV)。研究发现,双能量 ECV 与 MRI 有较好的一致性。

由于能谱纯化技术的使用,双源 CT 的心肌灌注检查的剂量不高于双源 CT 常规心脏检查,甚至还可以低于常规单源 CT 的心脏检查的剂量。

双能量心肌灌注成像的优势虽然明显,但是也存在着一定的局限性,比如心腔内和胸主动脉内高浓度对比剂产生的伪影问题、如何选择最佳的彩色编码方案等,相信随着双源 CT 成像技术的进一步发展,这些问题必将得到解决。

六、双源 CT 在胸痛三联征中的应用

在急诊科,胸痛是第二常见的主诉,约占所有急诊科就诊的 5%,其病因很多,如胸膜炎、心包炎、肺炎等,其中最严重的是急性冠脉综合征、主动脉夹层和肺栓塞。研究发现,在因胸痛急诊就诊的患者中,急性冠脉综合征(ACS)占 31%,肺栓塞(PE)占 2%,主动脉夹层占 1%。因此,临床上能够及时、准确、有效地排除这三大致命的胸痛疾病,对于急诊医师无疑是莫大的帮助。冠状动脉 CTA 的出现可以准确、无创地评价冠状动脉疾病,同时,一次扫描它可以排除胸部其他致命性的导致胸痛的疾病,包括主动脉夹层和肺栓塞,即胸痛三联征。

(一) 双源 CT 胸痛三联检查的优势

自 20 世纪 70 年代 CT 就成为对急诊和创伤患者进行评价的重要手段,随着 CT 技术的进步,它的应用日益广泛。过去的几年中,CT 的空间分辨力和时间分辨力均有了明显的提高。

64 层 CT 的时间分辨力及空间分辨力明显提高,时间分辨力达到了 165 毫秒,但依旧受限于高心率

及较长的检查时间。

双源 CT 由于具备在 X-Y 平面上间隔约 90° 的两套采集系统,通过机架旋转约 90° 即可获得 180° 的数据,使单扇区采集的时间分辨力达到了 66 毫秒。双源 CT 扫描急性胸痛专有的扫描参数,整合上胸部的常规扫描及心脏部分的门控扫描获得的原始数据,可以整体重建出来。在进行心脏门控扫描时,双源 CT 螺距可以随着不同心率的变化而改变,使得任意心率的患者均可完成满意的冠状动脉检查,并能重建出优质的图像,完成对冠脉 CT 的诊断。高心率的急性胸痛患者亦能得到完美的临床诊断。但由于探测器宽度的限制,完成全部扫描需要 7~12 秒,很多胸痛患者由于无法屏住呼吸而导致图像质量下降。

双源 CT 在技术上做了重大的创新,将采集速度推到了一个更新的高度。两组探测器能同步进行两组互补的无缝螺旋扫描,结合机架旋转速度缩短到 0.25 秒,这使时间分辨力提高到 66 毫秒,扫描床进床速度高达每秒 73.7cm,从而使整个心脏检查在 0.13 秒完成,全胸采集在 0.4 秒完成,意味着 CT 检查史上第一次实现胸部扫描无须屏气。一站式评估胸痛三联征,采用大于 3 的螺距,其检查时间与胸部常规扫描时间相似,剧烈胸痛的患者无须屏气即可轻松地完成肺动脉栓塞、主动脉夹层及急性冠脉综合征的一站式筛查。由于检查速度显著提高,从而明显降低了患者的辐射剂量及对比剂用量(图 1-5-30)。

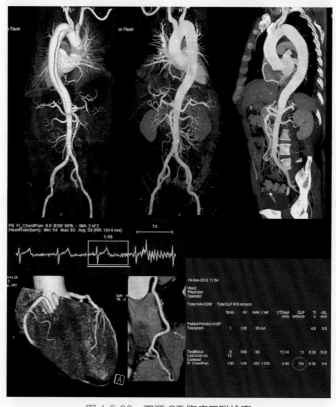

图 1-5-30   双源 CT 胸痛三联检查
一个心动周期完成了从主动脉弓到髂总动脉的检查,清楚地显示主动脉夹层及冠脉血管,总的检查剂量仅有 4mSv。

(二) 双源胸痛三联征的 CTA 检查方法

急性胸痛三联征的常规 CTA 检查中,要面对以下方面的挑战。

首先是屏气时间的影响,一次扫描要涵盖肺动脉、主动脉和冠状动脉,范围从肺尖到膈肌,较冠状动脉 CTA 的扫描范围明显增大,患者屏气时间明显延长,在 64 层 CT 需要 20 秒。其次是心率的影响,该扫描计划需在心电门控触发下进行检查,因而心率的快慢直接影响图像质量。胸痛患者的心率大多较快,在 64 层检查中患者需要服用降低心率的药物。检查范围的增加势必会增加辐射剂量,患者的剂量常高达 15mSv。

双源 CT 由于大螺距的采集,在一次心动周期即 0.6 秒就完成了全胸的覆盖,患者无须屏气即可很好地完成检查。其业内最高的时间分辨力可以适配各种不同心率患者的检查,其采用大螺距的炫速采集模式,明显降低了患者的辐射剂量,从而使常规胸痛三联征筛查成为可能。其检查参数见表 1-5-6。

表 1-5-6 SOMATOM Force 双源 CT 胸痛三联征的扫描参数

	前瞻性心电触发大螺距 (TurboFlash_ChestPainECG)模式	回顾性心电门控 (DS_ChestPainECG)模式
转速	0.25s/r	0.25s
螺距	3.2	0.15~0.5
参考管电压	100kV	100kV
参考管电流	288mAs	288mAs
CARE kV	On	On
CARE Dose 4D	打开	打开
采集时相	心率<70 次 /min,以 65% 时相扫描;心率 ≥70 次 /min,以 30% 时相扫描	30%~75%(根据心率调整)
重建层厚	0.75mm	0.75mm
重建间距	0.5mm	0.5mm
卷积核	Bv36	Bv36
迭代	ADMIRE 3	ADMIRE 3

此外,如果明确需要鉴别肺栓塞和主动脉夹层,可以使用无心电门控的大螺距炫速扫描模式,准备工作更简单、易行,同时也能获得较好的冠脉图像(图 1-5-31)。

(三)双源 CT 对比剂注射方案

急性胸痛三联征 CTA 的扫描要求为,在一次扫描中可以获得能够评价冠脉狭窄及斑块、发现肺动脉栓子及主动脉病变的清晰影像,这对于选择团注时间、启动延迟时间是一个挑战。因为肺动脉强化峰值(从上肢注射,9~12 秒),明显早于主动脉及冠状动脉(16~22 秒)。常用的对比剂跟踪技术包括团注跟踪技术及小剂量对比剂测试技术。因大螺距炫速采集模式的采集时间极短,建议用小剂量测试技术获得个性化的扫描延迟时间。

采用双相注药方案可以获取三大血管的明显均匀强化,即第一相采用高流速,如 5ml/s,第二相流速减低,如减低为 3ml/s。如果高压注射器允许,在第二相中可采用生理盐水与对比剂混合液注射。实际应用中,还可以根据具体扫描使用的千伏,相应调整注射速率和总量。

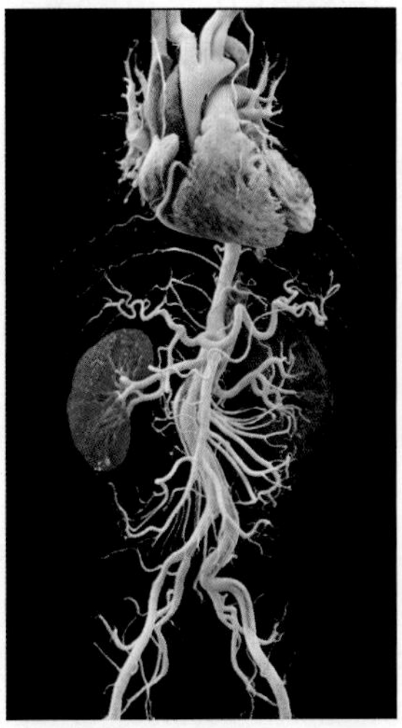

(四)双源 CT 降低扫描剂量的措施

胸痛三联征一次进行筛查,从而为胸痛患者的早期诊断带来了先机,但辐射剂量依旧是不容忽视的问题。胸部采集的有效辐射剂量为剂量长度乘积(DLP)与胸部辐射转换因子(成人 0.014,小儿 0.017)的乘积,单位为 mSv。与正常冠脉检查相比,胸痛三联征的 CTA 检查由于扫描野增大,有效辐射剂量增加 50% 左右。

为了降低患者的剂量,可采用相关有效的方法:①以往需要根据患者的体重指数(body mass index,

图 1-5-31 主动脉夹层患者,SOMATOM Force 无心电门控的大螺距炫速扫描

该患者扫描时没有连接心电导联,由于双源 CT 超快的扫描速度和超高的时间分辨力,冠脉血管显示清晰。扫描参数:90kV,98mAs。有效辐射剂量为 2.1mSv。

BMI）调整管电压与管电流，当前可以使用 CARE kV 和 CARE Dose 4D 技术，系统会根据扫描获得的定位图信息自动调整管电压和管电流；②心电剂量调节，应用最大心电剂量调节技术，可使有效剂量降低30%~50%；③ CT 可以采用自动心电门控转换技术，即从肺尖到气管隆嵴水平无心电门控技术，而气管隆嵴以下启动心电门控扫描模式。

双源 CT 的大螺距炫速采集模式能在一个心动周期完成胸痛三联征的检查，从而极大地降低了患者的检查剂量。

对于急性胸痛三联征的双源 CTA 检查，在排除可疑急性冠脉综合征的急性胸痛患者诊断过程中有着近乎完美的表现，对于急诊医师及时制定正确的治疗方案起着至关重要的作用。此外，也期望它为急诊胸痛三联征快速、准确、有效的诊断起到越来越重要的作用。

（赵 喜　宋志巍　胡炳欣　王 静　李立刚）

参考文献

［1］ FLOHR T G, MCCOLLOUGH C H, BRUDER H, et al. First performance evaluation of a dual-source CT (DSCT) system [J]. Eur Radiol, 2006, 16 (2): 256-268.

［2］ LESCHKA S. Noninvasive coronary angiography with 64-section CT: Effect of average heart rate and heart rate variability on image quality [J]. Radiology, 2006, 241 (2): 378-385.

［3］ ACHENBACH S, MARWAN M, SCHEPIS T, et al. High-pitch spiral acquisition: A new scan mode for coronary CT angiography [J]. J Cardiovasc Comput Tomogr, 2009, 3 (2): 117-121.

［4］ OHNESORGE B M, FLOHR T G, BECKER C R, et al. Multi-slice and dual-source CT in cardiac imaging: principles, protocols, indications, and outlook [M]. 2nd ed. Berlin-Heidelberg: Springer-Verlag, 2007.

［5］ HO K T, CHUA K C, KLOTZ E, et al. Stress and rest dynamic myocardial perfusion imaging by evaluation of complete time-attenuation curves with dual-source CT [J]. JACC Cardiovasc Imaging, 2010, 3 (8): 811-820.

［6］ LESCHKA S, STOLZMANN P, DESBIOLLES L, et al. Diagnostic accuracy of high-pitch dual-source CT for the assessment of coronary stenoses: first experience [J]. Eur Radiol, 2009, 19 (12): 2896-2903.

［7］ JIA C F, ZHONG J, MENG X Y, et al. Image quality and diagnostic value of ultra low-voltage, ultra low-contrast coronary CT angiography [J]. Eur Radiol, 2019, 29 (7): 3678-3685.

［8］ HUSMANN L, VALENTA I, GAEMPERLI O, et al. Feasibility of low-dose coronary CT angiography: first experience with prospective ECG-gating [J]. Eur Heart J, 2008, 29 (2): 191-197.

［9］ GRASER A, JOHNSON T R C, HECHT E M, et al. Dual-energy CT in patients suspected of having renal masses: can virtual nonenhanced images replace true nonenhanced images? [J]. Radiology, 2009, 252 (2): 433-440.

［10］ ALKADHI H. Radiation dose of cardiac CT—what is the evidence?[J]. Eur Radiol, 2009, 19 (6): 1311-1315.

［11］ HAUSLEITER J, MEYER T, HERMANN F, et al. Estimated Radiation Dose Associated With Cardiac CT Angiography [J]. JAMA, 2009, 301 (5): 500-507.

［12］ PRIMAK A N, MCCOLLOUGH C H, BRUESEWITZ M R, et al. Relationship between Noise, Dose, and Pitch in Cardiac Multi-Detector Row CT [J]. Radiographics, 2006, 26 (6): 1785-1794.

［13］ ALKADHI H, STOLZMANN P, DESBIOLLES L, et al. Low-dose, 128-slice, dual-source CT coronary angiography: Accuracy and radiation dose of the high-pitch and the step-and-shoot mode [J]. Heart, 2010, 96 (12): 933-938.

［14］ LELL M, HINKMANN F, ANDERS K, et al. High-Pitch Electrocardiogram-Triggered Computed Tomography of the Chest [J]. Invest Radiol, 2009, 44 (11): 728-733.

［15］ SOMMER W H, SCHENZLE J C, BECKER C R, et al. Saving Dose in Triple-Rule-Out Computed Tomography Examination Using a High-Pitch Dual Spiral Technique [J]. Invest Radiol, 2010, 45 (2): 64-71.

［16］ GOETTI R, FEUCHTNER G, STOLZMANN P, et al. High-pitch dual-source CT coronary angiography: systolic data acquisition at high heart rates [J]. Eur Radiol, 2010, 20 (11): 2565-2571.

［17］ ACHENBACH S, ROPERS D, HOLLE J, et al. In-plane coronary arterial motion velocity: measurement with electron-beam CT [J]. Radiology, 2000, 216 (2): 457-463.

［18］ HONG C, BECKER C R, HUBER A, et al. ECG-gated reconstructed multi-detector row CT coronary angiography: effect of varying trigger delay on image quality [J]. Radiology, 2001, 220 (3): 712-717.

[19] WILLMANN J K, WEISHAUPT D, KOBZA R, et al. Coronary artery bypass grafts: ECG-gated multi-detector row CT angiography-influence of image reconstruction interval on graft visibility [J]. Radiology, 2004, 232 (2): 568-577.

[20] SCHOEPF U J, ZWERNER P L, SAVINO G, et al. Coronary CT angiography [J]. Radiology, 2007, 244 (1): 48-63.

[21] LESCHKA S, SCHEFFEL H, DESBIOLLES L, et al. Image quality and reconstruction intervals of dual-source CT coronary angiography [J]. Invest Radiol, 2007, 42 (8): 543-549.

[22] GOO H W, YANG D H. Coronary artery visibility in free-breathing young children with congenital heart disease on cardiac 64-slice CT: dual-source ECG-triggered sequential scan vs. single-source non-ECG-synchronized spiral scan [J]. Pediatr Radiol, 2010, 40 (10): 1670-1680.

[23] CHENG Z, WANG X, DUAN Y, et al. Low-dose prospective ECG-triggering dual-source CT angi-ography in infants and children with complex congenital heart disease: first experience [J]. Eur Radiol, 2010, 20 (10): 2503-2511.

[24] BOOIJ R, DIJKSHOORN M L, VAN STRATEN M, et al. Cardiovascular imaging in pediatric patients using dual source CT [J]. J Cardiovasc Comput Tomogr, 2016, 10 (1): 13-21.

[25] JIN K N, PARK E A, SHIN C, et al. Retrospective versus prospective ECG-gated dual-source CT in pedi-atric patients with congenital heart diseases: compar-ison of image quality and radiation dose [J]. Int J Cardiovasc Imaging, 2010, 26 (1): 63-73.

[26] SCHICCHI N, FOGANTE M, ESPOSTO PIRANI P, et al. Third-generation dual-source dual-energy CT in pediatric congenital heart disease patients: state-of-the-art [J]. Radiol Med, 2019, 124 (12): 1238-1252.

[27] WILSON R F, WYCHE K, CHRISTENSEN B V, et al. Effects of adenosine on human coronary arterial circulation [J]. Circulation, 1990, 84 (5): 1595-1606.

[28] TAKAFUJI M, KITAGAWA K, ISHIDA M, et al. Myocardial Coverage and Radiation Dose in Dynamic Myocardial Perfusion Imaging Using Third-Generation Dual-Source CT [J]. Korean J Radiol, 2020, 21 (1): 58-67.

[29] ACHENBACH S, ROPERS U, KUETTNER A, et al. Randomized Comparison of 64-Slice Single-and Dual-Source Computed Tomography Coronary Angiography for the Detection of Coronary Artery Disease [J]. JACC

Cardiovasc Imaging, 2008, 1 (2): 177-186.

[30] MILLER J M, ROCHITTE C E, DEWEY M, et al. Diag-nostic Performance of Coronary Angiography by 64-Row CT [J]. N Engl J Med, 2008, 359 (22): 2324-2336.

[31] ONG T K, CHIN S P, LIEW C K, et al. Accuracy of 64-row multidetector computed tomography in detecting coronary artery disease in 134 symptomatic patients: influence of calcification [J]. Am Heart J, 2006, 151 (6): 1323. e1-1323. e6.

[32] PUGLIESE F, WEUSTINK A C, VAN MIEGHEM C, et al. Dual source coronary computed tomog-raphy angiography for detecting in-stent reste-nosis [J]. Heart, 2008, 94 (7): 848-854.

[33] RIST C, VON ZIEGLER F, NIKOLAOU K, et al. Assessment of Coronary Artery Stent Patency and Restenosis Using 64-Slice Computed Tomog-raphy [J]. Acad Radiol, 2006, 13 (12): 1465-1473.

[34] HUSMANN L, HERZOG B A, GAEMPERLI O, et al. Diagnostic accuracy of computed tomography coro-nary angiography and evaluation of stress-only single-photon emission computed tomography/computed tomography hybrid imaging: comparison of prospec-tive electrocardiogram-triggering vs. retrospective gating [J]. Eur Heart J, 2009, 30 (5): 600-607.

[35] MEHDI N, HANY T F, PASCAL K, et al. Integrated PET/CT for the assessment of coronary artery disease: a feasibility study [J]. J Nucl Med, 2005, 46 (6): 930-935.

[36] YI Y, XU C, WU W, et al. Myocardial blood flow analysis of stress dynamic myocardial CT perfu-sion for hemodynamically significant coronary artery disease diagnosis: The clinical value of relative parameter optimization [J]. J Cardiovasc Comput Tomogr, 2020, 14 (4): 314-321.

[37] JOHNSON T R C, KRAUSS B, SEDLMAIR M, et al. Material differentiation by dual energy CT: initial experience [J]. Eur Radiol, 2007, 17 (6): 1510-1517.

[38] AVRIN D E, MACOVSKI A, ZATZ L E. Clinical appli-cation of Compton and photo-electric reconstruction in computed tomography: preliminary results [J]. Invest Radiol, 1978, 13 (3): 217-222.

[39] OESTMANN J W, GREENE R, RHEA J T, et al. "Single-exposure" dual energy digital radiography in the detection of pulmonary nodules and calcifica-tions [J]. Invest Radiol, 1989, 24 (7): 517-521.

[40] FLOHR T G, MCCOLLOUGH C H, BRUDER H, et al. First performance evaluation of a dual-source CT (DSCT) system [J]. Eur Radiol, 2006, 16 (2): 256-268.

[41] VAN ASSEN M, LAVRA F, SCHOEPF U J, et al. Iodine

quantification based on rest/stress perfusion dual energy CT to differentiate ischemic, infarcted and normal myocardium [J]. Eur J Radiol, 2019, 112: 136-143.

［42］ MICHAEL G J. Tissue analysis using dual energy CT [J]. Australas Phys Eng Sci Med, 1992, 15 (2): 75-87.

［43］ TEKIN N S, OZDOLAP S, SARIKAYA S, et al. Bone mineral density and bone turnover markers of patients with Behçet's disease [J]. J Eur Acad Dermatol Venereol, 2007, 21 (1): 25-29.

［44］ RUZSICS B, LEE H, ZWERNER P L, et al. Dual-energy CT of the heart for diagnosing coronary artery stenosis and myocardial ischemia-initial experience [J]. Eur Radiol, 2008, 18 (11): 2414-2424.

［45］ TESCHE C, GRAY H N, ALBRECHT M H. Dual-Energy CT for analyzing extracellular volume fraction: A promising novel technique in myocardial fibrosis diagnostics? [J]. J Cardiovasc Comput Tomogr, 2020, 14 (4): 377-378.

［46］ RUI W, XINMIN L, JOSEPH S U, et al. Extracellular volume quantitation using dual-energy CT in patients with heart failure: Comparison with 3T cardiac MR [J]. Int J Cardiol, 2018, 268: 236-240.

［47］ WHITE C S, KUO D. Chest Pain in the Emergency Department: Role of Multidetector CT [J]. Radiology, 2007, 245 (3): 672-681.

［48］ HOFMANN L K, ZOU K H, COSTELLO P, et al. Electrocardiographically Gated 16-section CT of the Thorax: Cardiac Motion Suppression [J]. Radiology, 2004, 233 (3): 927.

［49］ JAKOBS T F, BECKER C R, OHNESORGE B, et al. Multislice helical CT of the heart with retrospective ECG gating: reduction of radiation exposure by ECG-controlled tube current modulation [J]. Eur Radiol, 2002, 12 (5): 1081-1086.

［50］ JOHNSON T R, NIKOLAOU K, WINTERSPERGER B J, et al. ECG-gated 64-MDCT angiography in the differential diagnosis of acute chest pain [J]. AJR Am J Roentgenol, 2007, 188 (1): 76-82.

［51］ GALLAGHER M J, RAFF G L. Use of multislice CT for the evaluation of emergency room patients with chest pain: The so-called "Triple rule-out" [J]. Catheter Cardiovasc Interv, 2008, 71 (1): 92-99.

［52］ STILLMAN A E, OUDKERK M, ACKERMAN M, et al. Use of multidetector computed tomography for the assessment of acute chest pain: a consensus statement of the North American Society of Cardiac Imaging and the European Society of Cardiac Radiology [J]. Eur Radiol, 2007, 17 (8): 2196-2207.

［53］ JOHNSON T R, NIKOLAOU K, BECKER A, et al. Dual-source CT for chest pain assessment [J]. Eur Radiol, 2008, 18 (4): 773-780.

［54］ GOETTI R, BAUMÜLLER S, FEUCHTNER G, et al. High-Pitch Dual-Source CT Angiography of the Thoracic and Abdominal Aorta: Is Simultaneous Coronary Artery Assessment Possible? [J]. Am J Roentgenol, 2010, 194 (4): 938-944.

［55］ BAMBERG F, SOMMER W H, SCHENZLE J C, et al. Systolic acquisition of coronary dual-source computed tomography angiography: feasibility in an unselected patient population [J]. Eur Radiol, 2010, 20 (6): 1331-1336.

［56］ ALKADHI H, STOLZMANN P, DESBIOLLES L, et al. Low-dose, 128-slice, dual-source CT coronary angiography: Accuracy and radiation dose of the high-pitch and the step-and-shoot mode [J]. Heart, 2010, 96 (12): 933-938.

［57］ LIN C T, CHU L C H, ZIMMERMAN S L, et al. High-pitch non-gated scans on the second and third generation dual-source CT scanners: comparison of coronary image quality [J]. Clin Imaging, 2020, 59 (1): 45-49.

［58］ JOHNSON T R C, NIKOLAOU K, WINTERSPERGER B J, et al. Optimization of Contrast Material Administration for Electrocardiogram-gated Computed Tomographic Angiography of the Chest [J]. J Comput Assist Tomogr, 2007, 31 (2): 265-271.

［59］ ABADA H T, LARCHEZ C, DAOUD B, et al. MDCT of the Coronary Arteries: Feasibility of Low-Dose CT with ECG-Pulsed Tube Current Modulation to Reduce Radiation Dose [J]. AJR Am J Roentgenol, 2006, 186 (6 Suppl 2): S387-S390.

［60］ JAKOBS T F, BECKER C R, OHNESORGE B, et al. Multislice helical CT of the heart with retrospective ECG gating: reduction of radiation exposure by ECG-controlled tube current modulation [J]. Eur Radiol, 2002, 12 (5): 1081-1086.

［61］ HUNOLD P, VOGT F M, SCHMERMUND A, et al. Radiation Exposure during Cardiac CT: Effective Doses at Multi-Detector Row CT and Electron-Beam CT [J]. Radiology, 2003, 226 (1): 145-152.

［62］ EARLS J P, BERMAN E L, URBAN B A, et al. Prospectively gated transverse coronary CT angiography versus retrospectively gated helical technique: improved image quality and reduced radiation dose [J]. Radiology, 2008, 246 (3): 742-753.

第二章
心血管 CT 检查方法

第一节　心血管 CTA 检查流程

一、CTA 检查常规流程

1. 巡诊医师审阅 CT 申请单、相关临床病历及影像学资料,确保辐射检查的正当性。

2. 了解受检者身体有无特殊不适、有无药物过敏史及其他对比剂应用禁忌证(签署对比剂应用的知情同意书)、是否属于对比剂急性肾损伤(CIN)高危风险的患者,以及肾毒性药物服用情况(应停用 48 小时后再行 CTA 检查)。

3. 危重患者、老年体弱患者及婴幼儿患者应有家属陪同。

4. 待检者应提前到候诊区休息,观看 CT 检查宣教片,了解检查程序,消除紧张情绪以便积极配合检查,必要时可服用镇静剂。

5. 拟行 ECG 门控心脏 / 冠状动脉 CT 检查者需提前测量心率 / 心律;心率 / 心律的具体要求随设备性能而异,64 排 CT 要求心率 ≤ 70 次 /min 且心律齐,后 64 排 CT 要求心率 ≤ 90 次 /min 并较平稳,心率过快或心律不齐者应于检查前 0~7 天在临床医师指导下服用 β 受体阻滞剂类药物进行调整。

6. 去除待检部位的外衣和体外金属异物。

7. 进入准备室,由护士建立外周静脉(肘正中静脉)通道(冠状动脉搭桥术后复查在内乳动脉桥对侧上肢进行静脉穿刺,怀疑头臂动脉病变者应在病变对侧上肢或下肢进行静脉穿刺)。

8. 进入 CT 扫描间进行检查。

二、对比剂不良反应的处理

1. 对比剂应用过程中,如发生过敏反应,须立即停止注射及检查,使患者平卧,必要时吸氧,并立即报告当班医师,须记录发生过敏反应的药物名称、批号,报告药剂科并保留药品。

2. 一般过敏反应,病情较轻者遵医嘱对症处理,住院患者应通知病房由住院医师将其接回;门诊患者应密切观察病情,待其完全恢复并获医师准许后方可离开。

3. 发生过敏性休克等重度反应者须就地及时抢救,保持静脉通畅,遵医嘱对症给药,立即联系急诊室、麻醉科和二线医师,如出现呼吸、心搏骤停,即刻行心肺复苏术,密切观察患者情况,记录患者生命体征、一般情况及抢救过程。

三、对比剂外渗的处理

1. 发现对比剂外渗时,应停止注射,保留针头回抽部分外渗的药液。

2. 给予 50% 硫酸镁冷敷,抬高患肢以利于血液回流及液体吸收,减轻周围组织水肿程度。

3. 告知患者对比剂外渗的吸收过程及相应的对症处理方法,运用积极的语言、表情、行为等缓解患者的紧张情绪,减轻患者的心理压力。

4. 嘱患者 24 小时内勿热敷,密切观察患肢的肿胀程度、桡动脉搏动及手指末梢血液循环情况,如局部病情持续加重或出现水疱,及时复诊对症处理。

四、CTA 检查后相关事项

1. 检查完成后静脉通道需保留 10 分钟左右,如无不适,方可拔针;患者应在休息室留观 15~60 分钟,若有不适,及时告知当班医师对症处理。

2. 检查后根据需要进行图像三维后处理、拍摄胶片、刻录光盘并进行资料归档。

第二节 冠状动脉与冠状静脉 CT 检查方法

一、冠状动脉 CT 钙化积分扫描及计算

(一)冠状动脉 CT 钙化积分扫描方法

冠状动脉钙化出现在冠状动脉疾病的早期阶段,是动脉粥样硬化斑块中的钙盐沉着;定义为冠状动脉管壁上 CT 密度值>130HU 的斑块。钙化积分(calcium score,CaSc)对判断患者是否患动脉粥样硬化有帮助,如果冠状动脉疾病存在,CaSc 将明确病变的范围。

钙化积分(CaSc)扫描是一种低辐射、简单的技术。由于对图像质量的要求不像增强血管造影(CTA)那样高,所以可以使用低辐射剂量扫描。运用前瞻门控(比较窄的曝光时间窗)、大螺距扫描、厚层扫描技术,可以有效降低患者接受的电离辐射。具体方法为采用 2.5~3mm 层厚,自主肺动脉下缘向下连续扫描,无间距,每幅图像在 R-R 间期的 80% 触发。如果患者心率快(>80 次 /min),建议在 R-R 间期的 40% 触发。钙化积分的扫描范围(FOV)应包括心脏及邻近肺组织,通过观察心脏及心包影像来评价心腔大小、瓣膜钙化及冠状动脉钙化。

(二)冠状动脉 CT 钙化积分计算方法

CT 设备扫描完的图像传至图像后处理工作站。计算机自动识别的钙化斑块定义归类于冠状动脉血管分支,主要包括左主干(LM)、前降支(LAD)、回旋支(LCX)和右冠状动脉(RCA),即可得到各支冠状动脉的病灶数目、钙化体积、质量和 Agatston 积分;各 3 级血管分支的钙化计入相应的 2 级血管,如对角支的钙化归入前降支,钝缘支钙化归入左回旋支。所有各分支血管钙化积分的总和即是该患者的总钙化积分。

Agatston 积分以钙化密度测量为基础,其可重复性为 ±(15%~20%)。钙化的密度被设计成为一种加权因子(密度积分),是一种阶梯状的形式,而不是线性或连续的。差别不明显的 CT 值(Hounsfield unit,HU)可以产生明显不同的密度积分。因为 Agatston 积分是由动脉壁钙化的因子和面积共同决定的,即使钙化积分的 CT 值非常接近,由于密度积分的不同,得到的钙化积分会存在巨大的差异。

$$Agatston \text{ 积分} = \text{亨氏单位} \times \text{面积}$$

例如,规定 200HU 的 CT 值表示密度因子为 1,而 201HU 的 CT 值表示密度因子是 2。那么,如果钙化面积是 5 个像素,200HU 的 CT 值将得到 5 分的 Agatston 积分(由 1 个密度因子和 5 个钙化像素区域相乘所得),但因为密度因子增加到 2,201HU 的 CT 值(与上述 CT 值 200HU 无明显差异)得到的 Agatston 积分却是 10 分(2 个密度因子和 5 个钙化像素区域相乘所得)。

其他测量冠状动脉钙化积分的方法包括钙化容积积分和钙化质量。钙化容积积分重复性较高,但容易受到部分容积效应的影响。钙化质量测量准确,但是需要特殊的设备,实际测量存在困难。目前,临床应用还是以 Agatston 积分算法为主。

二、冠状动脉 CT 血管成像扫描

(一)适应证

1. 先天性冠状动脉变异和畸形。
2. 冠状动脉狭窄、闭塞及扩张性病变。
3. 冠状动脉搭桥术前帮助制定手术计划及术后桥血管通畅程度的评价。
4. 冠状动脉内支架术后对支架通畅情况的评价。
5. 心脏占位性病变的诊断。
6. 心包疾病的诊断。
7. 心功能分析、心脏瓣膜形态及功能评价。

(二)扫描前准备

1. 对比剂方案设定　对比剂注射方式:双筒双流三时相注射,注射参数根据设备性能及受检者心率/心律设置,例如对比剂浓度为 350~370mgI/ml,第一时相注射对比剂 50~75ml;第二时相注射对比剂/生理盐水混合液 30ml,混合比例为 3∶7;第三时相注射生理盐水 30ml,注射流率为 4~6ml/s。第一时相保证左心系统及冠脉的对比剂充盈,有效增强;第二时相对比剂盐水混合注射保证右心系统得到有效均匀的增强,同时又抑制了上腔静脉高密度对比剂的伪影;第三时相保证了团注效果的完成。另外,还需要根据患者体重、心率、心功能、曝光条件、检查时间等,具体调整流率和总量。

扫描延迟时间采用团注跟踪法:监测层面 ROI 设于升主动脉,阈值为 60~120HU,对比剂注射后 10 秒开始扫描监测层面,待 ROI 内 CT 值超过阈值后,自动或手动触发扫描并播放呼吸指令,6~8 秒后开始曝光。

2. 窦性心律且心率稳定者有利于获取最佳成像效果,具体心率/心律要求随 CT 设备而异;双源 CT 机型心率 ≤ 90 次/min;64 层 CT 机型心率 ≤ 70 次/min;16 层及以下 CT 机型心率 ≤ 60 次/min。

3. 向患者介绍检查过程及可能出现的反应,进行屏气训练,并消除紧张情绪(必要时可吸氧)。良好的屏气效果有利于消除运动伪影,对图像质量非常重要;屏气不好是检查失败最常见的原因之一。强调对患者进行实际呼吸屏气训练,而不是简单的告知。吸气末屏气(吸气幅度是最大吸气能力的 50%~75%),并每次保持一致。观察并记录患者屏气后的心率变化和幅度。患者心率降低若超过 10 次/min,如果采用回顾性心电门控,需要手工选择合适的螺距,以避免因螺距与床速不一致而产生条带状伪影。

4. 按要求放置心电电极并连接导线,观察患者的 ECG 信号和心率,确认屏气状态下 R 波信号能够被准确识别且清晰;如果 ECG 信号不够清晰或受干扰,建议电极片换在平整的皮肤表面,用酒精擦拭皮肤表面,并涂抹导电膏以增强导电性;再排除患者衣物或床单造成的静电干扰。

(三)扫描方法和参数设置

1. 检查体位　去掉外衣和胸部金属饰物,仰卧于检查床上并处于舒适放松状态,双手上举,置于头侧,肘部尽量伸直,保证对比剂注射部位的通畅性;体轴中心线偏左侧,根据体厚调整床面高度和身体位置,使心脏位于扫描机架的几何中心。

2. 扫描范围　从气管隆嵴下 1cm 至心脏膈面下方,可参照冠脉钙化积分平扫图像设置;冠状动脉异位起源者、冠状动脉搭桥术后复查者及胸痛三联征检查者应向上相应扩大扫描范围,冠状动脉瘘患者应包括瘘管下缘。

3. CTA 扫描模式与参数设置　须遵循 ALARA 原则,根据设备性能和受检者心率/心律情况,在保证影像诊断质量的前提下优先选用低辐射剂量的扫描模式,并根据患者生理病理情况进行个性化扫描参数调整。根据《心脏冠状动脉血管 CT 成像技术规范化应用中国指南》推荐,有条件使用前瞻轴扫时,首选前瞻轴扫,曝光脉冲设置为 35%~75%。只有回顾性心电门控采集方式设备的医院在采集图像时打开管电流调制软件,高剂量曝光范围设置在 35%~75%。目前,能够做 CCTA 的机型种类繁多,不同厂家扫描参数也不尽相同。本书选取其中一些代表性机型,参考相关指南,请读者参考表 2-2-1。

表 2-2-1 不同 CT 设备冠状动脉 CT 成像推荐的扫描参数和扫描模式

机型	扫描方式	管电压	管电流	旋转时间/s	准直宽度	螺距	FOV/mm	重建层厚/mm	层间距/mm	有无迭代重建	重建算法(卷积核)	重建时相	重建窗宽窗位/HU
GE 系列													
64 排 (Light speed VCT)	回顾性心电门控螺旋扫描(单扇区重建 HR<70次/min,双扇区重建 70次/min<HR<80次/min)	体重<60kg:80kV 或 100kV;60kg<体重<90kg:100kV 或 120kV;体重>90kg:120kV 或 140kV	100~750mA(根据 BMI 个性化设置)ECG 管电流调制,全剂量区根据心率/心律设置:HR≤65次/min,R-R 间期 65%~80%;HR>70次,R-R 间期 40%~80%	0.35	64×0.625mm (40mm/圈)	0.16~0.24/智能螺距(根据静息心率设置;屏气后心率波动变化>10次/min,需人工修正螺距,防止扫描数据丢失(失门控)	180~250(根据患者心脏实际大小调整 FOV,使心脏处于重建中心位置)	0.625	0.625	无	软组织/标准	预设心电时相,若不满意,可进行手工重建	W 800~1 000,C 200~300
宝石能谱 CT (HD Discovery 750)	1. 回顾性心电门控螺旋扫描 2. 前瞻触发心电门控扫描(SSA 软件辅助进行曝光时相设定) 3. 特殊成像:GSI 能谱扫描	同上	回顾模式参考 64 排,设置参考 64 排;前瞻轴扫模式下在曝光区域管电流设置根据噪声指数调整	0.35	64×0.625mm (40mm/圈)	回顾模式同 64 排,前瞻轴扫没有螺距	180~250	0.625	0.625	有,ASiR 40~60	软组织/标准	预设心电时相,若不满意,可进行手工重建,采用 SSF 软件进行冠脉运动伪影的校正(能谱断层诊断规范建议选用 70keV 单能图像)	W 800~1 000,C 200~300
256 排 (Revolution CT)	单次心脏跳动前瞻轴扫(Auto Gating 软件辅助进行曝光时相设定)	kV Assist	智能管电流(0.625mm 层厚参考情况下,NI 设置为 22~25)	0.28	256×0.625mm (160mm/圈)	无	180~250	0.625	0.625	有,ASIR-V 40~60	软组织/标准	预设心电时相,smart phase 确定最佳时相,若不满意,可进行手工重建及 SSF 后处理	W 800~1000,C 200~300

续表

机型	扫描方式	管电压	管电流	旋转时间/s	准直宽度	螺距	FOV/mm	重建层厚/mm	层间距/mm	有无迭代重建	重建算法（卷积核）	重建时相	重建窗宽窗位/HU
飞利浦系列													
Core 128/Ingenuity CT(64排128层)	1. 回顾性心电门控螺旋扫描 2. 曝光时相和时相范围根据心率设置：HR<70次/min，R-R间期70%~80%；HR>70次/min，R-R间期40%~50%	同上	应用管电流调制技术，DRI范围为30~38	0.4	64×0.625mm(40mm/圈)	0.20/0.24	180~250	0.67	0.33	有，Idose4迭代等级选择3~4	软组织/标准(XCB)	预设心电时相，若不满意，可进行手工重建	W 800~1 000，C 200~300
Brilliance iCT(128排)	1. 回顾性心电门控螺旋扫描 2. 前瞻性心电门控轴向扫描，可以增加时相宽容度范围。曝光时相范围和时相范围根据心率设置：HR<70次/min，R-R间期70%~80%；HR>70次/min，R-R间期40%~50%	同上	应用管电流调制技术，DRI范围为30~38	0.27	128×0.625mm(80mm/圈)	0.16/0.18/0.20	180~250	0.67	0.33	有，Idose4迭代等级选择3~4；IMR全模型迭代选择1，Cardiac Soft Tissue	软组织/标准(XCB)	预设心电时相，若不满意，可进行手工重建	W 800~1 000，C 200~300

续表

西门子系列

机型	扫描方式	管电压	管电流	旋转时间/s	准直宽度	螺距	FOV/mm	重建层厚/mm	层间距/mm	有无迭代重建	重建算法(卷积核)	重建时相	重建窗宽窗位/HU
Definition AS (64排)	1. 回顾性心电门控螺旋扫描 2. 前瞻性心电触发序列扫描,曝光时相和时相范围根据心率设置:HR<60次/min,R-R同期70%~75%;HR>60次/min,HR<60次/min但心律不齐,R-R同期35%~75%,35%~45%	体重<60kg:80kV或100kV 60kg<体重<90kg:100kV或120kV 体重>90kg:120kV或140kV	Care Dose 4D 打开,采用心电电流调制技术:①调即ECG管电流调制,全剂量区根据心率/心律设置:HR<70次/min,R-R间期70%~75%;HR>70次/min,R-R间期40%~80%或35%~45%。②可采用Mini-Dose和/或Care Dose 4D	0.30	64×0.6mm (38.4mm/圈)	回顾性心电门控:0.2~0.39/智能螺距(根据螺距设置);若心率气后心率波动>10次/min,需手工修正螺距,防止数据失门控	180~250	0.75	0.5	有,SAFIRE迭代等级选择2或3	I26f	机器自动选择最佳收缩末期(ES)和最佳舒张末期(ED)重建,若不满意,可进行手工重建	W 800~1 000, C 200~300
Definition Edge (64排)	同上	同上	Care Dose 4D 打开,采用心电电流调制技术:调制方法同上	0.28	64×0.6mm (38.4mm/圈)	回顾性心电门控:0.17~0.35/智能螺距(根据螺距设置);若心率气后心率静息心率波动>10次/min,需手工修正螺距,防止数据失门控	180~250	0.75	0.5	有,SAFIRE迭代等级选择2或3	I26f	机器自动选择最佳收缩末期(ES)和最佳舒张末期(ED)重建,若不满意,可进行手工重建	W 800~1 000, C 200~300

表 2-4-1　双源 CT（SOMATOM Definition Flash）主动脉常规扫描参数参考

	扫描要求及重建参数	二次及三次重建
扫描方式	常规采用非心电门控螺旋扫描；重点观察升主动脉、冠状动脉受累情况及心内结构时，可采用心电门控扫描	
kV	Care kV 打开	
mAs/rot	Care Dose 4D，参考 mAs/rot	
旋转时间 /s	0.5	
准直宽度 /mm	64×0.6（38.4mm/ 圈）^{2nd}DSCT	
螺距	1.2	
FOV/mm	250~380	250~380
重建层厚 /mm	2.5~5.0	0.75
重建增量 /mm	2.5~5.0	0.5
重建算法（卷积核）	B26	B26
窗宽、窗位 /HU	W 800~1 000，C 300~400	W 800~1 000，C 300~400

第五节　肺动脉 CT 检查方法

一、适应证

1. 肺动脉血栓栓塞的诊断与复查。
2. 先天性肺动脉发育异常的诊断与鉴别诊断。
3. 原发性或原因不明的肺动脉高压的诊断与鉴别诊断。
4. 肺血管疾病的诊断与鉴别诊断。
5. 纵隔肿瘤和大血管病变的诊断与鉴别诊断。

二、检查前准备

1. 对患者进行检查过程的沟通说明和呼吸训练　患者在扫描期间需要平静吸气、屏气，屏气成功与否对于能否获得高质量的图像非常重要。检查前通过对患者耐心、细致的讲解和训练，可提高患者的屏气质量，并且可以有效缓解患者紧张、不安的情绪。

2. 制定检查方案　根据患者检查申请单的目的、是否有肺动脉高压、心力衰竭情况、胸部 X 线片提示是否有占位，以及患者身高、体重等信息，由医师和技师确定扫描参数和高压注射器对比剂的注射方案。对比剂注射方案：双期注射，第一期对比剂 40~50ml，流率为 4~5ml/s；第二期对比剂 40~50ml，生理盐水 30ml，流率为 4~5ml/s。

三、常规扫描技术

1. 患者仰卧位，足先进，双臂上举过头顶并尽量伸直平放在检查床上。
2. 首先进行定位像的扫描。在定位像上确定下一步增强扫描的范围。范围包括从肺尖到膈肌。
3. 扫描模式采用螺旋扫描模式，根据患者体重指数选择管电压。管电流采用设备自带软件（如 Care Dose 4D 等）自动设定。采用团注跟踪技术，范围和参数设定完成以后，下一步设定监测层面。
4. 监测层面设定在上腔静脉入右房的层面，ROI 定为上腔静脉，触发阈值定义为 50HU。

启动高压注射器的注射程序和监测程序,监测层面每2秒扫描一幅,显示着ROI的CT值,当CT值超过阈值时启动增强扫描程序,播放呼吸指令。

实行双期扫描,一期为肺动脉期,另一期为主动脉期,双期扫描范围一致。双期扫描的目的:①由于肺动脉循环比较快,双期扫描充分保证了对比剂团注时间与肺动脉CT数据采集时间相吻合;②主动脉期可以观测左心系统及主动脉的病变;③如果由于对比剂充盈不均而造成肺动脉部分节段难以诊断,第二期可以进行对比验证,证实是栓塞还是假象(图2-5-1)。

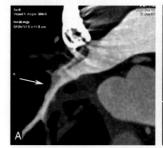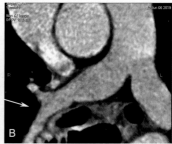

图 2-5-1　肺动脉双期扫描,鉴别血栓与涡流

A. 肺动脉期;B. 主动脉期。右肺动脉曲面重组图像示,肺动脉期有充盈缺损(箭头),主动脉期对比剂充盈良好(箭头),排除血栓。

5. 成像影响因素

(1)心功能:受检患者心功能直接影响检查效果,要特别加以注意。正常心功能的患者肺动脉循环时间为10~14秒,而对于右心衰竭的患者,由于循环时间变长,则应当适当延长注药时间如约8秒或更长,以使对比剂团注时间和CT图像采集时间窗相吻合。提高对比剂的注射流率,增加肺动脉血管腔内碘浓度,可以提高检查成功率。

(2)肺动脉高压:引起肺动脉高压的病因很多,但是造成肺循环的后果是相似的。肺动脉高压时,肺循环时间延长,右心排血受限。检查中,需要适当延长触发时间。

(3)三尖瓣病变(关闭不全):影响右心排血量,循环时间延长,对比剂浓度被稀释,CTPA成功率及图像质量大大降低。检查中,需要选择高浓度对比剂或者提高对比剂注射流率。

(4)患者屏气的影响:如果患者用力屏气,会造成对比剂中断伪影,即腔静脉有高亮对比剂,左心系统有增强,然而右心系统及肺动脉充盈不佳。这种情况常见于体重大、年轻力壮的患者。检查前,注意训练患者轻轻屏住呼吸即可,缓解患者紧张的情绪。

(5)触发曝光时间的选择:对于心率快的患者,循环时间快,需要触发时间比正常心率患者早2~3秒。对于肺动脉高压患者,触发时间不要太早,以免肺动脉末端充盈不佳,影响诊断。

(6)对于在检查中发现有心脏占位的患者,建议回扫,以明确占位性质。

四、特殊扫描技术

特殊肺动脉成像包括动态灌注成像、肺动脉能谱成像和双能量肺灌注(表2-5-1),具体成像原理和方法请参照第四章第四节相关内容。

表 2-5-1　双源CT(SOMATOM　Definition Flash)肺动脉常规扫描参数参考

	扫描要求及重建参数	二次及三次重建
扫描方式	常规采用非心电门控螺旋扫描	
kV	Care kV	
mAs/rot	Care Dose 4D,参考 mAs/rot	
旋转时间 /s	0.28	
准直宽度 /mm	64×0.6(38.4mm/ 圈)^{2nd}DSCT	
螺距	1.2	
FOV/mm	300~380	300~380
重建层厚 /mm	2.5~5.0	0.75
重建增量 /mm	2.5~5.0	0.5
重建算法(卷积核)	B26	B70
窗宽、窗位 /HU	W 800~1 000,C 300~400	W 1 000~1500,C −700~−800

第六节　左心房 - 肺静脉 CT 检查方法

左心房 - 肺静脉 CTA 主要用于房颤消融前、后的评价。射频消融前可以评价肺静脉的特点(位置、径线和变异),CTA 的敏感性最高,而心脏内超声常常低估肺静脉开口。约 40% 的患者有肺静脉的解剖变异,副肺静脉(>33% 的患者)对于房颤具有较高的风险。40%~60% 房颤患者的消融部位在左上肺静脉。另外,CTA 可被用于左心房测量,排除左心房血栓及占位肿块,了解房间隔情况及肺静脉和食管的解剖关系,有助于电生理术者确定在手术过程中出现肺静脉食管瘘的风险。用于评价冠状动脉的图像,也可用作观察左心房、左心耳和肺静脉。

一、适应证

1. 临床拟行房颤射频消融术者术前评价肺静脉解剖。
2. 先天性肺静脉变异和狭窄性疾病的诊断与鉴别诊断。
3. 左心房血栓的诊断与鉴别诊断。
4. 左心房占位性病变的诊断与鉴别诊断。
5. 房颤射频消融术后复查。

二、扫描前准备

1. 对患者进行屏气训练,平静吸气后屏气数秒。
2. 如采用心电门控方式扫描,则需贴置心电电极,并连接导线。

三、扫描方法和参数设置

1. 检查体位　患者仰卧位,双臂上举。
2. 扫描基线　主动脉弓水平。
3. 扫描范围　第一期从主动脉弓至心脏膈面,或根据具体情况设置;第二期包括左心耳即可。
4. 扫描模式与参数设置　常规采用非心电门控螺旋扫描。如果患者在扫描期间没有房颤,可以采用心电门控技术。消除了心脏的搏动伪影,可以对患者的左房进行功能分析。采集一个全期相的心脏左房,可以分析在收缩期、舒张期及其他期相患者左房的变化情况。扫描方法可以参照冠状动脉扫描的方法。但是心电门控技术对患者心率要求比较高,并且由于是小螺距过采集技术,患者所受的辐射剂量大大增加。
5. 延期扫描　左心耳往往因血液湍流会造成对比剂灌注不均,出现暂时性局部充盈缺损征象,易误诊为左心耳血栓。为鉴别两者,可在左心耳区域进行延期(第一期成像后 30 秒)扫描,如果还是充盈缺损,则再延期扫描,观测对比剂是否混合均匀。

四、对比剂的应用

1. 对比剂注射方式及注射参数　单筒单流注射。对比剂浓度为 350~370mgI/ml,用量为 50~70ml,注射速率为 3~5ml/s。

2. 扫描延迟时间　采用团注跟踪技术,监测层面设于左心房中部,触发阈值为 60~100HU,待 ROI 内 CT 值超过阈值后自动或手动触发扫描;延期扫描非常重要,用于鉴别左心耳血栓和因血液湍流所致的对比剂灌注不均,即左心耳出现的暂时性局部充盈缺损是否为假阳性。

五、成像影响因素

1. 心功能　受检患者的心功能会直接影响检查效果。心功能不全者由于循环时间变长,影响对比剂团注时间和 CT 图像采集时间窗的吻合,应适当调整曝光延时,适当提高对比剂的注射流率,增加左心房 - 肺静脉碘浓度,可以提高检查成功率。

2. 肺循环高压　多种病因可以引起肺动脉高压及肺静脉高压(如二瓣狭窄),造成肺循环时间延长,CT 检查时机掌握不好会影响左心房 - 肺静脉成像及图像质量(表 2-6-1)。

表 2-6-1　双源 CT(SOMATOM　Definition Flash)左心房 - 肺静脉常规扫描参数参考

	扫描要求及重建参数	延期扫描
扫描模式	常规采用非心电门控螺旋扫描,必要时可采用心电门控方式扫描(同 CCTA)	非心电门控扫描
kV	Care kV	Care kV
mAs/rot	Care Dose 4D,参考 mAs/rot	Care Dose 4D
旋转时间 /s	0.28~0.6	0.28~0.6
准直宽度 /mm	64 × 0.6	64 × 0.6
螺距	1.2~1.5	1.5~3.2
FOV/mm	300~380	300~380
重建层厚 /mm	0.75	2.5
重建增量 /mm	0.75	2.5
重建算法(卷积核)	B26	B26
窗宽、窗位 /HU	W 800~1 000,C 300~400	W 800~1 000,C 300~400

第七节　腔静脉 CT 检查方法

一、上腔静脉

上腔静脉系收集头颈、上肢和胸背部等处的静脉血回到心脏的管道。上腔静脉是一条粗而短的静脉干,在右侧第 1 胸肋关节的后方由左、右无名(头臂)静脉汇合而成。沿升主动脉的右侧垂直下降,至右侧第 3 胸肋关节下缘高度注入右心房上部。上腔静脉全长约 7cm,无瓣膜,略向右凸。前面隔胸腺或脂肪组织和右胸膜的一部分与胸前壁相邻,后方为右肺根。左侧紧贴升主动脉,右侧有右胸膜的一部分和膈神经。在注入右心房之前,有奇静脉注入其内。其下段位于纤维性心包内,前面和两侧被心包的浆膜层所覆盖。临床上常见上腔静脉综合征(superior vena cava syndrome,SVCS),是一组由通过上腔静脉回流到右心房的血流部分或完全受阻相互影响所致的症候群。

上腔静脉常规成像方法：

1. **直接法**　对比剂与生理盐水按照 1∶1 的比例稀释后，于上肢静脉注射后进行成像，注意选用低管电压，提高碘信号的提取率。

2. **间接法**　对比剂常规流率 5ml/s 注入，总量为 80ml，50 秒左右进行采集图像。避免了对比剂浓聚的伪影，采集了对比剂经过体循环之后的静脉回流期相（图 2-7-1）。

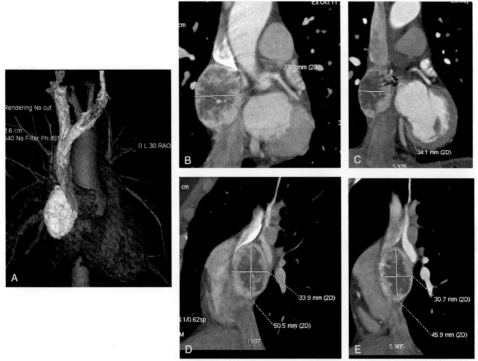

图 2-7-1　心包腔内占位性病变，上腔静脉入口处受压变窄，上腔静脉成像

A. 上腔静脉 VR 图像；B、C. 分别为术前、术后冠状位重建图像，与术前相比，肿瘤左右径缩小；D、E. 分别为术前、术后矢状位重建图像，与术前相比，肿瘤前后径及上下径缩小，坏死区域扩大。术前肿瘤体积为 37.7cm³，术后缩小为 30.4cm³，术后上腔静脉压迫缓解。

二、下腔静脉

下腔静脉是下肢和腹部脏器静脉回流到右心房的主要管道。发育正常的下腔静脉分为四段：肝段、肾上段、肾段和肾下段。下腔静脉的形成包括复杂的连接过程和多种胚胎期静脉的退化过程，如卵黄静脉、成对的后主静脉、下主静脉和上主静脉。卵黄静脉形成下腔静脉的肝段。下腔静脉的肾上段由未退化的右侧下主静脉的一段组成。下腔静脉肾段由右侧下主静脉和上主静脉连接而成。右侧下主静脉的一部分以肾下段下腔静脉永存。胚胎期静脉也形成奇静脉、半奇静脉和髂总静脉。CT 增强可以发现下腔静脉先天变异、下腔静脉缺如、下腔静脉畸形、左侧下腔静脉、下腔静脉异常延续、肿瘤累及下腔静脉等。

下腔静脉常规成像方法：静脉注入对比剂 70~90ml，60~70 秒后采像显示肾段和肾上段下腔静脉，肾下段下腔静脉会显示对比剂混杂伪影；70~90 秒可以使下腔静脉呈现均一强化。

能谱成像重建出的单能量低 keV 图像对下腔静脉的成像也有一定价值。

第八节　小儿心血管病 CT 检查方法

心血管造影是小儿先天性心脏病诊断的"金标准"，能很好地明确心脏大血管解剖的连接关系，提供血流动力学方面的信息。但该检查属于有创性检查，而且受投照体位因素的限制，容易造成解剖结构的影像重叠。随着近年来设备技术的进步，CT 时间分辨力和空间分辨力都大大提高。作为无创性的影像技术检查手段，其在先天性心脏病诊断的价值越来越被临床接受和认可。CT 增强扫描能同时显示左、右心系统和大血管病变畸形。横断层面的成像与造影相比，避免了影像重叠，有利于显示解剖结构及连接关系。图像后期通过计算机工作站不同的手段进行重建，可获得心血管三维图像，显示心内外结构、空间位置及连接关系，为复杂畸形的诊断提供帮助。

一、适应证

1. 各种类型先天性心脏、大血管疾病。
2. 小儿心肌病及心脏肿瘤。
3. 获得性心脏、大血管疾病。
4. 肺血管疾病及肺动脉高压待查。
5. 心脏大血管术后复查。

二、检查前准备

相对于成年患者，小儿先天性心脏病 CT 检查具有自己的特殊性。小儿 CT 检查需注意：患儿年龄小，常哭闹且不易配合，病情较危重，心血管病变畸形复杂，麻醉后心率快，对电离辐射敏感。不能配合检查的小儿或婴幼儿需麻醉，且需专业麻醉师全程在场。

所有患儿检查时均需要家长陪同。3 岁以上患儿可以通过家属安慰和陪伴，减少恐惧，从而取得患儿检查时的配合。患者接受呼吸训练，以减少呼吸运动伪影和阶梯状伪影。3 岁以下患儿检查过程中缺乏配合，需要麻醉镇静。如果患儿在检查时能够维持睡眠镇静状态，可考虑在非麻醉状态下行 CT 增强检查。但一般增强检查时，患者往往由于注射对比剂疼痛刺激或者注射完毕后发热等不适感于检查中哭闹，造成检查失败，因此常规建议采用基础麻醉。具体麻醉方法：术前常规禁食、水 4~6 小时；入室后常规监测心电图、脉搏、血氧饱和度和无创血压；有静脉通路者给予氯氨酮 1~2mg/kg 及地西泮 1~2mg，待意识消失后，肌内注射氯氨酮 6~8mg/kg+ 阿托品 0.01mg/kg；无静脉通路者先肌内注射，待建立静脉后，给予地西泮 1~2mg；术中根据情况，追加静脉注射氯氨酮 1~2mg/kg。

患儿的静脉留置针常选用 22 号针头，针头的选择须保证能承受最大流率 2ml/s 的注射压力。注射完对比剂，检查完毕，患儿恢复意识后，送病房继续留观。

三、检查注意事项

1. 因需要麻醉，检查前患儿禁食 4 小时。
2. 增强检查前由 CT 医师、技师查阅患者病历，了解患儿已做检查的结果，尤其是超声报告。做过手术的患者需提供手术史。这些结果对于扫描方案与对比剂注射方案制定具有重要意义。CT 医师、技师可以做到在检查过程中有的放矢。

3. 询问住院医师患者一般体检情况,如是否有发绀、发热、感染等,最大限度确保检查适应证和放射实践的正当性,以及患儿的临床安全。检查时需有儿科医师全程监护,检查完毕后至少住院留观 24 小时。

4. 所有患儿增强检查前,其法定监护人均需签署 CT 增强检查知情同意书及麻醉知情同意书(如需要麻醉)。

5. 注意辐射防护　　儿童尤其是婴幼儿对放射线高度敏感,检查技师需严格控制扫描条件,减少非必要辐射剂量。注意使用铅衣和铅帽对患者头部、眼睛晶状体、甲状腺、性腺等敏感部位进行防护。陪同的家属也需要穿戴一体式铅衣及铅帽等设施,进行必要的防护。

四、抢救设备和药品的要求

抢救设备:除颤仪,听诊器,血压计,麻醉机,简易呼吸器(成人、儿童),电极片,手电筒,吸氧面罩,吸痰管等。

药品:盐酸多巴胺注射液,盐酸去甲肾上腺素注射液,硫酸阿托品注射液,硫酸镁,盐酸异丙嗪,50% 葡萄糖注射液,0.9% 盐水袋 250ml,5% 葡萄糖等。

五、检查技术

先天性心脏病的检查对象大多为配合不佳的婴幼儿,婴幼儿体型非常小,这就需要 CT 增强检查时设备有高的时间分辨力和密度分辨力。婴幼儿麻醉后心率快,易导致层面内的运动伪影,造成对一些细微、易受心脏搏动影响的结构观察受限。机器的时间分辨率越高,转速越快,对检查越有利。与成人心血管系统相比,患儿心血管解剖结构小,且往往发育差,对于一些心内结构、体肺侧支或者发育不良肺动脉的观察,需要机械提供更好的空间分辨力、密度分辨力。

(一) 非心电门控采集技术

螺旋扫描,容积成像,扫描速度快,成像不受患者心率的限制。与心电门控采集技术相比,心内结构观察受限;且对于心脏搏动伪影较重的感兴趣观察区,如主动脉根部、肺动脉起始部等诊断不明确。但对心外大血管结构和畸形的显示效果可以满足诊断的要求。此种技术通常在不具备高心率心电门控设备采集技术的机型(64 排及以前机型)上使用。

(二) 心电门控采集技术

1. 有前瞻性与回顾性心电门控技术两种。采用心电门控采集技术,大大提高了心内结构的可诊断性。

(1)回顾性心电门控:回顾性心电门控理论上可以重建出心动周期任一时间点的心脏图像,但由于患者心率往往较快,更多的是利用了收缩期心脏重建图像。

(2)前瞻性心电门控:与回顾性心电门控相比,前瞻性心电门控采集时相更加精确,仅在所需要重建图像的时相曝光,所带来的最大益处是大大降低了患者所受的辐射剂量。前瞻性心电门控一般采用收缩末期(45%~55%)曝光,但若需观察患者心肌运动情况或者心脏有占位病变时,建议采用收缩期到舒张期曝光。

2. 在宽体探测器 CT 中,采取前瞻性心电门控轴扫模式;在具有大螺距技术的双源 CT 中,优先采用大螺距的采集模式。这两种扫描模式能在极短时间(0.3 秒)内完成扫描,大大减少了呼吸运动伪影。扫描时间的缩短,使得曝光采集时间窗更精准,对比剂注射总量减少,保护幼儿的肾功能,同时避免了上、下腔高密度对比剂伪影,以免干扰肺动脉和肺静脉观察。高转速是高时间分辨力的基础,这使心腔内部结构显示得清晰;大大减少了患儿的麻醉风险,只要患儿能保持几秒静止即可完成检查。

3. 扫描参数的调整　主要包括管电压和管电流的调整。小儿先天性心脏病 CT 扫描管电压首选 70kV,管电流则根据患者的年龄、体重和体型进行调整。低管电压再加上智能管电流的应用既保证了影像诊断的可靠性,又保证了低剂量,保护了患儿。

目前,小儿先天性心脏病成像的平均有效辐射剂量常规控制在 0.5mSv 以下。由于曝光采像时间的缩短大大降低了辐射剂量,宽体探测器 CT 单次心脏搏动轴扫和双源大螺距扫描模式明显低于其他心电门控模式和非门控采集模式。提高管电流,可以提高图像的密度分辨力,这对诊断是有帮助的,但是管电流的增加会使辐射剂量增加,因此,在管电流的设置中要体现辐射剂量和诊断信息的平衡。

六、对比剂注射技术

患儿年龄小、体重小,病情重、耐受性差,心率快、血液循环速度快、血容量少,因此要求检查时应充分考虑到患者自身情况和临床需求,制定出合理的对比剂注射方案。原则是优化对比剂的剂量,以最少的剂量,获得满足临床诊断需要的图像。

1. 对比剂浓度的选择　目前对比剂的浓度有 370mgI/ml、350mgI/ml、320mgI/ml、300mgI/ml、270mgI/ml 等非离子型对比剂。按照渗透压,又分为高渗、次高渗、等渗对比剂。建议采用 270mgI/ml 等渗对比剂对患儿进行检查,一方面,对比剂浓度的降低减少了碘的注入剂量,等渗低浓度对于保护婴幼儿的肾功能是有益处的;另一方面,由于扫描参数采用了低管电压(70kV 或 80kV),增加了碘信号在 CT 图像上的提取率,采用低浓度碘对比剂更容易获得增强程度适合的图像。低浓度的对比剂比较高浓度对比剂更不易形成上腔静脉及右心系统高密度伪影。

2. 对比剂注射剂量、速度和模式　对比剂注射剂量为 0.9~1.0ml/kg,注射模式为双筒三期相注射。注射速率:第一期对比剂 0.8~1.5ml/s,第二期对比剂 0.4~0.8ml/s,第三期盐水 0.8~1.5ml/s。三期注射的目的是,第一期团注左心系统,保证左心增强;第二期保证对比剂在右心系统的持续,但流率减半,防止高密度伪影的产生,保证肺动脉的显影,提供肺动脉发育信息;第三期冲刷对比剂浓聚产生的伪影,保证团注完成。影响注射方案的因素主要是扫描时间。扫描时间由机器设备决定,取决于扫描范围的大小、心电门控模式的选择(在回顾性心电门控模式下螺距的大小,在前瞻性心电门控模式下采集时间窗的宽度)、机器探测器的排数和宽度等。扫描时间增加,对比剂就必须相应增加,以保证在采像期间获得增强一致的图像。

3. 对比剂延迟时间的选择　婴幼儿先天性心脏病患者体重小、心率快、心血管病畸形复杂,需考虑患者病情及血流动力学情况。CT 增强的特点就是容积成像,清晰地显示心血管病形态学的特点。横断面有效地避免了影像重叠,但在 Z 轴方向上需要有均匀一致的增强。在扫描范围内,心腔及动脉系统都能得到有效的增强。检查时,采用智能追踪触发。触发可选用阈值法(150HU),也可选用手工触发(感兴趣区置于竖脊肌或空气中,观察左、右心腔 CT 值,经验触发)。触发后 1~2 秒采集动脉像。特殊的,比如格林手术(腔静脉与肺动脉相吻合以促进肺动脉发育)术后复查肺动脉发育情况的(图 2-8-1),则需要注药后延迟 1 分钟进行扫描采集对比剂再循环图像。与直接采集对比剂注入时相相比,这有效避免了上腔静脉高密度伪影及肺动脉充盈不佳的缺点,能够得到增强比较均匀一致的图像。

4. 对比剂注射入路选择及追加扫描问题　对于先天性心脏病的儿童,为了避免上腔静脉由于对比剂过浓产生高密度伪影而影响观察,在临床条件允许的情况下,建议采用足背静脉给药,扫描方向为头向足侧。此处需要注意的是,延迟时间可能比手背静脉给药略有增加(5~8 秒)。对于一些特殊的先天性心脏病,比如心脏占位病变,需要在采集完动脉期的图像后,再采集一期延迟图像,以利于判断病变性质(表 2-8-1)。

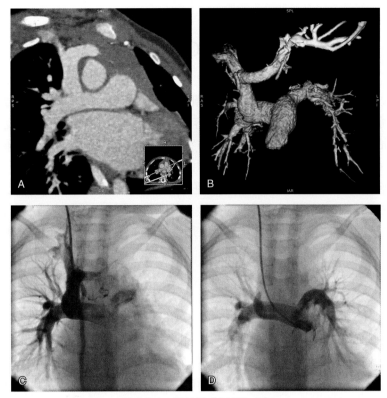

图 2-8-1　格林手术后 CT 成像

上腔静脉与肺动脉相连,MIP(A)与 VR(B)图像显示清晰,与 DSA 影像(C、D)结果吻合,主、肺动脉与左、右肺动脉发育良好。扫描时,对比剂延迟时间约为 1 分钟。

表 2-8-1　双源 CT(SOMATOM Definition Flash/Force)先天性心脏病常规扫描参数参考

成像参数	参数选择	二次重建	三次重建
扫描方式	前瞻性心电触发自适应性序列扫描,曝光时相和时相范围根据心率设置,通常为 R-R 间期 45%~50%;或者大螺距 Flash 扫描模式		
管电压	70kV		
参考 mAs/rot	150~200mAs/rot		
管电流调制	1. ECG 管电流调制:因婴幼儿心率较快,一般选择 ES 成像 2. 采用 Care Dose 4D		
旋转时间 /s	0.33/0.28/0.25		
准直宽度 /mm	32×0.6(19.2mm/ 圈) 64×0.6(38.4mm/ 圈) 96×0.6(57.6mm/ 圈)		
FOV/mm	100~200	200~300	100~200
重建层厚 /mm	0.75	2.5~5.0	0.75
重建增量 /mm	0.5	2.5~5.0	0.3~0.5
重建算法(卷积核)	B26f/B36V	B70f	B26f/B36V
重建时相	机器自动选择重建最佳 ES	预设时相	必要时选择 R 波后 ms 重设重建心电时相
窗宽、窗位 /HU	W 800~1 000,C 300~500	肺窗 / 纵隔窗	软组织窗

第九节　心血管 CT 检查方法评价

心血管 CT 成像最大的特点就在于,成像的主要靶器官——心脏是一直处于运动状态的。不同疾病的心血管系统有着不同的血流动力学状态。心脏搏动容易产生搏动伪影,胸腹部的呼吸运动也易产生运动伪影,而不同疾病不同的血流动力学状态也为对比剂方案的精确制定设置了障碍。CT 硬件技术的进步比如扫描速度的提高、机架转速的加快、高清探测器的应用,都使得心血管 CT 成像获得了巨大的进步,这体现在克服运动伪影的能力越来越强、更短的成像时间、更少的对比剂用量及辐射剂量的大大降低。

成功的心血管 CT 检查,放射科医师要做的是检查前严格掌握 CT 的检查适应证,充分了解临床目的和需求,高度重视对检查患者的防护,尽量降低对比剂带来的不良反应,把临床需求和 CT 技术特点结合起来。

一、优点

1. 容积成像　技术的进步使得 CT 可以实现 X、Y、Z 轴各向同性成像。亚毫米层厚的重建图像使得后处理工作站可以在任意层面重组图像,从而进行各个角度的观察,也为容积再现等后处理方法提供了高质量的数据。薄层图像使得心腔容积的计算更精确,从而为临床和科研提供了更多的数据,对于微小病灶的显示也越清楚,降低漏诊率、误诊率。

2. 快速、方便　相比于 MRI 与超声,CTA 的成像更加快速,大范围的主动脉扫描曝光时间只有几秒,而其所提供的患者信息却是巨大的,尤其是形态学方面的信息。微创、低辐射剂量、低对比剂使用量,使得 CTA 的应用越来越广泛。

二、存在问题

1. 电离辐射　这是 CT 检查成像原理所固有的缺点,不可避免。但随着近年来硬件技术的进步,电离辐射已经得到了有效控制。扫描速度的提高,使得曝光时间大大减少;低管电压与高清探测器的应用,使得曝光条件可以大大降低;还有迭代重建技术的应用、自动管电流技术的应用及操作技师对电离辐射日益重视的防护等,都使得电离辐射得到合理控制。

2. 对比剂的使用　患者使用对比剂有过敏风险,并且对比剂的使用对肾脏也有一定损害。对比剂种类由离子型对比剂进展为非离子型对比剂,由高渗、次高渗向等渗过渡。CT 设备硬件的提高,为减少对比剂的使用提供了基础。机架转速的提高、扫描速度的提高(大螺距、宽排探测器的应用等)及双低技术的应用等,都使得对比剂的用量大大减少了。

3. 功能学参数提供有限　与有创造影比较,CT 的时间分辨力还有限,对于心率过快、心律失常的冠脉成像尚有限度;与超声比较,对于心腔内结构如瓣膜等观察有限,缺乏血流动力学信息;尤其是与腔内超声、OCT 比较,CT 的空间分辨力仍然不足。但最近技术的进步,使得 CT 可进一步提供功能学参数。电离辐射的降低,能够使得全时相心功能成像、动态心肌灌注慢慢成为现实;能量 CT 的成像模式,使得静态心肌灌注和心肌延迟成像为临床提供更多的信息。

三、优势互补

没有一种心血管疾病检查方式是完美的。尺有所短,寸有所长。只有以患者为中心,以先进的影像学模态为工具,运用正确的临床思维综合考虑,合理利用每一种检查方法的优势,把有效信息提取和整合,实现优势互补,才能做出对疾病的准确诊断,从而使患者得到精确、有效的治疗。

（王宏宇　吴言伶　韩　磊）

参考文献

[1] 中国医学会影像技术分会, 中华医学会放射学分会. CT 检查技术专家共识 [J]. 中华放射学杂志, 2016, 50 (12): 916-928.

[2] 中华医学会放射学分会心胸学组,《中华放射学杂志》心脏冠状动脉多排 CT 临床应用指南写作专家组. 心脏冠状动脉 CT 血管成像技术规范化应用中国指南 [J]. 中华放射学杂志, 2017, 51 (10): 732-743.

[3] 戴汝平. 心血管病 CT 诊断学 [M]. 北京: 人民卫生出版社, 2000.

[4] 中华医学会放射学分会质量管理与安全管理学组. CT 辐射剂量诊断参考水平专家共识 [J]. 中华放射学杂志, 2017, 51 (11): 817-822.

[5] 吕滨. 积极推进心脏冠状动脉 CT 技术规范化应用 [J]. 中华放射学杂志, 2017, 51 (10): 723-714.

[6] 中华医学会放射学分会. 头颈部 CT 血管成像扫描方案与注射方案专家共识 [J]. 中华放射学杂志, 2019, 53 (2): 81-87.

[7] 中华医学会放射学分会. 下肢动脉 CT 血管成像扫描技术专家共识 [J]. 中华放射学杂志, 2019, 53 (2): 88-92.

[8] MAHNKEN A H, KLOTZ E, PIETSCH H, et al. Quantitative whole heart stress perfusion CT imaging as noninvasive assessment of hemodynamics in coronary artery stenosis: preliminary animal experience [J]. Invest Radiol, 2010, 45 (6): 298-305.

[9] ROSSI A, MERKUS D, KLOTZ E, et al. Stress myocardial perfusion: imaging with multidetector CT [J]. Radiology, 2014, 270 (1): 25-46.

第三章
心血管影像学新进展

第一节 影像组学

一、影像组学的概念

影像组学（radiomics）采用自动化算法从影像的感兴趣区（ROI）内提取出大量的特征信息作为研究对象，并进一步采用多样化的统计分析和数据挖掘方法，从大批量信息中提取和剥离出真正起作用的关键信息，最终用于疾病的辅助诊断、分类或分级，是使用数据表征算法提取大量图像定量特征的过程，并可建立预测模型，有助于诊断医学影像中的疾病。

2012 年，荷兰学者 Lambin 首次提出影像组学的概念，其思想来源于肿瘤的异质性。实体肿瘤在基因、蛋白质、细胞、微环境、组织和器官层面上表现出的空间与时间的异质性，使病理学和分子学等有创检测方法结果的准确性及代表性上受到限制。医学影像可全面、无创、定量观察肿瘤整体形态，对肿瘤的发展过程和治疗反应随时进行监测，从而为肿瘤异质性问题提供了可靠的解决方案；同时，影像组学假设微观层面的基因或蛋白质模式改变可在宏观影像学特征上有所表达。因此，Lambin 认为影像组学为"高通量地从放射影像中提取大量特征，采用自动或半自动分析方法将影像学数据转化为具有高分辨率的可挖掘数据空间"。Kumar 等进一步扩展，将影像组学定义为"高通量地从 CT、MRI 和正电子发射型计算机断层显像（positron emission tomography，PET）中提取并分析大量高级的定量影像学特征"。

二、影像组学的临床应用

影像组学分析主要应用于医学图像并进行定量处理。方法框架一般分为 5 个部分：①高质量标准化影像学数据获取；②手动或自动图像分割与重建；③高通量特征提取与筛选；④临床预测模型建立；⑤构建共享数据库。影像组学特征通常包括基于大小和形状的特征，强度直方图、图像体素关系以及过滤后的特征和分形特征。它是一种大数据分析方法，其研究结果必须在多中心进行验证，对数据的标准化、算法的可重复性和可靠性提出了很高要求。

近年来，影像组学用于肿瘤的预测及分类的模型研究取得了长足进步，可用于肿瘤分型、诊断和鉴别诊断、选择治疗方案、疗效监测及预后评估等。例如，对于肺结节良恶性的辅助判断（实例见图 3-1-1）；对于肝细胞癌良恶性的辅助判读；对宫颈癌分期的辅助诊断。影像组学还可以对肿瘤病灶的发展趋势进行预测，工作流程包括结节识别、定性诊断、分型预测、预后判断、辅助临床干预方案的制定和疗效评估。

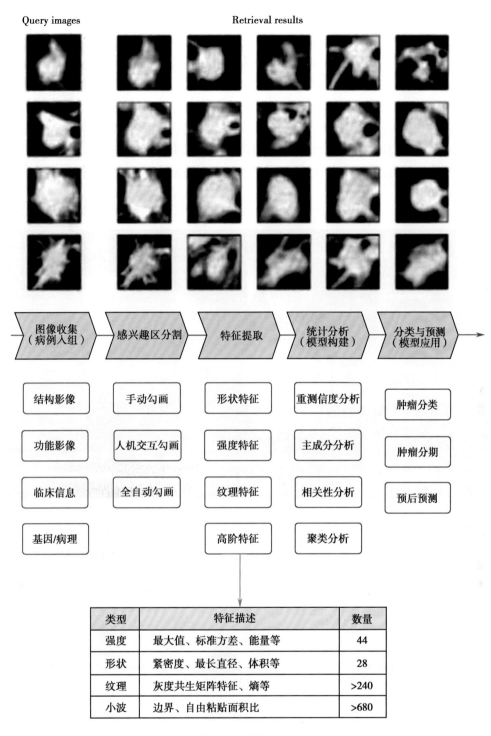

图 3-1-1 影像组学在肿瘤诊断中的应用实例

在心血管应用的领域,最近影像组学表现出能够区分肥厚型心肌病与高血压性心脏病的能力,六个纹理和直方图特征的整合达到了 85.5% 的准确度,超过了传统 T_1 加权影像 64% 的准确度。CT 图像上后期碘增强的影像组学纹理分析反映了左心室重构和收缩舒张功能,并且可能有助于识别不同的结构重构模式。

CTA 图像的纹理分析可以成功地预测血管内支架渗漏的情况,CT 图像的异质性和 PET-CT 的标准化摄取值均与腹主动脉瘤的扩大相关。Huang 等通过颈内动脉管壁动脉粥样硬化斑块的超声图像提取的纹理特征来预测斑块的稳定性,从而帮助临床预判斑块的活性,这为后续将影像组学引入动脉粥样硬化疾病的研究开辟了新的思路。

　　冠状动脉的斑块很小,体素数量有限,图像分析非常具有挑战性。但是 Kolossvary 等证明冠状动脉斑块的体素足以进行影像组学分析,发现有和没有餐巾环征(the napkin-ring sign)的斑块之间的影像组学参数存在 21% 的显著差异,并且影像组学参数的曲线下面积(AUC)高于传统参数(0.92 *vs.* 0.75)。Kolossvary 等还通过放射学方法来鉴定体内晚期动脉粥样硬化病变,并且显示出比视觉评估更好的 AUC(0.73 *vs.* 0.65)。研究认为,影像组学是一个有前途的新工具,能确定定性斑块的特点(图 3-1-2),如 NRS(餐巾环征)。由于 CT 检查数量的增加,现在急需新的技术来提高检查的准确性,同时又不增加影像专家的工作量。影像组学有潜力识别目前只有专家才能识别的定性高危斑块特征。另外,影像组学还可以定量描述定性斑块形态。

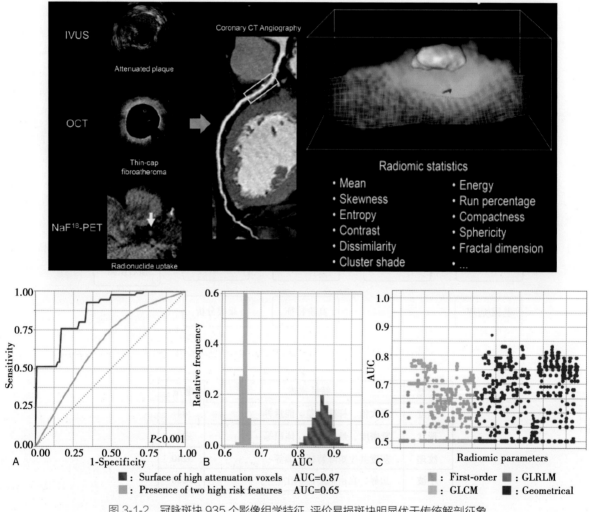

图 3-1-2　冠脉斑块 935 个影像组学特征,评价易损斑块明显优于传统解剖征象

　　通过客观化斑块评估来降低观察者内和观察者间的变异性。此外,观察到研究数据存在着几个不同的信息集群,这意味着影像组学可能能够识别目前未知的新图像标记。这些新的影像组学特征可能比目前使用的高风险斑块特征提供更准确的斑块风险分层。影像组学可以很容易地实现到目前使用的标准临床工作站,成为一种计算机辅助诊断工具,无缝地集成到临床工作流程中,在未来可以增加诊断图像解释的再现性和准确性。心血管影像组学的潜力有待进一步研究。

三、影像组学存在着目前发展的几个问题

1. 影像获取及标准化　基于大数据挖掘的影像组学方法对影像学数据的质量提出了严格的要求。超声、CT 和 MRI 是目前肿瘤常规诊断手段，数据量庞大。但不同厂商的机器在图像获取、重建算法和参数设置方面有很大差异，缺乏统一标准；即使同一台设备，对比剂剂量、扫描层厚、脉冲序列、成像深度和增益等也会对图像产生影响。此外，多模态多参数技术使得同一种疾病可采用多种影像方式观察。医疗机构针对不同类型疾病的检查方式并无指南或共识。因此，要获取相同或相似参数的大影像数据库十分困难。另外，特征信息的抗干扰能力、普遍性也是非常大的影响因素。Márton Kolossváry 研究表明，在计算之前如何离散 HU 值对放射组学特征有显著影响，因此需要精确地报告使用的方法。这强调需要标准化的影像组学分析，以实现稳健的可重复的结果，可以实行到日常临床实践中。

2. 特征选择与建模　有限样本下用大量特征进行分类和预测，不仅计算时间长，效果也未必最优。数量庞大的高通量影像学特征提取后，需采用特征选择方法获得最佳性能表现的特征集，输入至准确可靠的机器学习算法或统计学途径建立分类或预测模型。Parmar 等研究发现，影像组学预测准确率主要受特征个数、特征筛选方法和分类器的影响。他从 101 例头颈癌患者 CT 图像中提取 440 个影像组学特征，比较 14 种特征选择算法和 12 个模式识别分类器对生存期的预测。结果发现，最小冗余最大相关方法（AUC=0.69，稳定性 =0.66）、互信息特征筛选法（AUC=0.66，稳定性 =0.69）和条件最大熵特征筛选法（AUC=0.68，稳定性 =0.70）预后效果最好。

3. 数据量大　影像组学需要大数据分析。因为要求入组病例多，并且单个病例所包含的影像数据量很大。这带来了计算机存储和分析数据量巨大的挑战和工作量的负担。同时也意味着计算服务器硬件成本的高投入和研究人员人力成本的高投入。

4. 多中心试验要求　多中心实验存在着以下挑战，包括是否能够实现共享数据所有权，是否有数据保护的限制，海量数据的传输效率如何以及数据安全性的问题。

四、影像组学的展望

影像组学的未来是乐观和明确的。我们期望从大量的影像学检查中收集的数据被转换成定量特征数据，这些数据将与知识库相互连接，以提高诊断准确性和预测决策支持的能力。解决方案的一部分涉及解决提到的标准化和数据共享的挑战。此外，数据收集必须具有前瞻性。放射科医师要识别和管理前端数据以及在用户端合理应用分类器模型，以提高诊断和预后准确性。在这期间，这将是一个多学科的努力，包括信息技术专家、生物信息学家、统计学家和治疗医师。

未来的影像学读片室，影像专家与图片存档和通信系统软件进行交互，以识别、分割和提取感兴趣区域的特征。如果先前在同一患者身上获得的研究结果可用，那么阅读软件将自动识别先前感兴趣的区域。作为阅读的一部分，提取的大小、形状、位置和纹理特征将自动上传到共享的数据库中，并与之前的图像进行算法比较，以实现更精确的诊断。这些功能几乎触手可及，因为大多数图像存档和通信系统都有能力将当前图像与之前的图像进行同步分析，并执行用户交互分割。在可预见的未来，影像组学研究领域将集中于改进分割算法分类模型，以提供最准确的可能诊断，从而提供更好的诊断信息和结果。此外，影像组学还需要不断与临床特征最大限度相融合，才能成为临床医师更加信赖和认可的方法，真正意义上发展为一种辅助诊断的工具。

影像组学作为一种新兴研究方法，虽然尚有许多关键科学问题和技术有待进一步探索，但是相信随着医学影像学数据的不断积累和标准化，以及各类图像分割、特征提取、特征选择和模式识别方法的迅速发展，影像组学将会对临床医学产生深远的影响和巨大的变革。

第二节　多模态及影像融合

　　多模态影像融合是将相同或不同成像设备所获取的同一组织或器官的图像,依靠计算机技术进行配准和叠加等变换处理,产生一种综合的信息影像。该技术经过近20年的理论研究与临床实践,已经成为当今医学领域的热点问题之一,并在临床诊断及治疗中发挥重要作用。由于疾病发生机制较为复杂,各种模态信息量相对单一、片面,存在其自身局限性。多模态影像技术是近些年的一种新兴技术,通过联合多种成像技术、融合不同模态图像的信息,以同时获得机体多方面信息,从而使信息互补及交叉验证成为可能。

　　心脏多模态影像融合可将多种无创成像技术获得的解剖学、形态学和功能数据组合起来,对冠心病、心脏瓣膜疾病、心脏再同步化治疗、心脏消融和心脏注射治疗等疾病进行更深入和准确的研究,为患者提供准确的诊断和预后信息。

　　心脏多模态影像融合技术多将两种或多种临床常用影像诊断技术结合起来,包含 SPECT/PET、SPECT/CT、DSA/CT(图 3-2-1)、PET/CT/MR(图 3-2-2)、MR/CT(图 3-2-3)和超声/CT(图 3-2-2)等多种不同图像融合模式。多种无创成像技术的解剖学、功能数据组合起来,为患者提供了重要的诊断和预后信息。

　　在心脏成像中,多模态融合最常见的应用是冠状动脉 CT 血管造影和 SPECT/PET 融合。因此,在 SPECT/PET 上看到的灌注缺陷与特定血管之间的直接对应关系被建立并可视化。

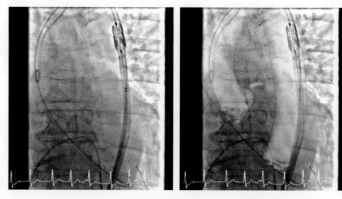

图 3-2-1　CT 图像在 TAVI 手术的融合应用

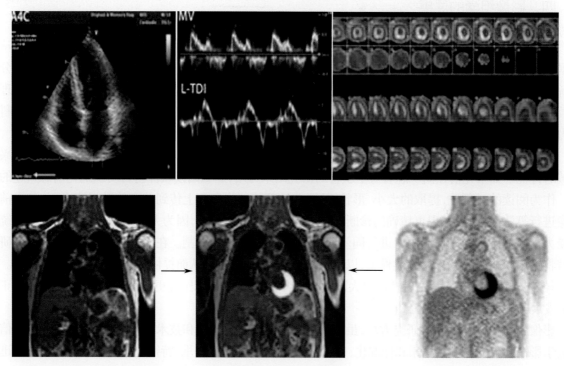

图 3-2-2　超声、核医学和磁共振多模态心肌成像

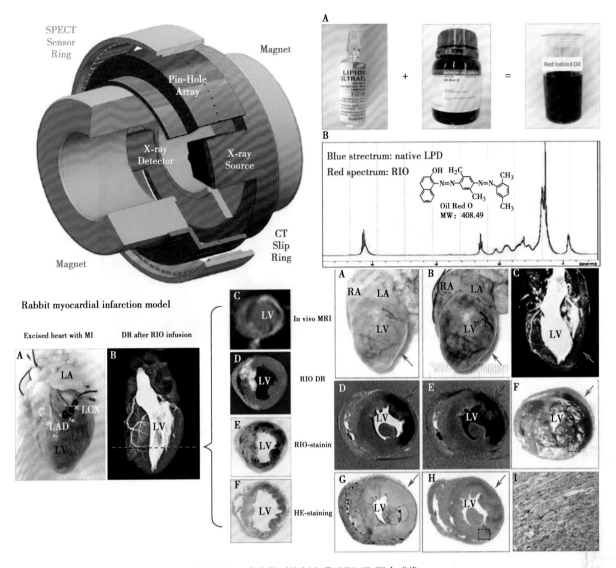

图 3-2-3　多功能对比剂实现 CT/MR 联合成像

　　在冠心病早期诊断中,病变节段定位及存活心肌是临床医师最关注的信息。确定存活心肌组织对于左室射血分数低的患者很重要,因为只有在受累的节段可以恢复时,血管再通治疗才有效。Hortense 等通过比较单独使用 SPECT 与 CTA 图像和使用两者融合成像数据对 CAD 的诊断率,认为融合成像后可更准确地诊断,其组内诊断率从 74% 升至 84%。在 14 个中心共 252 例冠脉疾病患者的临床研究中,对这些患者行心肌灌注显像(MPS)、CT 冠状动脉造影(CTCA)、定量冠状动脉造影(QCA)及血流储备分数(FFR),获得了 MPS/CTCA 融合图像,对 CTCA、MPS、QCA 和 FFR 进行实验室分析,认为多模态融合成像可使心肌灌注缺损与冠状动脉分支血管的定位比标准心肌分割模型更可靠地解释个体冠状动脉解剖结构的变化。Martina 等通过将三维超声心动图与多排螺旋 CT 导出的冠状动脉解剖图像融合,可以获得更准确的左心室区域功能评估,并将超声 17 节段模型和 CT 的冠脉解剖模型比较心肌局部纵向应变。研究显示,86% 的病例成功完成超声 /CT 图像融合,且在左冠脉狭窄的局部心肌,CT 图像的纵向应变比超声图像高,对反映心肌功能上有意义。

　　多模态成像技术可以结合多种影像技术的解剖和功能数据,为二尖瓣修复术或者经导管瓣膜置换术提供最精确的术前评估,提高手术的成功率。对于结构性心脏病的干预通常在透视引导下进行,但缺乏重要的空间解剖信息,而 CTA/ 透视融合成像可以提供必要的 3D 解剖信息。有研究通过将 20 例患者

CT 图像与透视图像融合,将术前通过融合图像得到的预定穿刺点与术中实际穿刺点空间位置进行比较,发现最终距离差异值中位数为 3.27mm,通过使用 CTA/透视融合成像来指导穿刺,实际穿刺部位可以近似于预定穿刺点(图 3-2-3)。

心脏多模态融合成像技术还应用在心脏再同步化治疗与电消融以及心肌内注射治疗的准确图像引导上。Friehling 等对有缺血性心肌病患者进行导管消融治疗室性心动过速,将 SPECT 与 CT 图像融合配准,术中左心室心电解剖图与融合解剖图像之间有密切的解剖和电生理对应关系(图 3-2-4)。

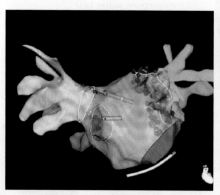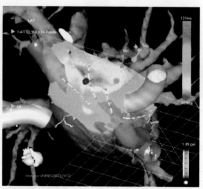

图 3-2-4　CT 图像后处理容积再现(VR)在射频消融电生理手术中的应用

随着心脏成像技术的不断发展,对心血管疾病的病理生理机制的详细阐述和心脏结构的精确可视化已成为可能,这使得临床决策更加准确,治疗效果和患者的预后都得到了改善。心脏多模态融合成像技术的发展已经改善了心脏病患者的临床评估模式,已逐渐转向评估动脉粥样硬化和易损斑块的分子机制。PET、多层螺旋 CT 和 MRI 的进展,使分子和生理信息得以整合,并为早期识别高危心血管事件的患者提供诊断策略。将这些信息转化为临床实践将包括制定有效的治疗方案,无论是药物还是基于导管介入,都将改善心血管疾病患者的预后。

多模态影像技术前景广阔,然而如何充分发挥优势,针对各类疾病的不同特点选择有效的检测方法还需要不断地进行思考和总结。

第三节　人 工 智 能

一、基本知识

人工智能是指研发用于模拟、延伸和扩展人类智能的理论、方法、技术及应用系统的科学,是融合了计算机科学、统计学、脑神经科学等前沿学科的综合性学科。经过半个多世纪的发展,人工智能在图像识别、语音识别、文本处理等领域取得了突破性进展。目前人工智能也在深刻地影响着医学的发展,特别是给医学影像分析带来了前所未有的机遇和挑战。

截至目前,医疗人工智能技术已基本覆盖医疗、医药、医保、医院这四大医疗产业链环节。从应用场景来看,智能诊疗、医院管理、健康管理是三个率先尝试产品落地的领域。

智能医学影像属于智能诊疗的范畴,是将人工智能技术应用在医学影像的诊断上。影像诊断人工智能检测模型是基于机器视觉的深度学习神经元数学模型,模型直接从海量医疗影像的原始像素出发,挖掘影像有效组学特征,学习和模仿医师的诊断技术,是一个化整为零、认识特征、重新组合、完成判断的复杂过程。人工智能在医学影像中的应用主要分为两部分:一是图像识别,应用于感知环节,其主要目的是将影像进行分析,获取一些有意义的信息;二是深度学习,应用于学习和分析环节,通过大量的影像数据和诊断数据,不断对神经元网络进行深度学习训练,促使其掌握诊断能力。

人工智能产品依据产品形态、功能与临床价值分类,可大概分为以下四级:1级,基础机器学习技术,不属于严格定义人工智能产品;2级,使用了深度学习技术,自动检测及分割测量病灶;3级,实现对病灶进行良恶性判断,病灶随访等功能;4级,综合患者各类基本信息,能够帮助临床医师做出诊断并提供治疗建议,提供给患者最佳的个人化诊疗方案。

目前,学术界普遍接受的观点是人工智能应用于医学影像日常工作中,可以减少放射科医师的重复简单工作并降低人为错误,提高医师的工作效率,提高诊断准确率,促进精准医疗在影像医学中的应用。但即使人工智能技术能达到更高的技术水平并能控制应用于临床工作的成本,人工智能也不能取代放射科医师的全部临床工作,尤其是需要与人沟通交流的相关工作。

二、人工智能在心血管影像诊断与预警中的应用

在心血管影像领域,得益于扫描技术的迅速发展并由此产生海量影像数据,借助于人工智能,影像学将在疾病的诊断、鉴别诊断、预后判断和危险分层中发挥更大的作用。概括起来,目前人工智能和心血管影像的结合主要用于以下几个方面。

1. 减少心脏影像图像重建时间　如何缩短影像学检查时间,特别是心脏 MR 检查时间一直是困扰医工领域的难题,而应用人工智能技术深度多层卷积神经网络,可缩短心脏影像图像重建时间并得到高质量心脏图像。深度学习模型可在 10 秒内重建完成每个完整的动态序列,每帧二维图像的重建时间小于 23 毫秒,达到实时成像的要求。

2. 准确、快速地进行图像分割与计算　目前,以 CT 和 MRI 为代表的是二维平面图像,要获得三维图像和功能学数据,即使采用最先进的软件,往往也费工费时,影响准确性。人工智能的引入可显著提升心内膜分割精度,并通过全自动分割 2D 和 3D 电影图像中的心内膜,实现心脏影像的自动测量,同时进行射血分数计算和区域运动的评估,该方法耗时短,只需 8 秒即可完成,且在 98% 的患者中可行。

3. 心血管疾病的诊断　人工智能模型可通过提取心脏影像特征,来帮助实现疾病的诊断与鉴别诊断。例如,人工智能可帮助鉴别诊断缩窄性心包炎与限制性心肌病,诊断曲线下面积(AUC)值最高可达 0.962;人工智能能够识别运动员生理性肥大和肥厚型心肌病,诊断敏感度及特异度高于常规指标;人工智能还能在未观察患者冠状动脉解剖结构的情况下,自动识别患者冠状动脉 CT 血管造影图像中局部心肌异常,从而推断冠状动脉的功能性狭窄,有望减少不必要的侵入性血流储备分数(FFR)检查。

4. 心血管疾病预后评估　现阶段临床判断患者的远期预后大部分基于有限的临床及影像学参数,而通过训练与学习,人工智能可同时提供更多更复杂的变量,用于最终模型的构建。例如,通过人工智能构建冠状动脉 CT 血管成像(CCTA)及临床参数建立的患者远期生存模型,与单独的弗雷明汉风险评分(Framingham risk score,FRS)或 CCTA 严重性评分相比,可表现出更准确的全因死亡率预测能力。人工智能还能通过分析源自 CCTA 的 16 节段冠状动脉树信息,创建出更高的预后准确性风险评分;通过建立肺动脉高压患者右心三维模型来进行远期预后的判断,AI 预测效能优于右心室射血分数。

三、人工智能任重而道远

尽管目前人工智能结合医学影像的研究正如火如荼地进行,但真正落实到临床应用还有很多问题需要解决。第一,高质量的数据难以获取。第二,目前大部分研究机构都是基于自己的数据库进行模型

的训练和验证,模型的泛化能力有待检验。第三,模型预测结果的准确性是判断其能否用于临床的关键,因此开发适用于特定临床问题的模型算法、提升预测性能是当务之急。第四,人工智能技术在医疗领域发展的伦理、法律方面还存在大量的争论和思考。第五,人工智能模型的可解释性未来还需要重点研究。只有理解模型的决策原理,才能增加人们对模型的信任。

除了上述亟待解决的问题之外,诸多其他因素也限制了目前人工智能在心血管影像领域的发展。首先,人工智能模型训练特别是深度学习需要庞大的数据来进行训练保证模型的稳定性及准确性。与其他系统相比,心血管系统影像数据的获取成本高、时间长,可用于分析的数据量一般相对较小。其次,心血管影像特别是 MR 图像,扫描层面多、序列复杂,很难完全排除心脏搏动的影响,不可避免地存在着一些低质量的图像,且受到医疗水平及患者地区分布差异的影响,心血管方面的数据很难完全达到可分析水平,加之 MR 电影序列及超声心动图均为动态视频数据,数据维度惊人且信息量极大,搭建一个合适的模型需要花费大量的时间和精力。综上种种原因,现阶段心血管影像人工智能仍处于起步阶段。

总之,人工智能的研究方兴未艾,基于人工智能的医学影像研究顺应了智能医学的发展方向。尽管在临床大规模应用人工智能影像技术还面临各种困难,可以预见的是在人工智能影像分析的辅助下可以减轻医师负担、缓解医疗资源紧张,临床医师也可以做出更好的临床决策,最终使广大患者获益。

第四节　3D 打印技术及应用

3D 打印是一种将数字物体转化为物理模型的制造技术,又称"叠层制造"或"快速成型",是一种使用 3D 打印机器以一次一层制造三维模型的技术,通过制造一种材料的薄层和另一种薄层材料的薄层结合,经过一段时间后,从底部开始建立一个任意几何结构模型。模型基于计算机辅助设计,而模型的设计则根据计算机程序,发送至打印机,打印机开始打印。尽管 3D 打印技术在心血管病医学中的应用相对较新,但这门学科的进展快速。

一、3D 打印的发展现状

3D 打印正处于打印机和材料工程、无创诊断成像、计算机辅助设计和结构心脏干预的十字路口。心脏 3D 打印之所以能够实现,得益于专业的医学图像后处理软件和日益精细的 3D 打印机。打印出来的特定患者模型可用于许多不同的应用,包括创建解剖教学工具、开发研究心内血流的功能模型、为复杂的过程规划创建可变形的混合材料模型以及创建或改进心脏内设备。一种能够收缩的心脏贴片在替换部分伤痕累累的心脏组织方面有着明显的应用。一种能够泵血的合成 3D 打印心脏正在进行研究。最终的目标是利用患者自身的细胞打印出一颗功能良好的人造心脏,这样就不会产生免疫排斥反应。

2019 年 4 月 15 日,以色列特拉维夫大学成功以患者自身的组织为原材料,3D 打印出"完整"心脏。研究项目负责人、特拉维夫大学教授塔勒·德维尔说,过去研究人员只成功 3D 打印出没有血管的"简单"心脏,而他们此次借助患者自身的组织和血管,3D 打印出全球首颗拥有细胞、血管、心室和心房的"完整"心脏(图 3-4-1)。

研究人员介绍,他们首先从一名患者体内提取脂肪组织,分离

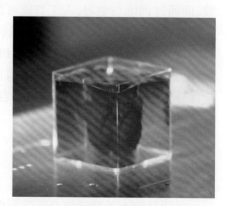

图 3-4-1　以色列特拉维夫大学拍摄的 3D 心脏

出细胞和细胞外基质,再借助基因改造技术将细胞转变成干细胞,让这些干细胞分化成心肌细胞和可生成血管的细胞,然后将这些细胞与细胞外基质加工成的水凝胶混合,制成"生物墨水",最终装入 3D 打印机进行打印。

此外,还有研究人员将这项技术应用于肺部的复杂畸形(AVM),在肋骨癌病例中打印定制肋骨,在二尖瓣反流需要修复的情况下,帮助我们了解疾病,规划各种选择,为患者提供咨询,教给年轻的医师并进行完善的手术。

二、3D 打印在心血管疾病治疗中的临床应用

1. **教学工具**　3D 打印的模型(图 3-4-2)能够快速表达复杂的解剖结构,同时也能描述特定患者的解剖病理。先天性心脏病模型已被用于住院医师和护士的危重护理培训,强化了外科医师和患者之间沟通。该模型可用于观察内部结构,如复杂的多室间隔缺损,而且它可以以非常低的成本进行无限次复制。

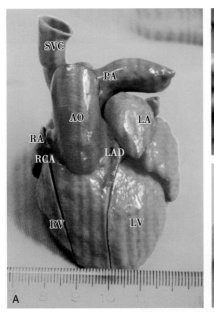
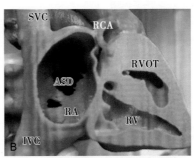
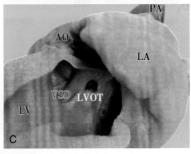

图 3-4-2　3D 打印用于教学模型

SVC,上腔静脉;AO,主动脉;PA,肺动脉;RA,右心房;LA,左心房;RV,右心室;LV,左心室;RCA,右冠状动脉;LAD,左前降支;IVC,下腔静脉;ASD,房间隔缺损;RVOT,右室流出道;LVOT,左室流出道;VSD,室间隔缺损。

2. **功能性模型**　将高空间分辨力 CT、CAD 软件和多材料 3D 打印技术相结合,可以很容易地创建病变瓣膜、先天性畸形和冠状动脉的 3D 患者模型。这些模型适用于评估临床上疑难患者情况,如评估血管内支架植入情况。

3. **程序规划**　先天性心血管疾病往往与复杂而独特的几何学有关,从二维 CT、CMR 或超声心动图图像上很难完全了解。因此,3D 打印模型(图 3-4-3)在更全面地了解和评价各种先天性心脏病方面可能发挥着关键作用。3D 模型可以防止错误并促进特定结构性心脏介入治疗的创新。

4. **设备创新**　在结构性心脏病治疗中发挥重要作用(图 3-4-4)。既往,由于动物模型、尸体模型缺少活体人类心血管疾病的正确大小或病理因素(如钙化等)。未来的 3D 打印,定制化的可植入式医疗设备、生物 3D 打印(瓣膜)都是其发展方向。

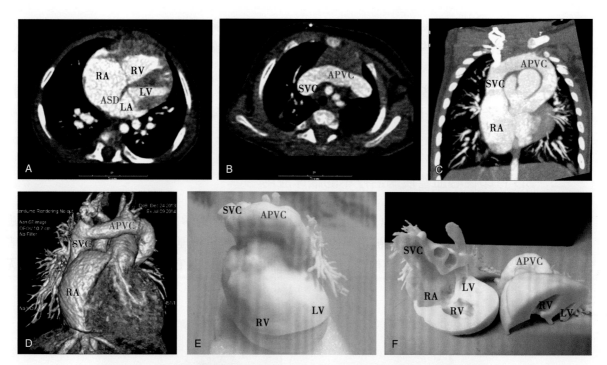

图 3-4-3 计算机后处理先天性心脏病图像（完全性肺静脉异位引流）与打印成品

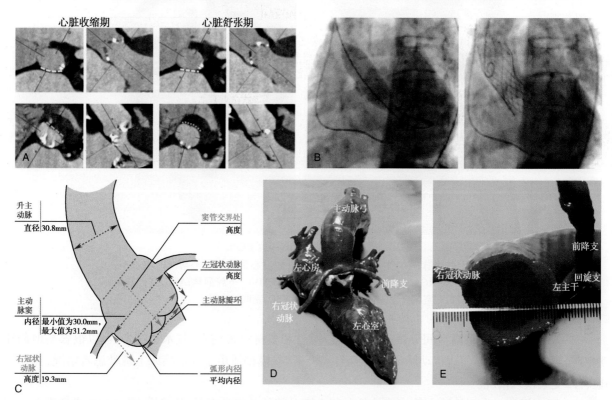

图 3-4-4 3D 打印在 TAVI 手术（经皮主动脉瓣膜置换术）前的应用

5. 功能器官 在 21 世纪初，几个研究小组已经在芯片上生产了器官，这种装置可以模拟人体器官的工作（从化学角度来看），比如肝脏或肾脏。

目前，在病例中使用 3D 打印技术的优点是它使复杂病变的规划更加精确，避免了外科手术中的紧急计划，能够更好地为患者和亲属提供咨询，能让外科医师可预视化，看到各个角落——允许外科医师"观察"模拟的活体血液循环，进行预试验手术，缩短手术时间，缩短体外循环时间，减少残存损伤的机会,减少再介入的机会;可以通过放入虚拟瓣膜来评估血流动力学,减少术后并发症等风险。

但是,心脏 3D 打印未来需要突破制约其发展的 3 个瓶颈:一是材料学的突破,即寻找一种材质和力学特性与人体心肌或大血管相近且价格低廉的新材料;二是智能建模,即开发出更智能化、更高效的图像分割建模软件,将前期手工勾画完全取代,这样就可以大大缩短建模时间;三是需要更多临床病例的验证。

一些医疗机构近已经证明,通过将高空间分辨力心脏成像技术、图像处理软件和融合双材料 3D 打印技术结合起来,各种心血管疾病的特定患者模型可能为这种情况提供一个重要的额外视角。在有限的生理性能范围内,天然心脏成分(例如血管壁、室壁和瓣叶)可以由广泛的 3D 打印材料混合而成。随着在先天性心脏病、冠状动脉疾病、外科和导管型结构疾病中的应用,作为一种新的工具,3D 打印技术正在挑战我们如何想象、规划和实施心血管干预。

第五节　发 展 前 景

医学影像学经历了百年的发展。影像设备成像质量快速提高,图像的时间分辨力和空间分辨力也明显提高,检查技术不断完善,从二维成像到三维成像,从解剖向功能成像发展,使医学影像学提高到一个新的水平,有力地促进了临床医学的发展。未来的影像学应当以患者为中心,以先进的影像学模态为工具,通过有效信息的提取和整合,从而实现更准确的诊断、更合理的治疗。

大数据和人工智能的逐步发展和普及有助于减轻影像科医师程序性、重复性和可计量性的工作,使得影像科医师可以花更多的时间去和患者及临床科室医师交流,体现自己的思路和价值。

影像学未来应该回归大影像。影像学将从 2D—3D—4D 解剖形态到功能影像(图 3-5-1),继而显示细胞分子水平的改变,从而对疾病的评价更完善、更具特异性。信息科学 - 电子学、计算机的发展,PACS 系统、远程传输和“网络影像学”这些学科与影像学的融合,都将使影像学回归大影像。影像学的诊断模式也将由“定性”向“定量”图像分析方向发展。此外,还有介入治疗的进展及其与微创治疗、外科的融合发展。医学影像的信息化也为临床提供了快捷、准确的影像诊断信息,还可以使远程诊断成为可能,为优良医疗资源服务于更多百姓提供了平台。

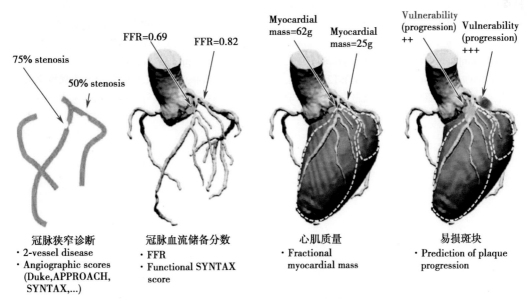

图 3-5-1　疾病模型实体化手术方案制定

冠脉 CTA →解剖学诊断(狭窄程度)→心肌灌注→易损斑块→ 3D 打印。

(韩　磊)

参考文献

[1] 戴汝平. 心血管病 CT 诊断学 [M]. 北京: 人民卫生出版社, 2000.

[2] LAMBIN P, RIOS-VELAZQUEZ E, LEIJENAAR R, et al. Radiomics: extracting more information from medical images using advanced feature analysis [J]. Eur J Cancer, 2012, 48 (4): 441-446.

[3] GARCÍA G, MAIORA J, TAPIA A, et al. Evaluation of texture for classification of abdominal aortic aneurysm after endovascular repair [J]. J Digit Imaging, 2012, 25 (3): 369-376.

[4] KOTZE C W, RUDD J H, GANESHAN B, et al. CT signal heterogeneity of abdominal aortic aneurysm as a possible predictive biomarker for expansion [J]. Atherosclerosis, 2014, 233 (2): 510-517.

[5] HUANG X, ZHANG Y, QIAN M, et al. Classification of carotid plaque echogenicity by combining texture features and morphologic characteristics [J]. J Ultrasound Med, 2016, 35 (10): 2253-2261.

[6] GILLIES R J, KINAHAN P E, HRICAK H. Radiomics: Images Are More than Pictures, They Are Data [J]. Radiology, 2016, 278 (2): 563-577.

[7] COROLLER T P, GROSSMANN P, HOU Y, et al. CT-based radiomic signature predicts distant metastasis in lung adenocarcinoma [J]. Radiother Oncol, 2015, 114 (3): 345-350.

[8] KUMAR V, GU Y, BASU S, et al. Radiomics: the process and the challenges [J]. Magn Reson Imaging, 2012, 30 (9): 1234-1248.

[9] KOLOSSVÁRY M, PARK J, BANG J I, et al. Identification of invasive and radionuclide imaging markers of coronary plaque vulnerability using radiomic analysis of coronary computed tomography angiography [J]. Eur Heart J Cardiovasc Imaging, 2019, 20 (11): 1250-1258.

[10] 张利文, 方梦捷, 藏亚丽, 等. 影像组学的发展与应用 [J]. 中华放射学杂志, 2017, 51 (1): 75-77.

[11] 郭翌, 周世崇, 余锦华, 等. 影像组学的前沿研究与未来挑战 [J]. 肿瘤影像学, 2017, 26 (2): 81-90.

[12] 赵世华. 论大数据背景下的多模态心血管影像学发展与现状 [J]. 中华放射学杂志, 2016, 12 (50): 905-908.

[13] 陈思楷, 周青, 邓倾. 多模态影像融合技术在心脏疾病诊治中的应用研究进展 [J]. 心脏杂志 (Chin Heart J), 2019, 31 (4): 487-491.

[14] 金征宇. 人工智能医学影像应用: 现实与挑战 [J]. 放射学实践, 2018, 33 (10): 989-991.

[15] 萧毅, 刘士远. 医学影像人工智能进入深水区后的思考 [J]. 中华放射学杂志, 2019, 53 (1): 2-5.

[16] DANAD I, FAYAD Z A, WILLEMINK M J, et al. New Applications of Cardiac Computed Tomography: Dual-Energy, Spectral, and Molecular CT Imaging [J]. JACC Cardiovasc Imaging, 2015, 8 (6): 710-723.

[17] 刘坤, 吕滨, 郑哲, 等. 心脏三维打印新技术的临床应用 [J]. 中华放射学杂志, 2016, 50 (1): 68-69.

[18] OLIVIERI L J, KRIEGER A, LOKE Y H, et al. Three-dimensional printing of intracardiac defects from three-dimensional echocardiographic images: feasibility and relative accuracy [J]. J Am Soc Echocardiogr, 2015, 28 (4): 392-397.

[19] LUEDERS C, JASTRARN B, HETZER R, et al. Rapid manufacturing techniques for the tissue engineering of human heart valves [J]. Eur J Cardiothorac Surg, 2014, 46 (4): 593-601.

[20] BOXT L M. CT anatomy of the heart [J]. Int J Cardiovasc Imaging, 2005, 21 (1): 13-27.

[21] DEWEY M. Cardiac CT [M]. 2nd ed. Berlin-Heidelberg: Springer-Verlag, 2014.

[22] 赵世华, 田捷. 人工智能: 心血管医学影像突破性发展的必由之路 [J]. 中华放射学杂志, 2019, 53 (4): 243-245.

第四章
心血管 MDCT 图像重建及功能成像

第一节 三维重建原理

随着CT的飞速发展,CT图像的空间分辨力、时间分辨力和密度分辨力都得到了显著的提高,极大地减少了部分容积效应和运动伪影的影响。另外,扫描轴向的空间分辨力的提高,使我们对轴向上的细节变化也可以很清楚地从图像中获得。于是,对于CT图像的后处理技术应运而生。通过各种后处理手段,可以精确、直观地将需要显示的部分通过不同的方式进行观察。

一、如何通过断层图像获取体数据

(一) 体素的由来

二维数字图像的基本单位像素(pixel)。与二维图像类似,对三维数字图像而言,其最小基本单位称为体素(voxel)(图4-1-1)。对于CT图像,与像素类似,体素中的CT值也代表了这个体积内所有物质的CT值的平均数。

对像素而言,它并不一定是一个正方形,而可能是一个矩形,这与在不同维度上对图像离散化的空间间隔有关,当在水平方向和垂直方向的间隔相等时,像素才是一个正方形;同样,对于体素而言,它也并不一定是一个正立方体,这在CT图像上比较常见。由于断层图像的空间分辨力一般要比扫描轴向上的空间分辨力(层距)高,所以直接重构得出的体素往往是一个长方体,这时体素在空间意义上并不是各向同性的(图4-1-2)。

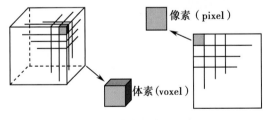

图 4-1-1　像素与体素示意图

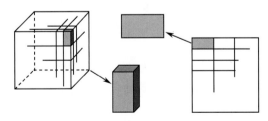

图 4-1-2　矩形像素和长方体体素

(二) 体数据的获取

如何从一组二维的断层图像来获取体数据呢?其实很简单,只需要按照断层图像的位置顺序将二维断层图像排列起来,形成一个三维矩阵即可。这个三维矩阵就是所需的三维图像,把从一组二维图像获取三维图像矩阵的过程称为三维图像的重组(reformat)。

直接获取的CT三维图像数据,有可能在扫描轴向上和断层图像两个方向上的空间分辨力并不相同,在断层图像上的空间分辨力往往要优于扫描轴向上的空间分辨力(扫描轴向上的空间分辨力由层厚和层距决定),这样获得的体素就是一个长方体体素。我们更希望尽可能在一个体素各向同性的空间中处理体数据,因此,如何通过已知的数据来获取一个在空间维度上体素近似各向同性的三维图像数据便成了一个重要的问题。在层与层之间,可以通过增补出近似于原始数据的层面数据来减小扫描轴向上各层之间的间隔,使其尽量达到断层图像空间分辨力的水平,所使用的这种方法叫作插值。

插值(interpolation):在数学上,插值是个古老的话题,早在6世纪,中国的刘焯已将等距二次插值用于天文计算。17世纪之后,牛顿、拉格朗日分别讨论了等距和非等距的一般插值公式。插值是离散函数逼近的重要方法,利用它可通过函数在有限个点处的取值状况,估算出函数在其他点处的近似值。插值的方式也有很多种,有多项式插值、艾尔米特插值、样条插值、三角函数插值等。采用三次样条插值得到的函数有着较高的光滑性,在实际工作中有着广泛的应用价值。在医学影像上,因为往往计算量巨大,我们一般使用的是线性插值,也就是分段的一次多项式插值。

首先来看看一个函数的线性插值是如何做的。对于一个函数 $y=f(x)$,其离散后,有 x_1 位置函数值为 y_1;有 x_2 位置函数值为 y_2。欲在这两点间位置 x_0 插入一个新值以逼近原始函数,可以用如下公式表示:

$$y_0 = \frac{y_1(x_2-x_0)+y_2(x_0-x_1)}{x_2-x_1}$$

y_0 就是我们的逼近值,其基本意义如图4-1-3所示。

那么,如何用一组二维断层图像进行线性插值来获取不同层面间的近似层面数据呢?每层二维断层图像看作一个二维矩阵(图4-1-4),计算在断层图像 I_1 和 I_2 之间的层面 I_0,这里 I_1、I_2 和 I_0 都是矩阵形式的二维数字图像。

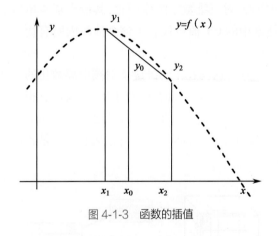

图 4-1-3　函数的插值

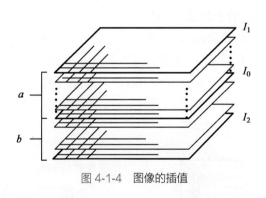

图 4-1-4　图像的插值

假设 I_0 与 I_1 距离为 a,I_0 与 I_2 距离为 b。那么我们对这两个层面进行插值,来求出近似层面 I_0,公式如下(涉及矩阵运算请具体参看相关数学书籍):

$$I_0 = \frac{bI_1+aI_2}{a+b}$$

实际上,这个基本方法与前面所说的函数的线性插值是一样的。两幅图像之间,可以通过插值的方式得到多幅近似图像,当选好合适的间隔比例的时候,就可以得到扫描轴向上的层距与图像的空间分辨力相近似的数据,通过这些数据所组成的三维体数据,在空间三个维度上的分辨力比较接近,可以使后面进行的三维数据的处理和显示能够达到更佳的效果。

需要明确的是,插值本身没有对原始数据的信息量进行提升。通过插值获取的数据并不是真正的原始数据,它只是通过已知数据对于原始数据进行的逼近,在很大程度上来讲,是一个伪层面。因此,通过插值后的层面进行重组图像,在获取信息的时候,有些信息只是原始数据的近似值。

二、三维图像的显示方式

获取的三维体数据是 CT 值组成的一个三维矩阵,它的显示实质上是一个三维数据的可视化问题。要在显示器上显示这个三维图像,必须通过一些处理,用恰当的手段让它既能符合人类的视觉和思维习惯,又能达到诊断的目的。因此,针对不同的目的和要求,发展出了许多不同的显示方法,为 CT 影像诊断提供了可靠的依据。

(一) 投影法

作为最古老的一种三维图像显示方式,投影法有着悠久的历史,在早期的 CT 三维显示中就有应用,对于制图工程则应用更加久远。这种方法运算简单,可以通过不同的投影方位来显示不同角度的投影图像,方便、快捷。

所谓投影法,就是在一定的投影角度下,将需要观察的区域以平行投射的方式投射到对应的投影平面的过程。在这个过程中,任一投影线所经过的所有像素点的值,通过统计运算的方式求取一个投影值,这个值就是该投影线投射到投影平面上的投影点的值(图 4-1-5)。

不同的投影法,最关键的区别就在于对同一投影线上的所有像素点采用的统计运算方法的不同。不同的运算方法,使最终的结果也大相径庭,在使用投影法的时候,选择一个正确的投影运算对我们的工作会有很大的帮助。就医学影像而言,一般用到的投影法有最大密度投影(maximum intensity projection,MIP)、最小密度投影(minimum intensity projection,MinIP)、平均密度投影(average intensity projection,AIP)和透明显示 RaySum(X-Ray Summation)等方式。下面对不同的投影法进行简要的介绍。

所谓最大密度投影,采用的投影运算就是取最大值。作为投影法,其本质就是取得投影线上全部像素的 CT 值的最大值。这种投影方式,对于高 CT 值的组织,比如骨、增强后的血管、钙化等,有着较好的显示效果,对于相对低 CT 值的组织,观测局限性很大。因为可以选择不同的投影角度,所以可以对组织结构进行多方位观察。不过,因为其投影方向前后影像的重叠导致空间关系不明、高 CT 值组织遮挡低 CT 值组织等问题,其对整体结构的观测仍然受限。图 4-1-6 中显示了一个最大密度投影的示例,形象地表现了最大密度投影的实现过程。

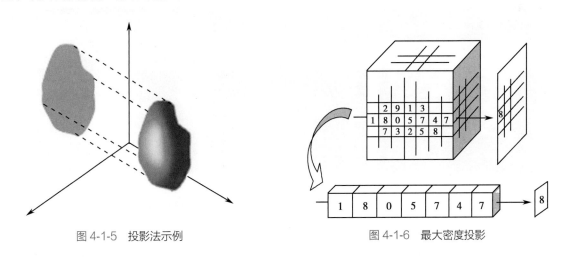

图 4-1-5　投影法示例　　　　　　　　　图 4-1-6　最大密度投影

最大密度投影可以应用在很广泛的方面,下面列举了一些最大密度投影法的实例。可以看到,最大密度投影法显示的图像,对于高 CT 值的组织显示是非常清晰的。CT 的数据显示与 X 线不同,它有着较大的数据量,包含扫描范围内空间各点的信息,可以回顾性地对数据进行分析。通过运算获得的体数据三维矩阵,可以改变不同的投影角度,通过在不同投影角度进行观察,使一些细节部位显示得更加清晰,如冠状动脉开口、腰椎等部位(图 4-1-7A、E)。

对于其他形式的投影法,基本上与最大密度投影显示法相似,比如最小密度投影,采用的投影运算是对投影线上全部像素点的 CT 值取最小值运算。这样对一些 CT 值低的组织就可以进行细致的观察,比如空腔性的气管,其 CT 值为 –1 000HU,那么我们就可以通过最小密度投影的方式来观察气管和低密度的肺组织的情况(图 4-1-7C)。

同样,对于平均密度投影,它采用的投影运算是求投影线上全部像素点的 CT 值的平均数,这个方式的投影法使用很少,仅在此进行简单的说明。

最后,投影法中还有一种射线叠加(RaySum)的方式,其投影运算可以计算 X 射线在投影线上的衰减率,这样可以得到图 4-1-7F。可以看到,这个图像类似于 X 线片,而基于三维体数据的投影显示法也可以在扫描结束后重现出任意体位的投影图像,更加便于观察。此外,RaySum 形式的投影法,还广泛应用在肠道的三维显示中,可以清楚地观测到腔体的信息。

投影法显示一个三维体数据,虽然能达到了一个不同角度来观察三维体数据的方法,但究其实质,它就是一种三维数据的二维显示法。其最显著的缺点就是空间上的重叠和不同 CT 值物体间相互的遮挡,往往会造成伪像,使我们不能简单地通过图像判断三维物体的原貌。通过投影法观测三维图像,必须经过多角度连续观察,观察者自身也要拥有良好的空间想象能力和相应的经验。因此,需要一些更加形象的三维立体图像的显示方式,以便于对所观测的物体的空间结构能清晰、直观地显示,下面这些方法就是从不同角度对这个问题进行探究所得到的。

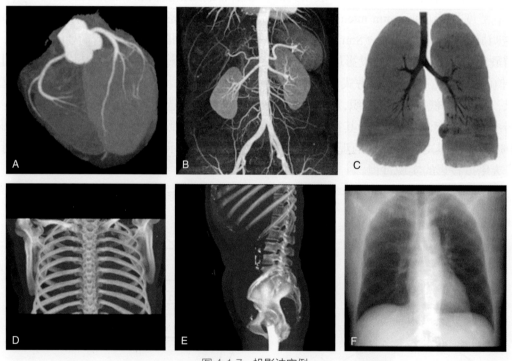

图 4-1-7　投影法实例
A、B、D、E. 最大密度投影;C. 最小密度投影;F. RaySum 投影。

(二) 表面绘制法(surface rendering)

表面绘制的方法是最初对三维立体显示方式的一次探索。其最基本的思想是通过一定的算法上的手段,获取不同物体的外形轮廓数据,通过拟合这些轮廓数据来获取几何意义上的三维曲面,以这个三维曲面来显示这个原始物体在空间上的立体外形表现。表面绘制方式为医学图像的三维立体显示开了先河,在一定程度上,能够直观、清晰地显示出病变的空间关系,为诊断提供了重要的依据。

面绘制技术是一种在体素空间产生等值面的方法。所谓等值面,是指在一个网格空间中由在某点上的采样值等于某一给定值的所有点组成的集合。产生等值面有诸多方法,基本方式是以一定的小的几何图形面片来逼近等值面,用以显示。比较经典的方式是用小的三角形面片来逼近原始数据中得到的等值面,很多情况下通过这种方式计算获得的小三角面片要比屏幕上的体素小,这时通过插值来计算小三角面片就不再是一个必要的手段了。不过,通过这样的算法,往往产生的三角面片很小,使得每一体素的投影接近甚至超过显示设备的分辨能力,在实际显示过程中并没有很大的意义,反而增加了运算时间,占用了计算资源。在实际工作中,需要更简单、迅捷的方式来进行面绘制,于是出现了基于点元的算法,通过生成对应于显示像素的点元,直接形成显示图像。这种算法不需要处理三维的面片和线条,绘制速度比绘制多边形快得多,节约了大量的时间和计算资源,对三维图形的立体显示有很大的意义。

通过上面的简介,我们大致了解了表面绘制的过程,那么下面我们详细的看看表面绘制法的步骤。一般而言,表面绘制分为如下两个过程:

1. 等值面抽取　采用如下方法:如果轮廓面通过两体素之间的空隙,就将其进一步划分出一些子体素,在轮廓面通过的子体素处生成中心点。图 4-1-8 中介绍了点元法抽取等值面的过程,通过这样的方式就能够直接生成与显示设备上像素值大小相等的点元阵列,直接通过表面明暗处理后进行显示。比起计算三角面片的方法,点元法大大缩短了重绘表面的时间,在同样的显示效果下,优化了算法,极大地提高了效率。在早期对医学影像进行三维立体绘制显示的过程中,计算机的性能和资源是很大瓶颈,显然更加有效的算法为三维立体显示应用于实际工作提供了更加便捷的道路(图 4-1-8)。

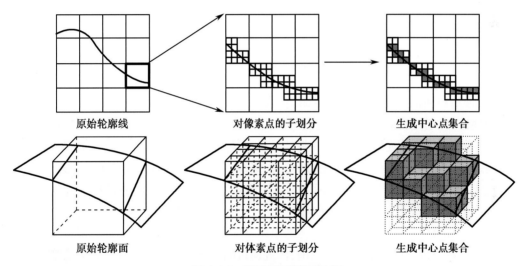

| 原始轮廓线 | 对像素点的子划分 | 生成中心点集合 |
| 原始轮廓面 | 对体素点的子划分 | 生成中心点集合 |

图 4-1-8　等值线和等值面抽取

2. 表面明暗处理　抽取出等值面之后,剩下的问题便是如何把得出的已知等值面显示在显示设备上。为了突现得出的物体表面的立体感,往往要虚拟一个或者若干个光源对等值面进行照射,来造成我们所获取的等值面表面明暗不同,这样也符合人类视觉的感官,通过不同的明暗部分,使我们能够看出要观测的物体的空间立体感。这种显示方式称为表面阴影显示法(shaded surface display)。

一般而言,表面阴影显示法的处理过程是采用光照明模型来计算对象表面的光照强度,例如采用 Gouraud 模型或者 Phong 模型来处理环境光、漫反射光和高光对光照强度的贡献。在模拟高光方面,Gouraud 模型有一些缺陷,不能正确模拟高光,所绘制的画面会诱发马赫带效应;Phong 模型克服了这个缺点,但是会带来计算上更多的负担。

Phong 模型的几何依据是,射向物体表面的光线,其反射光方向与入射方向沿着入射点的法线对称。对多边形顶点处的法向量进行双线性插值,在多边形内构造一个连续变化的法向量函数;根据这一函数计算多边形内各采样点的法向量,并代入光亮度公式,就可以得到有多边形近似表示的曲面在各采样点处的光亮度。因此,Phong 模型明暗处理也叫法向量插值明暗处理,法向量函数的求取如图 4-1-9 所示。

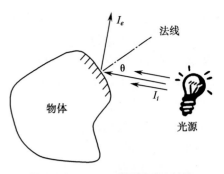

在 Phong 模型下,对于反射光线的强度,有如下的计算准则:假定入射光线强度是 I_i,物体表面的漫反射系数为 K,则反射光线强度为 $I_e = K \cdot I_i$;入射光线与入射点法向夹角 θ,为了模拟观测者对反射光线的感知程度 I_{disp},用如下公式表示:

$$I_{disp} = K \cdot I_i \cos \theta$$

此公式即 Phong 模型的光亮度公式,通过计算机模拟,即可得到一个物体的三维立体显示,具体的几何图例如图 4-1-10。

图 4-1-9　Phong 模型光亮度计算

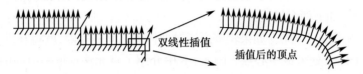

图 4-1-10　Phong 模型物体表面法向量及其顶点插值后局部法向量的示意图

在医学影像上,获取三维图像的表面阴影显示的过程如图 4-1-11 所示。

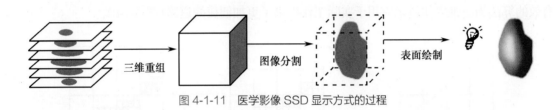

图 4-1-11　医学影像 SSD 显示方式的过程

首先,将扫描所得断层图像进行三维重组,获取三维体素数据;然后,通过图像分割的方式,获取需要显示的感兴趣区,并通过计算提取出相应的等值面;最后,引入虚拟光源,使用表面阴影显示法的光亮度公式,计算出等值面表面的光亮度分布,并将其显示在显示设备上。通过对不同的感兴趣区进行分割,可以用表面阴影显示的方式来显示一些独立的器官、组织、骨骼等。通过设定阈值的方式,也可以将在医学影像上密度不同的组织区分开来,通过标注不同的伪彩色,以达到在所选择的感兴趣区内多物体混合显示,图 4-1-12 给出了一些表面阴影显示的病例。

表面绘制的方式可以将二维的序列断层图像重组并显示为立体的模型,从而能够提供一种更加直观的空间观察方式。在三维立体绘制法出现以前,传统通过断层图像来进行立体结构形态变化的分辨需要很好的空间想象能力,而且需要观察者有大量的实践经验;而后,投影法的出现方便了三维影像的观察,不过因为其二维显示的特性,空间上的遮挡会给观察者带来一些错误的影响,往往需要进行多角度的观察来去除遮挡带来的影响,这也需要观察者的空间想象能力和经验。与投影法不同,通过二维平面的方式显示三维数据不同,表面绘制是一种真正意义上的立体显示法,使用了虚拟光照明模型来模拟人对空间物体观察的效果,能够简单、直观地对于立体结构形态上的变化进行分辨,无疑这对于结构性病变的医学诊断是一大福音。

由于仅处理结构表面,数据量非常小,所以表面绘制法绘制速度很快,同时还可以应用一些计算机图形学的技术,对于那些早期在速度和资源方面都有限的计算系统而言,是一种非常优秀且快速的三维立体显示解决方案。但是,表面绘制法也有着自身的缺点。这种技术的首要缺点集中在需要预抽取可视化结构的轮廓,这个抽取过程割裂了结构轮廓和体数据的联系,丢失了体数据的图像信息,比如体素的 CT 值,而这种联系和图像信息在数据测量和观察中是至关重要的部分。例如,表面绘制技术将所有对象物体看作一个个被表面分割封闭范围,绘制过程中仅仅考虑其形态,并不考虑其内部的体素点的信息,而这些体素点的具体所带有的数据值则被忽略了。另外,由于使用的是确定轮廓线来进行表面绘制,对于三维图像进行进一步的修改和再处理就变得比较困难,每次处理后都要进行对等值面的重新计算,因此表面绘制的动态性和交互性也较差。最后,由于表面绘制时的表面块的离散特性,对于一些微小变化,往往在最终结果上会存在算法上的或者人为上的虚假表面,也就是伪像,影响了对三维物体立体形态的正确判断。由于表面绘制技术存在着这些问题,我们必须寻找一种能够改善三维图像立体观测的方式,下一节中介绍的体绘制法能够在一定程度上避免或者减少上述问题所带来的影响。

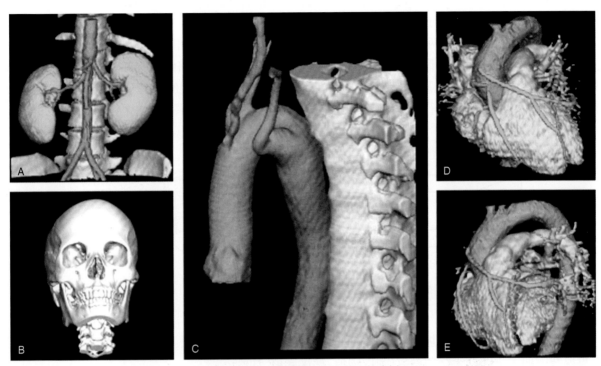

图 4-1-12　医学影像 SSD 显示的病例
A. 肾动脉;B. 颅骨;C. 主动脉弓;D、E. 冠状动脉搭桥血管。

(三) 体绘制法(volume rendering)

体绘制法是目前在医学影像三维显示中应用非常广泛的一种方法,也是一种基于投射算法的三维体数据图像可视化方法。与表面绘制不同,体绘制最初的设计思想就是在进行绘制的同时保留原始体数据的全部信息,这一方法摒弃了传统图形学中必须由面来构造体的这一约束,不需要预先提取表面轮廓即可直接绘制体数据的三维立体图像。因为体绘制所得出的三维立体图像保持了原始体数据的各体素的信息,对图像的处理和显示有了更大的余地。可以直接通过图像得到原始体数据中任一容积、任一平面或者任一点的数据,方便局部的观测和对各种数值的测量。

相对于表面绘制法中每次对图像的再处理都需要重新计算等值面,直接对体数据的绘制简化了图像再处理后的绘制进程,只需对处理后改变了的体数据进行绘制即可,因此可以对绘制的图像进行一些交互式的操作,比如分割等。同样,在表面绘制中,物体中各体素点并不带有其原始信息,无法通过其密度的不同而加以区分;而在体绘制中,我们可以根据该点体素的数值的不同对其进行不同的处理,例如设置为不同的伪彩色和透明度。这样,就能大大地提高三维立体绘制对于同物体的不同组成部分之间的差异的显示和区分,使其真实性得到显著提升,同时也方便了对于密度连续变化没有明确界面的物体的观测。在某种意义上来说,体绘制的方式更加接近于现实世界里真实物体的显示。

体绘制技术在原理上讲是一种使用特殊投射算法的投影法,与前面介绍的传统的二维显示投影法不同,体绘制的目标是对图像进行三维立体显示。随着技术发展的历程和趋势,我们将其单独在这里进行介绍。在投影过程中,体绘制结束引入了不同的体素特性(如强度、梯度等)函数来生成立体显示,一些体数据的操作,比如体空间集合的交、并、差等,也可以被引入投影过程中去。一般而言,体绘制在算法方面可以分为两大类——基于图像空间顺序的体绘制算法和基于对象空间顺序的体绘制算法。目前,在一些实际应用中的体绘制算法结合了上面两类算法。基于图像空间顺序的算法,类似于传统投影法,需要对各个投影线上的体素点集合进行计算,计算方式简单,但必须在内存中保存全部体素的数据;基于对象空间顺序的算法,则需要遍历所有体素,来获取其对于显示的贡献值,这种算法只需要保存当前体素数据在内存中即可,不过由于对象空间的遍历比较复杂,这种算法的计算量要比前者大很多。

体绘制技术在进行投影的过程中,使用的投影线投射模型也有很多种,通常按照习惯的方式,有平行投射法和观测点远景投射法两种。所谓平行投射法,所采用的投影线是相互平行的;所谓观测点远景投射法,投影线透过成像面上成像点,以观测点为终点,将投射方向经过的路线上所有体素点按照投影运算规则进行投影,这时候投影线形成的投影域呈金字塔形状。相对而言,观测点远景投射法的计算量要大于平行投射法,实际工作中进行体绘制默认的投影方式就是平行投射法(图 4-1-13)。

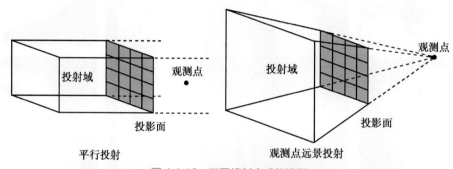

图 4-1-13   不同投射方式的选择

体绘制法在显示方法上也分为两种,一种是透视法,另一种是反射法。反射显示算法是把从观测点沿投射线方向第一个处于绘制参数(强度阈值、梯度阈值、切割面等)约束内的体素作为表面进行绘制;透视算法是把体素作为发光物来进行建模不涉及显示表面的检测,通过对投射线方向上一组体素集合进行运算,得出绘制输出的像素值。而一些混合型算法,如模糊梯度法等,可以将两者结合起来,将未到绘制参数约束点决定的反射面之前的投射线上体素集合进行透视显示,从而显示出明暗不同的表面或者通过不同的透明度来显示出在原始体数据上不同密度的组织。这样的混合算法对实际工作有着很重要的意义,通过对不同的密度设置不同的伪彩色和透明度,就能将原始体数据中的结构和信息栩栩如生的显示在三维立体图像观测者的面前(图 4-1-14)。

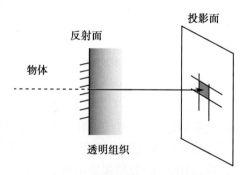

图 4-1-14   梯度模糊法绘制示意图
在投影线方向上,虚线部分不参与投影绘制。

1. 透明度曲线   不同的物质的 CT 值是不同的,每种物质都有其一定的 CT 值范围,这就为使用不同的 CT 值对应不同透明度提供了可能。CT 值范围内,由 CT 值所对应透明度值的映射,称为透明度曲线(或者不透明度曲线),通过它的变化,可以达到区分显示不同密度物质的目的。

与窗宽窗位技术类似,透明度曲线也决定着最终图像所显示的 CT 值范围。例如,如果需要显示 CT 值低的肺组织,就需要高密度组织设置为透明,而对于低密度的则可设置为不透明或者透明度低;而如果需要显示的是骨骼结构,那就需要将 CT 值较高的部分设置成不透明,相对较低的部分则需要设置为完全透明;一些软组织有着它们自己的 CT 值范围,此时就要考虑其 CT 值范围进行调整,让其 CT 值范围内的透明度符合需求,其 CT 值范围以外的部分则可完全透明。通过透明度曲线的调整,就可以让我们区分密度不同的组织。还有一些方式可以使用组合形式的透明度曲线,让观察者可以看到不同密度范围内的组织共同显示,从而明确它们在空间关系上的问题(图 4-1-15)。

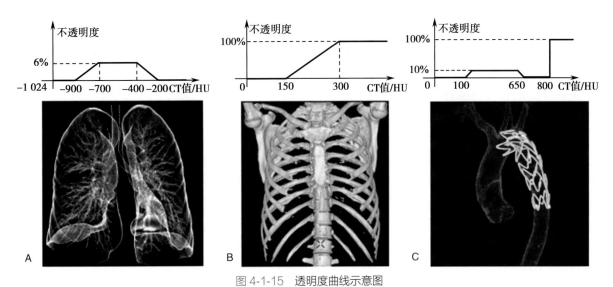

图 4-1-15　透明度曲线示意图

图像上方不透明度曲线对应于下方各个图像。A. 肺部结构;B. 骨结构;C. 主动脉与支架。

2. 颜色条　与透明度曲线类似,也可以使用伪彩色颜色条来区分不同的物体。由于不同组织 CT 值的不同,为不同 CT 值设置不同的伪彩色能很好地分辨不同密度的物体。由 CT 值所对应到颜色变化的映射称为颜色条。颜色条的调整也有着很重要的意义,单一颜色来区分不同的物体,有时候会受到观测的限制,对比不够强。多颜色的显示增强了对比,使人眼能够更快更好地分辨不同的组织,尤其在多物体显示中会起到重要的作用。另外,伪彩色的设置也让被观测的目标更加生动、接近于现实(图 4-1-16)。

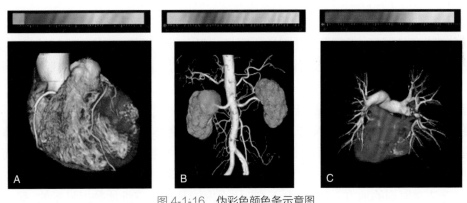

图 4-1-16　伪彩色颜色条示意图

A. 畸胎瘤;B. 肾囊肿;C. 肺血管。

体绘制技术在医学影像的三维立体显示上有着很大的优势。首先,体绘制法是一种立体显示绘制法,可以直观地反应物体的空间位置、结构和与其他物体间的关系,这是传统投影法无法做到的。其次,体绘制显示立体图像是基于原始的三维体数据直接绘制的,不需要进行等值面的抽取,保留了原始数据的全部信息,可以直接对图像进行分析处理,不需要在再处理后重新计算等值面,增强了交互性,同时也提供了直接从立体图像上进行原始数据提取和测量的能力。最后,在绘制图像的时候,不需要通过小的几何图形面来构成三维物体,因此,在很大程度上抑制了因绘制立体图形时由计算所得的小的几何图形引起的伪像。同时,体绘制的方式与体素的信息一一对应,可以通过对不同的透明度曲线和颜色条的控制显示出不同密度物体的区别,生动地再现了物体的形态。在这几方面来讲,体绘制数据是目前比较好的一种三维立体显示法。

三维体数据医学影像的数据量往往很大,这样对于数据进行体绘制对计算机的运算能力、系统资源和存储能力都提出了很高的要求,特别是当需要绘制过程保持结构的分辨率以使结构的可视化有足够的逼真度则更是如此。因此,早期计算性能较差的计算机是无法快速、精确地进行体绘制运算的。

(四)仿真内镜(CT virtual endoscope,CTVE)

前面介绍的各种三维体数据的显示绘制方法,都是以外观的方式来呈现的,如果更想关注一下空腔状结构的内部情况,上述的显示绘制方式便无法达到要求了。这时,可以使用 RaySum 投影法来显示空腔外壁的投影;也可以使用体绘制的方式,将空腔外壁通过透视显示的方式进行绘制;同样,重组后的斜截面也可以显示部分腔内信息。但是这些方式或是一个对腔壁的概览性观察,或是对腔壁的部分范围进行观察,并不能获得一个对腔内情况进行直观观察的方式。在临床上,可以用内镜对腔体内部进行观察,那么用体数据通过运算对腔体的内部进行显示,这种方式称为 CT 仿真内镜(图 4-1-17)。

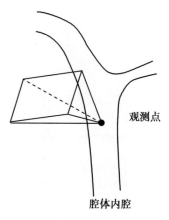

图 4-1-17 CT 仿真内镜示意图

CT 仿真内镜成像的原理,是将观测点设置在欲观测的腔体内,通过一定的视角范围,对腔体内进行观测,腔体的内腔可以使用表面绘制的方式或者是体绘制的方式来显示。腔体内可能是中空而有着低密度值的,比如气管、肠道;也可能是充盈对比剂而有着高密度值的,比如 CT 血管造影。对不同的腔体进行绘制的时候需要采用不同的计算方法,从而使腔体内部看起来是空的,使腔体内壁能够清楚地显示。实际上,CT 仿真内镜是上面所述的两种三维立体绘制方法(表面绘制和体绘制)的一种具体应用。CT 仿真内镜在观测点上可以进行任意角度的观察,对于选定了一定路线的 CT 仿真内镜,还可以沿着路径的方向进行电影式观察。

最初,CT 仿真内镜所使用的三维立体绘制方法采用的是表面绘制的方法,通过设定不同的阈值来调整内腔的等值面,使用不同的表面平滑程度来绘制腔体内腔表面的形态。这种方式有着表面绘制的常见问题:往往因平滑程度的选择,使内腔结构中较小的变化被忽略掉;无法显示不同密度的组织,各组织或视为一体,或有部分无法显示;无颜色变化对比不明显。现在所使用的 CT 仿真内镜技术,大多使用了体绘制的三维绘制技术,以观测点远景投射的方式进行投影。使用了体绘制技术,内腔中不同密度的组织往往可以通过透明度曲线和伪彩色颜色条的设置来进行绘制显示,如血管支架等。通过体绘制的方式可以明确不同密度组织的差异,并将其显示出来。

CT 仿真内镜技术作为一种非侵入式、无接触的辅助医学检查技术,通过 CT 扫描所得体数据进行重建和绘制,将腔体内的信息展示在我们面前。一方面,由于 CT 数据的回顾性,任何人在任何时候都可以反复地观察所得腔体内部的信息;另一方面,由于其交互性,可以通过改变观测角度和范围,从而能够观察到传统内镜无法观察到的地方。然而,由于 CT 仿真内镜是基于三维体数据显示的,那么由于采样和绘制以及一些人为操作因素所带来的伪像是不可避免的,必须注意因此而带来的 CT 仿真内镜与真实情况的差异(图 4-1-18)。

对体数据三维图像进行观察的时候,可能需要对部分数据进行针对性的观察,为了达到这个目的,在进行体数据的三维立体绘制显示的过程中,有可能并不需要显示全部的数据,为了更好地对需要观测的地方进行观测,将数据中那些不必要的部分隐藏起来,仅显示那些需要观测的部分,这便是有范围选择性的三维图像显示。选取显示范围的三维体数据,可以使用上节所介绍的任意一种三维图像的绘制显示方式进行显示。图像显示范围的选择过滤了那些在整体数据中不必要的信息,只把其中有用的信息进行显示,消除了整体数据其他区域范围观测造成的干扰,是影像处理方法中一种非常有意义的手段。对于医学影像而言,常用的显示范围选择法有层面重组法和自由感兴趣区选取法。

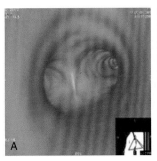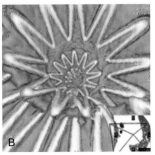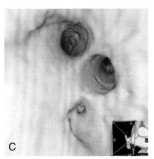

图 4-1-18　CT 仿真内镜实例

A. 气管内镜；B. 主动脉支架；C. 肺静脉开口。

（五）层面重组法

层面重组法是一种比较早的三维图像显示范围选择方法，这种方式通过把需要观察的层面（平面或曲面）数据从原始体数据中提取出来，将其展开为平面的数据并进行相应的显示，提供给观测者，从而达到对特定感兴趣层面的深入、细致的观测。通常来说，它有两种方式，一种叫作多平面重组，另一种叫作曲面重组。这两种方法区别在于它们选择用来观测的层面不同，观测的范围和空间结构也有很

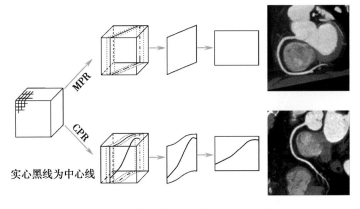

图 4-1-19　层面重组 MPR 和 CPR 示例图

大差异。图 4-1-19 介绍了这两种不同的层面重组法的处理过程和示例。

1. 多平面重组（multi-planar reformation，MPR）　CT 设备是一种断层扫描设备，其缺点是不能进行任意角度断面的扫描，扫描所得出的原始图像只能提供横断面的信息。然而，对某些特定的诊断要求来说，横断面并不一定是一个最好的解决方案，有的时候需要从空间上一定位置和一定角度对患者观察来进行诊断，才能达到正确的诊断效果和目的。这个时候，在原始体数据中通过计算找出观测所需位置和角度，得到的观察面就是一个在原始体数据上的斜截面。按照一定厚度将该斜截面附近与之平行的层面数据提取出来，将这部分数据按照三维图像绘制显示方式进行显示，这种方法就叫作多平面重组，可以说多平面重组是一种比较简单、直接的重组观测方式。值得注意的是，多平面重组构成的图像通常是从斜截面法向上观测的 MIP 投影图像，但是其他的投影方法，包括 MinIP、体绘制投影等方式，对于多平面重组也是适用的，通过使用不同的绘制显示方式就能达到对于所选的斜截面不同形式的显示的目的（图 4-1-20）。

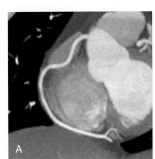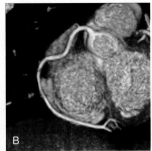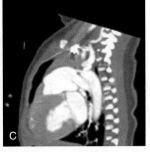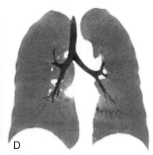

图 4-1-20　MPR 采用不同的显示方式的对比

A. MIP 投影形式；B. VR 形式；C. MIP 投影形式；D. minMIP 投影形式。

2. 曲面重组（curved-planar reformation，CPR）　层面重组的另一种方式是曲面重组，曲面重组方式需要有一条已知的中心线，沿着此中心线以一定的角度双向延展，切割原始体数据集呈一曲面，将此曲面展开为平面后即可使全程的中心线在结果平面中得以显示。曲面重组法的重要意义便是可以将中心线全程显示在一个平面内，这种显示方式多用于对于弯曲状物体的观测，一般而言弯曲物体的全程往往很难在一张水平斜截面图中以 MPR 的形式完全显示，比如血管内腔这样的结构。通过寻找弯曲物体的中心线，将由此中心线所确定的曲面延展开，截取原始体数据中的曲面，从而使弯曲物体全程的影像显示在一张图像中。曲面展开的结果图像随着展开时选取的角度不同所反映的内容也随之改变，可以完完全全地观测到以中心线为轴线 360° 方向上各个方向的信息，给疾病诊断提供了很大的帮助。同样，与多平面重组类似，曲面重组的图像往往也可以有一定的层厚（图 4-1-21）。

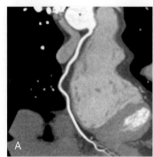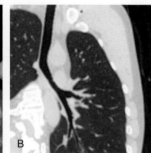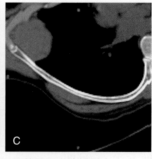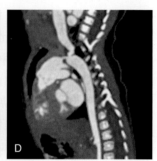

图 4-1-21　CPR 采用不同的显示方式的对比
A. 冠状动脉；B. 气管；C. 肋骨；D. 主动脉。

多平面重组和曲面重组有着很大的不同，虽然他们对重组后所采取的显示方式是一样的。多平面重组真实地反映了所观察范围内的空间立体结构，却有观察范围有限、不同层面上的投映值相互遮盖的缺点；而曲面重组则产生了很大的空间变形，可以反映弯曲器官、组织的全程状况。需要选取哪种方式进行处理，需要仔细斟酌，按照需求进行选择，以达到最佳诊断目的。

（六）感兴趣区（range of interest，ROI）选取

除了层面重组法外，还可以通过选择想要观测的感兴趣区的方式来对图像的显示进行取舍。事实上，层面重组也是一种感兴趣区的选取，只不过它的感兴趣区是以一系列相邻层面的形式体现的，无论是平面还是曲面。这里对感兴趣区的选取，指的是对自由感兴趣区（free ROI）的选取。

从前面章节的介绍中发现，在显示三维立体图像的时候，时常看到仅部分的组织或者器官被显示，而其他对待观察物体有影响的部分则被隐藏起来，这些由原始数据中抽取并被显示出来的图像，就是感兴趣区。获取感兴趣区的方式有两大类，一种是由计算机算法自动获取，还有一种是通过人为主观干预，选择出所需的感兴趣区。下面介绍一下通过人为干预来选择感兴趣区的各种方式。

1. 阈值法　这种方式往往应用在组织密度分布存在差异的情况下，比如骨结构的分割或者肺组织的分割，这些组织与其他的组织密度有着显著的差别，通过设定一个阈值就可以将它们区分开来。同样，对于使用对比剂增强后的部位，由于其密度显著的提高，也可以和没有增强的部位进行划分。这种方法简便、快捷，在对一些简单图像分割中有着广泛的应用（图 4-1-22）。

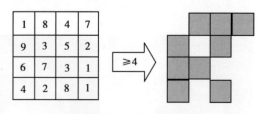

图 4-1-22　阈值法图像分割

2. 裁切法　在原始图像上使用工具选择封闭范围，并将其从原始的图像中删除的方法。对比阈值分割法，裁切分割法不是基于密度分割而是基于空间的分割。这种方法比阈值法选择性更强，并且有着良好的交互性，可根据需求进行裁切，选取需求部分的数据留下，很多密度接近使用阈值法难以分割的物体可以使用这个方法进行分割。在体数据上进行裁切时，有柱状裁切、球状裁切等不同的方式，可以针对

不同的需求进行选择(图 4-1-23)。

3. 区域种子生长法 这种方法与上面两种方法都不甚相同,采用一种半自动的方式来进行分割。此方法的原理是,在一定区域范围内,以一点为种子,向外面使用生长算法,直至达到边界,边界的限制条件可以是密度、梯度等。这是一种可控性很强的方法,可以自动的寻找到想要分割的物体的边界,进而对精细的连续结构进行分割。此外,这种方法既可以通过区域生长来添加结构,也可以用同样的方法删除结构,可以通过手工操作,使对感兴趣区的分割趋于完美。如果能够通过一定的算法找到处于待分割区域内的点,并以它为种子,这个分割过程则可以通过计算自动获得(图 4-1-24)。

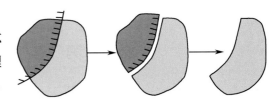

图 4-1-23 裁切法图像分割

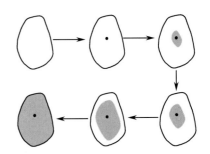

图 4-1-24 区域种子生长法图像分割,图中黑点为种子

不同的分割方式都有着自己的优点,在工作中往往要采用多种分割方式结合的手段,对感兴趣区进行综合性划分,在追求精细程度的同时也能够加快处理的速度。

(七) 多对象组合绘制

在很多时候,需要在一幅图像中显示多个不同的物体及其空间位置关系。在这些物体间密度值分布差异比较大的情况下,可以使用颜色条和透明度曲线来进行区分显示,比如肺和增强后的主动脉、支架和血管等。可是对于密度值分布比较接近的物体,这种方法就不适用了,往往无法通过密度微小的变化将两者区分开来。这在医学影像中更为明显,因为人体的软组织之间密度值是非常接近的,一些组织的密度值分布是相互重叠的,想要通过颜色条和透明度曲线进行区分非常困难。

可以通过感兴趣区的划分,得到图像中任意希望关注的部分。将一个感兴趣区称作一个物体对象,在一幅图像上,可能需要同时观测几个物体对象,并且考察它们相互的空间位置关系,每个物体对象可以使用自己的颜色条和透明度曲线,把这种组合起来显示不同物体对象的方式叫作多对象组合绘制。图 4-1-25 介绍了两例多对象组合绘制的实际病例,分别是肾动脉与肾脏囊肿、冠状动脉与心腔结构。

多对象组合技术可以将多种解剖结构复合显示,明确不同解剖结构之间的空间位置关系,采用不同的伪彩色颜色条和透明度曲线,使一些密度分布十分接近的不同组织能够确切区分。由于不同的对象各自保存自己的感兴趣区,组合图像既可以用于整体的显示,也可以单独来考察每个分离的单元,为一些复杂的结构性病变提供了很好的形态上的参考。

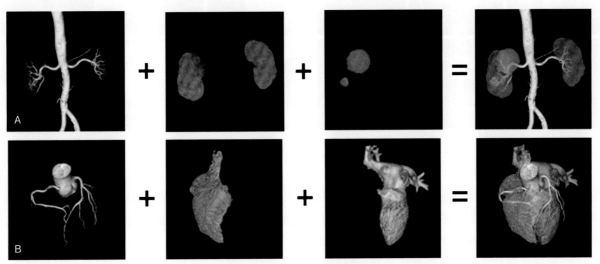

图 4-1-25 多对象组合显示方式
A. 肾动脉增强与肾囊肿;B. 心脏冠状动脉与心腔结构。

第二节　三维重建的临床应用

三维后处理应用非常广泛,可以针对不同的检查需求提供适合的后处理方式,以便利于后期诊断分析。这里介绍几套三维后处理应用方案,可以对影像的三维后处理有直观的认识,简化冗琐的步骤,提高工作效率和质量。

一、冠状动脉 CT 增强扫描的三维后处理

对于冠状动脉的整体显示,需要观察冠状动脉的形态、走行、分支以及与心脏的关系。因此,需要全面地在各个角度观察到冠状动脉的情况,大致上需要四个角度就可以完全观察到全部的冠状动脉。心脏整体 VR 三维图像与另外两者略有不同,因为心脏本身会遮挡部分冠状动脉,首先应该去掉左心耳部和右室流出道,防止遮挡冠状动脉显示,必要时需要消去右心耳部。而冠状动脉树状视图 VR 三维图像和透视全心去血池 MIP 图像由于没有其他部分遮挡,角度与心脏整体 VR 三维图像也不一样(图 4-2-1)。

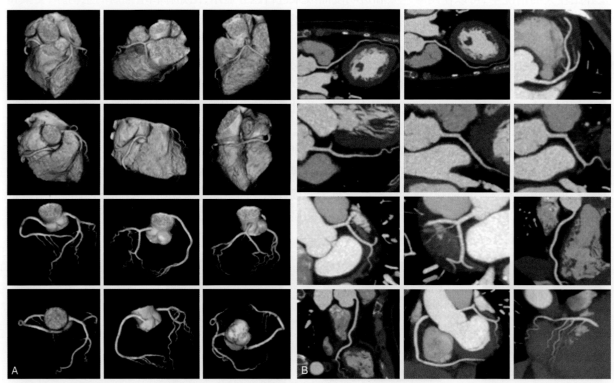

图 4-2-1　冠状动脉整体显示(A)与冠状动脉血管分析(B)

冠状动脉血管分析的两个步骤,是为了进一步对冠状动脉管腔进行评价,因此必须完整地显示出冠脉血管的全程信息。曲面重组的图像,由于可将血管径线在一幅图上完整显示,大多情况下只需要一幅可明确判断病变狭窄程度的图像即可;多平面重组因无法在一幅图上显示血管走行路径上的全部信息,通常将其按照近端和远端分段显示出来(图 4-2-2)。

横断面图像按平滑或标准算法重建,选择冠状动脉运动伪影最小的心电时相重建,必要时可针对不同冠脉分支选择最佳重建时相,并可修改重建参数。

常用图像后处理方法：选择性应用 VR、MIP、薄层 MIP（STS-MIP）、MPR、CPR 及 CTVE。VR 图像有助于了解冠脉的立体形态，MIP 图像可了解冠脉的细小分支及钙化位置，不同视角的 CPR 和 MPR 图像可用于评价管腔形态及分析斑块性质，CTVE 可用于观察管腔内结构、是否存在附壁血栓和管腔狭窄。冠状动脉的评价需按照 15 节段逐段分析，不同后处理方法的影像相互对照参考，结合原始断面影像进行综合分析，可提高病变的检出率。

　　冠状动脉搭桥血管的评估方式与普通冠状动脉的三维后处理方式基本相同，需要观测的血管不止冠状动脉，还有冠状动脉搭桥血管。整体显示部分，对全心整体的体绘制显示，以便清楚地显示出搭桥血管和心脏整体的关系。通过 MIP、CPR，可以观察到桥血管的起始部、走行以及与固有冠状动脉的吻合口（图 4-2-3）。

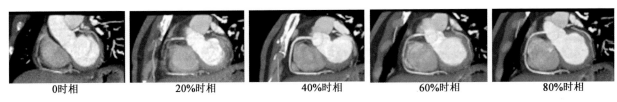

| 0时相 | 20%时相 | 40%时相 | 60%时相 | 80%时相 |

图 4-2-2　冠脉的多时相重建

图中可以观察冠状动脉在心脏各个时相的状态，从而得出更加准确的诊断结论。20% 和 40% 时相噪声比较大的原因是，在该患者扫描过程中采用了心电剂量调制。高剂量曝光区域为 35%~80%，其余区域为低剂量曝光。

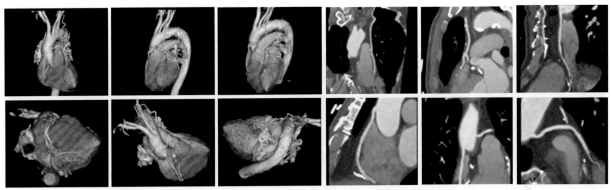

图 4-2-3　冠状动脉搭桥血管的三维后处理应用实例

　　冠脉 CTA 可以直观、准确地显示各种类型的冠状动脉先天性畸形，包括冠状动脉异常起源、单冠畸形、冠状动脉先天性闭锁或狭窄、壁冠状动脉（心肌桥）、冠状动脉瘤（图 4-2-4）、冠状动脉瘘（图 4-2-5）等。

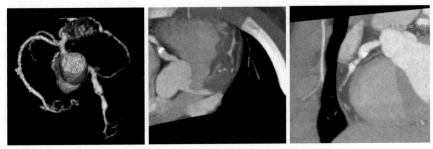

图 4-2-4　川崎病的 VR 和薄层 MIP 图像

前降支和右冠状动脉部分节段瘤样扩张，部分管腔内有血栓形成。

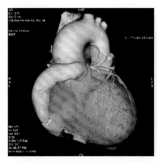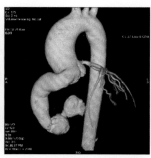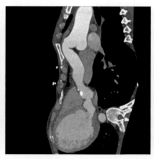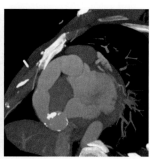

图 4-2-5　右冠状动脉左室瘘的 VR、VR-tree、CPR 及 MIP 图像

二、主动脉及外周血管 CT 增强扫描三维后处理应用方案

动脉血管扫描主要可以评估血管的外形和走行,如夹层、动脉瘤、动脉斑块、动脉狭窄、动脉先天结构变异等病变,对血管方面疾病诊断有重大的意义。这类检查主要用于观测动脉外形和管腔情况,因此设计了体绘制结合主要分支曲面重组或多平面重组的方式来进行显示。体绘制能够直观地显示出动脉走行情况和外形,曲面重组或多平面重组对于管腔的评估则有重大的价值。具体步骤如下:①需观测动脉整体 VR 三维显示;②各主要分支动脉的 CPR 或 MPR 显示。

血管的三维后处理,由于扫描范围大、层数多、数据量大,往往处理起来比较烦琐。主动脉血管三维后处理的具体应用实例如图 4-2-6。

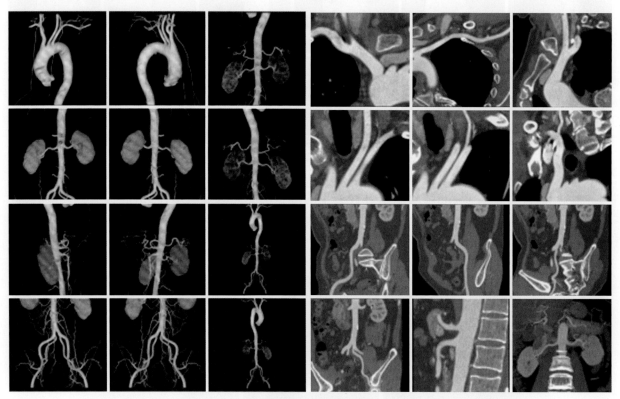

图 4-2-6　主动脉血管三维后处理应用实例

对于主动脉二瓣化,可以采用 CTVE 进行显示(图 4-2-7)。

对于颈动脉和外周血管情况与主动脉类似,对于外周血管,往往还需要了解血管与骨骼位置关系,这样要提供一套包括骨骼在内的血管体绘制图像。在后图 4-2-8A 中提供了相应的病例。

三、肺动脉 CT 增强扫描三维后处理应用方案

与主动脉的情况类似,肺动脉也需要观测形态方面的信息。需要进行处理的是肺动脉的体绘制图,这里又包括仅有肺动脉独立的体绘制图,用于观察肺动脉自身情况,还包括有肺动脉和肺静脉包括心腔结构在一起的全心整体体绘制图,用于观察肺动脉以外对其有影响或受其影响的各部分的情况和它们与肺动脉之间的关系,实例见图 4-2-8B 和图 4-2-9。

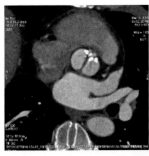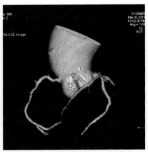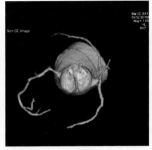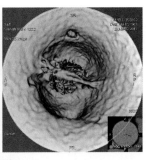

图 4-2-7 主动脉瓣二瓣化伴钙化的横断图像、VR-tree 和 CTVE 图像

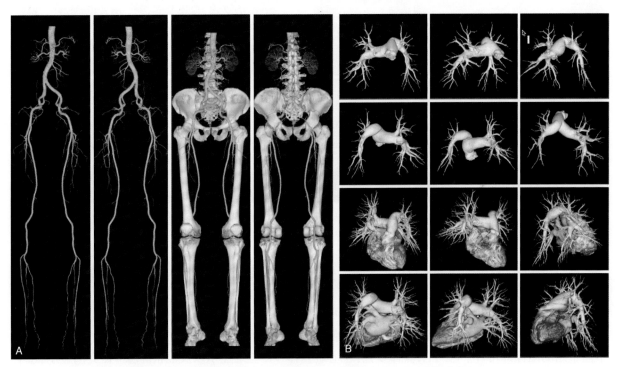

图 4-2-8 下肢动脉血管三维后处理(A)与肺动脉血管三维后处理(B)应用

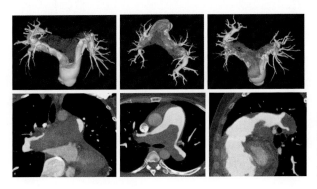

图 4-2-9 患者多支肺动脉可见不同程度充盈缺损,主要累及右肺动脉主干中远段及左、右肺绝大部分肺动脉分支。VR 图像中的红色部分为血栓

四、左房及肺静脉 CT 增强扫描三维后处理应用方案

左房与肺静脉的三维后处理需要观察各支肺静脉的出口,因此各主要分支的出口处需要用曲面重组和多平面重组来显示。同时对于整体肺静脉和左房的显示,需要采用左房整体的体绘制三维图像显示,相比前几个部位的三维后处理,左房与肺静脉 CT 增强的后处理相对简单(图 4-2-10),具体步骤:①左房及肺静脉整体 VR 三维显示;②各主要分支肺静脉的 CPR 或 MPR 显示。

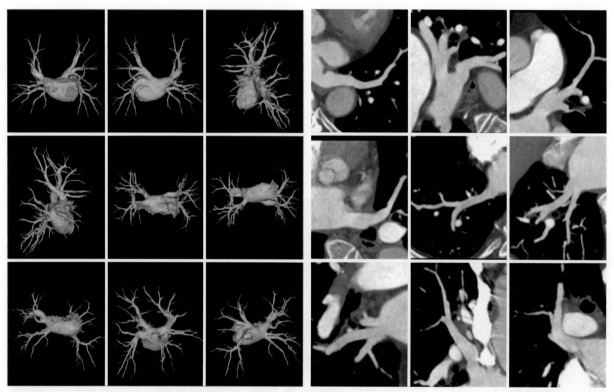

图 4-2-10　左房及肺静脉 CT 增强扫描三维后处理应用方案实例

五、冠状静脉窦 CT 增强扫描三维后处理应用方案

冠状静脉窦增强检查的三维后处理方案,利用类似于冠状动脉 CT 增强扫描的后处理方案来处理冠状静脉窦的断层图像,首先进行全心整体的体绘制三维图像,然后做一组各支冠状静脉的曲面重组和多平面重组的图像即可(图 4-2-11),具体步骤:①心脏整体 VR 三维显示以及冠状静脉 VR 突出显示;②各支冠状静脉的 CPR 显示;③各支冠状静脉的 MPR 显示。

六、CT 心脏增强扫描心功能分析

除了上述的三维图像后处理功能以外,CT 增强容积扫描还可以进行一些功能性的分析,在心血管 CT 心脏增强扫描中,心功能分析便是其中的重要一项。对于心脏的功能分析,通常采用超声的方式,估算左心室的收缩、舒张功能,给出射血分数(EF)、每分输出量(CO)等指标。射血分数指的是每搏输出量占左心室最大容积的比例,其基本原理如图 4-2-12 所示。

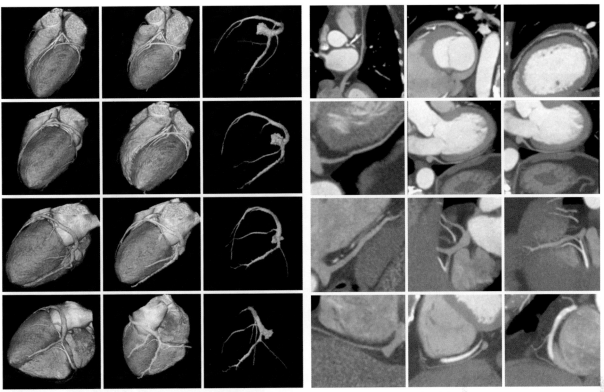

图 4-2-11　冠状静脉窦 CT 增强扫描三维后处理应用方案实例

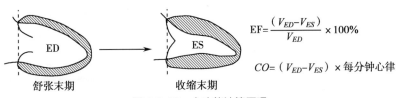

$$EF=\frac{(V_{ED}-V_{ES})}{V_{ED}}\times100\%$$

$$CO=(V_{ED}-V_{ES})\times每分钟心律$$

图 4-2-12　心功能计算原理

　　CT 进行以心电门控为触发模式的扫描。通过回顾性心电门控或者宽排探测器前瞻全时相采集这种方式,设备能够获得在不同心动周期内的图像,后处理间隔 5% 重建数据。在工作站中,选择最大收缩期和最大舒张期载入后处理软件计算。在对 CT 心脏增强扫描的图像进行心功能分析的时候,还可以提供除了射血分数和每分输出量以外的信息,如左心室室壁厚度及其变化、左心室室壁运动情况等信息,并以牛眼图形式表示出来,为临床诊断工作提供了更加方便、可靠的依据。

　　下面通过一个病例来说明 CT 心脏增强扫描,在左心功能评价方面的应用,具体步骤:①在不同的时相图像中,寻找最佳舒张期和最佳收缩期;②通过图像分割,划分出舒张期左心室室腔和室壁;③通过图像分割,划分出收缩期左心室室腔和室壁;④计算两个时相容积及室壁厚度、位置的变化,从而进一步得出射血分数、每分输出量和室壁厚度及其变化、室壁运动的牛眼图。

　　下面显示了一个分割左心室室腔的结果(图 4-2-13),通过对比剂的对比和边缘的设置,在分离左心室心腔之后,下一步就是分离左心室室壁(图 4-2-14)。从图像上,通过圈线的方法,将左心室外壁勾画出来,左心室内壁由选取的室腔来确定。往往各厂家的图像后处理工作站都有自动提取的功能,操作者仅需对分割好的图像进行一些微调即可。在进行图像分界线微调的时候,需要从左心室短轴方向上进行调整,以使分割线能够更加准确地标明左心室内外壁的位置;同时也需要兼顾长轴位置上的边界,防止出现偏离左心室内外室壁的情况。图 4-2-14A、B 表示最佳舒张期的室壁勾勒情况,图 4-2-14C、D 则表示了最佳收缩期对室壁进行勾勒的情况。通过计算在红色区域内也就是左心室室腔容积的变化,即可得出左室射血分数,通过计算每搏输出量和心率,可以很方便地计算出每分输出量。通过对外壁和内壁之间心肌的厚度、位置等参数的计算,能够得到关于心肌的各种牛眼图参数(图 4-2-15)。

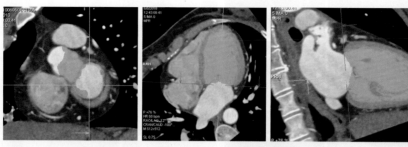

图 4-2-13 左心室室腔分割

目前,因为受限于辐射剂量,心脏 CT 不应该作为评估左心室功能的一线成像模式。评估心功能时,扫描模式需要采用回顾性心电门控。这可以在整个心动周期内获得多时相的数据。为了降低辐射剂量,可以采用管电流心电毫安调制技术。重建时,覆盖整个心动周期多时相数据是在 RR 间隔的 0~90% 以 5% 或 10% 的间距完成。图像重建层厚推荐小于 1mm,以保证高空间分辨力以及最高的测量准确性(图 4-2-15)。

右心功能的评价方法和步骤类似于左心功能评价,所不同的是右心室形态相对不规则,需要更加精细的勾勒轮廓。另外,右心室要有一定的对比剂充盈且均匀,这就要求对比剂注射方案在制定时要考虑到右心系统的显影。

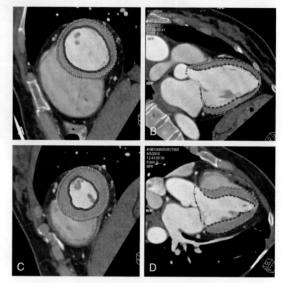

图 4-2-14 左心室室壁分割
A、B. 舒张期(76%);C、D. 收缩期(40%)。

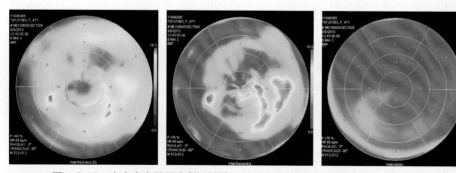

图 4-2-15 左心室室壁厚度(收缩期)、厚度变化和运动速度的牛眼图(从左至右)

七、心肌病后处理

CCTA 扫描后,由于图像具有极其精细的分辨率(层面内达到 0.3mm 以内),采用薄层扫描(层面间达到 0.5~0.7mm),可以用来观察心腔、瓣膜和心肌的形态与结构。同时,CCTA 采用心电图门控下的采集模式,包含了心脏的收缩期和舒张期,这两组图像的比较,就可以分析与观察心腔容积的变化以及心肌厚度(运动)的变化,进而可以定量分析各个房室腔的运动功能或收缩功能。另外,将 CCTA 图像应用后处理工作站的软件,就可以将单纯的"横断面"图像,重建出临床需要的任意角度的图像,例如四腔心、两腔心、斜矢状位、冠状位、左心室短轴等,继而对心腔和心肌的任意部位进行测量。对于全期相数据,可以进行多时相重建,做出心肌运动电影以进行观察。

下面举例进行说明。

1. 肥厚型心肌病(图 4-2-16~ 图 4-2-18)

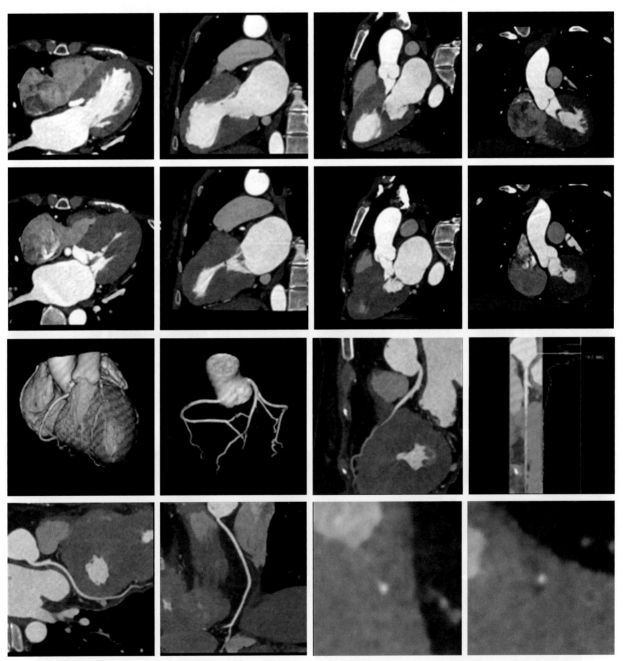

图 4-2-16　患者女性,47 岁。左室流出道收缩期明显狭窄,较窄处径约 12mm。前降支中段肌桥,收缩期 50% 狭窄

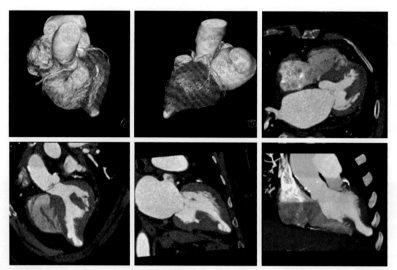

图 4-2-17　患者女性,72 岁。左心室中间部肥厚。室间隔近中段偏厚(约 14mm),左室侧壁心内膜下心肌密度减低,左室心尖部膨突;左心房增大。前降支近中段节段性闭塞,回旋支和右冠均有近 50% 狭窄的斑块

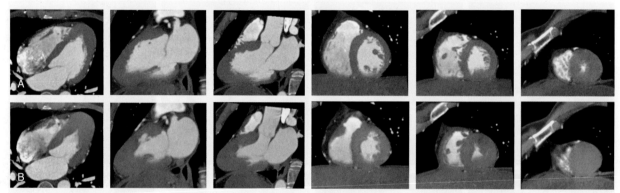

图 4-2-18　患者男性,37 岁。心尖肥厚型心肌病,心尖段室壁不对称性肥厚,密度均匀。A. 舒张期;B. 收缩期。两腔心位置收缩期心腔呈"黑桃 A"样改变

2. 扩张型心肌病(图 4-2-19)

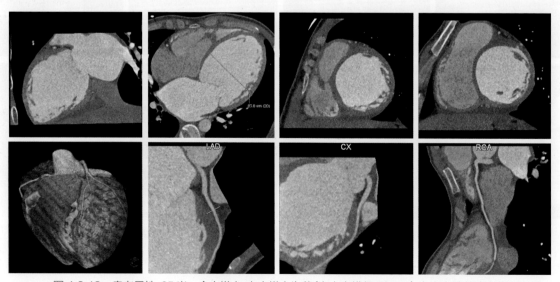

图 4-2-19　患者男性,25 岁。全心增大,左心增大为著(左心室横径 83mm),左心室壁普遍变薄

八、其他后处理方法

其他特殊的图像后处理方法：

能谱 CT 运用能谱扫描方式进行血管成像，工作站后处理可以进行去钙化操作（图 4-2-20）及斑块成分分析（图 4-2-21）。

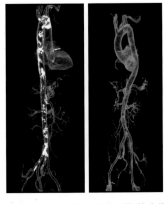

图 4-2-20　主动脉 CTA 能谱成像中的去钙化后处理

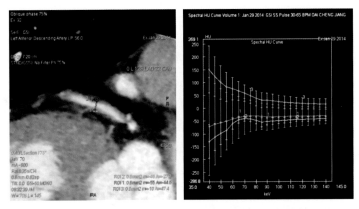

图 4-2-21　冠状动脉 CTA 能谱检查后处理图像中的斑块成分分析
绿色：纤维成分为主。蓝色：斑块含有脂质成分。

syngo.via 工作站所展示的实影渲染后处理技术见图 4-2-22，可以清晰地看到大血管管腔内的情况以及大血管和周围组织器官的相互关系。

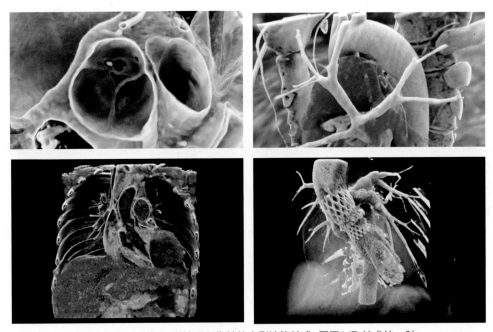

图 4-2-22　西门子后处理工作站的实影渲染技术，属于 VR 技术的一种

第三节　常用重建法的评价

一、容积再现(VR)

(一) 优点

1. 符合视觉习惯　以强真实感展示完整的立体形态。当空间解剖结构复杂时,此方法具有很大的优势。

2. 有着丰富的人机交互操作　平移、旋转、缩放、设置光源的位置、深度和宽度,物体表面的平滑和高光点效果、颜色、切割、透明效果等。

(二) 缺点

1. 重建阈值的选取、造影浓度的变化等,对于三维图像的质量有较大影响。

2. 受部分容积效应的影响明显,细的血管容易产生狭窄、堵塞状的伪像,狭窄程度容易被夸大。

3. 产生的伪影同样具有真实感,伪影的识别有困难,一般需要结合多平面重组进行进一步评价。

4. 三维重建图不含有 X 射线衰减值信息。

应当指出的是,在心脏的三维重建中,选择性局部解剖 VR 重建对操作者要求较高,应该充分掌握正常解剖以及病理解剖知识,通过对阈值的选择、重建结构的剪切、涂色和叠加实现。它实际上反映的是医师对疾病的认识,带有较大主观性,并与个人经验和专业知识密切相关。如果医师对疾病的认识不正确或不全面,有可能提供错误的临床信息。因此。局部解剖 VR 重建融合要求操作者具有扎实的理论基础及一定的临床工作经验。

二、最大密度投影(MIP)

(一) 优点

1. 操作过程简单,不需要阈值,也不需要画曲线,是完全客观的投影。

2. 在一幅图像里概括整个立体空间的 CT 值信息。

3. 图像上的灰度体现了相对密度,高密度的物体(如钙化、金属支架)显得很突出。

(二) 缺点

1. 投影前后物体的影像重叠,目标血管会和投影线上的其他血管重叠,高密度的骨骼会完全挡住其他组织,因而在投影前必须屏蔽它们。

2. 低密度的物体(如血栓)被遮盖而遗漏。

3. CT 图像上的噪声对投影结果影响较大。

4. 从单独一幅投影图像不能了解空间结构,最好旋转角度做一系列投影图以动态方式观察。

三、多平面重组(MPR)、曲面重组(CPR)

(一) 优点

1. 操作快捷、方便,通常一组 CT 图像传到工作站后首先做的就是交互式容积观察和多平面重组。

2. 能以任意方位、角度、层厚、层数自由重组新的断层图像,而不需再次扫描。

3. 图像上的灰度反映了组织的 X 射线衰减值(CT 值)。

4. 曲面重组能在一幅图像里真实显示血管的展开长度与狭窄情况。

5. 不仅显示目标器官,而且显示断面上的全部结构,因而容易辨认患者身体移动造成的伪影。

（二）缺点

1. 一次一般只能显示一支目标血管，当物体空间结构复杂时，难以用一幅图像表达，而需要做一系列重组图像。

2. 曲面重组必须准确沿着血管轴线做出曲面才能正确表达管径，对于细的血管难以做到（但如果事先能做出最大密度投影，可以修正不合理的中心线）。

3. 曲面重组由于把曲面展开观察，故从重组图像上非目标器官存在变形，有时难以辨认体位，因而建议附上作曲面的原图。

四、CT 仿真内镜（VE）

（一）优点

1. 无创性检查，不会给患者带来不舒服感，极大减少了患者的痛苦。检查过程中不会产生穿孔、感染或出血等不良反应。

2. 可以在计算机屏幕上从任意的角度和方位对病灶进行观察，并能同时提供病灶腔内、腔外的情况。这种动态显示可以让医师对解剖对象的整体结构和相互关系留下深刻印象。

3. 可以检查光学内镜接触不到或不能检查的人体许多重要器官，如动脉血管、心脏等。

4. 可以针对不同的漫游计划，只经过一次数据采集，医师或检查人员就可以任意地重复检查过程。

5. 降低了医疗检查地复杂性、危险性和医疗成本。采集后的数据可以长久地保存在计算机里，既方便医师和患者的查阅，又易于保存，不易丢失。

6. 可以用于教学目的，作为辅助的教学工具，它为学生提供了漫游人体器官的"虚拟之旅"，既真实又生动，而且学生可以在任何时候反复观看。

（二）缺点

1. 不能对发现的病变进行活组织检查，这是 CTVE 检查的最大缺点。

2. 不能进行病灶切除等治疗。

3. CTVE 检查由于受呼吸、移动伪影、空腔器官残留内容物以及充气程度等多种因素的影响，有时会产生假阴性或假阳性改变。因此，它并不能完全取代纤维内镜，只能作为一种无创性的病变普查手段或辅助手段。

上述几种重建方法各有不同特点，临床应用中根据需要选择做三维重建，能为诊断提供更多有用的信息。各种方法各有优缺点，但是能做到相互弥补。

三维重建对断层图像有着更高的要求，扫描参数的优化对保证高质量重建图像至关重要。Z 轴方向上的空间分辨力和层间的准确重叠对保证重建图像的正确性有重要意义。CT 容积扫描在 X、Y 轴方向上的分辨力高，但在 Z 轴方向上的分辨力低。Z 轴方向分辨力取决于扫描层厚和床进距离。层厚造成所谓部分容积效应，即 CT 值实际上是层内物质的密度在 Z 轴方向上平均化的结果。应用中与扫描平面夹角小的细小血管的密度被降低，三维图像容易产生狭窄、中断的伪像。因此，虽然人们都倾向于选用薄层重建以降低部分容积效应，但也需考虑层厚越薄，图像噪声也越大。

三维重建要求相邻的层与层之间影像准确重叠，理想的情况是受检者在扫描过程中从始至终没有任何运动。因此，胸腹部的扫描尽量缩短扫描持续时间使扫描能在一次屏气内完成，以消除呼吸运动带来的层间移动；不能屏气的患者，应嘱其平静呼吸。对心脏检查，采用心电门控（包括前瞻性门控或回顾性门控）使每层图像都在同一心电时相上，消除了心脏搏动带来的层间移动，从而能很准确地重叠。扫描中心律失常的患者心率的变化会使心脏区域的三维图像受到影响，产生错位横纹。因此，扫描参数的优化对保证高质量的重建图像至关重要。

第四节   MDCT 功能成像原理及应用

一、血流储备分数

目前常用的影像学检查手段为有创冠状动脉造影（invasive coronary angiography，ICA）和冠状动脉 CT 血管成像（coronary CT angiography，CCTA）。ICA 是诊断冠心病的"金标准"，而 CCTA 阴性预测值高，常用于排除冠心病的诊断，但两者仅提供解剖学信息评估冠状动脉狭窄程度，并不能从功能学角度评价狭窄对心肌血供的影响，很难鉴别特异性缺血病灶。目前冠心病的诊断以冠状动脉造影显示管腔狭窄 ≥ 50% 为标准。临床实践证明，仅根据管腔的狭窄程度决定治疗方案是不正确的，还须评估该狭窄冠状动脉的血流动力学状况、微血管和心肌缺血的情况等。对于冠状动脉中度狭窄的临界病变（狭窄程度 <70%），管腔的狭窄不一定均有血流动力学意义，冠心病风险也不一定均与狭窄程度相关。

越来越多的证据显示，冠状动脉管腔狭窄与心肌缺血之间的关系复杂，单纯依靠狭窄程度判断心肌是否存在缺血并不可靠。冠状动脉血流储备分数（fractional flow reserve，FFR）是指冠状动脉存在狭窄病变时，血管的最大血流量与假设不存在狭窄病变时所能获得的最大血流量之比（图 4-4-1）。将其换算为压力，FFR 即狭窄远端压力与狭窄近段正常血管的压力之比。FFR>0.80，说明该狭窄没有血流动力学意义；否则，提示狭窄导致血管远端血流障碍。FFR 目前是评价冠状动脉狭窄是否引起血流动力学障碍的"金标准"，但需要经导管测量，是有创的诊断方法，因而不易普及。近几年来，随着计算流体动力学的发展，从常规冠状动脉 CT 血管造影图像中获得 FFR 值已经成为现实。血流储备分数 CT 成像是基于常规 CCTA 图像，经过计算机后处理后获得的基于 FFR 值的图像。由于 FFR_{CT} 并非额外的 CT 扫描，患者无需增加辐射剂量；同时，不需应用腺苷负荷，因此迅速成为心血管领域的研究热点。

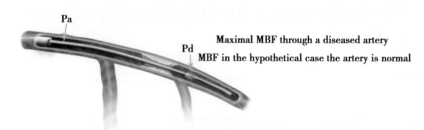

图 4-4-1   冠状动脉血流储备分数 FFR 计算原理示意图

（一）FFR_{CT} 的技术原理及基本工作流程

1. 技术原理 FFR_{CT} 的基本原理是计算流体动力学，所应用的方程早在 19 世纪就已提出，其依据是质量和动量守恒定律。现代计算机的强大计算能力使得处理这些方程和海量数据成为可能。计算流体动力学在飞机及汽车设计领域广泛应用。以飞机为例，如果已知机翼的几何形状，机翼每一点的气体流速和气压都可根据射入气流的相对速度、大气压（边界条件）、大气的密度和黏度（流体特性）计算得到，从而进一步计算出机翼所能提供的升降能力及阻力，同样的原理适用于冠状动脉血流的计算。从 CT 图像获取的冠状动脉解剖学资料包含丰富的冠状动脉血流信息。在循环系统中，形态与功能是相适应、相匹配的。"边界条件"包括平均动脉压、冠状动脉静息血流量、冠状动脉微循环阻力等。异速生长定律可建立器官大小与血流量的关系，如果在行 CCTA 检查时没有发生急性心肌缺血，静息冠状动脉血流量与心肌质量呈一定比例。微循环的阻力与心外膜血管的大小成反比，而且微循环血管对腺苷的反应是可预测的。计算机通过对上述资料的运算，即可得出血管内任一部位的 FFR 值。

2. 基本工作流程   将 CCTA 详细的图像资料以标准 DICOM3.0 格式导入专用计算机。首先从

CCTA 资料中提取冠状动脉解剖学信息,进行冠状动脉树的重建,获取冠状动脉三维定量解剖学模型。然后计算机重建冠状动脉病变信息,包括斑块的位置、范围、管腔狭窄程度等。计算机进一步建立冠状动脉的病理生理模型,包括使用平均动脉压、血液的密度和黏度等参数,并模拟冠状动脉对腺苷的反应。计算机还要计算心肌质量,这可以从 CCTA 的容积数据中获得。获取上述资料后,计算机同时运算数百万个非线性偏微分方程,并且反复数千次,最后得到冠状动脉内的血流速度和压力,冠状动脉内每个点的 FFR 值都可通过该处的压力与平均动脉压相比得出,从而可提供任意血管和部位的 FFR 值(图 4-4-2),并重组成彩色图像(图 4-4-3),以不同颜色标记不同的 FFR 值范围。

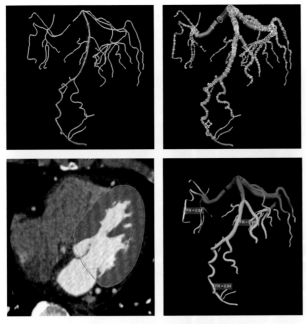

图 4-4-2　FFR 计算步骤示意图

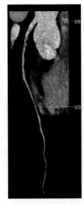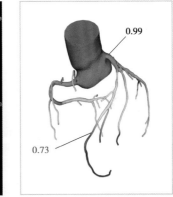

图 4-4-3　FFR 计算示意图,以不同颜色标记不同的 FFR 值范围

(二) FFR$_{CT}$ 对 CCTA 图像质量的要求

CCTA 可在 64 排以上的 CT 机上完成,但是获得 FFR$_{CT}$ 数据对 CCTA 图像质量有较高的要求。FFR$_{CT}$ 所要求的 CCTA 扫描方案应使用回顾性心电门控采集技术,采集时间窗应包括心动周期的收缩末期和舒张中期(35%~75% R-R 间期),尽可能采用薄层扫描,目前采用的厚度是 0.5~0.7mm。为了增加血管分辨力,建议扫描前舌下含服或喷服 0.1~0.2mg 硝酸甘油。为了减少心脏跳动对图像质量的影响,患者的心率应该控制在 65 次 /min 以下,对于心率>65 次 /min 的患者,检查前可口服 β 受体阻滞剂(如美托洛尔 25~50mg)。推荐用三期相注射对比剂方案,以减少上腔静脉内尚未稀释的高密度对比剂对右冠状动脉管腔显影的影响。为了得到最为理想的图像质量,并不建议使用 CT 低剂量扫描方案。图像质量的不佳,例如运动伪影、心律失常或呼吸导致的错层伪影、上腔静脉对比剂伪影、高图像噪声、对比剂强化不均匀及冠状动脉大量钙化等,均可能导致 FFR$_{CT}$ 失败。

(三) FFR$_{CT}$ 的研究现状和方向

1. 研究现状　FAME 研究显示,与单纯造影相比,FFR 指导的再血管化治疗可以降低 28% 的主要不良心血管事件;随访显示,对没有血流动力学意义的狭窄病变行再血管化治疗后,患者并不获益。既往研究表明,在 CT 和冠状动脉造影证实的中重度狭窄病变中,只有部分引起心肌缺血(图 4-4-4);单纯 CT 诊断的中重度狭窄病变有近一半并不引起心肌缺血。CT 的广泛应用可能会促进不必要的有创冠状动脉检查。DISCOVERY-FLOW 研究共纳入 103 例患者,包含 159 支冠状动脉。其纳入标准:怀疑或已知冠心病患者,CCTA 检查显示主要冠状动脉存在大于 50% 狭窄,患者同时接受有创冠状动脉造影和经导管检查 FFR；排除标准：未签署知情同意书、碘过敏、血肌酐>17mg/L、既往冠状动脉旁路移植术病史、心律失常。以经导管测量的 FFR<0.80 为缺血的诊断标准，显示在 CCTA 扫描基础上计算出的 FFR$_{CT}$ 在血管水平诊断有意义缺血性狭窄病变的准确度为 84.38%，敏感度为 87.9%，特异度为 82.2%，阳性预测值73.9%，阴性预测值为 92.2%；而 CCTA 诊断的准确度为 58.5%，敏感度为 91.4%，特异度为 39.6%，阳性预测值为 46.5%，阴性预测值为 88.9%。FFR$_{CT}$ 与 CCTA 诊断缺血性狭窄病变的受试者工作特征（ROC）曲线下面积分别为 0.90 和 0.75。该研究表明，FFR$_{CT}$ 与"金标准"FFR 比较，具有较高的诊断准确性，能精确识别和排除引起心肌缺血的狭窄病变。该研究的不足是样本量较少，要证明其诊断能力还需要更多的病例；另外，该研究中有 12 处病变 CCTA 显示狭窄程度为 50%~70%，临床有心肌缺血症状，经导管测量 FFR<0.80，FFR$_{CT}$ 的诊断准确性为 83.0%，存在一定的假阴性或假阳性，提示针对此类病变需要进一步研究。

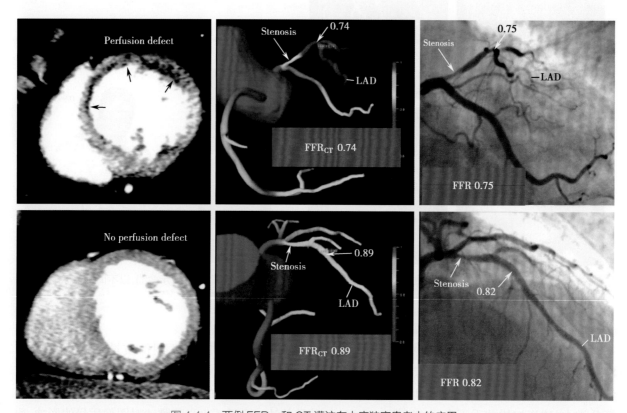

图 4-4-4　两例 FFR$_{CT}$ 和 CT 灌注在中度狭窄患者中的应用

近端 LAD 有中度狭窄，但 FFR 的实测值不同。上图狭窄血流动力学显著，下图狭窄血流动力学不显著。观察两例患者的灌注CT，有明显狭窄的患者存在灌注缺损，无明显狭窄的患者灌注 CT 正常。

DeFACTO 研究旨在评价 FFR$_{CT}$ 与 CCTA 诊断冠状动脉缺血的价值，纳入 252 例患者，包含 407 支血管。其纳入标准：怀疑或者已知冠心病患者，同时接受 CCTA 有创冠状动脉造影和经导管检查 FFR，患者既往未行冠状动脉支架术或旁路移植术；排除标准：急性冠脉综合征、心力衰竭、既往置入起搏器、人工瓣膜置换、碘过敏、血肌酐>15mg/L、既往冠状动脉旁路移植术病史及心律失常。以经导管测量的FFR 值为"金标准"，FFR$_{CT}$ 与 CCTA 相比，诊断有血流动力学意义狭窄病变的准确度（分别为 73% 和64%）、敏感度（分别为 90% 和 84%）、特异度（分别为 54% 和 42%）、阳性预测值（分别为 67% 和 61%）和阴性预测值（分别为 84% 和 72%）均较高。对于中度狭窄（30%~70%）的患者，在不降低诊断特异度的情况下，FFR$_{CT}$ 诊断的敏感度从 CCTA 的 37% 提高到 82%。但是该研究并未达到在每例患者水平诊断效能的预期目的，在患者水平 FFR$_{CT}$ 与 FFR 相比诊断的准确度为 73%，敏感度为 90%，特异度为 54%，阳性预测值为 67%，阴性预测值为 84%。研究显示，如果应用 FFR$_{CT}$ 指导治疗，会使部分有重度狭窄病变但

降低；第二，高心率时有更少的运动伪影；第三，更厚
的心肌减少了伪影干扰，并且允许更简单的轮廓描绘
和对透壁性对比剂增强的评估。

16cm 宽排探测器的临床使用，大大降低了心肌
灌注中的辐射剂量。探测器宽度的增加实现了每次
采样全心同时覆盖，有着更为快速、灵活的采样率
（图 4-4-14）。患者在检查过程中可以小幅度呼吸，减轻
了检查的不舒适性。在进行心肌灌注的同时，还具有
了捕捉冠状动脉的能力（图 4-4-15）。

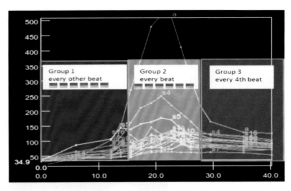

图 4-4-14　256 排 CT（GE Revolution）动态 CTP 采集
数据

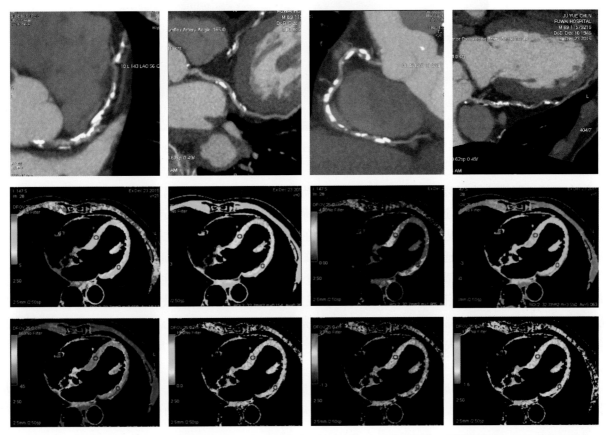

图 4-4-15　Revolution 256 排探测器心脏 CTA 与心肌灌注一站式成像后，后处理图像。可以得到冠脉 CTA 信息以及心
肌血流量、心肌质量等信息

（三）双能心肌灌注和能谱心肌灌注

1. **双能量心肌灌注双能成像**　由拥有双球管的双源 CT 来完
成（图 4-4-16），灌注成像包括两期，即静息期和负荷期，必要时可采
集延迟期。扫描条件设置：回顾性心电门控、电流调制、机架转速
250ms/280ms/330ms、螺距为 0.2~0.43；一只球管参数选择为 140kV 或
150kV、150mAs 及选择性光子屏蔽（锡滤线板），另一只球管参数选择
为 100kV 或 80kV、165mAs、重建卷积核为 B30f。重建时融合数据有
线性融合技术和非线性融合技术。首选非线性融合技术，该技术能改
善强化程度不佳或强化比较弱的组织或病变的显示。研究显示，与线

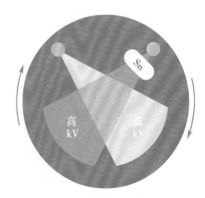

图 4-4-16　双源双能量成像示意图

性融合技术相比,利用非线性融合技术改善了急、慢性心肌梗死病变的显示。

根据碘对比剂在不同管电压下衰减值的差异,工作站后处理软件通过提取并量化心肌中的碘对比剂浓度情况反映心肌中的血流灌注信息,用于观察心肌灌注缺损的程度和范围(图4-4-17)。伪彩心肌灌注图有利于发现心肌灌注缺损。阅读双能量CT心肌灌注图像时没有标准的窗宽窗位,伪彩图的校准很大程度上依赖于读片者的经验,因此对不同经验的读片者而言就很容易遗漏或者更容易发现心肌灌注缺损。在不同的心动周期进行重建,有助于区别心肌灌注缺损和伪影。采用5mm层厚获得的多平面重组图像最容易发现心肌灌注缺损,应谨记真正的灌注缺损(低灌注区)存在于整个心动周期。

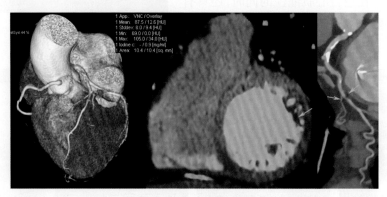

图4-4-17　双能CT心肌灌注成像,形态学和功能学的结合

在分析心肌灌注缺损时,应结合静息和药物负荷心肌灌注成像以及延迟增强的CT成像区分灌注缺损是可逆的还是固定的,可逆性的灌注缺损提示负荷诱导的心肌缺血,而固定的灌注缺损提示心肌梗死。仅在药物负荷的CT灌注成像上表现为灌注缺损,在静息和延迟CT成像上未见异常者为可逆性的灌注缺损;在药物负荷、静息和延迟CT上均表现为灌注缺损者为固定的灌注缺损,代表心肌梗死。

分析双能量CT心肌灌注图像时,应特别注意区分伪影和真正的灌注缺损。心肌灌注碘图上假阳性灌注缺损最主要的原因是线束硬化伪影。线束硬化伪影所致灌注缺损最典型的表现为四腔心层面左室下壁、前壁的暗带以及间隔壁和侧壁的亮带,这种伪影会导致心肌灌注定性或者定量评估结果的不准确。此外,心尖亦容易显示心肌灌注缺损,典型的心肌运动造成的灌注缺损成带状,易于识别。

双能量CT心肌灌注成像可以作为CT血管成像检查的有益补充,一次检查能够得到冠状动脉解剖和功能的综合信息,但是能否作为一项常规检查手段用于冠状动脉的临床诊断尚需进一步研究。

2. 能谱心肌灌注　能谱CT成像是基于人体同一组织对不同光子能量以及不同组织对同一光子能量吸收能力的差异,即根据人体组织特异性和能量水平差异进行成像。能谱CT以高低电压瞬时切换以及宝石探测器为技术核心,可在80keV与140keV之间进行能量瞬间切换,达到同时采集两组数据的目的,从而获得40~140keV的任意能量图像,即得到101个单能量图像,并计算获得最佳的对比噪声比。目前有研究认为65keV和70keV图像噪声较低,并有较高的对比噪声比。

CT能谱成像能够在原始数据空间进行能谱重建,突破传统混合能量的局限,实现单能量成像(图4-4-18)、能谱曲线分析(图4-4-19)、基物质成像和有效原子序数分析等能谱独有的临床功能。CTA信息与心肌信息可通过一次增强实现提取(图4-4-20)。

冠状动脉能谱CT的碘基图(图4-4-21)可以通过测定碘含量,定量地评价心肌的血供。心肌缺血或梗死在碘基图像上直观表现为心肌某个分段局部碘含量低于周围组织,提示该部位血流灌注降低或缺失,结合相应冠状动脉分支血管的狭窄或闭塞病变,可进行解剖和功的同步诊断。

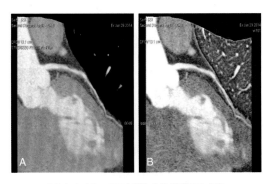
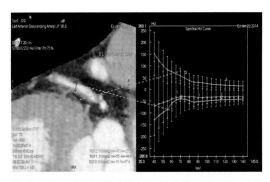

图 4-4-18　CT 能谱成像单能量成像
A. 65keV 图像;B. 碘基图。

图 4-4-19　CT 能谱成像单能量成像冠脉斑块成分
分析,运用能谱曲线
绿色表示纤维斑块,蓝色表示斑块含脂质成分。能谱曲
线有助于分析斑块成分。

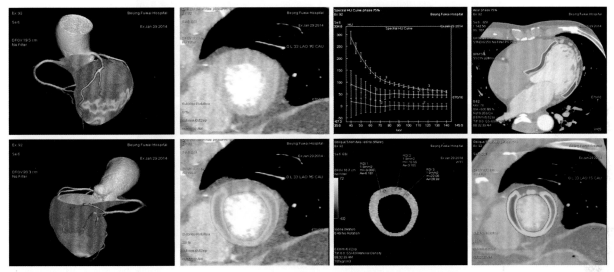

图 4-4-20　能谱 CT 心肌灌注成像
CTA 信息与心肌信息可通过一次增强实现提取。

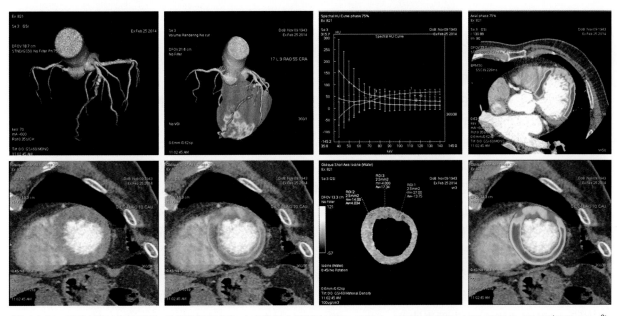

图 4-4-21　患者前降支混合斑块,节段性闭塞病变,左室前壁心肌灌注减低。ROI-1：13.75；ROI-2：4.03；ROI-3：17.34(100μg/cm³)

心肌灌注成像反映的是心肌微循环状态。随着 CT 技术的发展,空间、时间分辨力和 Z 轴覆盖范围上的大幅提高,使 CTMPI 临床应用成为现实。CTMPI 成像优势包括形态功能一站式、密度分辨力高、影像直观易懂、费用适中、电离辐射能够有效控制等。MDCT 可以更全面地诊断与评估心脏疾病,为临床提供更丰富的诊断信息。

(四) 心肌延迟强化扫描

单次一个心动周期扫描,对所采集的数据进行分析处理。动脉期扫描完成后 7 分钟左右进行延迟扫描。采用前瞻性心电门控,曝光期相选择在 R-R 间期的 75%。管电压选择依据患者 BMI 及胸部体脂分布情况决定:BMI ≥ 25kg/m^2 采用 100kV,BMI<25kg/m^2 采用 80kV。CT 延迟强化成像可准确评估梗死心肌的面积,对肥厚型心肌病(hypertrophic cardiomyopathy,HCM)的心肌纤维化评估研究也有进展(图 4-4-22)。

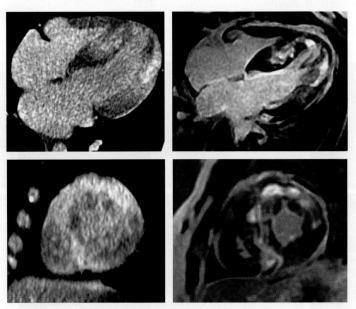

图 4-4-22　患者女性,30 岁,肥厚型心肌病
MRI 延迟强化图像示室间隔及左室前壁异常信号;CT 图像显示与 MRI 图像对应处室间隔中部延迟强化病灶。

三、主动脉血流动力学研究

(一) 流体力学与血流动力学

流体力学主要研究在各种力的作用下,流体本身的静止状态和运动状态特性,以及流体和相邻固体界面间有相对运动时的相互作用和流动规律。

随着医学进步的需要,血流动力学在 20 世纪 60 年代中后期作为一门学科逐渐兴起。血流动力学主要用流体力学的理论和方法研究血管血液的力学特性,能够帮助人们对心脑血管疾病的病理生理过程有更加准确的认识。血流动力学不同于传统的流体力学,要研究血流动力学,首先要明白血管的几何形态和血液的流变特性。血管作为一种结构复杂的复合材料,其流变力学特性及其复杂性目前还没有准确的本构方程描述它,因此在血流动力学数值模拟中常将血管模型的材料属性简化,如管壁假设为刚性无滑移。血液是一种黏弹性流体,由血浆、红细胞、白细胞及血小板组成。血液的流变特性受诸多因素的影响,比如温度、红细胞变形性、血浆黏度、流动剪切率等。研究血液流动时,在一些场合中,可以将血液视为非牛顿流体,甚至非连续介质流体(比如毛细血管中)。在流动剪切率较大的大动脉中,可以将血液视为连续、均匀、不可压缩的牛顿流体。

（二）主动脉瘤及夹层血流动力学研究应用进展

利用计算液体流体力学（CFD），计算机模拟计算液体流体力学的血流流线，可以了解主动脉、升主动脉、主动脉弓、右头臂动脉血流。了解主动脉血流如何影响主动脉壁，影响血液循环。长期以来，有人认为动脉粥样硬化的空间分布与流体动力学量（壁面剪应力，wall shear stress，WSS）之间存在联系。可以了解动脉粥样硬化发生及主动脉瘤形成机制，研究其发展趋势。从几何图形、从二次流的形成或流动的逆转、流动的分离等，了解前兆性病变发生可能性，为诊断与治疗及预后有着意义。这一研究也为治疗学特别是个性化的精准治疗、医学工程学（人工血管、血管支架的研制）提供理论依据（图 4-4-23，图 4-4-24）。

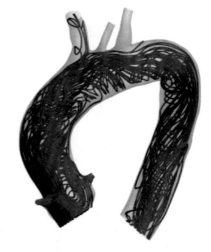

图 4-4-23　利用计算液体流体力学（CFD），计算机模拟获得计算液体流体力学的血流流线

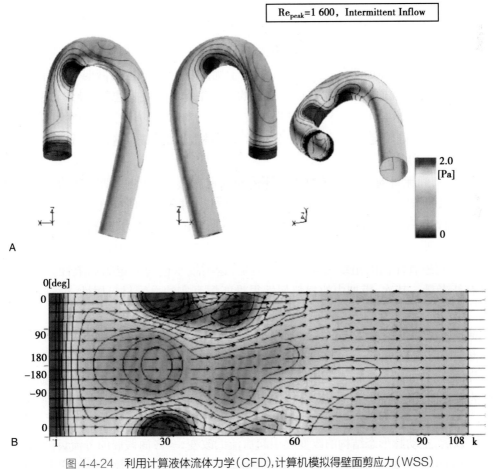

图 4-4-24　利用计算液体流体力学（CFD），计算机模拟得壁面剪应力（WSS）
A. 从不同方向观察壁的剪切力（WSS）分布；B. 壁的 WSS 分布轮廓图。

主动脉瘤内的血流动力学主要研究瘤体内的动脉压、血流的状况以及血流作用于主动脉壁的张力和剪切力的分布情况，同时研究主动脉壁随血流动力学改变发生的相应的结构和功能改变（图 4-4-25）。

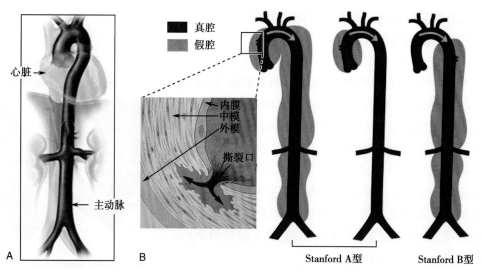

图 4-4-25　主动脉结构（A）与主动脉夹层及其分类（B）

动脉瘤有可能会导致血管壁破裂，是致命的外科急症，并发症严重，死亡率高达 80%。然而大多数患者在临床上没有看到即将发生破裂的征象。有研究指出，基于计算流体力学技术的个体化胸主动脉瘤的血流动力学模型可对胸主动脉瘤的生长和破裂机制进行分析。虽然动脉瘤破裂的确切机制仍不清楚，但从生物力学的角度来看，当作用在动脉瘤上的壁面应力超过血管壁壁面组织承受能力范围时，动脉瘤就会发生破裂。正常主动脉血流是顺行的，壁面切应力相对较高，但是一旦形成主动脉瘤，血管内会出现涡流的情况，从而流体运动会受到振荡特性的干扰，导致壁面切应力减弱。也有从微观角度研究认为，动脉瘤内的血流紊乱通过激活衬在血管壁上的内皮细胞的炎性标志物，导致管壁弱化，从而加速瘤体的破裂。如果能够精准预测动脉瘤的进程及破裂风险，对临床的诊疗有着极大的帮助。预测主动脉瘤的生长过程以及精确确定破裂风险是一个非常具有挑战性的问题，这也是近些年来及当前研究主动脉脉瘤的一个热门话题。

目前的临床中，尚无针对动脉瘤破裂风险评估的确定方法，而只是将动脉瘤的大小作为一个有限的临床指南。理想的情况下，应该结合生物力学的角度对该问题进行研究，包括全面分析壁面切应力、壁面压强、振荡剪切因子等血流动力学参数。目前几乎所有的血流动力学分析都是基于有限元分析，通过建模和模拟得到大致的生物力学反应机制。这种方法在医学研究中非常有用，因为大多数情况下是无法直接监测到患者体内的组织力学反应。但是，这项技术也有一定的局限性。首先是集合模型的建立精度有待考量。其次，模拟中的材料属性很难匹配真实的血管材料属性，做到材料属性个体化更难。

医学成像技术能够提供主动脉的形态、血流速度等信息，但仍有自身的局限性，而借助计算流体动力学（computational fluid dynamics，CFD）的方法对主动脉夹层的数值模拟研究，可提供主动脉内血流动力学参数的具体分布，如压力分布、壁面剪切力等。近年来，无论是对夹层的病发机制研究，还是评估临床治疗方法的有效性，主动脉夹层的计算模拟分析都有着广泛的应用，其有效性已被实验验证，获得学界认可。

夹层发生以后，主动脉形态结构的改变会引起血流的改变，一方面假腔的分流可能会影响部分器官的供血，另一方面血管壁变薄可能使血管存在扩张和破裂的风险。通过数值模拟研究发现撕裂口的周围壁面剪切力相对较高，这可能引起该区域的进一步撕裂。在 Chen 等的研究中，一个心动周期内大约 40% 的血流通过撕裂口进入假腔，并且假腔的外壁压强更高，这可能会导致假腔的进一步扩张。Cheng 等建立了四个 B 型夹层计算模型，不同的模型中流入假腔的血流量比例也不相同（分别为 40.3%、51%、76.7%、95.5%），结果还发现撕裂口尺寸与主动脉的直径比值越大，流入假腔的血流量越多，撕裂口越靠近主动脉弓顶,流入假腔的血流量也就越多。Cheng 等在另一个研究中也发现,初始撕裂口的大小与流入假腔的血流量存在正相关关系。

Chen 等的一项研究中比较了一例 B 型夹层治疗前与保守治疗 4 年后的主动脉形态和血流动力学参数的变化,结果发现主动脉的形态没有显著的变化,接受药物治疗以后,主动脉内的血压和壁面剪切力都有所降低,并且假腔外壁上的压强分布更均匀,表明药物治疗以后假腔扩张和破裂的风险降低。有并发症的 B 型夹层患者通常接受植入支架治疗,数值模拟的方法一方面可以对支架的受力进行分析来有效规避支架的失败(脱落、塌陷等),另一方面模拟手术场景可以提高手术前的方案规划。Lam 等建立了一系列计算模型研究影响支架上受力情况,结果表明植入的支架受到的阻力很大,阻力的大小主要受支架的内径和支架的位置影响,这对于临床治疗中支架的选择及植入的位置有一定的指导意义。Chen 等通过构建虚拟支架技术能够在短时间内为模拟支架在血管腔内的扩张过程,分析其受力变化,帮助制定个体化医疗方案。

(三) 研究展望

1. 患者个体化计算模型　为获取可靠的计算结果,建立个体化的计算模型是不可缺少的。个体化计算模型主要包括在两方面,一方面是依据患者特异性的医学图像建立主动脉的几何模型,另一方面是通过测量患者自身的速度和压强数据获得个体化的边界条件。

2. 计算模型逐步去假设化　现有的数值模拟都会涉及一些假设,为提高计算结果的参考价值,研究者们正逐渐用更真实的条件代替假设。

3. 临床快速数值模拟平台　目前的众多研究已经表明,对主动脉夹层的数值模拟能够在临床有广泛的应用前景。目前数值模拟的过程相对缓慢,而患者需要尽快接受治疗,有关主动脉夹层的数值模拟要服务于临床,一个快速、系统化的数值模拟平台是不可缺少的,即从患者的诊断医学图像开始就能为患者开展快速、准确的模拟,医学图像与 CFD 模拟相结合,从而实现“精准医疗”。

四、肺血流灌注

成像原理类似于心肌血流灌注,分为动态灌注成像和静态灌注成像。动态灌注成像静脉注射对比剂后对选定的层面进行连续多次扫描,获得该层面的每一像素的时间密度曲线(time density curve,TDC),根据该曲线利用不同的数学模型计算出血流量(blood flow,BF)、血容量(blood volume,BV)、对比剂的平均通过时间(mean transit time,MTT)、对比剂峰值时间(time to peak,TTP)、表面通透性(permeability surface,PS)等参数,以此来评价肺组织的灌注形态。在心血管领域,肺血流动态灌注应用并不是十分普遍。在这里着重介绍一下能量成像。能量成像包括能谱成像和双能量成像,属于静态灌注成像。图像数据采集时间设置在肺动脉期。

(一) 肺动脉能谱成像

能谱扫描模式扫描,经过数据处理后,可以获得单能量肺 CTA 及碘基物质成像,记录肺实质灌注、准确测量碘分布及含量,做到定性分析,评价生理状态及病理状态下肺实质血流动力学变化,为诊断做出功能学信息。能谱增强扫描管电压行高低能量(80kV 和 140kV)瞬时(0.5 毫秒)切换,得到 101 级单能图像。不同单能图像上物质因为能级不同,CT 值存在差异可以做出能谱曲线,帮助分析物质成分(图 4-4-26)。

(二) 双能量肺灌注

CT 双能量肺灌注成像技术是 CT 双能量成像技术独有的一种应用,可通过一次扫描,在获得常规肺动脉成像的同时,还可对肺的灌注情况进行成像和定量评估,从而可评估病变对肺灌注的影响。CT 双能量肺灌注技术利用的是双能量(高低不同管电压)对被扫描物质的密度差异较单一能量(单一管电压)更加敏感的特性,对肺内对比剂的分布进行识别和彩色编码,从而反映出肺内不同区域灌注的差异,并且这种差异是可以定量评估的。肺灌注定量分析则可更准确地评估肺灌注异常的程度(图4-4-27)。

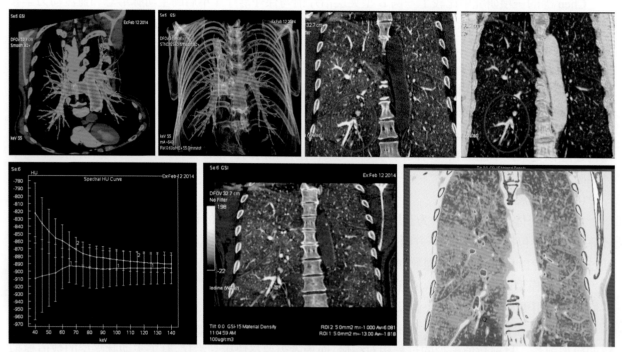

图 4-4-26 肺动脉 CTA 能谱成像,同时进行肺灌注分析。右肺下叶有楔形灌注缺损区

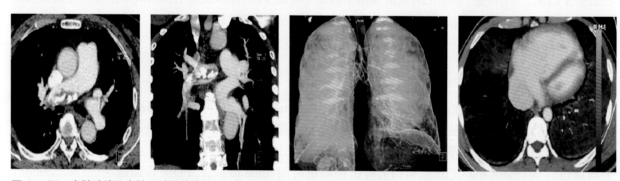

图 4-4-27 右肺动脉及右肺下叶肺动脉慢性肺栓塞,血栓内可见钙化,提示慢性病变。肺灌注图像,提示右肺下叶肺动脉供血区域灌注明显降低

　　双能量肺灌注优势:双能量肺增强检查仅通过一次曝光扫描,不但能够得到常规的 CT 密度图像信息,更能够得到肺的灌注信息(图4-4-28),从而提示肺组织的受累情况、肺功能的改变及提示可能的小病灶的存在;还能够对血管进行选择性色彩编码,从而提示可能的发生栓塞的肺血管,尤其是细小的肺血管;辐射剂量和常规单源 CT 处于同一水平或更低。

　　(三) 常规肺灌注与肺能量灌注比较

　　两者都属于功能成像。常规肺灌注成像属于动态多次采集数据,能量成像属于静态单次采集数据。

　　常规肺灌注成像可以通过灌注参数图,对肺组织和病灶进行定量和半定量评价,但范围有限,不能包括全肺,也不能直接显示栓子的部位和大小。

　　能量成像(能谱成像和双能量成像)成像范围包含全肺,既能够显示肺动脉管腔形态,也可以显示栓塞引起的灌注缺损区,以伪彩图的形式直观显示,能够提供栓塞后肺组织的微循环改变。能量灌注成像可以结合 CTPA 所显示的肺动脉狭窄及梗阻做出诊断。研究表明,灌注扫描对于检出亚分段的栓塞、提高 CTPA 诊断敏感性有重要价值,与核素对照研究高度相关(r=0.884)。

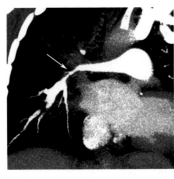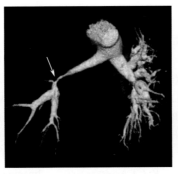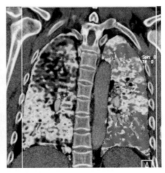

图 4-4-28　肺血管显示和灌注缺损区域可以一次成像显示

第五节　MDCT 功能成像的评价

传统 CT 定位准确，但只能于"解剖形态改变"这一阶段才能发现疾病的存在，丧失了早期诊断的机会，从而影响临床决策及患者预后。MDCT 的功能成像包括心功能分析、心肌灌注、肺灌注、FFR_{CT} 等。

功能学评价是对解剖学影像结果的补充。功能成像的进步和发展，得益于 CT 硬件技术的进步和计算机的发展。双源 CT 的出现，机架转速的提高，使得时间分辨力越来越高，心脏运动伪影抑制的效果越来越好，心脏成像更加精准。低管电压技术、自动管电流心电调制技术、宽排探测器的使用、迭代重建的广泛应用等，使得心脏成像中电离辐射剂量大大减少。以前受制于辐射剂量过大的心功能分析（全期相采集）、心肌灌注等都得到了临床上进一步的应用。双能量技术的临床应用、能谱 CT 的出现，使得心肌能量灌注和肺能量灌注能够在一次对比剂注射的情况下，既能够得到 CTA 成像，又能够得到碘含量分布的图像。计算机计算速度的提高、硬件能力的提升，使得 FFR_{CT} 的计算变成现实。

CTP 最重要的应用前景是具备对心肌灌注完全定量分析的潜力，与 PET 和 MRI 相比，拥有着更高的空间分辨力。未来所面对的挑战集中在如何提高图像质量以及降低辐射剂量上，其可以通过改进 CT 技术、改进计算方法、优化扫描模式、运用迭代重建技术等加以改进。CTP 临床应用的限度还包括设备必须具备后处理功能，诊断标准不够统一，以及部分心肌部位出现图像伪影、导致假阳性诊断等。

FFR_{CT} 的优点是具备无创性检查缺血灶的能力，可以辨认出需要进行血运重建的患者。另外，它还可以识别没有心肌缺血和通过药物治疗可以达到很好效果的患者。计算 FFR 值来源于 CCTA 数据，并未产生额外的电离辐射以及给患者带来其他的负担。但 FFR_{CT} 需要较高的图像质量以及特殊后处理软件完成（表 4-5-1）。

表 4-5-1　CTP 与 FFR_{CT} 成像方法比较

检查方法	方法学	优点	缺点
FFR_{CT}	1. 利用流体力学原理模拟冠脉血流和压力，计算 FFR 2. 依赖于复杂模型计算冠脉微循环和血流 3. 仅反映冠脉病变特异性信息	1. 不需负荷 2. 不受心肌运动或线束硬化伪影干扰	1. 冠脉运动或严重钙化将影响准确性 2. 心肌梗死、搭桥、支架术后者需排除 3. 仅反映直径 ≥2mm 的冠脉病变 4. 不反映微循环状况
CTP	1. 反映静息和负荷状态下碘的衰减 2. 依赖于对比动力学假设和 X 线 CT 衰减 3. 同时反映冠脉大血管和微循环状态	1. 结果生成快速 2. 定性和定量诊断 3. 不受冠状动脉运动、钙化伪影影响	1. 心肌运动和线束硬化伪影影响准确性 2. 采集时间长，对比剂用量和辐射剂量高，肾功能不全者受限

MDCT 功能成像开拓了 CT 应用的宽度和深度。各种新技术的出现值得进一步的思考和研究。

（韩　磊）

参考文献

［1］戴汝平. 心血管病 CT 诊断学 [M]. 北京: 人民卫生出版社, 2000.

［2］王志强, 吕滨. 血流储备分数 CT 成像的现状及应用前景 [J]. 中华心血管病杂志, 2014, 42 (1): 83-85.

［3］陆怡菡, 曾蒙苏. FFR$_{CT}$: 无创冠脉血流储备分数检测方式 [J]. 中国医学计算机成像杂志, 2014, 20 (2): 200-204.

［4］HULTEN E, AHMADI A, BLANKSTEIN R. CT Assessment of Myocardial Perfusion and Fractional Flow Reserve [J]. Prog Cardiovasc Dis, 2015, 57 (6): 623-631.

［5］PRECIOUS B, BLANKE P, NØRGAARD B L, et al. Fractional flow reserve modeled from resting coronary CT angiography: state of the science [J]. AJR Am J Roentgenol, 2015, 204 (3): W243-W248.

［6］李洪宇, 赵瑞平, 孙凯. CT 心肌灌注成像应用进展 [J]. 中华临床医师杂志 (电子版), 2014, 8 (2): 122-125.

［7］VARGA-SZEMES A, MEINEL F G, DE CECCO C N, et al. CT myocardial perfusion imaging [J]. AJR Am J Roentgenol, 2015, 204 (3): 487-497.

［8］ROSSI A, MERKUS D, KLOTZ E, et al. Stress myocardial perfusion: imaging with multidetector CT [J]. Radiology, 2014, 270 (1): 25-46.

［9］BOXT L M. CT anatomy of the heart [J]. Int J Cardiovasc Imaging, 2005, 21 (1): 13-27.

［10］卢光明, 张龙江. 双能量 CT 临床应用指南 [M]. 北京: 人民卫生出版社, 2015.

［11］DEWEY M. Cardiac CT [M]. 2nd ed. Berlin-Heidelberg: Springer-Verlag, 2014.

［12］戴汝平, 马展鸿. 肺血管病多排螺旋 CT 成像及诊断 [M]. 北京: 科学出版社, 2014.

［13］张立仁. 心脏能谱 CT 临床应用 [M]. 北京: 人民军医出版社, 2013.

［14］OLUFSEN M S, PESKIN C S, KIM W Y, et al. Numerical simulation and experimental validation of blood flow in arteries with structured-tree outflow conditions [J]. Ann Biomed Eng, 2000, 28 (11): 1281-1299.

［15］GANTEN M K, WEBER T F, VON TENGG-KOBLIGK H, et al. Motion characterization of aortic wall and intimal flap by ECG-gated CT in patients with chronic B-dissection [J]. Eur J Radiol, 2009, 72 (1):

146-153.

［16］CHENG Z, JULI C, WOOD N B, et al. Predicting flow in aortic dissection: comparison of computational model with PC-MRI velocity measurements [J]. Med Eng Phys, 2014, 36 (9): 1176-1184.

［17］SALERNO M, BELLER G A. Noninvasive assessment of myocardial perfusion [J]. Circ Cardiovasc Imaging, 2009, 2 (5): 412-424.

［18］CADEMARTIRI F, SEITUN S, CLEMENTE A, et al. Myocardial blood flow quantification for evaluation of coronary artery disease by computed tomography [J]. Cardiovasc Diagn Ther, 2017, 7 (2): 129-150.

［19］TSE K M, CHIU P, LEE H P, et al. Investigation of hemodynamics in the development of dissecting aneurysm within patient-specific dissecting aneurismal aortas using computational fluid dynamics (CFD) simulations [J]. J Biomech, 2011, 44 (5): 827-836.

［20］CHENG Z, TAN F, RIGA C, et al. Analysis of flow patterns in a patient-specific aortic dissection model [J]. J Biomech Eng, 2010, 132 (5): 051007.

［21］CHEN D, MÜLLER-ESCHNER M, VON TENGG-KOBLIGK H, et al. A patient-specific study of type-B aortic dissection: evaluation of true-false lumen blood exchange [J]. Biomed Eng Online, 2013, 12: 65.

［22］ALIMOHAMMADI M, SHERWOOD J M, KARIMPOUR M, et al. Aortic dissection simulation models for clinical support: fluid-structure interaction vs. rigid wall models [J]. Biomed Eng Online, 2015, 14: 34.

［23］CHENG Z, RIGA C, CHAN J, et al. Initial findings and potential applicability of computational simulation of the aorta in acute type B dissection [J]. J Vasc Surg, 2013, 57 (2 Suppl): 35S-43S.

［24］CHENG Z, WOOD N B, GIBBS R G, et al. Geometric and flow features of type B aortic dissection: initial findings and comparison of medically treated and stented cases [J]. Ann Biomed Eng, 2015, 43 (1): 177-189.

［25］马晓海, 赵蕾, 葛海龙, 等. 延迟增强 CT 评估肥厚型心肌病心肌纤维化的意义 [J]. 中国医学影像学杂志, 2015, 23 (2): 100-104, 113.

主动脉基部与瓣膜相对应区也有3个窦状扩张,称为主动脉窦(即Valsalva氏窦)。其前窦(右冠窦)壁有右冠状动脉发出,左后窦(左冠窦)壁有左冠状动脉发出,右后窦(无冠窦)无冠状动脉。右冠窦与无冠窦的基部与室间隔膜部上缘相接,无冠窦的左半侧及左冠窦的基部与二尖瓣前瓣的基部附着在同一纤维环上,且两者间无肌性间隔。

主动脉瓣环并不是一个完整的圆形环,而是沿瓣附着部上下起伏的纤维性索条,且在二尖瓣口部与二尖瓣环融合成一体,因此在病理状态下两者间常相互影响。

三、心壁的结构

心壁主要由心肌构成,心肌细胞排列成束状,形似纤维,因此心壁肌常被称为心肌纤维,心肌层外面有心外膜被覆,主要为脂肪组织和大冠状血管;内面有心内膜被覆。心内膜光滑、透明,和大血管的内膜相互连续。心脏的瓣膜由两层内膜间夹有纤维组织和弹力纤维构成。各房室口和动脉口均有纤维组织围绕构成纤维环,各纤维环间的纤维密集区称为纤维三角。位于主动脉环和左、右房室环间者最为强大,称为右纤维三角(亦称中心纤维体),在主动脉环和左房室环间者较小,称为左纤维三角,主动脉环与肺动脉环间有漏斗韧带相连,这些环和纤维三角构成心脏的纤维骨架是心肌、瓣膜和各动脉的附着点(图5-1-8)。

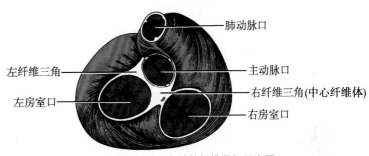

图 5-1-8　心脏的纤维骨架示意图

心壁的肌肉由多组方向不一的肌纤维相互交织而成,可分为心房纤维、心室纤维和传导纤维。心房纤维和心室纤维在结构上是不连续的,由纤维性的房室环隔开,两者间只有传导纤维连接,在功能上两者也是分开的。心壁的外层比较致密,由排列规则的螺旋肌构成,内层有突向心腔的小梁和乳头肌构成。外层心肌的弥漫损伤或发育不良,就可能有心脏扩张的表现,而内层心壁发育过程中如小梁退缩不完全,就可能呈现出致密化不全的表现,心壁的这类结构不良病变一般归属于心肌病。

心房和心室壁的肌纤维均分为深、浅两层。心房的浅层肌为两心房共有,深层为各心房所固有。心室浅层肌中起自漏斗韧带、肺动脉干、左纤维三角及左房室环者为浅层球螺旋肌,起自三尖瓣口者为浅层窦螺旋肌。球螺旋肌主要覆盖于心脏的膈面;窦螺旋肌覆盖于右室后壁基部和前壁的大部分。两组肌纤维伸展到心尖形成旋涡,穿入心室内面,直接或经乳头肌、腱索连接到房室环。深层窦螺旋肌位于浅层肌的深部,围绕两个心室的心底部;深层球螺旋肌只围绕左心室底部的内侧心壁(图5-1-9)。

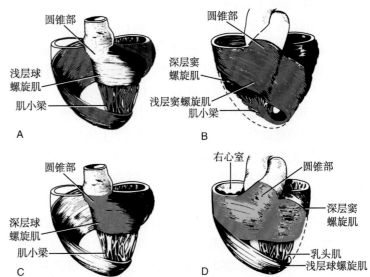

图 5-1-9　心室壁螺旋肌结构及走行示意图
A、B.浅层螺旋肌的分布;C、D.深层螺旋肌的分布。

四、传导系统

心脏传导系统包括窦房结、结间束、房室结、希氏束和左、右束支及浦肯野纤维等(图 5-1-10)。窦房结是心脏的起搏点,位于上腔静脉口与右心房连接外侧的心外膜脂肪间,月牙形,大小约 15mm×15mm×1.5mm。

房室结位于右心房三尖瓣附着部后方的房间隔右房面,冠状静脉窦口前方的心内膜下。结的深部与心脏的中心纤维体毗连。结的大小个体间略有差异,长度为 5~7mm。

窦房结和房室结间由结间束连接,前结间束从窦房结前缘发出,经上腔静脉前入房间隔与房室结相接;中间束从窦房结后缘发出,沿上腔静脉后缘经卵圆窝前缘到房室结的顶部;后结间束从窦房结的后缘发出,沿右房界嵴到下腔静脉口,再沿冠状静脉窦口前缘到房室结后缘的上方。

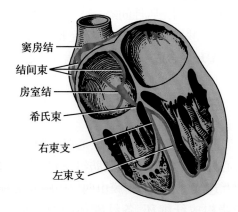

图 5-1-10　心脏的传导系统分布及走行示意图

希氏束从房室结的前部发出,向上到右纤维三角,在三尖瓣隔瓣附着部的室间隔膜部后缘下降到室部隔肌部的上缘。希氏束达主动脉瓣前瓣和右后瓣间的下方时,连续发出左束支纤维,走行于室间隔左侧的心内膜下,呈扇形分布,左束支的分布变异极大。右束支是希氏束的直接延续,沿隔乳头肌的后缘入调节束,到达右室前乳头肌的基部。左、右束支经反复分支,最后形成相互交织的网状纤维末梢(浦肯野纤维)与心肌细胞吻合。

五、冠状血管

心脏的血液循环也有动脉和静脉两个系统。冠状动脉将动脉血分送至心脏各部;冠状静脉将静脉血反流回右心房。

冠状动脉有左、右两个主支,均起自升主动脉根部的主动脉窦部(图 5-1-11)。左冠状动脉自左后窦发出,走行于肺动脉干与左心耳之间的房肺沟内,当达左冠状沟部时,分成前降支和左旋支。前降支是左冠状动脉主干的直接延续,沿前室间沟下行到心尖部,经心尖切迹转向心脏膈面,终止于后室间沟的下 1/3 部。前降支沿途发出分支,分布到前室间沟两旁的左、右心室前壁,心尖部,心脏膈面下 1/3 及室间隔的前 2/3 区域。分布到左室前壁者称为左室前支,分布到右室前壁者称为右室前支,分布到室间隔者称为前室间隔支。

左旋支沿左冠状沟左行,在心室的左缘转向膈面,一般终止于近心脏的左室后壁。左旋支沿途发出分支分布到左心房、左室前壁心底部、左室左缘及左室后壁近侧缘部。在左旋支与前降支间分叉处分出,分布到左室前壁的分支,称为对角支(解剖学上所称的对角支与影像上所称的对角支含义稍有不同,后者指前降支分发到左室前壁的所有分支)。

右冠状动脉自主动脉的前窦发出,向右前方走行于肺动脉干根部和右心耳之间。然后沿右冠状沟右行,在心脏右缘转向心脏膈面。行至房室交界区再沿后室间沟下行,终止于后室间沟的下 2/3 处。右冠状动脉走行于冠状沟内部分称为右旋支,或右冠状动脉主干;走行于后室间沟内部分称为后降支。右冠状动脉沿途发出分支分布到右心房、左心房的后部、右室漏斗部、右室前壁、侧壁和后壁、后室间沟两旁的左、右心室后壁及室间隔的后 1/3 部。分布到心房者称心房支,分布到心室者分别称为右室前支,锐缘支、右室后支和左室后支,分布到室间隔者称为后室间隔支。

心脏膈面左、右冠状动脉分布范围有较大的变异。我国的材料表明,约 65.7% 的个体右冠状动脉达左室后壁,后降支由右冠状动脉延续而来,而它的左冠状动脉仅达左室左侧缘旁的左室后壁,这类分布模式称为右优势型;约 5.6% 的个体后降支由左旋支延续而来,左旋支达右室后壁,而右冠状动脉仅达右室右缘近旁的右室后壁,这类分布模式称为左优势型;其余约 28.7% 的个体左室后壁由左旋支供应,右室后壁由右冠状动脉供应,这类分布模式称为均衡型。由于心脏膈面冠状动脉的分布变异,故左、右心房的后壁,左、右心室的膈面,室间隔的后 1/3 部及房室结等的血供来源亦有相应的变异(图 5-1-12)。

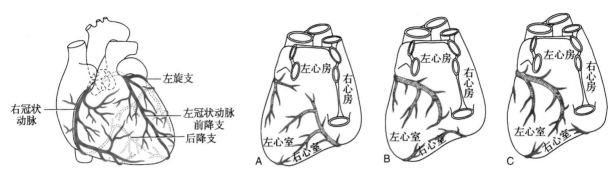

图 5-1-11　心脏冠状动脉的分布

图 5-1-12　心脏膈面的冠状动脉分布示意图
A. 右优势型;B. 均衡型;C. 左优势型。

　　右室漏斗部前壁的血液供应,来自前降支和右冠状动脉的第一分支(圆锥支),有时左、右分支吻合成环,称为 Vieussens 环。

　　心脏传导系统的血液供应随冠状动脉的分布而异。窦房结动脉起源于右冠状动脉者约占 60%;起源于左冠状动脉者约占 40%;有少数同时来自左、右冠状动脉。房室结动脉起自心脏膈面的房室交界处。束支的供应随室间隔的冠状动脉分布不同而异。

　　心冠状静脉大多数汇集到位于心脏膈面左心房与左心室间的房室沟部,形成冠状静脉窦,最后注入右心房。冠状静脉窦长 2~3cm。汇入冠状静脉窦的有心大静脉、心小静脉,心中静脉、左室后静脉、左缘静脉和左房斜静脉等(图 5-1-13)。

　　心大静脉起自心尖部,沿前室间沟上行,再沿左冠状沟到膈面延续为冠状静脉窦。

　　心小静脉走行右心房和右心室间的右冠状沟内,汇入冠状静脉窦的末端。

　　心中静脉起源于心尖,沿后室间沟进入冠状静脉窦的末端。

　　左室后静脉和左缘静脉分别起自左室膈面和左室左缘,均汇入冠状静脉窦。

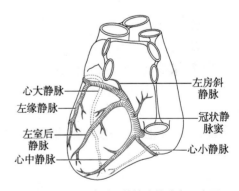

图 5-1-13　心脏冠状静脉的分布示意图

　　左房斜静脉是左房后壁的一支小静脉,沿左房背面斜行汇入冠状静脉窦的左端。静脉的上端与左腔静脉韧带相接。两者均是左总静脉的残留物。

　　此外,右心壁有许多小静脉不经过冠状静脉窦,直接注入右心房或右心室。

六、大血管

　　主动脉起自左心室的主动脉口,向前上右侧上升,越过左支气管,向左后弯曲,在第 4 胸椎体的左侧沿脊柱下降,经横膈的主动脉裂孔进入腹腔,到第 4 腰椎水平分成左、右髂总动脉。故主动脉干可分成升主动脉、主动脉弓和降主动脉 3 个连续的节段。

　　升主动脉长约 5cm,在右侧第 2 胸肋关节水平移行为主动脉弓。动脉的右侧有上腔静脉,后侧有肺动脉的右支、右肺静脉和右支气管，左侧有肺动脉干。冠状动脉是升主动脉的唯一分支。

主动脉弓全长为 5~6cm，起始部的横径较大（2.5~3cm），末端略小（2~2.5cm），称为主动脉峡部。幼儿的主动脉弓位置略高，接近胸廓上口，成人在胸骨柄中部的后侧。弓的凹侧有支气管动脉发出，凸侧发出分布到头部和上肢的无名动脉、左颈总动脉和左锁骨下动脉。

无名动脉（头臂干）长为 4~5cm，起自主动脉弓上缘的右侧，经气管右侧的前面，向右上方斜升，达右胸锁关节的背侧分为右颈总动脉和右锁骨下动脉。左颈总动脉起自主动脉弓上缘的中部，沿气管左缘的前侧上升至颈部。左锁骨下动脉起自主动脉弓上缘的左侧，呈弓状向外上侧弯曲，达颈部外侧越过第 1 肋骨移行于左腋动脉。

降主动脉是主动脉弓的延续，以横膈为界，可区分为胸主动脉和腹主动脉两个部分。胸主动脉初居脊柱左前侧，后达其前方；对食管的关系是初居其左侧，后达其后方，至主动脉裂孔部处已在其稍右侧。动脉的右侧有胸导管，左侧有半奇静脉。沿途发出分支到支气管、食管、纵隔及肋间等。腹主动脉在脊柱前方，其右面有下腔静脉。腹主动脉除分支到腹壁外，主要分布到消化及泌尿系器官。自上而下从其前发出的大分支有腹腔动脉、肠系膜上动脉和肠系膜下动脉；侧面发出的有左、右肾动脉。

体循环系的静脉是汇集体循环系静脉血返回心脏的管道，包括上、下腔静脉系和冠状静脉系。

从头颈、上肢、胸壁来的一切静脉均属上腔静脉系统，最后进入右心房。头部的静脉大部汇集为颈内静脉；上肢、胸壁及颈部的浅静脉分别汇集成腋静脉和锁骨下静脉。颈内静脉与锁骨下静脉再会合成左、右头臂静脉（无名静脉）。左、右头臂静脉在右侧第 1 肋软骨的后面会合成上腔静脉，下降入右心房。下肢静脉汇集成左、右髂静脉，再会合成下腔静脉。下腔静脉接收腹壁、腹腔内脏器的静脉穿过横膈后即入右心房。

由右心室发出的肺动脉输送静脉血到左、右肺，经肺泡壁毛细血管汇集成肺静脉反流到左心房。

肺动脉是粗而短的动脉干，长为 4~5cm，直径为 2.5~3cm，起自右室漏斗部，经主动脉根的前面，向左上后方螺旋状斜升，至主动脉弓的凹侧，相当于第 4 胸椎水平分成左、右肺动脉入肺。在分支部的稍左侧，肺动脉与主动脉弓下缘间有一纤维束连接，为动脉导管韧带，是动脉导管闭合后的残留物。肺动脉的左支较短，以水平方向横过胸主动脉及左支气管的前面到达肺门，再分成 2 支，入上、下肺叶。右支较粗长，横过升主动脉及上腔静脉的后面到达肺门，再分成 3 支，入上、中、下肺叶。

肺静脉左、右各有 2 支。左肺静脉很短，起自左侧肺门，经胸主动脉前入左心房；右肺静脉略长，起自右侧肺门，横过上腔静脉、右心房及升主动脉的后侧入左心房。

支气管动脉从主动脉弓的下缘和胸主动脉部发出，沿支气管壁走行，且沿途不断发出分支与肺动脉进入肺组织，两者间有吻合。支气管动脉供应呼吸性细支气管、肺血管外膜、部分纵隔和脏胸膜、壁胸膜。其大部分血液经肺静脉返回心脏，仅在肺门附近的较大支气管有支气管静脉汇集肺门及其附近胸膜的静脉返回心脏。

第二节　心脏 CT 横断解剖

心脏的多层螺旋 CT 扫描采集横断数据，通过计算机系统显示心脏的横断像解剖结构、重建不同体位解剖图像及三维表面图像。本章介绍的心脏正常 CT 解剖，是采用 64 排螺旋 CT 扫描机获取数据，每周扫描时间 0.35 秒。所描述的解剖对于电子束 CT、多排螺旋 CT 或双源 CT 获得的图像同样适用。

横断位是心脏检查的标准体位，可以清楚地显示心包、心肌壁、心腔及大血管腔、管壁的结构；房 - 室间、大血管 - 心室的解剖、位置关系。对于心血管疾病，轴位扫描是其基本检查体位。现选取最具有代表性的几个层面加以描述（图 5-2-1）。图注名词缩写见表 5-2-1。

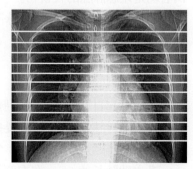

图 5-2-1　横断扫描层面模式图

表 5-2-1 图注名词缩写表(仅适用于本章所涉及解剖名词)

心脏：

RAA	右心房耳部	RA	右心房
RV	右心室	LAA	左心房耳部
LA	左心房	LV	左心室
CVS	冠状静脉窦	Sept	室间隔
mSept	肌部室间隔	aSept	房间隔
CC	界嵴	FO	卵圆窝
PFO	卵圆孔未闭	LV Out（Outlet）	左室流出道
RV Out（Outlet）	右室流出道	LV Int	左室流入道
RV Int	右室流入道	MB	调节束
AVD	房室沟		

瓣膜：

PVL	肺动脉瓣叶	PS	肺动脉窦
AS	主动脉窦	LAS	主动脉左窦
RAS	主动脉右窦	IAS	主动脉无窦
MV	二尖瓣	AML	二尖瓣前瓣叶
IML	二尖瓣后瓣叶	APM	前组乳头肌
IPM	后组乳头肌	SPM	间隔组乳头肌
TV	三尖瓣	TVR	三尖瓣环
ATL	三尖瓣前叶	STL	三尖瓣隔叶

肺血管：

PA	主肺动脉	LPA	左肺动脉
LSPA	左上肺动脉	LIPA	左下肺动脉
RPA	右肺动脉	RSPA	右上肺动脉
RIPA	右下肺动脉	PV	肺静脉总干
TPV	肺静脉总干	LSPV	左上肺静脉
LIPV	左下肺静脉	RSPV	右上肺静脉
RIPV	右下肺静脉		

体静脉：

SVC	上腔静脉	IVC	下腔静脉
Vert. V	垂直静脉	VV	垂直静脉
AzV	奇静脉	RSV	右锁骨下静脉
RInnV	右无名静脉	LSV	左锁骨下静脉
LInnV	左无名静脉	LSVC	左上腔静脉
RSVC	右上腔静脉	RCarV	右颈静脉
LCarV	左颈静脉	HV	肝静脉
Portal V	门静脉		

体动脉及分支：

AO	（升）主动脉	AoA	主动脉弓
DAo	降主动脉	RCarA	右颈（总）动脉
RICA	右颈内动脉	RXCA	右颈外动脉
LCarA	左颈（总）动脉	LXCA	左颈外动脉
LICA	左颈内动脉	RInnA	右无名动脉
LInnA	左无名动脉	LVA	左椎动脉
RVA	右椎动脉	IMA	乳内动脉
TBA	头臂动脉	LSA	左锁骨下动脉
RSA	右锁骨下动脉	RVSA	迷走右锁骨下动脉
LVSA	迷走锁骨下动脉	FA	股动脉
DFA	股深动脉	PopA	腘动脉

气管： | | **心包：** |
| TB | 大气管 | PC | 心包 |

1. **胸骨切迹层面** 前方可见两侧锁骨胸骨端及胸骨柄。此层纵隔内应可见 3 对、共 6 个血管断面分列气管两侧：前外方为头臂静脉（无名静脉），其内下靠近气管处一对颈总动脉，最后方靠外为一对锁骨下动脉，有时可见其横行向外走行。一般静脉管腔较大而动脉管腔较小。另外，若所切层面较高，则可见 2 对静脉影，即内侧的颈内静脉及外侧的锁骨下静脉。它们在较低的层面上再汇合成无名静脉（图 5-2-2）。

2. **无名动脉层面** 即胸锁关节层面。此层纵隔内应可见 5 个血管断面：气管前方为（右）无名动脉，其左侧为左颈总动脉，再向左下为左锁骨下动脉。无名动脉前方可见一斜行向右的带状血管影为左无名静脉（LInnV）。纵隔右缘为右无名静脉（RInnV）或已汇合成上腔静脉（图 5-2-3）。

3. **主动脉弓部层面** 前方为胸骨，纵隔左缘可见一较大血管影由气管右上弧形弯至左下，为主动脉弓。主动脉弓右方可见上腔静脉，其左下依次为气管及食管。上腔静脉后方、气管前方可见一低密度三角区，为气管前腔静脉后间隙，常见小淋巴结，为正常气管支气管淋巴结。胸骨两旁可见一对乳内动脉（图 5-2-4）。

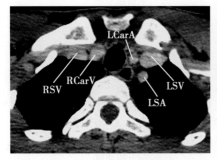 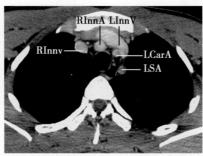 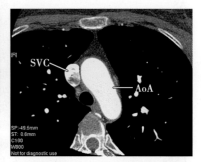

　图 5-2-2　胸骨切迹层面图　　　　　图 5-2-3　无名动脉层面　　　　　图 5-2-4　主动脉弓层面图

4. **主动脉弓下层面** 即主 - 肺动脉层面，已近气管隆嵴。气管右前方为升主动脉，脊柱左前方为降主动脉。两者间低密度区即主 - 肺动脉窗。升主动脉右后方可见上腔静脉。此层可见奇静脉弓（AzV）由脊柱右前方绕气管右缘向前连于上腔静脉。气管与降主动脉间可见食管，即气管隆嵴层面。升动脉居纵隔右前部，其左后方、左主支气管左前方可见一弧形向左走行的血管影，为左肺动脉。升主动脉右后方为上腔静脉，可见右肺动脉前干，后者与右主支气管上缘相邻。降主动脉位于脊柱左前方，大气管及脊柱右前方可见奇静脉（AzV）（图 5-2-5）。

5. **肺动脉层面** 升主动脉位于右侧，其左前方可见主肺动脉。右肺动脉由主肺动脉向后分出，绕升主动脉左后壁由左前向右后走行入右肺门。升主动脉右下方由内向外依次可见上腔静脉及右上肺静脉。左上肺静脉位于左主支气管左前方，其后方为左肺动脉。降主动脉及奇静脉位置大致同前（图 5-2-6）。

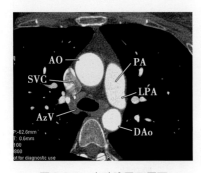 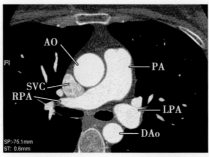 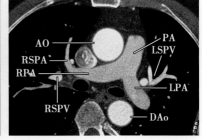

　　　图 5-2-5　主动脉弓下层面　　　　　　　　　图 5-2-6　肺动脉层面

6. **主动脉根部层面** 升主动脉根窦部三个窦按前、左后及右后位置关系及冠状动脉起源，分别称为右窦、左窦及无窦。一般左窦位置较高,以无窦最低。降主动脉仍位于脊柱左前方,奇静脉位置同前(图 5-2-7)。

(1) 左冠状动脉层面(图 5-2-7A):升主动脉根部居中,其前方为右室流出道(主肺动脉),后方为左心房及房耳部,右侧为右心房耳部,右后方为上腔静脉。左心房两侧可见肺静脉(多为上肺静脉)引入。此层面上可见到升主动脉左窦及由左窦发出的左冠状动脉,包括左主干、左前降支近段、对角支及回旋支近段。其中,回旋支出现层面较其他三者低。左主干一般较粗、短,横行走行于左心房(耳)与右室流出道(主肺动脉)间,很快分成左前降支及回旋支。左前降支为左主干的直接延续,其近段横行向左前方走行至前室间沟处,在以下层面中可见其沿前室间沟下行的断面影。回旋支近段则走行于左房、室间至心左缘左房室沟处,在以下层面中可见其沿左房室沟下行的断面影。对角支位于前降支及回旋支之间,走行至心左侧缘。

(2) 右冠状动脉层面(图 5-2-7B):较左冠状动脉层面低 6~9mm。升主动脉根部仍居中。其左侧为左室顶部,前方为右室流出道,后方为左心房及肺静脉(多为下肺静脉),右侧为右心房,可见上腔静脉汇入。此层面上可见到升主动脉右、无窦及由右窦发出的右冠状动脉近段。它走行于右室流出道及右心房(耳)间至右冠状沟处,以下层面中可见其沿冠状沟下行的断面影。

7. **左室流出道层面** 主动脉瓣至左室心尖部为左室流出道。该层面相当于"五腔心"层面,包括左心房、左心室、右心房、右心室以及主动脉窦-左室流出道。左心房、室位于左侧,左心室于前,左心房于后,可以看到部分二尖瓣。右心房、室位于右侧,右心室于前,右心房于后,两者间为右侧房室瓣。三尖瓣薄,较二尖瓣低,观察不如二尖瓣清晰,仅右侧房室沟判断。左、右心室间可见室间隔,主动脉窦下方为膜部室间隔;左、右心房间为房间隔。从形态上看,左心室肌壁厚,肌小梁相对纤细,腔内可见前组乳头肌影。而右心室则略呈三角形,肌壁薄,肌小梁相对粗大,腔内前部可见到横行的调节束。此层可见到主动脉窦部以及与此相连的左室流出道(图 5-2-8,LVout),主动脉瓣后瓣与二尖瓣前叶相邻(图 5-2-9,AML)。前室间沟、左房室沟及右房室沟处分别可见前降支、回旋支及右冠状动脉断面。降主动脉位置同前。此层由于心肌外及心包外脂肪的衬托,心包显示得十分清晰,呈细线形,1~2mm 厚,右心室前部因接近膈中心腱区,心包可较厚,达 3~4mm 或更厚(图 5-2-8)。

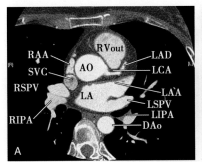
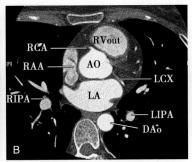
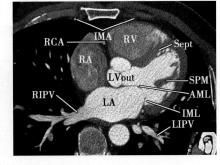

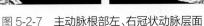

图 5-2-7 主动脉根部左、右冠状动脉层面   图 5-2-8 左室流出道层面

8. **左室流入道层面** 房室瓣至心室心尖部为流入道。该层面显示 4 个心腔,即左心房、左心室、右心房、右心室。左、右心室占据了心影大部,其后分别为左、右心房。其他结构如室间隔、冠状动脉、心包等所见均大致同前。此层可以显示二尖瓣、三尖瓣收缩期关闭、舒张期开放,但三尖瓣常显示不清楚(图 5-2-9)。

9. **左室膈面** 该层面左侧可见左心室,其心腔明显较上层面小,略呈椭圆形,其中心部可见条状充盈缺损,为后组乳头肌(IPM);其右侧为右心室,其后方可见部分三尖瓣环及右心房影;与右心房相连的冠状静脉窦由左后向右前斜行走行,其后方为大的下腔静脉入口。心包清晰显示(图 5-2-10)。

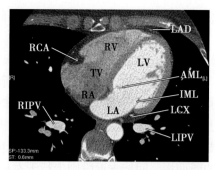

图 5-2-9　左室流入道层面

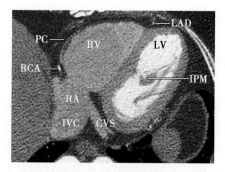

图 5-2-10　左室膈面

第三节　计算机重建心脏标准体位断面解剖

　　CT 采集原始数据,通过计算机重建人体不同体位断面解剖,多层重组(MPR)是常用的重建方法,重建冠状位及矢状位是标准体位,但是由于心脏在胸腔的位置极不确定,个体差异大,因此,左室长轴位(左室心尖至心底部二尖瓣口中点连线为长轴)、左室短轴位(垂直于左室长轴位)也作为标准体位。根据诊断要求,可以在标准体位基础上随意调整角度、层厚,以达到最佳解剖显示。

一、冠状面

　　该层面与心室造影获得的正位图像类似,用以显示左、右心室及大血管。但是,由于心脏长轴与人体长轴(CT 的 Z 轴)不是一致的,心尖向左、向前倾斜,以及顺时针方向或逆时针方向转位,所谓冠状位心脏影像不能显示心脏理论上的冠状解剖,图像不一定规整,径线有一定短缩(如右室流出道),这种差异随着体型、心脏疾病、心脏位置的不同个体差异更明显。因此,在应用中常常用冠状位只作心脏房、室及大血管初步定位,然后应用工作站根据个体进一步调整角度,以恰当显示心血管解剖及相互关系(图 5-3-1~图 5-3-11)。

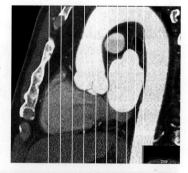

图 5-3-1　冠状位层面选择示意图

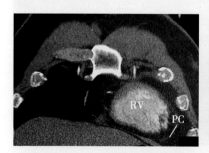

图 5-3-2　右心室前游离壁层面

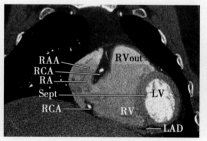

图 5-3-3　右室流入道层面

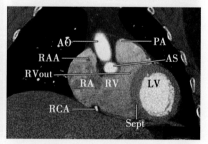

图 5-3-4　右室流出道(RVout)层面

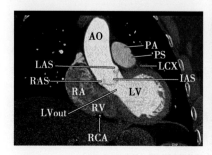

图 5-3-5　左室流出道(LVout)层面

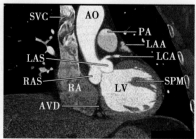

图 5-3-6　左冠状动脉层面

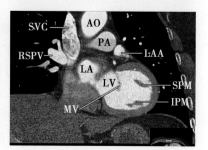

图 5-3-7　左室流入道层面
MV,二尖瓣。

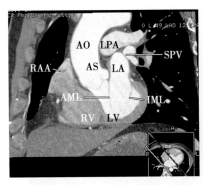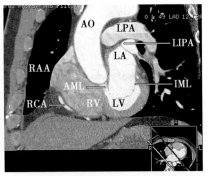

图 5-3-37　左心室、左心房及二尖瓣层面

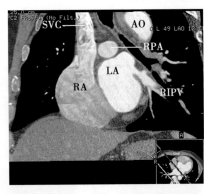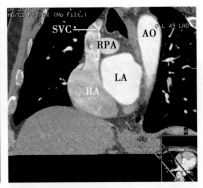

图 5-3-38　左心房及右心房 - 上腔静脉层面

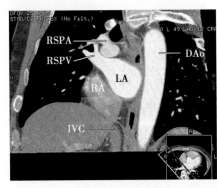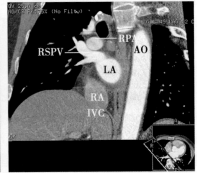

图 5-3-39　左心房 - 右上肺静脉、右心房 - 下腔静脉层面

第四节　计算机重建心脏局部解剖

一、心腔

1. 右心房　右心房呈管状形,光滑的后壁几乎与上、下腔静脉形成直接的连接,接受腔静脉的回流。冠状窦被右心房耳部发出的肌嵴即界嵴分隔,在轴位层面显示更清楚。右心房耳部近邻肺动脉右窦,覆盖在相邻的右房室沟和右冠状动脉上。右侧房室沟有右冠状动脉走行,是三尖瓣环的位置标志,在冠状位、矢状位均可显示(图 5-4-1~ 图 5-4-3)。

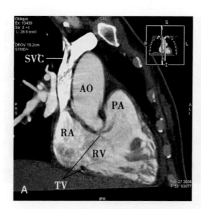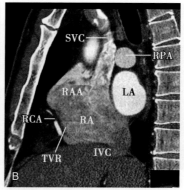

图 5-4-1　右心房多层重组（MPR）

A. 冠状位；B. 矢状位。图中显示右心房与上、下腔静脉。SVC，上腔静脉；IVC，下腔静脉；RA，右心房；RV，右心室；PA，肺动脉。

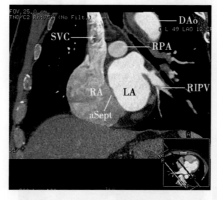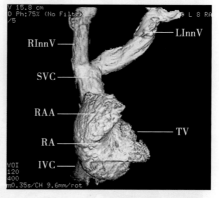

图 5-4-2　右心房，左前斜位示房间隔（aSept）

图 5-4-3　腔静脉及右心房容积再现

RAA，右心房耳部；TV，三尖瓣；RInnV；右无名静脉，LInnV；左无名静脉。

2. 右心室　右心室占据了心脏的前胸面。它包括流入道及流出道两部分。CT 显示右心室游离壁心肌厚度为 1~3mm，比左心室壁薄。流入道从三尖瓣环到三个乳头肌起始部；斜行的调节束（MB）是流出道（或称圆锥部）的下界，流出道壁是较光滑的、肌样的管状通道，上界是肺动脉瓣。右心室影像学解剖特征：①肌小梁粗大；②管状肌性流出道；③三尖瓣与肺动脉瓣远离，无纤维连接（圆锥肌相隔）；④右室可看到调节束造成的充盈缺损（图 5-4-4~ 图 5-4-6）。

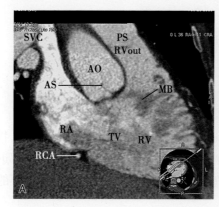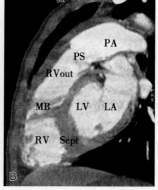

图 5-4-4　右心室

A. 长轴位；B. 矢状位。

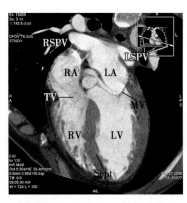

图 5-4-5　右、左心室（四腔心位）

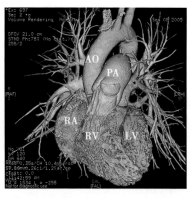

图 5-4-6　右心室，容积再现（正面观）

3. 左心房　左心房位于心脏背侧，收集肺静脉的血液。左心房耳部位于上左前外侧，覆盖于左旋支上，有时覆盖于左冠状动脉主干。左心房耳部呈拇指管状，梳状肌构成的小梁比右心房耳部少。房间隔包括心房间区和房室间区。心房间隔的特征是具有卵圆窝，卵圆窝是位于卵圆孔前面的一个较浅的凹处，CT 显示率不高（图 5-4-7~ 图 5-4-9）。

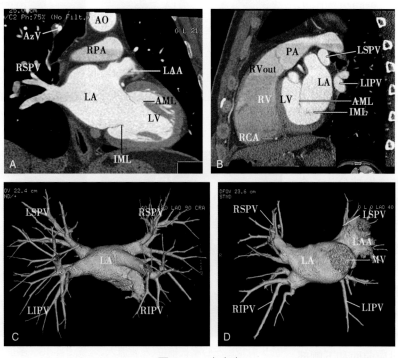

图 5-4-7　左心房

A. 长轴位；B.（二尖瓣）矢状位；C. 容积再现背面观；D. 容积再现正面观。

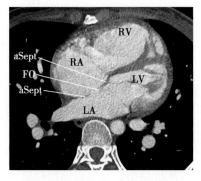

图 5-4-8　横断位示卵圆窝（FO）

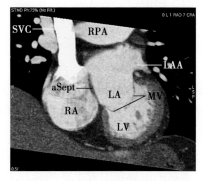

图 5-4-9　左前斜位示房间隔（aSept）

4. 左心室　左心室由流入道和主动脉下流出道两部分构成。室间隔略向右心室侧膨出，这使得左心室腔在短轴面呈圆形。左心室游离壁朝向心底的部分最厚，为6~12mm，心尖部的心室肌最薄CT显示约2mm。左心室小梁比右心室细腻、密集，这使得左室腔表面更光滑。在左室心腔中，两组乳头肌明显区别于肌小梁结构。前组的乳头肌附属二尖瓣前叶，后组的乳头肌附属二尖瓣后叶。室间隔在心底部分为肌性间隔和膜性间隔。膜性间隔位于主动脉瓣前尖部，与二尖瓣和三尖瓣环相连。室间隔部因为漏斗部和心室部的方位不同而呈现轻微的S形，这在轴位图像或者水平长轴图像上看得很清楚。

左心室在长轴层面和短轴层面上能够被区分为特定的部分。沿长轴分3个部分，分别定义为基底部、中间部、心尖部。在短轴视图上，基底部和中间部又进一步被分为6个相等的部分，心尖部仅被分为4个部分，用于左室心肌的靶心绘图。虽然冠状动脉对心肌各部分的血供变异很大，但是各部分仍然可以被划分为特定的冠状动脉供血区域。左前降支通常供应前面和前间隔部分的血液。右冠状动脉供应下面和下侧方部分，左回旋支供应前面和下侧部分。心尖部可以得到上述三支动脉的血供（图5-4-10~图5-4-13）。

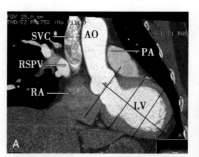
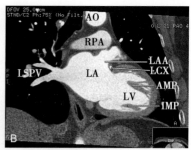

图 5-4-10　左心室长轴位

A. 左室流出道：显示主动脉、主动脉瓣及左心室，沿纵轴将其分为3等分，称为基底部、中间部、心尖部；B. 左室流入道：显示左心房、二尖瓣及左心室，左心室内可见前乳头肌（AMP）及下乳头肌（IMP）。

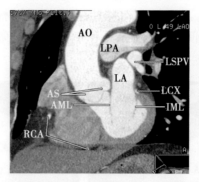
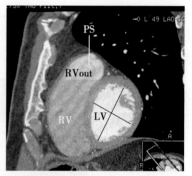

图 5-4-11　左心室短轴位（左室流入、流出道）

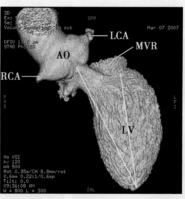
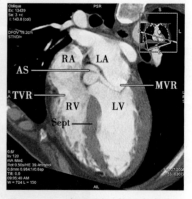

图 5-4-12　左心室长轴位（左室流入、流出道）容积再现

图 5-4-13　多层重组，兼顾右室流入道长轴位，其中二尖瓣可以显示清楚，而三尖瓣显示不清，仅可以观察右侧房室瓣环（TVR）

二、心脏瓣膜

人类心脏四组瓣膜固定在纤维环上，这些纤维环在心脏基底部组成一个环形结构，这个环形结构形成心脏的纤维骨架。主动脉瓣位于中间，它的纤维环与其他三个（肺动脉瓣环、二尖瓣环、三尖瓣环）相毗邻。

1. 三尖瓣　三尖瓣分为前瓣叶、隔瓣叶和后瓣叶。前叶最大，对右心室的流入道和流出道形成腔内分割。隔叶有许多索状的附属物附着在室间隔上，后叶通常是最小。三尖瓣结构相当薄，因为血液与瓣膜组织间密度差小，或因为右心房内高密度条状伪影混淆，使得三尖瓣在CT图像很难分辨清楚（图5-4-14~

图 5-4-17)。

2. 二尖瓣　二尖瓣只有两个瓣叶。前叶大呈半环状(AML),与三尖瓣前叶相似,部分地分割心室的流入道和流出道。二尖瓣的瓣叶通常在 CT 上很好辨认。在两个瓣叶联合处下方,即两个瓣叶分离处,是起源于左室游离壁的前乳头肌(AMP)和下乳头肌(IMP)。起源于乳头肌的腱索与两个瓣的瓣缘连接(图 5-4-18~ 图 5-4-20)。

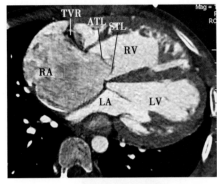

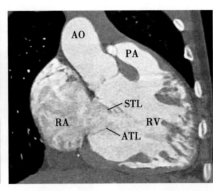

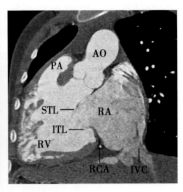

图 5-4-14　横断位,由于三尖瓣较薄,常显示不清楚,解剖定位以右侧房室环(TVR)及走行的右冠状动脉(RCA)为准。本例可见三尖瓣前瓣叶(ATL)及隔瓣叶(STL)。轴位不能显示后瓣叶

图 5-4-15　右前斜位(MPR),显示三尖瓣前瓣叶(ATL)及隔瓣叶(STL),此位置不能显示隔瓣叶

图 5-4-16　轴左前斜位(MPR),显示三尖瓣隔瓣叶(STL)及后瓣叶(ITL)

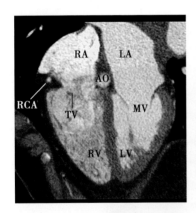

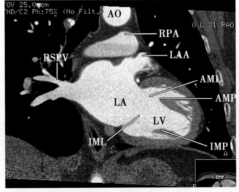

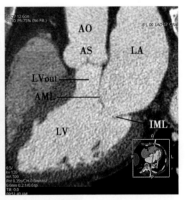

图 5-4-17　心室长轴位(MPR),显示三尖瓣前瓣叶及隔瓣叶此位置不能显示后瓣叶。由于三尖瓣薄,多数显示不清

图 5-4-18　长轴位,左心房 - 左室流入道,二尖瓣、乳头肌显示清楚

图 5-4-19　左心房 - 二尖瓣矢状位,清楚显示二尖瓣,前瓣叶前方为流出道,前瓣叶后方为流入道

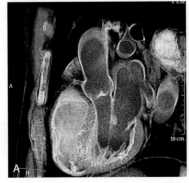

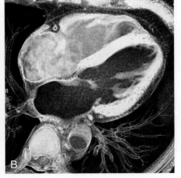

图 5-4-20　多层容积重组(MPVR)

A. 二尖瓣及主动脉瓣示左室流出道、二尖瓣前瓣与主动脉瓣纤维连接;B. 左心房、左心室二尖瓣及后组乳头肌 - 腱索。

3. 主动脉瓣   主动脉瓣包括环状部、尖部和联合带,它与肺动脉瓣一样,没有张力感受器。正常主动脉为3个半月形瓣尖形成袋状瓣叶,称为左、右和后瓣,相应的主动脉右窦及左窦有右及左冠状动脉发出;主动脉右窦(RAS)紧邻右室流出道,如果发生窦瘤前凸,主要压迫右室流出道致其狭窄;嵴上型室间隔缺损多发生右瓣脱垂入右室流出道。无窦(IAS)紧邻右心房,当发生无窦瘤破裂,全部分流入右心房。左窦(LAS)紧邻左心室,如发生左窦瘤破裂,分流入左心室。CT上能够清楚地观察到主动脉瓣的各个组分,合适的重建能够观察开放和关闭的状态。二尖瓣和主动脉瓣关系密切,主动脉瓣左瓣尖的左后部与二尖瓣前叶纤维性连接(图5-4-21~ 图5-4-23)。

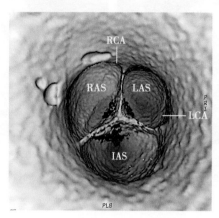

图5-4-21   仿真内镜(VE)示主动脉瓣闭合良好,显示主动脉3个窦,3个半月瓣叶,可以见到左、右冠状动脉开口
RAS,右窦;LAS,左窦;IAS,无窦;RCA,右冠状动脉;LCA,左冠状动脉。

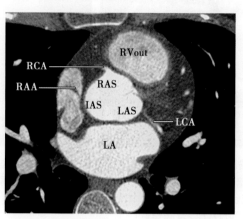

图5-4-22   横断位,主动脉根部及其相邻的关系。主动脉右窦瓣(RAS)位于右前方紧邻右室流出道,右窦有右冠状动脉发出;无窦瓣(IAS)位于后方紧邻右心房,无冠状动脉发出;左窦瓣(LAS)位于左方紧邻左心室,有左冠状动脉发出

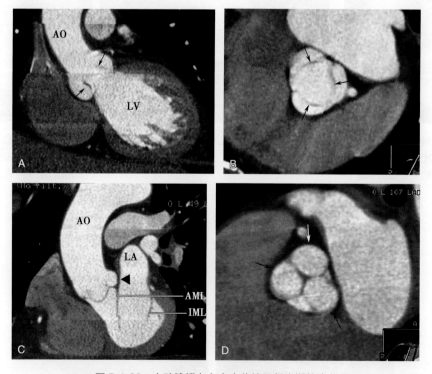

图5-4-23   主动脉瓣在左心室收缩及舒张期的变化
A、B. 左室收缩期示主动脉瓣开放(↑),半月瓣紧邻窦壁(↑)。C、D. 左室舒张期示主动脉瓣闭合(↑),主动脉瓣关闭呈袋状(↑);二尖瓣开放,同时显示二尖瓣前瓣叶(AML)与主动脉瓣左窦瓣叶的纤维连接关系(▲)。

4. 肺动脉瓣　肺动脉瓣包括环状部、尖部和联合带,它与主动脉瓣相似,没有张力感受器。左、右和后瓣呈半月形口袋状。尖部的联合带伸向肺动脉窦管连接处水平,其下为右室肌性流出道。CT 轴位或重建图像都不易同时观察 3 个瓣,偶尔轴位像能够清楚地观察到肺动脉瓣的各个组分,合适的重建如常用 MPR 矢状位、左前斜位、右前斜位能够观察肺动脉瓣以及瓣下的肌性流出道;不同时相重建可见瓣膜开放和关闭的状态(图 5-4-24,图 5-4-25)。

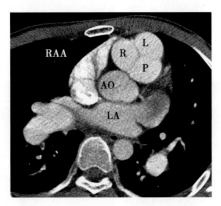

图 5-4-24　肺动脉瓣轴位示肺动脉瓣左(L)、右(R)和后(P)瓣呈半月形口袋状

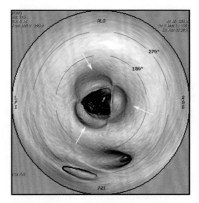

图 5-4-25　仿真内镜(VE)示肺动脉瓣环部、瓣缘、瓣尖部和联合带,瓣叶呈半月形口袋状(↑),尖部的联合带伸向肺动脉窦管连接水平

第五节　肺动脉及肺静脉 CT 解剖

一、肺动脉 CT 解剖

肺动脉干起自右心室圆锥部,位于升主动脉左侧,在主动脉弓下水平分为左、右两支。右肺动脉较左肺动脉长且粗,在主动脉弓下方水平走行于右主支气管腹侧,经升主动脉和上腔静脉后方、奇静脉弓下方入右肺。出肺门后即发成上叶动脉,主干继续下行成为叶间动脉,叶间动脉在斜裂处发出中叶动脉及下叶动脉。上叶动脉又分成尖段(1)、后段(2)及前段(3)分支;中间动脉腹侧发出中叶动脉(4 为外侧支,5 为内侧支),背侧发出背段分支(6);下叶动脉发出内基底段(7)、前基底段(8)、外基底段(9)及后基底段(10)分支。

左肺动脉主干较短,走行于左主支气管前上方。上叶动脉发出尖、后段(1+2)及前段(3)分支;向下腹侧发出舌段分支(4 为上舌段,5 为下舌段);背侧发出背段分支(6);下叶动脉发出前内基底段(7+8)、外基底段(9)及后基底段(10)分支。

肺动脉分支变异较多,如上叶肺动脉可以有三分支或两分支(尖后段共干,前段一支),或三段分支均分别开口于上叶肺动脉主干。

（一）肺动脉横断图像

CT 横断扫描是诊断基础,选取具代表性的几个层面来显示肺动脉的横断解剖:①上叶肺动脉层面;②中叶肺动脉层面;③下叶肺动脉层面(图 5-5-1~ 图 5-5-9)。

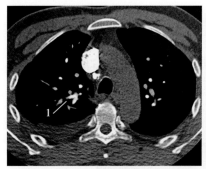
图 5-5-1　主动脉弓层面

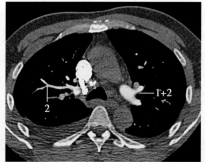
图 5-5-2　左上肺动脉开口层面

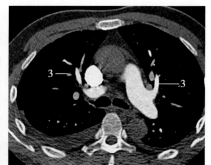
图 5-5-3　左肺动脉干层面

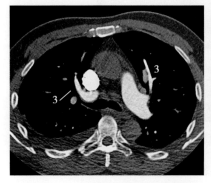
图 5-5-4　右上肺动脉开口层面

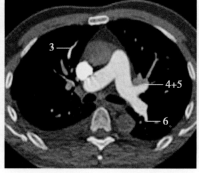
图 5-5-5　中心肺动脉层面

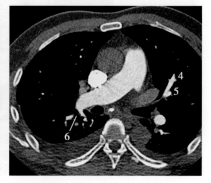
图 5-5-6　右肺动脉层面

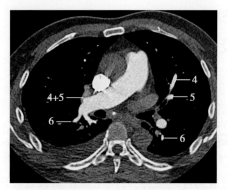
图 5-5-7　右肺动脉层面

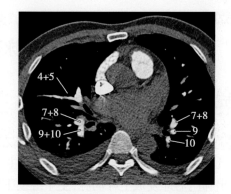
图 5-5-8　双下肺动脉段分支层面

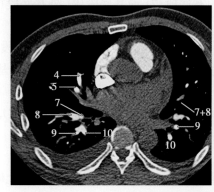

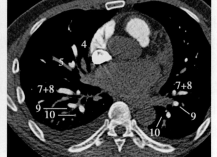

图 5-5-9　双下肺动脉亚段分支层面

　　注：在上叶，1 为尖段，2 为后段，3 为前段。在（右肺）中叶，4 为外侧段，5 为内侧段；在（左肺）舌叶，4 为上舌段，5 为下舌段。在下叶，6 为背段，7 为内基底段，8 为前基底段，9 为外基底段，10 为后基底段。

（二）肺动脉多层面重组

肺动脉多层面重组是交互式容积观察的延续。让三维体元数据分别绕 X、Y、Z 轴旋转任意角度,再移动三个平面截取,或者用斜面截取,实现了用任意角度的平面截取三维空间。可以任意规定层厚,令层厚范围内的体元值平均,得到新断层的像素值。层数、层间距可以任意规定,层厚大能降低图像噪声,我们以任意的角度、层厚、层间距重新做一组扫描,这就是平面重组(multi-planner reformat,MPR)。

由于是多层面,又称多层面容积重组(multi-planner volume reformat,MPVR)(图 5-5-10)。

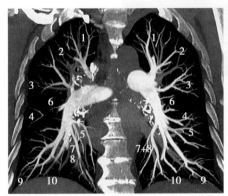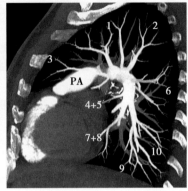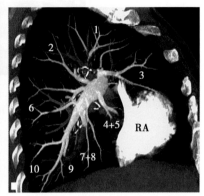

图 5-5-10 肺动脉最大密度投影(多层容积重建)

在上叶,1 为尖段,2 为后段,3 为前段。在(右肺)中叶,4 为外侧段,5 为内侧段;在(左肺)舌叶,4 为上舌段,5 为下舌段。在下叶,6 为背段,7 为内基底段,8 为前基底段,9 为外基底段,10 为后基底段。PA,肺动脉;RA,右房。

（三）肺动脉三维容积再现

容积再现的一个明显特点就在于放弃了传统图形学中体由面构造的这一约束,而采用体绘制光照模型直接从三维数据场中绘制出各类物理量的分布情况。体绘制的根本点就在于直接研究光线穿过三维体数据场时的变化,得到最终的绘制结果,所以有时体绘制也被称作直接体绘制。由于体绘制的这种直接性,非常符合人的视见过程,故保留了大量细节信息,大大提高了图像的保真度,这时图像质量的好坏主要集中在光照模型、绘制过程上(图 5-5-11)。

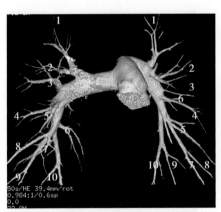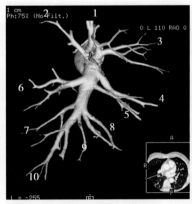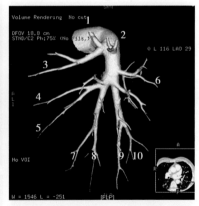

图 5-5-11 肺动脉三维重建

在上叶,1 为尖段,2 为后段,3 为前段。在(右肺)中叶,4 为外侧段,5 为内侧段;在(左肺)舌叶,4 为上舌段,5 为下舌段。在下叶,6 为背段,7 为内基底段,8 为前基底段,9 为外基底段,10 为后基底段。

（四）曲面重组法

曲面重组方式需要有一条已知的中心线,沿着此中心线以一定的角度双向延展,切割原始体数据集呈一曲面,将此曲面展开为平面后即可使全程的中心线在结果平面中得以显示。曲面重组法的重要意义便是可以将中心线全程显示在一个平面内,并可以以中心线为轴线 360° 各个方向的信息,给血管图像重建提供了很大的帮助(图 5-5-12)。

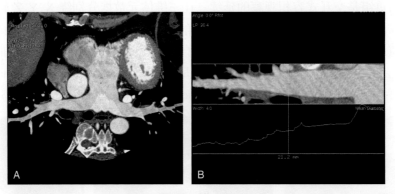

图 5-5-12　曲面重组(CPR)
A. 左、右肺动脉;B. 右下肺动脉自动拉直展开,用于自动分析。

二、肺静脉横断解剖

左、右各两支肺静脉于心包腔内走行长约 1.5cm 入左房,入口处无静脉瓣。4 支肺静脉及下腔静脉大部分被脏层心包膜所包绕。4 支肺静脉均开口于左房后壁,横断图像不能在同一层面同时显示所有开口,三维容积重建图像才可实现。

右上肺静脉收集右肺上叶和中叶的静脉血,上叶肺静脉由尖支(V1)、后支(V2)及前支(V3)汇合而来,中叶肺静脉由外侧支(V4)和内侧支(V5)汇合而来。右下肺静脉主要由前基底支(V6)、外基底支(V8)及后基底支(V9)汇合而成,内基底支(V7)注入处无规律。

左上肺静脉由尖后支(V1+2)、前支(V3)及舌支(V4、V5)共同汇合成。左下肺静脉主要由内前基底支(V7+8)、外后基底支(V9)汇合成。肺静脉数目变异较大,最常见为左、右肺静脉各融合为一支主干入左房,其次为右肺三支肺静脉入左房(图 5-5-13~ 图 5-5-15)。

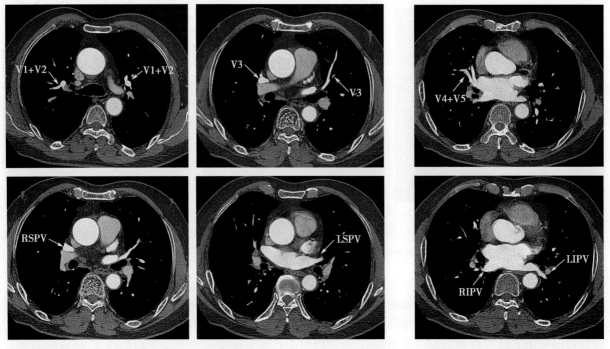

图 5-5-13　上肺静脉层面　　　　　　　　　　　　　图 5-5-14　下肺静脉层面

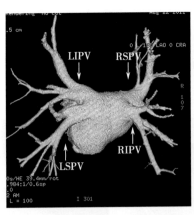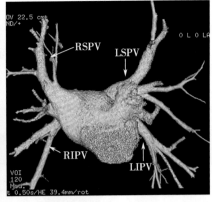

图 5-5-15　肺静脉容积再现

第六节　主动脉及主要分支 CT 解剖

一、胸主动脉及头臂动脉 CT 解剖

(一) 胸主动脉及头臂动脉

胸主动脉起源于主动脉瓣,可分为升主动脉、主动脉弓及降主动脉三个部分。正常成人升主动脉直径为 2.5~3cm;主动脉根部包括冠状动脉窦及窦管交界部两部分。升主动脉被心包脏层包绕;主动脉弓走行于主肺动脉与右肺动脉上方,并顺序发出头臂动脉:右无名动脉(RInnA)、左颈总动脉(LCarA)及左锁骨下动脉(LSA);降主动脉走行于左心房与脊柱之间,并沿脊柱左缘下行(图 5-6-1)。

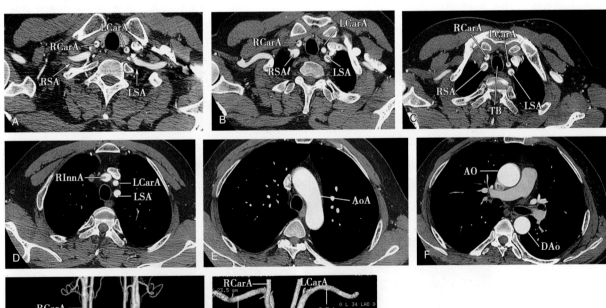

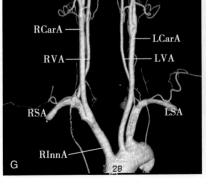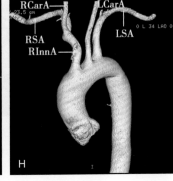

图 5-6-1　主动脉弓及头臂动脉
A~F. 横断扫描;G、H. 三维重建。RCarA,右颈总动脉;LCarA,左颈总动脉;RSA,右锁骨下动脉;LSA,左锁骨下动脉;RInnA,右无名动脉。

(二) 主动脉弓及头臂动脉解剖变异

头臂动脉起源异常 (左位主动脉弓):

(1) 主动脉弓双开口变异: 左颈总动脉 (LCarA) 与右无名动脉共干 (TBA), 同起源于主动脉弓, 而左锁骨下动脉单独开口于主动脉弓 (图 5-6-2, 图 5-6-3)。

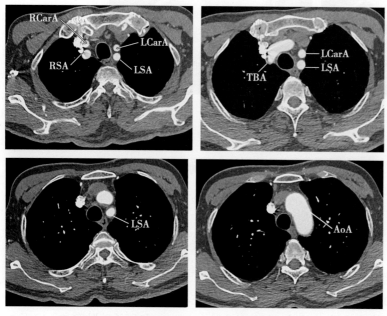

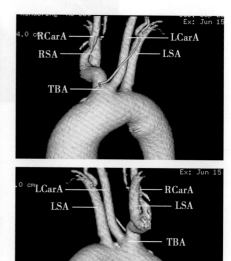

图 5-6-2　横断扫描示主动脉弓头臂动脉双开口变异
RCarA, 右颈总动脉; LCarA, 左颈总动脉; RSA, 右锁骨下动脉; LSA, 左锁骨下动脉; AoA, 主动脉弓; TBA, 头臂动脉。

图 5-6-3　三维重建示主动脉弓头臂动脉双开口变异
RCarA, 右颈总动脉; LCarA, 左颈总动脉; RSA, 右锁骨下动脉; LSA, 左锁骨下动脉; TBA, 头臂动脉。

(2) 主动脉弓四开口变异: 左椎动脉单独起源于主动脉弓, 开口位于左颈总动脉与左锁骨下动脉之间, 构成头臂动脉四开口变异, 依次为右无名动脉、左颈总动脉、左椎动脉及左锁骨下动脉 (图 5-6-4, 图 5-6-5)。

(3) 迷走右锁骨下动脉: 右锁骨下动脉 (RVSA) 不起自右无名动脉, 而是于左锁骨下动脉开口后方单独起自降主动脉, 经气管、食管后方斜行至右侧。迷走右锁骨下动脉起始部降主动脉可见膨大, 并且压迫食管及气管可有一定前移。此种解剖变异一般不引起症状, 也很少合并心血管异常, 但老年患者因发生动脉粥样硬化, 可产生一定的气管、食管压迫症状 (图 5-6-6, 图 5-6-7)。

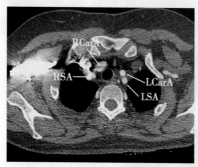

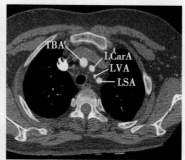

图 5-6-4　横断扫描示主动脉弓头臂动脉四开口变异
TBA, 头臂动脉; LCarA, 左颈总动脉; RCarA, 右锁骨下动脉; LVA, 左椎动脉动脉; RSA, 右锁骨下动脉; LSA, 左锁骨下动脉。

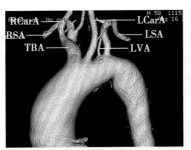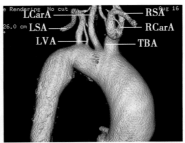

图 5-6-5　三维重建示主动脉弓头臂动脉四开口变异

TBA,头臂动脉;LCarA,左颈总动脉;RCarA,右锁骨下动脉;LVA,左椎动脉;
RSA,右锁骨下动脉;LSA,左锁骨下动脉。

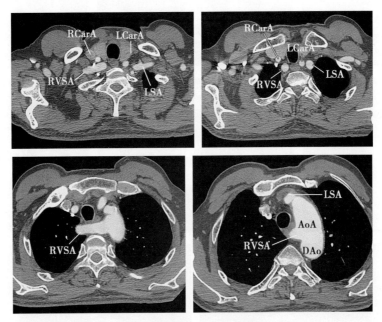

图 5-6-6　横断扫描示迷走右锁骨下动脉

RVSA,右锁骨下动脉;RCarA,右颈总动脉;LCarA,左颈总动脉;LSA,左锁骨
下动脉;AoA,主动脉弓;DAo,降主动脉。

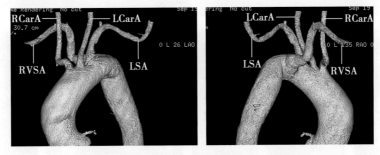

图 5-6-7　三维重建示迷走右锁骨下动脉

RVSA,右锁骨下动脉;RCarA,右颈总动脉;LCarA,左颈总动脉;LSA,左锁骨下动脉。

二、腹主动脉及主要分支 CT 解剖

(一) 腹主动脉及其分支

降主动脉沿脊柱左缘下行,于第 12 胸椎水平穿横膈的主动脉裂孔移行为腹主动脉(AAo),并于第 4

腰椎下缘水平分成左、右髂总动脉。腹主动脉穿膈后于第 12 胸椎高度发出腹腔干（CT），并立即分为肝动脉（HA）和脾动脉（SA）；腹腔干稍下方，约第 1 腰椎高度发出肠系膜上动脉（IMA）；其后相继发出左、右肾动脉（LRA、RRA）；于第 3 腰椎高度发出肠系膜下动脉（SMA）。于第 4 腰椎上缘分支为左、右髂总动脉（RIA、LIA），并进一步分支为髂内动脉（IIA）及髂外动脉（EIA）（图 5-6-8）。

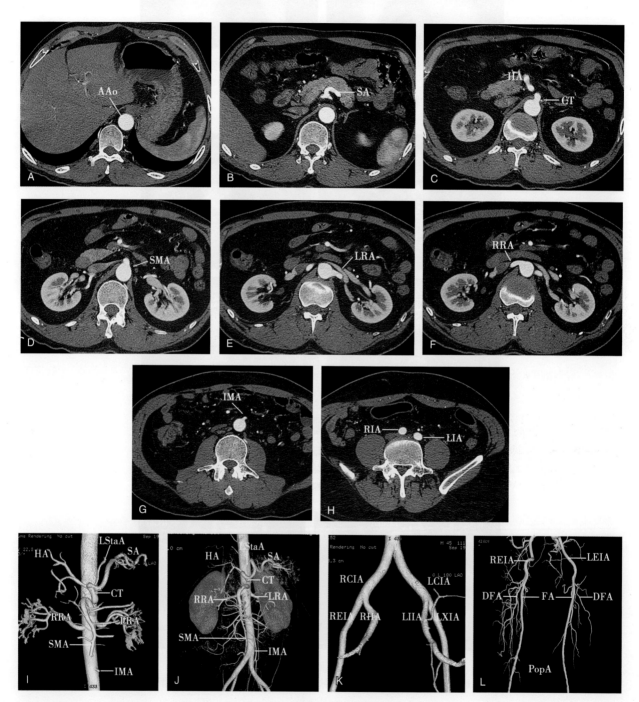

图 5-6-8　腹主动脉及主要分支

A～H. 横断扫描；I～L. 三维重建。CT，腹腔干；LStaA，胃左动脉；HA，肝动脉；SA，脾动脉；RRA，右肾动脉；LRA，左肾动脉；SMA，肠系膜上动脉；IMA，肠系膜下动脉；RCIA，右髂总动脉；LCIA，左髂总动脉；RIIA，右髂内动脉；LIIA，左髂内动脉；REIA，右髂外动脉；LEIA，左髂外动脉；FA，股动脉；DFA，股深动脉；PopA，腘动脉。

（二）腹主动脉主要分支解剖变异

1. 腹腔干与肠系膜上动脉共同开口（图 5-6-9）

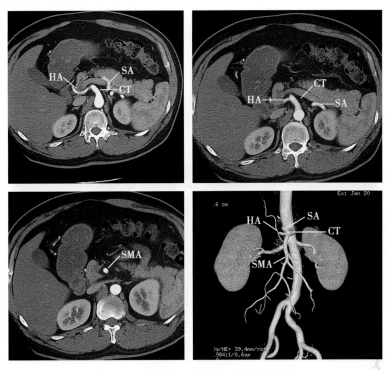

图 5-6-9　腹腔干与肠系膜上动脉共同开口

CT，共干；HA，肝动脉；SA，脾动脉；SMA，肠系膜上动脉。

2. 双肾动脉及副肾动脉　双肾动脉为一侧肾脏由两支肾动脉供血，且两支肾动脉均开口于腹主动脉壁，并均由肾门入肾脏（图 5-6-10）。

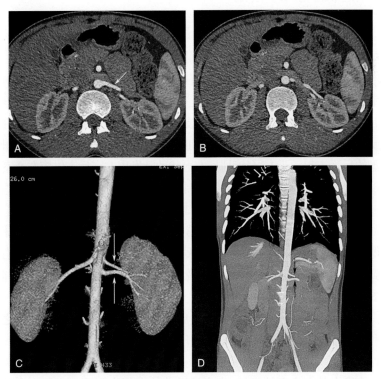

图 5-6-10　左侧双肾动脉（↑）

A、B. 横断扫描；C. 三维重建；D. 多层重组。

副肾动脉为其他由腹主动脉发出的动脉不经过肾门直接经肾皮质入肾脏参与肾脏供血。可以有多支存在(图 5-6-11)。

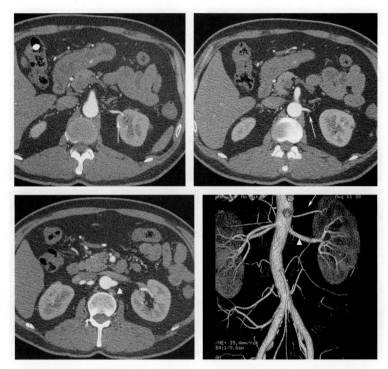

图 5-6-11   左肾副肾动脉,起自腹主动脉,没有进入肾门,直接经肾皮质入肾脏,参与左肾上极供血,称为副肾动脉(↑);固有左肾动脉(△)

三、冠状动脉和冠状静脉 CT 解剖

(一) 冠状动脉

正常心脏包括左、右冠状动脉,分别起源于主动脉左、右冠状窦(详见第六章)。

1. 右冠状动脉   起源于主动脉根部右冠状窦。右冠状动脉沿右侧房室沟向房室间隔交汇处走行,并跨越房室间隔交汇处,它通常发出后降支和左室后支,是重要的冠状动脉。人群大多数(>70%)后降支起源于右冠状动脉末端,供应室间隔的后下部血液。左室后支供应左室后壁肌和乳头肌的血液。左优势的人后降支起源于左回旋支,大约占 10%,这种情况下右冠状动脉发育较小,在后室间沟之前终止。均衡型的冠状动脉分布约占 20%,此型的后降支起源于右冠状动脉,左冠状动脉发出左室后支供应左心室后壁血液。

大多数人(50%~60%)右冠状动脉第一支是动脉圆锥支。它向前上延伸供应右室流出道。然而,动脉圆锥支也可作为一个独立分支,起源于冠状动脉口上方的右冠状窦。这个血管可以通过心脏 MIP 或 VR 图像看到。在 60% 人的心脏中,右冠状动脉的第二分支是窦房结动脉,这支动脉相当小,有时在 CT 重建图像上能观察得到,它沿背侧向右心房上腔静脉入口走行。2~4 支边缘支供应右室游离壁。最大的边缘支通常沿心底到心尖的锐缘走行,因此被称为锐缘支。尽管右冠状动脉行程弯曲,但是整支血管能够在一个曲面重建图像中显示。

2. 左冠状动脉   左冠状动脉主干自冠状窦发出后走行于肺动脉主干和左心房之间,长为 1~4cm,之后分成为左前降支和左回旋支,20%~30% 的人呈三开口,在分歧部发出第三支血管,称为中间支。中间支类似于对角支,通常供给左心室前侧壁血液。

(1)左前降支:左前降支是左主干的延续,发出后沿着前室间沟到达心尖部。它的主要分支是间隔支和对角支。间隔支主要供应室间隔前上部,长短有变异,在 CT 可以看到较大的第 1、2 间隔支,其余很难

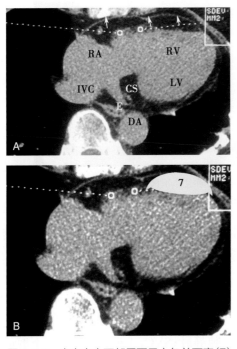

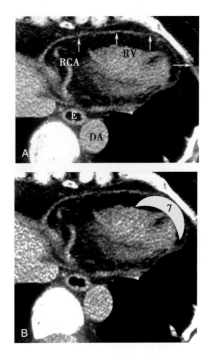

图 5-8-8　右心室中下部层面示心包前下窦(7)　　　　图 5-8-9　右心室膈面 - 心尖局部层面
　　　　　　　　　　　　　　　　　　　　　　　　　　　　　　　　示心包前下窦(7)

　　注:1 为主动脉上隐窝,1p 为主动脉上隐窝后部分;2 为主动脉下隐窝;3 为心包后隐窝;4 为斜窦;5 为左肺静脉隐窝;6 为右肺静脉隐窝;7 为心包前下窦;8 为左肺动脉隐窝;9 为心包横窦;10 为上腔静脉隐窝。

　　AA,升主动脉;DA,降主动脉;AoV,主动脉瓣;LAA,左心房耳部;LA,左心房;LV,左心室;RAA,右心房耳部;RA,右心房;RV,右心室;RVout,右室流出道;RCA,右冠状动脉;CS,冠状静脉窦;PA,主肺动脉;RPA,右肺动脉;RSPV,右上肺静脉;LSPV,左上肺静脉;SVC,上腔静脉;IVC,下腔静脉;B,支气管;E,食管。箭头示心包。

　　3. 心包窦及隐窝多层重组(MPR)矢状位及斜位(图 5-8-10,图 5-8-11)

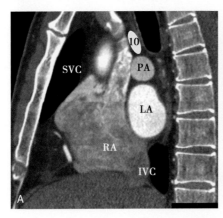

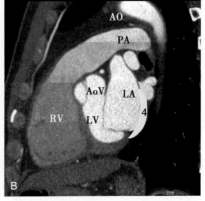

图 5-8-10　心包窦及隐窝多层重组(MPR)矢状位
A. 上腔静脉后隐窝(10);B. 心包斜窦(4)。

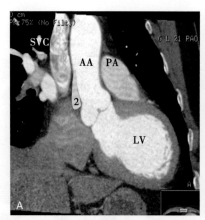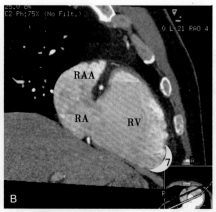

图 5-8-11　心包窦及隐窝多层重组（MPR）斜位
A. 主静脉下隐窝（2）；B. 心包前下窦（7）。

注：1 为主动脉上隐窝，1p 为主动脉上隐窝后部分；2 为主动脉下隐窝；3 为心包后隐窝；4 为斜窦；5 为左肺静脉隐窝；6 为右肺静脉隐窝；7 为心包前下窦；8 为左肺动脉隐窝；9 为心包横窦；10 为上腔静脉隐窝。

AA，升主动脉；DA，降主动脉；AoV，主动脉瓣；LAA，左心房耳部；LA，左心房；LV，左心室；RAA，右心房耳部；RA，右心房；RV，右心室；RVoutlet，右室流出道；RCA，右冠状动脉；CS，冠状静脉窦；PA，主肺动脉；RPA，右肺动脉；RSPV，右上肺静脉；LSPV，左上肺静脉；SVC，上腔静脉；IVC，下腔静脉；B，支气管；E，食管。

（宋来凤　王红月　李 莉　祁晓鸥　曹 程　韩文娟　支爱华　戴汝平）

参考文献

［1］BOX L M. CT anatomy of the heart [J]. Int J Cardiovasc Imaging, 2005, 21 (1): 13-27.

［2］GROELL R, SCHAFFLER G J, RIENMULLER R. Pericardial sinuses and recesses: findings at eletro-cardiographiclly triggered electron-beam CT [J]. Radiology, 1999, 212 (1): 69-73.

［3］戴汝平. 心血管病 CT 诊断学 [M]. 2 版. 北京: 人民卫生出版社, 2013.

［4］袁勇, 金东生. 高位心包上隐窝 CT 诊断与鉴别诊断 [J]. 中国 CT 和 MRI 杂志, 2011, 9 (1): 10-12.

［5］戴汝平, 刘玉清, 杜嘉会. 中国人心脏体积测量 [J]. 中华放射学杂志, 1978, 12 (2): 65-70.

［6］DAI R P, LIU Y Q, DU J H, et al. Measurement of Chinese cardiac volume [J]. Chin Med J (Engl), 1983, 96 (6): 411-414.

第二篇 各论

第六章　MDCT 冠状动脉解剖及功能成像 　　244

第七章　冠状动脉粥样硬化性心脏病 　　268

第八章　非动脉粥样硬化性冠状动脉病 　　319

第九章　先天性冠状动脉畸形 　　342

第十章　冠状静脉窦与冠状静脉 　　361

第十一章　心肌病 　　374

第十二章　心脏瓣膜病 　　407

第十三章　高血压 MDCT 诊断应用 　　468

第十四章　肺血管疾病及肺动脉高压 　　486

第十五章　主动脉疾病 　　560

第十六章　其他主动脉疾病 　　591

第十七章　腔静脉病变 　　616

第十八章　先天性心脏病 CT 诊断基础 　　633

第十九章　左向右分流先天性心脏病 CT 诊断 　　657

第二十章　先天性左心发育异常心脏病 CT 诊断 　　697

第二十一章　先天性右心发育异常心脏病 CT 诊断 　　734

第二十二章　先天性大动脉及房室连接异常心脏病
　　　　　　CT 诊断 　　762

第二十三章　先天性心脏病相关综合征 　　781

第二十四章　心包疾病 　　800

第二十五章　心脏肿瘤 　　809

第六章
MDCT 冠状动脉解剖及功能成像

第一节　冠状动脉 MDCT 检查方法与图像重建

一、冠状动脉 MDCT 检查方法

(一) 患者准备

首先根据适应证、禁忌证进行筛选。对适合的患者做好解释工作,屏气训练,控制心率,建立静脉通道。

(二) 技术参数

1. 单源 MDCT(以 GE-VCT 64 排为例)　心电门控(后门控),控制心率(70 次 /min 以下)。扫描范围: 肺动脉 - 心膈面,头 - 足方向扫描,扫描 120~150mm。扫描时间 10~12 秒(决定于心率);球管电压 100~120kV,电流 350~640mA(根据患者 BMI 个性化选择),管电流采用心电调控;球管每周转速时间 0.35s,层厚 0.625mm,螺距 0.20~0.26,准直宽度 0.625×64 ;重建层厚 0.625mm;CTDI 为 50~80mGy。

2. 双源 MDCT(以 Siemens Dual Source CT 为例)　心电门控(后门控或前门控),一般不用控制心率。扫描范围: 肺动脉 - 心膈面,头 - 足方向扫描。扫描时间 5~12 秒(决定于心率);球管电压 100~120kV,电流 380mAs,管电流采用心电毫安调制(35%~75% 期相高剂量曝光范围);球管每周转速时间 0.33s,层厚 0.6mm,准直宽度 0.625×64 ;重建层厚 0.75mm;CTDI 为 50~60mGy。

3. 对比剂注射　一般选择上肢肘正中静脉,穿刺针采用 18G;对比剂浓度为 350~370mgI/ml,压力注射器模式: 单筒或双筒,注入速度 4.5~5.0ml/s;ROI 位置为升主动脉,扫描延迟时间,峰值后 2s(或依据测定的峰值时间设定)。

(三) 降低冠状动脉 CTA 检查剂量

降低冠状动脉 CTA 剂量的主要方式包括降低管电压、管电流,缩短扫描长度,缩小 FOV,应用心电门控(ECG)管电流调制技术,采用前瞻性门控扫描及大螺距扫描等。前置性门控扫描是其中较为常用的低剂量技术,较回顾性门控扫描剂量降低 63%~83%。

CT 原始数据的重建算法主要有滤波反射投影及迭代重建两大类。迭代重建(iterative reconstruction,IR)算法应用于冠状动脉 CTA 的研究显示,可以在保证冠状动脉腔内强化程度不变的同时明显降低图像噪声,改善图像质量。在不同机型的冠状动脉 CTA 检查中,应用不同类型的迭代重建可以使辐射剂量降低 40%~76%。

二、MDCT 冠状动脉造影图像重建方法

MDCT 薄层容积扫描,保证有较高空间分辨力,达到 X、Y、Z 三轴同一性(0.3mm×0.3mm×0.3mm)提高了血管三维重建的图像质量,保证三维重建的可靠性,使三维重建的冠状动脉达到诊断要求。

（一）容积再现（volume rendering，VR）

VR 是一种不需要预处理的提取方法。从三维体元数据出发，规定一个 CT 值下限和一个 CT 值上限，凡是 CT 值在这两个阈值之间的体元都被选中作为兴趣器官，完成三维物体的重建。阈值法特别适用于兴趣器官与周围组织密度差异显著的情况，并能大范围快速提取（图 6-1-1）。

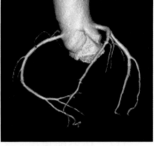

图 6-1-1　冠状动脉容积再现（VR）

1. 优点

（1）可以充分显示心脏 - 冠状动脉，得到整体概念。

（2）可以人为控制 360° 任意旋转体位，解决血管重叠问题。因此，较容易模拟常规不同体位冠状动脉影像，对于诊断、教学以及患者存档都有重要价值。

2. 缺点

（1）受部分容积效应的影响明显，血管容易产生狭窄、堵塞状的伪像。

（2）对检查技术要求高，对伪影的识别有困难，使得伪影同样具有真实感，一般需要结合多层面重组进行进一步评价和修正。

（3）三维重建图不含有 X 射线衰减值信息。因此，不能评价斑块性质或组织特性。

（二）最大密度投影（maximum intensity projection，MIP）

最大密度投影法的规则简单、实用。针对三维体元数据，沿着 X 方向或者 Y、Z 方向进行投影，每条投射线经过的所有体元值取最大的一个作为结果的像素值，这样得到的投影图像叫最大密度投影图像。

冠状动脉 MIP 能够不丢失血管任何信息，特别是钙化性斑块等全面概况。沿着长轴可以做 360° 转动观察，准确发现偏心性斑块及对称性狭窄（图 6-1-2）。

1. 优点

（1）不丢失任何信息，因此能够真实反映实际情况，给出准确的冠状动脉整体概念。

（2）可以显示增强的冠状动脉、钙化性斑块、金属支架等，是理想的冠状动脉重建方法。

（3）多轴位 360° 转动观察，解决冠状动脉反正血管的重叠。

2. 缺点

（1）高密度影像重叠，如钙化掩盖非钙化性斑块或管腔，影响评价造成遗漏。

（2）需要应用多角度转动投影以减少重叠。

（三）曲面重组（curved planar reformat，CPR）

在交互式容积观察的基础上，让三维体元数据分别绕 X、Y、Z 轴旋转合适的角度后，操作者可以在冠状面或者矢状面、横断面上画任意的曲线，此曲线所确定的柱面截得一幅二维图像，即为曲面重组（CPR）。它实现了对弯曲血管的重组（图 6-1-3）。

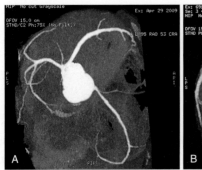
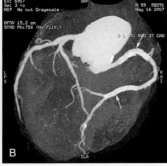
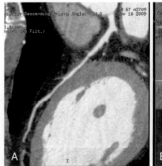
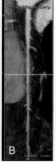

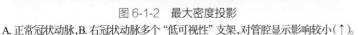

图 6-1-2　最大密度投影　　　　　　　　　　图 6-1-3　前降支曲面重组

A. 正常冠状动脉，B. 右冠状动脉多个"低可视性"支架，对管腔显示影响较小（↑）。　　A. 前降支曲面重组；B. 效果分析图。

1. 优点

(1)操作快捷、方便,能以任意方位、角度、层厚、层数自由重组新的断层图像,而不需再次扫描。利于观察弯曲走行的冠状动脉,对管腔可以做出准确评价。

(2)图像可以反映 X 射线衰减值(CT 值),由灰阶差反映组织的特性,用以评价斑块特性。

(3)曲面重组能在一幅图像里真实显示弯曲血管的展开长度、管径与狭窄程度,利于定量诊断。

(4)对伪影容易辨认。

2. 缺点

(1)一次只能重建一支目标血管;多支血管而需要做一系列重组图像。

(2)曲面重组必须准确沿着血管中轴线作图,才能正确表达管径。因此,操作员要认真仔细,常需要依据最大密度投影,通过编辑系统修正中心线。

(四) 重建横断面像

在 VR 或 MIP 基础上可以任选要分析的部位重建血管短轴横断面,分析斑块特性、定量分析管腔狭窄,了解血管重构特点,是对上述冠状动脉成像的重要补充(图 6-1-4)。

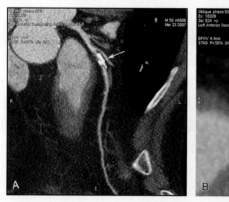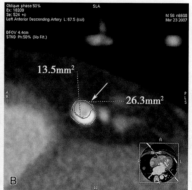

图 6-1-4   前降支曲面重组及重建横断面像
A. 前降支曲面重组;B. 重建横断面像,显示偏心钙化性斑块。

1. 优点

(1)操作快捷、方便,能任意选择血管断面图像,而不需再次扫描。对管腔可以按比例显示血管断面,做出准确定量评价(管径、截面积)。

(2)图像可以反映 X 射线衰减值(CT 值),用以评价斑块特性及斑块负荷。

(3)可以观察血管支架内腔,是对 VR、MIP、CPR 血管分析诊断的重要补充。

(4)有助于诊断冠状动脉肌桥,定量评价管径及肌桥厚度。

2. 缺点

(1)一次只能重建一支血管的一个层面,多支血管或多个部位需要做一系列重组图像。

(2)高密度伪影(如钙化、金属支架)影响定量分析的准确性。

(3)≤1.5mm 管径评价受限。

(4)移动伪影影响重建或管腔评价。

(五) 仿真内镜(virtual endoscopy,VE)

CT 仿真内镜的成像是将 MDCT 容积扫描得到的原始图像传送到工作站进行图像后处理,重建出各种空腔器官内表面的立体图像,类似纤维内镜所见。可以实现无创性内镜效果,观察内腔不受梗阻的限制,特别是用于对支架置入术后对内腔的评价,是对上述冠状动脉成像的重要补充(图 6-1-5)。

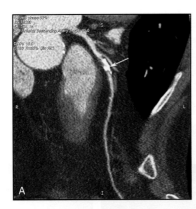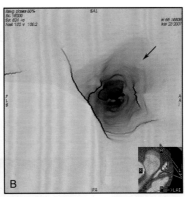

图 6-1-5 仿真内镜示管腔内不规则

A. 前降支曲面重组；B. 仿真内镜示管腔内不规则(↑)。

1. 优点

(1)属无创性检查,可以检查光学内镜接触不到或不能检查的人体许多重要器官,如动脉血管、心脏等。

(2)可以从任意的角度和方位对病灶进行观察,并能同时提供病灶腔内、腔外的情况,对诊断是重要补充。

2. 缺点

(1)属于虚拟图像,不能对发现的病变进行组织活检或治疗。

(2)VE 重建图像受移动伪影、空腔器官残留内容物以及充气程度等多种因素的影响,有时会产生假阴性或假阳性改变。因此,它并不能完全取代纤维内镜,仅是一种无创性的辅助手段。

上述血管重建方法对技术参数要求高,如果参数选择不当、位置移动等因素会影响重建图像质量,影响诊断。此外,重建技术也直接影响图像效果,要求技术人员应该有相应专业基础,才能保证重建图像的准确性。在临床应用中,几种不同重建方法可以互相补充,以得到全面的诊断信息。

三、MDCT 冠状动脉成像评价

冠状动脉 MDCT 成像的临床研究证明,MDCT 已能显示冠状动脉至 3~4 级分支水平,对≥1.5mm 直径的管腔作出准确定性及定量评价。MDCT 左冠状动脉主干、前降支近段、回旋支近段及右冠状动脉近段的显示率为 100%;前降支中段、回旋支中远段、右冠状动脉中远段、对角支、钝缘支、锐缘支、左室后支及后降支的显示率可达 70%~90%;而前降支末梢段、房室结支、圆锥支、前间隔支、心房支、左室支、右室支及窦房结支等的显示率仅为 10%~50%;这一缺欠的临床意义尚待进一步评价。

四、MDCT 冠状动脉成像的影响因素

(一)血管解剖因素

血管管径越大的血管显示率与准确率越高。≤1.5mm 的血管,例如细小的圆锥支、窦房结支、房室结支、间隔支等虽然可以显示,但是评价管腔有一定困难(图 6-1-6)。

(二)受检者因素

1. 患者配合情况、闭气不佳、移动伪影,均可影响图像质量。

2. 心律不齐可以使采集重建失败。采像过程中心率变化超过 2

图 6-1-6 窦房结支、房室结支及血管的末梢段(↑)虽然可以显示,但是管腔评价困难

次 /s,使得重建图像成阶梯状移位。心电图编辑功能可以帮助适当修正。目前,新一代设备扫描采集时间缩短,仅用心脏一个运动周期采像,可以解决心房纤颤患者的检查(图 6-1-7)。

3. 冠状动脉搭桥术后金属夹、机械瓣置换术后、心内起搏器等可形成放射状高密度伪影可以影响冠状动脉成像。

4. 冠状动脉内支架的金属伪影影响对管腔的成像与诊断。

5. 广泛而严重的冠状动脉钙化可遮蔽管腔,影响血管成像及对管腔评价(图 6-1-8)。

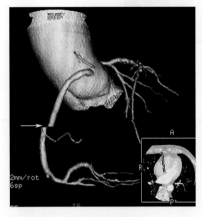
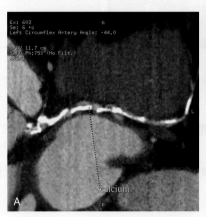
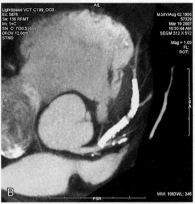

图 6-1-7 扫描过程中患者心率变化由 60 次 /min 变为 68 次 /min,重建时形成阶梯状移位

图 6-1-8 冠状动脉钙化性斑块影响管腔评价
A. 钙化性斑块影响管腔评价(↑);B. 支架影响对管腔评价(↑)。

(三)技术因素

1. 延迟时间掌握不佳,不能在冠状动脉对比剂高峰期采像(图 6-1-9,图 6-1-10)。

2. 对比剂浓度、剂量、流速掌握不佳。

3. 超体重患者可由于管电流的不足,使信噪比降低,影响图像质量。

4. 重建图像时相选择不合理,可以造成冠状动脉重建失败。

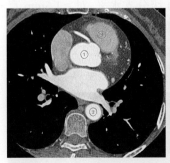
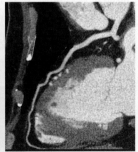
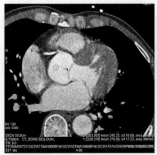
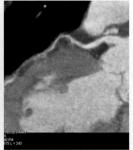

图 6-1-9 CTA 技术
CTA 检查技术:对比剂(370mgI/ml),注射速度 4.5ml/s(80ml);峰值时间 10s,曝光延时 22s。升主动脉 CT 值 350HU,降主动脉 CT 值 300HU;冠状动脉重建图像质量为优。

图 6-1-10 CTA 技术
CTA 检查技术:对比剂(370mgI/ml),注射速度 4.5ml/s(80ml);峰值时间 10s,曝光延时 25s。升主动脉 CT 值 276HU,降主动脉 CT 值 245HU;冠状动脉重建图像质量为差。分析原因:①扫描延迟时间过长;②患者过度闭气,影响循环时间。

第二节　冠状动脉 CT 解剖

一、冠状动脉解剖

冠状动脉解剖见图 6-2-1。

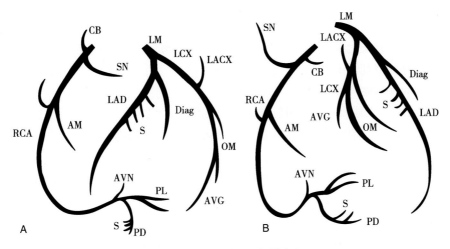

图 6-2-1　冠状动脉解剖模式图

A. 左前斜位(LAO);B. 右前斜位(RAO)。LM,左主干;LAD,左前降支;LCX,左回旋支;RCA,右冠状动脉;Diag,对角支;OM,钝缘支;AM,锐缘支;AVN,房室结支;PD,后降支;PL,后侧支;S,间隔支;SN,窦房结支;CB,圆锥支;LACX,左房旋支。

(一) 左冠状动脉左主干

左冠状动脉主干绝大多数开口于主动脉左窦内的中 1/3。左主干的长度在 2~40mm,变化较大。左冠状动脉主干通常与左冠窦形成 45° 夹角,发出后向左前下方走行于左心耳与肺动脉干之间,然后分为前降支和回旋支。

(二) 前降支

前降支是左冠状动脉主干的直接延续,于肺动脉左缘沿心脏的前室间沟下行,止于后室间沟的前 1/3。前降支起始部的外径为 3.0~5.0mm,平均为 4.0mm。前降支供应左心室前壁、前乳头肌、心尖、室间隔的前 2/3 以及心传导系的右束支和左束支的前半部分。

前降支的分支:

1. 对角支(diagonal branch)　以锐角起自前降支,分布于左心室前侧壁,可有 2~9 支,粗细不均。一般近侧分支口径大,分支长,远侧分支口径小,分支短,向左下行,分布于左心室前壁、左心室前乳头肌和心尖部。

2. 左圆锥支(1eft conus branch)　常自前降支的近端约平肺动脉瓣水平处起始,向右绕过动脉圆锥,分布于肺动脉圆锥,并与右冠状动脉的同名分支吻合形成 Vieussens 环。

3. 右室前支(right anterior ventricular branch)　多为较细小的分支,起自前降支的上、中 1/3,向右分布于右室前壁近前室间沟的部分。通常 CT 成像不能显示,不做定量分析。

4. 前室间隔支(anterior septal branches)　起自前降支的深面,穿入室间隔内,分布于室间隔的前 2/3,可有 8~22 支,但大小、长短不一致,以第 1、2 间隔支较粗大,为重要解剖标志。前、后间隔支在室间隔内有丰富的吻合,是左、右冠状动脉吻合的重要途径。

（三）回旋支

回旋支是左冠状动脉的两大终末分支之一,沿左冠状沟(左房室沟)向左行,绕心左缘至膈面,大多数止于心左缘与房室交点之间。起始部口径为 2.5~4.5mm,平均为 3.5mm。回旋支主要有以下分支:

1. 左室前支(1eft anterior ventricular branch) 有 1~3 支,通常较细小,多以锐角起于回旋支,分布于左心室前壁的上部。

2. 钝缘支(obtuse marginal branch) 于心左缘处起于回旋支,沿钝缘向下斜行至心尖,分布于钝缘及相邻的左心室壁。可有 1~3 支。

3. 左室后支(posterior branch of left branch) 以 1 支多见,也可有 3 支。分布于左心室膈面的外侧部。CT 成像对其近段可进行定量分析。

4. 心房支 是由回旋支上缘发出的一些较细小的分支,可分为左房前支、左房中间支和左房后支,分别供应左房前壁、外侧壁和后壁。

（四）中间支（intermidial branch）

起于左冠状动脉主干末端前降支与回旋支之间的夹角内,向左下斜行,分布于左心室左前壁,口径为 1.0~3.5mm,平均为 2.2mm。有解剖学家将其称为左冠状动脉三开口变异。

（五）右冠状动脉

右冠状动脉绝大多数开口于主动脉右窦内、中 1/3 处,起始处口径为 3.0~5.0mm,最粗可达 7.0mm。右冠状动脉分布于右心房、右心室、室间隔的后 1/3 及左室后壁。

右冠状动脉的主要分支如下:

1. 窦房结支(branch of sinuatrial node) 约 60% 的人窦房结支起于右冠状动脉起始段 10~20mm 以内,口径为 1.2~2.2mm,靠近右心房前壁向内上行,直达上腔静脉口,并包绕上腔静脉口。

2. 右圆锥支(right conus branch) 分布于动脉圆锥前方,常为 1 支,并与左圆锥支吻合。其起点多有变化,可独立开口于主动脉右前窦,则属于副冠状动脉,也可起自右室前支。

3. 右室前支(right ventricular branches) 以 2~4 支多见,粗细不均,分支与主干约呈直角,并略弓形向上继而向下弯向右心室,主要分布于右心室胸肋面。

4. 锐缘支(acute marginal branch) 以 1 支多见,有时可缺如。这是右冠状动脉行经右心室锐缘处或锐缘前方的分支,分布到附近心室壁。

5. 右室后支(right posterior ventricular branches) 可有 1~4 支,细小,分布于右室后壁。

6. 后降支(posterior descending branch) 绝大多数起源于右冠状动脉(属右优势或均衡型),少数起于回旋支(属左优势型),于房室交点或其右侧起始后,沿后室间沟下行,多止于后室间沟下 1/3 或心尖区,可与前降支的末梢吻合。除分支向邻近的左、右心室供血外,还发出多支室间隔后支,穿入室间隔深部,向室间隔后 1/3 供血。

7. 左室后支(posterior branch of left ventricle) 右优势型时,右冠状动脉远段延续越过房室沟十字交叉到达左侧房室沟,向左室后壁发出 1~4 支分支,分布于左心室后壁的右侧部分和后乳头肌。

MDCT 冠状动脉成像对左主干、前降支近段、回旋支近段及右冠状动脉近段均可以成功显示;对前降支中段、回旋支中远段、右冠状动脉中远段、大对角支、大钝缘支、大锐缘支、左室后支及后降支等管径 ≥1.5mm 可以很好显示,并能够做出评价。对于管径较细的前降支末梢段、房室结支、圆锥支、前间隔支、心房支、左室支、右室支及窦房结支等仅部分可以显示,对管腔评价受一定限制。

二、MDCT 重建冠状动脉解剖

（一）容积再现（VR）

VR 可以显示冠状动脉血管大体解剖,对于冠状动脉起源、冠状动脉循环类型的识别有重要价值。

多轴旋转可以解决血管重叠,是冠状动脉诊断分析的影像基础。

1. 冠状动脉起源　VR 可以清楚显示冠状动脉的起源。

正常冠状动脉分左、右两支,分别起源于主动脉左、右窦。主动脉窦的上界呈弧形隆起,称为主动脉嵴,冠状动脉的开口于嵴下方者为窦内,位于嵴上方者为窦外。冠状动脉开口绝大多数位于窦内,并且左冠状动脉开口稍高于右冠状动脉开口(图 6-2-2)。冠状动脉起源异常并不少见,也是造成缺血性心脏病的原因之一(详见冠状动脉变异一节)。

2. 左冠状动脉

(1)正位(冠状位):正位左冠状窦位置在左后方,左冠状动脉起源开口及左主干近端在 VR 图像常被右窦(前窦)遮挡。左主干长 2~40mm,水平走行,几乎呈 90° 发出左回旋支走行于左房室沟;前降支是左主干的延续向前下走行于前室间沟,可以重建出 2~4 支对角支(图 6-2-3)。

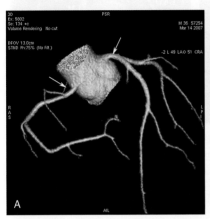
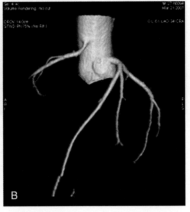
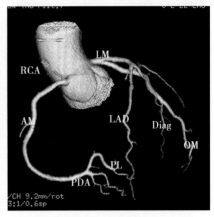

图 6-2-2　CT 冠状动脉解剖

A. 正常左、右冠状动脉分别起源于主动脉左、右窦内(↑);B. 右冠状动脉开口于主动脉窦嵴上方主动脉壁(↑)。

图 6-2-3　冠状动脉正位

LM,左主干;LAD,左前降支;RCA,右冠状动脉;PDA,后降支;AM,锐缘支;OM,钝缘支;Diag,对角支;PL,左室后支。

(2)左前斜位:左前斜位是冠状动脉造影最常用的体位。左主干几乎呈轴位,不能很好显示,前降支向前走行于前室间沟内,左回旋支走行于左房室沟内,第一对角支发出常与前降支并行,不易分开(图 6-2-4A)。此体位常使得前降支与回旋支近端分叉部短缩,影响病变显示。CT 重建可以模仿常规造影再增加头位 20°,可以展开短缩的分叉部,使得对角支近端也能显示良好(图 6-2-4B)。

(3)右前斜位:左冠状动脉右前斜位是造影常用的体位,可以显示前降支全貌,为了减少与对角支的重叠,CT 可以模仿常规造影采用右前斜位 30°+ 头足位 20°,可以解决重叠展示前降支、对角支及回旋支问题(图 6-2-5)。

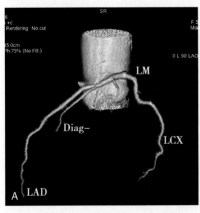
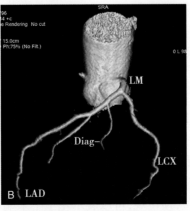
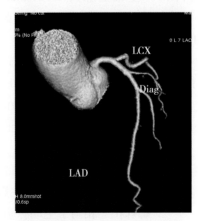

图 6-2-4　左冠状动脉左前斜位及左前斜位 + 头位

A. 左冠状动脉左前斜位 50°;B. 左前斜位 50°+ 头位(Cranial)20°。

图 6-2-5　左冠状动脉右前斜位 30°+头位(Cranial)20°

（4）矢状位（左侧位）：左冠状动脉侧位造影中少用的体位，该体位显示前降支与回旋支近端分叉部无偏差，对诊断中间支（图 6-2-6，Inter. B.）有价值。

（5）"蜘蛛"位（spider view）：常规冠状动脉造影常采用左前斜位 50°+ 足位（Caudal）30°，可以展示左主干末端、前降支与回旋支分叉部，观察回旋支及钝缘支。由于形态像蜘蛛，又称"蜘蛛"位。MDCT 冠状动脉重建呈主动脉窦轴位像，左窦在上方，左主干垂直向上发出，前降支与回旋支左、右分开，形成典型"蜘蛛"位（图 6-2-7）。

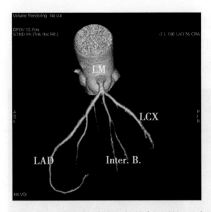

图 6-2-6　左冠状动脉矢状位（左侧位 90°）
LAD，左前降支；Inter. B.，中间支。

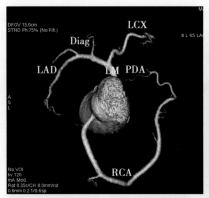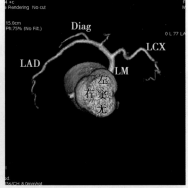

图 6-2-7　主动脉窦轴位像（蜘蛛位）
LM，左主干；LAD，左前降支；LCX，左回旋支；Diag，对角支；RCA，右冠状动脉；PDA，后降支。

3. 右冠状动脉

（1）冠状位（正位）：常规冠状动脉造影正位可以显示右冠状动脉，但是第一转折前与第二转折后的横行段有短缩，因此应用较少（图 6-2-8）。

（2）左前斜位：常规冠状动脉造影左前斜位可以显示右冠状动脉及其分支全貌，没有短缩，是最常用的体位。但是，后降支及左室后支常被短缩，特别是矮胖型横膈高的患者，短缩尤其明显（图 6-2-9A）。为此，在左前斜位 50° 基础上加头位（Cranial）30°，可以很好地解决这一问题，展示后降支及左室后支（图 6-2-9B）。

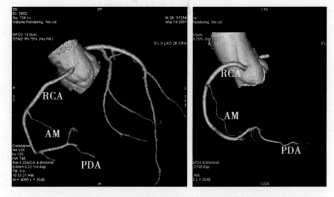

图 6-2-8　右冠状动脉正位像（冠状位）
RCA，右冠状动脉；PDA，后降支；AM，锐缘支。

（3）右前斜位：很好地显示右冠状动脉中段、锐缘支、后降支及左室后支。为解决重叠问题，角度可以随个体差异进行调整（图 6-2-10）。

（二）最大密度投影（maximum intensity projection，MIP）

根据最大密度投影重建原理，对比剂充盈的冠状动脉可以全部显示。可以依据诊断需要，旋转展示不同体位。

1. 冠状位（正位）　可以全面展示左、右冠状动脉全貌，对于高密度钙化性斑块及低密度非钙化性斑块的分布及造成的狭窄 - 梗阻性病变得到整体概念（图 6-2-11）。

2. 蜘蛛位　相当于主动脉窦轴位，顶位观，可以展示左主干末端、前降支与回旋支分叉部，观察回旋支及钝缘支。同时，可以显示右冠状动脉及其分支全貌，展示后降支及左室后支（图 6-2-12）。

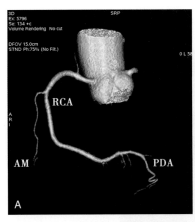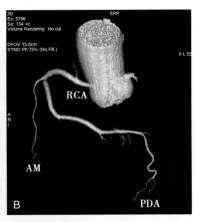

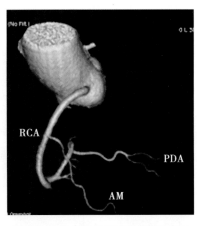

图 6-2-9　右冠状动脉左前斜位及左前斜位 + 头位

A. 左前斜位 50°；B. 左前斜位 50°+ 头位（Cranial）30°。

图 6-2-10　右冠状动脉右前斜位 60°

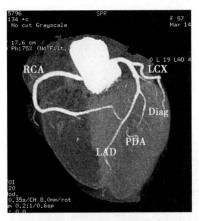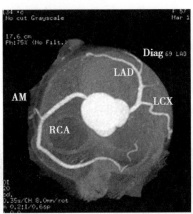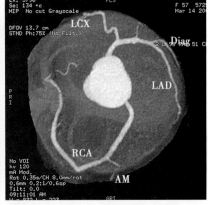

图 6-2-11　最大密度投影（MIP）冠状位（正位）

图 6-2-12　冠状动脉主动脉窦轴位顶面观（蜘蛛位）

（三）曲面重组（curved planer reformat，CPR）

1. 左主干　自左窦发出，长为 0.1~4cm，开口多呈喇叭口状，或管状。直径约 4mm，远端分出前降支、左回旋支；常见中间支自左主干发出，呈三开口变异。

2. 前降支　自左主干延续走行于前室间沟达心尖部，有时可见中段走行于浅层心肌下，形成"心肌桥"。可以进行多角度观察，可以发现偏心性斑块造成的偏心性狭窄。编辑功能，可以进行半自动调整中心线；自动分析功能，可以自动测量管径及血管截面积（图 6-2-13）。

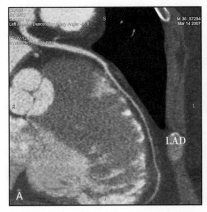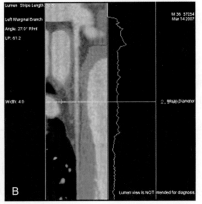

图 6-2-13　前降支曲面重组

A. 前降支曲面重组；B. 自动分析管径。

3. 对角支　一般可建成 2~3 支。直径 ≥2mm 可供分析的仅为第 1、2 对角支(图 6-2-14)。

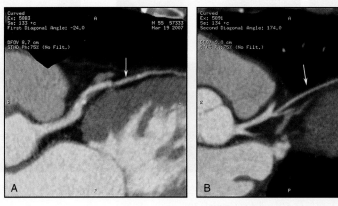

图 6-2-14　对角支曲面重组
A. 第一对角支(↑);B. 第二对角支(↑)。

4. 左回旋支 - 钝缘支　一般可建成 1~2 支。直径 ≥2mm 可供分析的仅为第 1、2 钝缘支(图 6-2-15)。

5. 右冠状动脉 - 后降支 - 左室后支　右冠状动脉可以成功显示及重建右冠状动脉 - 后降支、右冠状动脉 - 左室后支,并能进一步做出分析(图 6-2-16)。

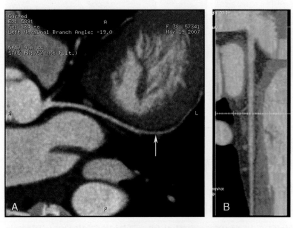

图 6-2-15　左回旋支 - 钝缘支曲面重组
A. 左回旋支 - 钝缘支(↑)B. 自动分析管径。

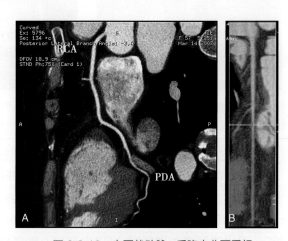

图 6-2-16　右冠状动脉 - 后降支曲面重组
A. 右冠状动脉 - 后降支(PDA);B. 自动分析管径。

三、冠状动脉循环类型

冠状动脉在心脏的分布因左、右冠状动脉的发育程度不同而存在差异。依据左、右冠状动脉对膈面左室后壁及室间隔(下部)分布供血分为 3 型:

1. 右优势型　右冠状动脉在心室膈面的分布范围较大,发出后降支供给室间隔后 1/3,跨过十字交叉达右侧房室沟,发出 1~4 支不等的左室后支,并向上发出房室结支;占 65.7%~85%(图 6-2-17,图 6-2-18)。

2. 均衡型　左心室后壁由左回旋支供血;室间隔下 1/3 由右冠状动脉供血。通常分为两个亚型,A 型为右冠状动脉发出后降支,供给室间隔下部,左回旋支发出左室后支,供给左室后壁。B 型为右冠状动脉发出后降支后穿过十字交叉有小分支抵左室一侧,而左回旋支仍发出较大的左室后支,供给左室后壁。此型约占 28.7%(图 6-2-19,图 6-2-20)。

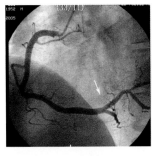
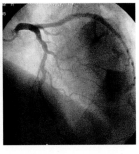
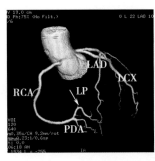
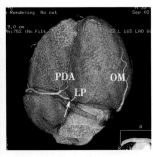

图 6-2-17　选择性冠状动脉造影,示"右优势型"冠状动脉右冠状动脉末梢段发出后降支后越过十字交叉达左侧房室沟,发出左室后支(LP ↑)。

图 6-2-18　MDCT 冠状动脉成像,示"右优势型"冠状动脉右冠状动脉末梢段发出后降支后越过十字交叉达左侧房室沟,发出左室后支(LP ↑)。

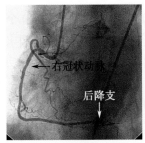
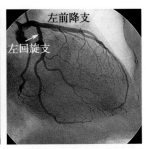
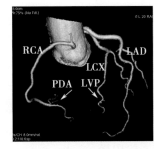
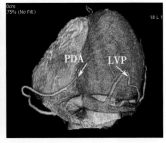

图 6-2-19　选择性冠状动脉造影,示"均衡"型冠状动脉右冠状动脉末梢段仅发出后降支;左回旋支发出左室后支。

图 6-2-20　MDCT 冠状动脉成像,示"均衡"型冠状动脉"均衡"型:右冠状动脉发出后降支,供给室间隔下部(↑),左回旋支发出左室后支,供给左室后壁(↑)。

3. 左优势型　左冠状动脉有较粗大的回旋支,发出左室后支、后降支、房室结支等,除供应左心室后壁、室间隔下 1/3 外,以至于分支还越过房室交点(又称十字交叉),供应右室膈面的一部分,此型约占 5.6%(图 6-2-21,图 6-2-22)。

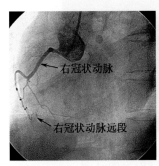
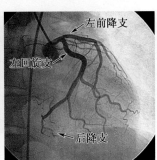
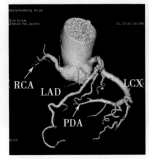
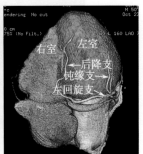

图 6-2-21　选择性冠状动脉造影,示"左优势"型冠状动脉左冠状动脉有较粗大的回旋支,发出左室后支、后降支、房室结支等,供应左心室后壁、室间隔下 1/3(↑)。右冠状动脉发育细小。

图 6-2-22　MDCT 冠状动脉成像,示"左优势"型冠状动脉左冠状动脉有较粗大的回旋支,发出左室后支、后降支、房室结支等,除供应左心室后壁、室间隔下 1/3(↑)。右冠状动脉发育细小。

第三节　CT心功能检查及功能成像

了解冠状动脉狭窄的血流动力学意义是冠状动脉影像学需要突破的方向。随着CT和计算机技术的快速发展,CT心肌灌注成像(CT perfusion,CTP)和基于计算流体力学的CT血流储备分数(fractional flow reserve derived from CT,FFR_{CT})等功能性技术进入临床初步应用阶段,使评估狭窄的血流动力学意义成为可能。

一、CT心功能检查

MDCT心功能检查是评价心脏病严重程度、指导治疗、评估预后的重要指标。冠心病主要关注左心功能评价。

(一)左室功能分析

MDCT心功能检查方法以回顾性心电门控冠状动脉扫描方案为基础,以10%R-R间期重建10个(0~90%R-R)期相的左室图像,以电影方式顺序播放,观察一个运动周期的左室容积变化,得到收缩期末期容积(ESV)及舒张期末期容积(EDV),获得分析心功能的基本数据,在此基础上可以得到一系列心功能参数。计算心室容积,采用修正的Simpson方法(图6-3-1)。

修正Simpson方法:LV容积 = $\sum nA \times S$(n为层数,A为每层面积,S为层厚)

每搏输出量(stroke volume,SV) = EDV−ESV

心输出量(cardiac output,CO) = SV × HR(心率)

射血分数(ejection fraction,EF) = SV/EDV

心肌质量(myocardial mass,MM) = 每层面舒张末期或收缩末期总容积与心腔容积之差乘以心肌比重1.05,获得该层心肌重量,各层之和即为心肌总重量。

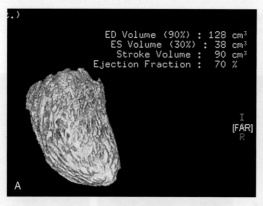
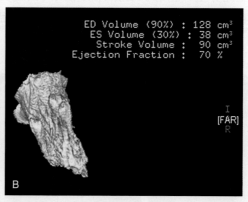

图6-3-1　左室功能分析

A.舒张末期容积(EDV)为128ml;B.收缩末期容积(ESV)为38ml。每搏输出量(SV)为90ml,射血分数(EF)为70%。

修正Simpson法是以CT每层实际容积之和计算心腔容积,而不依赖心腔的几何构型,因此,优于常规心血管造影计算心室容积的面积-长轴法(该法设定左心室为一椭球体),尤其当心室几何构型发生明显改变,如合并左心室室壁瘤时,MDCT的计算值更为可靠(表6-3-1)。

表 6-3-1　MDCT 心功能检查正常值

项目		
舒张末期心容量（EDV）		
	LV	120~150ml
	RV	125~165ml
收缩末期心容量（ESV）		
	LV	45~75ml
	RV	55~85ml
每搏输出量（SV）		
	LV	70~80ml
心排血量（CO）		
	CO	3~3.5l/（min·m²）
射血分数（EF）		
	LV	50%~70%
	RV	45%~60% 或比左心室小 10%
心肌厚度		
	LV	6~10mm（CT 显示前壁较薄）
	RV	平均 3~4mm

（二）左室节段功能分析

MDCT 可以重建心脏横断位、左室长轴位、短轴位，得到左室不同节段的舒张期与收缩期图像，可以计算不同节段的收缩功能与舒张功能；获得室壁特别是室间隔厚度及收缩期增厚率；心脏长轴与短轴的收缩期短缩率等，提供节段功能有助于精细分析冠状动脉治疗前、后的泵功能改善情况（图 6-3-2，图 6-3-3）。

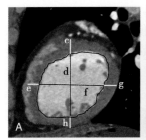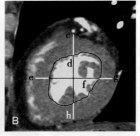

图 6-3-2　左心室节段分析图
A. 左室舒张期（短轴位）；B. 收缩期（短轴位）。c，前壁；
d，左室短轴；e，室间隔；f，左室长轴；g，侧壁；h，下壁。

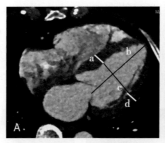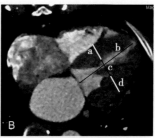

图 6-3-3　同例患者舒张期（A）与收缩期（B）比较
a，室间隔；b，左室长轴；c，左室短轴；d，侧壁。图中可以计算收缩期左室长轴及短轴的短缩率，室壁的收缩期增厚率，评价心脏节段收缩功能。

美国心脏协会将前壁、前间隔、心尖定义为前降支供血区，侧壁定义为回旋支供血区，后壁、下壁及后间隔定义为右冠状动脉供血区，据此将心脏左心室心肌分为 17 个节段，分别投射到平面牛眼图上相应的区域。17 节段的位置及名称对应如下，MDCT 及 PET/CT 可以借鉴（图 6-3-4，图 6-3-5）：1 为前壁基底段，2 为前侧壁基底段，3 为后侧壁基底段，4 为下壁基底段，5 为后间隔基底段，6 为前间隔基底段，7 为前壁中段，8 为前侧壁中段，9 为后侧壁中段，10 为下壁中段，11 为后间隔中段，12 为前间隔中段，13 为前壁心尖段，14 为侧壁心尖段，15 为下壁心尖段，16 为间隔心尖段，17 为心尖段。

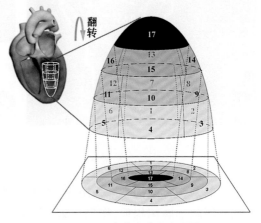

图 6-3-4　左心室分段牛眼图

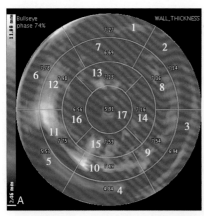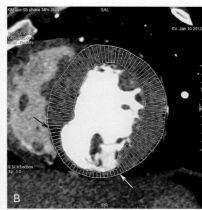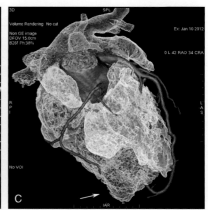

图 6-3-5　患者左室下壁心肌梗死，后降支闭塞

A. 牛眼图：下壁基底段（4）、后间隔基底段（5）及心尖段（17），室壁变薄，矛盾运动（负值），前间隔中段（12）室壁增厚，运动增强（代偿性）；与图 B 箭头（↑）所示一致；C. 容积再现：下壁 - 心尖部膨突室壁瘤形成，后降支闭塞（↑）。

二、冠状动脉血流储备

（一）基本概念及原理

研究发现，冠状动脉解剖性狭窄与所支配心肌缺血之间并不完全匹配，1993 年 Pijls 等提出冠状动脉血流储备分数（fractional flow reserve，FFR）的概念，即冠脉狭窄处的最大血流量与假定未狭窄时该处动脉的最大血流量之比，它反映了狭窄冠脉是否发生血流动力学障碍。FFR 的测定可判断狭窄冠脉是否发生血运障碍，但由于成本高，且只能在 CAG 术中进行，这限制其广泛的临床应用。

近年来，FFR_{CT}（fractional flow reserve derived from CT）将普通的 CT 断层图像载入计算机组群，计算 FFR 值。FFR_{CT} 主要有两种计算方法，即计算流体动力学（computational fluid dynamics，CFD）和人工智能机器深度学习（artificial intelligence deep machine learning）（图 6-3-6）。

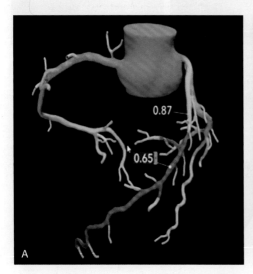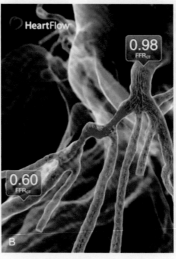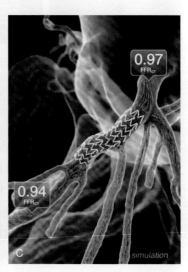

图 6-3-6　冠状动脉血流储备（FFR_{CT}）

A. 冠状动脉 FFR_{CT}；B、C. 支架放置前、后 FFR_{CT}（源自 HeartFlow 软件）。

1. 计算流体动力学　采用计算流体力学（CFD）方法模拟冠状动脉内血流与压力，再经过包括图像分割和冠状动脉树提取，微循环阻力估算，通过 Navier-Stokes 方程及计算流体力学评价，获取冠状动脉树任意一点的 FFR 值，即可以得到反应流体动力学指标的冠状动脉血流储备分数（FFR）。2014 年

11 月 26 日得到美国食品药品监督管理局(FDA)批准。HeartFlow 是目前唯一获 FDA 认证的 CFD 模型软件。

2. 人工智能机器深度学习　利用多层神经网络等技术对已有的冠状动脉解剖和对应的血流动力学数据库进行深度学习和训练,提取与血流动力学相关的必要的形态特征,掌握冠状动脉血管树的形态特征和对应血流动力学参数之间的联系和规律。学习和训练完成后,输入 CCTA 测得的解剖形态数据,人工智能就可以很快地推算出相应的血流动力学参数,得到 FFR 数值。例如,德国西门子公司的 cFFR 软件。

优势:① FFR_{CT} 不需要额外应用腺苷等药物;②不用冠状动脉 FFR 导丝介入操作,可以在不增加射线量的前提下提供无创 "一站式" 的解剖和功能评价;③无创性使得在疑似胸痛人群的筛查以及多支血管病变 PCI 策略制定上更有优势。

(二) FFR_{CT} 临床应用

单次 CCTA 检查,不仅可获得冠状动脉树的图像,进行斑块性质和成分定量分析,还可同时进行血流动力学、FFR_{CT} 等功能学分析(图 6-3-7)。

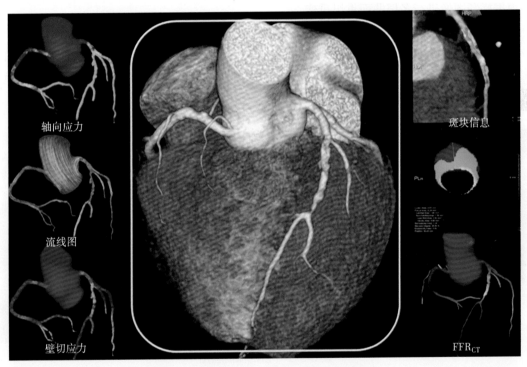

图 6-3-7　CCTA 冠状动脉病变综合分析模式图

1. 主要用于以下情况

(1)筛查疑似胸痛患者。

(2)预测冠状动脉支架置入前、后能否改善冠状动脉血流储备功能。

(3)指导 PCI 治疗可减少不必要的诊断性冠状动脉造影检查和支架置入数量,有效避免有创 FFR 造成的冠状动脉痉挛和穿孔等并发症。

(4)能在多支血管病变的治疗中,为靶病变的选择和血运重建的获益上提供依据。

(5)Anne 等报道,FFR_{CT} 指导下的冠状动脉搭桥移植失败率和临床预后与血管造影指导下的无明显差异。

2. FFR_{CT} 参考值　FFR 是冠脉最大充血状态下狭窄远端的平均压力与冠脉最大充血状态下主动脉平均压力的比值,无狭窄病变时其正常值为 1.0。关于 FFR_{CT} 的正常范围,目前还无统一定论,大多数研究参考了有创 FFR,设定 ≤ 0.8 为异常值。参考值见表 6-3-2。

表 6-3-2　FFR$_{CT}$ 参考值

FFR 值	临床意义
1.0	正常
>0.8	冠脉不会引起所支配心肌发生缺血,单用药物治疗有较好的疗效
<0.8	经皮介入治疗组的主要终点事件发生率明显低于药物治疗组
0.75<FFR≤0.8	需要结合临床及其他相关指标做出判断
≤0.75	狭窄冠脉会引起所支配心肌发生缺血

注:FFR$_{CT}$ 和侵入性检查得到的 FFR 值差异无显著性。

3. CT 检查用于 FFR 测量过程

(1)普通 CT 扫描过程。

(2)根据横断图像进行多层曲面重组重建。

(3)基于 CCTA 扫描数据,选取收缩期或舒张期图像中质量最好的一期图像。

(4)将高图像质量 CCTA 横断图像载入软件,软件会自动提取冠状动脉树的中心线及管腔,若自动提取不满意时,可手动修改。当操作者认可软件提取的全部中心线和管腔后,则会自动显示伪彩色的冠状动脉树,不同颜色代表不同的 FFR$_{CT}$ 数值(图 6-3-8)。

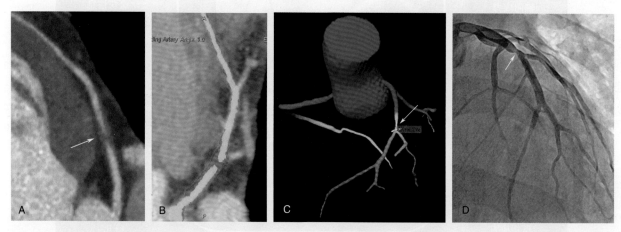

图 6-3-8　FFR$_{CT}$ 临床应用

A. 前降支长段非钙化斑块,管腔狭窄 70%~80%;B. 斑块分析显示,左冠状动脉前降支脂质斑块(蓝色)的体积为 33.95mm³,纤维斑块(绿色)的体积为 324.18mm³,钙化斑块(黄色)的体积为 38.78mm³;C. 基于 CT 的血流储备分数(FFR$_{CT}$)测量,结果显示为 0.74(↑);D. 冠状动脉造影显示左冠状动脉前降支近段管腔狭窄>80%,测得 FFR 值为 0.75(↑)。

4. FFR$_{CT}$ 临床评价

(1)优点:普通冠状动脉 CT 图像,图像质量好,即可测出 FFR 值。其优势为无创、不增加额外扫描和不需要血管扩张剂等。

(2)局限性:①目前对 FFR$_{CT}$ 的临床研究仅局限于稳定型心绞痛患者,对心肌梗死及血运重建后的患者未曾研究;② FFR$_{CT}$ 的计算时间较长,CCTA 的图像质量对 FFR$_{CT}$ 的模拟计算影响较大,最常见的影响图像质量的因素有因心率影响造成的运动伪影、硬束化伪影、钙化伪影和图像噪声增加等,应严格遵守图像获取指南;③ FFR$_{CT}$ 的计算是模拟的而非真实的,真实情况下不同个体的生理状态不同,如个体微循环状态不同和血液黏滞度不同等。

三、腔内对比剂密度衰减梯度分析技术

冠状动脉管腔内密度梯度（transluminal attenuation gradient, TAG）为冠状动脉管腔内密度衰减与距冠状动脉开口长度之间的线性回归系数。该回归系数与冠状动脉管腔内血流动力学的改变呈正相关，回归系数越小，代表靶血管内病变的血流动力学改变越显著。

研究显示，以有创性 FFR 为"金标准"，TAG 在血流受限的病变中明显降低，以阈值 –15.1HU/10mm 预测 FFR<0.8 的效能具有较高的准确性，且不受钙化的影响；联合 CTA+TAG 后，其诊断效能进一步提高。利用 TAG 还可有效提高冠状动脉支架术后再狭窄的诊断效能。有研究提出，冠状动脉支架近段与远段矫正密度梯度可评估支架再狭窄的严重程度，诊断支架内再狭窄的曲线下面积可达 0.885，显著提高常规 CCTA 对支架再狭窄的诊断效能。利用 TAG 还可评估冠状动脉慢性闭塞病变的侧支循环情况。Choi 等研究显示，当 TAG 阈值取 –7.6HU/10mm 时，其诊断侧支循环形成良好组的敏感性和特异性分别为 65.1%、72.5%。

四、基于 CCTA 计算流体力学的应用

近年来，许多研究发现血流动力学因素在动脉粥样硬化斑块的病理生理变化中起了重要作用。血液在血管中流动产生周向应力、轴向应力和剪切应力，这些力量在斑块进展和破裂中起着重要作用。研究显示，基于 CCTA 的计算流体力学可提高识别未来罪犯斑块的特异性。

Choi 等将计算流体力学应用于 CCTA 并计算多个血流动力学参数，发现轴向应力在病变上、下游区域明显不同，病变上游区域轴向应力明显高于病变下游区域。轴向应力是病变狭窄部位独特的血流动力学特征，与病变几何形态有很强的相关性。因此，结合两者有助于评估未来斑块破裂的风险，有潜力影响冠心病患者的治疗策略。

最近一项基于 CCTA 的无创性血流动力学研究证实，与仅具有高危解剖特征或高危流体力学特征的斑块相比，具有高危解剖和血流动力学特征的斑块进展为急性冠脉综合征的风险明显增大。高危流体力学特征结合解剖特征的风险评估，能大幅提高高危斑块进展为心脏不良事件的预测能力，改善高风险人群的危险分层。

五、CT 心肌灌注成像

（一）存活心肌及心肌梗死的概念

存活心肌（viable myocardium）指因血流灌注受损引起心肌缺血，恢复再灌注后可以逐渐恢复收缩功能的心肌，可分为两种，即冬眠心肌（hibernating myocardium, HM）和顿抑心肌（stunned myocardium, SM）。冬眠心肌指由于冠状动脉血流降低而导致心肌受损，降低心肌氧耗和 / 或增加冠状动脉血流可使其收缩功能得到恢复。顿抑心肌指心肌缺血受损，血流灌注恢复后，心肌功能不能立即恢复，可延迟数天至数周逐渐恢复。心肌冬眠和心肌顿抑都是心肌收缩功能障碍，两者以心肌收缩功能可恢复性为特征。

心肌梗死（myocardial infarction）是指心肌缺血导致心肌坏死，产生不可逆性的损伤，即使恢复血流灌注，也不可逆转。

（二）MDCT 心肌灌注原理及成像的临床意义

1. 心肌灌注成像的原理　存活心肌的心肌细胞膜完整，代谢存在，心肌间质组织正常，仅由于血流灌注降低发生收缩功能障碍。坏死心肌则为细胞破坏，包膜不完整，无代谢功能，坏死细胞逐渐为间充组织所代替。CT 可以检出碘对比剂充盈血管床及弥散于心肌细胞间质的状况，对比剂不参与心肌细胞的代谢。

注入对比剂后首过灌注反映了心肌细胞间血管床的容积,出现灌注缺损,提示心肌血管床容积缩小,血流灌注障碍。延迟扫描(5~15分钟)呈现灌注缺损部位通过缓慢弥散呈现延迟强化,而且排空延迟,反映该区为坏死心肌(为间充组织所填充),不存在存活心肌组织。

药物负荷心肌灌注扫描阶段常用的药物是腺苷,在腺苷作用下正常冠状动脉分支扩张、血流量增加,当存在冠状动脉狭窄时,病变冠状动脉在用药前为保证心肌血流供应,远端血管已出现代偿性扩张,用药后扩张程度不明显,血流量增加程度低于正常冠状动脉,这种差异导致了相应心肌节段出现灌注差异,表现出心肌缺血的症状,在图像上也表现为病变血管供血区心肌低密度影。目前就冠状动脉或药物负荷心肌灌注扫描的先后顺序问题存在争议。

2. 心肌灌注的临床意义 CTP 在获取冠状动脉解剖信息的同时,能得到心肌血流灌注的功能学信息。目前 CTP 主要应用于心肌缺血的诊断,通过解剖和功能一站式成像可优化冠心病的无创性影像诊断流程。静态 CTP 对心肌缺血的判断主要通过目测法观察心肌灌注缺损,从而做出定性诊断。然而 CTP 需要额外的数据采集以及使用负荷药物,在临床的常规应用还有一定限度。

(三) MDCT 心肌灌注分类

1. 静态 CT-MPI 也叫心肌首过灌注,对比剂首次通过心肌时,其弥散量与图像中 CT 值呈正相关,故一般选择在注射对比剂后采用追踪技术或者自动触发技术,在主动脉或左心室 CT 值上升期或达峰值时一次获取心脏 CT 图像。主要表现为该区域心内膜下条状、片状的无强化区,代表病变区域的心肌出现不同程度的纤维化改变。其优点是单次扫描、不需要注射腺苷、辐射剂量低、无须再次扫描。利用静态 CT 成像,可以定性或半定量评估心肌灌注缺损程度。

静态 CT-MPI 局限性:①对于采集时间、扫描质量的依赖较强。只能获取一个样本数据,错过对比剂的峰值会导致组织对比度降低,出现假阴性的结果;②受到硬化线束伪影的影响,在左心室下壁基底部常出现低密度影,影响心肌灌注评估的准确性。

2. 动态 CT-MPI 当腺苷注射后进行 CT 动态连续扫描,从而得到对比剂 - 时间衰减曲线(time attenuation curve,TAC)、心肌血流量(myocardial blood flow,MBF)、心肌血容量(myocardial blood volume,MBV)、达峰时间(time to peak,TTP)、组织通过时间(tissue transit time,TTT)等数据。负荷 CTMP 需要进行静息 CCTA 及灌注多次扫描,两次扫描时间间隔一般在 10~20 分钟,主要是确保对比剂充分洗脱。

目前定量评估心肌灌注量的方法主要基于双房室模型,利用去卷积或者 Padak plot 分析方法,根据时间密度曲线数据推导出心肌血流动力学参数。评估心肌血流动力学的参数,其中 MBF 可较好地反映心肌灌注情况。

当有明确的病变瘢痕区,也可以选择性扫描病变区域,由于大球管和宽体探测器的使用,可以进行全心内的灌注扫描。负荷 CTMP 定量分析,得到全时相 TAC、MBF、MBV 等各项参数。但 CTMP 的量化指标一直没有统一标准,多采用定性分析方法。若 CCTA 显示冠状动脉狭窄,但是负荷 CTMP 和静息状态首过灌注的强化差别较大,那么此段心肌可能存在可逆性的心肌缺血。反之,如果低密度区(低灌注或无灌注区)在两种状态下都呈现同样结果,那么此区域心肌就可能是心肌的纤维化改变。

(四) MDCT 心肌灌注检查方法

心肌灌注扫描方案通常分为三个阶段,即 CCTA 扫描、药物负荷心肌灌注扫描、延迟强化扫描(详见第二章)。

1. 常规心电门控冠状动脉扫描 先进行 CCTA 扫描,可最大限度地从结果中获益:对于中低风险患者来说,先进行 CCTA 扫描评估,可以排除阻塞性冠心病;对于高风险患者或者有心血管疾病史的患者来说,严重钙化灶或置入支架会导致 CCTA 评估困难,推荐首先进行药物负荷扫描评估心肌血流灌注。

目前,冠状动脉增强(CCTA)扫描结合药物负荷显像方案的有效辐射剂量在 4~6mSv,结合多种扫描方案(低电压、前瞻性心电门控方案),更有效地减少了有效辐射剂量,第三代双源 CT 的有效辐射剂量小于第二代双源 CT。但两种方案都存在导致诊断准确度降低的因素。可通过增加扫描间期、提高 CT 的时间分辨力来减少上述因素的影响。

2. 心肌灌注扫描

(1)单源 MDCT 心肌灌注检查方法：

1)一次性快速团注法：患者采用冠状动脉检查方法,用 4.5~6ml/s 流速,80~100ml,一次注入对比剂,首次扫描开始同于冠状动脉检查;5~15 分钟后,采用低剂量曝光法延迟扫描(图 6-3-9)。

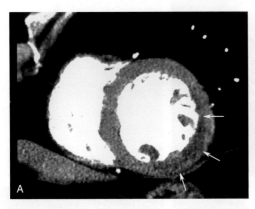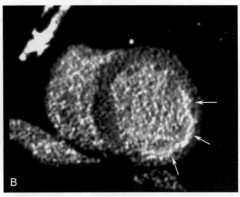

图 6-3-9　心肌灌注扫描

A. 增强扫描首过灌注,显示左室侧壁充盈缺损(↑);B. 延迟扫描该区域延迟强化(↑),为心肌梗死。

2)低速持续滴注法：开始以 3~4.5ml/s 静脉团注对比剂,延迟 25 秒采集早期图像;然后以 0.2ml/s 的速率继续注射对比剂,延迟 5~15 分钟采用低剂量曝光法采集延迟图像。对比剂总量约 150ml。将 75% 期相的横断图像进行层厚 8mm、无间隔左室短轴位多平面重组,用于心肌灌注分析。

3)负荷试验：除静息检查试验外,还可以进行负荷试验。早年电子束 CT 采用踏车运动试验,后期采用小剂量腺苷负荷试验。目前单源 GE Revolution CT 由于可以实现负荷心肌灌注成像。

(2)双源螺旋 CT 负荷心肌灌注检查方法：首先选择适应证,排除对腺苷有禁忌证的患者。

先行冠状动脉扫描,然后静滴腺苷注射液(浓度通常为 3mg/ml),用 22-gauge 注射器,以 140mcg/(kg·min)的速率静滴,在持续腺苷持续注射 2~3 分钟后开始灌注扫描,灌注扫描结束立即停止注射,期间监测血压和心率变化(详见第三章)。灌注扫描以前瞻性序列扫描,收缩期触发,依据心率的不同,推荐使用不同的时相,参数见表 6-3-3。

表 6-3-3　负荷心肌灌注扫描参数

扫描范围	70mm	扫描时间	32s
扫描方向	头 - 足	机架旋转时间	0.28s
触发方式	Test bolus	图像重建厚度	3mm/1.5mm
管电流	350mAs	卷积核	B23f
管电压	100kV	时间分辨力	75ms
对比剂流速	5ml/s	对比剂总量	50ml
采集方式	前瞻性心电门控 shuttle 扫描模式	触发时相	心率<65 次 /min,300ms(~32% R-R)
			心率<85 次 /min,250ms(~35% R-R)
			心率>85 次 /min,200ms(<30% R-R)

(五) 心肌灌注分析

现阶段国内外对于心肌的 CT-MP 的评估依靠的是美国心脏病学会 / 美国心脏协会(ACC/AHA)的 17 段心肌模型(心肌牛眼图),评分的标准是按照每个节段存在 / 不存在灌注缺损。灌注缺损的分级为透壁(>50%)或非透壁(<50%),可逆性的分级为(0= 无,1= 最小,2= 部分,3= 完全),并且使用主观评价(差、中

等、良好、优秀）来确定图像质量。文献显示,对 CTMP 的血管诊断敏感性和特异性(分别 79% 和 80%)与 SPECT-MPI(分别为 67% 和 83%)相比,可通过冠状动脉造影检测冠状动脉≥50% 的狭窄(图 6-3-10)。

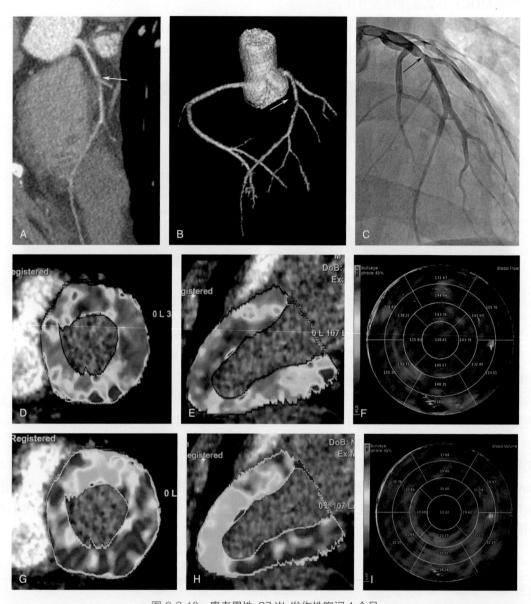

图 6-3-10   患者男性,27 岁,发作性胸闷 1 个月

A~C. CCTA 及冠状动脉造影提示 LAD 近中段非钙化斑块,局部管腔狭窄>90%;D~I. CTP 示左心室前壁基底段、前间隔中段、前侧壁基底段、下壁基底段心肌灌注量偏低,左心室前壁各段血容量偏低,提示心肌缺血。

六、心肌应变力测量

为了能更客观和定量地对心功能进行分析,除了基本的心肌运动评估、心室射血分数等定量参数外,近几年学者们又提出了利用心脏电影进行心肌应力(strain)分析的新技术。顾名思义,心肌应力就是指心脏在收缩和舒张时心肌细胞之间的相互作用力,可以分为径向应力(radial strain)、周向应力(circumferential strain)以及纵向应力(longitudinal strain)。基于西门子的心脏电影成像技术,科研人员在不增加额外扫描时间的情况下,通过西门子 Trufi-Strain 等科研后处理手段,便可以获得包括心肌位移、运动速度、各节段心肌应力特征等大量心肌应力定量参数,帮助实现精确诊断。心肌应力已经逐步成为心脏磁共振研究的热点课题之一。

　　四川大学华西医院的陈玉成教授团队利用西门子 Trufi-Strain 等科研后处理手段,对 130 位中国健康志愿者左心室心肌应力的分布特征进行分析,并给出了正常中国人心肌应力特征的参考数值。本研究在西门子 3T 上进行,最终获得了中国正常志愿者总体左心室收缩期心肌应变参考数值为:radial strain(38.8±7.3)%;circumferential strain:(-18.5±2.0)%;longitudinal strain:(-15.4±2.4)%;对于正常左室心肌的周向应力,从心外膜到心内膜有逐渐增加的趋势(图 6-3-11)。而对于从心底到心尖的纵向应力,却是逐渐减小的(图 6-3-12)。

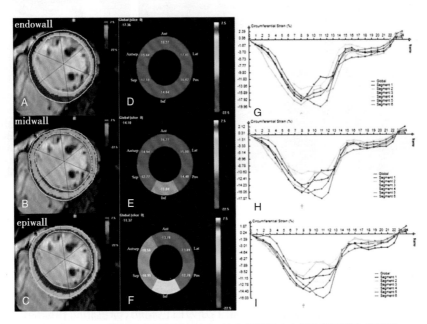

图 6-3-11　正常左室心肌的周向应力,从心外膜到心内膜有逐渐增加的趋势

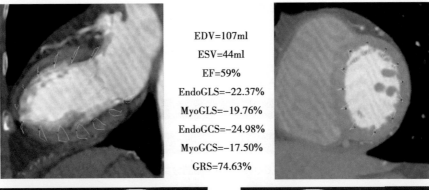

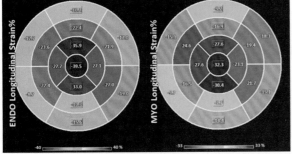

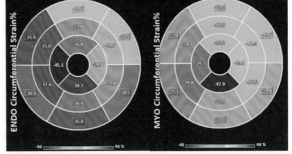

图 6-13-12　EndoGLS(心内膜处整体纵向应变)=-22.37%,MyoGLS(心肌整体纵向应变)=-19.76%,EndoGCS(心内膜处整体圆周应变)=-24.98%,MyoGCS(心肌整体圆周应变)=-17.50%　左心室 EDV=107ml,ESV=44ml,LVEF=59%

心肌应变指心肌在张力作用下发生变形的能力或程度,在射血分数和室壁运动正常时即可发生改变,从而早期发现心脏功能异常。心肌应变参数能够预测心脏疾病的预后及生存率,是心脏影像学评价的重要指标。研究表明,心肌应变在多种心脏疾病如缺血性心脏病、扩张型心肌病、肥厚型心肌病、缩窄性心包炎、心力衰竭等的诊断与预后评估方面有重要的指导意义。心肌 strain 的既往研究主要在超声与 MRI,最近基于心肌特征追踪算法的 CT 技术出现,利用 CT 评估心肌应变成为可能(图 6-3-13)。

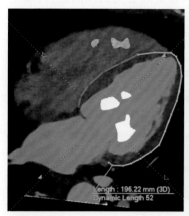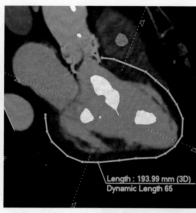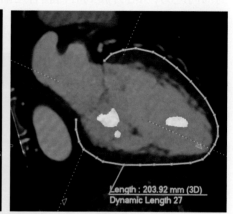

图 6-3-13　心肌应变力的测量

七、心包脂肪的测量

脂肪组织不仅能储脂蓄能,还具有内分泌特性,对心血管系统具有内分泌和旁分泌作用。人体脂肪组织在解剖学上分为皮下脂肪和内脏脂肪;在功能上分为白色脂肪、棕色脂肪和棕褐色脂肪(米色脂肪)。位于心脏和冠状动脉周围的脂肪统称为心包脂肪,属于内脏脂肪组织。心包脂肪从外至内可分为心包旁脂肪组织、心外膜脂肪组织(epicardial adipose tissue,EAT)和血管周围脂肪组织(perivascular adipose tissue,PVAT),其中 EAT 和 PVAT 由于在解剖学上邻近心血管,可诱导脂肪因子和细胞因子的失衡影响 CVD 的发生、发展(图 6-3-14)。

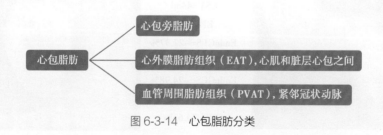

图 6-3-14　心包脂肪分类

研究显示,内脏脂肪组织是心血管疾病、代谢疾病和死亡的独立危险标志。肥胖对心血管系统的危害,更可能归因于体内局部脂肪的分布。近几年研究证实,EAT 体积与心血管危险因素有关,在 CVD 的风险分层中具有重要意义。EAT 体积是心血管风险和动脉粥样硬化斑块发展的指标。EAT 体积与冠状动脉狭窄、心肌缺血和心血管不良事件独立相关。EAT 体积与冠状动脉高危斑块特征呈正相关。EAT 密度可能是预测心血管风险更敏感的生物标志物,EAT 体积与心房颤动有关。

CT 是目前测量心包脂肪最简单、最准确、最有效的方法(图 6-3-15)。建议用心电触发扫描采集图像测量心包脂肪,以减少心脏运动所致伪影的干扰。根据相应的软件设置脂肪的阈值,测量心包容积。

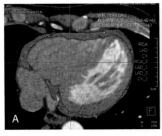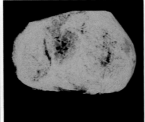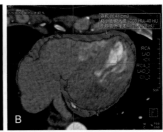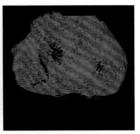

图 6-3-15　CT 心电触发扫描测量心包脂肪

心包脂肪的阈值设为 –200/–40HU。A. 舒张期, 脂肪容积为 74.69cm^3; B. 收缩期, 脂肪容积为 66.41cm^3。

（支爱华　王贵生　孙献昶　戴汝平）

参考文献

［1］张龙江, 乔红艳. 冠状动脉 CT——从解剖学迈入功能学的新时代 [J]. 医学研究生学报, 2019, 32 (3): 225-229.

［2］NISSEN L, WINTHER S, WESTRA J, et al. Influence of Cardiac CT based disease severity and clinical symptoms on the diagnostic performance of myocardial perfusion [J]. Int J Cardiovasc Imaging, 2019, 35 (9): 1709-1720.

［3］COENEN A, LUBBERS M M, KURATA A, et al. Diagnostic value of transmural perfusion ratio derived from dynamic CT-based myocardial perfusion imaging for the detection of haemodynamically relevant coronary artery stenosis [J]. Eur Radiol, 2017, 27 (6): 2309-2316.

［4］MEHRA V C, AMBROSE M, VALDIVIEZO-SCHLOMP C, et al. CT-based myocardial perfusion imaging-practical considerations: acquisition, image analysis, interpretation, and challenges [J]. J Cardiovasc Transl Res, 2011, 4 (4): 437-448.

［5］BAMBERG F, BECKER A, SCHWARZ F, et al. Detection of hemodynamically significant coronary artery stenosis: incremental diagnostic value of dynamic CT-based myocardial perfusion imaging [J]. Radiology, 2011, 260 (3): 689-698.

［6］LOBANOVA I, QURESHI A I. Editorial to 1-year outcomes of FFR$_{CT}$-guided care in patients with suspected coronary disease [J]. Cardiovasc Diagn Ther, 2017, 7 (Suppl 2): S115-S118.

［7］DOUGLAS P S, DE BRUYNE B, PONTONE G, et al. 1-Year Outcomes of FFR$_{CT}$-Guided Care in Patients With Suspected Coronary Disease: The PLATFORM Study [J]. J Am Coll Cardiol, 2016, 68 (5): 435-445.

［8］THUESEN A L, RIBER L P, VEIEN K T, et al. Fractional Flow Reserve Versus Angiographically-Guided Coronary Artery Bypass Grafting [J]. J Am Coll Cardiol, 2018, 72 (22): 2732-2743.

［9］MISKINYTE E, BUCIUS P, ERLEY J, et al. Assessment of Global Longitudinal and Circumferential Strain Using Computed Tomography Feature Tracking: Intra-Individual Comparison with CMR Feature Tracking and Myocardial Tagging in Patients with Severe Aortic Stenosis [J]. J Clin Med, 2019, 8 (9): 1423.

［10］MARWAN M, AMMON F, BITTNER D, et al. CT-derived left ventricular global strain in aortic valve stenosis patients: A comparative analysis pre and post transcatheter aortic valve implantation [J]. J Cardiovasc Comput Tomogr, 2018, 12 (3): 240-244.

［11］CLAUS P, OMAR A M S, PEDRIZZETTI G, et al. Tissue Tracking Technology for Assessing Cardiac Mechanics: Principles, Normal Values, and Clinical Applications [J]. JACC Cardiovasc Imaging, 2015, 8 (12): 1444-1460.

［12］NEELAND I J, ROSS R, DESPRÉS J P, et al. Visceral and ectopic fat, atherosclerosis, and cardiometabolic disease: a position statement [J]. Lancet Diabetes Endocrinol, 2019, 7 (9): 715-725.

［13］RAO V, BUSH C, MONGRAW-CHAFFIN M, et al. Regional Adiposity and Risk of Heart Failure and Mortality: The Jackson Heart Study [J]. J Am Heart Assoc, 2021, 10 (14): e020920.

［14］KENCHAIAH S, DING J, CARR J J, et al. Pericardial Fat and the Risk of Heart Failure [J]. J Am Coll Cardiol, 2021, 77 (21): 2638-2652.

［15］CHUNG M K, ECKHARDT L L, CHEN L Y, et al. Lifestyle and Risk Factor Modification for Reduction of Atrial Fibrillation: A Scientific Statement From the American Heart Association [J]. Circulation, 2020, 141 (16): e750-e772.

第七章
冠状动脉粥样硬化性心脏病

第一节 基 本 知 识

由于冠状动脉粥样硬化造成管腔狭窄 - 梗阻,致使冠状动脉供血不足或发生心肌缺血 - 梗死引发一系列临床症状称为冠状动脉粥样硬化性心脏病,简称冠心病。

目前,心脑血管病是危害人类健康的主要疾病之一,其发病率和死亡率均为人类非传染性疾病的第一位;冠心病是心血管病中最常见的疾病。我国人随着生活方式的改变,冠心病发病率、病死率逐年上升。在美国,冠心病病死率(同龄男性)约 230/10 万;在我国冠心病病死率(农村 - 城市)为(63~106)/10 万,且有年轻化趋势。

一、冠状动脉粥样硬化病理

(一)动脉粥样硬化病理可分四个阶段

1. 脂质浸润前期 血管内膜改变,常有内皮细胞损伤。
2. 脂点、脂纹和粥样斑块形成 由于脂质侵入,肉眼可见血管内膜上有局灶性点 - 片状黄色隆起。
3. 由粥样斑块发展成纤维斑块 此时有钙化发生。
4. 复合性斑块 斑块中央脂质坏死,内膜破溃形成粥样溃疡,血小板聚集,可形成血栓。早期的脂点、脂纹乃至中心斑块可以自然消退,即使形成纤维性斑块,也可以在一定时期相对稳定(图 7-1-1)。

(二)动脉粥样硬化病变国际分型

2000 年美国心脏协会(AHA)将动脉粥样硬化病变分为八型:

Ⅰ型,为初始病变,是早期病变之一,散在或孤立的巨噬细胞源性泡沫细胞。

Ⅱ型,也是早期病变之一,旧称脂斑和脂纹,含多层巨噬细胞源性和平滑肌源性泡沫细胞。

Ⅲ型,是Ⅱ型和Ⅳ型的中间型病变,又称前粥样瘤。除Ⅱ型病变中的泡沫细胞外,含有散在的细胞外脂质和内膜平滑肌细胞坏死碎片,可形成孤立的细胞外脂质湖。Ⅰ~Ⅲ型病变属早期病变,可消退。

Ⅳ型,又称粥样瘤,旧称粥样斑块,为进展期病变。大片细胞外脂质融合,形成脂质核心。由于管壁的代偿性向外扩张,此型病变一般不引起管腔梗阻。

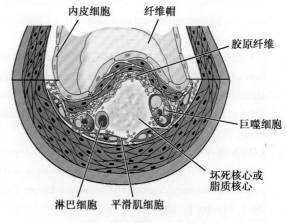

图 7-1-1 典型的斑块形态

Ⅴ型,又称纤维粥样瘤,旧称纤维脂质斑块,也为进展期病变。脂质表面的纤维结缔组织和平滑肌细胞明显增生,呈帽状覆盖脂质核心。此型病变常引起管腔梗阻。

Ⅵ型,旧称复合病变或复合斑块,也为进展期病变。斑块出现表面缺损或溃破、血肿或出血、血栓形成。此型可快速造成管腔梗阻。

Ⅶ型,钙化性病变,旧称钙化斑块,病灶内钙化显著。

Ⅷ型,纤维性病变,旧称纤维斑块,病灶内纤维结缔组织突出。

其中,Ⅶ型和Ⅷ型病变可以由Ⅳ型病变内脂质消退或变化而来。而粥样硬化性动脉瘤是Ⅳ型及更晚期的病变引起的血管局限性扩张(图 7-1-2)。

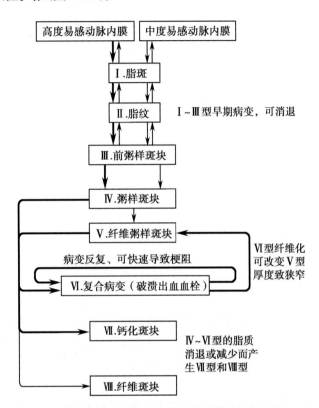

图 7-1-2　美国心脏协会(AHA)将动脉粥样硬化病变分为八型

根据病理学家的尸检分析,冠状动脉粥样硬化好发部位为左前降支近中 1/3,右冠状动脉近中 1/3,其次为回旋支、左主干。可以单支发生,也可多支发生。粥样斑块多为偏心性分布,进入肌肉的小分支很少累及。

(三) 冠状动脉粥样硬化所致管腔狭窄分级

Ⅰ级:狭窄在 25% 以下。

Ⅱ级:狭窄在 25%~50%。

Ⅲ级:狭窄在 51%~75%。

Ⅳ级:狭窄在 76% 以上。

冠状动脉粥样硬化狭窄达Ⅲ~Ⅳ级时,冠状动脉的血液供应和心肌耗氧之间失去平衡,产生供血不足,临床出现心绞痛等症状。轻度心肌缺血,心肌细胞出现变性、肿胀,但随着侧支循环的代偿,此时是可逆的。但缺血进一步加重,则心肌细胞可出现缺血性坏死。坏死由心内膜下内侧几层心肌细胞开始,逐渐向中层及外膜侧扩展。如坏死仅限于心内膜下,称心内膜下心肌梗死(或非穿壁性心肌梗死);如超过心壁的 2/3 以上,则称为透壁性心肌梗死。

由于冠状动脉血供分布有一定规律性、节段性,因此,心肌梗死发生部位与冠状动脉梗阻支基本一致。前降支供血给左室前壁、前侧壁、室间隔上 2/3;左回旋支供给左室侧后壁,左优势型者尚供给左室后壁及室间隔下 1/3;右冠状动脉供血给右心(房、室);右优势型尚负责左室后壁及室间隔下 1/3。

二、冠心病主要临床表现

(一) 心绞痛

主要由于冠状动脉器质性狭窄或痉挛等导致心肌供血减少和缺氧所致。按照 WHO "缺血性心脏病的命名及诊断标准" 分类如下:

1. 劳力性心绞痛 由于体力负荷增加、情绪激动或其他足以增加心肌需氧量所引发,休息或用硝酸甘油可以缓解。分为:

(1)初发劳力性心绞痛:指心绞痛病程在 1 个月内,以前未发生过心绞痛的患者。

(2)稳定劳力性心绞痛:胸痛发作有明显的劳力或情绪诱因,发作的持续时间和程度相对固定。疼痛可经休息或含硝酸甘油后迅速缓解。病程在 1 个月以上。

(3)恶化劳力性心绞痛:患者在 1 个月内心绞痛发作的频次突然增加,持续时间延长且程度加重称为恶化劳力性心绞痛。

(4)卧位型心绞痛:指平卧位时发生的心绞痛,发作时需立即坐起或站立。

2. 自发型心绞痛 心绞痛的发作与心肌耗氧量增加无明显关系,主要由于冠状动脉暂时痉挛或收缩以及其他动力性阻塞性因素造成一过性心肌供血减少所致。

(1)变异型心绞痛:心绞痛发作时心电图出现暂时性 ST 段抬高,被定义为变异型心绞痛,该型为自发型心绞痛中最典型的类型。

(2)自发型心绞痛:心绞痛发作时心电图出现暂时性 ST 段压低,被定义为自发型心绞痛。

(3)梗死后心绞痛:指心肌梗死后 48 小时至 1 个月内发生的心绞痛。定义并不十分明确。

(4)混合性心绞痛:即劳力性心绞痛与自发型心绞痛混合存在。

(二) 心肌梗死并发症

急性心肌梗死最常见的并发症是心律失常、心力衰竭、心源性休克等。而心脏结构并发症是其发生的基础,决定预后的重要因素。主要包括:

1. 室壁瘤 大范围穿壁性心肌梗死及其后形成纤维化瘢痕组织,受左室内压作用而向外膨出,形成室壁瘤,发生率为 5%~33%,早期为急性室壁瘤,瘤壁纤维化后形成慢性室壁瘤。病理发现 80% 以上累及左室前间壁 - 心尖部,多数为单发,偶见多发室壁瘤、室间隔瘤或右室壁瘤。室壁瘤可以发生破裂,患者发生急性心脏压塞而死亡。偶见个别病例破口较小,破口血肿与心包粘连,形成穿通性室壁瘤。

2. 室间隔穿孔 发生率较低,占心肌梗死 2%~4%,多为急性心肌梗死早期发生。前间壁心肌梗死发生间隔穿孔靠近心尖部;下壁梗死间隔穿孔位置近于心底部。

3. 左心室乳头肌梗死 心肌梗死几乎均可累及左室乳头肌。左室前组乳头肌接受左、右冠状动脉供血,后组乳头肌为右冠状动脉供血(左优势型则为左回旋支供血)。可根据累及程度,出现乳头肌功能不全或不同程度二尖瓣关闭不全。严重者乳头肌断裂可发生急性二尖瓣关闭不全,进而急性左心衰竭而导致死亡。

4. 心脏破裂 急性心肌梗死造成心脏急性穿孔,以发生在左室前壁最为凶险,造成患者猝死。左室下壁和 / 或右室壁心肌梗死发生小破口,于心包腔形成缓慢血肿与心包粘连,形成假性室壁瘤,患者可以侥幸存活。

第二节 冠状动脉钙化与MDCT钙化积分及其临床意义

一、冠状动脉钙化的形成机制及其病理

冠状动脉钙化常是粥样硬化斑块中的钙盐沉着,其形成机制较为复杂。首先,钙化的发生与细胞的变性、坏死有关,组织和细胞内的蛋白质变性后暴露出反应基团,后者与细胞分解时释放的磷酸盐结合,磷酸盐再与钙结合形成磷酸钙沉着于粥样斑块内。其次,钙盐的沉积亦与脂质有关,类脂质中磷酸酰丝氨酸对钙的亲和性强,引起钙盐的沉积。

流行病学证据显示,冠脉钙化随年龄的增加而增加,40~49岁人群中的发生率为50%,60~69岁人群的发生率则为80%,高龄、糖尿病、甲状旁腺功能亢进、慢性肾病和肾透析的患者是冠脉钙化病变的高发人群。

根据钙化形成的部位,一般会将冠状动脉钙化分为内膜钙化与中膜钙化两种形式(图7-2-1)。内膜钙化与动脉粥样硬化密切相关,内膜钙化使管腔变形,对PCI的影响较大。中膜钙化与内膜钙化有着不同的产生机制,并不一定出现在粥样硬化斑块附近,而与慢性肾脏病、糖尿病、钙磷代谢紊乱关系更大。从前认为中膜钙化是一种良性病变,但也发现中膜病变会使血管僵硬、可调节性差,增加心血管事件风险。

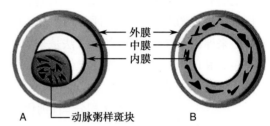

图7-2-1 两种不同的钙化模式
A. 动脉内膜钙化;B. 动脉中膜钙化。

冠状动脉钙化是冠状动脉粥样硬化发展至一定阶段的结果。尸检证明,冠状动脉钙化总是发生在粥样硬化病灶中。Blankenhorn对89只尸心的3 500段冠状动脉进行了病理研究,发现所有冠状动脉钙化均与内膜的粥样硬化病变有关,且存在一定程度的冠状动脉管腔狭窄。冠状动脉粥样硬化病变主要病理改变在动脉内膜,早期表现为脂质沉积,形成脂纹。之后,由于内膜内大量产生的氧化低密度脂蛋白(OX-LDL)具有细胞毒性,可引起泡沫细胞坏死及细胞外脂质核形成,加之平滑肌细胞逐渐增生,产生胶原、弹性纤维及蛋白多糖,使病变演变为向管腔内突出的纤维斑块。由于OX-LDL的细胞毒性作用,可进一步引起斑块内细胞损伤及坏死,泡沫细胞坏死崩解后,其胞质内的脂质被释放出来,形成脂质池,泡沫细胞的坏死崩解释放出大量溶酶体酶,促进其他细胞坏死崩解。随着病变的发展,纤维斑块逐步演变为粥样斑块。纤维斑块及粥样斑块伴随血栓、出血和斑块破裂称为复合斑块。钙盐的沉积使斑块变硬、变脆,容易破裂,从而导致局部出血及血栓形成,使斑块扩大。许多研究表明,冠状动脉钙化多发生于复合斑块期,是动脉粥样硬化的晚期表现。但因为此时粥样斑块可能尚未导致明显的管腔狭窄(管腔缩小>50%),所以,相对于已引起明显临床症状的病灶而言,冠状动脉钙化可称为冠状动脉病变的早期表现。

MeCarthy发现冠状动脉钙化有两种类型,少量钙化常发生在邻近内弹力板的纤维斑块内,不伴内膜坏死,冠状动脉狭窄程度很轻;大量钙化灶则见于坏死的内膜内,内弹力板大量消失,这类病变常见明显的冠状动脉狭窄(>70%)。总之,冠状动脉钙化与冠状动脉粥样硬化有着密切联系,是冠状动脉粥样硬化的标志。

冠状动脉钙化积分(coronary artery calcification score,CACS)被用来反映冠状动脉的钙总量,研究发现钙化积分同粥样斑块的总重量密切相关,又同有狭窄的动脉节段数目以及管径狭窄超过75%的动脉数和节段数密切相关,与冠心病事件也密切相关。冠状动脉钙化的发生和钙化积分与年龄增长有关,Maher等的研究显示钙化积分每年的增长率为24%。Budoff等用299例样本研究显示,钙化积分年平均

增长率为 33%。Shah 等研究发现,发生心脏事件的患者钙化积分年增长率为 35%,明显大于未发生心脏事件患者的 22%。一般来说,高龄患者钙化积分敏感性高,特异性低;年轻患者钙化积分敏感性低,而特异性高。

二、冠状动脉钙化检查及积分方法

(一) MDCT 冠状动脉钙化积分扫描

冠状动脉钙化扫描在很多中心仍然是常规工作,放射线剂量为 0.5~1.5mSv。根据美国心脏病协会提出的,冠状动脉钙化扫描需要的最低要求,必须应用 4 排以上的 MDCT 进行扫描,应用前瞻性心电门控技术,心脏舒张早 - 中期进行连续无间距扫描,重建层厚为 2.5~3mm,以使得结果有可比性,又可以减少射线剂量。

(二) 冠状动脉钙化积分的算法

传统的有 Agatston 积分,常用的还有容积积分(volumetric score),质量(mess)积分不常用。

1. Agatston 冠状动脉钙化评分法　Agatston 于 1990 年用电子束 CT(EBCT)检测冠状动脉钙化的定量算法来评价粥样硬化的程度,方法是采用 3mm 层厚,自主肺动脉分叉下缘向下连续扫描,无间距,每幅图像在 R-R 间期的 80% 触发。操作者依此分析每一幅图像。

钙化定义:CT 值 ≥ 130HU、面积 ≥ 1mm² 的病变定为钙化。

$$钙化积分 = f(钙化密度因子) \times 钙化灶面积(mm^2)$$

f(钙化密度因子)是由每个病变的 CT 峰值决定的:130HU ≤ CT 峰值 <199HU,f=1 ;200HU ≤ CT 峰值 <299HU,f=2 ;300HU ≤ CT 峰值 <399HU,f=3 ;400HU ≤ CT 峰值时,f=4。

将冠状动脉分为左主干、前降支、回旋支及右冠状动脉 4 个部分进行积分计算,各 3 级血管分支的钙化计入相应的 2 级血管,如对角支的钙化归入前降支,钝缘支钙化归入左回旋支。将各支的积分相加,构成总的 Agatston 积分(图 7-2-2)。

Agatston 评分缺点:钙化斑块面积和最大密度的轻度变化会导致加权因子的变化,可使总钙化积分有明显变化。

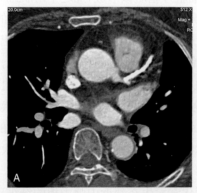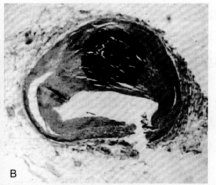

图 7-2-2　冠状动脉钙化 CT 图像及病理
A. 前降支大量钙化,Agatston 法钙化积 920 分;B. 病理显示钙化性斑块。

2. 容积算法　Callister 等提出了基于各向同性插入法的容积算法(calcium volumetric score,CVS)。每个冠状动脉上标记的以立方毫米为单位的容积依均方差值而定。通过在初始检测的层面插入层面,这个插值解决了部分容积效应问题,其体素都是立方体。如 EBCT 采用 3mm 层厚扫描获得的体素大小一般为 0.586×0.586×3=1.03(mm³),而 64 排 MDCT 在计算 CVS 时,其体素则为 0.625×0.625×0.625=0.244(mm³)。这些小的体素允许更准确地计算钙化容积。所有 CT 值大于 130HU 的体素被用于最后钙化斑块的三维重建。钙化斑块被看作是一系列相连的 CT 值大于 130HU 的体素。计算钙化的感兴趣区的容积不依靠面积和 CT 峰值,因此其较 Agatston 评分有更好的重复性,减小变异性。

3. Mass 算法　Mass 算法就是将每个冠状动脉钙化斑块转化为等效的钙斑块 Ca-HA(钙羟磷灰石),其计算公式为:

体积 × 密度 × 校正因子,校正因子 =0.744,单位是 mgCa-HA。

三、MDCT 与电子束 CT(EBCT)对检出钙化的比较

Becker 等对比 MDCT 与 EBCT 对冠状动脉钙化的检测,涉及钙化积分、钙化容积(钙化面积 × 层厚)、钙化质量(钙化容积 × 平均 CT 值 /250)、钙化密度(钙化质量 / 钙化容积)。研究表明,两种设备用 4 个积分方法测定的钙化积分相关性均好,其中以钙化容积和钙化质量的相关性更优于其他积分方法。

MDCT 钙化积分优缺点:

1. MDCT 的层厚较 EBCT 薄,受部分容积效应的影响小。

2. MDCT 的信噪比高,可以发现更小和更低密度的钙化灶,这些小的、低密度的钙化病变对于发现早期粥样硬化的形成是很重要的。

3. MDCT 可采用回顾性心电门控,使图像在任意 R-R 间期重建图像,能有效减少运动伪影。而 EBCT 采用前瞻性心电触发,患者心律失常时易形成伪影。

4. MDCT 的缺点为采集时间较 EBCT 长,相对辐射剂量增大。

四、MDCT 检出钙化性斑块临床意义

根据病理学研究,冠状动脉钙化是动脉粥样硬化的标志。目前 EBCT 及 MDCT 平扫可以实现冠状动脉钙化检查,其临床意义包括以下几个方面:

(一)无症状者冠心病的危险性评价

目前对无症状冠心病的危险性评价,临床是基于冠心病家族史、危险因素——高血压、高血脂、低密度脂蛋白增高、高密度脂蛋白降低、高血糖、吸烟史及年龄因素等,但这些因素的预报价值是极为有限的,国外研究较多(表 7-2-1)。

表 7-2-1　冠心病各种危险因素预报冠状动脉狭窄(>50%)价值比较

危险因素	Odds Ratios(95% CI)	P 值
年龄 ≥ 60 岁	2.74(1.19~6.73)	0.021 7
男性	1.82(0.81~4.12)	0.149 9
体重指数 ≥ 40kg/m²	2.23(1.02~5.05)	0.048 4
家族史	1.45(0.68~3.19)	0.347 0
吸烟	1.42(0.60~3.55)	0.434 9
高血压	2.21(1.02~4.91)	0.047 8
糖尿病	7.66(2.04~50.00)	0.008 7
高脂固醇血症	3.34(1.42~8.45)	0.007 4
白种人群	0.83(0.38~1.80)	0.635 9
CT 钙化积分 >0	11.92(4.56~36.26)	<0.000 1
CT 冠状动脉造影	14.55(5.23~48.18)	<0.000 1

从表 7-2-1 可以看出,CT 冠状动脉钙化积分及 CT 冠状动脉造影对于预报冠心病有极强的价值,明显高于高胆固醇、高血压、家族史等,对冠心病二级预防有重要的社会意义。

（二）对疑诊冠心病的诊断识别

CT 冠状动脉钙化的检出，虽然不能直接显示冠状动脉狭窄程度对冠心病作直接诊断，但是，对于中 - 青年人群，冠状动脉钙化对于检出冠心病的特异性高，为 85%~100%，且与钙化积分呈正相关。同样有意义的是，CT 检出冠状动脉钙化阴性预测值高达 95%，即 CT 检查无冠状动脉钙化的人群中罹患冠心病的可能性<5%，这一结果对中老年组更为有价值。用于冠心病筛查，可以大大减少冠心病诊断对有创性冠状动脉造影的依赖，也使冠状动脉造影检查更有针对性。

（三）冠状动脉钙化形态与管腔的关系

MDCT 诊断显示钙化导致 64% 的假阳性和假阴性；细小血管（2mm）定量诊断受限。钙化导致诊断重复性小于 90%（2 个或 3 个人的诊断要基本一致）。

1. 长轴位 "点状""细条状" 钙化，多不引起有意义狭窄；"结节状""块状" 钙化，多引起有意义狭窄。

2. 短轴位 "点状""新月形""半月形" 钙化，多不引起有意义狭窄；"满月形""环形" 钙化，多引起有意义狭窄。

3. 钙化斑块周围合并非钙化斑块时，多提示该处存在有意义狭窄。

（四）冠状动脉粥样斑块消退或进展的评价

多中心大型临床试验研究证明，积极矫正冠心病危险因素特别是调脂治疗，冠状动脉粥样硬化性病变不是一成不变的，其预后可以得到明显改善。Callister 回顾性研究 149 例无冠心病史、未经调脂治疗的无症状高脂血症患者斑块负荷的动态变化，经过基线 CT 检查和 12 个月的随访，再次 CT 检查，治疗组钙化积分增加（28±5）%，未治疗组钙化积分增加（52±36）%（$P<0.001$）。由此可见，通过 CT 冠状动脉钙化定量检查，监测冠状动脉粥样硬化的动态变化，对评价预防、治疗效果是一项客观指标（图 7-2-3）。

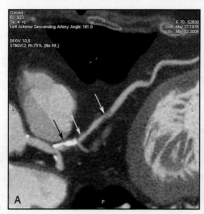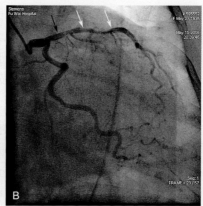

图 7-2-3　患者女性，70 岁，冠状动脉 CTA 与造影对照

A. 左主干前降支 CPR 重建图：左主干分叉处钙化性斑块，累及前降支开口阶段（黑色 ↑），其后可见非钙化性斑块致管腔不规则狭窄约 50%（白色 ↑↑）；B. 冠状动脉造影：前降支开口近段（黑色 ↑，相当于 CT 钙化段）未见狭窄，其后管腔不规则狭窄约 50%（白色 ↑↑），与 CT 所见一致。CT 反映钙化斑块与非钙化性斑块的演变趋势，是冠状动脉造影无法比拟的优势。

（五）钙化积分在指南及共识中的推荐

由于易损斑块是大部分急性冠脉综合征的来源，冠状动脉钙化严重程度与冠状动脉狭窄程度之间并非直线相关，钙化和狭窄是相对独立的两种病变，冠状动脉钙化程度高的患者，冠状动脉血流不一定受很大影响，因此斑块的钙化对于心血管风险的影响目前存在争议。

2007 年美国指南和 2012 年欧洲指南推荐无症状的中危患者进行 CT 冠脉积分检测（推荐级别Ⅱa），以改善 CAD 危险分层。对有症状的患者，钙化积分为 0 可用于排除阻塞性 CAD（目前不推荐在肾脏疾病的患者中进行筛查）。

2013 年 ACC/AHA 风险评估指南：如果使用传统危险因素进行风险评估后，对于治疗方式的选择仍然不能确定，可以使用钙化积分来帮助确定治疗决策（Ⅱb 推荐，B 级证据）。

2013 年 ESC 稳定型冠心病指南：不推荐使用冠脉钙化积分来鉴别冠脉狭窄（Ⅲ推荐，C 级证据）。

2014 年冠脉钙化病变诊治中国专家共识：目前最常用的方法 Agatston 积分，冠状动脉钙化积分>100 时诊断性冠状动脉造影证实的冠心病（狭窄>50%）的敏感性为 95%，特异性为 79%。冠状动脉钙化积分为 0 时，除外冠心病（狭窄>50%）的阴性预测值为 96%~100%。

2016 年欧洲心血管病预防指南：钙化积分可以用于心血管风险的修正（Ⅱb 推荐，B 级证据）。

2017 年美国心血管 CT 协会专家共识：在 40~75 岁、10 年动脉粥样硬化疾病风险 5%~20%、尚无动脉粥样硬化疾病的无症状者中使用冠脉钙化积分来协助临床决策是合理的，在某些 10 年风险<5% 者中（比如早发冠心病家族史）也是合理的。

第三节　冠状动脉粥样硬化 MDCT 定性及定量诊断

一、冠状动脉粥样硬化斑块 MDCT 定性诊断

（一）动脉粥样硬化斑块影像学病理基础

CT 对斑块的研究均以血管内超声作为评价的"金标准"，钙化斑块对应的是钙化组织，中等斑块代表纤维组织或微小钙化，而软斑块对应血栓或脂质丰富的组织，或多种成分的混合物。Schroeder 等 MDCT 与血管内超声对比研究，软斑块 CT 值为（14±26）HU；中等斑块 CT 值为（91±21）HU；钙化斑块 CT 值为（419±194）HU。按 CT 值可以将斑块分为三类：脂质为主的软斑块、纤维斑块及钙化斑块（图 7-3-1，表 7-3-1）。

目前，各家学者对动脉粥样斑块的认识不一致，导致对斑块分类命名不统一。Falk 和 Davies 等根据斑块内脂核所占比例、巨噬细胞多少和斑块帽内平滑肌细胞密度，将斑块分为：

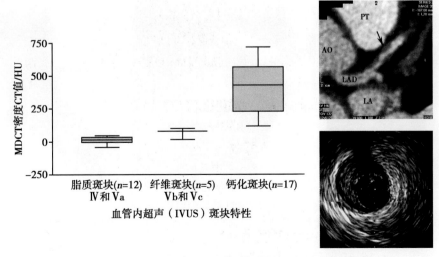

图 7-3-1　冠状动脉 MDCT 与血管内超声（IVUS）对照研究

表 7-3-1　MDCT 检出冠脉粥样斑块分析

CT 检出斑块	CT 值
软斑块	(14±26) HU (-42~47HU)
中等斑块	(91±21) HU (61~112HU)
钙化性斑块	(419±21) HU (126~736HU)

注：HU 为 CT 值（CT 值≥130HU 为钙化）。

1. 易损性斑块（vulnerable plaque）　是指那些不稳定和有血栓形成倾向的斑块，主要包括破裂斑块、侵蚀性斑块和部分钙化结节性病变。此外，有血栓形成倾向、可能快速进展成为罪犯斑块的粥样病变都属于易损斑块的范畴。

2. 稳定性斑块（stable plaque）　组成主要是以密度较高的钙化、纤维增殖为主，斑块帽完整，内平滑肌细胞丰富，脂核所占的比例小，伴钙化，乃至几乎全部纤维化（有纤维斑块之称）。斑块不易破裂，在一定时期内保持相对稳定。仅以机械占位效应引起管腔狭窄。

根据目前 CT 的分辨率虽然可以检出脂质为主的软斑块，但是尚不能预测易损性斑块的存在。CT 对细微病理结构的识别能力有限。

（二）动脉粥样斑块 MDCT 征象

CT 鉴别斑块的机制是基于易损斑块和稳定斑块的组织学构成和形态学都有很大的不同，不稳定斑块形态特征的 CT 表现为非钙化斑块，小点状钙化斑块，正性重构、环状强化、溃疡样强化、大体积（面积）斑块。Schroeder 等进行对比研究发现三种类型斑块 CT 值有明显差异，脂质斑块为 -42~47HU；纤维（中等密度）斑块为 61~112HU；硬化（钙化）斑块为 126~726HU。因而根据 CT 值的差异，可以筛查出易损斑块（脂质和纤维斑块）及钙化斑块。

1. 非钙化斑块（noncalcified plaque，NCP）

（1）脂质斑块 MDCT 征象：斑块的成分决定了斑块的性质及其稳定性。CT 优势是可以测量范围密度，血栓在 30HU 以下，纤维硬血栓 30HU 以上到 50HU 以上。

1）具有中低密度脂核为主的斑块，多呈半弧形，中心 CT 值为 20~60HU。CT 值低，提示脂性成分为主（图 7-3-2）。

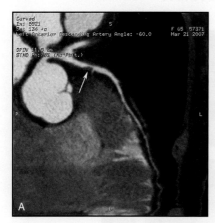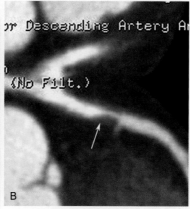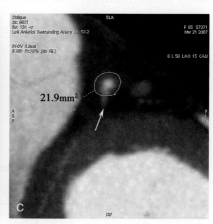

图 7-3-2　冠状动脉密度斑块（脂质斑块）

A. 前降支近心段（第一间隔支开口旁↑）偏心性低密度斑块（面积为 21.9mm²，CT 值为 41HU）；B. 放大像；C. 重建短轴像，显示偏心性低密度斑块。

2）斑块负荷：指有一定的斑块体积或面积。急性冠脉综合征肇事斑块面积较大。

3）餐巾环征（napkin-ring sign，NRS）：某些低密度斑块周围环绕以环状高衰减区（图 7-3-3）。低密度脂质斑块上存在中等密度薄纤维帽,薄纤维膜与管壁呈坡形延续,两端肩部稳定性差。Kashiwagi 等研究表明,富含炎性的薄纤维帽纤维粥样斑块(thin-cap with fibroatheroma,TCFA)常表现为 NRS,是 CCTA 易损斑块的形态特征之一。NRS 最常分布在前降支近段,回旋支和右冠状动脉出现 NRS 表现的频率基本相同。

4)偏心性分布:造成狭窄(>50%)。局部的形态影响局部血流动力学特性,明显的偏心性斑块,造成纤维帽张力增大,容易受局部周向应力血流冲击斑块而受到损伤,从而加大脆弱肩部破裂的机会(图 7-3-4)。

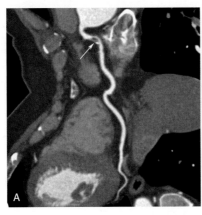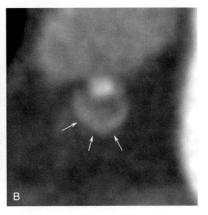

图 7-3-3　餐巾环征

A.CPR 显示 RCA 近段混合斑块,低密度:斑块测量 CT 值<30HU,代表脂质成分丰富;点状钙化:钙化点沿冠状动脉血管长轴的纵向长度小于 3mm;正性重构:斑块处外壁的宽度大于近端及远端的参考值的 10%。B.横轴相低衰减斑块的周围对比剂环形带,连同血管腔内的对比剂一起形成类似"餐巾环"样的征象。

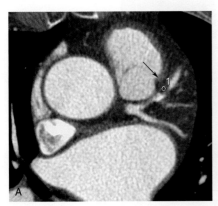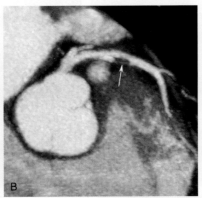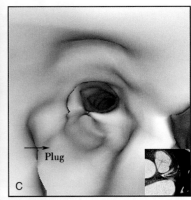

图 7-3-4　冠状动脉密度斑块,考虑为"易损斑块"

A.前降支近心段(第一对角支开口旁↑)偏心性低密度斑块,CT 值为(6±21)HU;B.低密度脂质斑块上存在中等密度薄纤维帽,薄纤维膜与管壁呈坡形延续(↑);C.仿真内镜显示偏心性斑块(↑)。应高度怀疑是"易损斑块"。

(2)纤维斑块 MDCT 征象:纤维为主的斑块成为纤维斑块(图 7-3-5)。

1)斑块形状多样,中心部 CT 值为 70~120HU。可以与钙化性斑块并存。

2)斑块一般均匀增厚,两个肩部比较坚厚,斑块相对较稳定。

3)可以是向心性或偏心性,但多是偏心性。

2. 钙化斑块 MDCT 征象　钙化为主的斑块。病理证实冠状动脉钙化发生在粥样硬化斑块内,位于动脉内膜。van Velzen 等提出,将钙化斑块分为点状钙化斑块、致密钙化斑块,又将点状钙化按斑块长度分为小点状(<1mm)、中点状(1~3mm)、较大点状(>3mm)斑块,并发现小点状钙化斑块较中等、较大及

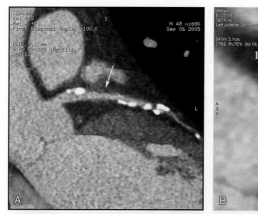
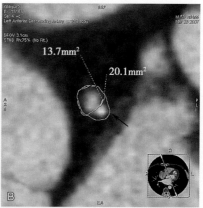

图 7-3-5　冠状动脉多发"混合型"斑块

A. 前降支近段多发混合型斑块,其中有纤维性斑块,CT 值为 80~120HU,与钙化性斑块交互存在;B. 重建短轴横断像,可以显示斑块性质。

致密钙化斑块的坏死脂质含量明显增加,在急性心肌梗死患者出现率高,其出现率与 NCP 无明显差异,且在急性冠脉综合征各分组内出现频率及钙化长度存在差异(图 7-3-6)。

(1)斑块形状多样,中心部 CT 值>130HU [均值为(419±194)HU]。可以与纤维性斑块并存。

(2)可以是向心性或偏心性,但多是偏心性。

(3)钙化性斑块虽然造成管壁增厚,但是血管可以发生重构,血管内、外径相应增宽,称"正性重构"(positive remodeling)(图 7-3-7)。

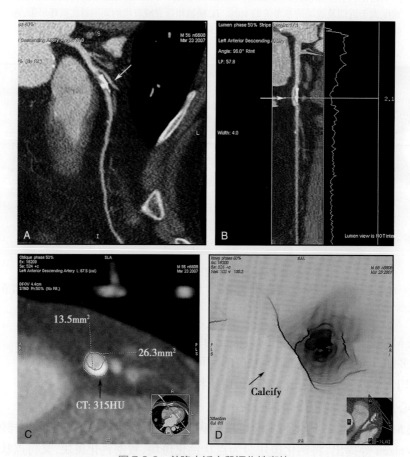

图 7-3-6　前降支近心段钙化性斑块

A、B. 前降支近心段钙化性斑块,CT 值为 315HU;C. 重建短轴横断像;D. 仿真内镜显示钙化斑块(↑)。

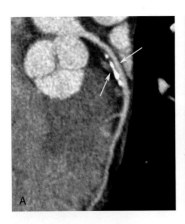
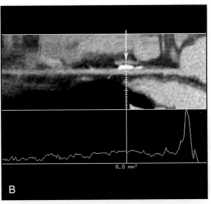
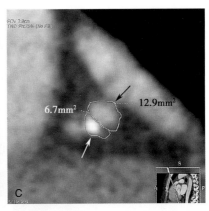

图 7-3-7　冠状动脉"正性重构"

A、B. 曲面重组(CPR);C. 短轴重建。前降支钙化性斑块造成管壁增厚,管腔狭窄不明确,血管外径增宽,血管呈"正性重构"。

冠状动脉钙化是冠状动脉发生粥样硬化的标志(marker),受到临床重视。MDCT 平扫冠状动脉钙化积分详见本章第三节。

3. 混合性斑块　多为纤维性斑块与钙化性斑块或兼有脂质斑块混杂存在。不同性质组成比有重要意义。以钙化为主纤维性混合斑块多数为稳定性斑块。有脂质镶嵌的混合性斑块,应该提高警惕。根据重建图像不同灰阶,加以鉴别斑块组成。

4. 冠状动脉周围脂肪炎性组织　牛津大学的研究小组已经发现,最危险的斑块会释放化学信使(生物体产生的,对机体代谢和生理机能发挥高效调节作用)来改变周围的脂肪。由此,可通过分析动脉周围脂肪或者心包脂肪的 CT 图像即脂肪衰减指数(FAI),来检测容易引起心脏病发作的炎性斑块(图 7-3-8)。

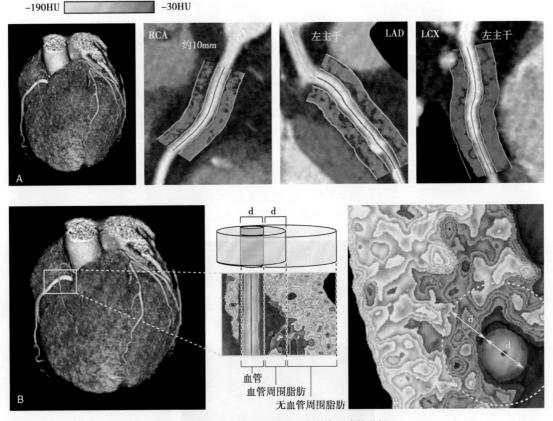

图 7-3-8　冠状动脉脂肪衰减指数(FAI)的分析

基于冠状动脉 CT 成像的冠状动脉周围脂肪密度测量,密度值的增加代表血管周围炎症的存在。HU,CT 值单位(Hounsfield unit);LAD,左前降支;LCX,左回旋支;RCA,右冠状动脉。

二、冠状动脉狭窄及闭塞 MDCT 征象

　　动脉粥样硬化导致冠状动脉狭窄是冠心病冠状动脉主要病变,与导管法冠状动脉造影对照,MDCT能够准确判断管腔的狭窄形态特征、狭窄程度、病变长度,做出准确定性与定量诊断。

　　1. 狭窄形态特征

　　(1)对称性狭窄:周壁斑块向中心增长,形成向心性狭窄(图 7-3-9)。

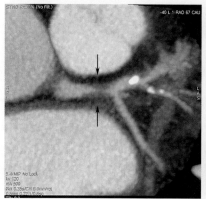
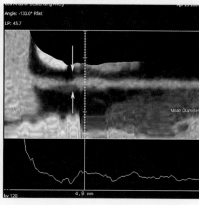
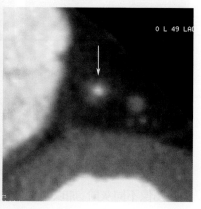

图 7-3-9　左主干对称性狭窄(↑)。周壁斑块向中心增长,形成向心性狭窄

　　(2)偏心性狭窄:侧壁斑块向中心增长或周壁斑块不匀称向中心生长,形成偏心性狭窄(图 7-3-10,图 7-3-11)。

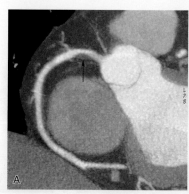
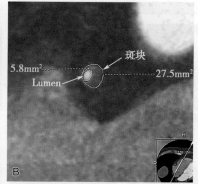

图 7-3-10　右冠状动脉偏心性狭窄
A. 曲面重组;B. 横断面重建。管壁斑块不匀称向中心生长,可形成偏心性狭窄。

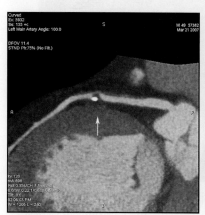
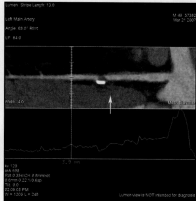
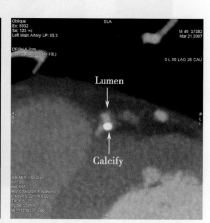

图 7-3-11　偏心性狭窄:侧壁钙化性斑块向中心增长,形成偏心性狭窄

2. 冠状动脉完全闭塞 MDCT 征象　冠状动脉粥样硬化斑块和/或并存血栓栓塞、"易损斑块"破裂出血血栓形成可以造成管腔完全梗阻。CT 显示梗阻段无对比剂充盈，局部形态不规则，血栓形成的新鲜梗阻管径稍膨胀，CT 值约 20HU。陈旧梗阻可有钙化形成（图 7-3-12）。

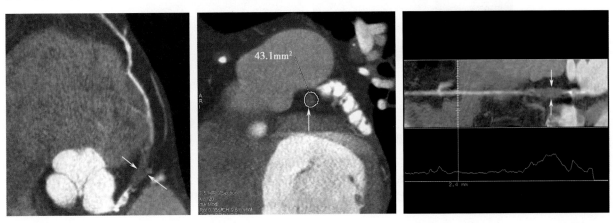

图 7-3-12　前降支开口 - 近心段完全梗阻，局部稍膨隆，截面积为 43.1mm²，无对比剂充盈，CT 值为 21HU（↑）。中远段经侧支循环显影

三、冠状动脉狭窄定量诊断

1. 直径法　直接测量病变管径，以近邻测量点近心段的正常血管径值为 100%，得出狭窄处血管减少的百分数为狭窄程度。参照冠状动脉造影狭窄的分级，冠状动脉狭窄的诊断：推荐的狭窄程度分级如下。

正常：无斑块和狭窄（狭窄率为 0）。

轻微：指可见斑块，狭窄小于 25%。

轻度：25%~49% 狭窄，但没有血流动力学意义。

中度：50%~69% 狭窄，狭窄可能造成血流受阻。

重度：70%~99% 狭窄，狭窄造成血流受阻。

闭塞：100% 狭窄，管腔完全闭塞，无血流通过。

限度：钙化病变影响狭窄率的诊断。

2. 面积法　测量血管直径后，根据几何圆面积 $A=\pi(r/2)^2$（r 为血管直径）公式可以得到截面积（图 7-3-13，图 7-3-14）。

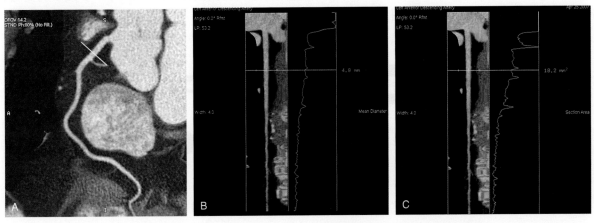

图 7-3-13　右冠状动脉测量：管径 4.8mm，截面积 18.2mm²（工作站自动计算）

A. 测量右冠状动脉；B. 血管直径为 4.8mm；C. 截面积为 18.2mm。

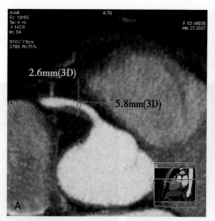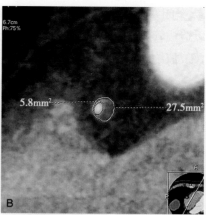

图 7-3-14　冠状动脉半自动测量

A. 右冠状动脉偏心性斑块,血管总直径为 5.8mm,除外斑块后,管径为 2.6mm;B. 血管总面积为
27.5mm²,除外斑块后实际内腔为 5.8mm²(手工勾画后工作站自动计算所得数据)。

目前,MDCT 的工作站均有自动测量及显示功能;但是,对重建横断面测量需要手工勾画,然后自动
得到数据,又称半自动测量。上述自动或半自动测量数值均只能作为参考,存在一定误差,应用时应该予
以注意。

根据圆面积公式,当管径狭窄达 50% 时截面积减少 75%,成为有血流动力学意义狭窄。这也是冠心
病诊断的影像学依据。

四、冠状动脉重构 MDCT 征象

血管重构主要指动脉粥样硬化性病变导致冠状动脉壁结构及血管内腔的改变。1987 年,Glagov 首
先提出"血管重构"(remodeling)概念,认为动脉粥样硬化的发展,血管外弹力膜向外扩张以容纳斑块,
维持管腔面积不变,当斑块面积>40% 时,管腔才出现狭窄。其后,Losoodo 等进一步提出"正性重构"的概
念。研究发现,血管重构包括"正性重构"(positive remodeling)和"负性重构"(negative remodeling),前者
指管腔扩张,后者指管腔狭窄。这是一个动态过程,"正性重构"多提示为早期代偿阶段。

冠状动脉重构 MDCT 征象:

1. 冠状动脉"正性重构"　CT 显示斑块造成管壁"膨胀的""积极的""向外的"重塑,管腔狭窄变
轻或扩张性改变,抑或呈代偿性扩张的现象。多见于病变是钙化性斑块(图 7-3-15A,图 7-3-16)。

2. 冠状动脉"负性重构"　CT 显示斑块造成管壁的增厚向内突出,造成管腔狭窄。多见于病变是非
钙化性斑块或动脉粥样硬化晚期(图 7-3-15B,图 7-3-17)。

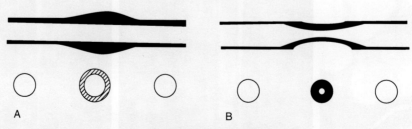

图 7-3-15　冠状动脉重构模式图

A. 冠状动脉"正性重构"模式图;B. 冠状动脉"负性重构"模式图。

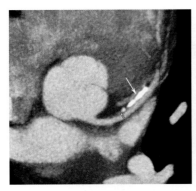
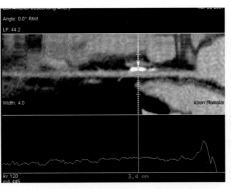
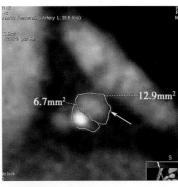

图 7-3-16　前降支近中段钙化性斑块,管腔无狭窄稍扩张,血管呈"正性重构"(↑)

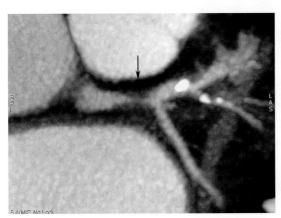
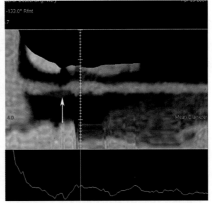

图 7-3-17　左主干对称性狭窄

五、MDCT 冠状动脉粥样硬化分布

根据选择性冠状动脉造影诊断分析,冠状动脉病变分布规律:前降支受累占 82.5%,右冠状动脉为 72.9%,左回旋支为 66%,左主干为 11.5%。但是,CT 得到的信息远比选择性冠状动脉造影要多,CT 可以清楚显示管壁,能够发现冠状动脉造影正常而动脉粥样硬化病变已造成管壁增厚,有助于早期诊断及防治的前移。

1. 左主干有意义狭窄占 8%~14%,同时多累及前降支和左回旋支开口,导致多支病变,因此左主干病变具有更大的危险性。

2. 前降支受累占第一位,病变 90% 好发于近 - 中段,多累及开口与第一间隔支附近。MDCT 同时可以显示第一间隔支,应注意观察。研究表明,第一间隔支是重要侧支循环,受累与否可直接影响预后。

3. 右冠状动脉发病率占第二位,好发于近 1/3 段或末梢 1/3 段,呈有意义狭窄。约有 1/3 呈弥漫性病变或扩张性病变。

4. 左回旋支发病率占第三位,以近中段并波及钝缘支开口部为多见。但是,MDCT 多不能逐支重建钝缘支,常漏诊而出现假阴性。

MDCT 冠状动脉造影有较高的密度分辨力及空间分辨力,优于选择性冠状动脉造影,能提供更多的诊断信息,让我们对冠心病、冠心病亚临床状态有了深刻认识,对冠心病防治工作有重要价值。

第四节　心肌缺血、梗死与心脏结构性并发症 MDCT 诊断

一、基本知识

心肌梗死（myocardial infarction）是指心肌缺血导致心肌坏死，产生不可逆性的损伤，即使恢复血流灌注，也不可逆转。2018 年 ESC 年会上发布了第 4 版心肌梗死全球统一定义，并同期发表在《欧洲心脏杂志》。

（一）心肌梗死分类

1. 按病程分类

（1）急性心肌梗死：病程在 2 个月以内，心电图为 ST-T 改变。

（2）慢性心肌梗死：病程>2 个月，心电图无 ST-T 改变只有异常 Q 波。

2. 按病灶分类

（1）透壁性心肌梗死：又称 Q 波型心肌梗死，累及心室肌壁全层。

（2）心内膜下心肌梗死：病变仅位于心室壁内膜下方，不超过室壁厚度 1/2。

（3）灶型梗死：病变直径<2cm，灶性分布。心电图改变不大。可有或无 Q 波。

3. 按梗死部位分类

（1）前壁心肌梗死：左室前壁、前间隔、乳头肌。

（2）前间壁心肌梗死：室间隔前 2/3。

（3）侧壁心肌梗死：左室侧壁、左前内乳头肌中后部。

（4）膈面心肌梗死（左室下壁）：心室膈面下壁、后组乳头肌。

（5）右室心肌梗死：右室前后壁及室间隔。

（二）心肌梗死心脏结构性并发症

1. 室壁瘤　大范围透壁性心肌梗死及其后形成纤维化瘢痕组织，受左室内压作用而向外膨出，形成室壁瘤，发生率为 5%~33%。80% 以上累及左室前壁 - 心尖部，多数为单发。偶见多发室壁瘤、室间隔瘤或右室壁瘤。常继发腔内附壁血栓。

2. 室间隔穿孔　多为急性心肌梗死早期发生，发生率较低，占心肌梗死 2%~4%。前间壁心肌梗死发生间隔穿孔靠近心尖部；下壁梗死间隔穿孔位置近于心底部。

3. 左心室乳头肌梗死　心肌梗死几乎均可累及左室乳头肌。根据累及程度，出现乳头肌功能不全及不同程度二尖瓣关闭不全。严重者乳头肌断裂可发生急性二尖瓣关闭不全。

4. 心脏破裂　急性心肌梗死造成心脏急性穿孔，以发生左室前壁最为凶险，造成患者猝死。左室下壁和 / 或右室壁心肌梗死发生小破口，于心包腔形成缓慢血肿、附壁血栓与心包粘连，形成假性室壁瘤，患者可以侥幸存活。

二、心肌梗死 MDCT 主要征象

MDCT 增强扫描横断图像可以显示梗死心肌的病理改变特点及累及范围：

1. 增强扫描心室壁心肌灌注缺损呈低密度灶，显示不规则条片状；如果仅发生于心内膜下，厚度较室壁<1/2，为心内膜下心肌梗死；如果>1/2，称透壁性心肌梗死。

2. 局部心肌变薄、钙化，多为陈旧性心肌梗死。

3. 上述相应心腔内如有团块状充盈缺损，多提示有附壁血栓存在，可见钙化灶。

4. 节段心肌收缩增厚率减低；室壁运动功能异常，包括运动减弱、消失、矛盾运动或不协调。

5. 左室整体及节段功能下降，EF 值减低。

MDCT 对心肌梗死可以做到定性及定位诊断，也可以观察左室壁的运动功能状况、整体及节段心功能，因而对于心肌梗死的诊断有较大的临床意义（图 7-4-1，图 7-4-2）。

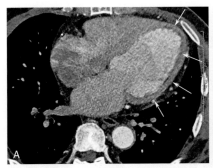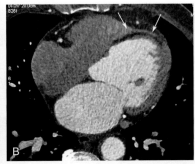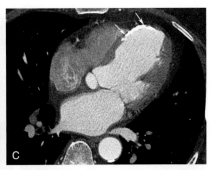

图 7-4-1 心肌梗死 CT 征象

A. 心内膜下心肌梗死（↑），病变仅位于左心室壁内膜下方，不超过室壁厚度 1/2；B. 透壁性心肌梗死（↑）累及左心室前壁全层；C. 心肌梗死钙化（↑）。

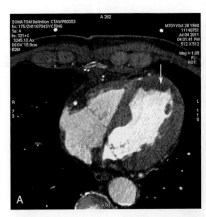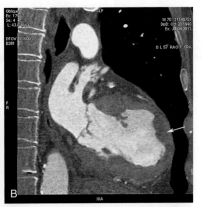

图 7-4-2 心肌梗死合并附壁血栓

A. 前壁心肌梗死合并附壁血栓（↑），左室腔近前壁不规则充盈缺损；B. 多层重组示左室前壁附壁血栓（↑）。

三、心肌梗死心脏结构性并发症 MDCT 主要征象

（一）室壁瘤 MDCT 主要征象

MDCT 横断扫描及多层重组可以明确显示室壁瘤局部的特征性病理改变、累及部位及腔内附壁血栓。

1. 一定层面局部心室壁异常膨突、变薄，瘤壁可以有条片状钙化灶。

2. 室壁瘤以累及前间壁 - 心尖部为多见，瘤体向前下膨突（图 7-4-3）；发生于左室下壁向膈面凸出；室间隔室壁瘤显示室间隔变薄，凸向右室一侧（图 7-4-4）。

3. 左室腔扩大，左房相应增大。

4. 心电门控扫描收缩与舒张期可以呈现局部矛盾运动；正常室壁部分收缩功能增强（代偿性）。

5. 瘤腔内充盈缺损，提示存在附壁血栓。

6. 整体及局部 EF 降低（约 30%）。

国外一组 CT 诊断室壁瘤经手术 - 病理研究,证实室壁瘤病变区域心肌变薄、运动消失累及左室表面积(27±7)%;全组 LVEF 减低[(20±7)%];左室舒张末期容积增加[(273±82)ml]及左室心肌重量增加[(178±53)mg/m^2],70% 患者 CT 检出较大附壁血栓。中国医学科学院阜外医院 CT 与左室造影及手术对照研究结果,CT 诊断室壁瘤的敏感性、特异性分别为 91%、99%;附壁血栓占 36%(图 7-4-3,图 7-4-4)。

(二)室间隔穿孔 MDCT 主要征象(图 7-4-3)

1. 室间隔穿通　前间壁心肌梗死穿孔多近心尖部;下壁心肌梗死穿孔多接近心底部。
2. 室间隔穿孔多合并室壁瘤　CT 征象同于上述。
3. 左、右心室扩大　依据穿孔大小,继发肺循环高压,肺动脉相应增宽。

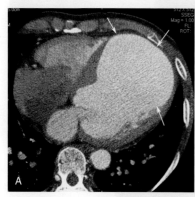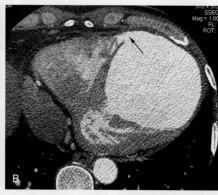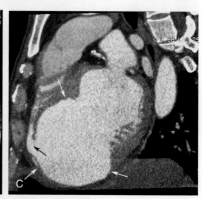

图 7-4-3　前壁心肌梗死,室壁瘤形成

A~C. 左室前壁 - 心尖部瘤状膨出,瘤壁菲薄(白色↑),巨大室壁瘤形成,瘤腔内未见充盈缺损。左室扩大,室壁瘤占左室容积约 2/3。B、C. 多层重组(矢状位)示室壁变薄,近心尖部穿孔(黑色↑)。

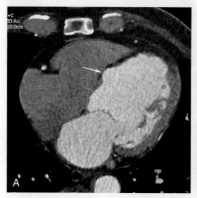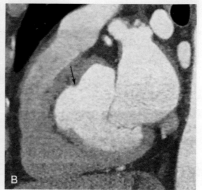

图 7-4-4　前间壁心肌梗死,室间隔瘤形成

A. 左心室前间壁条状低密度影为透壁性心肌梗死,室间隔局限性向右室侧膨突(↑);B. 多层重组(矢状位),室间隔中段向前(右室侧)膨突(↑),为室间隔瘤形成。

(三)乳头肌梗死 MDCT 征象

心肌梗死均可累及乳头肌,导致房室瓣关闭不全,二尖瓣乳头肌受累影响最大。严重梗死可导致乳头肌断裂,突发严重二尖瓣反流,诱发急性左心衰竭。MDCT 不能直接显示乳头肌梗死或断裂,仅可以发现二尖瓣关闭不全导致的左心房室增大,以左心室迅速增大最为显著,并发急性左心衰竭、肺水肿(图 7-4-5)。

(四)左心室假性室壁瘤 MDCT 主要征象

MDCT 横断扫描及多层重组可以明确显示假性动脉瘤破口、局部的特征性病理改变、累及部位及心包腔内附壁血栓。

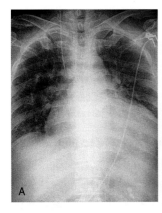
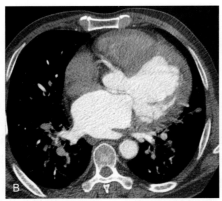
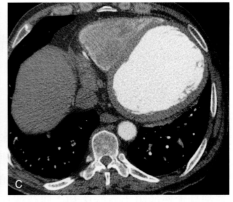

图 7-4-5　急性前壁心肌梗死

A. 胸部床旁像示间质性肺水肿,左心室扩大;B、C. CT 示左心室高度扩大,左心房扩大。超声心动图证实二尖瓣乳头肌断裂。

1. 多见左心室下壁(近心底部)破口,可以明确显示破口部位。

2. 左心室对比剂外溢进入心包腔,与不规则附壁血栓及心包粘连形成包裹(↑)。

3. CT 可以明确显示破口部位、血肿范围及附壁血栓量,为假性室壁瘤做出定性诊断(图 7-4-6)。

鉴别诊断——外伤性室壁瘤:明确的外伤史(本文指非贯通伤),年龄不限,造成冠状动脉损伤和/或心肌顿挫伤,形成真性或假性室壁瘤形成、室间隔穿孔;可发生乳头肌 - 腱索断裂,出现严重房室瓣关闭不全、急性心力衰竭。严重外伤者可以发生心脏破裂/心脏压塞(图 7-4-7)。

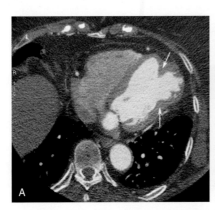
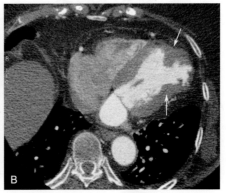

图 7-4-6　下壁心肌梗死,假性室壁瘤形成

A. 舒张期;B. 收缩期。左心室侧后壁较大破口,左心室对比剂外溢到心包腔,形成不规则附壁血栓与心包粘连包裹,形成大的假性室壁瘤(↑)。

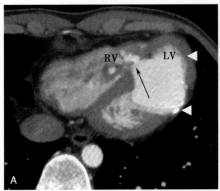
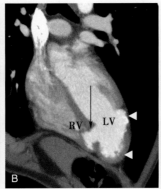
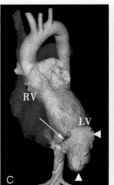
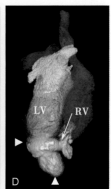

图 7-4-7　患者男性,23 岁,创伤性室壁瘤 + 室间隔穿孔

患者坠落外伤史。A. 横断像;B. 重建图像,左室中远段交界区心肌环形损伤室壁瘤形成(△),相应节段室壁变薄,室间隔穿孔(↑);C、D. 容积再现的前面观和后面观,左室心肌环形损伤室壁瘤形成(△),创伤性室壁瘤,室间隔穿孔。

第五节   冠状动脉微循环障碍

一、基本知识

冠状动脉系统包括心外膜冠状动脉（>400μm）、前小动脉（100~400μm）、壁间小动脉（<100μm）和冠状毛细血管床（<10μm）（图 7-5-1）。心外膜大动脉冠状动脉造影可显示；前小动脉、微小动脉冠状动脉造影中不能显影。冠脉造影只能检测到 5% 的冠脉树，95% 的冠脉微血管不可见，然而，这些不可见的冠脉微血管却是主要的阻力血管床和心肌代谢场所。1988 年 Cannon 和 Epstein 最先提出了"微血管性心绞痛"这一术语，用于描述冠脉造影正常患者由冠脉微血管病变引起的心肌缺血。前小动脉、小动脉和毛细血管的功能和结构异常是无阻塞性 CAD 患者心肌缺血的主要原因之一（图 7-5-1），也能引发 CAD 患者的缺血。

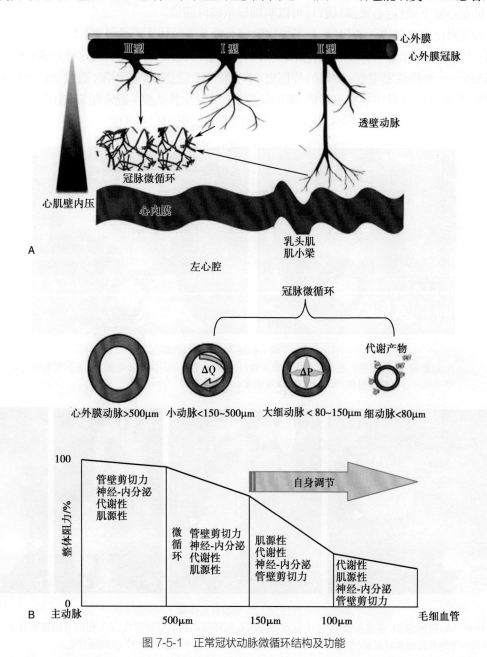

图 7-5-1 正常冠状动脉微循环结构及功能

2012 年,欧洲一项涵盖了 11 223 例稳定型心绞痛患者的 7.5 年随访研究发现,具有心肌缺血症状,但冠状动脉造影显示非阻塞性病变的患者中,微循环异常的发生率为 45%~60%,这类人群的主要心血管事件和全因死亡率显著高于对照人群。欧美注册研究数据显示,相当数量的稳定性胸痛 / 心肌缺血患者无冠状动脉大血管狭窄,不符合传统定义下的稳定性冠状动脉疾病(SCAD);2012 年荟萃分析结果显示,对于稳定性冠心病患者,即使给予最佳药物治疗(OMT)和血运重建(PCI)干预,50% 左右的患者在治疗之后依然存在心绞痛症状,提示除冠状动脉大血管病变之外的微血管病变的存在。2013 年 ESC SCAD 管理指南对稳定性冠状动脉疾病(SCAD)进行了重新定义,不仅包括动脉粥样硬化性狭窄,还考虑微血管障碍和冠脉痉挛导致的由运动或应激引起的胸部症状,并明确指出微血管障碍是导致心肌缺血的重要机制。

冠状动脉微循环通过收缩和舒张功能调节冠脉血流量,影响心肌灌注。冠状动脉微血管其调节机制相当复杂,这种调节机制的异常通常被称为冠状动脉微血管功能障碍(coronary microvascular dysfunction,CMD)。中国专家团队结合文献资料和欧美相关指南于 2017 年提出了《冠状动脉微血管疾病诊断和治疗的中国专家共识》,将 CMD 定义为在多种致病因素的作用下,冠状前小动脉和小动脉的结构和 / 或功能异常所致的劳力性心绞痛或心肌缺血客观证据的临床综合征(图 7-5-2)。

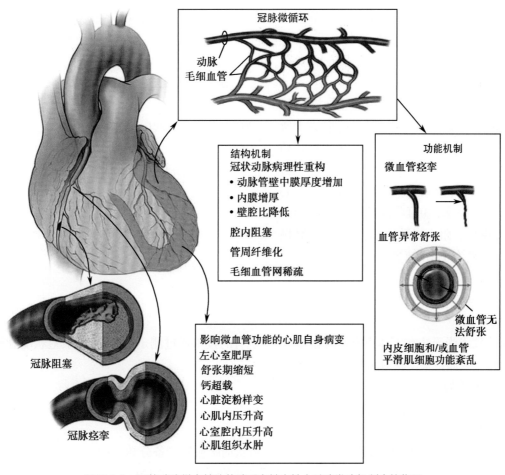

图 7-5-2　冠状动脉微血管功能障碍在缺血性心脏病发病机制中的作用

二、微循环障碍发病机制及诊断标准

(一)发病机制

1. 无冠状动脉疾病和心肌病条件下出现功能障碍　内皮功能障碍,平滑肌细胞功能障碍,血管重塑和毛细血管稀疏。常见原因包括吸烟、高脂血症、糖尿病、微血管型心绞痛（X 综合征），严重时足以导致心肌缺血。

2. 存在心肌病或心脏瓣膜疾病情况下出现功能障碍　除了 1 型的原因外，还包括心肌内压增加和水肿引起的压迫、舒张期灌注减少、血管周围纤维化，见于肥厚型心肌病、扩张型心肌病、高血压、主动脉瓣狭窄和浸润性心肌病等。

3. 阻塞性心外膜冠状动脉疾病　内皮功能障碍，血管平滑肌细胞功能障碍，微栓塞和外壁压迫。如稳定型冠心病、非 ST 段抬高急性冠脉综合征和 ST 段抬高急性心肌梗死，与前两个类型相比，诊断较难，对于这类患者，冠状动脉微血管功能障碍可能是一个新的治疗靶点。

4. 医源性机制　再灌注损伤，经皮冠状动脉介入治疗相关的微栓塞，冠状动脉搭桥、心脏移植后出现的冠脉无复流现象，药物治疗可促进其恢复。

（二）微循环障碍诊断标准

1. 存在心肌缺血的症状。

2. 没有阻塞性冠状动脉疾病（冠状动脉狭窄<50% 或血流储备分数>0.8）。

3. 存在心肌缺血的客观证据　①胸痛发作期间的缺血性心电图改变；②在存在短暂/可逆的异常心肌灌注和室壁运动异常情况下，负荷时胸痛和/或缺血性心动图改变。

4. 存在冠状动脉微血管功能受损的证据　①冠状动脉血流储备受损（界值取决于所使用的方法，通常是 ≤2.0 和 ≤2.5）；②冠状动脉微循环血管痉挛，定义为：乙酰胆碱激发试验期间存在症状和/或缺血性心动图改变但无心外膜冠状动脉痉挛；③冠状动脉微血管阻力指数异常（即微血管阻力指数>25）；④冠状动脉慢血流现象，定义为 TIMI 帧数>25（图 7-5-3）。

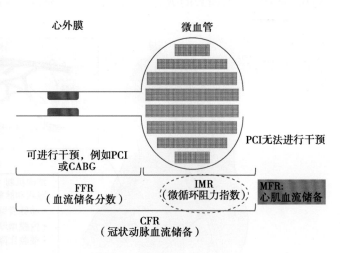

图 7-5-3　FFR 与 CFR 的对比

三、微循环障碍 CT 诊断

目前的技术尚无法在人体内直接观察微血管，现有的技术通过测定心肌血流量、冠状动脉循环血流和冠状动脉血流储备来反映冠脉微血管功能。

（一）横断图像

1. 冠状动脉平扫　无或少量钙化。

2. 心电门控增强扫描

（1）冠状动脉管腔未见狭窄，或者<50% 狭窄。冠状动脉血流储备分数>0.8。

（2）心腔结构改变：心脏舒张末期左室腔正常或不规则扩大；两心房可无增大，若有增大，多提示有相对性二、三尖瓣关闭不全存在。节段室壁变薄或大致正常。

（3）心肌及心室功能改变：心肌呈节段性室壁运动减弱，心脏收缩期和心脏舒张期心室容积变化不大，收缩力明显减弱。长轴位观察二尖瓣及主动脉瓣结构及运动正常。心肌染色可以正常、浅淡或小灶性低密度。心肌局部或普遍异常灌注，心肌变薄，偶可见肌壁改变。

（二）多层重组

多重建长轴或短轴像，观察心腔心室壁，心腔扩大，室壁变薄。主要为左房室大，反映心脏泵功能异常。

（三）心脏电影

回顾性心电门控采像,可以实现按运动周期连续动态观察。多采用心脏长轴位,以利于观察各房室结构及心室运动情况。多表现为节段性运动功能减弱。

（四）容积再现

心脏整体三维重建对意义有限,冠状动脉重建有一定价值。

（五）心肌灌注

心肌心内膜下为主,呈节段性灌注密度减低(图7-5-4)。

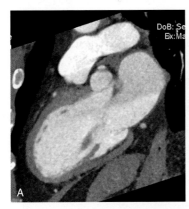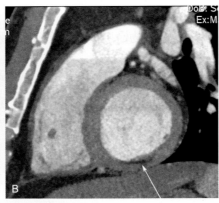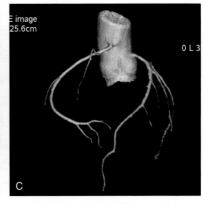

图 7-5-4　心肌灌注

A、B. 左房室不大,左室心内膜下节段性密度减低(箭头),心功能正常;C. 冠状动脉正常。

四、CT 诊断评价

CT 对微循环障碍主要依靠间接征象、功能指标等推测微循环障碍,少量文献报道这类人群的心肌灌注异常,尤其是冠状动脉血流储备(coronary flow reserve,CFR)。近些年用于临床的还有有创性 CMVD 的评价指标——微循环阻力指数(index of microcirculatory resistance,IMR)。当然,确诊还是需要密切综合临床资料进行综合判断。

第六节　MDCT 在冠状动脉介入治疗的应用

随着冠状动脉介入治疗术(percutaneous coronary interventions,PCI)的不断发展,这一技术成为非手术治疗急、慢性冠状动脉阻塞的基本手段。

MDCT 对于 PCI 术前适应证的选择有着重要价值,它不仅提供冠状动脉狭窄程度,重要的是对于狭窄性质(斑块特性)、累及范围、血流动力学 FFR_{CT}(CT 血流储备分数,下同)、心肌受累情况等可以做出明确诊断,对 PCI 适应证选择、手术操作可行性进行指导、预测预后等有重要价值。这些是对选择性冠状动脉造影诊断的重要补充,对临床有重要意义。

MDCT 也是 PCI 术后重要随访检查方法。PCI 术后再狭窄日益受到重视,虽然冠状动脉造影被认为是支架术后评价的“金标准”,但是由于技术要求、有创性以及经济问题等,不作为一线随访方法。20 世纪末电子束 CT(EBCT)研究报道,CT 可以检出支架内再狭窄,其敏感性为 78%,特异性为 95%。随着 MDCT 的发展,大量临床研究证明 MDCT 在评价支架置入术后再狭窄有较高价值,可以检出冠状动脉血管内支架的位置、支架内腔情况、支架两端血管状态、支架以远血管血流灌注及定量研究全面评价支架开通情况,目前已经广泛应用。

随着 MDCT 硬件提高、软件技术的不断发展和日臻完善,作为一种非创伤性的成像检查,MDCT 对冠状动脉支架置入适应证选择及术后评估具有重要意义。

一、基本知识

1. 冠状动脉支架发展历史　大约经历了三个不同阶段:

第一代金属支架:金属裸支架,有不锈钢、镍钛合金或钴铬合金,单纯的金属网状管。输送方式分为球囊膨胀性支架和自膨胀性支架。

第二代药物涂层支架:采用药物洗脱,以药物涂层抑制血管细胞增殖预防再狭窄及阻止血栓形成,解决血管壁对支架出现的炎症反应,较裸支架有一定优势。

第三代生物可吸收支架:比利时科学家报道了应用高分子聚合物(聚乳酸)自行降解支架。这种新型支架在植入初期可以起到扩张血管的作用,血管重新塑形后,它可以逐渐自行降解、消失,从而避免了局部炎症反应的不良后果,动脉保持畅通。这种可降解支架可能给患者留有多次导管治疗的机会。术后复查时没有金属伪影,不影响 CT 或 MRI 成像。

2. 冠状动脉支架分类　根据制作材料、使用的特殊要求包括:

(1)金属裸支架:有不锈钢、镍钛合金或钴铬合金,单纯的金属网状管。

(2)药物涂层支架:以药物涂层抑制血管细胞增殖及阻止血栓形成。

(3)特殊类型支架:如用于分支支架、覆膜式支架等。

(4)可降解支架:高分子复合物支架,一段时间自行降解,解决了血管壁异物反应(图 7-6-1)。

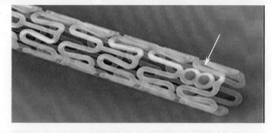

图 7-6-1　ABSORB 可降解支架,支架两端有不透 X 射线的金属标记(箭头)

理想的支架应具备以下特征:①体积细小、易于通过小血管、操作灵活;②示踪性好(不透 X 射线);③生物相容性好,不引起血管壁炎症反应,抗血栓性能好;④支撑力强,扩张性能可靠;⑤顺应性好,符合流体力学要求;⑥CT 或 MRI 检查没有金属伪影。

3. 目前可降解支架受到重视　可降解支架的溶解期为 2~3 年,植入后支架会逐渐被血管内皮细胞分解吸收,最终完全变为水和二氧化碳,可能减少血管长期的炎症反应。支架表层涂有抗细胞增殖药(如依维莫司),可缩短术后服用抗血小板药物时间。可降解支架直接再堵塞概率低于传统金属支架(20%~60%),发生闭塞时,能够重复再植入支架进行治疗。可降解支架术后不良反应与金属支架相比没有明显差异。从原理分析,支架完全降解后,血管内腔的面积会增大,术后心绞痛的发生率也更低。

但是,根据临床观察,生物可降解支架也有缺点:①受生物材料本身限制,支撑力度较弱,有些血管病变情况无法适用;支架脆易断裂、连续性受限制;②聚乳酸在降解过程中可能导致血栓形成;③有的支架具有明显的内膜增生,可能与药物含量较少和洗脱技术有关。

4. 冠状动脉 PCI 适应证

(1)球囊扩张术后血管急性闭塞或有急性闭塞危险的病变。

(2)急性冠脉综合征的不稳定性病变。

(3)劳力性心绞痛,孤立局限性冠状动脉狭窄 ≥75%,$FFR_{CT}<0.8$ 者。

(4)冠状动脉分叉部病变。

(5)可开通的慢性闭塞性病变。

(6)PTCA/Stent 术后遗留狭窄或术后再狭窄病变。

（7）静脉桥血管狭窄性病变。

（8）开口部病变、左主干病变。

（9）预防再狭窄。

二、MDCT 在冠状动脉 PCI 适应证选择中的应用

1. 左主干病变　CT 对左主干病变检出率达 100%，可以作为术者重要参考。

2. MDCT 显示血管病变的特点

（1）斑块的评估：可以预告易损斑块、斑块溃疡或斑块钙化等；向心性、偏心性斑块；管腔内是否有血栓，管腔是否完全闭塞。

（2）病变定量评估：病变长度测量较选择性冠状动脉造影更准确，对选择器材有指导意义。目前 FFR$_{CT}$ 的推广与应用，对解剖 + 功能更有其重要价值。

（3）远端病变评估：末梢血管存在重度狭窄或梗阻、血流差，不利 PCI 治疗。

（4）弥漫性病变或完全闭塞血管内腔密度增高、钙化，提示不易操作。

（5）病变近端血管评估：血管呈锐角或严重扭曲，提示不易操作。

（6）靶血管有否存在血管重构。有否动脉瘤或扩张性病变存在。

3. MDCT 可以检出开口部病变、分叉部病变　供介入 PCI 时参考。

4. MDCT 提示多支病变　其中提示具有重要功能意义或构成其他冠状动脉侧支循环的血管，操作应慎重。

5. MDCT 提示心肌桥的存在　可以准确定位，评估心肌厚度、狭窄程度、临床意义。

6. MDCT 检出冠状动脉起源或走行异常　异常起源的血管常存在开口部狭窄、壁内走行；血管存在过度迂曲或呈锐角，提示操作的难易度（图 7-6-2）。

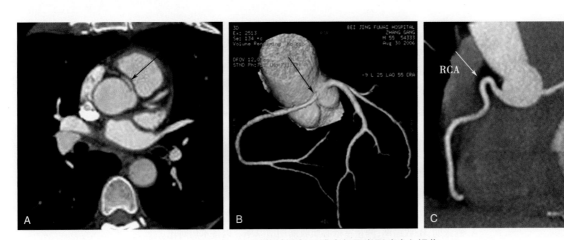

图 7-6-2　冠状动脉起源或走行异常影响介入操作

A、B. 右冠状动脉起源于左冠状窦，开口及近段 50% 狭窄，属于动脉间走行，长段受压 50% 狭窄；C. 冠状动脉近段迂曲走行呈锐角，又称为 "a shepherd's crook right coronary artery"（↑），对介入治疗操作会带来困难。

7. MDCT 功能检查有助于适应证选择

（1）血流储备分数（FFR$_{CT}$）：以 CCTA 提供的冠状动脉解剖狭窄信息计算出血流动力学数据，提供狭窄导致的供血的功能变化。FFR$_{CT}$ ≤ 0.8，表明存在有血流动力学意义的狭窄。FFR$_{CT}$ 是解剖 - 功能 - 血流动力学有意义的一个指标，其准确性可达 87%（图 7-6-3）。

（2）心肌灌注（CTP）：用以确定与病变血管相关心肌范围的灌注情况。心肌厚度、收缩期增厚率有助于提高对 PCI 意义的评估，可作为 PCI 术后改善的指征之一（图 7-6-4，图 7-6-5）。

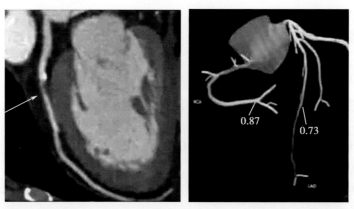

图 7-6-3　前降支近中段约 95% 狭窄,FFR$_{CT}$=0.73,证明有明确血流动力学意义狭窄,为 PCI 适应证

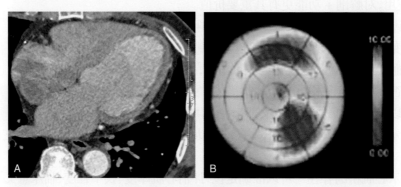

图 7-6-4　心肌灌注图像(牛眼图)

A.前壁 - 心尖部 - 侧后壁心内膜下心肌梗死;B.心肌灌注扫描(CTP)获得心肌灌注图像(牛眼图)。以备术后对比。

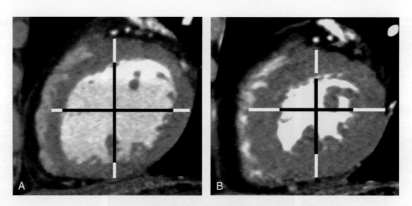

图 7-6-5　左心室短轴测量室壁心肌收缩期增厚率

A.舒张期;B.收缩期,测量室壁心肌收缩期增厚率。以备术后对比。

　　MDCT 可准确反映冠状动脉病变及解剖特点,CT 功能检查为临床医师提供更多信息,提高 PCI 适应证选择的依据以及治疗后功能改善的对比依据。

三、MDCT 在冠状动脉 PCI 术后的应用

(一)冠状动脉内支架 MDCT 检查方法及重建图像

冠状动脉支架术后 MDCT 检查方法同于冠状动脉 CT 检查。

冠状动脉内支架重建图像包括:

1. **横断图像**　冠状动脉支架术后扫描图像重建以断层图像为基础(薄层0.625mm),其中以垂直支架横断像及平行于支架中心线的断层图像对诊断一定价值。但是,由于各种因素影响(如X射线束硬化效应、容积效应、金属或钙化伪影等),不能准确显示支架内腔,很难达到诊断要求。支架材料直接影响成像,在大直径薄壁支架(≥3.5mm直径),而且高密度伪影较小时,可显示腔内再狭窄或低密度充盈缺损。对直径较小的支架,对内腔显示受限。聚乳酸可降解支架影响会得到改善(图7-6-6,见图7-6-12)。

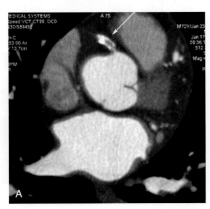
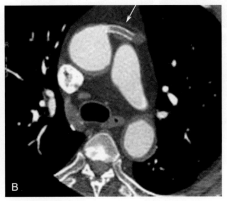

图 7-6-6　冠状动脉支架闭塞

A. 冠状动脉支架术后(3.5mm直径)平行于支架中心线的横断像,示薄壁管状支架(tubular stent),近端低密度充盈缺损,管腔闭塞(↑);B. 左主干支架术后(4.0mm直径)平行于支架中心线的横断像,示薄壁管状支架(tubular stent),支架内低密度充盈缺损,管腔闭塞(↑)。

2. **容积再现(VR)**　显示冠状动脉全貌,充分了解支架位置、数目与周围组织关系。

3. **最大密度投影(MIP)**　显示支架血管全貌与支架相关的血管全面情况、支架特点,以及支架两端血管情况。

4. **曲面重组(CPR)或多层重组(MPR)**　可以清晰观察支架壁及支架内腔情况、有否内膜增厚、再狭窄发生。

5. **重组横断面**　可以评价支架壁围成的截面,可以分析内腔。注意常受到支架直径大小、高密度伪影、移动伪影、容积效应等因素影响,不能得到满意结果。

6. **血管内镜(VE)**　可以评价支架壁围成的血管内腔,可以分析突入内腔的再狭窄。常受到血管-支架直径大小、高密度伪影、移动伪影、容积效应等因素影响,不能得到满意结果(图7-6-7~图7-6-12)。

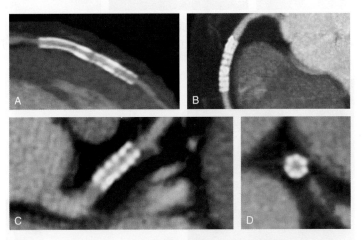

图 7-6-7　各种重建方法显示不同支架影像

A. CPR薄壁管状支架(tubular stent),有利于观察内腔,3枚支架衔接良好;B. MIP弹簧圈状支架(coil stent),只能显示支架外形,不能见管腔内;C. CPR网状支架(mesh stent),支架壁呈点状金属高密度影像,可以观察内腔;D. 重组横断面,网状支架可以显示7支金属丝断面围成的支架截面,可以分析内腔。

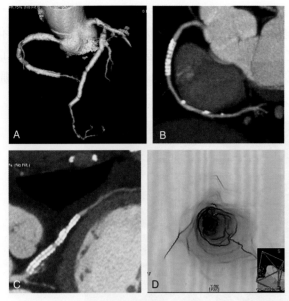

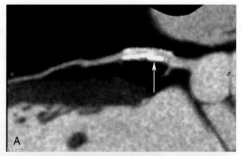

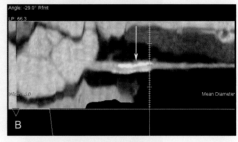

图 7-6-8   各种重建方法显示不同冠状动脉支架征象
A. VR 可以显示血管全貌,支架位置、形态关系;B. MIP 用以显示支架外貌与血管及周围组织关系,可以观察支架两端有否狭窄存在;C. CPR 用以观察支架内腔,本例显示血管内腔光滑、整齐,可以观察支架两端无狭窄存在;D. VE 用以观察支架内腔,本例显示血管内腔光滑、整齐,说明无内膜增生或再狭窄存在。

图 7-6-9   前降支支架置入术后,CPR 显示支架形态良好,可见钙化增厚管壁被推压在支架之外(↑)。支架通畅,内腔无狭窄,支架两端无狭窄,远段血管显影良好

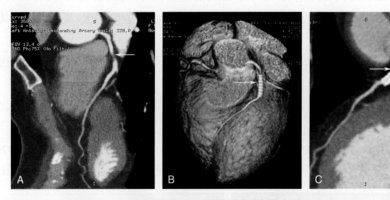

图 7-6-10   前降支支架置入术
A. CPR 显示前降支近心段 95% 狭窄(↑);B、C.(VR、CPR)支架置入术后,支架形态整齐,支架两端无狭窄,远段血管显影良好(↑)。

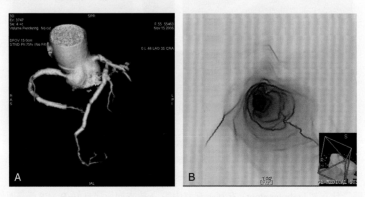

图 7-6-11   前降支、右冠状动脉多枚支架置入术后
A. VR 显示支架分布、形态整齐,各枚支架衔接良好,各分支及支架远段血管显影,支架通畅;B. VE 示前降支支架内壁整齐,腔内未见再狭窄发生。

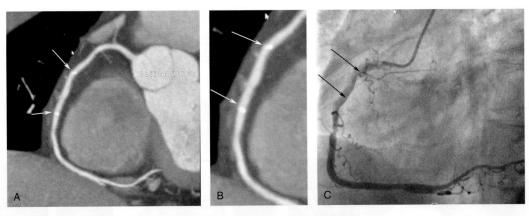

图 7-6-12　右冠状动脉生物可降解支架

A、B. 最大密度投影(MIP),示支架两端有金属标记(↑),生物可降解支架本身不显影,支架(直径 3.5mm,长 23mm),对比剂充盈良好,提示管腔通畅(↑↑);C.冠状动脉造影示可降解支架通畅(↑↑)。

(二) 冠状动脉内支架再狭窄 MDCT 诊断

1. 支架两端狭窄　多是由于冠状动脉原固有病变发展而来,或支架过大造成损伤所致,可发生在一端或两端呈"包糖纸"现象(图 7-6-13,图 7-6-14)。

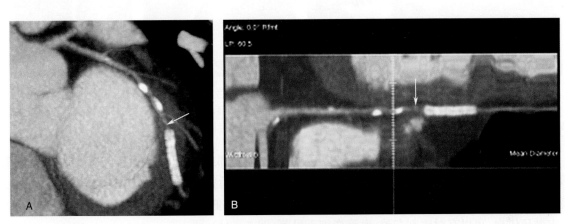

图 7-6-13　支架近端狭窄 - 完全梗阻

A、B. 回旋支中段支架置入术后,MIP 显示支架形态整齐,支架近端狭窄 - 完全梗阻(↑),支架远段血管通过侧支循环显影;B. 同例,CPR 自动测量。

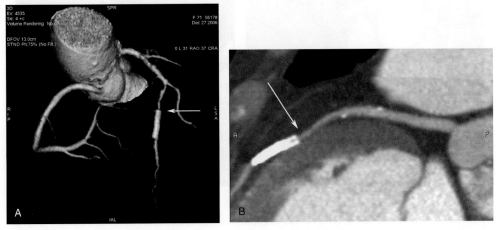

图 7-6-14　前降支中段支架置入术后近端再狭窄

A. 容积再现(VR);B. 曲面重组(CPR)显示支架形态整齐,支架近端中度狭窄(↑),支架远段血管显影。

2. 支架内再狭窄   通常情况下,由于空间分辨力、钙化或金属高密度伪影影响,MDCT 对支架内腔观察受限,仅在大直径薄壁支架(≥3.5mm 直径)而且高密度伪影较小时,可发现腔内再狭窄或低密度充盈缺损。狭窄或梗阻多由于内膜增生、斑块形成和/或血栓形成所致,MDCT 征象为支架内低密度充盈缺损,支架以远血流灌注减少,远段血管变细。如果重度狭窄,甚至完全梗阻,远段有侧支循环供血,血管变细不显著。而高分辨率的扫描模式加上 HD detail 的重建方法能够清楚显示支架内腔(图 7-6-15)。

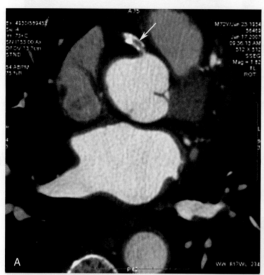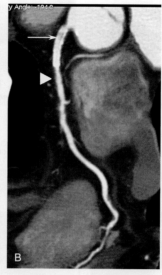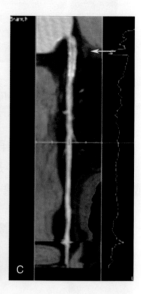

图 7-6-15   右冠状动脉近心段支架植入术后,腔内充盈缺损

A. 横断像显示右冠状动脉开口及支架腔内低密度充盈缺损(↑);B. CPR 显示支架形态整齐,支架腔内低密度充盈缺损,以近端为著(B、C ↑),支架以远段血管不规则中度狭窄(▲),右冠状动脉远段及末梢显影良好,可能通过侧支循环供应。

3. 支架内完全梗阻   支架腔内完全闭塞可发生于支架局部或全部,呈低密度充盈缺损,以远血管不显影(部分病例侧支循环逆行充盈)。左主干支架一般较粗,术后狭窄 - 梗阻 MDCT 较容易检出。多由于内膜增生、斑块形成和/或血栓形成所致,MDCT 征象为支架内低密度充盈缺损,无对比剂充盈。远段多有侧支循环供血,可以有对比剂充盈,血管变细不显著(图 7-6-16)。

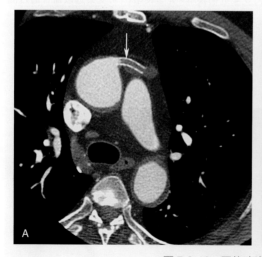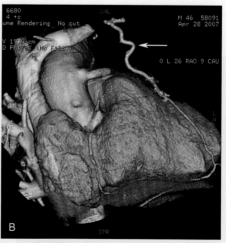

图 7-6-16   冠状动脉支架术后闭塞

A. 横断像示左主干支架完全梗阻,支架内低密度充盈缺损,无对比剂充盈(↑);B. 容积再现(VR)示左主干支架完全梗阻后实行搭桥手术(↑)。

4. 特殊支架植入技术 用于分叉处病变分叉支架(bifurcate stent)植入后的 MDCT 随访。需观察 2 个支架吻合位置,是否存在错位或支架吻合口狭窄(图 7-6-17,图 7-6-18)。

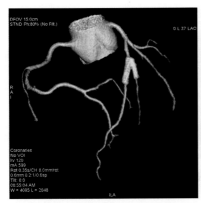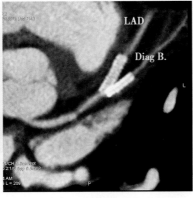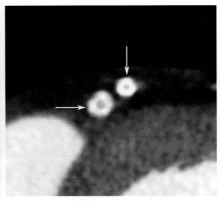

图 7-6-17 双支架呈"V"字形植入

前降支(LAD)与对角支(Diag. B)分叉处病变,采用双支架置入后的 MDCT 随访。显示支架位置、形态良好,支架内管腔通畅,支架两端无狭窄,远段显影良好。

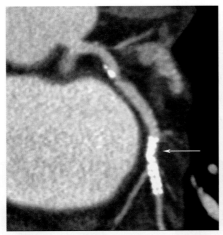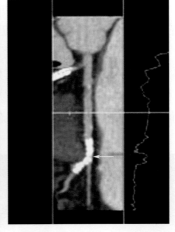

图 7-6-18 分支开口狭窄,双支架植入

回旋支狭窄、钝缘支开口部狭窄,采用回旋支支架与钝缘支端端双支架置入后的 MDCT 随访。显示支架位置、形态良好,支架内管腔通畅,支架两端无狭窄,前降支及对角支远段显影良好(↑)。

(三) MDCT 在支架术后左心功能评价

1. MDCT 可以采用前门控扫描获得 30%~80%R-R 间期图像,能够测量左心室舒张末期(EDV 约 75% R-R 间期)与收缩末期容积(ESV 约 40%R-R 间期),因此可以计算左室每搏输出量(SV),可以获得射血分数(EF)。

2. 可以获得心室壁收缩增厚率(图 7-6-19),了解改善情况。

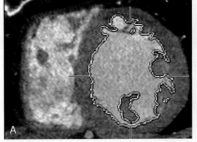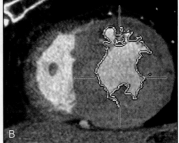

图 7-6-19 MDCT 心功能测定示意图

左室短轴切面(A. 舒张末期;B. 收缩末期),测定室壁收缩期增厚率,与术前比较。

3. 冠状动脉血流储备分数（FFR_{CT}）测定，比较 PCI 或球囊扩张术后冠状动脉血流改善情况（图7-6-20）。

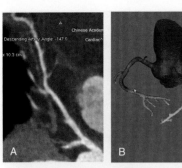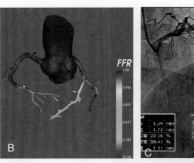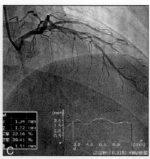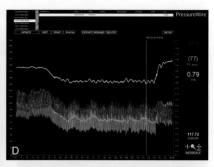

图 7-6-20　冠状动脉球囊扩张术前后，冠状动脉血流储备分数（FFR_{CT}）应用

A. 前降支近段局限性非钙化斑块，未见有意义狭窄（30%~49%），以远显影好，未见狭窄；B. FFR_{CT} 测得 LADm 的 FFR 为 0.77，提示前降支存在有意义狭窄，中段以远的心肌缺血；C. 冠状动脉造影前降支中段的局限性狭窄，量化显示其直径狭窄率为 22.16%，面积狭窄率为 39.41%；D. 造影手术中，测得前降支中段狭窄病变以远的 FFR 值为 0.79。发现缺血证据后，植入药物球囊预扩，复测前降支中段狭窄病变以远 FFR 值为 0.82（手术记录，没有图）。

4. 心肌血流灌注（CTP）测定观察心肌染色并可以测定心肌灌注量；定量分析心脏功能。

MDCT 可以做到有针对性术前、后解剖与功能对照评价，观察治疗效果。

（四）MDCT 在支架置入术并发症诊断的应用

1. 心脏压塞　多由于导丝或导管穿破血管、球囊 - 支架与血管不匹配或过度扩张血管破裂所致，心包腔不同程度增厚，中等密度。依情况需要及时处理。

2. 支架断裂、移位、脱落　CT 成像支架连续性中断，或呈角褶曲、移位。通常在 X 线透视下观察这一改变难以判断，而 CT 可以明确显示支架的形态、断裂、移位及脱落位置（图 7-6-21）。

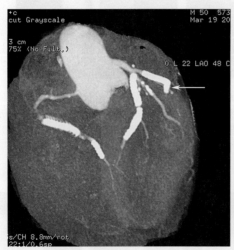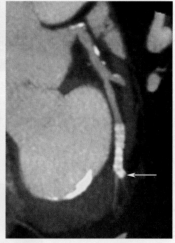

图 7-6-21　MDCT 显示回旋支支架远端成角（↑），提示支架不全断裂

3. 支架置入后形态改变　短缩及短缩率测定，弹性回缩与回缩率测定。

4. 导管与导丝断裂形成心血管内异物　X 线透视可以观察，CT 可以准确检出定位。

5. 冠状动脉夹层形成　MDCT 检出冠状动脉夹层可见局部血管变粗、管壁增厚呈壁内血肿；也可见内膜片影及双腔形成。

6. 主动脉夹层　MDCT 检出主动脉夹层形成，显示主动脉腔内可见内膜片及双腔形成。CT 可以明确定性、定位诊断。

7. 腹膜后血肿　MDCT 检出介入治疗引起的腹膜后血肿,局限者显示后腹壁中等密度弧形包块;大量出血甚至可以波及肾囊周围间质。

8. 股动脉损伤　如假性动脉瘤、动静脉瘘形成。根据程度不同,可呈现穿刺局部血肿;如果股 - 髂静脉早期显影,多提示动静脉瘘形成,可以观察到瘘管。大量出血可以沿肌间隙向附近蔓延(图 7-6-22)。

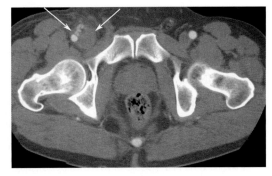

图 7-6-22　右股动脉假性动脉瘤(↑)

四、MDCT 在冠状动脉介入治疗应用的评价

(一) 冠状动脉支架 MDCT 成像影响因素

MDCT 冠脉成像在评价冠脉支架时,图像质量直接影响诊断。而对于影响图像质量的因素很多,我们应该有所认识。

1. 支架原材料　常规应用的金属支架,在 X 线透视下可以显示,但是根据所采用金属材料不同、支架厚度不同,也存在可视性的区别。CT 可以直接显示,却存在高密度伪影,直接影响成像。

生物可降解支架属高分子聚合材料制成,在 X 线下不可视,因此,需要在支架两端放置金属标记或支架有金属涂层,CT 需要注入对比剂后根据灌注情况进行观察内腔。

2. X 射线束硬化效应　高致密金属支架对低能量光子的吸收造成对支架周围软组织密度的假性降低,产生对软组织或碘对比剂的衰减不敏感。影响对支架周围软组织的观察,特别是造成腔内狭窄过的诊断。

3. 部分容积效应　部分容积大小受到支架材料、厚度以及重建算法影响。由于金属的高密度与管腔低密度间均值更接近金属密度,从而出现的容积效应直接影响对管腔的观察与评价,容易造成狭窄的过度诊断。

4. 重建层厚　不同螺距、不同厚度及不同重建算法直接影响空间分辨力,不同厂家设备应该合理应用。重建层厚应以薄层为宜(图 7-6-23)。

5. 时间分辨力　对搏动的心脏,移动伪影直接影响图像质量。扫描速度对保证冻结瞬间图像至关重要,可保证清晰度。应该选择检查心脏的相应设备。

对患者调整好心率(心律),也是一个关键因素。

扫描野中心是保证最佳时间分辨力位置,操作时应该予以注意。

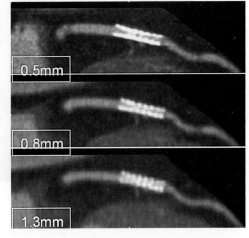

图 7-6-23　支架显示不同层厚对支架重建的影响,薄层重建图像最清晰

(二) MDCT 检出支架再狭窄的准确性

由于上述各种因素,造成支架诊断准确性受到质疑。研究表明,不同直径的支架实际值与 CT 测量值比较存在一定差距。例如直径 2.5mm 支架,CT 影像测量为 (1.44 ± 0.3) mm,仅为实际管腔的 58%,支架腔内斑块几乎无法辨认,可视性为 0;直径 3.0mm 支架,CT 影像测量为 (1.8 ± 0.4) mm,仅为实际的 61%,管腔内斑块可视性为 29.9%;直径 3.5mm 支架,CT 影像测量为 (2.4 ± 0.4) mm,仅为实际的 69%,管腔内斑块可视性为 31.6%;直径 4.0mm 支架,CT 显示为 (2.9 ± 0.2) mm,约为实际的 72%,管腔内斑块可视性约 66.7%。

在实际应用中,较大的支架如 ≥3.5mm 支架,CT 对内腔观察较为准确。支架可评估率可达 80%,检出支架狭窄的敏感性为 80%~100%,特异性为 81%~98%,阳性预测值为 63%~89%,阴性预测值为 97%~100%。

Cademaetiri 报道一组多排螺旋 CT 冠状动脉支架再狭窄研究,182 例(192 枚支架)检出再狭窄(狭窄 ≥50%)敏感性为 95%,特异性为 93%,阳性预测值为 63%,阴性预测值为 99%,7% 无法评估。

MDCT 对不同材料的支架进行体外研究发现,伪影可导致支架壁增厚,并明显减小支架内腔直径,提高腔内的 CT 值,支架周围出现放射状伪影。这样既不易准确测量支架内径,也不能在腔内出现血栓时准确测量血栓的 CT 值。支架的材料和设计不同,导致伪影的程度也是不同的,特别是较小直径支架。钽支架引起的伪影最明显,Nir Royal 和 Jostent Stentgraft 支架也会导致严重伪影,可使支架内腔完全无法显示,而其他材料的支架均有一定程度的内腔显示,V-Flex、Be-stent 和 Sirius 支架的伪影最小。

MDCT 对体内支架与常规冠状动脉造影对照研究,发现 CT 只能显示 20%~40% 的支架内腔。这样,MDCT 就不能发现支架内轻、中度狭窄,只有对高度狭窄和闭塞的检测才较可靠。Nieman 等在体外研究发现,即使无运动伪影,使用非常薄的层厚,高密度伪影导致测量的支架壁厚度仍大于实际厚度。Kruger 则认为,由于部分容积效应和线束硬化伪影,MDCT 不能直接观察支架内再狭窄。高分辨率 MDCT 成像技术加上 HD detail 的重建方法对观察冠状动脉支架特点及支架腔内结构比较理想。

部分患者通过支架远端血管对比剂充盈情况来间接评价支架的通畅性。此征象也存在误区。有病例可以见到支架虽然闭塞,但因侧支循环好,远端血管仍可逆向充盈,可能会造成假阴性结果,误导诊断,值得引起注意。

(三) CT 血流功能研究可能为支架再狭窄研究开辟新途径

20 世纪 90 年代应用电子束 CT 开发冠状动脉血流功能研究,用以评价支架通畅及供血状况,对支架的血流动力学研究仍可借鉴(图 7-6-24,表 7-6-1)。

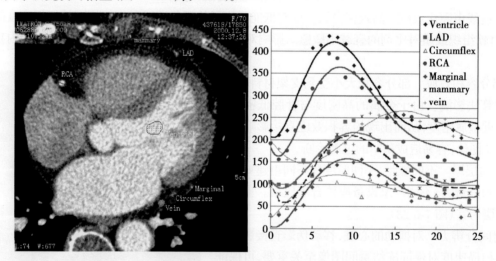

图 7-6-24　冠状动脉血流测定

表 7-6-1　正常冠状动脉的血流模式测量结果

	升主动脉 / 室腔	前降支	回旋支	右冠脉	左乳内动脉
峰值 /HU	330.5 ± 36.78	213.80 ± 92.83	204.75 ± 44.03	261.75 ± 82.54	198.75 ± 38.06
峰值比		0.64 ± 0.20	0.63 ± 0.20	0.78 ± 0.19	0.60 ± 0.06
延迟时间 /s		1.78 ± 1.30	1.38 ± 1.59	0.26 ± 0.84	1.96 ± 1.29
增高值 /HU	237.00 ± 49.45	166.75 ± 39.69	175.50 ± 40.34	179.50 ± 108.58	154.50 ± 58.26
曲线下面积 /mm²	10 670.93 ± 4 112.10	5 984.08 ± 768.66	5 689.83 ± 3 351.05	5 863.55 ± 1 275.31	4 494.91 ± 2 321.05

目前,MDCT 冠脉成像直接观察冠状动脉支架管腔仍存在一定限制,对检出支架(特别是直径<3.5mm 支架)再狭窄还达不到理想要求。但是,MDCT 可以直接显示支架的位置、形态、支架两端冠状动脉血管状态及支架以远血管的灌注等,可结合临床做出综合评价。

　　未来的方向是,CT 血流储备率研究(FFR_{CT})能够指导冠心病术前选择适应证;虚拟支架技术可以模拟冠状动脉支架置入后的血流储备改善情况,预测治疗效果,提高治疗成功率。术后可以提供冠状动脉血流改善情况(图 7-6-25),评价术后效果,是术后随访的理想方法。

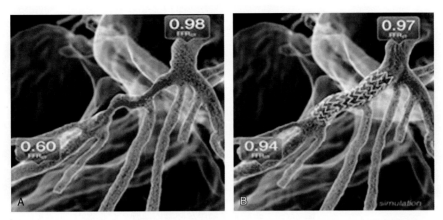

图 7-6-25　应用 CT 血流储备率研究(FFR_{CT})评估支架术后冠状动脉血流改善情况
A. 支架术前,前降支中段狭窄,远端 FFR_{CT} 为 0.6 ;B. 支架术后,远端 FFR_{CT} 为 0.94,血流储备率明显改善。

第七节　MDCT 在冠状动脉旁路移植术的应用

　　冠心病外科治疗主要采用冠状动脉搭旁路移植术。大组研究证明,大隐静脉桥 10%~20% 在术后 1~2 年内闭塞,45%~55% 术后 10~12 年闭塞。而乳内动脉桥通畅率明显高于大隐静脉桥,10 年通畅率为 90%。胃网膜右动脉 2~5 年通畅率达 95%。因此,多主张桥血管全动脉化以达到更好的长期通畅率和生存率。

一、MDCT 在冠状动脉搭桥术前的应用

(一) MDCT 检出升主动脉病变

　　冠状动脉搭桥术中遇到的升主动脉疾病包括升主动脉粥样硬化、主动脉退行性变、大动脉炎、升主动脉瘤和夹层,将直接影响搭桥术的成败。

　　Mills 将升主动脉粥样硬化分为 3 型：Ⅰ型是瓷壳型(porcelain aorta),升主动脉全周钙化,在搭桥术阻断或部分阻断升主动脉时易致斑块脱落和升主动脉损伤;Ⅱ型为内膜松脆型(ragged friable),升主动脉内膜面粗糙松脆,斑块极易脱落,在术中应避免触碰和钳夹升主动脉;Ⅲ型为壁内液化型(liquid intraluminal disease),升主动脉腔内液化脆片。

　　Wareing 等提出,将升主动脉粥样硬化分为轻、中、重度。轻度主动脉粥样硬化,壁厚度不超过 3mm,可按正常升主动脉标准手术程序进行。中度主动脉粥样硬化性病变是指升主动脉局部存在中度或重度(壁厚>3mm)的动脉粥样硬化灶,术中处理依病变部位而异。如病变在升主动脉远端 1/3,建议采用股动脉插管,阻断钳尽量置于升主动脉近端或不阻断升主动脉;病变在升主动脉中 1/3 时,需调整静脉旁路近端吻合口的位置,尽可能将近端吻合口做在升主动脉病变的近端。重度升主动脉粥样硬化时,升主动脉全周受累或多处受累,无法在升主动脉操作。

　　大动脉炎可以累及升主动脉,戴汝平等提出大动脉炎"升主动脉"型,该型累及升主动脉、主动脉瓣、冠状动脉及肺动脉。外科治疗较为特殊,需要升主动脉置换、主动脉瓣置换及冠状动脉搭桥术。

　　继往,外科主要依靠升主动脉造影观察升主动脉,这些方法不仅有创,主要是不能观察血管壁的病

变。而 MDCT 检查可在术前准确评价升主动脉管壁情况,反映动脉粥样硬化累及的范围、程度及管壁厚度;是否存在升主动扩张、动脉瘤、夹层、狭窄、钙化等情况。这对心外科医师选择手术方式都具有重要的意义(图 7-7-1,图 7-7-2)。

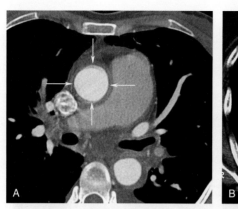
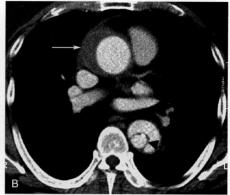

图 7-7-1　主动脉壁增厚及脉壁内血肿

A. 大动脉炎,升主动脉壁增厚(约 5mm ↑);B. 升主动脉壁内血肿(夹层)呈半月形(↑)。

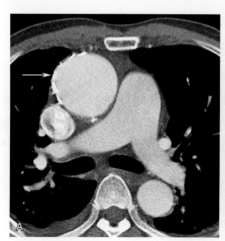
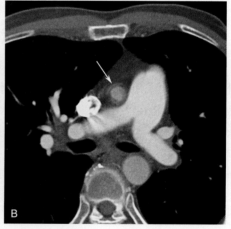

图 7-7-2　升主动脉钙化及狭窄

A. 升主动脉钙化(↑);B. 升主动脉狭窄,管壁增厚(↑)。

(二) MDCT 检出锁骨下动脉病变,了解桥血管的情况

头臂动脉狭窄与冠状动脉粥样硬化性心脏病有相似的病理过程,因此在拟采用乳内动脉行冠状动脉旁路移植的患者,术前应对锁骨下动脉进行评估,以避免有狭窄性病变存在,若为双侧病变,需放弃这一术式的选择。同时,如果患者有无脉症病史,尤其应该在术前进行检查。年轻患者还应该除外大动脉炎存在(图 7-7-3)。

MDCT 可以进一步了解左、右乳内动脉情况,包括血管的走行有无变异、与拟搭桥冠状动脉的位置关系、左乳内动脉与左前降支间是否夹有肺组织或获得性病变等,有助于外科医师制定准确的手术计划,防止手术时误伤乳内动脉(图 7-7-4)。

(三) MDCT 在冠状动脉搭桥术适应证选择的应用

1. 冠脉搭桥术的手术适应证

(1)冠状动脉多支血管病变,尤其是合并糖尿病的患者。

(2)左主干病变。

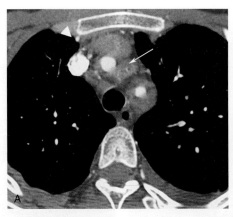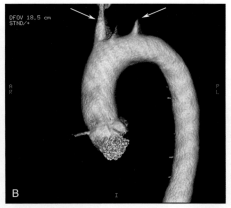

图 7-7-3 头臂动脉狭窄及闭塞

横断面(A)及三维重建(B)显示右无名动脉狭窄,左颈总动脉于根部闭塞(↑),左锁骨下动脉狭窄 - 闭塞(↑)。左乳内动脉未显影。右乳内动脉显影良好(△)。

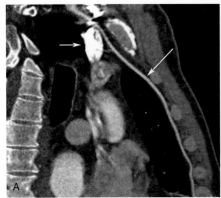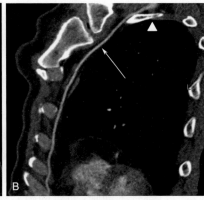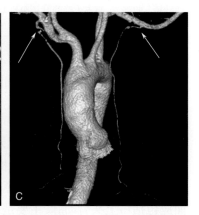

图 7-7-4 乳内动脉解剖变异

A. 右侧乳内动脉起自胸廓内右锁骨下动脉近段(上腔静脉→);B. 左侧乳内动脉起自胸廓外腋动脉近段(第 1 肋△);C. 左、右乳内动脉 VR 重建。

（3）不适合介入治疗的患者,包括冠脉弥漫性病变(>20mm)、严重成角、明显钙化、近端严重弯曲、完全闭塞 3 个月以上、累及大分支以及静脉桥闭塞等。

（4）中老年人瓣膜病换瓣术有 25% 以上因合并冠心病,需要同时行冠状动脉搭桥术。

（5）心肌梗死后机械并发症,如室壁瘤、室间隔穿孔、乳头肌断裂、心脏破裂(假性室壁瘤)等,手术时需同时行冠状动脉搭桥术。

（6）冠状动脉介入诊断或介入治疗中出现严重并发症。

冠状动脉搭桥术要求远端血管通畅,血管径>1.5mm,血管供应区有存活心肌。

2. MDCT 可为搭桥术前提供冠状动脉及心胸整体情况

（1）冠状动脉病变支数、位置、程度,提供整体概念;提供病变以远血管信息,测量其内径(图 7-7-5)。

（2）检出心肌梗死心脏结构性并发症。

（3）提供心功能状况(例如 EF),直接关系到评估围手术期安全及预后。

（4）MDCT 负荷心肌灌注成像检出有否存活心肌,为选择适应证提供证据。

（5）提供胸、肺全面状况。

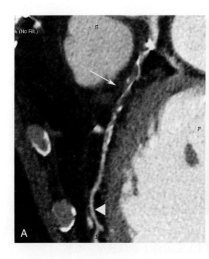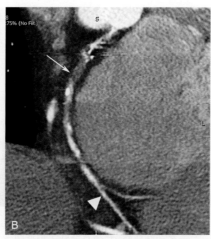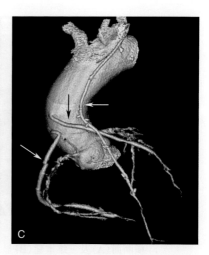

图 7-7-5　冠状动脉三支病变

A. 前降支；B. 右冠状动脉，冠状动脉三支弥漫性病变，重度狭窄 - 闭塞（↑），远段血管通畅（△）为搭桥适应证；C. 搭桥术后，乳内动脉桥 - 前降支，两支大隐静脉桥分别与钝缘支及右冠状动脉远端吻合（↑）。

二、不同材料桥血管 MDCT 征象

（一）扫描技术

MDCT 在对冠状动脉搭桥术患者进行检查时与一般冠状动脉 CT 成像扫描技术基本一致，但需注意：①延迟时间：同于冠状动脉检查延迟时间。②扫描范围：除常规冠状动脉扫描范围外，上界与手术方式有关，对于大隐静脉搭桥血管，扫描最上界层面应包括主动脉弓；对于内乳动脉搭桥血管，扫描最上层面应包括弓上头臂动脉，主要是（左、右）锁骨下动脉；对胃网膜右动脉桥血管检查，扫描范围较大，最下层面应包括膈下腹主动脉。③注入对比剂速度及总量同于常规冠状动脉检查。④低管电压（80kVp）结合低对比剂流速、混合迭代重建技术的联合应用，在降低射线剂量、对比剂用量的基础上，可以提高桥血管的显示。

（二）桥血管重建方法

1. VR　用于观察桥 - 冠状动脉血管全貌，利于教学及临床医师观察。

2. CPR　用于桥血管内腔分析，特别是吻合口的分析，具有重要价值。

3. MIP 及仿真内镜（VE）　较少用，意义不大。

（三）不同材料桥血管 MDCT 征象

1. 乳内动脉桥　左乳内动脉起自左锁骨下动脉，管径均匀，管径为 2.5~3mm，作为桥血管，乳内动脉桥血流动力学灌注压及血流量均达到前降支生理指标。走行于心前缘，主要应用于前降支，是优良的移植材料（图 7-7-6）。

2. 桡动脉桥　作为动脉桥血管，管径均匀，内腔为 2.5~3mm，其灌注压及血流量均达到冠状动脉生理指标，而且远期开通率远高于大隐静脉桥，是优良的移植材料（图 7-7-7）。

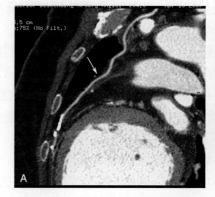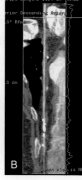

图 7-7-6　乳内动脉桥血管

A. 乳内动脉桥血管（前降支吻合口钙化）；B. 血管自动测量分析：管径面积 5.3mm²，全长管径较均匀。

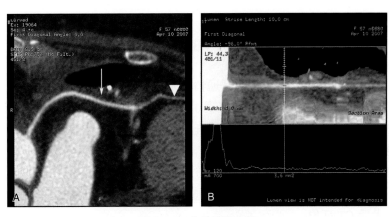

图 7-7-7　桡动脉桥血管

A. 桡动脉桥(↑)供血给钝缘支(△);B. 血管自动测量分析。

3. **大隐静脉桥**　大隐静脉桥是取自身一段大隐静脉,将其倒转作为桥血管移植材料。由于其内径大(4~6mm),有足够长度,有时应用其做续贯桥,向两支或以上血管供血,可以保证升主动脉血流达到缺血的心肌,是良好的移植材料(图 7-7-8)。但是,术后大隐静脉动脉化,易发生动脉粥样硬化、钙化而产生狭窄,以致发生闭塞,值得注意。

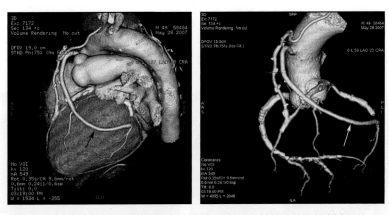

图 7-7-8　大隐静脉桥(↑),主动脉 - 对角支、钝缘支续贯桥(↑)

4. **人工血管桥**　应用人工血管实行升主动脉移植术时,可用带有为冠状动脉分支设计的血管分支,直径为 5~6mm,易于实行冠状动脉搭桥术(图 7-7-9)。

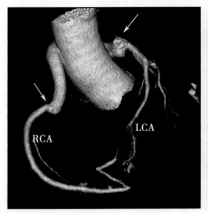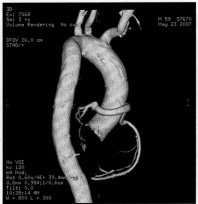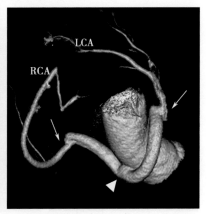

图 7-7-9　升主动脉人工血管——两支桥血管

升主动脉人工血管带有一个共干(△)发出两支桥血管,一支用于主动脉 - 左冠状动脉桥(↑),另一支为主动脉 - 右冠状动脉桥(↑)。

三、MDCT 在冠状动脉搭桥术后随访中的应用

冠状动脉搭桥术后定期随访搭桥血管的开通情况是必要的。既往,冠状动脉造影是唯一复查的方法,1986 年电子束 CT(EBCT)应用于临床后,实现了无创检查做搭桥术后随访。近年来 MDCT 冠状动脉成像的成功,无创性搭桥术后随访已成为常规检查。

(一) MDCT 桥血管移植术后随访

1. 冠状动脉搭桥术后随访目的 ①桥血管通畅情况,有否再狭窄发生;②远段冠状动脉显影情况及灌注效果;③搭桥术并发症;④固有冠状动脉情况;⑤心功能改善情况。

2. 桥血管移植术后 CT 征象

(1) 桥血管通畅:①乳内动脉桥:该血管起自左锁骨下动脉,走行于左前胸壁内侧,管径均匀,管径为 2.5~3mm,吻合口以远血管显影良好(图 7-7-10,图 7-7-11);②大隐静脉桥:大隐静脉内径为 4~6mm,由于有静脉瓣,局部稍成弧形膨大,吻合口以远血管显影良好。有时应用其做续贯桥(亦称蛇形桥),向两支或以上血管供血,显影良好(图 7-7-12);③桡动脉桥:桡动脉内径均匀,内腔为 2.5~3mm,吻合口以远血管显影良好。

(2) 桥血管狭窄及闭塞征象:①乳内动脉桥:乳内动脉狭窄多发生于远端吻合口,吻合口以远前降支灌注减少,显影淡,管腔变细。血栓形成逐渐由远侧逆行发展,至管腔完全闭塞(图 7-7-13)。②大隐静脉桥:由于大隐静脉桥血管的动脉化易于发生动脉粥样硬化,斑块造成桥血管狭窄,继发血栓形成进一步促进桥血管闭塞。桥血管多见于吻合口近心段,管壁不规则,管腔多发狭窄(图 7-7-14);完全闭塞发生于主动脉吻合口,呈乳头状盲端(图 7-7-10)。③桡动脉:桡动脉桥狭窄血管多发生于两端吻合口,严重者可发生闭塞。

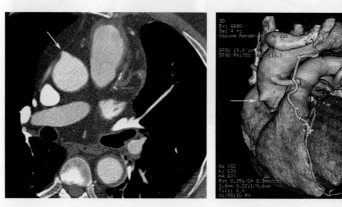

图 7-7-10 大隐静脉桥血管闭塞,主动脉 - 右冠状动脉桥血管于开口部闭塞(↑)

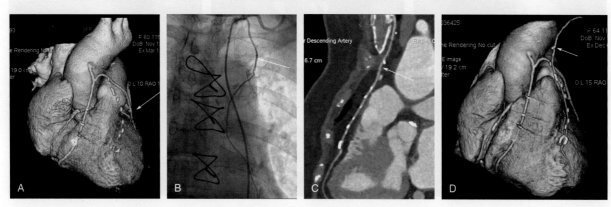

图 7-7-11 CABG 术后,MDCT 检查可能出现假阳性

A. 冠状动脉搭桥术后左乳内桥血管未见显影(箭头);B. CT 检查后行冠状动脉造影,左乳内动脉桥血管通畅;C、D. 3 年半后复查 CT 显示左乳内桥血管通畅。

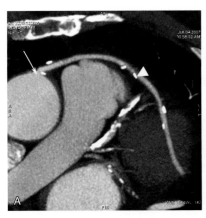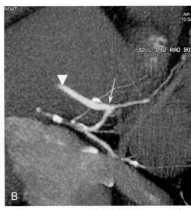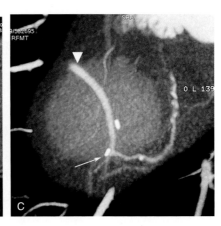

图 7-7-12　大隐静脉桥血管末端吻合口部通畅

A. 大隐静脉桥血管（▲）主动脉开口部（↑）开通良好；B. 大隐静脉桥血管（▲）末端吻合口部（↑）开通良好；C. 大隐静脉桥血管（▲）末端吻合口部（↑）开通良好，末梢血管灌注良好。

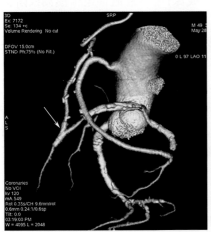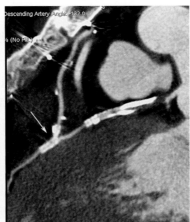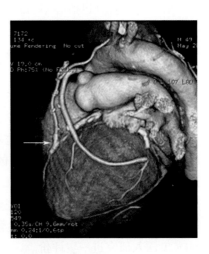

图 7-7-13　桥血管狭窄支架植入

乳内动脉 - 前降支桥血管远段吻合口狭窄，支架植入后，乳内动脉桥血管及前降支远段显影良好（↑），支架通畅。

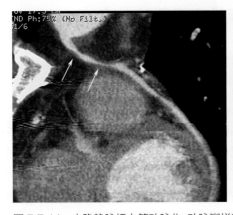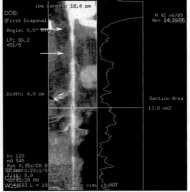

图 7-7-14　大隐静脉桥血管动脉化，动脉粥样硬化斑块形成，造成近段不规则狭窄（↑）

（二）固有冠状动脉再评价

冠状动脉搭桥术后 MDCT 随访，除了分析搭桥血管及吻合口以远的冠状动脉灌注情况外，对其余各支血管兼顾进行分析，全面反映患者的情况。

（三）心功能评价

MDCT 分析收缩期与舒张期左室容积，计算泵功能 EF 改善情况，评价手术效果及预测预后重要意义。

四、MDCT 对检出桥血管狭窄 - 闭塞的评价

由于 MDCT 桥血管成像成功率高,评价桥血管有重要价值,受到国内外学者重视。Silber 等对 74 例冠状动脉搭桥术后的患者行 MDCT 与冠状动脉造影对照研究,MDCT 检出搭桥血管闭塞有高的敏感性(100%)和特异性(96%)。Ropers 等对 65 例 182 支桥血管与冠状动脉造影对照研究,检出桥血管狭窄 - 闭塞的敏感性和特异性分别为 97%、98%。国内一组对照研究,MDCT 检出桥血管狭窄 - 梗阻的敏感性、特异性、阳性预测值及阴性预测值分别为 94.5%,95.7%、80.4% 及 96.3%。结论是,MDCT 可作为一种可靠的检查手段,用于冠状动脉搭桥术后的评估。

五、MDCT 冠状动脉搭桥血管成像的局限性

1. 运动伪影(包括心率、心律、心脏搏动及呼吸伪影)影响桥血管成像,可导致血管边缘模糊或阶梯状不连续,影响对管腔狭窄程度评价的准确性。

2. 金属伪影　冠状动脉搭桥术中使用金属夹,可带来金属伪影,影响管腔评价,特别是乳内动脉桥血管影响较大。

3. 有报道 MDCT 桥血管成像可评估率低,值得关注。一组研究报道 124 支桥血管只有 77 支血管可供分析,40 支大隐静脉、7 支乳内动脉不能评价,可评估率仅为 62%,值得注意。可能由于桥血管远端吻合口小,吻合口以远末梢血管细小,解剖图像不清晰,只能依据末梢血管对比剂灌注情况加以评价。MDCT 扫描、重建的层厚、螺距及重建时相的选择影响桥血管成像效果,直接影响可评估率。

4. MDCT 对桥血管正常及完全梗阻检出率高,但是对桥血管狭窄检出的阳性预测值低,值得注意。早年电子束 CT(EBCT)采用桥血管血流扫描,定量评价桥血管通畅性,有助于发现桥血管的狭窄,值得 MDCT 深入研究进一步评价。

第八节　家族性高胆固醇血症

一、基本知识

家族性高胆固醇血症(familial hypercholesterolemia,FH)是一种常染色体显性遗传病,主要是由第 19 号染色体上的低密度脂蛋白受体(low-density lipoprotein receptor,LDL-R)基因多种突变所引起。FH 患者由于 *LDL-R* 基因自身突变或可表达其配体的相关基因发生变异,细胞膜表面的低密度脂蛋白(LDL)受体缺陷或突变,导致体内 LDL 代谢异常,造成血液中总胆固醇(TC)水平和低密度脂蛋白胆固醇(LDL-C)明显升高。过量的 LDL-C 沉积于吞噬细胞和其他细胞,形成黄色瘤和粥样斑块,最终导致早发冠心病的发生,成为早发冠心病的众多危险因素之一。

家族性高胆固醇血症患者的主动脉损害与一般的粥样硬化无法区分(除了有大量泡沫细胞的堆积和胆固醇沉积外),但是在解剖学上胆固醇的分布是明显不同的,一般在 FH 中胆固醇更容易堆积于主动脉瓣、主动脉窦部及主动脉根部。

有人认为,主动脉瓣上狭窄是由于:①幼年时期动脉粥样硬化引起升主动脉壁的生长障碍,高浓度 LDL-C 可能阻止主动脉生长基因的表达,从而影响主动脉的生长与发育;②与涡流和低流变力有关,或许由于主动脉瓣环的异常和主动脉的瓣上狭窄减慢了血流速度,从而使这些部位更容易发生粥样硬化改变。

二、流行病学

FH 因血脂代谢异常间接或直接促发动脉粥样硬化的形成,与早发冠心病(冠心病发病年龄男性<55 岁,女性<65 岁)的发生、发展具有密切关系。临床分为纯合子 FH(homozygous familial hypercholesterolemia,HoFH)和杂合子 FH(heterozygous familial hypercholesterolemia,HeFH)两种类型。中国人群 FH 患病率为 0.28%(标化后为 0.18%)。HoFH 较为罕见,患病率为(1~3)/100 万;HeFH 患病率为 0.20%~0.48%。在英美等西方发达国家,55 岁以下的冠心病患者中 5%~10% 为 FH 患者。HoFH 多在 10 岁左右就出现冠心病的症状和体征,降主动脉、腹主动脉、胸主动脉和肺动脉易发生严重的粥样硬化,心瓣膜和心内膜表面也可形成黄色瘤斑块,多在 30 岁以前死于心血管疾病。男性杂合子 30~40 岁就可患冠心病,女性杂合子的发病年龄较男性晚 10 年左右。主动脉瓣上损害也可以发生在杂合子的 FH 人群中,但是一般不侵及主动脉瓣。

三、临床特点及诊断标准

(一)临床特点

FH 病变累及范围、程度决定患者相应临床症状,以高胆固醇血症、特征性黄色瘤、早发的心血管疾病和阳性家族史为主要临床表现。

1. 血浆中胆固醇、β- 脂蛋白含量明显增高,而甘油三酯正常或仅轻度增高。

2. 心血管系统受累影像学　主要表现为冠状动脉粥样硬化、狭窄,心肌梗死;主动脉瓣增厚、狭窄;主动脉瓣上和 / 或主动脉多发狭窄;左室肥厚并室腔扩大,心功能减低。

3. 黄色瘤或粥样斑块形成　以肌腱、四肢关节伸侧皮下黄色瘤为特征;患者常出现反复性的多关节炎和腱鞘炎,主要累及踝关节、膝关节、腕关节和近端指间关节,抗炎药物不能抑制。

4. 家族史　遗传学分为纯合子,发病早(20 岁前);杂合体,常发病于中年(40 岁后),常以缺血性心脏病为首发病症。

5. 由于脂质沉积呈黄色素瘤样改变,可以累及升主动脉、主动脉瓣,造成主动脉瓣瓣上狭窄、瓣叶增厚,冠状动脉粥样硬化。

(二)诊断标准

根据 WHO 分类,家族性高胆固醇血症属高脂蛋白血症Ⅱ型,分成Ⅱa 和Ⅱb 两型,Ⅱa 型者只有高β- 脂蛋白血症,而前 β- 脂蛋白正常,多数病例 TC 升高,而三酰甘油(TG)正常;Ⅱb 型者 β- 和前 β- 脂蛋白均增高,血清中 TC、TG 亦增高。

FH 患者的基因背景决定了血清胆固醇水平及临床特点。由于突变基因种类繁多、基因诊断技术复杂,目前临床上主要根据血清胆固醇和皮肤黄色瘤进行诊断,且特异性达 98%。根据中国人群血 LDL-C 水平和 FH 的特点,并借鉴国外的经验,2018 年《家族性高胆固醇血症筛查与诊治中国专家共识》建议:

1. 成人符合下列标准中的 2 项,即可诊断为 FH。

(1)未接受调脂药物治疗的患者血清 LDL-C 水平 ≥4.7mmol/L(180mg/dl)。

(2)有皮肤 / 腱黄色瘤,或<45 岁的人存在脂性角膜弓。

(3)一级亲属中有 FH 或早发动脉粥样硬化性心血管疾病,特别是冠心病患者。

2. 儿童 FH 的诊断标准　未治疗的血 LDL-C 水平 ≥3.6mmol/L(140mg/dl)且一级亲属中有 FH 患者或早发冠心病患者可以诊断为 FH;LDL-C 水平 ≥10.34mmol/L(400mg/dl)时,即应怀疑 HoFH,当 LDL-C 水平 ≥12.92mmol/L(500mg/dl),通常诊断为 HoFH。我国专家共识建议,儿童血清 LDL-C ≥2.9mmol/L,且排除继发性高脂血症,可作为可疑人群。因临床表型存在差异,有些患儿 LDL-C

水平<12.92mmol/L 也可能是 HoFH,需要结合父母或家属的血清 LDL-C 水平、肌腱黄瘤、是否早发冠心病等协助诊断,或进一步考虑基因检测确诊(图 7-8-1)。

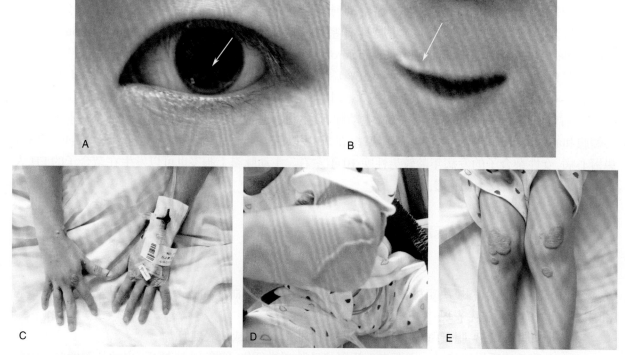

图 7-8-1　家族性高胆固醇血症临床体征
A. 脂性角膜弓;B. 眼睑上方的黄色斑块,胆固醇沉积物组成;C~E. 关节伸侧皮肤黄色瘤。

四、CT 诊断

非心电门控扫描根窦部有运动伪影,推荐心电门控扫描,观察主动脉腔同时注意管壁,冠状动脉情况。

1. 横断图像　主动脉广泛严重的粥样硬化表现,管壁明显不规则增厚、钙化,管腔不规则狭窄或瘤样扩张。主动脉瓣增厚钙化,开放受限,也可见二尖瓣钙化。冠状动脉病变多累及开口部,提示冠状动脉开口部受累很大程度与主动脉根窦部管壁增厚、钙化及分叉区血流动力学特点密切相关。

2. 多层重组(MPR)或曲面重组(CPR)　可有目的地分析一支"目标"血管的受累情况,包括累及范围、病变特点、狭窄程度、管壁及管腔内血栓情况,是定性及定量诊断有意义的重建方法。

3. 容积再现(VR)　立体显示主动脉及主要分支受累范围、形态。效果同主动脉造影,有利于外科手术参考,满足教学查房的需要(图 7-8-2)。

五、影像学评价

本病在与先天性主动脉瓣上狭窄(Williams 综合征)鉴别诊断中应该注意以下问题。

1. MDCT 可以检出升主动脉狭窄　当发现是动脉粥样硬化改变,同时冠状动脉受累,应考虑本病的可能。确诊需要结合临床病史、家族史、皮肤改变及实验室检查。

2. 发病年龄有助于提示"纯合子"或"杂合子"的可能　对于小儿诊断应在慎重,需与 Williams 综合征鉴别,后者表现为主动脉瓣上狭窄,冠状动脉正常或扩张,常合并肺动脉外围分支狭窄,无动脉粥样硬化表现。CT 诊断中应予以注意鉴别。

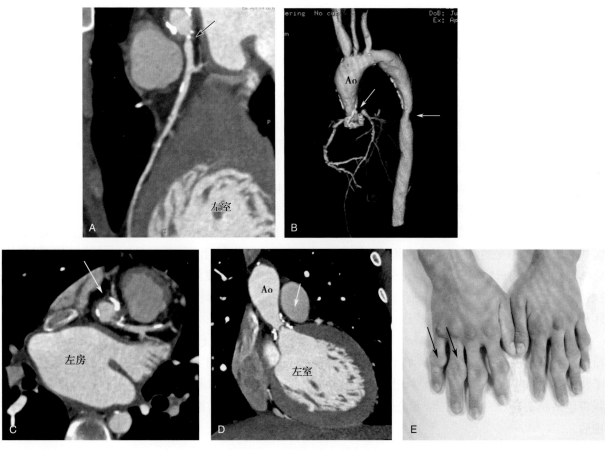

图 7-8-2 家族性高胆固醇血症

A~D. CT 横断位、曲面重组及容积再现,主动脉瓣环及瓣上狭窄,管壁钙化(↑)。B. 主动脉弥漫性粥样硬化性改变,降主动脉局部狭窄(↑);A~C. 左室心肌肥厚并左室腔扩大,左、右冠状动脉粥样硬化性改变,管腔不规则,左主干开口部重度狭窄(箭头),右冠状动脉开口部及中段局部重度狭窄;D. 主动脉瓣明显增厚,主动脉瓣狭窄(↑)。E. 手部伸侧各关节多发腱黄瘤、结节性黄瘤形成(↑),活检证实。

第九节 冠心病 MDCT 诊断检查评价

一、MDCT 冠状动脉成像评价

MDCT 薄层容积扫描,保证有较高空间分辨力,达到 X、Y、Z 三轴同一性,提高了血管三维重建的图像质量,保证三维重建的可靠性,使三维重建的冠状动脉达到诊断要求。

国内外学者对冠状动脉 MDCT 成像的研究证明,MDCT 已能显示冠状动脉至 3~4 级分支水平,能对 ≥2mm 直径的管腔作出准确评价,MDCT 成像显示的冠状动脉与选择性冠状动脉造影相比有较高的一致性。Achenbanch 研究显示,MDCT 可以准确地重建较长的冠状动脉节段,左主干(9±4)mm,左前降支(112±34)mm,左回旋支(80±29)mm,右主干(116±33)mm,平均(78±16)% 的冠状动脉节段无运动伪影,平均对比噪声比(contrast-to-noise,CNR)为 9.3±3.3。MDCT 冠状动脉直径与选择性冠状动脉造影密切相关,MDCT 为(3.3±1.0)mm,选择性冠状动脉造影为(3.2±0.9)mm,平均差异为 0.38mm($r=0.86$)。

MDCT 对左主干、前降支近段、回旋支近段及右冠状动脉近段的显示率为 100%。前降支中段、回旋支中远段、右冠状动脉中远段、对角支、钝缘支、锐缘支、左室后支及后降支的显示率可达 70%~90%。而前降支末梢段、房室结支、圆锥支、前间隔支、心房支、左室支、右室支及窦房结支等的显示率仅为 10%~50%。这一缺欠的临床意义尚待进一步评价。因此,选择性冠状动脉造影仍是冠状动脉诊断的"金标准"。

二、冠状动脉斑块检出与评价

选择性冠状动脉造影虽然是冠心病诊断的"金标准",但是仍停留在"管腔影像学",仅能以管腔的充盈缺损或狭窄程度做诊断,不能观察血管壁,不能评价动脉粥样斑块性质。

MDCT 解决了这一问题,不仅能显示内腔,其优势是可以显示血管壁,对斑块成分特点进行分析,虽然 CT 的分辨力尚不能显示动脉粥样硬化 Ⅰ、Ⅱ 型病变,但是 Ⅲ 型可显示为管壁的浅薄的低密度灶;Ⅳ~Ⅵ 型病变均为边界清楚的低密度灶或混合性斑块(即钙化与低密度影混杂),管壁隆起、管腔狭窄;斑块表面凹凸不平时,提示有溃疡形成;钙化灶 - 钙化性斑块。检出"易损斑块"已成为可能,可评估总体斑块负荷及斑块成分进行量化分析。量化信息主要包括脂质成分斑块总体积、纤维成分斑块总体积、钙化成分斑块总体积、粥样硬化斑块总负荷(粥样硬化斑块总体积 / 主动脉管腔总体积)、斑块溃疡体积。

当前,"影像组学"(radiomics)、"多模态及影像融合"日趋成熟,已经改变了冠心病患者的临床评估模式,逐渐做到由分子水平分析动脉粥样硬化和易损斑块组成。PET、多层螺旋 CT 和 MRI 的进展使分子和生理信息得以整合,并为早期识别高危心血管事件的患者提供诊断策略。将这些信息转化为临床实践将包括制定有效的治疗方案,无论是药物治疗,还是基于导管介入,都将有益于改善心血管疾病患者的预后。

三、冠状动脉狭窄检出与评价

文献报道,冠状动脉狭窄 MDCT 与冠状动脉造影对照研究结果不尽相同。国内一组 MDCT 检出冠状动脉中度或中度以上狭窄的敏感性和特异性分别为 87.5% 和 97.2%,阳性预测值和阴性预测值分别为 82.4% 和 98.1%;对高度狭窄的敏感性和特异性分别为 91.6% 和 98.7%,阳性预测值和阴性预测值分别为 84.6% 和 99.3%。另一组 105 例对照研究,≥50% 狭窄 MDCT 的敏感性、特异性、阳性预测率和阴性预测率分别为 85.7%、97.9%、93.0% 和 95.5%。国外一组 MDCT 冠状动脉成像(血管直径 ≥2mm)与导管法冠状动脉造影对照研究结果,检出中度或中度以上狭窄的敏感性和特异性分别为 95% 和 86%,阳性预测值和阴性预测值分别为 80% 和 97%。

我们一组对照研究,评价 64 排 MDCT 检出冠状动脉狭窄的敏感性、特异性、阳性预测值和阴性预测值分别为 96.22%、94.56%、89.44% 和 96.88%。对于冠状动脉 ≥50% 的中、重度狭窄以及完全闭塞检出的准确率为 95.90%。

四、MDCT 心功能检查及功能成像

CT 开发了冠状动脉狭窄的血流动力学研究,是一个突破。包括 CT 心肌灌注成像(CTP)、基于计算流体力学的 CT 血流储备分数(FFR$_{CT}$)和心肌应力研究(myocardial strain)等功能性检查技术进入临床应用阶段,使评估冠状动脉狭窄的血流动力学意义成为可能。

1. 左室功能分析 包括左室节段功能分析,已是 CTA 常规功能测定。

2. 冠状动脉血流储备(FFR$_{CT}$) 优点:①不需要额外应用腺苷等药物;②无创性检查:可以在不增加射线量的前提下提供无创"一站式"的解剖和功能评价;③无创性使得在疑似胸痛人群的筛查以及多支

血管病变 PCI 策略制定上更有优势。FFR$_{CT}$ 设定 ≤ 0.8 为异常值。

局限性：①目前对 FFR$_{CT}$ 的临床研究仅局限于稳定性心绞痛的患者，对心肌梗死及血运重建后的患者未曾研究；② CCTA 的图像质量对 FFR$_{CT}$ 的模拟计算影响较大，如运动伪影、硬束化伪影、钙化伪影和图像噪声增加等影响 FFR$_{CT}$ 测定；③ FFR$_{CT}$ 的计算是模拟方式的，而非真实的生理状态，个体微循环状态和血液黏滞度等都可以影响计算结果。

3. CT 心肌灌注成像（CT myocardial perfusion，CTP）　目前，CTP 主要应用于心肌缺血的诊断，通过解剖和功能一站式成像可优化冠心病的无创性影像诊断流程。静态 CTP 对心肌缺血的判断主要通过目测法观察心肌灌注缺损从而做出定性诊断。然而，CTP 需要额外的数据采集以及使用负荷药物，在临床的常规应用还有一定限度。

4. 心肌应力研究（myocardial strain）　心肌应力指心肌在张力作用下发生变形的能力或程度，在射血分数和室壁运动正常时即可发生改变，从而早期发现心脏功能异常。心肌应力参数能够预测心脏疾病的预后及生存率，是心脏影像学评价的重要指标。研究表明，心肌应力在多种心脏疾病如缺血性心脏病、扩张型心肌病、肥厚型心肌病、缩窄性心包炎、心力衰竭等的诊断与预后评估方面有重要的指导意义。

5. 微循环障碍 CT 诊断　CT 对微循环障碍主要依靠间接征象、功能指标等推测微循环障碍，少量文献报道这类人群的心肌灌注异常，尤其是冠状动脉血流储备（coronary flow reserve，CFR）。近些年用于临床的有创性 CMVD 的评价指标——微循环阻力指数（index of microcirculatory resistance，IMR）。确诊还是需要密切结合临床资料进行综合判断。

五、冠状动脉炎性病变检出与评价

动脉粥样硬化是一种免疫炎症性疾病，也是一种慢性炎症反应。粥样硬化斑块的各种改变可认为是慢性炎症的不同阶段。2018 年 *Lancet* 发表文章，CT 可以通过测量血管周围脂肪的密度，间接反映血管的炎症反应程度（见图 7-3-7）；研究认为，血管周围脂肪衰减指数是对现行冠状动脉 CT 血管造影的升级，改善了心脏风险的预测和再分层。脂肪衰减指数（FAI）超过 −70HU 人群的心血管死亡风险显著增加，对患者早期干预具有极大的临床价值。

六、MDCT 冠状动脉造影（CCTA）对高危人群冠心病筛查的应用

根据对照研究表明 CCTA 属于无创检查，可以获得冠心病早期更多信息。

1. CCTA 对动脉粥样斑块的检出以及进一步定性及定量诊断，有助于临床对高危患者的早期防治。

2. 国内、外研究证明，CCTA 平扫检出冠状动脉钙化，检出冠状动脉粥样硬化、预测冠心病有重要价值。CCTA 对检出冠状动脉狭窄（≥ 50%）有较高的准确性（> 90%）；有较高的阴性预测值（95%~99%），对排除冠心病有重要价值。应用 CCTA 对高危人群做筛查，可以减少选择性冠状动脉造影的过度应用和依赖。

3. 检出"易损斑块"，评估总体斑块负荷及斑块成分进行量化分析。

4. CCTA "一站式" 获得 FFR$_{CT}$ 值，≤ 0.8 为异常值。获得心肌 CTP 信息。

七、患者在决定实施有创冠状动脉造影或血运重建治疗前，CCTA 评估冠状动脉有重要价值

1. MDCT 多角度显示冠状动脉主干及主要分支解剖及病变分布，有助于有创检查前术者制定预案。

2. MDCT 显示的管壁斑块病变特性,为治疗方法选择提供有价值信息。

3. MDCT 显示冠状动脉的起源和解剖变异,指导介入性检查治疗操作。

4. MDCT 冠状动脉成像可以纠正选择性冠状动脉造影诊断中的误区,如左主干短小或开口部狭窄被造影导管所遮掩;闭塞血管导致插管失败;超选择插管造成的误诊等。

5. MDCT 费用低、微创、低辐射量,方便必需的患者筛查应用,以减少失误。

当前选择性冠状动脉造影仍然是冠状动脉病诊断的"金标准",而 MDCT 的技术发展对检出冠状动脉狭窄有较高的准确性,两者有机结合,有利于患者,有助于医学科学发展。

八、CCTA 是冠状动脉血运重建术后重要随访方法

冠状动脉支架植入术后,较大的支架,如 ≥ 3.5mm 支架,CT 对内腔观察较为准确,支架可评估率可达 80%,检出支架狭窄的敏感性为 80%~100%,特异性为 81%~98%,阳性预测值为 63%~89%,阴性预测值为 97%~100%。对于直径较小的支架在实际应用中,MDCT 对体内支架与常规冠状动脉造影对照研究,发现 CT 只能显示 20%~40% 的支架内腔,不易发现支架内轻 - 中度狭窄,只有对高度狭窄和闭塞的检测才较可靠。Kruger 认为,由于部分容积效应和线束硬化伪影,MDCT 不能直接观察支架内再狭窄。高分辨率 MDCT 成像技术加上 HD detail 的重建方法对观察冠状动脉支架特点及支架腔内结构比较理想。CT 血流功能研究可能为支架再狭窄研究开辟新途径。虽然 CT 对支架再狭窄还达不到理想要求,但是 MDCT 可以直接显示支架的位置、形态、支架两端冠状动脉血管状态及支架以远血管的灌注等,结合临床可以做出综合评价。

冠状动脉搭桥术后,MDCT 是重要随访方法,国内一组对照研究显示,MDCT 检出桥血管狭窄 - 梗阻的敏感性、特异性、阳性预测值及阴性预测值分别为 94.5%、95.7%、80.4% 及 96.3%。结论是,MDCT 可作为一种可靠的用于冠状动脉搭桥术后的评估手段。

(支爱华　王贵生　戴汝平)

参考文献

[1] LEIPSIC J, ABBARA S, ACHENBACH S, et al. SCCT guidelines for the interpretation and reporting of coronary CT angiography: a report of the Society of Cardiovascular Computed Tomography Guidelines Committee [J]. J Cardiovasc Comput Tomogr, 2014, 8 (5): 342-358.

[2] HECHT H S, CRONIN P, BLAHA M J, et al. 2016 SCCT/STR guidelines for coronary artery calcium scoring of noncontrast noncardiac chest CT scans: A report of the Society of Cardiovascular Computed Tomography and Society of Thoracic Radiology [J]. J Thorac Imaging, 2017, 32 (5): W54-W66.

[3] GREENLAND P, BLAHA M J, BUDOFF M J, et al. Coronary Calcium Score and Cardiovascular Risk [J]. J Am Coll Cardiol, 2018, 72 (4): 434-447.

[4] WILLIAMS M C, MOSS A J, DWECK M, et al. Coronary Artery Plaque Characteristics Associated With Adverse Outcomes in the SCOT-HEART Study [J]. J Am Coll Cardiol, 2019, 73 (3): 291-301.

[5] THOMAS I C, FORBANG N I, CRIQUI M H. The evolving view of coronary artery calcium and cardiovascular disease risk [J]. Clin Cardiol, 2018, 41 (1): 144-150.

[6] BUDOFF M J, MCCLELLAND R L, NASIR K, et al. Cardiovascular events with absent or minimal coronary calcification: the Multi-Ethnic Study of Atherosclerosis (MESA)[J]. Am Heart J, 2009, 158 (4): 554-561.

[7] 周渊, 戴汝平. 电子束 X 线计算机断层摄影扫描机检测冠状动脉钙化的临床进展 [J]. 中国动脉粥样硬化杂志, 2003, 11 (2): 180-182.

[8] 汤喆, 白静, 王禹. 冠状动脉钙化 [J]. 中华心血管病杂志, 2013, 41 (10): 900-902.

[9] 沈洁云, 王忠敏, 陈克敏. 冠状动脉斑块的 CT 血管造影评价 [J]. 中国医学计算机成像杂志, 2016, 22 (1): 97-100.

[10] NAGHAVI M, LIBBY P, FALK E, et al. From vulnerable plaque to vulnerable patient: a call for new definitions and risk assessment strategies: Part Ⅱ [J]. Circula

tion, 2003, 108 (15): 1772-1778.

［11］NAGHAVI M, LIBBY P, FALK E, et al. From vulnerable plaque to vulnerable patient: a call for new definitions and risk assessment strategies: Part Ⅰ [J]. Circulation, 2003, 108 (14): 1664-1672.

［12］NAGHAVI M, FALK E, HECHT H S, et al. From vulnerable plaque to vulnerable patient--Part Ⅲ: Executive summary of the Screening for Heart Attack Prevention and Education (SHAPE) Task Force report [J]. Am J Cardiol, 2006, 98 (2A): 2H-15H.

［13］OIKONOMOU E K, MARWAN M, DESAI M Y, et al. Non-invasive detection of coronary inflammation using computed tomography and prediction of residual cardiovascular risk (the CRISP CT study): a post-hoc analysis of prospective outcome data [J]. Lancet, 2018, 392 (10151): 929-939.

［14］NAGAYAMA Y, NAKAMURA N, ITATANI R, et al. Epicardial fat volume measured on nongated chest CT is a predictor of coronary artery disease [J]. Eur Radiol, 2019, 29 (7): 3638-3646.

［15］KASKI J C, CREA F, GERSH B J, et al. Reappraisal of Ischemic Heart Disease [J]. Circulation, 2018, 138 (14): 1463-1480.

［16］肖文颖, 黄红漫, 冯六六. 冠状动脉微循环功能障碍研究新进展 [J]. 心血管康复医学杂志, 2019, 28 (2): 247-251.

［17］JESPERSEN L, HVELPLUND A, ABILDSTRØM S Z, et al. Stable angina pectoris with no obstructive coronary artery disease is associated with increased risks of major adverse cardiovascular events [J]. Eur Heart J, 2012, 33 (6): 734-744.

［18］MURTHY V L, NAYA M, TAQUETI V R, et al. Effects of sex on coronary microvascular dysfunction and cardiac outcomes [J]. Circulation, 2014, 129 (24): 2518-2527.

［19］中华医学会心血管病学分会基础研究学组, 中华医学会心血管病学分会介入心脏病学组, 中华医学会心血管病学分会女性心脏健康学组, 等. 冠状动脉微血管疾病诊断和治疗的中国专家共识 [J]. 中国循环杂志, 2017, 32 (5): 421-430.

［20］周渊, 戴汝平, 高润霖. 经静脉 EBCT 血管造影、中心线三维重建及血流扫描评价冠脉支架通畅性的研究 [J]. 中华心血管病杂志, 2005, 33 (8): 687-690.

［21］MAINTZ D, GRIDE M, FALLENBERG E M, et al. Assessment of coronary arterial stents by multislice-CT angiography [J]. Acta Radiologica, 2003, 44 (6): 597-603.

［22］CADEMARTIRI F, SCHUIJF J D, PUGLIESE F, et al. Usefulness of 64-slice multislice computed tomography coronary angiography to assess in-stent restenosis [J]. J Am Coll Cardiol, 2007, 49 (22): 2204-2210.

［23］COLLLET C, SOTOMI Y, CAVALCANT R, et al. Accuracy of coronary computed tomography for bioresorbable scarfold luminal investigation: a comparison with optical coherence tomography [J]. Int J Cardiovasc Imaging, 2017, 33 (3): 431-439.

［24］DATTA J, WHITE C S, GILKESON R C, et al. Anomalous coronary arteries in adults: depiction at multi-detector row CT angiography [J]. Radiology, 2005, 235 (3): 812-818.

［25］PANNU H K, FLOHR T G, CORL F M, et al. Current concepts in multi-detector row CT evaluation of the coronary arteries: principles, techniques, and anatomy [J]. Radiographics, 2003, 23 Spec No: S111-S125.

［26］MAHNKEN A H, WILDBERGER J E, KOOS R, et al. Multislice spiral computed tomography of the heart: technique, current applications, and perspective [J]. Cardiovasc Intervent Radiol, 2005, 28 (4): 388-399.

［27］MIN J K, LEIPSIC J, PENCINA M J, et al. Diagnostic accuracy of fractional flow reserve from anatomic CT angiography [J]. JAMA, 2012, 308 (12): 1237-1245.

［28］GAUR S, ACHENBACH S, LEIPSIC J, et al. Rationale and design of the HeartFlowNXT (HeartFlow analysis of coronary blood flow using CT angiography: NeXt sTeps) study [J]. J Cardiovasc Comput Tomogr, 2013, 7 (5): 279-288.

［29］DOUGLAS P S, DE BRUYNE B, PONTONE G, et al. 1-Year Outcomes of FFR$_{CT}$-Guided Care in Patients with Suspected Coronary Disease: The PLATFORM Study [J]. J Am Coll Cardiol, 2016, 68 (5): 435-445.

［30］COENEN A, LUBBERS M M, KURATA A, et al. Fractional flow reserve computed from noninvasive CT angiography data: diagnostic performance of an on-site clinician-operated computational fluid dynamics algorithm [J]. Radiology, 2015, 274 (3): 674-683.

［31］MUSHTAQ S, CONTE E, PONTONE G, et al. Interpretability of coronary CT angiography performed with a novel whole-heart coverage high-definition CT scanner in 300 consecutive patients with coronary artery bypass grafts [J]. J Cardiovasc Comput Tomogr, 2020, 14 (2): 137-143.

［32］LUO C C, TANG T, LI T, et al. Value of CT Angiography Using Low Tube Voltage and Low Contrast Combined with Iterative Model Reconstruction in Patients with Coronary Artery Bypass Grafts [J].

Zhongguo Yi Xue Ke Xue Yuan Xue Bao, 2018, 40 (6): 744-749.

［33］杨絮, 张代辉, 张武, 等. 多层螺旋 CT 观察胸廓内动脉解剖及其应用价值 [J]. 实用放射学杂志, 2012, 28 (12): 1914-1917.

［34］MILLS N L, EVERSON C T. Atherosclerosis of the ascending aorta and coronary artery bypass. Pathology, clinical correlates, and operative management [J]. J Thorac Cardiovasc Surg, 1991, 102 (4): 546-553.

［35］SHI Z, YUAN B, ZHAO D, et al. Familial hypercholesterolemia in China: prevalence and evidence of underdetection and undertreatment in a community population [J]. Int J Cardiol, 2014, 174 (3): 834-836.

［36］温文慧, 武文峰, 王旭, 等. 日本《儿童家族性高胆固醇血症 2017 指南》解读 [J]. 中华心血管病杂志, 2019, 47 (5): 417-420.

［37］中华医学会心血管病学分会动脉粥样硬化及冠心病学组, 中华心血管病杂志编辑委员会. 家族性高胆固醇血症筛查与诊治中国专家共识 [J]. 中华心血管病杂志, 2018, 46 (2): 99-103.

［38］黄丹. 家族性高胆固醇血症的诊断和治疗进展 [J]. 国际儿科学杂志, 2018, 45 (5): 389-392, 396.

［39］李为民, 刘怡希. 2013 EAS 家族性高胆固醇血症诊治共识简介 [J]. 中国医学前沿杂志 (电子版), 2013,

5 (10): 44-47.

［40］VILADÉS MEDEL D, LETA PETRACCA R, CARRERAS COSTA F, et al. Coronary computed tomographic angiographic findings in asymptomatic patients with heterozygous familial hypercholesterolemia and null allele low-density lipoprotein receptor mutations [J]. Am J Cardiol, 2013, 111 (7): 955-961.

［41］张沛, 支爱华, 戴汝平. 家族性高胆固醇血症累及心血管系统的临床特点分析 [J]. 中国循环杂志, 2014, 29 (5): 327-330.

［42］STURM A C, KNOWLES J W, GIDDING S S, et al. Clinical Genetic Testing for Familial Hypercholesterolemia: JACC Scientific Expert Panel [J]. J Am Coll Cardiol, 2018, 72 (6): 662-680.

［43］HALPERIN J L, LEVINE G N, AL-KHATIB S M, et al. Further Evolution of the ACC/AHA Clinical Practice Guideline Recommendation Classification System: A Report of the American College of Cardiology/American Heart Association Task Force on Clinical Practice Guidelines [J]. J Am Coll Cardiol, 2016, 67 (13): 1572-1574.

［44］马展鸿, 曾建华, 李世国, 等. 家族性高胆固醇血症的影像学诊断 [J]. 中华放射学杂志, 2004, 38 (4): 435-437.

第八章
非动脉粥样硬化性冠状动脉病

获得性冠状动脉病以动脉粥样硬化最为常见,非粥样硬化性冠状动脉病相对少见,但种类繁多,主要包括累及冠状动脉的血管炎及血管周围炎,自发性冠状动脉夹层,冠状动脉扩张症,冠状动脉痉挛症、假性动脉瘤、介入性诊断治疗开展后出现的医源性冠状动脉损伤,心脏移植后冠状动脉病变、冠状动脉栓塞以及先天畸形等。对于年龄小的、无动脉粥样硬化危险因素、有全身症状(不明原因发热、皮肤黏膜损伤、关节痛等)、肺肾等多脏器损伤、实验室炎性指标升高、有心脏移植、介入治疗等特定病史的患者,需考虑此类疾病的可能性,并注意与冠状动脉粥样硬化性心脏病(冠心病)的鉴别。

第一节 大 动 脉 炎

一、基本知识

大动脉炎(Takayasu arteritis,TA)是指累及大血管的慢性非特异性肉芽肿性血管炎。病变多见于主动脉及其一级分支和/或肺动脉,冠状动脉受累是 TA 一种特殊但并不罕见的类型,发生率达 10%~30%,一项 TA 的冠状动脉影像学研究发现,TA 合并冠状动脉病变的患者达 60%,晚发的 TA 患者更容易发生冠状动脉受累及。

TA 的基本病理改变:大动脉炎病变早期为主动脉壁增厚,逐步累及主要分支,包括头臂动脉分支,内脏动脉如肾动脉、肺动脉、腹腔动脉、肠系膜动脉、冠状动脉等;累及升主动脉,大动脉炎可以侵犯主动脉窦及瓣叶,瓣叶炎性细胞浸润、增厚、水肿、脱垂、穿孔;波及冠状动脉,开口部-近心段管壁增厚、狭窄-闭塞、钙化,可呈弥漫性或局限性发生,少数动脉瘤形成。

TA 临床分型:①"头臂动脉"型(上肢无脉症);②"胸腹主动脉"型;③"广泛"型:是头臂动脉型与胸腹主动脉型联合存在;④"肺动脉"型;⑤"升主动脉"型:病变累及升主动脉及主动脉根部。"升主动脉"型是大动脉炎较为复杂的一型,可同时累及主动脉瓣及冠状动脉,引起主动脉瓣关闭不全及心绞痛,继发左心室扩大,重症者需要置换升主动脉根部和主动脉瓣,以及冠状动脉搭桥手术治疗。

冠状动脉受累机制:TA 累及冠状动脉的机制尚不明确,目前认为包括以下几种:

1. 主动脉壁炎症累及冠状动脉开口及近段,导致其狭窄或闭塞。

2. TA 对血管壁内皮的损伤诱使并加速动脉粥样斑块的形成,随着 TA 患者年龄的增大,合并的高血脂、糖尿病等危险因素加速了冠状动脉病变进展。

3. 活动期内 TA 还可以提高血小板对胶原蛋白的敏感性,促使受累血管内血栓形成。

二、CT 诊断

(一) 横断扫描

冠状动脉心电门控扫描（前瞻性或回顾性心电门控扫描）。

1. **主动脉层面**　注意观察主动脉根窦部及主动脉管壁有无增厚、狭窄及钙化征象，是否合并升主动脉瘤及主动脉瓣脱垂、关闭不全。外周动脉是否受累、狭窄。

2. **冠状动脉层面**　冠状动脉起始部受累局限性或节段性狭窄最多见（图 8-1-1，图 8-1-2），表现为开口部 - 近心段管壁增厚，可伴有钙化，管腔狭窄 - 闭塞，少数患者表现为冠状动脉管腔弥漫性狭窄 - 闭塞，冠状动脉瘤形成极罕见。各支冠状动脉均可受累，以多支病变为主。单纯冠状动脉受累（无主动脉及其分支受累）极少见。

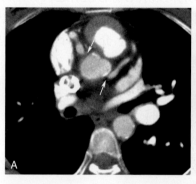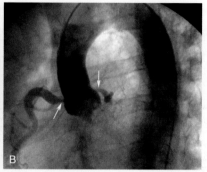

图 8-1-1　大动脉炎"升主动脉"型

患者女性，32 岁。A. CT 轴位像，主动脉窦壁增厚、钙化，左主干及右冠状动脉开口部重度狭窄，并狭窄及狭窄后扩张（↑）；B. 升主动脉造影示左主干及右冠状动脉开口部狭窄及狭窄后扩张（↑）。

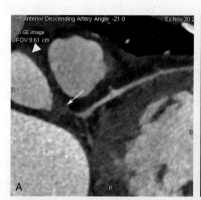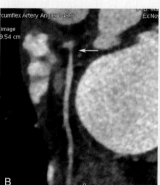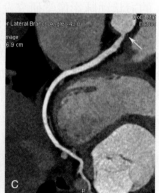

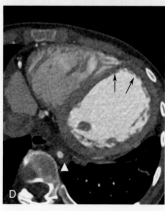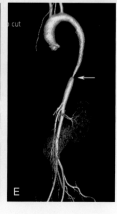

图 8-1-2　大动脉炎

A～C. 冠状动脉 CTA CPR 图像：左主干起始部管壁闭塞（A ↑），回旋支开口局限性中重度狭窄（B ↑），右冠状动脉开口管壁增厚，管腔轻度狭窄（C ↑）。D. 舒张期横断图像：左心室增大，左心室前间壁及室间隔中远段心内膜下密度减低（↑），考虑缺血性改变；自主动脉根窦部至降主动脉远段管壁弥漫环形增厚（A △、D △）。E. 主动脉增强扫描 VR 图像示降主动脉远段管腔重度狭窄（↑）。

3. 左、右心室　心脏室壁厚度,有否室壁变薄、密度减低,心肌缺血梗死征象。心腔内有否充盈缺损,提示血栓存在。心电门控扫描可以观察心室舒张、收缩功能。可出现舒张功能减低。

(二) 曲面重组(CPR)或多层重组(MPR)

对受累冠状动脉进行分析,进一步显示受累血管病变特点,受累动脉位置、大小、血管壁情况,对诊断有重大意义。

(三) 容积再现(VR)

可以直观显示主动脉 - 冠状动脉立体情况,对进一步诊断与治疗有帮助。

第二节　川　崎　病

一、基本知识

川崎病(Kawasaki diseases)又称结膜皮肤淋巴结综合征,是一种以全身血管炎变为主要病理的急性发热性出疹性小儿疾病。患者多为婴幼儿、少年期发病,其中 80% 为 5 岁以下婴幼儿。

该病主要病理改变是全身中、小动脉坏死性血管炎。任何临床表现为发热、出疹性疾病且有炎症表现,尤其是持续 4 天以上的儿童,需要考虑川崎病的可能,多伴有眼结膜及口咽部充血、草莓舌、手足发红、肢体肿胀、指尖脱屑和颈部淋巴结肿大。

冠状动脉受累机制及病理改变:冠状动脉受累早期内膜水肿、炎性细胞浸润,急性血管及血管周围炎,继而冠状动脉瘤形成,瘤内继发血栓或内膜增厚致管腔狭窄、闭塞,晚期冠状动脉瘢痕形成伴有钙化、再通。冠状动脉受累的主要高危因素包括年龄 ≤ 1 岁、男性、WBC > 20×10^9/L、CRP > 100mg/L、发热天数 > 10 天、丙种球蛋白使用时发病时间 > 10 天。

本病急性期表现为心肌炎、心包炎、心瓣膜炎和冠状动脉炎。如不治疗,20% 会出现冠状动脉损伤,发病时冠状动脉血管壁各层均有炎性细胞浸润,易发生扩张性改变,从而引起冠脉扩张和冠状动脉瘤形成及瘤内血栓形成。这是目前儿童后天性心脏病的最常见原因,多在 5 岁之内(免疫系统尚未成熟)发病,男多于女(1.5:1)。

急性期后,10%~20% 患儿遗留冠状动脉血管瘤,好发于左、右冠状动脉近心段及分叉部,其中约半数可在 1~1.5 年内逐渐消失,冠状动脉瘤持续存在者,可同时伴有冠状动脉弥漫性瘢痕性狭窄或闭塞。上述病变是恢复期或后期出现心肌缺血、心肌梗死的主要原因。此外,心瓣膜炎导致二尖瓣和 / 或主动脉瓣关闭不全,可引起或加重心肌缺血。偶有伴发体循环动脉瘤(发生率约 0.8%)。

川崎病分型及诊断标准——2017 年美国心脏学会(AHA)川崎病的诊断标准:

1. 完全性川崎病的诊断标准(表 8-2-1)

表 8-2-1　川崎病的诊断标准(AHA 2017)

发热 5 天及以上,加上以下 5 条中的 4 条:
(1)结膜炎:双侧,球结膜充血,无分泌物
(2)淋巴结病:颈部,常 >1.5cm,多单侧
(3)皮疹:斑丘疹,弥散红皮病或者多型性红疹
(4)口唇或口腔黏膜的改变:口唇干红、皲裂,草莓舌或咽部弥漫性红斑
(5)四肢末端变化:急性期手掌与足底红斑及水肿,亚急性期指端脱皮

注:如果累及冠状动脉,即使临床表现符合少于以上标准中的 4 条,也可以诊断为川崎病。

在怀疑是川崎病患儿,但又不满足诊断标准时,以下临床症状支持川崎病的诊断:①易激惹;②出现

新的红斑和 / 或既往卡介苗接种部位出现硬结。

2. 不完全性川崎病(未完全满足 AHA 诊断标准) 也有冠状动脉瘤风险,尤其是新生儿。

二、CT 诊断

(一) 横断扫描

冠状动脉心电门控扫描(前瞻性或回顾性心电门控扫描),小儿检查参见第二章第八节。

1. 冠状动脉扩张、动脉瘤形成 最常见。左、右冠状动脉近 - 中段动脉瘤形成,动脉瘤可多发,大小不等,从几毫米到数厘米,梭囊状、囊状或柱状扩张,与狭窄并存,形成串珠样;瘤腔内存在中 - 大量附壁血栓。管腔可以闭塞(图 8-2-1)。

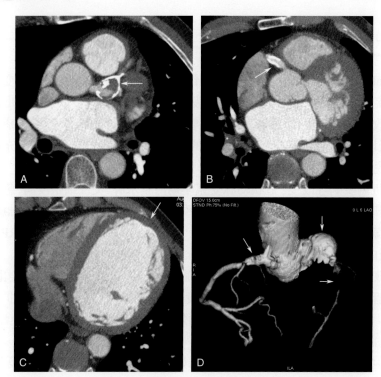

图 8-2-1 川崎病,冠状动脉瘤形成,前壁心肌梗死,幼儿期发热病史

患者男性,15 岁。A~C. 横断扫描,冠状动脉左主干 - 前降支动脉瘤形成(直径约 17mm),瘤壁钙化,瘤囊内大量附壁血栓,致血管闭塞(↑),中远段依侧支循环显影。右冠状动脉近心段管壁钙化,管腔狭窄(↑)。心脏左心室扩大,室壁薄,前壁为著(↑)。CT 诊断:冠状动脉瘤形成累及左主干 - 前降支;右冠状动脉近段狭窄性病变。左心室扩大。临床及实验室检查诊断为川崎病。

2. 部分患者冠状动脉管壁弥漫性增厚,管腔不规则狭窄,常与扩张病变混合存在,可累及左、右冠状动脉多支病变(图 8-2-2)。

3. 冠状动脉管壁、动脉瘤壁不规则增厚、钙化,瘤壁可见血栓形成。

4. 其他血管病变 川崎病可以累及其他血管,包括头臂动脉,呈现瘤样扩张或狭窄病变。

5. 左心室扩大,心肌呈现低密度灶,提示缺血性改变,甚至心肌梗死。早期可能见到心包积液。

(二) 曲面重组(CPR)或多层重组(MPR)

对受累冠状动脉进行分析,进一步显示受累血管病变特点、动脉瘤位置、大小、瘤腔附壁血栓情况,对狭窄 - 闭塞可以明确显示。对诊断有重大意义。

(三) 容积再现(VR)

可以直观显示冠状动脉立体情况,对进一步诊断与治疗有帮助。

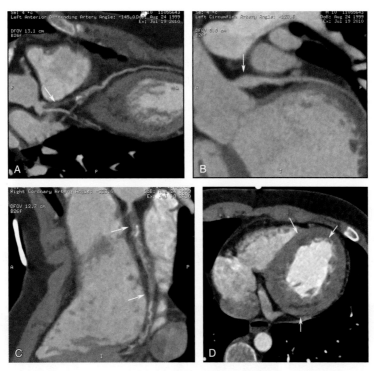

图 8-2-2　川崎病,冠状动脉狭窄、闭塞

患者男性,15 岁,活动后胸闷半年余,有川崎病病史。A~C. 曲面重建图像:前降支近段节段性闭塞 (A ↑);左主干相对扩张(B ↑),回旋支未见狭窄及扩张;右冠状动脉弥漫重度狭窄、闭塞(C ↑);D. 轴位图像:左心室前壁、心尖及侧后壁心肌灌注减低(↑)。

第三节　白　塞　病

一、基本知识

白塞病(Behçet's disease,BD)是累及全身性血管炎改变,淋巴细胞、浆细胞浸润,弹力纤维破坏,严重者血管坏死。主要临床特点为复发性口腔溃疡、复发性眼葡萄膜炎、复发性外阴溃疡及皮肤损害等。2014 年欧洲发表了新的国际标准——白塞病评分系统(表 8-3-1),此标准敏感性及特异性为 93.9% 和 92.1%。

表 8-3-1　2014 年新的国际白塞病评分系统(以下得分总和达到 4 分即可诊断)

序号	临床症状	得分 / 分
1	眼部病变,包括葡萄膜炎、角膜溃疡、前房积脓等	2
2	口腔溃疡	2
3	生殖器溃疡	2
4	皮肤损伤,包括结节性红斑、毛囊炎、痤疮样皮炎等	1
5	神经系统损伤	1
6	血管表现	1
7	针刺反应阳性	1[*]

注:针刺试验是可选的,最初的评分系统未包括其在内。如果进行了针刺试验,且结果为阳性,则加上额外的 1 分。

　　BD 心血管系统损害包括：①心脏瓣膜损害：心内膜炎，主动脉瓣、二尖瓣脱垂关闭不全，房间隔瘤并发血栓形成等；②血管病变：大、中动脉炎，大中静脉炎，急性血栓性静脉炎，占 20%。

　　冠状动脉受累病理改变：受累冠状动脉壁淋巴细胞、浆细胞浸润，弹力纤维破坏，出现血管扩张，动脉瘤形成（包括假性动脉瘤）。其特点是真性或假性均可存在，游走性、多发性、重复性。病理改变缺乏特异性，诊断需要结合典型临床症状、家族史及实验室检查。

二、CT 诊断

（一）横断扫描

1. 冠状动脉瘤形成

（1）真性动脉瘤：体积较大，可以发生任何部位，可有附壁血栓存在。

（2）假性动脉瘤：体积较大，可以发生任何部位，大量附壁血栓与心包粘连构成瘤壁。可以有一定量心包积液存在（图 8-3-1）。

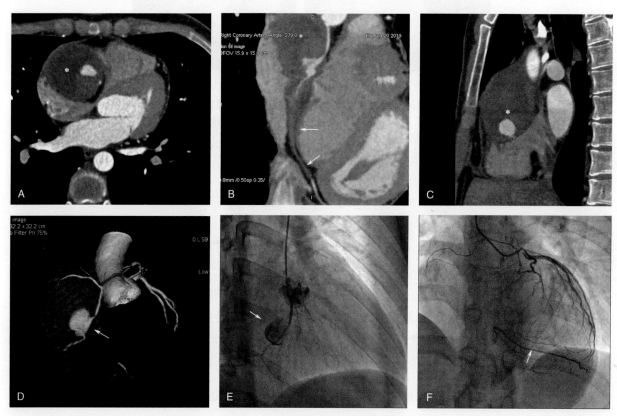

图 8-3-1　白塞病，冠状动脉假性动脉瘤

A. 冠状动脉 CT 轴位像：右侧房室沟处右冠状动脉假性动脉瘤，大量血栓包绕（*）；B、C. 分别为右冠状动脉 CPR 图像及冠状动脉 MPR 图像：右冠状动脉中段假性动脉瘤伴大量血栓（*），以远右冠状动脉节段性闭塞（↑），后降支及左室后支借侧支部分显影，较浅淡；D. 冠状动脉 VR 图像：立体、直观地显示右冠状动脉假性动脉瘤形态（↑）及以远分支情况；E. 右冠状动脉造影：右冠状动脉中段假性动脉瘤（↑），远段闭塞；F. 左冠状动脉造影：晚期可见侧支血管显影（↑）。

　　2. 冠状动脉狭窄和 / 或闭塞（图 8-3-2）相对少见，多发生于瘤体出入口附近。

　　3. 冠状动脉壁内血肿或夹层（图 8-3-3）。

　　4. 动脉瘤多发性，反复性、游走性为其特点。

　　5. 心室层面　与冠状动脉病变相对应的室壁可出现心肌缺血、心肌梗死改变，表现为心内膜下心肌对比剂灌注减低，呈弧形低密度影，陈旧心肌梗死时相应室壁变薄，对比剂灌注减低，左心室增大。

（二）曲面重组（CPR）或多层重组（MPR）

进一步显示受累血管病变特点、动脉瘤位置、瘤体及瘤颈大小、瘤腔附壁血栓情况、瘤体与周围脏器的关系，清晰显示冠状动脉狭窄程度、闭塞长度，对诊断及指导治疗有重大意义。

（三）容积再现（VR）

可以直观显示冠状动脉病变，特别是动脉瘤的立体情况，对进一步诊断与治疗有帮助。

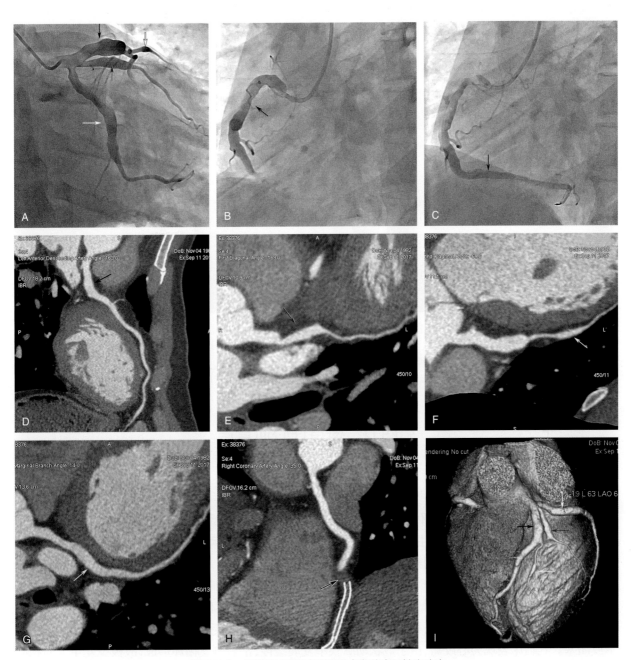

图 8-3-2　白塞病，冠状动脉受累多发狭窄及扩张改变

患者突发急性心肌梗死，行冠状动脉造影检查：A、B. 前降支近中段（黑色↑）、中间支近段（红色↑）、对角支中段（黄色↑）、回旋支近段（白色↑）及右冠状动脉近中段（蓝色↑）不规则扩张，右冠状动脉远段闭塞，前降支血流缓慢，中远段显影延迟。PCI 术后造影：C. 右冠状动脉远段显影（蓝色↑）。术后复发心绞痛，行冠状动脉 CT 检查，冠状动脉 CPR 图像：D. 前降支近中段扩张（黑色↑），远段局部管壁略增厚、轻度狭窄；E. 中间支近段（红色↑）扩张；F. 第一对角支中段（黄色↑）局部扩张；G. 回旋支远段（白色↑）扩张；H. 右冠状动脉近中段扩张，第二转折及以远支架闭塞（蓝色↑）。I. 冠状动脉 VR 图像，直观立体显示前降支（黑色↑）、中间支（红色↑）、对角支（黄色↑）及回旋支（白色↑）扩张性改变。

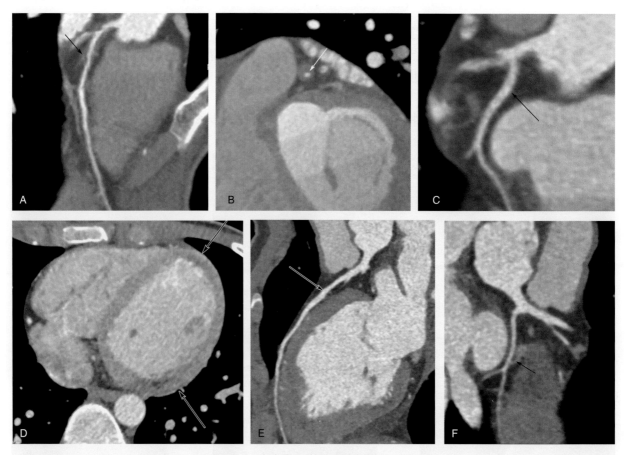

图 8-3-3 白塞病,冠状动脉壁内血肿及夹层

患者男性,17 岁,患者反复口腔溃疡 7 年,反复感冒、胸痛 1 年,胸痛加重 2 天。A. 左主干远段 - 前降支近段管壁增厚(↑),管腔轻中度狭窄;B. LAD 近段横轴位,管壁增厚(↑);C. LCX 近中段可见内膜片影(↑);D. 左室前壁、侧后壁心内膜下密度减低(↑);E、F. 1 年后患者 LM-LAD 近段管壁血肿吸收、消散(↑),未见狭窄,LCX 管腔未见内膜片影,未见狭窄。

第四节 梅毒性心血管病

一、基本知识

梅毒性心血管病是梅毒螺旋体侵入人体后引起的心血管病,常因感染梅毒后没有彻底地治疗而引起,多在患梅毒后 10~20 年发病,主要包括梅毒性主动脉炎、梅毒性主动脉瘤、梅毒性主动脉瓣关闭不全、心肌梅毒瘤(树胶样肿)及冠状动脉开口狭窄。

冠状动脉受累机制及临床表现:梅毒螺旋体进入血流后,部分经肺门淋巴管进入主动脉壁的滋养血管,由于升主动脉富有淋巴组织,最易受累;螺旋体侵入主动脉壁,破坏中层,产生炎症及组织过度增生,进而导致主动脉壁增厚、管腔扩张和主动脉瘤形成;主动脉根窦部病变可累及冠状动脉开口,引起局部狭窄或闭塞。其临床表现为心绞痛,由于冠状动脉狭窄发展缓慢,常有侧支循环形成,故极少发生大面积心肌梗死;个别患者可在青霉素类药物驱梅毒治疗过程中产生冠状动脉开口肿胀、狭窄加重,甚至猝死。

二、CT 诊断

(一)横断扫描

1. 冠状动脉层面 冠状动脉开口局限性狭窄。

2. 主动脉层面　单独的冠状动脉开口狭窄极少,多数合并梅毒性升主动脉炎,表现为升主动脉及根窦部管壁环形增厚、升主动脉扩张或主动脉瓣反流(图 8-4-1)。

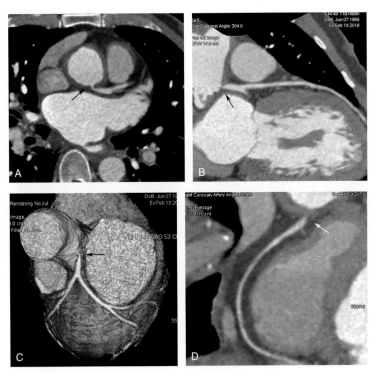

图 8-4-1　梅毒性动脉炎

A. 冠状动脉 CT 轴位像示升主动脉管壁环形增厚,累及左主干开口,局限性重度狭窄(↑);B. 左冠状脉 CPR 图像;C. 左冠状动脉 VR 图像示左冠状动脉开口重度狭窄(↑);D. 右冠状动脉 CPR 图像示右冠状动脉开口受累,管壁增厚,管腔局限性重度狭窄(↑)。

(二) 曲面重组(CPR)或多层重组(MPR)
进一步显示受累主动脉根窦部管壁增厚及冠状动脉开口狭窄程度。

(三) 容积再现(VR)
可以直观显示冠状动脉开口狭窄及冠状动脉起源和冠状窦的解剖特点。

第五节　嗜酸性粒细胞增多症性动脉炎

嗜酸性粒细胞来源于造血干细胞,正常人外周血白细胞仅占 1%~3%,一般也只存在于胃肠道的黏膜组织中。嗜酸性粒细胞水平升高是一类疾病,可以分为家族性和获得性,后者又可以分为原发和继发,原发主要包括急性白血病等克隆性疾病和特发性嗜酸性粒细胞增多综合征(idiopathic hypereosinophilic syndrome, IHES);而继发主要与感染、过敏、药物、肿瘤及免疫炎症等疾病相关,其中包括变应性肉芽肿性血管炎(CSS)。继发性嗜酸性粒细胞增多症的治疗主要为病因治疗,必要时辅以糖皮质激素对症治疗,常能收到满意疗效。

一、基本知识

IHES 是指存在持续、明显的嗜酸性粒细胞血症而无明确致病因素,同时伴有脏器损害的一种疾病。1975 年 Chusid 等提出了具体的诊断标准:①嗜酸性粒细胞(EC)绝对数高于 1.5×10^9/L,持续 6 个月以上;②有多系统及多脏器受累的证据;③未发现引起 EC 增多的常见原因。IHES 是目前报道最常累及心脏的嗜酸性粒细胞增多性疾病,文献报道心脏受累可以高达 40%。嗜酸性细胞增多症由 1936 年 Loffler 首次报道。此疾病多见于中年男性,可以累及全身各个系统。心脏受累最常见的是 Loffler 心内膜炎及血栓形成。

CSS 是一种全身性的自身免疫疾病,临床以哮喘、嗜酸性粒细胞增多及血管外肉芽肿形成为主要特征。CSS 是一种坏死性中小血管炎,病理除有嗜酸性粒细胞浸润外,血管外肉芽肿形成是其特征性表现。与 IHES 相比,心内膜炎较少见,而心肌受累比较多见。文献报道 13%~47% 的 CSS 患者会出现心脏受累,死亡患者中 50% 是死于心脏病变,特别是在诊断最初的数月内,提示心脏受累特别是心肌受累,是重要的预后因子。国外有尸检报告大约 64% 的 CSS 患者合并心肌间质内嗜酸性粒细胞浸润,60% 存在冠脉血管炎。CSS 心脏受累的另一个重要表现和预后因素为冠脉受累,主要表现为心绞痛,严重者会发生心肌梗死和猝死。冠脉受累可以是嗜酸性粒细胞直接浸润导致的血管炎,也可能是释放的细胞因子导致冠脉痉挛。CSS 合并冠脉受累给予激素和免疫抑制剂治疗后病情稳定,甚至复查冠脉造影可以发现原有病变明显好转,若仅给予放置支架以及抗心绞痛治疗,冠脉痉挛会反复发生,甚至会导致猝死。

嗜酸性粒细胞增多性血管炎可以侵犯各级动脉,又称嗜酸性粒细胞增多综合征(hypereosinophilitic syndrome)。大型动脉有主动脉窦瘤形成,中等动脉有腋动脉瘤及冠状动脉瘤报告。

二、CT 诊断

(一) 横断扫描

冠状动脉心电门控扫描(前瞻性或回顾性心电门控扫描)。

1. 主动脉层面　注意观察主动脉及其主要分支有否动脉瘤形成。

2. 冠状动脉层面　注意动脉瘤形成,可以是多发、大小不等的冠状动脉瘤形成:左、右冠状动脉在多个层面可见局限性动脉瘤或瘤样扩张,腔内如有充盈缺损,应考虑为血栓形成。可以导致管腔闭塞,可以有狭窄与瘤并存(图 8-5-1)。

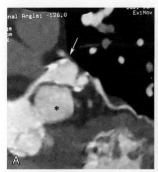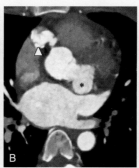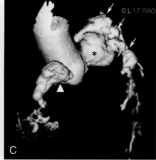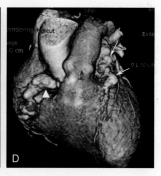

图 8-5-1　嗜酸性肉芽肿性多血管炎累及冠状动脉

患者女性,48 岁,嗜酸性粒细胞增多症病史 10 余年,近期阵发胸痛,以"急性冠脉综合征"入院,既往曾行腋动脉瘤切除术。血常规示嗜酸性粒细胞增多,53.6%,计数 6.3×10⁹/L。A、B. 冠状动脉 CPR 图像示左主干远段 - 前降支近段多发瘤样扩张(A ↑),右冠状动脉近中段节段性瘤样扩张(B △),左冠窦囊状动脉瘤(A*、B*);C、D. 冠状动脉 VR 图像示右冠状动脉(△)及左主干远段 - 前降支近段(↑)动脉瘤形成。

3. 左、右心室　观察室壁厚度,有否室壁增厚,腔内有否充盈缺损,提示血栓存在。心电门控扫描可以观察心室舒张、收缩功能,可出现舒张功能减低。

(二) 曲面重组(CPR)或多层重组(MPR)

对受累冠状动脉进行分析,进一步显示受累血管病变特点,如动脉瘤位置、大小、血管壁情况,对诊断有重大意义。

(三) 容积再现(VR)

可以直观显示主动脉 - 冠状动脉立体情况,对进一步诊断与治疗有帮助。

第六节　免疫球蛋白 G4 相关性冠状动脉血管炎

一、基本知识

免疫球蛋白 G4 相关性疾病（IgG4-related diseases，IgG4RD）是一组与 IgG4 淋巴细胞密切相关的慢性、进行性的自身免疫性疾病。其临床疾病谱很广，包括自身免疫性胰腺炎、米库利奇病、腹膜后纤维化等，多同时或先后累及多种组织器官，淋巴结、颌下腺、泪腺／眶周、胰腺为最常见的受累脏器，表现为受累器官弥漫性肿胀或局限性肿块。IgG4RD 常见于中老年男性患者，男性患者多以内脏器官受累为主，病情相对较重。近半数患者有过敏史，发热等全身症状罕见。

目前 IgG4RD 的诊断标准为：①一个或多个器官出现弥漫性／局限性肿胀或肿块；②血清 IgG4 升高：浓度 >135mg/dl；③组织病理学检查：显著的淋巴浆细胞浸润、席纹状纤维化及闭塞性静脉炎；IgG4$^+$/IgG$^+$>40%，且 IgG4$^+$ 浆细胞 >10 个／HPF。满足①＋②＋③，确定诊断，①＋③为拟诊，①＋②为疑诊。最近北京大学人民医院总结 17 例误诊为 IgG4 相关疾病的病例，指出多种疾病（包括淋巴增殖性疾病、自身免疫性疾病、感染性疾病等）均可出现类似 IgG4RD 的典型临床表现、血清 IgG4 升高，甚至组织病理也可有 IgG4$^+$ 浆细胞浸润，需注意鉴别。

IgG4 相关性冠状动脉病变发病机制及病理改变：IgG4 相关性冠状动脉病变表现为冠状动脉周围炎，相关报道很少，其发病机制尚不明确，目前研究提示可能与遗传、免疫、感染等因素有关。组织病理学特点：大量 IgG4 阳性浆细胞浸润冠状动脉外膜，外膜纤维化并形成炎性假瘤，呈特征性的回旋状或席纹状排列，形态学上表现为肿瘤样软组织包绕冠状动脉，可能压迫冠状动脉，导致冠脉狭窄并产生与冠心病相似的临床表现，冠状动脉外膜受累并呈硬化性改变，可形成冠状动脉瘤。Kusumoto 等总结 6 例 IgG4 相关性冠状动脉周围炎，发现 4 例冠状动脉病变最终形成动脉瘤，且 1 例死于动脉瘤；报道的所有病例同时伴有腹主动脉病理改变和／或其他 IgG4 相关疾病的发生。

二、CT 诊断

（一）横断扫描

冠状动脉心电门控扫描（前瞻性或回顾性心电门控扫描）。

1. 冠状动脉层面　弥漫、连续的或肿瘤样软组织密度影环绕冠状动脉，呈"肉肠卷"样改变，增强扫描延迟期强化明显，Maurovich-Horvat 等将此征象称为"槲寄生征"（图 8-6-1）。常多发，累及多支冠状动脉。

既往研究显示受累冠状动脉管腔正常，或扩张性改变为主，可形成冠状动脉瘤，最近亦有冠状动脉狭窄以及狭窄并扩张的个案报道。

2. 其他层面　注意有无冠状动脉以外其他血管、脏器受累表现。

（二）曲面重组（CPR）或多层重组（MPR）

多角度观察冠状动脉周围病变的范围、程度、与周围脏器的关系，受累冠状动脉管腔有无狭窄或扩张，对诊断有重大意义。

（三）容积再现（VR）

可以直观显示冠状动脉周围病变与冠状动脉、周围脏器的立体解剖关系，对进一步诊断与治疗有帮助。

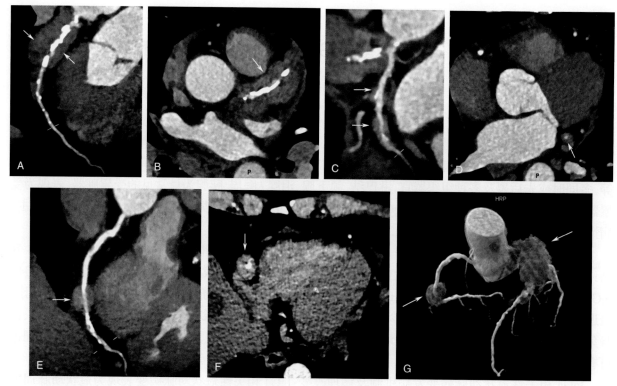

图 8-6-1 IgG4 相关性冠状动脉病变

A、B. 前降支 CPR 及轴位图像：左主干 - 前降支中段弥漫软组织密度影包绕（↑），其内管腔多发钙化；C、D. 回旋支 CPR 及轴位图像：回旋支可见节段性软组织密度影包绕（↑），其内回旋支中段局限性中度狭窄 50%~70%；E、F. 右冠状动脉第二转折处节段性软组织密度影包绕（↑），局部管腔狭窄约 50%；G. 冠状动脉 VR 图像示"槲寄生征"（↑）。

第七节 冠状动脉纤维肌性发育不良

一、基本知识

纤维肌性发育不良（fibromuscular dysplasia，FMD）是一种原发的累及中小动脉的、非炎症性非粥样硬化性的节段性血管疾病。病因不明，目前研究认为 FMD 是在先天遗传缺陷基础上，吸烟、高血压、激素等多因素所致。根据国外文献报道，男女比例为 1：4，多发于 10~30 岁。FMD 可累及全身的中小动脉，根据欧美数据约半数以上患者为多支血管受累；最常累及肾动脉（60%~75%）、颈动脉（25%~30%），其次颅内动脉、内脏动脉、冠状动脉，甚至下肢动脉亦可受累。

病理改变：病变可累及动脉壁 3 层，根据受累程度不同分为中膜型、内膜型和外膜型：①中膜型：中膜平滑肌被纤维组织和肌纤维母细胞替代，动脉的中、远段常呈典型的"串珠样"外貌；②内膜型：约占 FMD 病例的 10%，内膜纤维、平滑肌增生，致管腔局灶性、同心圆性狭窄，有时伴附壁血栓形成，管腔闭塞；③外膜型：较为少见，病理主要表现为外膜纤维性增生而致管腔狭窄。FMD 患者发生动脉瘤、夹层及动脉迂曲的风险增加。

临床表现：无特异性，可引起心绞痛、心肌梗死和急性冠脉综合征，或冠状动脉夹层以及猝死等。

二、CT 诊断

（一）横断扫描

冠状动脉心电门控扫描（前瞻性或回顾性心电门控扫描）。

1. **典型表现**　"串珠"样改变,多位于冠状动脉中段和 / 或远段,较少见。

2. **孤立性狭窄**(长度<1cm)或线状节段性狭窄(长度≥1cm)(图 8-7-1)。

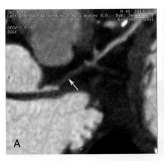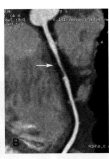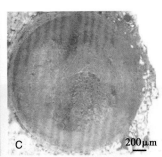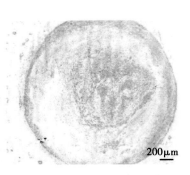

图 8-7-1　冠状动脉纤维肌性发育不良

A、B. 曲面重组(CPR):前降支近段节段性闭塞(A ↑),右冠状动脉中段重度狭窄(B ↑);C. 心脏移植后病理:前降支近、中段及右冠状动脉中段有暗红色物质阻塞,镜下见冠状动脉前降支及右冠状动脉中膜萎缩变薄,内膜纤维、平滑肌及血管增生,显著增厚,诊断为冠状动脉纤维肌发育不良。

3. 冠状动脉迂曲(指舒张末期心外膜下直径>2mm 的冠状动脉出现连续 3 个及以上曲度大于 90°的弯曲),有研究显示冠状动脉严重迂曲的患者自发夹层的风险增加。

4. 可伴发动脉扩张及动脉瘤,亦可继发冠状动脉夹层。

5. **分型**　根据影像学表现,FMD 分为两型:①单灶型:可发生在动脉的任何部位;②多灶型:狭窄及扩张交替出现,即"串珠"样改变,多发生在动脉的中部和远端。

(二) 曲面重组(CPR)或多层重组(MPR)

对受累冠状动脉进行分析,进一步显示受累血管病变特点,如受累动脉位置、大小、血管壁情况,对诊断有重大意义。

(三) 容积再现(VR)

可以直观显示冠状动脉狭窄及扩张的特点,对进一步诊断与治疗有帮助。

根据 2019 年欧洲 FMD 诊断治疗指南,孤立的动脉瘤、夹层及动脉迂曲不能满足 FMD 的诊断,必须合并一局灶或多灶型动脉狭窄,才能确立 FMD 的诊断。对于中膜型 FMD,影像上具有特征性的"串珠样"改变,易确定诊断;对于内膜型及外膜型 FMD,CT 表现无特征性;仅累及冠状动脉远段及小分支时,易误诊、漏诊。

由于 FMD 可累及全身中小动脉,故发现一支血管典型病变后,应进行其他动脉(包括颈动脉、肾动脉、冠状动脉等,甚至下肢动脉)的影像学检查。

第八节　冠状动脉扩张症

一、基本知识

冠状动脉扩张症(coronary artery ectasia,CAE)是指各种原因引起的冠状动脉扩张,其直径超过相邻正常冠状动脉的 1.5 倍及以上,扩张长度>宽径(且≥该冠状动脉长度的 50%)。国外报道冠状动脉造影显示本病的患病率为 1.1%~4.9%,国内占 5.3%,男女比例约 3∶1。早年 Daoud 分析了全世界文献报道,引起 CAE 的病因多样,其中 52% 为冠状动脉硬化,17% 为先天性,11% 为感染性,11% 为冠状动脉夹层,4% 为梅毒性,5% 为未分类,包括结节性动脉周围炎以及外伤等。中老年冠状动脉瘤或扩张主要病因为动脉粥样硬化,其中包括"正性重构"因素;青少年多见于动脉炎(包括川崎病等)、先天性等。CAE 虽然管腔无狭窄,但由于管壁顺应性降低,流速减缓,影响心肌灌注,并且容易形成血栓,是产生心绞痛症状的主要原因。

二、CT 诊断

(一) 横断扫描

冠状动脉心电门控扫描(前瞻性或回顾性心电门控扫描)。

1. 冠状动脉血管直径增大 50%,弥漫性累及冠状动脉全长 ≥ 1/2(图 8-8-1)。

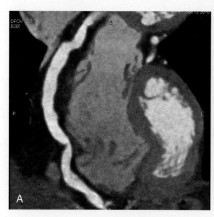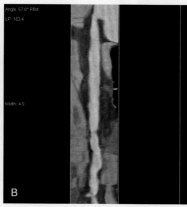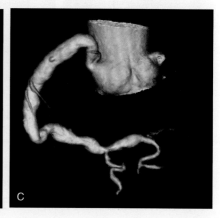

图 8-8-1   冠状动脉扩张症

A、B. 曲面重组(CPR),右冠状动脉管腔弥漫不均匀扩张,近中段直径为 8mm,远段为 5mm;C. 右冠状动脉容积再现(VR),可直观显示管腔的不均匀扩张。

2. 扩张性病变多发生于大支冠状动脉的近心段,好发节段依次为右冠状动脉、前降支、回旋支及左主干,可以累及一支或多支。

3. 根据不同病因,冠状动脉内腔形态有所不同,常见内腔光滑(图 8-8-2,图 8-8-3)。

(二) 曲面重组(CPR)或多层重组(MPR)

对受累冠状动脉进行分析,进一步显示冠状动脉扩张的位置、范围、程度及血管壁情况,对诊断有重大意义。

(三) 容积再现(VR)

可以直观显示冠状动脉扩张的范围、程度及形态特点,对进一步诊断与治疗有帮助。

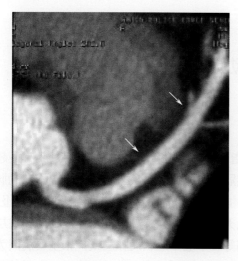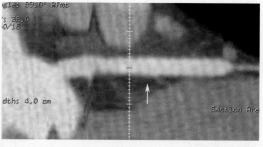

图 8-8-2   冠状动脉扩张症

曲面重组:前降支扩张,开口部直径为 7mm,中远段直径为 8mm。末梢段管腔正常。

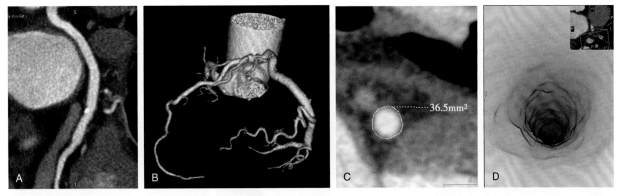

图 8-8-3　冠状动脉扩张症

A. 曲面重组,回旋支扩张并存钙化性斑块,开口部直径为 7.5mm,中段直径为 8mm,远段直径为 5mm;B. 冠状动脉 VR 图像可直观显示回旋支管腔扩张及分支情况;C. 回旋支中段截面积为 36.5mm²;D. 回旋支近段内镜图像显示管腔内径增宽。

第九节　冠状动脉自发夹层

一、基本知识

冠状动脉自发夹层(spontaneous coronary artery dissection,SCAD)指与动脉粥样硬化及创伤无关的、非医源性因素导致的自发冠状动脉管壁分离,是急性冠脉综合征、急性心肌梗死及猝死的重要原因之一,好发于中青年女性,特别是有口服避孕药史者。目前主要认为,和女性、妊娠、炎症反应、肌纤维发育不良(FMD)、激素和药物、情感应激等有关。发病机制主要是两种假说:①内膜撕裂假说;②滋养血管破裂、壁内血肿假说。自发性冠状动脉夹层以前降支为多见(占 75%),右冠状动脉占 20%,回旋支占 4%,左主干占 1%。国外文献报道,女性以前降支 - 左主干好发,男性以右冠状动脉好发。

二、CT 诊断

(一) 横断扫描
冠状动脉心电门控扫描(前瞻性或回顾性心电门控扫描)。

1. 冠状动脉管腔内线状充盈缺损,可见"双腔征"。

2. 冠状动脉壁内血肿样改变,管壁弥漫性增厚,壁内可伴有小溃疡样突起,管腔不同狭窄、分支闭塞(图 8-9-1,图 8-9-2)。

3. 以前降支受累最为多见,其次为右冠状动脉、回旋支、左主干。

4. 未累及血管正常。

(二) 曲面重组(CPR)或多层重组(MPR)
对受累冠状动脉进行分析,进一步显示夹层内膜片及壁内血肿的位置、范围,对诊断有重大意义。

(三) 容积再现(VR)及仿真内镜(VE)
VR 可以直观显示冠状动脉狭窄程度,但难以观察内膜片及壁内血肿情况,VE 可以形象地观察双腔及内膜片征象(图 8-9-1)。

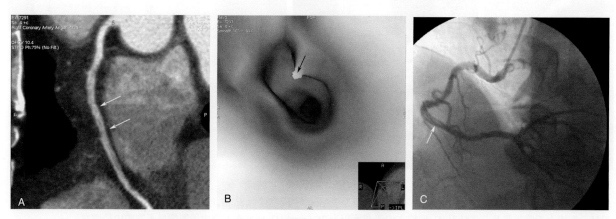

图 8-9-1 自发性冠状动脉夹层

A. 曲面重组示右冠状动脉中段腔内线状充盈缺损为内膜片影(↑),形成双该段血管僵直,稍增粗腔;B. 仿真内镜示双腔与内膜片(↑);C. 冠状动脉造影示右冠状动脉中段夹层,形成双腔,可见内膜片影(↑),该段血管僵直,稍增粗。

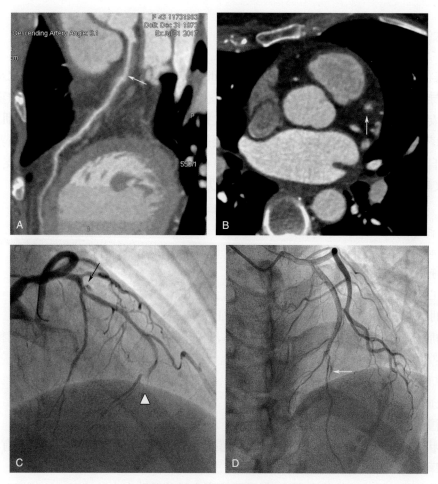

图 8-9-2 自发性冠状动脉夹层

A. 曲面重组示前降支近、中段"管壁"弥漫增厚,呈壁内血肿改变;B. 轴位图像示前降支近中段细小溃疡样突起。数天后患者心绞痛再次发作,行造影检查:C. 前降支夹层,近中段溃疡样突起,局部双腔征(↑),远段闭塞(△);D. 球囊扩张后造影示前降支远段显影,中远段局部双腔征(↑)。

第十节　冠状动脉假性动脉瘤

一、基础知识

冠状动脉假性动脉瘤（coronary artery pseudoaneurysm，CAPA）是指冠状动脉壁全层破裂或穿孔，血液自破口流出，被血栓及其周围组织共同包绕形成。

CAPA 多由医源性损伤所致，非医源性冠状动脉假性动脉瘤罕见，常见原因包括动脉粥样硬化、白塞综合征、先天性、创伤及特发性等。临床上表现为突发性胸痛、心脏压塞、心源性休克。

二、CT 诊断

（一）横断扫描

冠状动脉心电门控扫描（前瞻性或回顾性心电门控扫描）。

1. 表现为冠状动脉囊状动脉瘤，瘤颈较小，周围较多血栓包绕，瘤壁可伴钙化（图 8-10-1）。

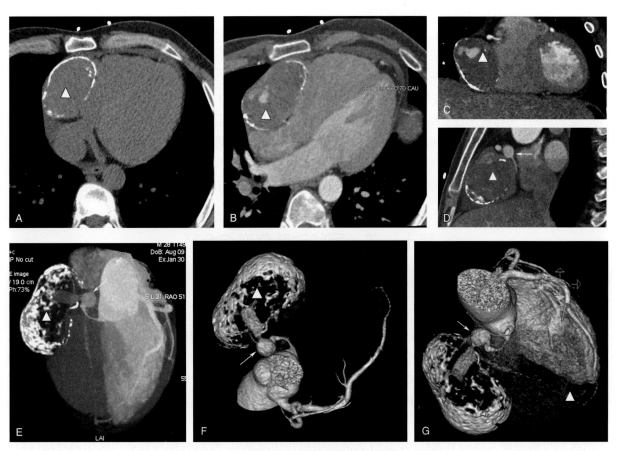

图 8-10-1　右冠状动脉先天性动脉瘤伴假性动脉瘤形成

患者男性，28 岁。A. 平扫示右侧房室沟区团块影，软组织密度，边缘壳状钙化（△）；B~D. 分别为增强扫描轴位、冠状位及矢状位 MPR 图像，示右冠状动脉近段囊状动脉瘤（↑），部分对比剂外溢、大量血栓包绕，假性动脉瘤形成，瘤壁壳状钙化（△）；E. 最大密度投影；F、G. 容积重现图像多角度、直观、立体显示右冠状动脉近段囊状动脉瘤（↑）及假性动脉瘤（△）形态位置及解剖关系，左冠状动脉未见狭窄及扩张。外科手术后，病理示右冠状动脉先天性动脉瘤伴假性动脉瘤形成。

2. 瘤体与邻近冠状动脉关系密切,常有相应管腔不规则狭窄或闭塞。

3. 少数瘤腔血栓化闭塞,呈软组织密度影,无明显强化,需与占位性病变鉴别(图 8-10-2)。

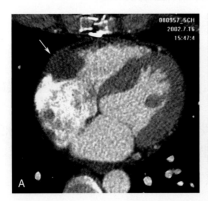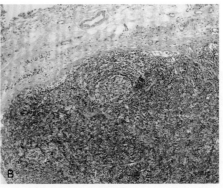

图 8-10-2 　右冠状动脉假性动脉瘤,瘤腔血栓化闭塞

患者男性,32 岁,发热 10 天,血压降低,既往反复口腔溃疡史;外院超声发现右房室沟区肿物,开胸探查发现心包积血及房室沟区肿物,未能切除。A. 心脏 CT 示右冠状动脉中段闭塞,局部右房室沟类圆形低密度影(↑),延时后无强化,与邻近右心房、室壁分界不清;B. 患者右侧腋动脉假性动脉瘤,病理示血管周围慢性炎症浸润,血管内皮损害。结合临床及病理结果,诊断为右冠状动脉假性动脉,病原性质考虑为白塞病。

(二) 曲面重组(CPR)或多层重组(MPR)

对受累冠状动脉进行分析,进一步显示受累血管病变特点、动脉瘤位置、瘤体及瘤颈大小、瘤腔附壁血栓情况、瘤体与周围脏器的关系,对诊断及指导治疗有重大意义。

(三) 容积再现(VR)

可以直观显示假性动脉瘤的立体情况,与邻近冠状动脉分支的关系,对进一步诊断与治疗有帮助。

鉴别诊断:粥样硬化性 CAPA 一般较小且可累及冠状动脉任何部位,常伴多发粥样斑块及狭窄性病变,且患者年龄较大,多有冠心病危险因素;白塞综合征引起的假性动脉瘤具有不确定性及游走性的特点,多发生于 20~40 岁男性;先天性 CAPA 瘤体多较大,多累及单支冠状动脉,管壁较光滑,多不伴狭窄;外伤性 CAPA 有明确胸部外伤史;特发性 CAPA 指不明原因的 CAPA,为排除性诊断(即排除其他原因)。

第十一节　冠状动脉痉挛综合征

一、基本知识

冠状动脉痉挛(coronary artery spasm,CAS)是一种病理生理状态,由于 CAS 的部位、严重程度以及有无侧支循环等差异而表现为不同的临床类型,包括 CAS 引起的典型变异型心绞痛、非典型 CAS 性心绞痛、急性心肌梗死(AMI)、猝死、各类心律失常、心力衰竭和无症状性心肌缺血等,统称为冠状动脉痉挛综合征(coronary artery spasm syndrome,CASS)。CASS 是由于冠状动脉紧张度增加,引起心肌供血不足所致。

发病可能与以下机制有关:①血管内皮细胞结构和功能紊乱,导致基础血管紧张度增高,在应激性刺激时,内皮素分泌水平显著占优而诱发 CASS 发生;②血管平滑肌细胞的收缩反应性增高,出现过度收缩;③自主神经功能障碍,迷走神经活动减弱,交感神经活性相对较高的状态,使痉挛易感性增加;④遗传易感性。

临床特点:年轻化,符合静息性胸痛或胸闷,持续时间多短暂,运动耐量好。

心电图运动试验阴性或运动后恢复期出现缺血性改变,包括 ST 段抬高或压低达到缺血性诊断标准;核素灌注心肌显像负荷试验呈现反向再分布,即负荷状态下心肌血流灌注良好,但静息状态下出现灌注缺损。创伤性药物激发试验仍是目前诊断 CASS 的"金标准"。

二、CT 诊断

(一) 横断扫描

冠状动脉心电门控扫描(前瞻性或回顾性心电门控扫描)。

1. 冠状动脉常无明确狭窄(图 8-11-1)。

2. 少数 CTA 检查时捕捉到 CAS 发作,表现为痉挛性狭窄,狭窄处管壁光滑。好发于病变冠状动脉,正常冠状动脉发生 CAS 以右冠状动 4 脉最多,其次为前降支,多支冠状动脉同时受累少。

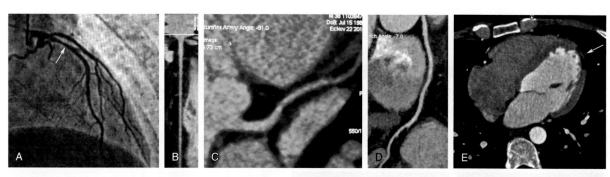

图 8-11-1　冠状动脉痉挛症

患者男性,29 岁,餐后胸骨后阵发疼痛,伴大汗,当地诊断为急性高侧壁心肌梗死,造影发现前降支近段及第一对角支狭窄 70%~90%,右冠状动脉狭窄约 50%,药物治疗后好转。A. 半个月后当地复查造影示,前降支近段狭窄 50%~70%;B~D. 至我院行 CT 检查,曲面重建图像示 3 支冠状动脉无明确狭窄;E. 轴位图像示左心室前侧壁节段性室壁变薄并灌注减低影。

(二) 曲面重组(CPR)或多层重组(MPR)

对少数捕捉到的 CAS 发作,进一步显示冠状动脉狭窄的位置、范围、程度及血管壁情况,对诊断有重大意义。

(三) 容积再现(VR)

可以直观显示冠状动脉 CAS 发作时狭窄的范围、程度,对进一步诊断与治疗有帮助。

第十二节　移植心冠状动脉血管病

一、基本知识

心脏移植物血管病(cardiac allograft vasculopathy,CAV)是一种弥漫性、加速性冠状血管阻塞性疾病,其主要特点是以平滑肌细胞为主的新生内膜进行性增厚,并阻塞血管管腔,心脏表面和心肌内的冠状动脉和静脉均出现病变,此病选择性地侵及移植物的血管床,包括移植心的主动脉,而不累及受者的其他血管。CAV 是影响术后中长期存活的重要因素之一,CAV 在移植术后 5、10 年发生率分别为 29.3%、47.4%。

发病机制目前尚不清楚,考虑存在以下几种可能:①免疫介导引起的一系列排斥反应所致,体液免疫引起的慢性排斥反应是导致 CAV 的主要原因;②由免疫因素和非免疫因素(受体存在高血压、高血脂、肥胖、吸烟、糖尿病等)共同作用,导致血管内皮损伤、平滑肌增生及内膜增厚,以致冠状动脉阻塞,导致移植心脏心力衰竭；③研究显示，移植后巨细胞病毒参与了 CAV 的形成和发展。

病理特点：以冠状动脉血管周围炎症、多种炎症细胞向内膜迁移和增殖、内膜增生为特征。冠状动脉内皮细胞、血管平滑肌细胞增殖，最终导致冠状动脉狭窄甚至闭塞。CAV 通常表现为冠状动脉弥漫性狭窄，其特点为移植物血管内膜广泛、进行性增厚，最初发生于远端的小血管，最终累及整个心脏的外膜和心肌中的小动脉和小静脉，特征性表现为内膜弥漫性同心圆样增生，伴有浸润的单核炎症细胞及平滑肌细胞，很少破坏内弹力膜及中膜，晚期可有局灶性粥样硬化斑块、内膜增厚，但很少伴有钙化。与冠状动脉粥样硬化不同，病变进展快，分布弥漫，冠状动脉所有节段都可受累，而脂质斑块则较少见，除长期（超过 6 年）存活者外，鲜有见到钙化者。

由于移植心去神经化，临床上 CAV 呈无症状性心肌缺血，早期诊断困难，常于晚期以心力衰竭或心律失常为首发症状。

二、CT 诊断

（一）横断扫描

冠状动脉心电门控扫描（前瞻性或回顾性心电门控扫描）。

1. 主动脉层面　注意观察主动脉移植血管段管壁有无增厚及周围炎改变。

2. 冠状动脉层面　注意冠状动脉狭窄、闭塞及周围炎性改变，可以是长段闭塞，或节段性闭塞。周围炎可表现为"槲寄生征"。常累及中远段及小分支，亦可累及主干（图 8-12-1）。

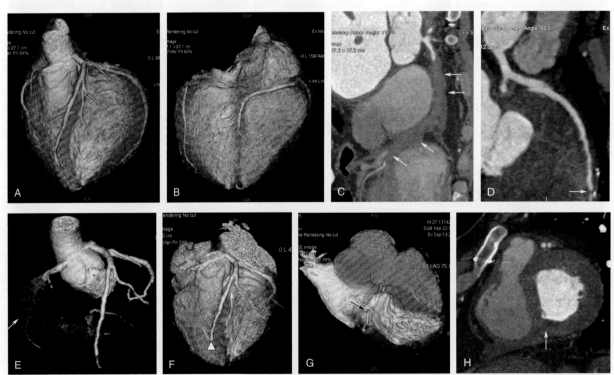

图 8-12-1　心脏移植术后冠状动脉血管病

校正性大动脉错位，心脏移植术后冠状动脉随访。心脏移植术后首次 CT：A、B. 移植心脏容积再现（VR），左、右冠状动脉各主要节段未见明确狭窄，分支显影良好。心脏移植术后 3 年 CT：C、D. 曲面重组（CPR），右冠状动脉自近段弥漫增宽、管腔闭塞（C ↑），前降支近、中段未见狭窄，远段重度狭窄或闭塞，以远显示不清（D ↑）；E~G. 容积再现（VR），右冠状动脉弥漫闭塞（E ↑），后降支未见显影；前降支远段（F △）及对角支亚分支（F ↑）、回旋支远段（G ↑）、钝缘支远段（F 蓝↑）显影差、重度狭窄或闭塞，心脏膈面钝缘支及左室后壁、后降支分支稀疏、显影差；H. 多层重组（MPR），左心室短轴位像，左心室下壁心内膜下密度减低（↑），考虑心肌缺血改变。

3. 左、右心室　冠状动脉狭窄时分析移植心脏室壁厚度,有否室壁变薄、密度减低、心肌缺血梗死征象;冠状动脉无狭窄时,注意分析是否存在微循环障碍。心腔内有否充盈缺损,提示血栓存在。心电门控扫描可以观察心室舒张、收缩心功能。可出现舒张功能减低。

(二) 曲面重组(CPR)或多层重组(MPR)

对受累冠状动脉进行分析,进一步显示受累血管病变特点,如受累动脉、静脉位置、大小、血管壁情况,对诊断有重大意义。

(三) 三维重建

容积再现(VR)可以直观显示主动脉 - 冠状动脉立体情况,对进一步诊断与治疗有帮助。

第十三节　其　　他

其他还有一些非粥样硬化性冠状动脉疾病可以引起心绞痛、心肌梗死等与冠状动脉粥样硬化性心脏病相似的临床症状,如冠状动脉栓塞、医源性损伤(图 8-13-1)、创伤、药物及毒品导致的冠状动脉病变等,在影像学上它们均可引起冠状动脉狭窄、闭塞等改变。创伤及医源性损伤还可引起冠状动脉假性动脉瘤、夹层,需注意与冠状动脉粥样硬化性疾病鉴别。上述病变影像学表现往往无特征性,但临床上常有外伤、手术、特殊药物等特定病史,而冠状动脉栓塞则存在一定的基础病变,如左心系统血栓及黏液瘤、主动脉瓣或二尖瓣赘生物等,或者存在卵圆孔未闭、房间隔缺损等异位栓塞的可能性,其特定的临床情况结合影像学表现不难明确诊断。

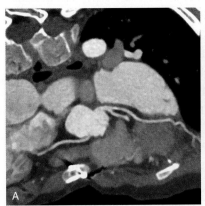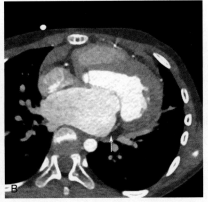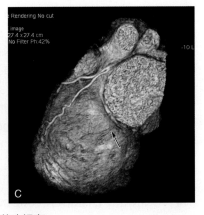

图 8-13-1　医源性损伤,二尖瓣关闭不全成形术后,回旋支闭塞

二尖瓣成形术后出现左心室侧壁节段性室壁运动异常。A. 多层重组(MPR),前降支、中间支显影好,回旋支近中段未见显影;B. 横断像,左侧房室沟内隐约可见回旋支中远段(↑);C. 容积再现(VR),回旋支近中段闭塞,远段及钝缘支隐约可见(↑),结合病史考虑为医源性损伤。

（禹纪红　支爱华　孙献昶　苗来生　戴汝平）

参考文献

[1] SOTO M E, MELÉNDEZ-RAMÍREZ G, KIMURA-HAYAMA E, et al. Coronary CT angiography in Takayasu arteritis [J]. JACC Cardiovasc Imaging, 2011, 4 (9): 958-966.

[2] MOORTGAT S, TUERLINCKX D, BODART E, et al. Severe ostial stenosis of the left coronary artery in a 12-year-old girl as the first manifestation of Takayasu's arteritis [J]. Acta Cardiol, 2009, 64 (6): 825-829.

[3] 杨丽睿, 张慧敏, 蒋雄京. 566 例大动脉炎患者的临床特点及预后 [J]. 中国循环杂志, 2015, 30 (9): 849-853.

［4］ 张慧敏, 孙腾, 关婷, 等. 大动脉炎累及冠状动脉临床特点及预后分析 [J]. 中国循环杂志, 2012, 27 (5): 349-352.

［5］ 邹玉宝, 宋雷, 蒋雄京. 大动脉炎诊断标准研究进展 [J]. 中国循环杂志, 2017, 32 (1): 90-92.

［6］ 支爱华, 戴汝平, 蒋世良, 等. Behçet 综合征累及心血管系统的 CT 诊断 [J]. 中华放射学杂志, 2009, 43 (6): 608-611.

［7］ 支爱华, 戴汝平, 蒋世良, 等. 白塞氏病累及冠状动脉患者六例临床特点分析 [J]. 中国循环杂志, 2017, 32 (5): 493-496.

［8］ CUISSET T, QUILICI J, BONNET J L. Giant coronary artery aneurysm in Behçet's disease [J]. Heart, 2007, 93 (11): 1375.

［9］ International Team for the Revision of the International Criteria for Behçet's Disease (ITR-ICBD). The International Criteria for Behçet's Disease (ICBD): a collaborative study of 27 countries on the sensitivity and specificity of the new criteria [J]. J Eur Acad Dermatol Venereol, 2014, 28 (3): 338-347.

［10］ DIONNE A, KOKTA V, CHAMI R, et al. Fatal Kawasaki disease with incomplete criteria: Correlation between optical coherence tomography and pathology [J]. Pediatr Int, 2015, 57 (6): 1174-1178.

［11］ TANG Y, YAN W, SUN L, et al. Coronary artery aneurysm regression after Kawasaki disease and associated risk factors: a 3-year follow-up study in East China [J]. Clin Rhenmatol, 2018, 37 (7): 1945-1951.

［12］ 闵新文, 杨汉东, 陈欣, 等. 梅毒并冠状动脉左主干狭窄 2 例 [J]. 临床心血管病杂志, 2004, 20 (6): 363.

［13］ FUSTER V, ALEXANDER R W, O'ROURKE R A. 赫斯特心脏病学 [M]. 10 版. 北京: 北京医科大学出版社, 2002.

［14］ OKINAKA T, ISAKA N, NAKANO T. Coexistence of giant aneurysm of sinus of Valsalva and coronary artery aneurysm associated with idiopathic hypereosinophilic syndrome [J]. Heart, 2000, 84 (3): E7.

［15］ PURI R, DUNDON B K, LEONG D P, et al. Hypereosinophilic syndrome associated with multiple coronary aneurysms [J]. Int J Cardiol, 2009, 133 (1): e43-e45.

［16］ 田庄, 方全, 赵大春, 等. 嗜酸性粒细胞增多症患者心脏受累的临床和病理表现 [J]. 中华内科杂志, 2010, 49 (8): 684-687.

［17］ SATO Y, FUKUNAGA T, HAYASHI T, et al. Hypereosinophilic syndrome associated with occlusive coronary thrombosis and right ventricular thrombus [J]. Pathol Int, 2008, 58 (2): 138-141.

［18］ GORNIK H L, PERSU A, ADLAM D, et al. First international consensus on the diagnosis and management of fibromuscular dysplasia [J]. J Hypertens, 2019, 37 (2): 229-252.

［19］ GROVES S S, JAIN A C, WARDEN B E, et al. Severe coronary tortuosity and the relationship to significant coronary artery disease [J]. W V Med J, 2009, 105 (4): 14-17.

［20］ LATHER H D, GORNIK H L, OLIN J W, et al. Prevalence of intracranial aneurysm in women with fibromuscular dysplasia: A report from the US Registry for Fibromuscular Dysplasia [J]. JAMA Neurol, 2017, 74 (9): 1081-1087.

［21］ MATSUMOTO Y, KASASHIMA S, KAWASHIMA A, et al. A case of multiple immunoglobulin G4-related periarteritis: a tumorous lesion of the coronary artery and abdominal aortic aneurysm [J]. Hum Pathol, 2008, 39 (6): 975-980.

［22］ KUSUMOTO S, KAWANO H, TAKENO M, et al. Mass lesions surrounding coronary artery associated with immunoglobulin G4-related disease [J]. J Cardiol Cases, 2012, 5 (3): e150-e154.

［23］ MAUROVICH-HORVAT P, SUHAI F I, CZIMBALMOS C, et al. Coronary artery manifestation of ormond disease: the "mistletoe sign" [J]. Radiology, 2017, 282 (2): 356-360.

［24］ SAKAMOTO A, TANAKA T, HIRANO K, et al. Immunoglobulin G4-related Coronary Periarteritis and Luminal Stenosis in a Patient with a History of autoimmune Pancreatitis [J]. Intern Med, 2017, 56 (18): 2445-2450.

［25］ 王子乔, 刘燕鹰, 张霞, 等. 17 例误诊为 IgG4 相关疾病患者的临床特点及误诊原因分析 [J]. 北京大学学报 (医学版), 2019, 51 (6): 1025-1031.

［26］ 朱燕林, 吴庆军, 田庄, 等. Churg-Strauss 综合征并发急性冠状动脉综合征的荟萃分析 [J]. 中华临床免疫和变态反应杂志, 2011, 5 (3): 223-227.

［27］ 嗜酸性肉芽肿性多血管炎诊治规范多学科专家共识编写组. 嗜酸性肉芽肿性多血管炎诊治规范多学科专家共识 [J]. 中华结核和呼吸杂志, 2018, 41 (7): 514-521.

［28］ 黄来生, 戴汝平. 免疫球蛋白 G4 相关性冠状动脉血管炎一例 [J]. 中国循环杂志, 2020, 35 (9): 74-76.

［29］ BITAR A Y, THOMPSON C D, TAN C W, et al. Coronary artery vasospasm and cardiogenic shock as the initial presentation for eosinophilic granulomatosis with polyangiitis [J]. J Cardiol Cases, 2015, 13 (4): 105-108.

［30］ LAM C S, HO K T. Coronary artery ectasia: a ten-year experience in a tertiary hospital in Singapore [J]. Ann

Acad Med Singapore, 2004, 33 (4): 419-422.

［31］DIAZ-ZAMUDIO M, BACILIO-PEREZ U, HERRERA-ZARZA M C, et al. Coronary Artery Aneurysms and Ectasia: Role of Coronary CT Angiography [J]. Radiographics, 2009, 29 (7): 1939-1954.

［32］蒋晓威, 乔树宾. 冠状动脉扩张症的研究及治疗进展 [J]. 中华心血管病杂志, 2018, 46 (10): 821-824.

［33］AKYUREK O, BERKALP B, SAYIN T, et al. Altered coronary flow properties in diffuse coronary artery ectasia [J]. Am Heart J, 2003, 145 (1): 66-72.

［34］PAHLAVAN P S, NIROOMAND F. Coronary artery aneurysm: a review [J]. Clin Cardiol, 2006, 29 (10): 439-443.

［35］SAW J, HUMPHRIES K, AYMONG E, et al. Spontaneous coronary artery dissection: clinical outcomes and risk of recurrence [J]. J Am Coll Cardiol, 2017, 70 (9): 1148-1158.

［36］HAYES S N, KIM E S H, SAW J, et al. Spontaneous coronary artery dissection: current state of the science: a scientific statement from the American Heart Association [J]. Circulation, 2018, 137 (19): e523-e557.

［37］PRASAD M, TWEET M S, HAYES S N, et al. Prevalence of extracoronary vascular abnormalities and fibromuscular dysplasia in patients with spontaneous coronary artery dissection [J]. Am J Cardiol, 2015, 115 (12): 1672-1677.

［38］张沛, 支爱华, 戴汝平, 等. 非医源性冠状动脉假性动脉瘤的特点 [J]. 中国循环杂志, 2013, 28 (7): 502-505.

［39］向定成, 曾定尹, 霍勇. 冠状动脉痉挛综合征诊断与治疗中国专家共识 [J]. 中国介入心脏病学杂志, 2015, 23 (4): 181-186.

［40］向定成, 洪长江, 龚志华, 等. 冠状动脉痉挛的血管造影和血管内超声特点 [J]. 中华超声影像学杂志, 2005, 14 (1): 5-8.

［41］谢振宏, 向定成, 张金赫, 等. 冠状动脉痉挛患者 ^{201}Tl 心肌灌注显像反向再分布与血管内皮功能紊乱的关系 [J]. 中国循环杂志, 2010, 25 (4): 263-266.

［42］JCS Joint Working Group. Guidelines for diagnosis and treatment of patients with vasospastic angina (Coronary Spastic Angina)(JCS 2013)[J]. Circ J, 2014, 78 (11): 2779-2801.

［43］陈良万, 吴锡阶, 黄雪珊, 等. 心脏移植长期存活七例患者冠状动脉病变的观察 [J]. 中华心血管病杂志, 2004, 32 (6): 508-511.

［44］ARANDA J M, HILL J. Cardiac transplant vasculopathy [J]. Chest, 2000, 118 (6): 1792-1800.

［45］王齐兵, 葛均波, 杨英珍, 等. 心脏移植后的移植心冠状动脉血管病与急性排斥反应一例 [J]. 中华器官移植杂志, 2003, 24 (1): 43-46.

［46］武迎, 陈东, 商建峰, 等. 移植心脏冠状动脉血管病尸检病理分析 [J]. 心肺血管病杂志, 2012, 3 (5): 611-615.

［47］李莉, 王红月, 宋来凤, 等. 心脏移植术后微血管病变的临床意义 [J]. 中华心血管病杂志, 2011, 39 (2): 156-159.

［48］HIEMANN N E, WELLNHOFER E, KNOSALLA C, et al. Prognostic impact of microvasculopathy on survival after heart transplantation: evidence from 9713 endomyocardial biopsies [J]. Circulation, 2007, 116 (11): 1274-1282.

［49］戴汝平, 刘玉清. 冠状动脉扩张和动脉瘤 [J]. 中华放射学杂志, 1987, 21 (3): 133-136.

第九章
先天性冠状动脉畸形

第一节 基本知识

一、正常冠状动脉定义

包括如下 5 个基本条件：①冠状动脉均起自主动脉；②左、右冠状动脉分别起自主动脉左、右冠状窦（Valsalva 窦）；③左前降支走行于前室间沟，左回旋支走行于左侧房室沟，右冠状动脉走行于右侧房室沟；④冠状动脉均于心外膜下走行；⑤冠状动脉末梢以毛细血管为终结（图 9-1-1）。

凡是上述任何一条异常者（即冠状动脉的起源、分布、终止或结构形态异常）均可视为先天性冠状动脉异常（congenital anomaly of coronary artery），或称变异、畸形（变异 variation 或畸形 malformation 没有严格区分）。它可以单独存在，也可以并存发生于其他先天性心脏病中，例如法洛四联症 10% 患者可合并冠状动脉畸形。

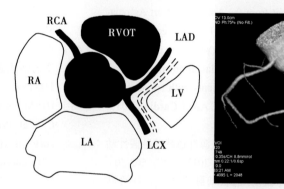

图 9-1-1　正常冠状动脉示意图

LAD，左前降支（前室间沟）；LCX，左回旋支（左房室沟）；RCA，右冠状动脉（右房室沟）；RA，右心房；RVOT，右室流出道；LA，左心房；LV，左心室。

二、冠状动脉胚胎发生

胚胎早期，心脏疏松的心肌纤维有较大的间隙，随心搏血液自由出入，随着心肌发育，窦状间隙压缩致密，仅残留一些深的裂隙与心腔相通。自胚胎第 7 周，细小的冠状动脉芽（coronary buds）自主动脉发生，冠状动脉分支围绕心脏快速生成，两者衔接发育成冠状动脉（图 9-1-2）。如果冠状动脉芽起源发生异常，会导致冠状动脉起源异常，如果肺动脉有冠状动脉芽发生，会造成冠状动脉起源于肺动脉。如果冠状动脉与心肌之间窦状隙持久存在，则是冠状动脉瘘发生的胚胎基础。

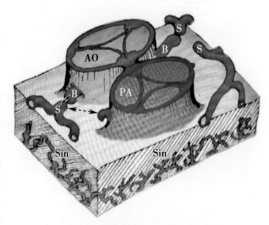

图 9-1-2　冠状动脉胚胎发生示意图

AO，主动脉；PA，肺动脉；Sin，窦状隙；B，冠状动脉芽；S，冠状动脉分支。

三、先天性冠状动脉畸形流行病学

文献报道,冠状动脉造影发现的冠状动脉畸形的检出率为 0.5%~1.5%。Yamanaka 统计 126 595 例 (1960—1988) 共检出冠状动脉畸形 1 686 例,占 1.3%,其中冠状动脉起源或分布异常者占 87%,终止异常者(冠状动脉瘘)占 13%。绝大多数患者没有相应的症状或体征,主要通过冠状动脉造影偶然发现。我国一组 22 636 例报道(1988—2003),共检出冠状动脉畸形 234 例,占 1.03%,其中右冠状动脉起源异常最多见 (58.97%):最常见的类型是右冠状动脉开口于左冠状窦,而后为右冠状动脉高位开口和右冠状动脉开口于后窦。其次是前降支、回旋支分别开口(28.21%),其中开口于左冠状窦最常见,再次为高位开口于升主动脉。

然而,如果根据冠状动脉畸形的广义定义,如包括心肌桥、与体动脉末梢的异常沟通等,发病率还要更高。

四、冠状动脉畸形分类

根据临床、解剖或血流动力学等有不同的分类报道,Yamanaka 根据畸形对临床及预后的影响,将其分为良性畸形(占 81%)、潜在危险畸形(占 19%)。良性畸形包括:①并行左主干(前降支、回旋支分别开口于左冠状窦);②回旋支起源于右冠状窦;③冠状动脉开口于后窦;④冠状动脉起源于升主动脉;⑤回旋支缺如;⑥冠状动脉间异常吻合;⑦小的冠状动脉瘘。有潜在危险的畸形(可导致心绞痛、心肌梗死、晕厥、心律失常、心力衰竭或猝死等)包括:①冠状动脉起源于肺动脉;②左冠状动脉起源于右冠状窦或右冠状动脉起源于左冠状窦;③单支冠状动脉;④大冠状动脉瘘。

欧洲心胸外科协会和先天性心脏病外科数据库委员会 2000 年提出 7 类冠状动脉畸形:①冠状动脉起源于肺动脉;②冠状动脉起源于主动脉;③冠状动脉间异常吻合;④冠状动脉瘘;⑤先天性冠状动脉闭锁;⑥先天性冠状动脉狭窄;⑦冠状动脉瘤。

我们根据冠状动脉畸形的血流动力学意义将其分两为大类:

(一) 无明确血流动力学意义的冠状动脉畸形

通常不具有临床症状,预后良好。与 Yamanaka 提出的良性畸形相类似。

1. 开口变异

(1)起源于主动脉壁(窦嵴以上高位或来自主动脉的其他位置)。

(2)起源于其他体动脉(起源于系统性动脉如内乳动脉、无名动脉、锁骨下动脉、支气管动脉和颈动脉)。

(3)重复畸形(duplication)或重复冠状动脉(duplicated coronary artery):①双左主干(前降支与回旋支);②双前降支;③双后降支;④双回旋支;⑤双右冠状动脉。

(4)单一开口:称单冠状动脉畸形,属于良性畸形,多无血流动力学意义。

1)单冠状动脉呈单一血管(沿左或右侧房室沟)走行分布。

2)单冠状动脉主干分成左右冠状动脉,按规律走行分布。

3)单冠状动脉不典型走行与分布。常见合并其他复杂先天性心脏病。

2. 走行异常

(1)冠状动脉于主肺动脉前走行。

(2)心肌桥(无明显血流动力学意义的浅肌桥)。

(3)冠状动脉于主动脉窦后绕行。

(4)"a Shepherd's crook right coronary artery" 手杖钩样右冠状动脉,右冠状动脉近段的异常褶曲,对 PCI 介入操作有一定影响。

3. 终止异常

(1)与体动脉系统末梢异常沟通［如冠状动脉 - 支气管动脉瘘等,通常由于动脉压的平衡,多无血流动力学意义。实际存在远较临床（影像）发现的多。有"窃血综合征"者除外]。

（2）无明显血流动力学意义的（小）冠状动脉瘘（如圆锥支-肺动脉瘘）。

（二）有明确血流动力学意义的冠状动脉畸形

相当于 Yamanaka 提出的"潜在危险畸形"。这些异常通常具有临床症状，预后不良。例如左-右分流、心绞痛、心肌梗死、心力衰竭、猝死等。

1. 冠状动脉闭锁　具有重要血流动力学意义的异常闭锁，如左主干闭锁。

2. 冠状动脉起源于肺动脉　如左冠状动脉起源于主肺动脉或右肺动脉等。

3. 冠状动脉起源变异

（1）左冠状动脉起源于右冠状窦，近段走行于主肺动脉（或右室流出道）与主动脉窦之间（又称动脉间走行），有导致猝死的潜在危险。

（2）右冠状动脉起源于左冠状窦，开口近段细，走行于主肺动脉（或右室流出道）与主动脉窦之间（又称动脉间走行），可以导致下壁心肌缺血或梗死。

4. 大的冠状动脉瘘　大量左-右分流导致肺动脉高压、心力衰竭。小的冠状动脉瘘可以没有明显血流动力学意义。

5. 有血流动力学意义的深肌桥

第二节　先天性冠状动脉畸形 CT 诊断

一、MDCT 诊断检查

1. 检查方法　同于常规冠状动脉 CTA 检查（参考第二章）。

2. 冠状动脉图像重建　横断像是诊断的基础。多层重组（MPR）、曲面重组（CPR）及容积再现（VR）可以直观、准确地显示冠状动脉的解剖畸形。冠状动脉 CTA 公认是冠状动脉畸形最佳无创性诊断检查方法。

二、CT 诊断

本章重点介绍以下几种畸形，包括冠状动脉开口异常、冠状动脉起源于肺动脉、先天性左主干闭锁、冠状动脉瘘、冠状动脉肌桥、冠状动脉瘤及冠状动脉狭窄，以助理解先天性冠状动脉畸形及其血流动力学意义。

（一）冠状动脉开口异常

1. 冠状动脉起源于升主动脉　冠状动脉开口于窦嵴（Valsalva 窦与升主动脉壁结合线）之上，又称为冠状动脉起源于升主动脉，可以单支或多支发生。属于无血流动力学意义的畸形，约占所有冠状动脉异常的 1/3（图 9-2-1）。

2. 冠状动脉开口变异　正常情况左、右冠状动脉分别起源于主动脉左、右冠状窦，根据冠状动脉的起源及其解剖方位，将主动脉 3 个窦命名为左冠状窦、右冠状窦及后窦（又称无窦，即无冠状窦）。这是冠状动脉起源异常的诊断依据。冠状动脉开口变异共分六型：

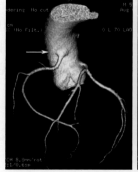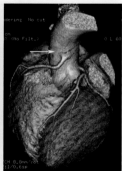

图 9-2-1　右冠状动脉起源于升主动脉前壁（↑）

Ⅰ型：左、右两支冠状动脉开口于左冠状窦。右冠状动脉走行于右心室流出道后方，夹在主动脉窦之间。右冠状动脉开口及近段发育细，开口呈斜角，常会受到压迫引起右冠状动脉供血不足，下壁缺血，

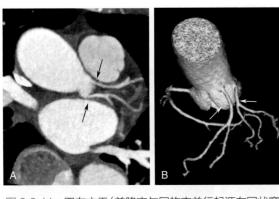

图 9-2-11　双左主干（前降支与回旋支并行起源左冠状窦）
A. 多层重组（MPR）；B. 容积再现（VR）显示前降支与回旋支
分别开口于左冠状窦（↑）。

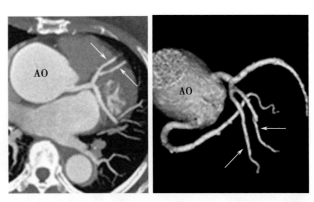

图 9-2-12　前降支重复畸形，两支前降支并行于前室间沟（→←）

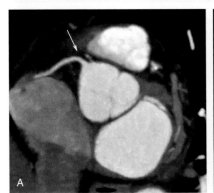
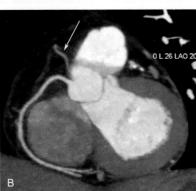
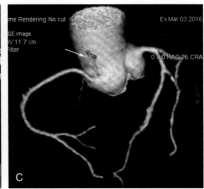

图 9-2-13　副冠状动脉，右圆锥支单独起源于右冠状窦
A. 横断像示右圆锥支单独起源于右窦；B. 多层重组（MPR）；C. 容积再现（VR）示右圆锥支单独起源于右窦（↑）。

（二）冠状动脉异常走行（anomalous coronary artery courses）

正常起源的冠状动脉可以出现走行异常。

1. 右冠状动脉近段的异常褶曲（Shepherd's crook RCA）　右冠状动脉近段的异常褶曲有作者称为"a Shepherd's crook right coronary artery""牧羊杖"弯钩样的右冠状动脉（图 9-2-14），无血流动力学意义。但是，对于心脏介入医生的操作带来问题。因此，影像学发现这一异常走行右冠状动脉时，应该对弯曲角度、与右冠状动脉开口的距离给予详细描述。小角度弯曲（锐角）给导管通过有一定困难，给介入诊断、治疗带来困难。

2. 右冠状动脉远段螺旋形迂曲　右冠状动脉远段第二转折处呈螺旋形迂曲，无血流动力学意义，但是为介入性诊断治疗带来困难，需引起注意（图 9-2-15）。

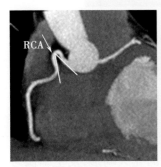
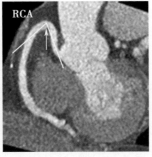

图 9-2-14　右冠状动脉近段的异常褶曲，又称为牧羊杖"a Shepherd's crook right coronary artery"（↑），测量弯曲角度呈锐角

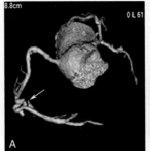
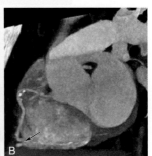

图 9-2-15　右冠状动脉远段第二转折处呈螺旋形迂曲
A. 容积再现（VR）↑；B. 多层重组（MPR）↑。

3. 右冠状动脉走行于右心房壁和 / 或右心房腔内　较为少见,常发生于右冠状动脉第二转折处。这种变异对右冠状动脉血流影响不大,但是经右心的介入性操作应该引起注意(图 9-2-16)。

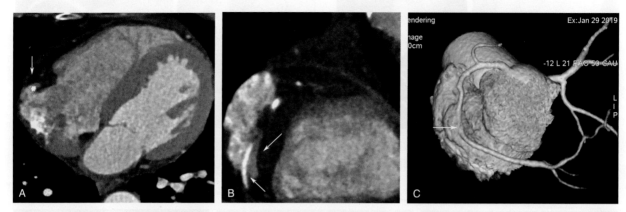

图 9-2-16　腔内右冠状动脉,部分段走行于右侧房腔内

A. 第二转折处穿入于右房壁内(↑);B. 多层重组示右冠状动脉经右心房腔内穿过,继续在右侧房室沟走行(↑);C. 容积再现示右冠状动脉全貌,于第二转折处穿入右心房,遮蔽血管影(↑),其余各段显示清楚。

(三) 单冠状动脉畸形

指单一起源于主动脉的冠状动脉供给整个心脏。可以独立存在,部分可以合并先天性心脏病。有单冠状动脉起源于右颈总动脉、无名动脉及主动脉弓前壁的报道。单冠状动脉多不引起心脏供血异常。Lipton 分三型:

Ⅰ型:单冠状动脉远段延续为对侧冠脉的较大分支(沿左或右侧房室沟),有 2 个亚型。L Ⅰ 亚型起于左冠窦;R Ⅰ 亚型起于右冠窦(图 9-2-17)。

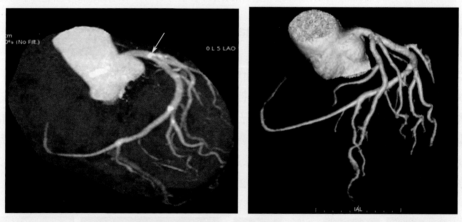

图 9-2-17　单冠状动脉畸形Ⅰ型

患者女性,64 岁,活动后胸闷,心前区不适 5 年。CT 示冠状动脉单冠状动脉畸形,单支病变。

Ⅱ型:单冠状动脉发出后,分成左、右冠状动脉,按规律走行分布。大分支位于右室圆锥部或肺动脉前(A)、主动脉和肺动脉之间(B)或主动脉根部之后(P)。分为 L Ⅱ A、B、P 和 R Ⅱ A、B、P 亚型(图9-2-18)。

Ⅲ型:单支冠状动脉起于右窦,回旋支及前降支分别经主动脉后方及前方走行(图 9-2-19)。

单冠状动脉畸形属于良性异常,绝大部分不引起心脏供血失调,是罕见的先天畸形,发生率仅为0.04%。单冠状动脉伴有复杂的先天性心脏病的发生率为 41%,包括大动脉转位、法洛四联症、冠状动脉瘘、心内膜纤维弹力增生症、主动脉瓣二瓣化畸形等。

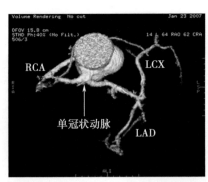
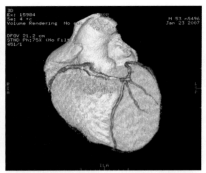

图 9-2-18　单冠状动脉畸形Ⅱ型

患者男性,51 岁。单冠状动脉起自右窦,主干分成左、右冠状动脉走行分布。

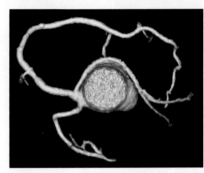
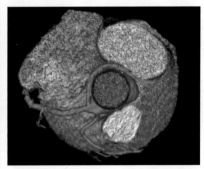

图 9-2-19　单冠状动脉畸形Ⅲ型

患者男性,41 岁。单冠状动脉起自右窦,回旋支及前降支分别经主动脉后方及前方走行。

(四) 冠状动脉异常起源于肺动脉

冠状动脉起自肺动脉是一种罕见的先天异常,以左冠状动脉起自肺动脉为多见,发生率是 1/300 000,占先天性心脏病的 0.25%~0.5%。它是小儿心肌缺血和梗死的主要原因之一,如果不进行治疗,第一年的死亡率是 90%。

胚胎发生主要为:①动脉圆锥(主 - 肺动脉)间隔发育异常;②左冠状动脉芽(coronary bud)错误的发生于肺动脉;③主动脉及肺动脉的半月瓣生成分割发生异常,均可导致冠状动脉起源于肺动脉。冠状动脉异常起源于肺动脉以左冠状动脉受累最常见,占该畸形 90%;右冠状动脉、回旋支起源于肺动脉及左、右冠状动脉双支均起源于肺动脉更罕见。

病理分类,根据冠状动脉及其分支异常起源肺动脉有以下 7 种类型:

1. 左冠状动脉起自肺动脉干(图 9-2-20,图 9-2-21)。

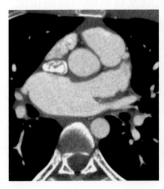
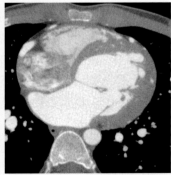
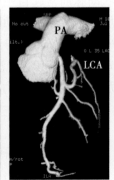
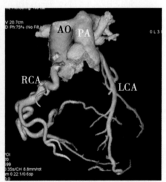

图 9-2-20　患者男性,16 岁,左冠状动脉起自肺动脉

自幼发现心脏杂音,心慌胸闷 1 年,左冠状动脉起自肺动脉,右冠状动脉粗大、迁曲,末梢通过侧支循环交通。左心房室扩大。
AO,主动脉;PA,主肺动脉;RCA,右冠状动脉;LCA,左冠状动脉。

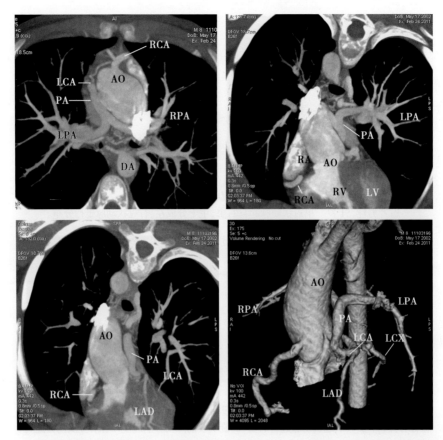

图 9-2-21 患者男性,8 岁,自幼发绀,先天性心脏病肺动脉闭锁 + 室间隔缺损,左冠状动脉起源于肺动脉
左冠状动脉起源于肺动脉窦,正常走行;右冠状动脉起源于升主动脉,粗大、迂曲,末梢通过侧支循环与左冠状
动脉有交通。AO,主动脉;PA,主肺动脉;RCA,右冠状动脉;LCA,左冠状动脉(主干);LAD,左前降支;LCX,
左回旋支;RPA,右肺动脉;LPA,左肺动脉;DA,降主动脉。

2. 右冠状动脉起自肺动脉干。

3. 左、右冠状动脉均起自肺动脉干。

4. 左回旋支或对角支起自肺动脉干。

5. 左前降支自肺动脉干。

6. 单冠状动脉起自肺动脉干。

7. 左冠状动脉起自右肺动脉。

病理及临床:异常的冠状动脉通常起自主肺动脉,靠近主动脉左窦,也见到发自右肺动脉的报道。
在新生儿期,由于肺血管阻力高,确保了从肺动脉到冠状动脉方向的前行血流。随着肺血管抵抗的逐渐
降低,有更少的前行血流进入冠状动脉,最后导致逆行血流和左向右分流。结果导致冠状动脉盗血。冠
状动脉的血流依靠供应冠状动脉的血管和它灌注的心肌床的舒张期的压力梯度,当冠状动脉起源于肺动
脉时,由于舒张期肺动脉压力很低,灌注的压力梯度变小,冠脉血流减少甚至逆行(发生窃血),就会导致
左侧心肌缺血。冠状动脉起于肺动脉的患者左冠状动脉血管床的灌注通常是由起源正常的右冠状动脉
通过侧支循环供应。

冠状动脉起源于肺动脉,临床表现与从右冠状动脉形成的侧支循环有关。早期由于侧支循环形成有
限,左心容易缺血发生梗死。左心室功能不良合并有进行性的心室扩大导致心动过速,呼吸急促,肝大,
临床表现类似扩张型心肌病,因此临床怀疑为扩张型心肌病的患儿必须首先除外左冠状动脉起源于肺动
脉。症状出现晚的患儿通常侧支循环比较丰富,但还是可以发生缺血,通常累及二尖瓣乳头肌,导致乳头
肌纤维化、二尖瓣脱垂、二尖瓣功能不全、进行性左心室扩大。

MDCT 表现为右冠状动脉迂曲、扩张，以保证有足够的侧支循环来维持左心室的灌注和功能；左心室扩大。左冠状动脉起自肺动脉或其他类型异常，可以清楚显示。

（五）冠状动脉先天性缺如或闭锁

冠状动脉先天性缺如或闭锁主要指冠状动脉大支，如左主干、前降支、右冠状动脉及左回旋支，均较罕见。缺如或闭锁两者需要手术 - 病理才能鉴别，影像学常需要先天性与获得性相鉴别。

1. 先天性左主干闭锁　极其罕见。与单一冠状动脉不同，单一冠状动脉供应整个心脏的血流是离心性的顺行性模式，从主动脉到周围，血管直径逐渐变细。本畸形是右冠状动脉向整个心脏供血，流向前降支和回旋支的血流是向心性的，是逆行性的，主要依靠来自右冠状动脉的侧支循环。侧支血管主要通过 Vieussens 环，包括圆锥支、间隔支、间前支（apical-anterior）和心室后支的吻合。也可以有右冠状动脉和前降支的前室间支的吻合，右冠状动脉的后降支和前降支的吻合。MDCT 显示左冠状动脉在主动脉没有开口，左主干近端闭塞。而前降支和回旋支位于其正常的解剖位置，通过来自右冠状动脉的侧支循环向远端供血（图 9-2-22，图 9-2-23）。

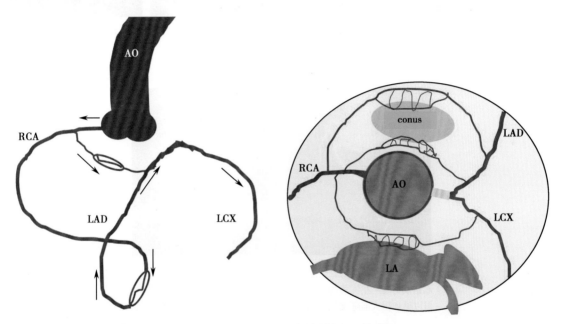

图 9-2-22　先天性左主干闭锁侧支循环模式图

AO，主动脉；conus，右室圆锥部；LA，左心房；RCA，右冠状动脉；LAD，左前降支；LCX，左回旋支。

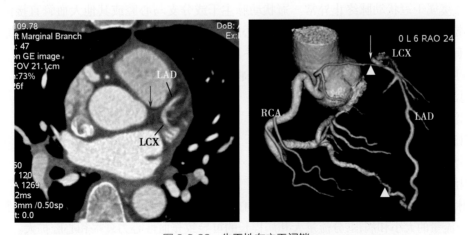

图 9-2-23　先天性左主干闭锁

患者男性，42 岁，心前区疼痛，心电图正常。A. 横断像，左主干闭锁（↑）；B. VR 图，左主干闭锁（↑），侧支循环（△）形成。LAD，左前降支；LCX，左回旋支；RCA，右冠状动脉。

2. 先天性右冠状动脉缺如　右冠状动脉先天性缺如与冠状动脉左优势型冠状动脉不同,后者存在发育细小的右冠状动脉,而前者右冠状窦光滑无冠状动脉发出,左回旋支粗大分布于左、右侧房室沟(图 9-2-24)。诊断中常需与单冠状动脉畸形鉴别。

3. 先天性后降支缺如　后降支缺如在"右优势型"或"左优势型"冠状动脉均可发生,可以见到前降支代偿(图 9-2-25)、锐缘支或钝缘支代偿。

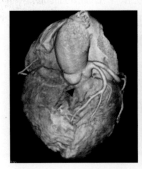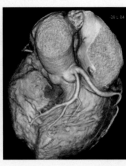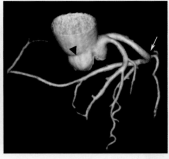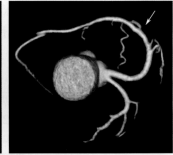

图 9-2-24　右冠状动脉缺如(▲),左回旋支粗大(↑),经左房室间沟向后走行,越过房室交点,走行于右房室沟,替代右冠状动脉供血。回旋支和前降支并行起源于左冠状窦

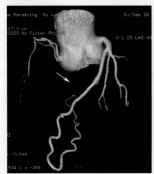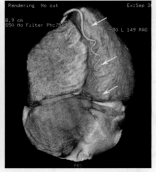

图 9-2-25　后降支缺如
冠状动脉呈"左优势型",但是左回旋支发育细小,后降支未发育。
可以见到粗大前降支代偿,末梢走行于后室间沟,代偿后降支(↑)。

(六) 冠状动脉瘘

冠状动脉瘘属于冠状动脉终止异常。冠状动脉主干或分支与心腔或其他大血管直接沟通。受累的冠状动脉通常起源正常,通过异常迂曲的分支和心腔、腔静脉、肺动脉相连。单一的冠状动脉瘘最常见,10.7%~16% 有多发的冠状动脉瘘。20%~45% 合并其他先天性心脏病。

先天性冠状动脉瘘病理分型,按 Sakakibara 等将其分为 5 型:

Ⅰ型:引流入右心房。

Ⅱ型:引流入右心室(图 9-2-26)。

Ⅲ型:引流入肺动脉(图 9-2-27)。

Ⅳ型:引流入左心房。

Ⅴ型:引流入左心室(图 9-2-28)。

冠状动脉瘘以发生于右冠状动脉为多见,引流心腔以右心系统为多见。冠状动脉 - 右心腔瘘的预后取决于左向右分流量的大小和病程,分流量大和病程长的可导致充血性心力衰竭和心腔扩大。冠状动脉 - 左心腔瘘血流动力学的变化相当于主动脉瓣关闭不全。分流量大者导致左心负荷过重,左心衰竭。大多患者在儿童期无症状,只表现为心前区杂音。后期合并症包括细菌性心内膜炎、充血性心力衰竭和心绞痛。

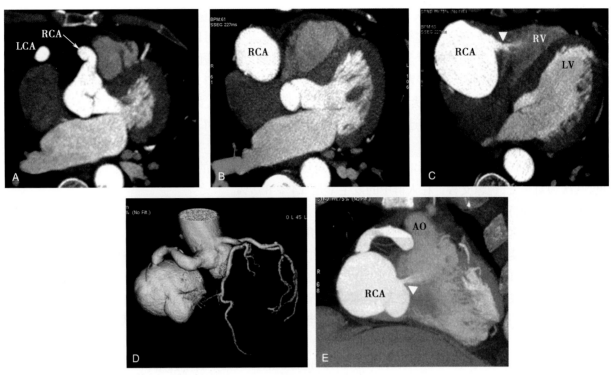

图 9-2-26　右冠状动脉 - 右室瘘（Ⅱ型）
右冠状动脉呈巨瘤样扩张（RCA），右室漏口较小（C △）。

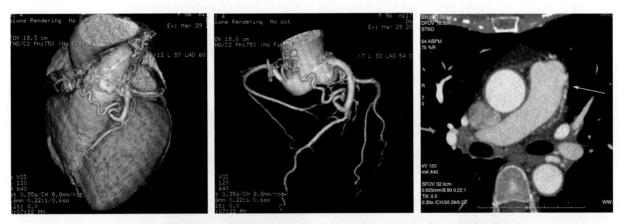

图 9-2-27　左、右冠状动脉圆锥支 - 肺动脉瘘（↑），少量左 - 右分流，多无血流动力学意义

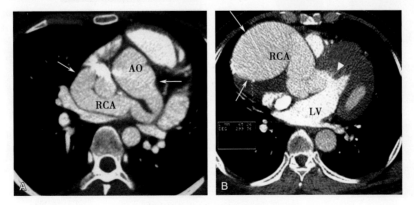

图 9-2-28　右冠状动脉 - 左室瘘（V型）
A. 右冠状动脉呈巨瘤样扩张（↑）；B. 左室瘘漏口较大（△）约 1.5mm。

除先天性冠状动脉瘘外,后天获得性亦可见,如创伤性、感染性及医源性等,值得注意。

MDCT 以横断像与三维重建结合可以做出正确诊断,其中 VR 可以展示全貌及相邻关系,不同角度 MPR 可以展示迂曲、扩张的血管全貌。MDCT 表现为两种类型:①冠状动脉瘘主干迂曲、扩张,可以呈不规则、局限性瘤样扩张形成,多发生于瘘口附近,多为一个较大瘘口,显示清楚。多见于右冠状动脉瘘(图 9-2-26,图 9-2-28);②蔓状冠状动脉瘘:多发生于冠状动脉分支瘘,如圆锥支 - 肺动脉瘘。表现为冠状动脉分支迂曲、扩张,多发小血管迂曲呈蔓状或小瘤样扩张,多发小漏口 CT 常显示不清(图 9-2-27)。

(七)壁冠状动脉(心肌桥)

心外膜下的冠状动脉走行于心肌内,称为壁冠状动脉,表面覆盖的心肌称为心肌桥。以前降支最多见,其次为对角支、钝缘支等。在人群中的发生率是 5.4%~85.7%。

Ferreira 等将肌桥分为两型:

Ⅰ型:表浅型心肌桥,横行越过冠状动脉,以锐角或直角走向心尖。

Ⅱ型:肌桥起源于右心室尖部的肌小梁,越过并包绕前降支,长段走行于肌部室间隔终止于室间沟。前降支从室间沟向右心室侧走行。

Kramer 等根据血管造影显示收缩期前降支狭窄程度将其分为 3 组:第 1 组,狭窄<30%;第 2 组,狭窄为 31%~50%;第 3 组,狭窄为 51%~100%。与心电图和心肌活性(放射性铊运动试验 stress thallium)对照研究表明,第 1 组无心肌缺血及心肌失活的表现;第 2 组 25% 显示心电图的异常,但心肌活性正常;第 3 组 30%ECG 显示心肌缺血,33% 放射性铊运动试验心肌活性试验中显示异常。

Ferreira 等的分类是纯形态学的分类,在表浅型和深在型两者之间没有说明临床相关性。Kramer 等试图将血管造影表现和临床症状、ECG 表现、放射性铊运动试验研究结合起来,更加实用。

通常 MDCT 冠状动脉造影 CPR 显示冠状动脉与心肌间可见低密度脂肪层,当冠状动脉有节段心肌桥存在时,该节段冠状动脉走行显示僵直,其下无密度脂肪层,表面有心肌覆盖,走行于心肌层内,该段血管较其两端正常走行的血管略细。MDCT 后处理技术可以结合血管短轴位观察,判断壁冠状动脉的整体结构,测定壁冠状动脉的长度和其在收缩期的狭窄程度(图 9-2-29~图 9-2-31)。

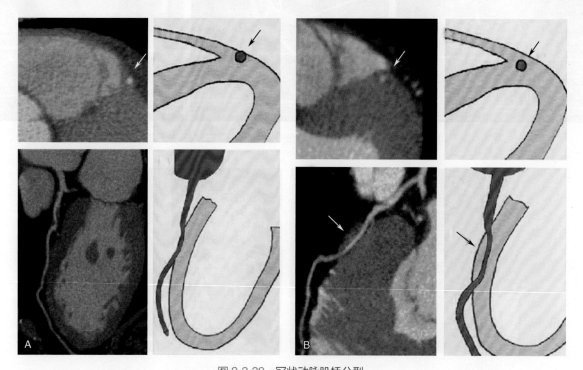

图 9-2-29 冠状动脉肌桥分型

A. Ⅰ型,表浅型;B. Ⅱ型,纵深型。临床意义需要结合症状、心电图及核素心肌灌注扫描等综合评价。

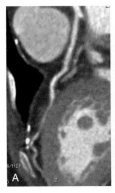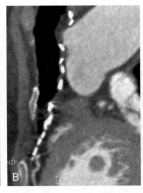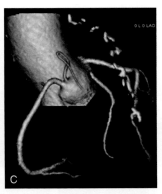

图 9-2-30　纵深型肌桥,搭桥术后
A. 前降支纵深型肌桥;B. 搭桥术后 CPR 示血管闭塞;C. 容积再现(VR)示 LAD 桥血管闭塞,LAD 吻合口以远管腔通畅。肌桥桥血管闭塞是因桥血管血流竞争不过固有冠状动脉血流所致的。

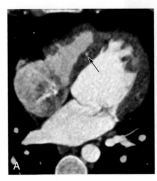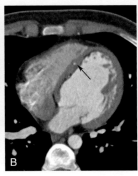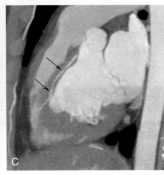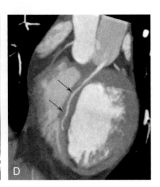

图 9-2-31　冠状动脉肌桥 Ⅱ 型

A、B. 横断像示前降支走行于肌部室间隔内(↑);C、D. 多层重组(MPR)示前降支大部分走行在肌部室间隔内(↑↑)。左室前间壁心内膜下低密度灶,为缺血性改变。

(八) 冠状动脉瘤

冠状动脉瘤定义为冠状动脉瘤样扩张,管径超过邻近正常血管的 1.5 倍,称冠状动脉瘤。根据冠状动脉瘤定义,不包括狭窄后扩张。冠状动脉瘤从形态学分为囊状动脉瘤及弥漫普遍扩张,冠状动脉瘤也是冠状动脉扩张同义词。后者又称为冠状动脉扩张症(coronary artery ectasia)。病因学分为先天性及获得性两种。

冠状动脉瘤的概念首先由 Morgagni 在 1761 年描述一名梅毒患者提出的。人群中的发生率是 0.3%~4.9%,男性更多见(88.2%)。可以单发,也可以多发。梭形动脉瘤大多表现为狭窄后扩张,一般位于动脉粥样硬化的位置。囊状的动脉瘤更容易破裂或血栓形成。

Markis 根据血管造影将冠状动脉瘤分为 4 型:1 型,2 支或 3 支血管弥漫性扩张;2 型,一支血管弥漫性扩张,另一支血管局限性动脉瘤形成;3 型,一支血管弥漫性扩张;4 型,一支血管局限性动脉瘤形成(图 9-2-32)。

先天性冠状动脉瘤应与获得性冠状动脉瘤先鉴别。获得性冠状动脉瘤包括动脉硬化性、Kawasaki 病(图 9-2-33)、创伤性、医源性、感染性、系统性疾病、Takayasu 病(大动脉炎)、结节性多动脉炎、梅毒、Ehlers-Danlos、马方综合征、硬皮病等。

MDCT 横断像结合三维重建 VR 及 MIP 显示瘤样扩张的冠状动脉全貌、走行及范围。CPR 可以显示瘤腔内有否血栓形成,对病因诊断及治疗有一定价值。

(九) 先天性冠状动脉狭窄

先天性冠状动脉狭窄少见,多因发育不良所致。也少见于纤维肌性发育不良所致。术前病因诊断较困难。狭窄可以发生在冠状动脉任何部位,开口部和外围分支狭窄均可见,单发或多发。如果并存其他部位动脉发生纤维肌性发育不良(如肾动脉狭窄等),对病因诊断有一定提示价值。MDCT 可以清晰地显示冠状动脉狭窄的位置、程度、范围等,同时可发现其他相关血管的情况,有助于病因诊断(图 9-2-34)。

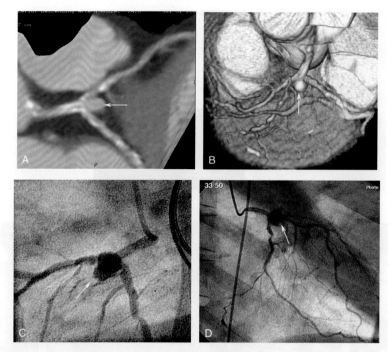

图 9-2-32 先天性冠状动脉瘤

A、B. MPR 及 VR 显示囊状动脉瘤发生于前降支与回旋支分歧部(↑);C、D. 选择性冠状动脉造影与 MDCT
所见完全一致。

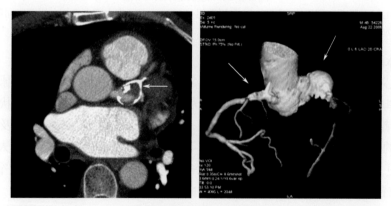

图 9-2-33 获动性冠状动脉瘤,川崎病(Kawasaki 病)

囊状动脉瘤发生于左主干及前降支,瘤壁钙化,中心可见血栓形成(↑);右冠状动脉亦受累呈钙化性瘤样扩
张(VR ↑)。

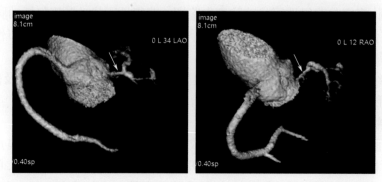

图 9-2-34 先天性冠状动脉狭窄

患者婴儿,11 月龄,心脏增大,左室前壁心肌缺血。容积再现(VR)示冠状动脉左主干重度狭窄(↑)。

第三节　MDCT 在先天性冠状动脉畸形诊断的评价

先天性冠状动脉异常是心源性猝死的重要原因之一。心源性猝死在欧美每年发病率为(50~100)/10 万;中国为 41.84/10 万,由于中国人口众多,总发病人数要大,约 54.4 万例 / 年,是世界发生心源性猝死发生最多的国家,其中,先天性冠状动脉异常是重要病因之一。MDCT 在先天性冠状动脉畸形的检出与诊断有重要价值。

1. MDCT 属无创检查,可以较早检出冠状动脉先天畸形,供临床参考。特别是特殊工种、运动员等推荐在入职前是必要的体检内容之一。

2. MDCT 有较高的时间分辨力、空间分辨力、高密度分辨力及三维重建能力,对于检出冠状动脉先天畸形具有重要价值。一组 300 例成年人冠状动脉 CTA 回顾性分析,检出各类先天性冠状动脉异常 84 例,检出率为 28.0%,其中起源异常 11 例(3.7%),心肌桥 67 例(22.3%),回旋支发育异常 4 例(1.3%),冠状动脉终止异常(冠状动脉瘘)2 例(0.7%)。

一组 2 274 例冠状动脉 CTA 回顾性研究,其中冠状动脉起源异常 24 例占 1.06%。

3. 冠状动脉 CTA 与导管冠状动脉造影比较,除有创与无创的差别外,由于 CT 的高空间分辨力、高密度分辨力及三维重建能力,可以清楚显示冠状动脉解剖畸形的类型、与周围组织 - 器官的关系、血流动力学影响程度评估,漏误诊率低是其最大优势。

(韩文娟　支爱华　戴汝平)

参考文献

[1] 杨有优,戴汝平,荆宝莲,等.先天性冠状动脉异常的电子束计算机断层摄影术诊断[J].中国循环杂志,2001,16(1):50-52.

[2] 杨有优, 戴汝平, 荆宝莲, 等. 电子束 CT 在先天性冠状动脉异常诊断中的临床价值 [J]. 中华放射学杂志, 2001, 35 (1): 41-44.

[3] 杨有优, 张文肇, 戴汝平, 等. 先天性冠状动脉瘘的电子束 CT 诊断 [J]. 中国医学影像学杂志,2001,9(6):404-405,408.

[4] FROMMELT P C, FROMMELT M A. Congenital coronary artery anomalies [J]. Pediatr Clin North Am, 2004, 51 (5): 1273-1288.

[5] VILLA A D, SAMMUT E, NAIR A, et al. Coronary artery anomalies overview: The normal and the abnormal [J]. World J Radiol, 2016, 8 (6): 537-555.

[6] ANGELINI P. Coronary artery anomalies--current clinical issues: definitions, classification, incidence, clinical relevance, and treatment guidelines [J]. Tex Heart Inst J, 2002, 29 (4): 271-278.

[7] FUJIMOTO S, KONDO T, ORIHARA T, et al. Prevalence of anomalous origin of coronary artery detected by multi-detector computed tomography at one center [J]. J Cardiol, 2011, 57 (1): 69-76.

[8] FRESCURA C, BASSO C, THIENE G, et al. Anomalous origin of coronary arteries and risk of sudden death: a study based on an autopsy population of congenital heart disease [J]. Hum Pathol, 1998, 29 (7): 689-695.

[9] THAKUR R, DWIVEDI S K, PURI V K. Unusual "high take off" of the right coronary artery from the ascending aorta [J]. Int J Cardiol, 1990, 26 (3): 369-371.

[10] BASSO C, MARON B J, CORRADO D, et al. Clinical profile of congenital coronary artery anomalies with origin from the wrong aortic sinus leading to sudden death in young competitive athletes [J]. J Am Coll Cardiol, 2000, 35 (6): 1493-1501.

[11] LIEW C, MACDONALD M, POH A C C. Single coronary artery arising from the Right sinus of Valsalva presenting with chest pain [J]. J Radiol Case Rep, 2016, 10 (12): 1-6.

[12] WESSELHOEFT H, FAWCETT J S, JOHNSON A L. Anomalous origin of the left coronary artery from the pulmonary trunk. Its clinical spectrum, pathology, and pathophysiology, based on a review of 140 cases with seven further cases [J]. Circulation, 1968, 38 (2): 403-425.

[13] DODGE-KHATAMI A, MAVROUDIS C, BACKER C L. Anomalous origin of the left coronary artery from the pulmonary artery: collective review of surgical therapy [J]. Ann Thorac Surg, 2002, 74 (3): 946-955.

[14] FORTUIN N J, ROBERTS W C. Congenital atresia of the left main coronary artery [J]. Am J Med, 1971, 50 (3): 385-389.

［15］KARADAG B, AYAN F, ISMAILOGLU Z, et al. Extraordinary cause of ischemic chest pain in a young man: congenital ostial atresia of the right coronary artery [J]. J Cardiol, 2009, 54 (2): 335-338.

［16］CARREL T, TKEBUCHAVA T, JENNI R, et al. Congenital coronary fistulas in children and adults: diagnosis, surgical technique, and results [J]. Cardiology, 1996, 87 (4): 325-330.

［17］SUNDER K R, BALAKRISHNAN K G, THARAKAN J A, et al. Coronary artery fistula in children and adults: a review of 25 cases with long-term observations [J]. Int J Cardiol, 1997, 58 (1): 47-53.

［18］DODGE-KHATAMI A, MAVROUDIS C, BACKER C L. Congenital heart surgery nomenclature and database project: anomalies of the coronary arteries [J]. Ann Thorac Surg, 2000, 69 (4 Suppl): S270-S297.

［19］ROGERS I S, TREMMEL J A, SCHNITTGER I. Myocardial bridges: Overview of diagnosis and management [J]. Congenit Heart Dis, 2017, 12 (5): 619-623.

［20］MANGHAT N E, MORGAN-HUGHES G J, MARSHALL A J. Multidetector row computed tomography: imaging congenital coronary artery anomalies in adults [J]. Heart, 2005, 91 (12): 1515-1522.

［21］SHRIKI J E, SHINBANE J S, RASHID M A, et al. Identifying, characterizing, and classifying congenital anomalies of the coronary arteries [J]. Radiographics, 2012, 32 (2): 453-468.

［22］YAMANAKA O, HOBBS R E. Coronary artery anomalies in 126, 595 patients undergoing coronary arteriography [J]. Cathet Cardiovasc Diagn, 1990, 21 (1): 28-40.

［23］KARAOSMANOGLU D, KARCAALTINCABA M, AKATA D. Duplicated right coronary artery: multi-detector CT angiographic findings [J]. Br J Radiol, 2008, 81 (968): e215-e217.

［24］GOSSMAN D E, TUZCU E M, SIMPFENDORFER C, et al. Percutaneous transluminal angioplasty for shepherd's crook right coronary artery stenosis [J]. Cathet Cardiovasc Diagn, 1988, 15 (3): 189-191.

［25］GULATI R, REDDY V M, CULBERTSON C, et al. Surgical management of coronary artery arising from the wrong coronary sinus, using standard and novel approaches [J]. J Thorac Cardiovasc Surg, 2007, 134 (5): 1171-1178.

［26］FROMMELT P C, FROMMELT M A, TWEDDELL J S, et al. Prospective echocardiographic diagnosis and surgical repair of anomalous origin of a coronary artery from the opposite sinus with an interarterial course [J]. J Am Coll Cardiol, 2003, 42 (1): 148-154.

［27］ANGELINI P. Normal and anomalous coronary arteries: definitions and classification [J]. Am Heart J, 1989, 117 (2): 418-434.

［28］SHARMA V, BURKHART H M, DEARANI J A, et al. Surgical unroofing of anomalous aortic origin of a coronary artery: a single-center experience [J]. Ann Thorac Surg, 2014, 98 (3): 941-945.

［29］ZALAMEA R M, ENTRIKIN D W, WANNENBURG T, et al. Anomalous intracavitary right coronary artery shown by cardiac CT: a potential hazard to be aware of before various interventions [J]. J Cardiovasc Comput Tomogr, 2009, 3 (1): 57-61.

［30］SCHEFFEL H, VETTER W, ALKADHI H. Intra-atrial course of the right coronary artery: a previously missed anomaly [J]. Eur Heart J, 2007, 28 (16): 1919.

［31］KANG W C, MOON C, AHN T H, et al. Identifying the course of a coronary-bronchial artery fistula using contrast-enhanced multi-detector row computed tomography [J]. Int J Cardiol, 2008, 130 (3): e125-e128.

［32］EROL C, SEKER M. Coronary artery anomalies: the prevalence of origination, course, and termination anomalies of coronary arteries detected by 64-detector computed tomography coronary angiography [J]. J Comput Assist Tomogr, 2011, 35 (5): 618-624.

［33］王利东, 杨晓光, 刘挨师, 等. 多层螺旋 CT 诊断成人先天性冠状动脉畸形的临床价值 [J]. 中国介入心脏病学杂志, 2010, 18 (2): 65-68.

［34］王新江, 杨立, 蔡祖龙, 等. 64 层螺旋 CT 对先天性冠状动脉异常起源的显示 [J]. 中国医学影像技术, 2006, 22 (10): 1510-1512.

［35］戴汝平. 心血管病 CT 诊断学 [M]. 2 版. 北京: 人民卫生出版社, 2013.

［36］LIPTON M J, BARRY W H, OBREZ I, et al. Isolated single coronary artery: diagnosis, angiographic classification, and clinical significance [J]. Radiology, 1979, 130 (1): 39-47.

［37］ROSSIGNOL A M, FRAPPAT P, DECHELETTE E, et al. Heart rupture in an infant presenting with an abnormal origin of the left coronary artery (author's transl)[J]. Arch Fr Pediatr, 1981, 38 (7): 517-519.

［38］吴清玉, 潘世伟, 李巅远, 等. 冠状动脉左室瘘合并巨大右冠状动脉瘤、主动脉瓣关闭不全一例 [J]. 中华外科杂志, 2000, 38 (10): 795.

［39］刘玉清, 戴汝平. 冠状动脉瘘的放射学诊断 [J]. 中华放射学杂志, 1979, 13 (4): 200-203.

［40］LIU Y Q, DAI R P. Radiologic diagnosis of coronary artery fistula--with emphasis on the evaluation of plain film manifestation [J]. Chin Med J (Engl), 1979, 92 (9): 589-594.

第十章
冠状静脉窦与冠状静脉

第一节　冠状静脉窦胚胎发生

　　静脉窦的演变与冠状静脉窦发生：胚胎第4周初开始，左、右心管从头端到尾端逐渐合并成单一心管，并形成4个局部膨大区，依次为心球、心室、心房和静脉窦（图10-1-1）。与原始心房相接的静脉窦有左、右两角，各接收3条静脉，即卵黄静脉、脐静脉和总主静脉。在发育过程中窦房口逐渐右移，并由横位变为直位，最后完全融入心房，成为右心的窦部。与右角相连的右主总静脉衍化成上腔静脉，右卵黄静脉膈上段演化为下腔静脉的近心段，右脐静脉则闭塞消失。与左角相连的3支静脉均闭塞消失，只有静脉窦角远心段成为左房斜静脉（Marshall斜静脉），其近心段演变成开口于右心房的冠状静脉窦。静脉窦入原心房的口开始呈横向，当它右移时才呈矢状位。窦房口在矢状位的裂隙状阶段，其两侧壁内折形成左、右静脉瓣。两者在头端合并成右心房内的假隔，随着左瓣与房间隔的靠拢，假隔逐渐融入房间隔。静脉窦横部与右卵黄静脉之间的心内膜组织演化成静脉窦隔，朝向静脉窦右瓣生长，并将其分为两部分，头背侧部成为下腔静脉瓣（Eustachian瓣）和冠状静脉窦瓣（Thebesian瓣）。瓣的延续部分成为Tondaro腱（图10-1-2）。

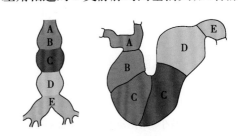

图 10-1-1　心管形成

从第4周初开始，左、右心管从头端到尾端逐渐合并成单一心管，并形成4个局部膨大区，依次为心球（A、B）、心室（C）、心房（D）和静脉窦（E），形成心管。

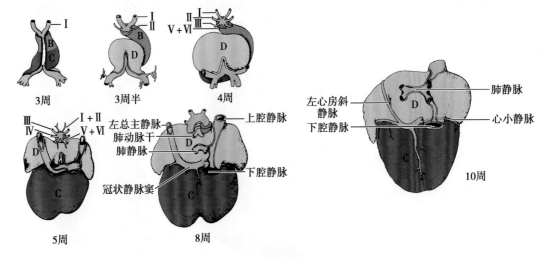

图 10-1-2　静脉窦演变与冠状静脉窦发生

心管首先出现4个膨大，由头端向尾端依次称心球（A、B）、心室（C）和心房（D）。以后在心房的尾端又出现一个膨大，称静脉窦（E）。各段生长速度不同。心房和静脉窦早期位于原始横隔内。静脉窦分为左、右两角。左、右总主静脉、脐静脉和卵黄静脉分别通入两角。右角以后发育成为右心房的光滑部。而左角则逐渐萎缩变小，成为冠状静脉窦。左角远端发出的左上腔静脉以后也逐渐萎缩，退变为马歇尔韧带（ligament of Marshall，其内有左房斜静脉）。

第二节　冠状静脉窦及冠状静脉解剖

一、冠状静脉窦解剖

正常人冠状静脉窦位于心膈面左房室沟内,居左心房和左心室之间,向右开口于右心房,开口处称冠状窦口,位于下腔静脉口和右房室口之间,多数有一个瓣膜,称冠状静脉窦瓣,以防血液逆流,主要汇集左心壁的静脉血,冠状静脉窦呈管状,与右心房相连,接受冠状静脉回流,是心脏冠状循环的一部分,主要功能是汇集来自心肌的静脉血,并将其引流回右心房,正常冠状静脉窦均终止于右心房。

对于冠状静脉窦起始点存在争议,在心大静脉与冠状静脉窦的交界部位,有一静脉瓣,称为Vieussens瓣,为其起始点,但仅存在于87%的人群中。有人认为,左房斜静脉[又称马歇尔(Marshall)斜静脉]与心大静脉汇合处,为冠状静脉窦起始点。

冠状静脉窦的终点即其在右心房内的开口——冠状静脉窦口(coronary sinus orifice,CSO)。冠状静脉窦口上常覆盖有 Thebesian 瓣。大部分人群 Thebesian 瓣的面积较小,仅覆盖冠状静脉窦口的小部分;但约于30.7%的人群中,Thebesian 瓣较大,可覆盖冠状静脉窦口的大部分甚至全部;部分患者的Thebesian 瓣则呈条带状或网状;而还有约6%的人群中 Thebesian 瓣甚至与残存下腔静脉瓣相融合。后面的几种情况常使导管自右心房进入冠状静脉窦时发生困难。

二、冠状静脉解剖

人类心脏的静脉变异较多,分支不恒定,根据回流向心腔的途径不同,共分三类。

1. 心最小静脉(亦称 Thebesius 静脉)　心最小静脉是起源于心肌内毛细血管丛的无数小静脉,各自直接流入心腔。右心房、右心室较左心为多。心最小静脉没有瓣膜,当冠状动脉受阻时,可成为侧支循环的路径之一。

2. 心前静脉　心前静脉位于右室前壁,数目不恒定,可有1~3支,主要把右冠状动脉循环的血液汇集起来,流入右心房。心前静脉常与心大静脉有吻合。

3. 冠状静脉窦及所属冠状静脉　正常情况下,冠状静脉窦位于心脏的后部,绕左心房与左心室之间的(房室沟)冠状沟而行。其主要属支有心大静脉、钝缘静脉、心中静脉、左室后静脉、心小静脉和左房斜静脉(图10-2-1)。

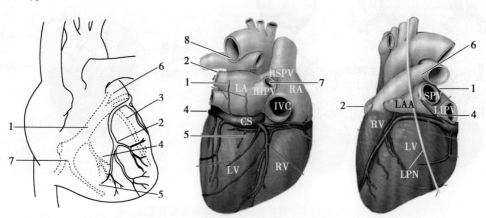

图 10-2-1　冠状静脉窦及冠状静脉解剖模式图

1 为冠状静脉窦,2 为心大静脉,3 为钝缘静脉,4 为左心室后静脉,5 为心中静脉,6 为左房斜静脉(Marshall V.),7 为心小静脉,8 为左房静脉。LAA,左心房耳部;LA,左心房;LV,左心室;RA,右心房;RV,右心室;IVC,下腔静脉;RSPV,右上肺静脉;RIPV,右下肺静脉;LSPV,左上肺静脉;LIPV,左下肺静脉;LPN,左膈神经。

（1）心大静脉：心大静脉开始于前室间沟下 1/3 处，向上与左冠状动脉前降支伴行，在前降支的起始部附近进入房室沟，然后向左转入冠状窦内。在入冠状窦处有一对瓣膜（Vieussens 瓣），防止逆流。心大静脉主要收集左心室、左心房前外侧壁、右心室前壁的小部分、室间隔前部、左心耳及大动脉根部的回血。

（2）钝缘静脉：位于左室侧后壁，与冠状动脉钝缘支伴行，与心大静脉汇入冠状静脉窦。

（3）心中静脉：心中静脉位于心脏后室间沟，与右冠状动脉的后降支伴行，引流左及右心室后壁、室间隔后部和心尖部的回流血液，注入冠状静脉窦。

（4）左室后静脉：左室后静脉收集左室后壁及部分钝缘和心尖区的回血，注入冠状静脉窦的下缘。

（5）左房斜静脉：又称马歇尔（Marshall）斜静脉，由左上端汇合心大静脉入冠状静脉窦。

（6）心小静脉：心小静脉位于右心房和右心室之间的房室沟内，与右冠状动脉伴行，引流右心房、右心室肌壁来的静脉血，注入冠状静脉窦右端。心小静脉的变异较大，可起源于右心室锐缘，由数支心前静脉及锐缘静脉汇合而成，注入冠状静脉窦的右端或心中静脉直接注入右心房。

第三节　冠状静脉窦及所属冠状静脉 CT 成像与解剖

一、冠状静脉窦及所属冠状静脉 MDCT 检查方法

1. 患者准备　同于冠状动脉 CT 检查。

2. 技术参数

（1）单源 MDCT 或双源 MDCT 检查技术参数、扫描范围参考冠状动脉 CT 检查。降主动脉感兴趣区触发 CT 值从 80HU 提高至 300HU 即可。

（2）对比剂注射总量及流速同于冠状动脉 CT 检查。

二、冠状静脉窦及所属冠状静脉图像重建

1. CT 横断像　是显示冠状静脉窦及所属冠状静脉 CT 解剖的基础，是重建的根据，应该逐帧进行观察（图 10-3-1）。

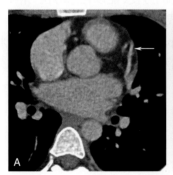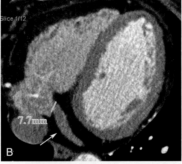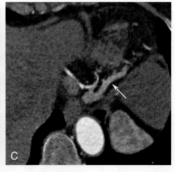

图 10-3-1　CT 冠状静脉解剖
A. 横断像示心大静脉（↑）；B. 横断位像示冠状静脉窦（↑）；C. 横断位像示心中静脉（↑）。

2. 容积再现（VR）　心脏容积再现（VR）可以充分显示"心脏 - 冠状动脉 - 冠状静脉"，得到整体概念（图 10-3-2）。

选择性冠状静脉重建 VR 图像：可以选择性对冠状静脉进行重建，对于诊断有重要价值（图 10-3-3）。但是，由于冠状静脉对比剂较充盈淡、显影不良重建多不理想，尤其较细小分支如心小静脉、左房斜静脉（Marshall V.）自动重建常不理想。

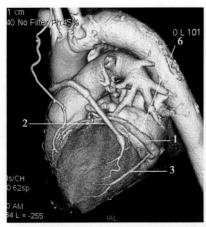
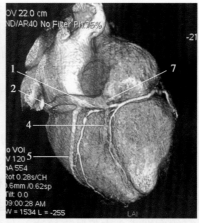
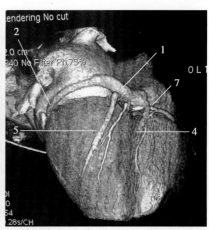

图 10-3-2 冠状静脉窦及冠状静脉重建,容积再现(VR)

1 为冠状静脉窦;2 为心大静脉;3 为钝缘静脉,4 为心中静脉;5 为左室后静脉;6 为左房斜静脉(Marshall V.);7 为心小静脉。

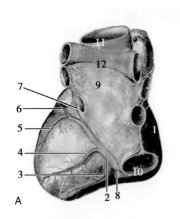
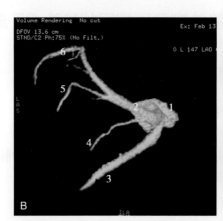
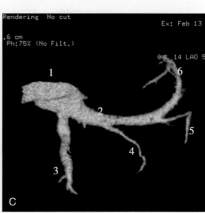

图 10-3-3 冠状静脉窦及冠状静脉 CT 解剖,容积再现(VR)

A. 冠状静脉窦及冠状静脉模式图(背面观);B、C. 冠状静脉重建 VR 图像(选择性)。1 为右心房,2 为冠状静脉窦,3 为心中静脉,4 为左室后静脉,5 为钝缘静脉,6 为心大静脉,7 为左房斜静脉,8 为心小静脉,9 为左心房 - 肺静脉,10 为下腔静脉,11 为主动脉,12 为肺动脉。

3. 多层容积重组(multi-planner volume reformat,MPVR) 操作快捷、方便;能以任意方位、角度、层厚、层数自由重组新的断层图像。可以显示冠状静脉窦、左上腔静脉全貌或冠状静脉局部形态(图 10-3-4A)。

4. 多层面重组(multi-planar reformat,MPR)或曲面重组(curved planner reformat,CPR) 对冠状静脉窦及粗大的冠状静脉干支,如心大静脉、心中静脉、钝缘静脉、左室后静脉等可以分段显示;但是对外围分支由于对比剂充盈较淡,显示多不理想,重建受限(图 10-3-4B)。

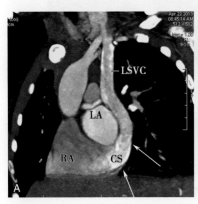
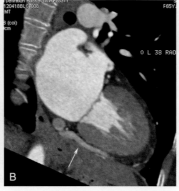

图 10-3-4 冠状静脉窦及冠状静脉 CT 解剖

A. 多层容积重组(MPVR)示右心房(RA)冠状静脉窦(CS)及左上腔静脉(LSVC);B. 多层重组(MPR)示心中静脉(↑)。

三、冠状静脉窦及所属冠状静脉 CT 解剖

(一) 冠状静脉窦 CT 解剖

冠状静脉窦位于心脏的后部,绕左心房与左心室之间的(房室沟)冠状沟而行与左侧房室瓣环(二尖瓣环)后 1/2 相并行,其上部与左心房相毗邻(图 10-3-4~ 图 10-3-6)。

冠状静脉窦长度变异较大,为 15~50mm,平均约 31mm,上下宽径为 11~13mm。

不同心动周期冠状静脉窦及所属冠状静脉 CT 测量:不同心动周期冠状静脉循环血量有所变化,根据心脏冠状循环生理特点,心脏收缩期冠状静脉循环血量大于舒张期。郑彩瑞一组冠状静脉窦及冠状静脉不同心动周期 CT 测量研究证实了这一点。该研究对一组正常成人不同心动周期(R-R 间期 45% 与 75%)CT 测量结果,冠状静脉窦上下径分别为(16.26 ± 3.05)mm 及(13.80 ± 3.11)mm;冠状静脉窦截面积分别为(202.36 ± 71.00)mm^2 及(156.31 ± 68.06)mm^2(P=0.000);心中静脉直径分别为(6.12 ± 1.71)mm 及(5.06 ± 1.38)mm(P=0.000)。冠状静脉窦及冠状静脉测量值显示心动周期时相冠状循环血量的变化,收缩期大于舒张期。

(二) 冠状静脉窦所属冠状静脉 CT 解剖

1. 心大静脉　CTA 显示心大静脉开始于前室间沟下 1/3 处,向近侧与左冠状动脉前降支伴行,在前降支的起始部附近进入房室沟,然后向左转入冠状窦内。在横断位像,于前室间沟前降支旁,可以见到心大静脉与之伴行、稍粗(图 10-3-5,图 10-3-6)。

2. 钝缘静脉　CTA 显示该静脉位于左室侧后壁,与冠状动脉钝缘支伴行,较其为粗,与心大静脉汇入冠状静脉窦(图 10-3-5,图 10-3-6)。

3. 心中静脉　CTA 显示心中静脉位于心脏后室间沟,与右冠状动脉的后降支伴行,注入冠状静脉窦的近右端。于心膈面横断像可以清晰显示、矢状位多层重组可以显示全长(图 10-3-5,图 10-3-6)。

4. 左室后静脉　CTA 显示于心膈面横断像清楚显示,与冠状动脉左室后支伴行。该静脉注入冠状静脉窦的下缘(图 10-3-5,图 10-3-6)。

5. 左房斜静脉　CTA 显示左房斜静脉[又称马歇尔斜静脉(Marshall V.)],在心大静脉入口附近可以见到其由左心房后方汇入冠状静脉窦(图 10-3-5,图 10-3-6)。

6. 心小静脉　CTA 显示心小静脉走行于右房室沟内,与右冠状动脉伴行,注入冠状静脉窦右端。心小静脉发育小、变异较大,需仔细观察,可以见到(图 10-3-5,图 10-3-6)。

以冠状静脉造影为 "金标准" 对照,研究证明,CT 血管造影在评价冠状静脉窦及其所属分支的解剖方面的显示率高,具有很高的可靠性和符合率,是术前无创性诊断和指导治疗的有效方法。对于冠状循环血流动力学特点,有待深入研究。

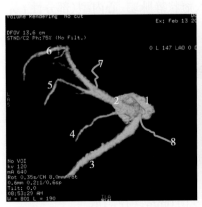 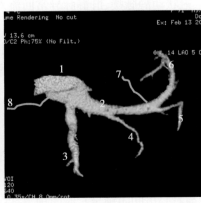

图 10-3-5　冠状静脉窦及所属冠状静脉 CT 解剖

冠状静脉重建 VR 图像(选择性)。1 为右心房,2 为冠状静脉窦,3 为心中静脉,4 为左室后静脉,5 为钝缘静脉,6 为心大静脉,7 为左房斜静脉,8 为心小静脉。

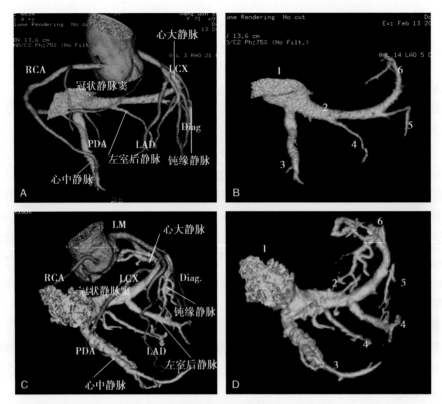

图 10-3-6   冠状动 - 静脉解剖 CT 成像（VR）

A、B. 右优势型冠状动脉供血，冠状动 - 静脉分布；C、D. 左优势型冠状动脉供血，冠状动 - 静脉显示丰富。LM，左主干；LAD，前降支；Diag，对角支；LCX，左回旋支；RCA，右冠状动脉；PDA，后降支。1 为右心房，2 为冠状静脉窦，3 为心中静脉，4 为左室后静脉，5 为钝缘静脉，6 为心大静脉。

第四节   冠状静脉窦先天异常

冠状静脉窦先天异常可以单独出现，也可与其他畸形并存，存在于复杂先天性心脏病中。

1. 冠状静脉窦扩张   冠状静脉窦扩张是常见的冠状静脉窦异常，分为功能性和器质性两种。

（1）功能性冠状静脉窦扩张：见于右心功能不全、三尖瓣病变大量反流造成血流动力学异常，右房压增高所致，常在基础病得到治疗后，可以得到改善。

（2）器质性冠状静脉窦扩张：见于心血管疾病，常见先天性（原发性）冠状静脉窦扩张、冠状静脉窦口缩窄的狭窄后扩张、永存左上腔静脉、冠状动静脉瘘、肝静脉异常回流入冠状静脉窦、心内型（部分性 / 完全性）肺静脉异位引流、无顶冠状静脉窦综合征。

先天性（原发性）冠状静脉窦瘤样扩张：当不明原因冠状静脉窦扩张相当于正常 1.5 倍时，即称为先天性（原发性）瘤样扩张，可呈均匀囊袋状，也可呈瘤样膨突称为瘤，局限性可称为憩室（图 10-4-1，图 10-4-2）。

2. 冠状静脉窦闭锁

（1）病理解剖分型：冠状静脉窦闭锁分为三型（图 10-4-3）。

1）隔膜型闭锁：冠状静脉窦末端与右心房间呈隔膜样闭锁，闭锁厚度不超过 2.0mm，约占 1/6。

2）节段型闭锁：冠状静脉窦末端与右心房间闭锁呈节段性，长度为 2.0~10.0mm，约占 2/3。

3）弥漫型闭锁：冠状静脉窦末端与右心房间闭锁呈长段闭锁，长度 >10.0mm，约占 1/6。

第五节 MDCT 在冠状静脉窦相关临床应用的评价

冠状静脉窦及所属冠状静脉在临床特别是对心脏外科医师、介入电生理医师在诊断与治疗中有重要意义。CT 可以提供冠状静脉窦及所属静脉系统的解剖分布、通畅程度及靶静脉血管的直径,为手术操作与成功提供一手资料。

一、冠状静脉窦与电生理学

冠状静脉窦的解剖与电生理的关系非常重要。其主要的临床意义:

1. 经冠状静脉窦放入电极后,可以记录左心房的电活动,以供标测时使用,这已成为电生理检查的常规技术。

2. 用以起搏冠状静脉窦系统,进行电生理检查或治疗。

3. 作为导管消融的靶点 对于冠状静脉窦系统相关旁路的消融已为人们所熟知,而有一部分房室结折返性心动过速的患者,当常规部位消融途径无效时,可以在冠状静脉窦口消融成功(图 10-5-1)。

4. 如果存在冠状静脉窦闭锁,这些房室结折返性心动过速患者将失去可作为导管消融治疗的重要解剖通道。

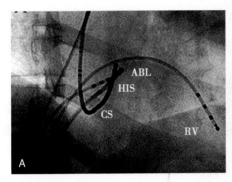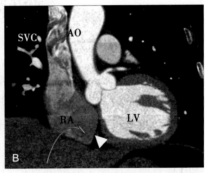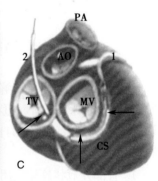

图 10-5-1 电极导管介入冠状静脉窦(CS)

A. 右前斜位;B. CT 多层重组(MPR)冠状位示冠状静脉窦闭锁(△),导管(红色箭头)无法进入;C. 冠状静脉窦(CS)模式图:1 为心大静脉(黑色箭头),2 为电极导管。LV,左心室;RA,右心房;SVC,上腔静脉;CS,冠状静脉窦(↑);MV,二尖瓣环;TV,三尖瓣环;AO,主动脉瓣;RV,右心室;HIS,希氏束电极(冠状静脉窦围绕着二尖瓣走行在左心房和左心室之间,而二尖瓣环附近正是左侧旁道的分布区域 ABL)。

二、心脏再同步化治疗心力衰竭

对于左束支传导阻滞合并心衰的患者,此时,其心功能不全和左室收缩延迟、左右室失同步以及由此继发的二尖瓣反流有着很大的关系。纠正左束支传导阻滞,纠正左、右室失同步是这部分患者治疗的关键,称为心脏再同步化治疗心力衰竭(cardiac resynchronization therapy,CRT),又称双心室起搏治疗心力衰竭(biventricular pacing),是心力衰竭治疗史上的重要突破。心脏再同步化治疗也简称三腔起搏器,需要在心脏内放入 3 个电极,分别是右心房电极、右心室电极和左心室电极。右心房和右心室电极经静脉直接入路。左心室电极是一个技术上的难点,不能经动脉入路,CRT 操作选择合适的冠状静脉的左心室分支是手术的关键。经由冠状静脉窦 - 左室静脉分支到达目标区域,放入电极。而且电极在静脉系统内无须抗凝,是极为适合放置左心室电极的通道。

患者如果存在冠状静脉窦闭锁,此项操作将无法实施(图 10-5-2)。

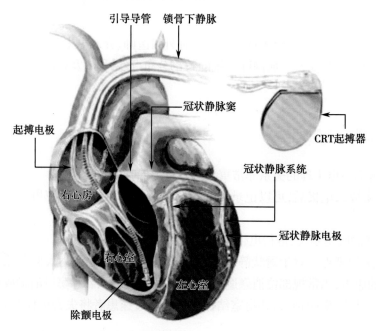

图 10-5-2　通过冠状窦放置 CRT 起搏器的左心室电极模式图

三、CT 在冠状静脉窦及所属冠状静脉诊断的临床意义

充分认识冠状静脉窦解剖,精准评估冠状静脉状态,是对相关疾病诊断与治疗的基础。CT 可以清晰显示冠状静脉窦及所属冠状静脉分支的解剖,精确显示靶血管的解剖与管径。如果存在冠状静脉窦闭锁,应该准确测量闭锁段的长度、闭锁前扩张的程度及回流循环的特点。CT 可以提供以下几点的重要信息:

1. 有部分冠状静脉窦闭锁的患者通过左侧上腔静脉可达到术区。

2. 对于冠状静脉窦闭锁呈 "隔膜型" 的患者,医师可以通过介入方法,经皮穿刺冠状静脉窦口隔膜行 "造瘘术",打通冠状静脉窦 - 右心房通道,减轻冠状静脉窦压力,改善心肌血液循环,改善心功能。

3. 冠状静脉窦闭锁患者由于无法经冠状静脉窦逆行插管,故不能为某些特殊心脏手术提供心肌保护,应予以注意。

当冠状静脉窦闭锁并存左上腔静脉而又没有其他足够的通道提供冠状静脉回流时,结扎左上腔静脉将阻断冠状静脉回流,可致心肌充血、缺血甚至坏死。因此,术前了解冠状静脉窦及其属支的解剖尤为重要,避免不适当的操作造成严重的后果。

4. 电生理医师在心脏介入操作植入导线中,首先是选择合适管径靶静脉,这是手术成功的先决条件,靶静脉血管的最小直径需要 1.5mm。因此,术前 CT 检查可以提供冠状静脉系统的影像测量数据,对指导临床有重要价值。

5. CT 检出冠状静脉窦血栓　冠状静脉窦血栓多见于获得性,如继发于三尖瓣疾病、右心疾病或凝血机制异常等,CT 检查有重要价值。

(支爱华　韩文娟　戴汝平)

参考文献

［1］支爱华, 张沛, 戴汝平. 冠状静脉窦闭锁的诊断与临床意义 [J]. 中国循环杂志, 2015, 30 (5): 478-481.

［2］SHUM J S F, KIM S M, CHOE Y H. Multidetector CT and MRI of ostial atresia of the coronary sinus, associated collateral venous pathways and cardiac anomalies [J]. Clin Radiol, 2012, 67 (12): e47-e52.

［3］孙占国, 唐光才, 黄新文, 等. 64 层螺旋 CT 显示冠状静脉系统形态学的研究 [J]. 中华老年心血管杂志, 2008, 10 (10): 744-747.

［4］赵锡海, 蔡祖龙, 杨立, 等. 64 层螺旋 CT 血管成像评价心脏静脉 [J]. 中国医学影像学杂志, 2007, 15 (2): 100-104.

［5］孙占国, 唐光才, 黄新文, 等. 64 层螺旋 CT 冠状静脉系统心动周期不同时相形态学对比研究 [J]. 实用放射学杂志, 2008, 24 (9): 1210-1214.

［6］D'CRUZ I A, JOHNS C, SHALA M B. Dynamic cyclic changes in coronary sinus caliber in patients with and without congestive heart failure [J]. Am J Cardiol, 1999, 83 (2): 275-277.

［7］温沁竹, 崔炜, 孙宝贵, 等. 冠状静脉窦及其属支的 X 线解剖研究 [J]. 中华心律失常学杂志, 1999, 3 (3): 188-190.

［8］ZHI A H, DAI R P, MA W G, et al. CT angiography for diagnosis and subcategorization of unroofed coronary sinus syndrome [J]. J Thorac Dis, 2017, 9 (10): 3946-3955.

［9］LIM P C, BASKARAN L, HO K L, et al. Coronary sinus ostial atresia and persistent left-sided superior vena cava: clinical significance and strategies for cardiac resynchronization therapy [J]. Int J Angiol, 2013, 22 (3): 199-202.

［10］KANG S R, PARK W K, KWON B S, et al. Management of Coronary Sinus Ostial Atresia during a Staged Operation of a Functional Single Ventricle [J]. Korean J Thorac Cardiovasc Surg, 2018, 51 (2): 130-132.

［11］TADOKORO N, HOASHI T, KAGISAKI K, et al. Clinical Features and Surgical Outcomes of Coronary Sinus Orifice Atresia [J]. Pediatr Cardiol, 2016, 37 (2): 387-391.

［12］常宗平, 蒋世良, 禹纪红, 等. MDCT 诊断冠状静脉窦闭锁 [J]. 中国分子心脏病学杂志, 2012, 12 (2): 68-71.

［13］李炜, 孙庆军, 熊青峰, 等. 先天性冠状静脉窦闭锁的 MSCT 诊断 [J]. 实用放射学杂志, 2013, 29 (10): 1589-1592.

［14］李炜, 马小静, 孙庆军, 等. 先天性冠状静脉窦异常的螺旋 CT 诊断价值 [J]. 中华放射学杂志, 2012, 46 (2): 110-112.

［15］任书堂, 黄云洲, 刘志刚, 等. 先天性冠状静脉窦畸形研究进展 [J]. 国际心血管病杂志, 2016, 43 (1): 28-31.

［16］吴向阳, 陈绪发, 朱洁, 等. 冠状静脉窦开口闭锁并永存左上腔静脉一例 [J]. 中国胸心血管外科临床杂志, 2010, 17 (1): 45.

［17］唐恺, 马坚, 张澍. 冠状静脉窦的解剖和与电生理 [J]. 中华心律失常学杂志, 2005, 9 (4): 313-316.

［18］LOUKAS M, BILINSKY S, BILINSKY E, et al. Cardiac veins: a review of the literature [J]. Clin Anat, 2009, 22 (1): 129-145.

［19］TADA H, KUROSAKI K, NAITO S, et a1. Three-dimensional visualization of the coronary venous system using multidetector row computed tomography [J]. Circ J, 2005, 69 (2): 165-170.

［20］郑彩瑞, 李彩英, 贾芳莹, 等. 采用 256 层螺旋计算机断层摄影术对心动周期不同时相正常成人冠状静脉定量研究 [J]. 中国循环杂志, 2019, 34 (2): 92-96.

［21］李炜, 房昆仑, 吴启源, 等. 冠状静脉窦闭锁侧支循环途径的 MSCT 诊断和临床价值探讨 [J]. 中国循环杂志, 2020, 35 (3): 265-270.

第十一章

心 肌 病

第一节　心肌病 CT 诊断

一、基本知识

心肌疾病（myocardial disease）是指一大组性质不同的累及心肌的疾病，以往曾概括为原发性和继发性心肌病两大类；1958 年 Mattingly 提出原发性心肌病这个概念（primary myocardial disease），指原因不明、非继发于全身疾病或其他器官、系统疾病的心肌损害。而继发性心肌病（secondary myocardial disease）则泛指已知原因的或与其他系统疾病有关的各种心肌疾病，如冠状动脉疾病、风湿性心脏病、高血压心脏病造成的心肌损害等。1961 年，Goodwin 从病理生理角度将心肌病分为充血性、肥厚型、闭塞性和限制型等类型。

（一）WHO/ISFC 定义和分型

1980 年，WHO 专题小组以 Goodwin 的分类为基础，将心肌病分为：①扩张型心肌病；②肥厚型心肌病；③限制型心肌病。把心肌病的概念简化并定义为"原因不明的心肌疾病"，用以区分心肌病与高血压、缺血性心脏病或心脏瓣膜病等明确心血管疾病所致的心功能不全。

1995 年，WHO/ISFC 对心肌病的定义和分型进行了修订，新的分型注重心功能不全的存在，还认为如果存在已知心血管疾病，其心功能不全程度不能用异常负荷状况或心肌缺血损伤程度来解释时，亦诊断为特异性心肌病，并提出有些心律失常和传导系统疾病可能是原发性的心肌异常所致。

新的分型包括：①心肌病：指伴有心功能不全的心肌疾病，包括扩张型心肌病、肥厚型心肌病、限制型心肌病、致心律失常性右室心肌病和未定型心肌病；②特异性心肌病：指伴有特异性心脏病或特异性系统性疾病的心脏肌肉疾病，包括缺血性心肌病、代谢性心肌病、炎症性心肌病、围产期心肌病、瓣膜性心肌病、高血压性心肌病、神经肌肉性疾病以及过敏性和中毒性反应等所致的心肌病等。

（二）AHA 定义和分型

2006 年，美国心脏协会（AHA）提出心肌病新的概念、分类。

1. 概念　认为心肌病是一组多样的心脏肌肉疾病伴机械和 / 或电功能障碍，由各种原因（通常是遗传原因）引起，常有心室肥厚或扩张，但也可以正常。心肌病的病变可以局限于心脏或者是全身系统性疾病的一部分，这通常导致心源性死亡或进展性心力衰竭相关的体力受限。

2. 分类　根据主要受累器官的不同，AHA 将心肌病分为原发性和继发性两类，具体如下：

（1）原发性心肌病：指仅限于心肌或主要累及心肌的疾病，分为三种类型。

1）遗传性：包括肥厚型心肌病、致心律失常性右心室心肌病、左心室心肌致密化不全、糖原贮积症、传导障碍、线粒体心肌病、离子通道病（长 QT 综合征、Brugada 综合征、短 QT 综合征、儿茶酚胺原多形性室性心动过速、亚洲不明原因夜间猝死）。

2）混合性：包括扩张型心肌病、限制型心肌病。

3）获得性：包括炎症性（心肌炎）、应激性心肌病（心尖球形综合征、Takotsubo 心肌病）、围产期心肌病、心动过速引发心肌病（心房颤动、室上性心动过速）、胰岛素依赖型糖尿病母亲婴儿的心肌病。

（2）继发性心肌病：是由多种多系统紊乱累及心脏所导致的心肌病，常伴其他器官系统受累。心肌病变是全身系统疾病的一部分，如浸润性疾病、累积性疾病、中毒、内膜心肌病、肉芽肿性病、内分泌病、心面综合征、神经肌肉病、营养不良、自身免疫疾病、电解质失衡、抗癌治疗后果。

3. 评价 2006 年新的心肌病分型框架充分考虑了心血管疾病分子生物学的进展，为该领域的研究提供了较高的清晰度。新定义更加强调疾病的基因和分子起源。该定义基本上依据于当前的分子生物学发现，考虑到了基因突变和结构蛋白质分子水平的变化。但是，在完全依赖于基因学提出一个定义和分型可能是不成熟的。因为心肌病的分子基因学并没有发展到成熟阶段，许多更加复杂的基因型 - 临床型联系仍有待发现。鉴于目前影像学的发展仍以形态学研究为主，故本章仍采用形态学加病因学进行分类。

（三）欧洲心脏病学会对心肌病的定义和分型

2008 年 1 月，欧洲心脏病学会（ESC）心肌病和心包疾病工作组发表声明，将心肌病定义为非冠状动脉疾病、高血压、瓣膜病和先天性心脏缺陷所导致的心肌结构和功能异常的心肌疾病，并将其分为五型（表 11-1-1），即肥厚型心肌病、扩张型心肌病、致心律失常性心肌病、限制型心肌病和未定型心肌病，该分类在日常临床实践中更有实用性。

在分型中结合疾病是否有遗传性或家族性特征，再进一步分为家族性 / 遗传性心肌病和非家族性 / 非遗传性心肌病两大类。相对来讲，ESC 基于心室的形态和功能表型的分类方法更适用于临床，方便患者入院后进行心肌病分型。

表 11-1-1 2008 年欧洲心脏病学会（ESC）分类

	家族性	非家族性
HCM	家族性（未知基因）	肥胖
	肌原纤维节蛋白变异（β- 肌球蛋白重链、心肌肌球蛋白结合蛋白 C、心肌肌钙蛋白 I/T、α- 原肌球蛋白、肌球蛋白必需轻链、肌球蛋白调节轻链、心肌肌动蛋白、α- 肌球蛋白重链、肌联蛋白、肌钙蛋白 C、肌肉 LIM 蛋白）	糖尿病母亲的婴儿 体育训练 淀粉样蛋白（白蛋白 / 前白蛋白）
	糖原贮积症（如 Pompe、PRKAG2、Forbes'、Danon）	
	溶酶体累积病（如 Anderson-Fabry、Hurler's）	
	脂肪酸代谢障碍	
	肉毒碱缺乏	
	磷酸化酶 B 激酶缺乏	
	线粒体细胞病	
	与 HCM 相关的综合征（努南综合征、豹斑综合征、Friedreich 共济失调、Beckwith-Wiedemann 综合征、Swyer 综合征）	
	其他（肌质网磷酸受纳蛋白启动因子、家族性淀粉样蛋白）	
DCM	家族性（未知基因）	心肌炎（感染性 / 中毒性 / 免疫性）
	肌原纤维节蛋白变异（见 HCM）	川崎病
	Z 带（肌肉 LIM 蛋白、TCAP）	嗜酸性疾病（Churg Strauss 综合征）
	细胞骨架基因（营养障碍基因、结蛋白、Metavinculin、Sarcolysin 复合体、CRYAB、Epicardin）	病毒持续感染 药物
	核膜（核纤层蛋白 A/C、Emerin）	妊娠
	轻度扩张型心肌病	内分泌功能障碍
	肌间盘蛋白变异（见 ARVC）	营养不良（维生素 B_1、肉毒碱、硒、低磷酸盐血症、低钙血症）
	线粒体疾病	酒精
		心动过速性心肌病

续表

	家族性	非家族性
ARVC	家族性(未知基因) 肌间盘蛋白变异(盘状球蛋白、粒桥蛋白、Plakophilin2、桥粒核心糖蛋白 2、桥粒糖蛋白 2) 心肌 ryanodine 受体(RyR2) 转化生长因子(TGF)-β₃	炎症?
RCM	家族性(未知基因) 肌原纤维节蛋白变异(肌钙蛋白 I、肌球蛋白必需轻链) 家族性淀粉样变性(转甲状腺素蛋白、载脂蛋白) 结蛋白病 弹性纤维性假黄瘤 血色病 Anderson-Fabry 病 糖原贮积症	淀粉样蛋白(白蛋白 / 前白蛋白) 硬皮病 心肌心内膜纤维化[嗜酸性粒细胞增多综合征、特发性疾病、染色体原因、药物(5- 羟色胺、美西麦角、麦角胺、汞制剂、白消安)] 类癌心脏病 转移癌 辐射 药物(蒽环类抗生素)
未分类	左心室(非致密性 Barth 综合征、核纤层蛋白 A/C、ZASP 基因、α-dystrobrevin)	Tako-Tsubo 心肌病

注:HCM,肥厚型心肌病;DCM,扩张型心肌病;ARVC,致心律失常性右室心肌病;RCM,限制型心肌病。

　　心肌病在世界各地的发病情况迄今缺乏确切的资料,它已成为人类面临的最常见的心脏病之一。从目前心肌病的分型方法来看,我们对于心肌病的了解仍存在局限和不足,随着心肌病研究进展,期待未来的心肌病定义和分型更加完善,更加适用于临床实践。

二、心肌病 MDCT 检查方法

　　CT 在心肌病中有几个方面的应用,特别是在冠状动脉评估、心肌病表型特征、心脏容积和功能的量化、治疗计划和治疗后评估等方面,尤其是对于有 MRI 禁忌证或心脏 MRI 检查不成功的患者。

(一) 扫描方案
　　请参考第二章第二、三节。

　　一般采用 64 排(非 64 层)以上螺旋 CT,单源或双源,双筒高压注射系统。自气管隆嵴至心脏膈面下 2cm 左右为心脏 MSCT 的 Z 轴扫描范围,可根据心脏大小调整扫描范围和视野,以 370mgI/ml 非离子对比剂为例,每千克体重 1.8ml,以 3~4ml/s 速度经肘静脉注射。心肌病时,心脏功能多受损,因而血流速度减慢,血流循环时间延长。扩张型心肌病时心腔扩大,注射对比剂量应加大,以总量 80~100ml 为宜。对于冠状动脉的评估,推荐使用双相方案,即先注射对比剂,然后注射生理盐水,为了评估心脏容量和功能,使用三相方案,其中以 5~7ml/s 的速度注射对比剂,然后以 2ml/s 的较慢速度注射对比剂,或者以相同的速率(1∶1 的对比剂与生理盐水 5~7ml/s)注射对比剂 - 生理盐水混合物,然后使用较小体积的生理盐水团注。

　　患者要求在 CT 扫描过程中正常吸气后屏气,推荐采用回顾性心电门控技术,回顾性心电门控用于评价心率高或不规则的冠状动脉。此模式还可用于特定场景,如评估心功能和容量、室壁运动或瓣膜异常、左心室辅助装置(LVAD)位置和并发症。为了将辐射剂量降至最低,采用基于 ECG 的管电流调制,并采用回溯模式。管电压和管电流可根据患者体重,依据中心方案选择。为了进行量化,需要在整个心动周期内进行回顾性心电门控采集,同时进行三相对比剂注射以显示两个心室。通过使用基于 ECG 的管电流调制和更厚的层厚,将辐射剂量降至最低。

(二) 冠状动脉平扫
　　这是一个可选择程序,心电门控采像(80%R-R 间期),扫描层面从气管隆嵴下至心尖层面。观察冠状动脉有无钙化性斑块,为鉴别诊断提供信息。

(三) 心电门控扫描

包括前瞻性或回顾性心电门控。横断扫描是诊断基础,用以观察心肌情况、室壁厚度、心腔形态、大小。回顾性心电门控扫描可以观察多个期相,通常以 10% 的间隔从 0 到 100% 重建,0 的图像通常与舒张末期相关,30%~40% 的图像与收缩末期相关;并且重建心脏电影序列,有利于观察心脏运动及心功能测定。前瞻性门控往往只能观察一个期相,了解心肌病变受一定限制。观察分析内容包括:①冠状动脉情况。②心室壁及心肌。③心腔结构。④重建心脏电影:不同层面、不同体位观察各房室结构、运动功能、室壁收缩期增厚率;采用标准体位测定心功能。

(四) 心肌灌注

静脉注射对比剂后 5~15 分钟可获得延迟碘增强(DIE)图像,可用单能量或双能量模式评价心肌纤维化和瘢痕。在评估心肌存活方面,延迟碘增强(DIE)有很好的准确性。

(五) 重建图像

CT 采集速度更快,如果需要更精确的量化,可以在更薄的层厚上重建图像。对心肌病的诊断通常有以下重建技术:

1. 横断图像 是诊断的基础,用以分析心室壁心肌及心腔。回顾性心电门控扫描数据采集,多时相重建,使得多种重建技术可以实现,用于诊断。

2. 多层重组(MPR) 采用不同层面,不同体位做心脏二腔心、四腔心重建,以利于观察感兴趣心室壁、心腔、心脏各房室结构及心尖部、左室流出道及二尖瓣、主动脉瓣等结构。收缩末期与舒张末期标准长轴位或短轴位重建做心功能测定。

3. 心脏电影 可以定性评价心脏形态和功能。心脏体积和功能可以通过各种方法计算,包括面积长度法、辛普森法和基于阈值的分割法。CT 也可以评估节段性室壁运动,包括室壁衰减、室壁增厚的收缩期百分比、室壁运动 / 缩短和局部射血分数。CT 对舒张功能的评估也被证明是可行的,同时计算的二尖瓣血流速度、二尖瓣间隔组织速度和左室充盈压力的估算与超声心动图显示亦有良好的相关性。

4. 容积再现(VR) 可以直观、立体地观察心脏整体。冠状动脉重建有利于鉴别诊断。

第二节 扩张型心肌病

一、基本知识

(一) 基本概念

扩张型心肌病(dilated cardiomyopathy,DCM)亦称充血性心肌病,是心肌病中最常见的类型。扩张型心肌病以左心室或双心室扩张和收缩功能障碍为特征,泵功能衰竭,表现为舒张末期和收缩末期容积增加,射血分数降低(<50%),临床常表现为进行性充血性心力衰竭。这是一种常见的基本不可逆的心肌疾病。偶尔个别患者突出表现是收缩功能不全,而左心室仅为轻度扩张。其患病率约为 1:2 500,是心力衰竭的第三病因和心脏移植最常见的病因。

(二) 病因及发病机制

大多数是特发性(50%),还有其他原因,包括家族性(20%~35%)、药物(如酒精)和病毒感染,可疑致病因素有营养缺乏、妊娠、遗传、自身免疫、代谢障碍等。目前支持病毒感染 - 自身免疫假说的论据较充分。散发的 DCM 可由原发和继发的原因所引起,最常见的是感染病毒(柯萨奇病毒、腺病毒、小 DNA 病毒和 HIV)、细菌、立克次体和寄生虫等。其他原因包括毒素、长期过量饮酒、化学药物治疗(蒽环类抗生素)、重金属和其他复合物(钴、铅、汞和砷)、自身免疫疾病、系统性紊乱、嗜铬细胞瘤、神经肌肉紊乱如

Duchenne/Becker 和 Emery-Dreifuss 肌肉营养不良、线粒体病、代谢性和内分泌紊乱以及营养失调（如肉毒碱缺乏、硒缺乏等）。

DCM 患者 20%~35% 是家族性发病，其与 20 个以上的基因和位点相关。DCM 的主要遗传模式为常染色体显性遗传，另外还有少见的 X 染色体隐性遗传和线粒体遗传。常染色体遗传的几个基因也与 DCM 发病相关。其他致 DCM 基因还包括结蛋白基因、陷窝蛋白基因、B- 肌糖蛋白基因和线粒体呼吸链基因等。

（三）病理改变

扩张型心肌病左、右心室均有明显扩张，心肌通常普遍变薄，心尖部变厚。左心室乳头肌扁平，肉柱呈多层、交织状，隐窝深陷，常嵌有附壁血栓，附壁血栓机化可使心内膜轻度弥漫性增厚或不规则的斑块状增厚，二尖瓣可有相对关闭不全，冠状动脉多正常。镜下，心肌纤维呈不均匀性肥大，排列规则；心肌细胞常发生空泡变、小灶状液化性肌溶解、散在小坏死灶或瘢痕灶等非特异性退行性改变，心肌间质呈纤维化。

（四）临床表现

扩张型心肌病发生于任何年龄，多见于 35 岁以上成年人，男性多于女性，男女之比一般是 2 : 1。最常见的症状是活动后气急，严重时出现阵发性夜间呼吸困难、乏力、咳嗽、心悸、胸闷等症状，心力衰竭时心脏增大，上述症状加重。二尖瓣相对关闭不全时，心尖部可闻及收缩期杂音。此病猝死者所占比重很大，文献报道猝死率可高达 50%。心脏显著扩大或出现顽固性心力衰竭者往往预后不佳。

二、扩张型心肌病 CT 诊断

（一）横断图像
横断图像是诊断基础（图 11-2-1，图 11-2-2）。

1. 冠状动脉平扫　冠状动脉钙化灶情况有助于冠心病与心肌病鉴别诊断。若冠状动脉无钙化灶，有助于心肌病诊断。平扫同时观察肺淤血情况，评价左心功能。

2. 心电门控心脏 - 冠状动脉增强扫描

（1）心腔结构改变：各层面显示心脏舒张末期心室腔扩大，多以左心室为著；测量左心室内径，舒张期左室内径测量大于 5.6cm（正常上限）。两心房可无增大；若有增大，多提示有相对性二、三尖瓣关闭不全存在。各部心肌厚度普遍变薄或大致正常。

（2）心肌及心室功能改变：心肌呈均匀性变薄、普遍性运动减弱，心脏收缩期和心脏舒张期心室容积变化不大，收缩力明显减弱。心肌收缩性及心肌增厚率降低，其曲线低平。心功能分析提示心室舒张末容积（EDV）明显增大（甚至 >200ml 以上），每搏输出量（SV）相对降低（70~90ml），而射血分数（EF）明显降低。CT 可以根据 LVEF 预测 DCM 患者预后，但不能区分 DCM 病因。长轴位观察二尖瓣及主动脉瓣结构及运动正常。心肌首过灌注染色可以正常、浅淡或小灶性低密度，必须参考延迟强化。

（3）心电门控增强扫描评价冠状动脉，心肌病患者多数为正常。能有效地区分缺血性和非缺血性扩张型心肌病患者，因为 CT 可排除明显的冠心病，并且没有典型的心内膜下或跨壁心肌增强模式。

（4）延迟强化：部分患者可以看到心肌中间线形的 DIE。

（二）多层重组（MPR）
多重建长轴或短轴像，观察心腔心室壁，心腔扩大，室壁变薄。

（三）心脏电影
回顾性心电门控采像，可以实现按运动周期连续动态观察。多采用心脏长轴位，以利于观察各房室结构及心室运动情况。扩张型心肌病多表现为运动功能减弱。

（四）容积再现（VR）
可以直观、立体地观察心脏整体。冠状动脉重建对鉴别诊断有一定价值。

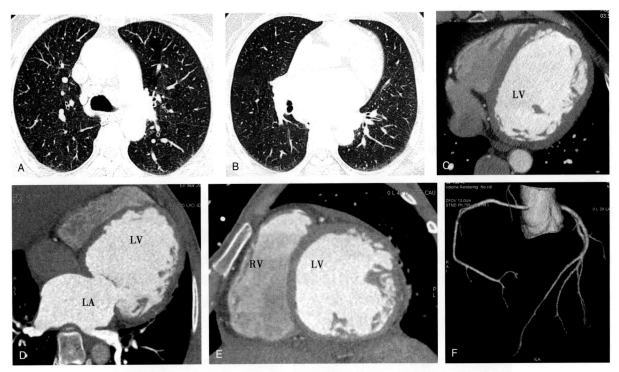

图 11-2-1　扩张型心肌病

A、B. 横断扫描示两肺透过度降低,渗出性改变,为肺淤血;C、D. 横断扫描示左心室腔明显增大,室壁变薄;E. 多层重组示左心室明显增大,心肌普遍变薄,游离壁肌小梁细密;左心房增大;F. 三维重建:冠状动脉正常。MDCT 诊断为心肌受累疾病,扩张型心肌病,左心功能不全。

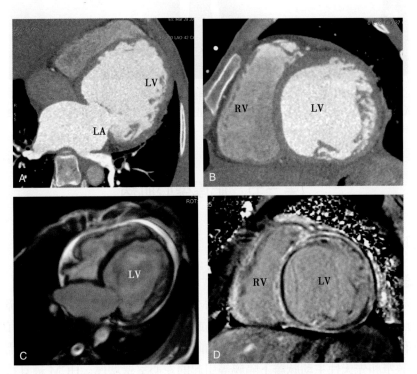

图 11-2-2　扩张型心肌病,左心功能不全

A、B. CT 两腔心及短轴重建,左心室腔明显增大,室壁变薄;C. MR 两腔心,左心室腔明显增大,室壁变薄;
D. MR 延迟强化示左心室可见心肌条带状异常强化,冠状动脉正常。

三、鉴别诊断

扩张型心肌病主要应与各种导致心腔扩大、心功能降低的疾病相鉴别,其诊断原则是排除性的,即除外继发因素所致的上述改变,方可作出心肌病的诊断。

1. 冠心病　临床多见于中老年人,有心绞痛症状及心电图和同位素心肌缺血改变。CT 平扫及增强扫描冠状动脉钙化及狭窄性病变;心肌梗死者可见心肌大面积灌注缺损;若无心肌梗死或心力衰竭病史,心腔不大或仅轻度扩大。

2. 高血压心脏病　临床有高血压病史,心肌呈向心性肥大,晚期心力衰竭后才表现为心腔扩大及心肌变薄。

3. 瓣膜病　二尖瓣和 / 或主动脉瓣瓣叶增厚、钙化或粘连,开放受限;合并关闭不全时,心房、心室扩大,超声可提示反流量一般较大,而心肌病时反流量较小,多为相对性的。

4. 心内膜弹力纤维增生症　大多数患者均有心腔扩大及心力衰竭,因其多见于婴幼儿,而有人把它看作扩张型心肌病的婴儿型。心内膜弹力纤维增生症以心腔扩大、心尖圆钝、心室心内膜增厚(可达数毫米)为其特点(图 11-2-3)。

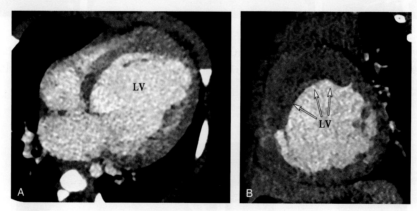

图 11-2-3　患者女性,5 月龄,心内膜弹力纤维症
A. 横断像示左心室明显扩张,冠状动脉起源正常;B. 短轴位示前壁基底段及相邻前段室间隔附壁血栓形成(↑)。

第三节　肥厚型心肌病

一、基本知识

(一) 基本概念

肥厚型心肌病(hypertrophic cardiomyopathy,HCM)是一种以心肌肥厚、舒张功能障碍为特征的心肌疾病,主要表现为心室壁不对称增厚,通常指室间隔或左心室壁厚度 ≥15mm,或者有明确家族史者厚度 ≥13mm,可伴有左室流出道狭窄和二尖瓣收缩期前移,通常不伴有左心室腔扩大,需排除负荷增加如高血压、主动脉瓣狭窄和先天性主动脉瓣下隔膜等引起的左心室壁增厚。HCM 最具特征性的病理生理异常是舒张功能障碍。尽管左室收缩功能呈典型的高动力性,但这种舒张期弛缓异常仍可引起左室舒张末压升高,从而导致肺淤血和呼吸困难,后者乃是 HCM 最常见的症状。特别是室间隔心肌异常肥厚,造成心室舒张期顺应性降低,收缩期则可发生流出道梗阻。

（二）病因及发病机制

本病散发于世界各地,可能是最常见的心肌病,发病率为 1∶500,是一种常染色体显性遗传病。肥厚型心肌病可发生于任何年龄,以 20~40 岁者居多,男性多于女性;本病可呈家族性发病,近来文献认为 60% 的病例为家族性。来自美国的数据表明,HCM 是导致青年人心源性猝死的最常见病因,还是致心力衰竭的常见基础疾病。美国成年人(23~35 岁、51~77 岁)HCM 患病率为 200/10 万,中国 HCM 患病率为 80/10 万,粗略估算中国成人 HCM 患者超过 100 万例。

绝大部分 HCM 呈常染色体显性遗传,约 60% 的成年 HCM 患者可检测到明确的致病基因突变。目前分子遗传学研究证实,40%~60% 为编码肌小节结构蛋白的基因突变,已发现 27 个致病基因与 HCM 相关(图 11-3-1)。

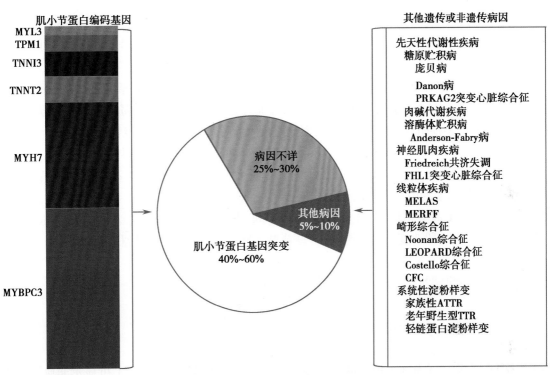

图 11-3-1 肥厚型心肌病病因示意图

（三）病理改变

肉眼所见:基本特点是左心室壁异常肥厚和心腔变形以致狭小;肥厚通常是非对称性的,即最厚处在室间隔中上部,个别也可靠近心尖。肥厚可自室间隔向左室前、侧或后壁扩展,可伴有乳头肌肥大,心脏重量多在 500g 以上,心肌肥厚处常有不同程度纤维化。

镜下所见:特征性改变是心肌广泛的纤维异常粗大和走行方向紊乱,形成特征性的螺涡样构型。心肌细胞核增大,形状不整,深染色。除了肌纤维的排列紊乱、交错之外,小肌束的走向紊乱也十分明显。另外,间质性或替代性心肌纤维化及冠状动脉管壁增厚、平滑肌增生和内膜纤维化也常见;冠状动脉的病变认为是继发改变,而非动脉粥样硬化所致。

（四）临床表现

本病可无自觉症状,出现症状、体征主要与左室流出道梗阻和舒张期顺应性降低有关。左室流出道梗阻,可引起脑部供血不足而致活动后头晕或晕厥;再加上心肌过度肥厚,耗氧量增加,可出现心绞痛。左室顺应性降低,导致左室舒张末压升高和左房压力升高,引起肺循环淤血,致活动后气急,严重者有呼吸困难。心电图检查可出现病理 Q 波。

(五) 分类

1. 根据超声左心室流出道与主动脉峰值压力阶差(left ventricular outflow tract gradient,LVOTG),可将 HCM 患者分为梗阻性、非梗阻性及隐匿梗阻性 3 种类型。安静时 LVOTG ≥ 30mmHg(1mmHg=0.133kPa),为梗阻性;安静时 LVOTG 正常,负荷运动时 LVOTG ≥ 30mmHg,为隐匿梗阻性;安静或负荷时 LVOTG 均 <30mmHg,为非梗阻性。另外,约 3% 的患者表现为左心室中部梗阻性 HCM,可能无左心室流出道梗阻,也无收缩期二尖瓣前向运动(systolic anterior motion,SAM)征象。有研究认为,这类患者的临床表现及预后与梗阻性 HCM 相同,甚至更差。

2. 肥厚型心肌病可分为均匀性(普遍性)或对称型肥厚型和局限性非对称型肥厚型,后者由于心肌肥厚分布不均,又可分为以室间隔心肌肥厚为主和心室其他部位某些节段心肌肥厚为主(如心尖肥厚型)两种。

(1)对称型肥厚型心肌病:表现为左心室对称肥厚,室间隔和游离壁均等受累。这种变异型偶尔可见于遗传性的和散发的 HCM 患者。某些高强度训练的运动员 "生理性肥厚",即左室壁厚度可达到 16mm(正常 <12mm)。

(2)非对称型肥厚型心肌病:以室间隔肥厚为主,室间隔与左心室游离壁厚度之比在 1.3 以上。肥厚心肌将左心腔分为左心室心尖部高压区和主动脉瓣下低压区。两者形成压力阶差。分为两类,致左室流出道梗阻者称为肥厚型梗阻性心肌病;不伴有流出道梗阻者称为肥厚型非梗阻性心肌病。

(3)心尖肥厚型心肌病(apical hypertrophic cardiomyopathy,AHCM):常不伴有左室流出道动力性梗阻和压力阶差,肥厚部位主要累及左心室乳头肌水平以下心室游离壁及下 1/3 室间隔,右心室受累少见。AHCM 好发于 40 岁以上的中年男性,临床表现主要为心悸及胸闷。

心电图特点:① T 波异常倒置:主要见于胸前导联,尤其 $V_3 \sim V_5$ 导联;②左心室高电压:胸前导联 QRS 波群高电压;③ ST 段改变:大多伴有胸导联或肢导联 ST 段水平或下斜型压低。

(4)肥厚型心肌病合并室壁瘤。

(5)双侧心室型肥厚型心肌病:双心室受累,肥厚可累及右心室、双侧心室。

二、肥厚型心肌病 CT 诊断

在肥厚型心肌病中,心脏 CT 可帮助识别心肌肥厚和 LVOT 梗阻。心脏 CT 可显示非典型形式的心肌肥厚,包括心尖部肥厚、向心性肥厚,有时也可显示心室中部肥厚。心脏 CT 测量的室壁厚度、心室容积即左室质量射血分数与 CMR 结果有很好的相关性,欧洲 HCM 指南建议,对于超声心动图声窗不佳或 CMR 禁忌证的患者应考虑心脏 CT(Ⅱa 级推荐)。需要与高血压性心肌病鉴别,鉴别要点为 HCM 非同心性和不对称性。增强延迟扫描可见心肌纤维化,以室间隔与右心室游离壁交界处局灶状强化最为典型,但也可呈弥漫性。这些患者存在的纤维化程度已被证明与危及生命的心律失常和猝死风险相关。

(一) 横断图像

1. 心肌与室壁厚度　以舒张期图像为诊断基础。肥厚型心肌病以累及室间隔及其相邻左室前、侧壁为常见,很少累及左室后侧及下壁。病变部位心肌显著异常肥厚,绝对值超过 15mm,常可达 20~30mm。非对称性室间隔肥厚通常以室间隔厚度与左室后壁厚度比值 ≥1.3 作为诊断依据,其敏感性、特异性分别可达 91% 和 56%;如标准定为 ≥1.5,则敏感性降到 79%,而特异性提高到 94%。室间隔明显肥厚时,可引起左室流出道的狭窄,甚或引起右室体部及流出道下部的压迫移位,左室腔内乳头肌也可表现为异常肥大。心肌灌注不均匀,可以存在小灶性低密度灶。

2. 心腔变形　联合分析舒张期和收缩期。由于心肌肥厚不规则,包括肥大的乳头肌,造成不规则充盈缺损,心腔变形呈多样性。

(1)对称型肥厚型心肌病:表现为心腔对称性缩小。

(2)非对称型肥厚型心肌病:心腔典型征象为沙钟样改变(图 11-3-2)。

(3)心尖肥厚型心肌病:左心室腔可呈铲刀样改变(图 11-3-3)。

(4)心肌病合并室壁瘤:可见室壁局限性膨出,收缩期为著,连续动态观察局部呈矛盾运动(图 11-3-4)。

(5)室间隔非对称性肥厚:累及右室者可致右室流出道狭窄(图 11-3-5)。

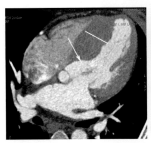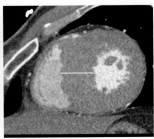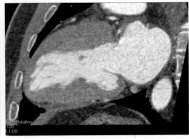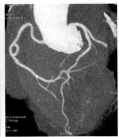

图 11-3-2　非对称型(梗阻型)肥厚型心肌病

患者男性,37 岁,室间隔异常肥厚,造成左室流出道狭窄(↑),冠状动脉正常。

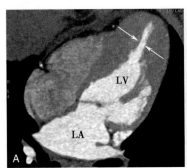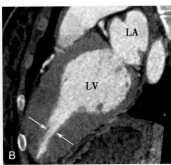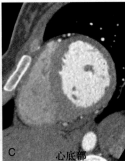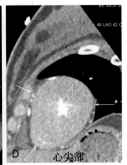

图 11-3-3　患者女性,22 岁,心尖肥厚型心肌病

A、B. 多层重组左室长轴位及矢状位,左室心尖部心肌肥厚,心尖部心腔缩小、变形,呈铲状、黑桃尖状(↑);C、D. 多层重组左室短轴位,心底部(C)室壁无明显增厚,心尖部(D)心肌高度肥厚,心腔明显变小。CT 诊断为心尖肥厚型心肌病。

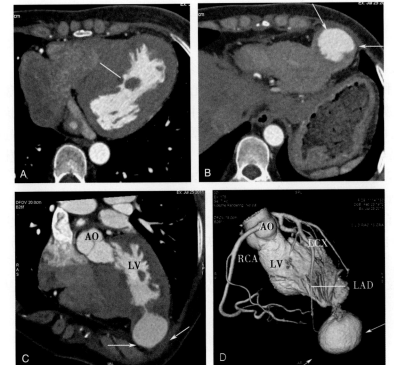

图 11-3-4　患者男性,39 岁,非对称型肥厚型心肌病合并室壁瘤形成

A、B. 横断扫描示室间隔及心室中部肥厚,心尖部室壁瘤形成(↑);C. 多层重组示心尖部室壁变薄,呈囊袋状,室壁瘤形成;D. 三维重建示心尖部室壁瘤形成(↑),冠状动脉正常。

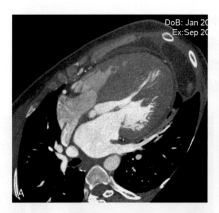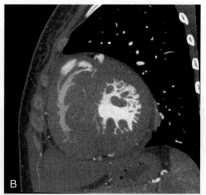

图 11-3-5　肥厚型心肌病，双室受累
A. 四腔心；B. 短轴位。舒张期，室间隔及右室心尖部肌壁肥厚，肌小梁肥厚，心腔不大。

(二) 多层重组

对观察室壁厚度、心腔变形有重要意义。多观察长轴位或短轴位。

(三) 心脏电影

回顾性心电门控扫描，可以实现按运动周期连续动态观察，做心功能评价。多采用心脏长轴位，以利于观察各房室结构及心室运动情况。心肌肥厚处顺应性下降，心肌增厚率降低(常 <30%)，节段分析显示病变心肌运动功能降低，未受累心肌则可代偿增强，心脏整体动态观察呈运动功能增强表现。左前斜位可以观察到二尖瓣前叶于收缩期可向室间隔方向摆动，左室流出道呈漏斗状狭窄，识别有无 LVOT 梗阻；继发二尖瓣关闭不全，左心房有一定程度增大。

心脏功能软件测得左心室收缩期容积(ESV)、舒张期容积(EDV)、每搏输出量(SV)及左心室射血分数(EF)，肥厚型心肌病 EF 通常正常或降低。可以测得心肌重量，左心室心肌重量增加(>130g)。

(四) 三维重建

左心室三维重建可以显示心室腔变形，冠状动脉正常或增粗。

三、鉴别诊断

肥厚型心肌病应与继发因素引起的心肌异常肥厚相鉴别，其鉴别诊断原则同样是排除性的。

1. 高血压心脏病　包括原发性和继发性高血压。原发性高血压心脏病患者临床有明确的高血压病史而未得到良好控制，继发性高血压如肾性高血压、大动脉炎、先天性主动脉缩窄等，临床则有相应症状、体征等。高血压患者约 50% 可有左心室肥厚，高血压所致的心肌肥厚呈向心性，程度较轻，表现为普遍性对称性较均匀的心肌肥厚，室间隔与同层侧后壁心肌厚度比值小于 1.3，其心肌运动功能良好，顺应性无降低。若高血压患者的最大室壁厚度超过 20mm，应考虑为肥厚型心肌病。

2. 主动脉瓣、瓣下狭窄　主动脉瓣狭窄可引起左心室排血障碍，继发引起心肌肥厚，也可表现为非对称的室间隔肥厚为主的改变，有主动脉瓣病变为其鉴别点。主动脉瓣下狭窄可为隔膜型或纤维肌型，纤维肌型的可表现为室间隔近流出道部位心肌肥厚；此病为先天性疾病，发病年龄轻，病变局限为其特点。

3. 心肌肿瘤　心肌肿瘤(如横纹肌瘤)临床不常见，可发生于心肌任何部位，呈肿块状占位改变，与心肌的肥厚改变不同。

附A　糖原贮积症（Danon病）

糖原贮积症（glycogen storage disease，GSD）是一组遗传性糖原代谢异常性疾病，肝脏和横纹肌最易受累。根据酶缺陷或转运体的不同，可分为十几种类型。

糖原贮积症有多种基因分型，其中Danon病广为人知，该型由于溶酶体膜相关蛋白-2缺乏导致糖原代谢障碍（之前为GSD Ⅱb型），累及心脏主要表现在心肌细胞内大量糖原储积引起心肌细胞肥大，导致心室肥厚及电生理异常。Danon病是一种X连锁显性遗传性溶酶体病，男性发病较多，且多在20岁前出现心脏症状，并快速进展为晚期心力衰竭，而女性则较少发病，患此病的女性常表现为轻微或迟发的心脏症状（图11-3-6）。

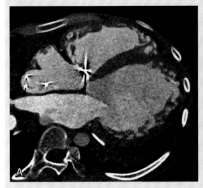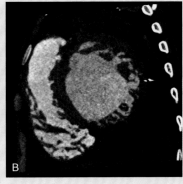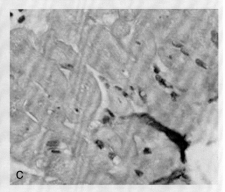

图 11-3-6　糖原贮积症（Danon病）

间断心悸15年，Danon晚期，心脏呈扩张改变伴心功能不全，UCG示EF 24%。A. 四腔心，左心室明显扩张，肌小梁细密，起搏器置入术后；B. 左心室短轴，左心室扩大，室壁变薄，左、右心室肌小梁细密；C. 心脏移植术后，病理证实糖原贮积症。

附B　溶酶体贮积症（Fabry病）

溶酶体贮积症是一种X染色体连锁隐性遗传病，由于编码α-半乳糖苷酶A（α-Gal A）的基因发生突变，导致该酶活性部分或全部丧失，使中间产物神经酰胺三己糖苷（globotriaosylceramide，GL3）在心脏、肾、皮肤、肺和神经系统等多种组织器官中聚积，引起一系列临床表现。心脏受累较为常见，多出现较晚（＞30岁），也可单独发生，常为导致死亡的重要原因。

心脏内GL3贮积累及心肌细胞、传导细胞、瓣膜细胞等所有心脏细胞类型，导致心脏肥大、纤维化，主要表现为左心室肥厚，心电图常见左心室高电压。传导系统受浸润，主要表现包括PR间期延长、不同程度传导阻滞、窦性心动过缓及病窦综合征等；瓣膜损害，主要表现包括二尖瓣变性、增厚、脱垂以及主动脉瓣损害，通常较轻。冠状动脉通常无狭窄，主要引起血管内皮功能异常。电子显微镜下相应的组织细胞胞质内充满嗜锇"髓样小体"，为Fabry病的特征性病理表现。

MDCT征象：通常表现为左心室壁普遍向心性肥厚，可引起流出道梗阻，心腔常无增宽，心脏舒张功能轻中度受限，左心房增大；部分患者伴瓣膜受累，主要表现为二尖瓣或主动脉瓣增厚，延迟扫描，增厚的心肌内可见延迟强化（图11-3-7）。

Fabry病心肌受累酷似肥厚型心肌病，鉴别点包括：前者通常会出现皮肤、肾、神经等心脏外表现，可伴发高血压、瓣膜病变、心律失常；超声心动图可能会显示左心室心内膜的"双边"现象，是GL3在心脏各层内不同程度积聚所致；对可疑者可进行基因检测、Gal A酶活性检测及病理检查以明确诊断。

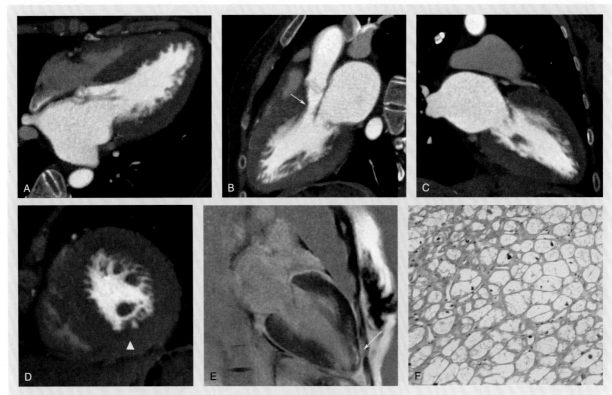

图 11-3-7　溶酶体储积症（Fabry 病）

患者女性，44 岁，活动后胸闷、气短，发现肥厚型心肌病 11 年，伴有慢性肾小球肾炎及皮肤血管角质瘤，母亲和哥哥亦患有肥厚型心肌病，行 CT 检查。A~D. MPR 图像示左心室腔未见增大，左心室壁普遍肥厚（△），室间隔厚度为 20mm，左室流出道狭窄（↑），左心房增大；E. MRI 示心尖部肌壁间延迟强化（↑）；F. 病理示心肌细胞肥大，空泡变性显著，小灶纤维瘢痕形成。

第四节　限制型心肌病

一、基本知识

（一）基本概念

限制型心肌病（restrictive cadiomyopathy，RCM）是以心室壁僵硬增加、舒张功能降低、充盈受限而产生临床右心衰竭症状为特征的一类心肌病，是最少见的心肌病，仅占心肌疾病的 2%~5%。其特征是心室舒张功能降低，在病理生理学上，这是由于心肌顺应性降低导致单位容积心室压升高，最终导致舒张性心力衰竭。因此，在保留收缩功能的情况下，也有双心房增大。双室腔正常或者减小，左室壁厚度和 AV 瓣正常，心室收缩功能正常或者接近正常。

（二）分类及发病机制

病因可以是特发性、浸润性（如结节病、淀粉样蛋白沉积）或心内膜心肌病理性改变（如高嗜酸性粒细胞综合征或药物原因）。本病通常分为以下 3 类：

1. 浸润性　为细胞内或细胞间有异常物质或代谢产物堆积，常见的疾病包括淀粉样变性、结节病、血色病、糖原贮积症、戈谢病、Fabry 病（X 染色体连锁的溶酶体贮积症）。

2. 非浸润性　包括特发性 RCM，部分可能属于和其他类型心肌病重叠的情况如轻微扩张型心肌病、肥厚型 / 假性 HCM，病理改变以纤维化为特征的硬皮病以及糖尿病心肌病等。

3. 心内膜病变性　主要包括病变累及心内膜为主,如病理改变与纤维化有关的心内膜心肌纤维化(endomyocardial fibrosis,EMF)、高嗜酸细胞综合征(Loffler 心内膜炎)、放射性、蒽环类抗生素等药物以及类癌样心脏病和转移性癌等。

其中,EMF 和 Loffler 心内膜炎的基本特点是一侧或两侧心室内膜及最内层心肌广泛纤维化并有附壁血栓形成,致使室壁僵硬和心腔部分被填塞。EMF 多数于 1 岁以内发病,如不治疗,大多于 2 岁前死亡。

(三) 病理改变

主要的病理改变为心肌纤维化、炎性细胞浸润和心内膜面瘢痕形成。这些病理改变使心室壁僵硬、充盈受限,心室舒张功能减低,心房后负荷增加使心房逐渐增大,静脉回流受阻,静脉压升高。Loffler 心内膜炎患者右室的内膜纤维化主要位于右室心尖,沿流出道向上蔓延,可波及内膜的大部分,增厚的心内膜达 2~3mm,甚至达 10mm,表面附着血栓,使心腔填塞;乳头肌发生纤维化,腱索缩短、变粗,引起三尖瓣关闭不全;右心房常显著扩大,肺动脉圆锥也可扩张,心包腔可有积液。镜下可见内膜纤维化病变,最表面覆盖着陈旧、均质化的附壁血栓,其下可分为 3 层:①表层为致密、玻璃体样变的陈旧结缔组织;②中层为较疏松的纤维组织,可见少量巨噬细胞、淋巴细胞和浆细胞;③深层为疏松的结缔组织,含较多的小血管,并有淋巴细胞、单核细胞浸润,如同通常的肉芽组织。

(四) 临床表现

特征性表现包括进行性呼吸困难。除了心力衰竭外,还常出现心律失常和传导障碍。

二、限制型心肌病 CT 诊断

CT 非常适合于识别心脏充盈受损的解剖学特征,包括心房、冠状静脉窦和下腔静脉扩张,以及出现肺充血和胸腔积液。可以测量左室壁厚度、质量、局部室壁增厚及纤维化替代区域,亦通过增强 CT 测量心肌 ECV 来评估弥漫性纤维化。

(一) 横断图像

1. 冠状动脉平扫　冠状动脉无钙化灶,心包无增厚及钙化等。心脏形态可不规则,心房扩大,上、下腔静脉扩张等;偶可发现心包积液和胸腔积液等。

2. 心腔变形　心电门控增强扫描可清晰显示心肌及心腔解剖结构。EMF 示心室腔不规则,常累及右心室,可有心内膜增厚及附壁血栓而使右室心尖部(流入道)闭塞,乳头肌粗大。如果累及左心室,同样表现为心尖部(流入道)变形、闭塞。

3. 两心房增大　由于限制型心肌病主要累及心室,所以心房增大为著,尤其是右心房增大为著,并存上、下腔静脉扩张,偶可见心包和/或胸腔积液。心包结构正常,无心包增厚、钙化、粘连等征象,以利于与缩窄性心包炎鉴别(图 11-4-1,图 11-4-2)。

(二) 多层重组(MPR)

不同层厚、不同角度可以显示心室腔变形,心尖闭塞;心房扩大;上、下腔静脉增宽。

(三) 心脏电影

回顾性心电门控扫描可以实现按运动周期连续动态观察,做心功能评价。多采用心脏长轴位,以利于观察各房室结构。心肌运动顺应性下降,收缩和舒张功能均受到限制,心肌运动明显减弱。心功能分析提示心室舒张末容积减小,每搏输出量减少,而射血分数可能正常或略降低,心排血量和心脏指数降低,心肌增厚率降低,心肌收缩性和增厚率曲线低平等,继发二、三尖瓣关闭不全,左、右房增大。

(四) 三维重建

可以直观、立体地观察心脏整体。冠状动脉重建对鉴别诊断有一定价值。

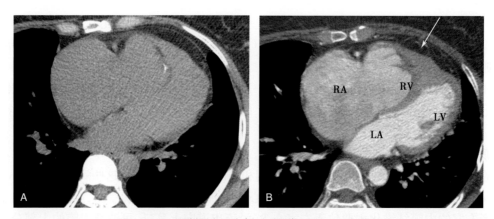

图 11-4-1　限制型心肌病（右心室型），Loffler 心内膜炎

A. 横断平扫示心肌密度不均，少量钙化灶；B. 横断增强扫描示右室心尖部心内膜增厚，流入道短缩、变形（↑），右心房增大。CT 诊断为限制型心肌病（右心室型）。

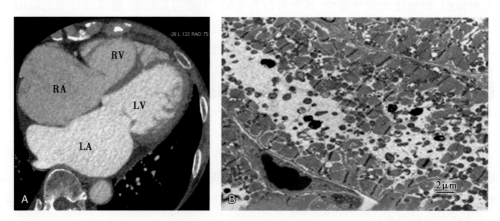

图 11-4-2　限制型心肌病，双房大

心房颤动 23 年，胸闷、乏力 4 年。A. 四腔心，双房增大，双室不大，心脏舒张功能受限；B. 心脏移植术后，病理证实为限制型心肌病。

三、鉴别诊断

RCM 主要应与心房扩大、心室舒张功能受限的疾病鉴别。

1. 缩窄性心包炎　其临床表现及心脏基本形态改变与 RCM 相仿，也表现为心房扩大，上、下腔静脉扩张，心室舒张功能受限等。但患者有心包炎病史，心包有增厚、钙化等异常改变为其鉴别要点。另外，与缩窄性心包炎相反，限制型心肌病时常可触及心尖搏动。

2. 先天性三尖瓣发育异常　如三尖瓣下移畸形（Ebstein 畸形）及三尖瓣关闭不全等，也可造成右心房扩大，临床有右心功能不全的体征，但其右心室心肌运动功能良好，无舒张功能受限，右室心尖部无闭塞等为其鉴别点。

附 C　心肌淀粉样变

一、基本知识

（一）定义

淀粉样变性是不可溶性淀粉样蛋白在机体细胞外组织中沉积、浸润所引起的系统性疾病。淀粉样蛋白沉积在不同的组织或器官，引起相应组织或器官的功能障碍及损害，造成心功能受损和心律失常。结构上,淀粉样变性典型表现为心室增厚伴双房增大,即同限制型心肌病改变。本病早期诊断较困难,缺乏确切、有效的治疗方法,预后极差。原发性淀粉样变性及遗传性淀粉样变性常累及心脏,是引起患者死亡的主要原因。

(二)病因及发病机制

淀粉样变性病是一种蛋白构象疾病,细胞外蛋白的折叠错误起着重要的作用,导致不可溶的、有毒的蛋白在组织的 B 片层纤维蛋白中沉积,与免疫、遗传、炎症等因素有关。已知至少有 18 种以上的蛋白质可以导致淀粉样变。沉积于心肌细胞间的淀粉样物质可以通过渗入和扩大,导致心肌细胞代谢、钙离子转运和受体调节等功能障碍和细胞水肿。近来研究发现,淀粉样变性损伤与局部细胞毒素、局部受体的相互作用和自由基损伤以及细胞凋亡机制有关。冠状动脉内也可能有沉积,导致血管壁增厚、管腔狭窄和潜在的动脉闭塞。患者可能出现进行性心力衰竭或传导异常,但通常无症状。

分为四型:

1. 原发性淀粉样变(AL 型) 由源于浆细胞的免疫球蛋白轻链引起,是最严重也是最常见的淀粉样变性。

2. 继发性淀粉样变 由慢性感染(如结核)或自身免疫性疾病(如类风湿关节炎)引起,心脏受累少见。

3. 家族性淀粉样变 转甲状腺素蛋白基因突变导致转甲状腺素蛋白沉积在多个组织器官中。

4. 老年性淀粉样 是野生型转甲状腺素蛋白基因突变所致。常见于 60 岁以上老年人,随年龄增长发病率提高,80 岁以上老年人发病率可达 22%~25%,主要累及心房。

临床特点:淀粉样蛋白沉积于心肌、传导组织、心脏瓣膜、心包、冠状动脉,引起相应的病变。心肌淀粉样变性通常发生在 65 岁以上患者。

(三)病理改变

肉眼所见:心房轻度扩大,但心室一般不扩张。典型病例的双侧心室室壁变硬,呈橡皮样,无顺应性,且增厚。

镜下所见:心肌淀粉样变性组织病理改变为淀粉样蛋白沉积、细胞间基质增多及心内膜纤维化,经刚果红染色,心肌细胞外及间质血管壁内可见刚果红着色的淀粉样物质沉积。心脏活检是诊断心肌淀粉样变性的"金标准",但心肌活检是有创性检查,极可能出现取样错误,限制了其在本病诊治过程中的应用。

(四)临床表现

心脏淀粉样变性的临床表现多样化且缺乏特异性,心肌顺应性降低如橡皮样,舒张功能或伴收缩功能障碍,表现为典型的"僵硬心脏综合征"和充血性心力衰竭;当自律细胞受累时,其兴奋性、自律性、传导性改变,表现为各种心律失常。约一半患者心电图上表现为特征性的低 QRS 波,当合并有心室壁增厚时,更应怀疑心脏淀粉样变性,因为其他原因引起的左心室肥厚一般表现为 QRS 高电压。本病男性多于女性,30 岁以前罕见发生。

二、心肌淀粉样变 CT 诊断

在没有心肌增厚的情况下,CT 检测心肌浸润的灵敏度有限,通常不使用心脏 CT 做出诊断,但 CT 可以显示心室壁增厚。

1. 冠状动脉平扫 冠状动脉无钙化斑块,用以鉴别诊断。

2. 心电门控增强扫描 前瞻性或回顾性心电门控扫描可清晰显示心腔及心肌解剖结构。征象类似限制型心肌病,典型表现为左心室腔减小、心室壁及室间隔对称性肥厚、心房扩大,晚期可以出现左心室充盈受限。

3. 心脏电影　回顾性心电门控扫描可以连续性动态观察心脏活动、室壁收缩期增厚率。

(1)心腔结构改变:心房轻度扩大,心室腔不大或缩小。

(2)心肌及心室功能:典型表现为左室腔减小、心室壁及室间隔对称性肥厚、心房扩大,晚期可以出现左心室充盈受限,部分患者出现心肌回声增强(闪烁的颗粒样物质)。心室肥厚及心室充盈受限出现在心肌淀粉样变性晚期患者。

4. 三维重建　冠状动脉三维重建有助于鉴别诊断(图 11-4-3)。

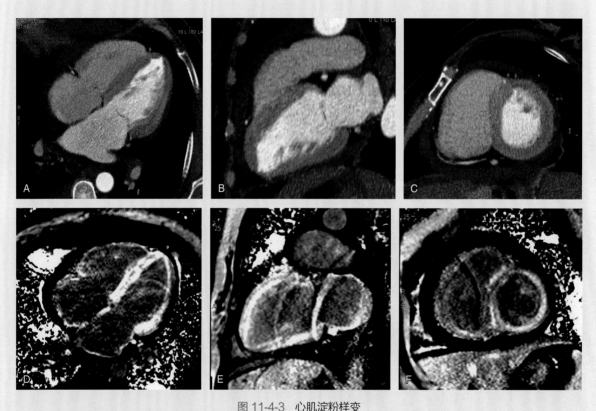

图 11-4-3　心肌淀粉样变

A~C. CT 横断扫描及多层重组;D~F. MRI 压脂序列示左室腔减小、心室壁及室间隔对称性肥厚、心房扩大,左心室充盈受限,MRI 示心肌信号增强(闪烁的颗粒样物质)(同一患者)。

附 D　结节病

结节病是一种病因未明的系统性肉芽肿性疾病,以肺及胸内淋巴结受累最为常见,仅约 5% 合并心脏结节病(cardiac sarcoidosis,CS),极少数可出现孤立的心脏受累。其临床表现多种多样,可以无症状,也可表现为传导阻滞、心律失常、心力衰竭甚至心源性猝死。

CS 病理上经历水肿期、肉芽肿性炎症期及纤维化期,表现为心肌散在、致密、非干酪样肉芽肿,伴有片状纤维化;病灶分布不均,呈片状分布,多位于心外膜下和心肌中层,乳头肌受累可导致房室瓣脱垂、关闭不全,晚期 CS 患者室间隔基底部变薄。

临床表现多样,20%~25% 患者可无症状,而部分患者则表现为心源性猝死,临床以晕厥、心律失常（包括房室传导阻滞、多种形式的房性及室性心律失常）及左心功能不全相关表现就诊者多见。

MDCT 征象：表现为室壁多发、随机分布的结节状及带状瘢痕影，与周围没有受累心肌界限清楚；以室间隔受累最常见，其余常见累及部位依次为左室下壁、右心室、左心室前壁和侧壁，心房和瓣膜亦可受累，但发生率较低。

心脏 MRI 检查 T_2 相上可显示病变局部水肿呈高信号，增强 CMR 延迟显像可见灶状延迟强化，有助于 CS 的诊断及危险分层。FDG PET/CT 检查病变处心肌可见 FDG 浓聚，诊断 CS 敏感度为 89%，特异度为 78%（图 11-4-4）。

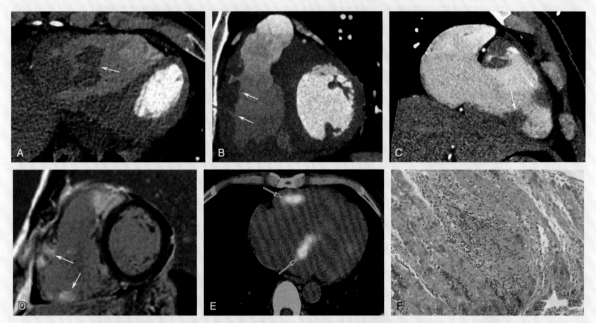

图 11-4-4 结节病

患者男性，45 岁，活动后气短半年，心电图示二度房室传导阻滞及右束支传导阻滞。A~C. 心脏 CT 检查横断面及右心室 MPR 图像示右心房、室增大，右心室壁及室间隔不均匀增厚伴多发结节突入心腔（↑）；D. 心脏 MRI 示右心室多发结节，T_2 呈稍高信号，延迟扫描均匀强化（↑）；E. PET/CT 示室间隔、右心室、左心房及左心室乳头肌葡萄糖代谢不均匀增高，考虑为结节病的可能性大；F. 病理示心肌细胞局灶坏死，可见多核巨细胞及上皮样细胞明显的肉芽肿性结节。

附 E 血色病

血色病（hemochromatosis）是一组因体内铁负荷过多而在心脏、肝脏、胰腺和其他器官大量沉积，导致器官功能损害的疾病。按病因分为原发性和继发性两大类。继发性铁过载多见于反复多次输血、红细胞异常、骨髓无效造血等；而原发性血色病是一种常染色体隐性遗传病，发病机制尚不明确，主要认为是 HFE 基因异常导致小肠过度的铁吸收和铁在实质细胞的毒性积聚。好发于青壮年，多在 40~60 岁出现症状，女性发病常较男性晚，男女比例为 (5~10)∶1。色素沉着（古铜色外貌）、肝大或肝硬化和糖尿病为其临床三联征。血色病累及心脏的发生率约为 15%，约有 1/3 的患者死于心脏疾病。

铁沉积一般心室比心房严重，以室壁外侧区域常见，逐渐累及心内膜侧；常引起心脏扩大、室壁增厚，心肌退行性变及纤维化，早期表现为心脏舒张功能不全，晚期心脏收缩功能亦减低，心脏功能不全的程度与沉积于心肌的铁量成正比。实验室检查:铁蛋白增高常>500μg/L,转铁蛋白饱和度常显著升高>62%,血清铁升高常>180μg/L。

MDCT 征象:主要为限制型心肌病表现,左心房明显增大,左心室常无增大,心室收缩功能正常。晚期左、右心室均增大,左心室收缩功能明显减低,可呈扩张型心肌病表现(图 11-4-5)。

由于其临床表现复杂,故极易误诊、漏诊。对于青壮年男性患者心脏扩大伴有肝硬化、糖尿病及多器官损害时,应考虑到本病的可能。MRI 中铁过载导致弛豫时间(T_1、T_2、T_2^*)均减低,有助于明确诊断,皮肤电镜 X 射线显微分析:表皮血管周围、真皮巨噬细胞中大量存在高电子密度颗粒(含铁颗粒),可作为该病的诊断手段之一。

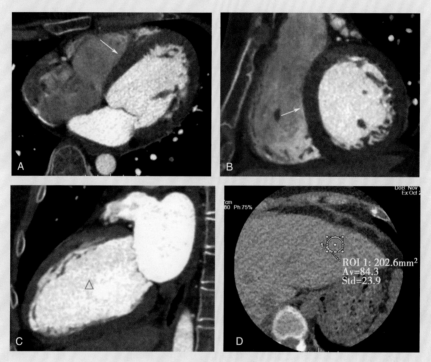

图 11-4-5 血色病

患者男性,21 岁,间断胸闷、腹胀 3 个月,实验室检查示血糖、铁蛋白、血清铁、转铁蛋白饱和度均显著升高。心脏 CT 检查:A. 横断图像;B、C. 短轴及左室两腔心 MPR 图像示左心室增大(△),横径为 58mm,室壁普遍偏厚(↑);D. 平扫示肝脏密度明显增高,CT 值为 84HU。

第五节   致心律失常性右室心肌病

一、基本知识

(一) 基本概念

致心律失常性右室心肌病 / 发育不良(arrhythmogenic right ventricular cardiomyopathy/dysplasia,ARVC/D)是一种少见的遗传性心肌病,患病率为 1/5 000,男女比例为 3:1,患者易发生猝死,由 Frank 等于 1978 年首先报道。ARVC/D 特点是纤维脂肪替代右心室,并伴有不同程度的左心室受累,最常见的部位是右室流出道(漏斗部)、右心室心尖和下壁,称为 "心肌发育不良三角区"。它以右心室心肌纤维化、脂质沉积为病变基础,通常年轻时即出现室性心律失常和右心室功能不全为特点的疾病。

(二) 病因及发病机制

ARVC/D 至今病因不明,主要累及右心室,表现为心肌细胞进行性缺失,并由增生的脂肪和纤维脂肪组织替代,导致心脏局部或者总体异常。虽然 ARVC/D 经常与心肌炎相关,但并不认为它是一种原发的炎症性心肌病。另外,有 75% 的患者存在左心室受累的证据,表现为纤维脂肪替代、心腔扩大和心肌炎。在多数病例中,ARVC/D 为常染色体显性遗传,会有不完全外显的现象存在。

(三) 病理改变

肉眼所见:右心室腔扩大,腔内肌小梁粗大,排列紊乱,室壁心肌厚度不规则,心外膜下脂肪组织沉积。因右心功能不全、三尖瓣反流,致右心房扩大。

镜下所见:右心室心肌内大量脂质沉积,局部正常心肌组织被压挤成岛状,心肌排列紊乱;间质内纤维化,也有脂质浸润。因为病理上发现坏死心肌细胞周围有淋巴组织增生,其病因也有毒性(如酒精中毒)或感染性的可能(如支原体、乳多空病毒、柯萨奇病毒等)。

(四) 临床表现

ARVC/D 临床表现多样化,常见的是室性快速型心律失常,主要为间断性心律失常和不同程度的右心功能不全,为右室发育不良造成;室性心律失常主要为右心室源性阵发性室上性心动过速,可伴有左束支传导阻滞,通过电生理检查可明确诊断。ARVC/D 是引起青年猝死的原因之一。右心房室扩大,右心室功能不全,表现为胸闷、憋气、乏力以及颈静脉怒张、肝大、腹水、下肢水肿等。ARVC 预后目前尚缺乏长期观察报道。病变最后发展为心力衰竭。

二、致心律失常性右室心肌病 CT 诊断

(一) 横断扫描

1. 右心室不规则扩大,流出道扩张尤著;右心室壁因脂肪沉积而凸起,呈典型的"扇贝形"外观。这种右心室壁的纤维脂肪替代可在心脏 CT 检测到右心室室壁变薄或呈"栅栏状",心外膜下和 / 或心肌薄密度不均,较多低密度(脂肪)灶,室壁边缘不光滑,可见扩大的右室腔内明显增多、增粗的肌束或乳头肌样结构(图 11-5-1)。

左心室受累者可见左心室壁和 / 或室间隔脂肪或纤维脂肪浸润,左心室游离壁心外膜下心肌呈"虫蚀样"改变。病变亦可双室受累(图 11-5-2)。

2. 右心房扩大。

3. 上、下腔静脉增宽及心包或胸腔少量积液等心功能不全征象;左心室结构正常。

(二) 多层重组(MPR)

不同层厚、不同体位重建心脏,显示右心房室增大;上、下腔静脉增宽。

(三) 心脏电影

回顾性心电门控扫描可以实现按运动周期连续动态观察,做心功能评价。多采用心脏长轴位,以利于观察各房室结构;动态观察发现右心室舒缩运动功能明显减弱或消失,收缩功能障碍(运动迟缓、运动障碍或不同步),并伴有右心室扩张(男性舒张末期容积大于 110ml/m²,女性大于 100ml/m²)或右心室功能障碍(射血分数低于 40%);而左心室心肌运动功能正常。若心律失常存在,其运动则明显不协调,心肌增厚率及收缩功能降低。

(四) 三维重建

可以直观、立体地观察心脏整体。冠状动脉重建对鉴别诊断有一定价值。

总之,致心律失常性右室心肌病的诊断应该密切结合临床,即临床有右心室源性的心律失常,形态学有上述改变,才能考虑此病的诊断。

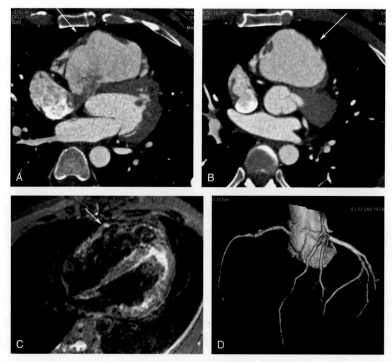

图 11-5-1   患者男性,33 岁,频发室性心律失常

A、B. CT 横断扫描示右心室不规则扩大(A↑),流出道扩张尤著(B↑);室壁变薄,呈"栅栏状",心肌密度不均,较多低密度(脂肪)灶,室壁边缘不光滑,呈扇形改变(A↑),右心房扩大。C. 心脏 MRI 压脂序列检查示右心室壁变薄,呈"栅栏状",心肌薄信号不均,较多低信号(脂肪)灶,室壁边缘不光滑,呈扇形改变(C↑);右心室扩大。D. 冠状动脉正常。CT 诊断为致心律失常性右室心肌病。

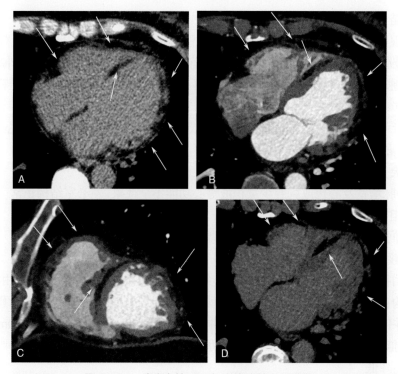

图 11-5-2   患者女性,64 岁,频发室性心律失常

A. 横断平扫示室间隔及左、右室壁脂肪浸润(↑);B、C. 增强扫描横断位及左室短轴示右心室壁变薄,右心室壁、室间隔及左心室壁多发脂肪浸润,左心室心外膜下心肌呈"虫蚀样"改变(↑);D. 增强延迟横断位示心肌内浸润脂肪,无延迟强化(↑)。

三、鉴别诊断

1. (右心室型)限制型心肌病(心内膜心肌纤维化EMF)　两者病因不清,临床表现相似;形态学上,两者都存在右心房室扩大、右心功能不全的改变,鉴别困难;但EMF时右心室心尖增厚、闭塞,累及右心室游离壁及流出道调节束,可见心内膜缘心肌增厚,纤维组织增生(呈心内膜缘的低密度线状影),尚可见线状钙化灶,而ARVC则以心外膜下脂肪组织浸润为特征,心尖无闭塞,心内膜无增厚。

2. 缩窄性心包炎　两者临床表现相似,都可表现为右心功能不全症状及体征,但缩窄性心包炎以心包的改变,如增厚、粘连、钙化为主,CT有心包特征性改变;ARVC为心肌异常改变。缩窄性心包炎以心肌舒张功能受限为主,收缩功能可正常。

3. 先天性三尖瓣下移畸形(Ebstein畸形)　右心室腔扩大、腔内肌小梁粗大及三尖瓣下移改变,与ARVC时的右心室及室内乳头肌改变相仿,但Ebstein畸形时右心室游离壁无ARVC的特征改变,且临床多见于儿童或者青少年,而非成人,也无典型的右心室性心律失常。

MRI在诊断中有重要价值,可以采用不同序列,提供心肌组织结构特点,为确诊提供可靠的依据。特别是在不能进行MRI的患者中,超声心动图在评估成人右心室过程中往往受声学窗口的限制,此时心脏CT对评估右心室在内的其他心腔的容量和功能变得非常有价值。心脏CT亦可以评估左心室受累、室壁运动和心室功能。

第六节　心肌致密化不全

一、基本知识

(一) 基本概念

心肌致密化不全(noncompaction of the ventricular myocardium,NVM)过去被称为海绵状心肌、窦状心肌持续状态及胚胎样心肌等。因主要累及左心室,故而常被称为左室心肌致密化不全。这是由于心肌致密化停止而导致的突出和过度的左心室小梁,可能是家族性的,也可能是散发性的。其特征为左室心肌的海绵样改变。临床上多表现为渐进性心功能障碍、体循环栓塞和心律失常。在所有心肌病里面,NVM的发病率仅次于扩张型心肌病和肥厚型心肌病。NVM常合并各种心脏畸形,尤其见于婴幼儿和儿童患者。

(二) 病因及发病机制

其病因不明,但有家族遗传倾向,属于X连锁隐性遗传病。家族性或散发性病例均有过报道。

一般认为,孤立性心室肌致密化不全(isolated noncompaction of the ventricular myocardium,INVM)是由基因突变引起胚胎发育第5~8周的心肌致密化过程停滞,进而导致肌小梁隐窝持续存在及肌小梁异常粗大所致。对于合并左心室或右心室流出道梗阻、复杂性发绀性心脏病或冠状动脉畸形等先天性心脏病的非孤立性心室肌致密化不全,其发病机制可能是这些先天性心脏病的发生、发展过程中所产生的心脏压力负荷过重或心肌供血不足干扰了胚胎心肌小梁间隙的正常闭合,从而导致继发性心肌致密化不全。

(三) 病理改变

病变的心脏外形扩大,心肌重量增加,室壁增厚,心室壁呈现两层结构:外层为较薄的发育不良心肌,由致密化心肌组成;内层为过度肥大的肌小梁组成的心内膜带,较厚,由非致密化心肌组成,表现为无数突出于心室腔的肌小梁和深陷的小梁隐窝,小梁隐窝深达室壁外1/3,并与心室腔相交通。病理学上,以无数突出的肌小梁和深陷的小梁隐窝为特征。心内膜心肌活检示间质纤维化,心内膜下纤维组织增生,个别报道还观察到致密化不全患者突起的小梁内存在坏死的心肌细胞。受累心肌分布不均匀,往往呈现局限性,常累及左心室心尖部、侧壁或下壁,累及室间隔极为少见。少数累及右心室,个别文献报道可累及双心室。

(四) 临床表现

临床表现为左室收缩功能异常和心力衰竭,血栓栓塞,心律失常、猝死以及不同类型的重构。LVNC可能是一个独立的表现,也可能与其他先天性心脏异常如复杂发绀型先天性心脏病相关。

(五) 分类

根据美国心脏病学会对心肌病的新定义和分类标准,NVM属于遗传性心肌病,根据有无并发症,将NVM分为两类:①孤立性心室肌致密化不全(isolated noncompaction of the ventricular myocardium,INVM)不合并任何心脏畸形;②合并其他先天性心脏病(如室间隔缺损、房间隔缺损、动脉导管未闭、肺动脉高压、永存左位上腔静脉、永存动脉干、左心发育不全、左心室或右心室流出道梗阻等)的致密化不全,后者也曾被称为"海绵样心肌"或"心肌窦状隙持续状态"。根据发生部位不同,NVM可分为左室型、右室型及双室型,而以左室型最多见。病变多累及心尖部、心室侧壁与下壁,约占80%,室间隔和心底部极少累及。

二、心肌致密化不全的CT诊断

舒张末期小梁心肌与非小梁心肌的比值大于2.3,即可作出诊断,左心室心尖前段和下外侧段受累较多,右室受累程度较小。小梁区和心内膜下延迟强化。常见并发症为心室内血栓、左心室功能不全和心律失常。

(一) 横断扫描

心肌致密化不全主要发生于左心室。

1. 左心室壁征象　左室失去正常纤细肌小梁状态,呈三重表现。

(1)内层可见粗大肌小梁形成的条状充盈缺损横跨于心腔短轴。

(2)沿心腔侧粗大肌小梁排列紊乱,呈蜂窝状,使显影的左室外周似光环环绕(halo-like appearance),其下肌小梁排列呈放射状,较紧密。

(3)外层心肌较质密,与正常心肌相似,但是较薄。

2. 左室心腔不同程度增大　左心房有不同程度增大,反映了二尖瓣的异常,或左心功能问题(图11-6-1)。

3. 右室改变较轻　如果三尖瓣受累,右心房、室增大。

4. 可以合并其他心脏畸形。

(二) 多层重组(MPR)

以不同层面、不同体位获得心腔重建图像,观察心室壁结构特点及心腔改变情况。同时,可以观察其他畸形的存在。

(三) 心脏电影

主要用于了解左心室运动情况、瓣膜功能及心功能等(图11-6-2)。

可采用横断位动态观察,可以更好地同时显示左、右心室,以便观察心腔运动受限情况,并计算左、右心功能。

(四) 三维重建

可以直观、立体地观察心脏整体。冠状动脉重建对鉴别诊断有一定价值。

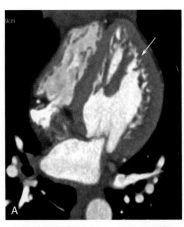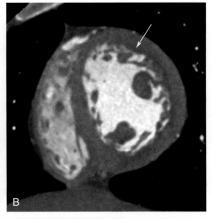

图 11-6-1 患者男性,24 岁,心律失常,心功能不全

A. 横断扫描;B. 左室短轴位,示内层可见粗大肌小梁形成的条状充盈缺损横跨于心腔;沿心腔侧粗大肌小梁排列紊乱,呈蜂窝状,其下肌小梁排列呈放射状;外层心肌较致密,与正常心肌相似,但是较薄。左心室心腔增大。CT 诊断:累及左心室心肌疾病,考虑为左室心肌致密化不全(经手术证实)。

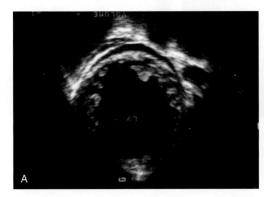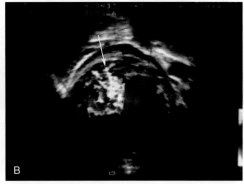

图 11-6-2 心肌致密化不全超声心动图征象

A. 右心室内膜呈网状结构;B. 彩色多普勒示右室内膜突出的肌小梁与深陷的隐窝形成网状结构,隐窝内有低速的彩色血流与心腔相通(↑)。

附F 左室心尖部发育不良

一、基本概念

左室心尖发育不良(left ventricular apical hypoplasia,LVAH)是近年来新确认的一种少见心肌病。与左心发育不良综合征不同,LVAH 孤立性累及左室心尖部,通常不伴二尖瓣、主动脉瓣和主动脉异常,因此又称为孤立性左室心尖发育不良。

二、CT 征象

1. 左室心尖部似被截平(乳头肌附着点以远),左室横径相对增加,长径相对缩短,因此左室失去其圆锥形外观而呈球形。

2. 左室乳头肌附着于扁平的左室前壁心尖区,而非前侧壁和后中壁。

3. 室间隔凸向右室。

4. 右室远端延长并包容发育不良的左室心尖部,右室功能多正常。

5. 部分患者发育不良的左室心尖区可见脂肪替代(图 11-6-3)。

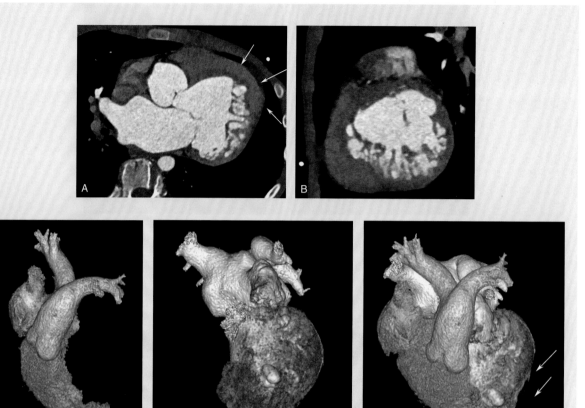

图 11-6-3   患者男性,14 岁,胸闷 1 年,左室心尖发育不良

A、B. 左室心尖部似被截平(↑),左室横径相对增加,长径相对缩短,图 A、C、E 示右室远端延长并包容发育不良的左室心尖部(↑↑);E. 图 C、D 融合后的容积再现(VR),图 D、E 示左室失去其圆锥形外观而呈球形。

附 G   左室假腱索

一、基本知识

左室假腱索(left ventricular false tendon,LVFT)是指左心室内除正常连接乳头肌和左房室瓣叶的腱索以外的纤维条索结构,属于一种先天性解剖变异,又称左心室条束。腱索是纤维肌肉样组织,由原始心脏的内肌层衍生而来。假腱索可单独存在,也可与各种心脏病同时存在。

左心室假腱索一般位于:①自乳头肌至乳头肌;②自乳头肌至左心室壁;③自左心室壁至左心室壁;④自乳头肌至室间隔,或自左心室壁至室间隔。

左心室假腱索常呈索样,厚度常≥2mm,它可以是单条或多条,少数可呈小的多股纤维样的网状结构。腱索于心脏收缩期松弛、弯曲,舒张期紧张、清晰。腱索长度(横向型)约等于左室舒张末内径,30~40mm,假腱索如不合并其他先天性心脏病,一般不会影响心功能(图 11-6-4)。

二、临床意义

它是引起心律失常和心脏杂音的起因之一。

左室假腱索是一种正常解剖的变异,一般呈索条状,单条或多条,大致可分为含有和不含有心肌传导组织两大类。如假腱索内存在具有自律性的特殊起搏传导细胞,因心脏舒缩使其受到机械性牵拉,激发异位节奏点兴奋而成为室性早搏的原因。一般认为,横或斜型左室假腱索易产生室性早搏。对其产生心律失常的临床意义还不十分明确。

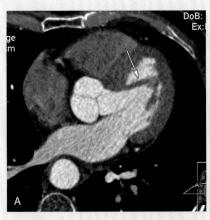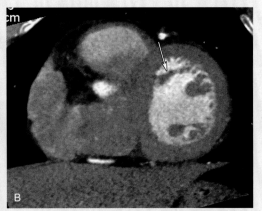

图 11-6-4 左室假腱索

A. 横轴位;B. 短轴位。图中显示左室假腱索附着于室间隔至前组乳头肌区。

常无血流动力学异常。少数位于左心室流出道内的假腱索,于收缩期受血流冲击而发生颤动,引起明显收缩期杂音,有时可引起左心室流出道轻度狭窄。起源于主动脉瓣的假腱索可引起瓣膜狭窄或关闭不全。

三、鉴别诊断

左室假腱索主要应与双腔左心室鉴别。当左心室内存在异常肥大的肌束或乳头肌时,可将左心室分隔成两个腔。双腔左心室与左室假腱索不同之处在于两个腔之间存在压力阶差,心底腔常扩大,心尖心肌肥厚,收缩期在左心室狭窄处有五彩镶嵌血流信号,频谱多普勒取样为高速湍流频谱。

超声心动图是检出左室假腱索的重要方法,CT 及 MRI 检出率不高。

第七节　应激性心肌病

一、基本知识

(一) 概念

应激性心肌病(Takotsubo)是一种无冠心病的可逆性左心室收缩功能障碍,常见于严重情绪应激期后,又称急性左室心尖气球综合征、壶腹型心肌病、心碎综合征。临床表现为一过性类似急性心肌梗死样胸痛的综合征。虽然心电图常出现 ST 段抬高心肌梗死的心电图表现,但在正确治疗的条件下,该病预后良好。主要见于老年女性,易累及左心室腔的远端,而左心室基底部表现为收缩亢进。

(二) 病因及发病机制

病因尚不清楚。因机体受强烈刺激,释放大量儿茶酚胺,造成心肌细胞内 Ca^{2+} 过度沉着所致的心肌损害,甚至可导致致命性心律失常,而非因冠状动脉狭窄或阻塞所引起的心脏病。

(三) 临床表现

患者常因胸痛或胸部不适为首发症状,也可以表现为背部疼痛、呼吸困难、心悸、恶心、晕厥、左心衰竭、急性肺水肿、心源性休克等症状。应激性心肌病有如下特点:①患者以中老年居多;②在发病前有强烈的心理或躯体应激作为发病诱因;③症状和心电图表现为类似急性心肌梗死,但是绝大多数患者无明显的固定狭窄存在;④患者在急性期myocardium心脏收缩功能低下,但心功能在一定时间内恢复。符合以上临床特征,应该考虑应激性心肌病,尤其是心电图异常所反映的心肌缺血范围超过了心肌标记物所反映的心肌坏死范围。

（四）分类

Abe 等认为本病分为原发性和继发性两种。他们把由全身性疾病诱发者称为继发性，并提出原发性应激性心肌病的诊断标准。这种诊断标准包括主要标准和次要标准两个部分。

主要标准：①短暂的左心室心尖部气球样变，运动异常伴基底段收缩增强；②心电图异常，类似急性心肌梗死的改变。

次要标准：①常由精神过度和体力过劳诱发；②心肌酶升高不明显；③胸痛。

排除标准：①缺血性心肌顿抑；②蛛网膜下腔出血；③嗜铬细胞瘤危象；④急性心肌炎；⑤心动过速性心肌病。

二、应激性心肌病的 CT 诊断

（一）横断图像

1. 冠状动脉平扫　冠状动脉 CT 血管造影可以排除冠状动脉病变，有助于鉴别诊断。

2. 心电门控增强扫描　前瞻性或回顾性心电门控扫描可清晰显示心腔及心肌解剖结构。左、右冠状动脉未见器质性狭窄，左心室心尖部及中段室壁变薄、膨出，基底段室壁厚度大致正常。

（二）多层重组（MPR）

不同层面、不同角度显示心腔，典型的特征为左心室心尖部及中段呈气球样膨出。

（三）心脏电影

回顾性心电门控扫描可以连续动态观察心脏运动、室壁收缩增厚率以及心功能评价，CT 电影图像的评价是关键。

发病早期，左心室功能明显降低，典型的特征为左心室心尖部及中段呈气球样膨出，运动明显减弱或消失或呈矛盾运动，而左心室基底部则代偿性运动增强。左心室收缩功能通常为轻中度异常，左室射血分数多在 20%~49%。这种改变极具特征性，是发现和诊断该病的重要依据之一。左心室的这种解剖学改变可以在 1~2 周内恢复。在 25% 的 Takotsubo 患者中，还可见右心室心尖部受累。文献还报道了一种非典型的形式，表现为心尖运动亢进和基底段运动迟缓。

在应激性心肌病患者中，部分会出现左心室心腔内压力阶差，压力阶差主要出现于运动异常部位与左室流出道之间，压力阶差的范围介于 50~100mmHg。

（四）三维重建

可以观察心脏外形改变，左心室心尖部及中段呈气球样膨出。冠状动脉三维重建多数正常（图 11-7-1）。

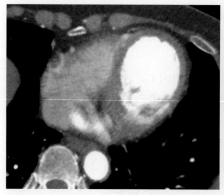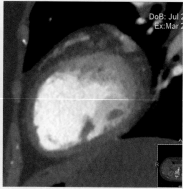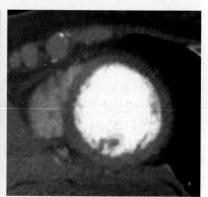

图 11-7-1　应激性心肌病

患者情绪欠佳，胸闷 1 周，心脏增强 CT 示左心室心尖部气球样改变，2 年后复查心脏恢复正常结构。

第八节 围产期心肌病

一、基本知识

(一) 概念

围产期心肌病(peripartum cardiomyopathy,PPCM)亦称妊娠相关性心肌病(pregnancy-associated cardiomyopathy,PACM),是妊娠晚期或产褥期早期导致孕产妇发生心力衰竭的罕见病因。2010年,ESC工作组将PPCM定义为具有如下特征的特发性心肌病:心力衰竭发生于妊娠即将结束时或者分娩后5个月内;无其他明确的心力衰竭病因;左室收缩功能障碍,左室射血分数(left ventricular ejection fraction,LVEF)<45%,伴或不伴左室扩张。此外,有些LVEF在45%~50%的患者如果具有典型的临床特征,也可诊断为PPCM。

病因未知,左室收缩功能障碍和心力衰竭为特征。最常见于30岁以上肥胖的患先兆子痫的经产妇。约有50%的患者可以完全或者接近完全治愈,但个别患者的临床症状可以不断恶化,最终发展到心力衰竭、死亡或心脏移植。

(二) 病因及发病机制

PPCM的病理生理机制尚未完全弄清。多种因素如妊娠、遗传、免疫失调和胚胎微嵌合体,在共同维持心血管健康或导致母体疾病的复杂动力平衡中如何起作用,尚不可知。有学者提出了PPCM有自体免疫基础的假说。PPCM患者血清中含有拮抗正常人心肌组织蛋白的高滴度自身抗体,而特发性扩张型心肌病患者却不存在。

(三) 临床表现

发病前常无心脏病史或缺乏任何心脏体征,是孕后期或分娩期、产后半年内少见而严重的妇女生育期疾病,表现为心血管供血不足和严重左室功能障碍的一种特殊心肌病。临床表现有咳嗽、呼吸急促和呼吸困难等典型急性充血性心力衰竭症状与体征。PPCM症状、病理与扩张型心肌病(DCM)相似,但转归较好,且左心室大小与功能自行恢复正常的概率较高。

二、围产期心肌病的诊断

(一) PPCM的诊断

属排除性诊断(需要排外其他原因的心力衰竭),故确诊有一定困难,必须排除其他原有心脏病和孕期其他原因导致的左心室功能障碍。确诊需结合临床特点和超声心动图表现,如围产史、心脏扩大症、左心室功能减退,并排外其他心肌病。

(二) 围产期心肌病CT诊断

1. 心脏CT测量LVEF 几乎均低于45%,伴整体左心室收缩功能下降。
2. 左心室常会发生扩张,但也有例外。
3. 左心室收缩功能降低 会使患者易于形成左心室血栓和随后的血栓栓塞,包括脑卒中(图11-8-1)。

三、鉴别诊断

围产期心肌病不同于先前存在的未被妊娠相关血流动力学改变所掩盖的扩张型心肌病,后者通常在血流动力学变化在妊娠晚期达到峰值时更早即出现。

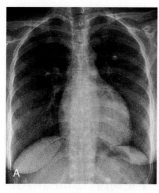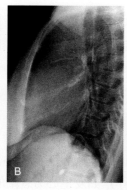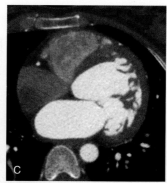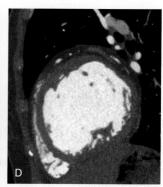

图 11-8-1　患者女性，27 岁，产后心力衰竭

A、B. 胸部 X 线片示肺淤血，左心室增大为主，为左心受累疾病，伴心功能不全；C. 增强心脏横断扫描；D. 增强短轴位示左心室增大，左心房增大，为左心受累疾病，左心功能不全。结合产后病史，符合围产期心肌病的诊断。

　　鉴别诊断时应考虑以下情况：妊娠前既已存在的心肌病、未检出的先天性心脏病、高血压心脏病引起的舒张性心力衰竭、心肌梗死、肺栓塞。此外，因妊娠显现出来的获得性或先天性心脏瓣膜病，可能在分娩前出现；而 PPCM 一般在产后出现，但发病时间存在重叠。

第九节　心肌非特异性钙化

一、基本知识

（一）基本概念

　　心肌钙化是基础病理改变之一。弥漫心肌钙化罕见，起因多种多样，确切的发生机制不明，也缺乏相关的发病率和患病率资料。虽然其影像学表现不具特征性，但结合病史，可能有助于推断心肌钙化的病因和临床意义。影像科医师及临床医师了解与心肌钙化相关的潜在病因及其成像模式，对于鉴别诊断非常重要。

（二）病因及发病机制

　　人体除骨组织和牙齿外其他组织的异常钙盐沉积称为病理性钙化。传统认为，心肌病理性钙化的基本形式为营养不良性和转移性钙化，但临床偶见无症状、无明显原因、无法解释的心肌钙化患者，归为特发性心肌钙化。

　　1. 营养不良性钙化　为心肌损伤细胞坏死后，愈合过程中出现的钙化，不伴有血钙异常或钙磷代谢紊乱，但高钙血症会加重这一过程。比转移性钙化更普遍。心肌的凝固性、干酪性和液化坏死都会导致营养不良性钙化。最常见的病因是心肌梗死后的钙化，心肌缺血引起的局部微环境改变如相对碱性增加、钙溶解度降低和二氧化碳产生等，会加剧钙的沉积。可能机制是先有心肌细胞膜损伤，然后细胞囊泡内钙离子的浓度浓集，囊泡内的磷脂借助磷酸酶水解，生成的磷酸基团与钙结合，生成磷酸钙微晶，沉积在细胞膜附近，磷酸钙沉积逐渐增多，形成细胞内、外大片钙化。其他原因引起的心肌营养不良性钙化包括创伤、感染、炎症和肿瘤等（表 11-9-1）。

　　2. 转移性钙化　是高钙血症和 / 或钙稳态失衡的后遗症，可发生在全身正常或病变组织中。原因包括肾衰竭（导致磷酸盐滞留和继发性甲状旁腺功能亢进）、过量的骨破坏或溶骨增加、甲状旁腺功能亢进症（任何原因）和维生素 D 相关疾病。转移性钙化可发生在全身任何地方，如胃黏膜、肾脏、肺、全身动脉和静脉，以羟基磷灰石晶体或非晶形式沉积。报道最多的是慢性肾衰竭血液透析患者出现转移性心肌钙化。在原发性或继发性甲状旁腺功能亢进症、草酸尿症、长期膳食中钙和维生素 D 缺乏的患者也有报道。在没有明显血清钙异常的情况下，甲状旁腺功能亢进症患者也可以出现转移性钙化，应注意识别。

表 11-9-1 心肌钙化的多种病因

营养不良性

缺血：心肌梗死或室壁瘤

创伤：心脏手术、电复律、放射治疗

感染：暴发性心肌炎（病毒性）、脓肿、结核、真菌

炎症性：风湿性心脏病、结节病、脓毒血症、心内膜纤维化、嗜酸细胞性心内膜炎、心脏移植后排斥反应

肿瘤：转移瘤、原发心脏肿瘤（横纹肌瘤、畸胎瘤和纤维瘤）

其他：药物（环孢素、类固醇、氯化钙、儿茶酚胺、可卡因、升压药）、横纹肌溶解症、ECMO 相关

转移性

肾衰竭、慢性透析、与血液透析有关的铝中毒

甲状旁腺功能亢进症

膳食钙和 / 或维生素 D 缺乏、维生素 D 过度激活

草酸尿症

特发性

注：ECMO，体外膜肺氧合（extracorporeal membrane oxygenation）。

3. 特发性钙化　特发性心肌钙化现有资料多为个案报道，每个患者的临床过程、组织病理改变都不尽相同，但共性是几乎都没有与钙化相关的症状、体征和主诉。目前尚不清楚这些病例的患病率、病因及机制。

应注意，心肌钙化往往是多因素作用的结果。例如，心脏移植后供体心脏广泛的心肌钙化过程可能涵盖了细胞排斥反应、短暂的肾衰竭、创伤、皮质激素给药和 / 或败血症等多种心肌损伤因素。又如许多炎症过程会同时影响心脏和肾脏，心肌出现营养不良性钙化，同时肾功能衰竭引起的钙、磷代谢异常又常常会加剧这种反应。临床上有时心肌钙化出现得非常迅速，其中局部因素（如心肌炎）和全身性因素（如败血症、急性肾衰竭）会起协同作用，因此必须强调在分析类似情况时临床病史是非常重要的。

（三）病理

心肌弥漫钙化的病理改变与原发病相关，而心脏的组织学标本并不容易获得，因此目前对弥漫心肌钙化的病理特征了解有限。缺血性心肌损伤相关的钙化组织学检查可见心肌细胞明显肥大、局灶性纤维化、钙化、灶状骨化生，因取样时期不同，病变区不一定伴有炎性细胞浸润。粟粒性结核累及心脏时，病理可见心肌内密集钙化结节，Langhans 巨细胞聚积形成坏死性肉芽肿，Ziehl-Neelsen 染色显示肉芽肿内有抗酸杆菌。结节病累及心脏，形成心肌内非坏死性肉芽肿病灶，病灶可逐渐被纤维瘢痕所代替，并出现钙化。心内膜纤维化患者的心内膜经马松三色染色法处理，表现出明显的纤维化，HE 染色示纤维组织广泛形成，残余心肌排列紊乱，核周晕和空泡变性，淋巴细胞浸润，细胞间质见钙沉积。

（四）临床表现

弥漫心肌钙化的出现强烈提示心肌损伤严重及预后不良。转移性钙化是慢性血液透析患者心力衰竭的常见原因。心肌钙化可引起局灶性或弥漫性室壁收缩运动异常、舒张功能障碍、瓣膜功能障碍和充血性心力衰竭，也可累及心脏传导系统，出现传导阻滞、心律失常和心源性猝死。有报道心肌梗死后合并钙化的患者室性心动过速的发生率明显升高，提示钙化与梗死后室性心动过速之间存在潜在的因果关系。钙化代表瘢痕组织内的固定屏障，该屏障可构成折返回路的边界，引发室性心律失常，钙化面积越大，室性心律失常的出现率越高。

心肌弥漫钙化的长期自然病程不明。有报道暴发性心肌炎、横纹肌溶解症或 ECMO 治疗患者 1~4 周即可出现广泛心肌钙化，部分患者 6 个月后钙化逐渐消退，几年后可完全消失。转移性钙化随着时间

的推移,也可以逐渐减少。但患者的心功能状况与心肌钙化程度并不完全相关,部分钙化明显的患者心功能可以保存在正常范围,相反部分心功能减低的患者在钙化消退后并没有得到恢复。

随访一例横纹肌溶解症患者,其受累心肌早期表现为弥漫增厚,随后 1~2 周出现弥漫心肌钙化,钙化在 0.5~3 年逐渐减轻直至消失。

二、心肌非特异性钙化的 CT 诊断

(一) 横断图像

CT 是显示钙化特征的最佳方法,钙化的位置和模式可提示潜在的病因,为鉴别诊断提供重要信息。临床见到的左心室钙化明显多于右心室。心脏瓣膜和心包的受累可能提示风湿性疾病或炎性疾病,而心外脏器受累(如肺、胸壁、胃)更是转移性钙化而非营养不良性钙化的有力证据。

缺血性病变钙化往往呈节段性或局灶性分布,或以心内膜下分布为主,或位于室壁瘤部位,其钙化的面积往往小于梗死面积。另外,也可见到心肌梗死后孤立性乳头肌钙化。风湿性心脏病钙化和二尖瓣环的干酪性钙化常以二尖瓣为中心,可以累及左心房和左心室基底部。感染性疾病和炎症如暴发性心肌炎、横纹肌溶解症引起短期出现的心肌钙化常是弥漫的,累及整个左心室,呈球形分布,可以同时出现右心室、心房和心包的受累,早期伴心肌弥漫增厚。转移性钙化多是弥漫性、无定形的,钙化程度可以是微弱的或致密的,累及大部分左心房、左心室包括室间隔,右心室及房间隔相对少见。严重的转移性钙化不会单单累及心脏,CT 检查时往往会同时看到皮肤、肺、胃和肾脏等部位的大范围钙沉积,应注意观察避免遗漏。随着基础疾病的纠正和缓解,转移性钙化会随着时间的推移而减少。

特发性心肌钙化的模式不确定,报道的病例往往非常夸张,大量钙化涉及多个房室,伴或不伴大血管及心包受累。不除外部分特发性钙化病例实际上代表了特殊的、暂不能被识别的营养不良或转移性钙化(图 11-9-1)。

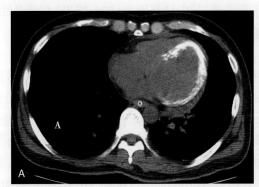
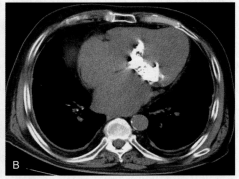

图 11-9-1　心肌钙化

A. 患者男性,39 岁,横纹肌溶解症,多脏器功能衰竭,2 周内出现弥漫心肌钙化;B. 患者男性,72 岁,左室下壁近段、室间隔大部分陈旧心肌梗死并大片钙化。

(二) 多层重组(MPR)

以不同层厚不同角度重组心脏 - 钙化图像,可以多角度观察钙化分布范围、形态、心脏变形的特点,以决定治疗方案。

(三) 心脏电影

通过心脏电影可得到心脏功能信息,如整体和局灶性室壁运动异常、限制性特征等。

(四) 容积再现

观察心脏 - 血管整体情况。冠状动脉重建对鉴别诊断有一定价值。

第十节 心肌病 CT 诊断评价

心脏 CT 图像具有较高的空间分辨力和时间分辨力,并且实现了 CT 心脏动态电影观察,对准确定性和定量诊断各种心肌病有重要价值。与心脏超声(UCG)、磁共振(MRI)等主要影像方法相比,CT 在心肌病诊断优点:

1. CT 冠状动脉扫描发现有无冠状动脉钙化灶,可以帮助临床鉴别心肌病与冠心病。

2. CT 图像空间和密度分辨力高,对于观察心脏各房室解剖结构更加有利,明确累及范围及程度。

3. CT 以心电门控方式采集图像,每个心动周期完成多幅图像扫描。

4. CT 一次完成心脏多层面扫描,每层均可计算心肌及心室功能。因此,CT 在定量评价心肌收缩性和增厚率、心肌重量、心室容积及搏出量、左右心室射血分数等心脏功能指标方面,是最准确的影像方法,并认为是诊断的"金标准",有助于功能诊断。

5. 心肌病诊断是采用"排除诊断法",因此,要首先排除累及左心或右心疾病以后,才考虑心肌病的诊断。在"排除诊断"中,CT 也有着重要价值。CT 对心肌病的定性诊断需密切结合临床。

6. CT 因其有 X 射线辐射、需用对比剂等不利因素,与超声相比,检查相对复杂,费用高,故心脏超声应作为心肌病首选检查方法。MRI 不需对比剂,可以多轴位成像,是其优点。但在定量诊断方面,超声和MRI 均不如 CT 准确。

(支爱华　武柏林　戴汝平)

参考文献

［1］ELLIOTT P, ANDERSSON B, ARBUSTINI E, et al. Classification of the cardiomyopathies: a position statement from the European Society of Cardiology Working Group on Myocardial and Pericardial Diseases [J]. Eur Heart J, 2008, 29 (2): 270-276.

［2］中华医学会放射学分会心胸学组,《中华放射学杂志》心脏冠状动脉多排 CT 临床应用指南写作专家组. 心脏冠状动脉 CT 血管成像技术规范化应用中国指南 [J]. 中华放射学杂志, 2017, 51 (10): 732-743.

［3］KALISZ K, RAJIAH P. Computed tomography of cardiomyopathies [J]. Cardiovasc Diagn Ther, 2017, 7 (5): 539-556.

［4］RANKIN K, THAMPINATHAN B, THAVENDIRANATHAN P. Imaging-Specific Cardiomyopathies: A Practical Guide [J]. Heart Fail Clin, 2019, 15 (2): 275-295.

［5］林仰唐, 石平. 原发性心肌病 [M]. 西安: 陕西科学技术出版社, 1986.

［6］GOODWIN J F. Congestive and hypertrophic cardiomyopathies. A decade of study [J]. Lancet, 1970, 1 (7650): 732-739.

［7］Report of the WHO/ISFC task force on definition and classification of cardiomyopathies [J]. Br Heart J, 1980, 44 (6): 672-673.

［8］杨令德, 陈灏珠. 原发性扩张型心肌病与 Coxsackie B 病毒关系的探讨 [J]. 中华心血管病杂志, 1984, 12 (2): 86.

［9］STEVENSON L W, PERLOFF J K. The dilated cardiomyopathies: clinical aspects [J]. Cardiol Clin, 1988, 6 (2): 187-218.

［10］MARON B J, MULVIHILL J J. The genetics of hypertrophic cardiomyopathy [J]. Ann Intern Med, 1986, 105 (4): 610-613.

［11］SPRY C J, TAI P C, DAVIES J. The cardiotoxicity of eosinophils [J]. Postgrad Med J, 1983, 59 (689): 147-153.

［12］MARCUS F I, FONTAINE G H, GUIRAUDON G, et al. Right ventricular dysplasia: a report of 24 adult cases [J]. Circulation, 1982, 65 (2): 384-398.

［13］CHAUHAN A, MORE R S. Arrhythmogenic right ventricular dysplasia [J]. Int J Cardiol, 1996, 56 (2): 107-112.

［14］RAMPAZZO A, NAVA A, DANELI G A, et al. The gene for arrhythmogenic right ventricular cardiomyopathy maps to chromosome 14q23-q24 [J]. Hum Mol Genet, 1994, 3 (6): 959-962.

［15］SCHUSTER E H, BULKLEY B H. Ischemic cardiomyopathy: a clinicopathologic study of fourteen patients [J]. Am Heart J, 1980, 100 (4): 506-512.

［16］ GOODWIN J F. Peripartal heart disease [J]. Clin Obstet Gynecol, 1975, 18 (3): 125-131.

［17］ SAKAMOTO T, TEI C, MUMYAMA M, et al. Giant T wave inversion as a manifestation of asymmetrical apical hypertrophy (AAH) of the left ventricle. Echocardiographic and ultrasono-cardiotomographic study [J]. Jpn Heart J, 1976, 17 (5): 611-629.

［18］ 中华医学会心血管病学分会, 中国成人肥厚型心肌病诊断与治疗指南编写组, 中华心血管病杂志编辑委员会. 中国成人肥厚型心肌病诊断与治疗指南 [J]. 中华心血管病杂志, 2017, 45 (12): 1015-1032.

［19］ Authors/Task Force members, ELLIOTT P M, ANASTASAKIS A, et al. 2014 ESC Guidelines on diagnosis and management of hypertrophic cardiomyopathy: the Task Force for the Diagnosis and Management of Hypertrophic Cardiomyopathy of the European Society of Cardiology (ESC)[J]. Eur Heart J, 2014, 35 (39): 2733-2779.

［20］ GUNARATNAM K, WONG L H, NASIS A, et al. Review of cardiomyopathy imaging [J]. Eur J Radiol, 2013, 82 (10): 1763-1775.

［21］ KALISZ K, RAJIAH P. Computed tomography of cardiomyopathies [J]. Cardiovasc Diagn Ther, 2017, 7 (5): 539-556.

［22］ OLIVEIRA D C, ASSUNÇÃO F B, SANTOS A A, et al. Cardiac Magnetic Resonance and Computed Tomography in Hypertrophic Cardiomyopathy: an Update [J]. Arq Bras Cardiol, 2016, 107 (2): 163-172.

［23］ PIERCE T, HOVNANIAN M, HEDGIRE S, et al. Imaging of Cardiovascular Disease in Pregnancy and the Peripartum Period [J]. Curr Treat Options Cardiovasc Med, 2017, 19 (12): 94.

［24］ HABIB G, BUCCIARELLI-DUCCI C, CAFORIO A L P, et al. Multimodality Imaging in Restrictive Cardiomyopathies: An EACVI expert consensus document In collaboration with the "Working Group on myocardial and pericardial diseases" of the European Society of Cardiology Endorsed by The Indian Academy of Echocardiography [J]. Eur Heart J Cardiovasc Imaging, 2017, 18 (10): 1090-1121.

［25］ SUGIE K, YAMAMOTO A, MURAYAMA K, et al. Clinicopathological features of genetically confirmed Danon disease [J]. Neurology, 2002, 58 (12): 1773-1778.

［26］ ZUCCARINO F, VOLLMER I, SANCHEZ G, et al. Left ventricular noncompaction: imaging findings and diagnostic criteria [J]. AJR Am J Roentgenol, 2015, 204 (5): W519-W530.

［27］ SEGURA A M, RADOVANCEVIC R, CONNELLY J H, et al. Endomyocardial nodular calcification as a cause of heart failure [J]. Cardiovasc Pathol, 2011, 20 (5): e185-e188.

［28］ KIMURA Y, SEGUCHI O, KONO A K, et al. Massive Biventricular Myocardial Calcification in a Patient with Fulminant Myocarditis Requiring Ventricular Assist Device Support [J]. Intern Med, 2019, 58 (9): 1283-1286.

［29］ ARAS D, TOPALOGLU S, DEMIRKAN B, et al. Porcelain heart: a case of massive myocardial calcification [J]. Int J Cardiovasc Imaging, 2006, 22 (1): 123-126.

［30］ SHACKLEYA B S, NGUYENB T P, SHIVKUMARC K, et al. Idiopathic massive myocardial calcification: a case report and review of the literature [J]. Cardiovasc Pathol, 2011, 20 (2): e79-e83.

［31］ GHANNUDI S E, OHLMANN P, ROY C, et al. Idiopathic myocardial calcification: Insights from multimodality imaging [J]. Int J Cardiol, 2016, 221: 1053-1055.

［32］ HALPERN D G, STEIGNER M L, PRABHU S P, et al. Cardiac Calcifications in Adults with Congenital Heart Defects [J]. Congenit Heart Dis, 2015, 10 (5): 396-402.

［33］ KAPANDJI N, REDHEUIL A, FOURET P, et al. Extensive Myocardial Calcification in Critically Ill Patients [J]. Crit Care Med, 2018, 46 (7): e702-e706.

［34］ MAIESEA A, MANETTI F, LA RUSSA R, et al. Septic myocardial calcification: A case report [J]. J Forensic Leg Med, 2019, 65: 45-47.

［35］ NANCE J W Jr, CRANE G M, HALUSHKA M K, et al. Myocardial calcifications: pathophysiology, etiologies, differential diagnoses, and imaging findings [J]. J Cardiovasc Comput Tomogr, 2015, 9 (1): 58-67.

［36］ WANG F, JIANG T, TANG C, et al. Ghrelin reduces rat myocardial calcification induced by nicotine and vitamin D3 in vivo [J]. Int J Mol Med, 2011, 28 (4): 513-519.

［37］ 宋来凤, 王红月, 戴汝平, 等. 一罕见心脏病例的病院追索 [J]. 中华心血管病杂志, 2018, 46 (8): 668-670.

［38］ 田欢, 田欣, 武柏林. 横纹肌溶解综合征合并短期出现心肌弥漫性钙化一例 [J]. 中国循环杂志, 2020, 35 (11): 1137-1138.

第十二章
心脏瓣膜病

第一节 基 本 知 识

一、心脏瓣膜病分类及病理

心脏瓣膜病是一种常见的心脏疾病,其病因可为先天性及后得性,但以后得性心脏瓣膜病为常见。

(一) 先天性心脏瓣膜病

1. 主动脉瓣　瓣叶发育不全,增厚,瓣缘融合;二瓣化畸形,大部分病例出生后即有狭窄。但有部分患者早年无有意义的血流动力学狭窄,至中青年后,瓣叶增厚和硬化,逐渐发生有血流动力学意义的狭窄,或有关闭不全并存。

2. 二尖瓣　先天性二尖瓣狭窄主要病理分型有以下五型:①瓣叶及腱索异常致狭窄:分为隔膜型(二尖瓣交界不明确)和漏斗型(腱索 - 乳头肌发育异常、短缩、粘连);②先天性二尖瓣交界异常融合;③先天性乳头肌发育异常:降落伞状二尖瓣,单组乳头肌;④先天性瓣上环形狭窄;⑤先天性混合型狭窄。

先天性二尖瓣关闭不全主要病理分型有以下三型:①前瓣及瓣下结构异常:瓣叶裂、发育不全,腱索发育不全、短缩或过长;②后瓣及瓣下结构异常:瓣叶裂、发育不全,腱索发育不全、短缩或过长;③二尖瓣环扩大。

3. 肺动脉瓣　肺动脉瓣狭窄、发育不全、二瓣化畸形、单瓣畸形、瓣缺如。

4. 三尖瓣　三尖瓣发育不全、下移畸形、狭窄、关闭不全。

(二) 后得性心脏瓣膜病

1. 风湿性瓣膜病　风湿性瓣膜病最常见,我国有 250 万 ~400 万例风湿性心脏瓣膜病患者。根据我国病理解剖资料统计,二尖瓣受累占 100%,主动脉瓣占 48.5%,三尖瓣及肺动脉瓣分别占 12.2% 及 6.5%。该组病例中,单纯二尖瓣病变占 46.7%,二尖瓣合并主动脉瓣病变占 34.5%,二尖瓣及主动脉瓣及三尖瓣和 / 或肺动脉瓣合并受累者 <20%。

风湿性二尖瓣损害是瓣膜炎的后果,包括二尖瓣狭窄及关闭不全。

二尖瓣狭窄病理分两型:①隔膜型狭窄:主要累及瓣叶,前 - 后交界粘连,瓣口缩小,瓣下结构累及较轻;②漏斗型狭窄:在前者基础上,瓣下腱索和乳头肌受累、短缩、粘连,牵引粘连的增厚瓣叶下移,并固定呈漏斗状。二尖瓣狭窄血流动力学改变,左房排血受阻致使发生左房右室增大,肺循环高压。

二尖瓣关闭不全是由于瓣叶收缩、变形,增厚钙化、僵硬,致使收缩期瓣叶关闭不全。二尖瓣关闭不全血流动力学改变,二尖瓣反流致使发生左房左室增大,肺静脉高压,重症者出现肺循环高压。

风湿性二尖瓣损害早期阶段,狭窄或关闭不全可单独发生亦可同时发生;晚期阶段,绝大多数病例狭窄或关闭不全同时存在。

2. 其他后得性瓣膜病　见于感染性心内膜炎,赘生物形成、穿孔。病变可累及心脏的一个瓣膜或数个瓣膜同时受累,多发生瓣膜关闭不全。

3. 类癌性心脏病(carcinoid heart disease)　类癌是一种主要发生于胃肠道,但也可位于胃肠外器官的能产生小分子多肽类或肽类激素的肿瘤。类癌综合征是由类癌细胞分泌、释放一些生物活性物质所引起的一组具有多种复杂症状、体征的症候群。类癌性心脏病是指类癌综合征累及心脏引起的,以右侧心脏瓣膜和心内膜病变为主的心脏病。由于类癌斑块(由平滑肌细胞、心脏成纤维细胞及弹性组织组成)在心脏瓣膜、心内膜表面形成一白色纤维层,斑块常发生于右心室和右心房的心内膜、瓣叶、瓣膜下结构包括腱索和乳头肌处,下腔静脉、肺动脉、冠状窦及冠状动脉也有斑块堆积。三尖瓣的斑块造成血液反流。三尖瓣瓣环的纤维组织引起瓣环收缩,导致瓣膜狭窄。肺动脉瓣主要病变是狭窄。

4. 老年瓣膜退行性变　随着人口老龄化及长寿,有年龄特征的瓣膜退行性变逐渐增多。多发生在高年龄人群。

(1)主动脉瓣:瓣膜退行性变以侵犯主动脉瓣为主,瓣膜的退行性变、增厚、卷缩、钙化,致使瓣膜硬化、开放受限、关闭受限,发生狭窄和关闭不全。

(2)二尖瓣:以腱索黏液瘤样变性为特点,致使其失去张力和弹性,腱索伸长以及断裂,出现房室瓣脱垂及反流。

5. 二尖瓣脱垂　分为原发性和继发性。原发性原因不明,以年轻女性、瘦高体型为多见,伴有心律失常。继发性可见于外伤性腱索断裂、先天性心脏病房间隔缺损、心肌病、冠心病等。

心脏瓣膜病依据病史及体格检查,即可作出初步诊断。无创检查如超声心动图可以提供瓣膜解剖及功能方面的详细资料,对于相当数量病例可免去有创的心导管造影检查。

二、心脏瓣膜病 MDCT 检查技术

MDCT 虽然不是瓣膜病首选常规检查方法,然而在心脏 CT 检查中,应该同时对心脏瓣膜进行观察分析,可以检出"哑型"瓣膜病。对于瓣膜病需要手术,特别是介入治疗如经导管人工瓣膜植入术,术前CT 检查是必需的。

1. MDCT 检查方法　参考"冠状动脉及心脏"及"胸主动脉"心电门控扫描方案。

2. 图像重建方法　MDCT 心电门控(包括前门控)薄层容积扫描,保证有较高的空间分辨力,提高了血管三维重建的图像质量和诊断的可靠性。重建横断图像是瓣膜病诊断主要依据;多层重组可以以任意层厚、多角度、多方位观察瓣膜,对诊断有重要价值;容积再现仅提供心脏整体影像,对瓣膜病诊断仅供参考。仿真内镜(VE)对显示瓣膜的形态解剖有一定的帮助,但是要求较严格的增强扫描技术。

回顾性心电门控扫描可以实现电影序列,用于观察瓣膜的运动状况及形态变化、心脏房室大小、室壁厚度及运动状况,可用以精确评估心脏瓣膜病的继发心功能改变,对主动脉瓣、二尖瓣脱垂的检出、瓣膜病介入术前评估有一定价值。

第二节　二尖瓣病变CT诊断

一、二尖瓣狭窄的CT诊断

(一) 横断图像

横断图像是瓣膜病诊断的基础。

1. 平扫

(1)二尖瓣狭窄：平扫时常可见二尖瓣区的钙化。钙化多发生在瓣叶本身,也可发生于或波及纤维瓣环,甚至波及腱索、乳头肌,形态不规则或呈星状、小片状。由于可同时显示大血管,故易于观察主肺动脉是否增粗,尚可显示左房是否增大。

(2)冠状动脉钙化：可兼顾冠状动脉钙化的检查,提示有否冠心病存在可能,对中老年患者有一定意义。

(3)观察胸、肺情况：有无胸腔积液、心包积液等。

2. 增强扫描

(1)二尖瓣狭窄：心电门控扫描选择70%~80%R-R间期(舒张末期)重建图像,在二尖瓣层面显示瓣叶开放受限,瓣叶增厚,以瓣尖为著,并可见钙化。此外,可进一步显示心脏各房室的大小、主动脉及肺动脉的内径和有无肺动脉高压征象,对判定二尖瓣狭窄程度有重要意义(图12-2-1,图12-2-2)。

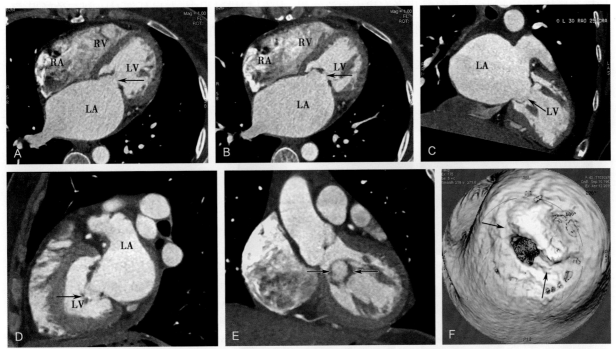

图 12-2-1　患者女性,42岁,风湿性心脏病,二尖瓣狭窄

A、B.横断扫描示二尖瓣增厚,开放受限(↑),左房增大;C、D.多层重组长轴位及矢状位示二尖瓣前后交界粘连,开放受限,呈鱼口状(↑);E.二尖瓣口轴位示瓣口开放受限;F.仿真内镜(VE)示前、后瓣叶增厚,前后交界粘连(↑),瓣口缩小(心电门控扫描,心率65次/min,75%R-R间期重建)。

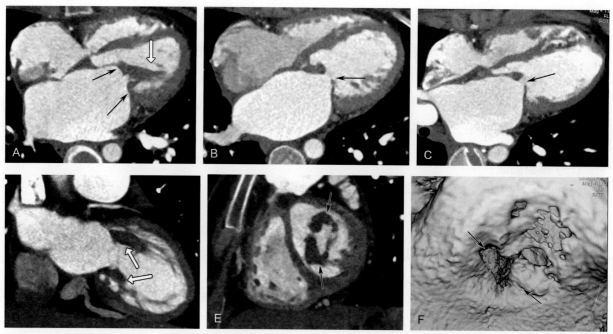

图 12-2-2　患者女性,43 岁,风湿性心脏病,二尖瓣狭窄

A、B. 横断扫描示前组乳头肌水平及二尖瓣口水平;C、D. 多层重组两腔及四腔长轴位示二尖瓣明显不规则增厚,瓣尖为主(↑),瓣下腱索显著增粗短缩(空心↑),瓣口开放受限,呈鱼口状,左房增大;E. 二尖瓣口轴位示瓣叶增厚,前后交界粘连,瓣口缩小(↑);F. 仿真内镜(VE)示前、后瓣叶增厚,前后交界粘连(↑),瓣口缩小(心电门控扫描,心率 85 次 /min,69%R-R 间期重建)。

　　(2)左房血栓:风湿性二尖瓣狭窄特别是合并心房纤颤患者常有左房血栓的形成,CT 增强扫描可清楚显示左房耳部及体部的血栓(图 12-2-3),其诊断准确性明显优于胸前超声心动图。但是,由于 MDCT 扫描速度快,左房扩大、心房纤颤患者左房内血流缓慢、涡流,扫描过程中,左房耳部对比剂充盈延迟、不均匀,易误诊为耳部血栓。作为弥补,应该连续做二期扫描,极少数情况下需连续三期扫描(图 12-2-4),诊断时应予注意。

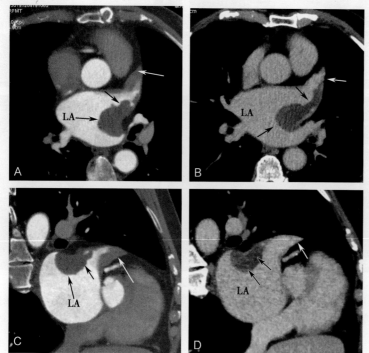

图 12-2-3　患者男性,70 岁,风湿性心脏病,左房体部及耳部血栓形成

A、B. 横断图像;C、D. 多层重组图。A、C. 动脉期图像示左房顶部及左心耳充盈缺损;B、D. 连续第二期扫描显示左房顶部及左心耳近端充盈缺损形态两期扫描大小无改变,边缘清晰,为血栓形成(黑色箭头),左心耳远端动脉期充盈缺损,边缘模糊呈片絮状(白色箭头),延迟期充盈良好,为涡流导致的紊乱慢血流所致,如未追加延期扫描,易误诊为血栓。

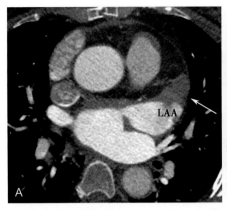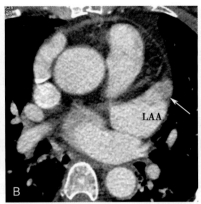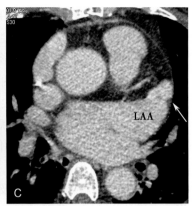

图 12-2-4　阵发房颤，左房 - 肺静脉 CTA

A. 第一期，动脉期左房耳部充盈不良(↑)；B. 连续第二期扫描，延迟早期扫描左房耳部自近端 - 向尖端逐渐充盈，尖端仍有少量充盈欠佳；C. 连续第三期扫描，延迟晚期扫描左房耳部充盈良好(↑)。CT 诊断：左房未见明确血栓。增强早期左房耳部充盈不良为心房涡流导致的紊乱慢血流所致，如未追加延期扫描，易误诊为血栓。

(二) 多层重组(MPR)

多层重组可以以任意层厚、多角度、多方位观察瓣膜，对诊断有重要价值。

(三) 容积再现(VR)

容积再现仅提供心脏整体影像，对瓣膜病诊断作用有限。仿真内镜(VE)技术对显示瓣膜的形态解剖有一定的帮助。

(四) 电影序列

回顾性心电门控扫描可以在不同层面、不同角度、不同方位重建瓣膜影像，按运动周期实现连续动态观察瓣膜活动，二尖瓣瓣叶在房室环水平见其为菲薄、光滑、可活动的结构，通过腱索连接在乳头肌上。可见瓣叶在心室舒张期开放，在收缩期关闭，亦可辨认左房收缩所致的舒张晚期瓣叶再开放。病变的二尖瓣由于常有瓣叶增厚，故更易显示。

二尖瓣狭窄时电影序列可以显示瓣叶增厚、前后交界粘连、瓣叶融合，开放受限，运动减弱，有时可见腱索短缩及钙盐沉积等。二尖瓣瓣口轴位，可以判定狭窄程度。此外，可显示心腔血栓及各房室的大小(图 12-2-1)。

二、二尖瓣关闭不全

(一) 基本知识

二尖瓣关闭不全(mitral regurgitation，MR)指左室收缩期二尖瓣无法完全闭合，导致收缩期血液自左心室反流入左心房。MR 是最常见的心脏瓣膜疾病之一，中国 35 岁以上成人患病率为 18.4%，≥65 岁年龄组中重度二尖瓣关闭不全检出率为 2.2%。

二尖瓣关闭不全主要分两大类：①原发性(器质性)瓣膜病变：包括风湿性瓣膜病、二尖瓣退行性病变、瓣环钙化、腱索或乳头肌断裂、肌纤维发育不良、二尖瓣脱垂、感染性心内膜炎瓣膜损坏；②继发性(功能性)二尖瓣关闭不全：如缺血性心脏病、乳头肌功能障碍、心肌病、各种病因造成的心脏(左心)扩大疾病继发二尖瓣功能异常，出现关闭不全，最终导致左心功能不全。

二尖瓣器结构包括瓣叶、瓣环、腱索和乳头肌，任一部分或者左心房、左室游离壁的结构异常或功能失调均可导致二尖瓣关闭不全，如瓣叶损伤、瓣环扩大、腱索断裂、乳头肌功能不全、左心房扩大、左心室扩大或功能异常、二尖瓣 "SAM" 现象等。按病程进展可分为急性和慢性二尖瓣反流，急性二尖瓣关闭不全病情进展快，易出现心功能不全。按发生机制可分为原发性(又称器质性)二尖瓣反流和继发性(又称功能性)二尖瓣反流,前者存在二尖瓣器的器质性病变,基本不可逆;后者二尖瓣器结构正常,通常由于左心房或左心室扩大导致二尖瓣环扩大,有逆转可能。研究显示,二尖瓣关闭不全与心房颤动、心功能不全三者经常共存,互为因果,形成恶性循环。常见病因有二尖瓣器退行性病变(二尖瓣脱垂综合征)、风湿性心脏病、冠心病、感染性心内膜炎、心房颤动、各种原因导致左心扩大引起的二尖瓣环扩张等,少见病因有创伤、放射治疗、先天性二尖瓣器畸形等。

Carpentier 根据二尖瓣叶的病理改变、运动状态及各自对应的不同治疗策略将其分为三型:① Ⅰ 型,瓣膜运动正常,二尖瓣反流束常位于中心,如二尖瓣环扩张、瓣叶穿孔、瓣叶裂、心内膜炎等。② Ⅱ 型,瓣膜运动过度,反流束常偏心分布,如腱索或乳头肌延长或断裂所致的二尖瓣脱垂等。③ Ⅲ 型,瓣膜运动受限,Ⅲa 型指二尖瓣瓣叶收缩期及舒张期运动均受限,如风湿性心脏病所致瓣叶或腱索增厚、融合;Ⅲb 型指二尖瓣仅收缩运动受限,如各种原因的左心功能减低(图 12-2-5)。

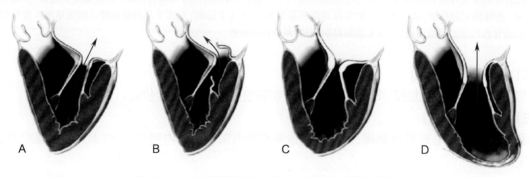

图 12-2-5 二尖瓣关闭不全 Carpentier's 分型示意图
A. Ⅰ 型,瓣叶活动正常;B. Ⅱ 型,瓣叶活动度增大;C. Ⅲa 型,瓣叶活动受限(舒张期及收缩期);D. Ⅲb 型,瓣叶活动受限(仅收缩期)。

二尖瓣反流导致左心房室的容量负荷增加,早期引起代偿性心肌增厚、心腔逐渐扩张,以维持正常的房室壁压力,左心房室进行性扩大,晚期失代偿,收缩功能减低,左心房室舒张压增加、肺血管阻力增加,导致心力衰竭,出现临床症状。因此,大部分慢性二尖瓣关闭不全的患者症状出现较晚。

(二) CT 诊断

1. 横断图像   MDCT 不能直接显示二尖瓣反流。平扫常可见二尖瓣或瓣环钙化,也可波及腱索乳头肌,形态不规则。可显示左心房扩大、大血管扩张,提示肺循环高压。可观察肺淤血、心包积液和胸腔积液。冠状动脉钙化提示合并冠状动脉粥样硬化改变。

增强扫描显示左心房室扩大,二尖瓣环扩张,二尖瓣脱垂,二尖瓣叶增厚钙化、粘连,腱索乳头肌短缩、融合,二尖瓣赘生物,二尖瓣器畸形,还可同时显示肺循环高压征象、判断是否合并冠心病,可提示二尖瓣关闭不全的诊断。

2. 多层重组   可以以任意层厚和角度、多方位观察二尖瓣器及心脏的形态结构,对诊断有重要价值。

3. 三维重建   容积再现仅心脏外观整体形象,对诊断价值有限。

4. 电影序列   全期相的回顾性心电门控扫描可以任意层面、角度、多方位重建二尖瓣器及心脏的结构,按运动周期连续动态观察,对观察二尖瓣器形态及运动异常很有价值。电影序列对于心室容积的测量准确性很高,这是对瓣膜反流定量的前提和基础,有望建立定量评价二尖瓣反流的方法。

三、二尖瓣脱垂 CT 诊断 /Barlow 综合征

(一) 基本知识

二尖瓣脱垂(mitral valve prolapse,MVP)指二尖瓣瓣叶在收缩期向上移位入左心房,达到或超过瓣环以上 2mm 水平,可出现心尖区或胸骨左缘收缩晚期喀喇音,伴或不伴有二尖瓣关闭不全。MVP 是一

种常见疾病,患病率为 2%~3%,女性更多见。多数患者无明显症状或症状无特异性,大部分二尖瓣脱垂预后良好,合并中重度二尖瓣关闭不全者可导致心力衰竭。

二尖瓣脱垂按病因分为原发性及继发性。

原发性二尖瓣脱垂根据临床特点及影像学特征分为二尖瓣纤维弹性蛋白缺乏症(FED)和黏液样变性(Barlow 综合征),前者多认为是一种老年性退行性改变,后者认为是一种常染色体性遗传病。纤维弹性蛋白缺乏症患者多为中老年,临床病史较短,以瓣膜纤维弹性蛋白减少、纤维化加剧,局限性黏液样变性、瓣环中度扩张、腱索轻度延长为特征(图 12-2-6),腱索易断裂,形成连枷样二尖瓣叶。Barlow 综合征患者多为青中年伴随较长的心脏杂音病史,以二尖瓣器广泛黏液样变性,瓣叶增大、增厚、冗长,多节段脱垂,瓣环严重扩张,腱索延长(较少断裂)为特征,最常累及后叶(图 12-2-7)。

继发性二尖瓣脱垂由二尖瓣器任何一部分结构或功能异常所致,常见于高血压、冠心病、感染性心内膜炎、风湿性心脏病、房间隔缺损、马方综合征等。

病理:瓣叶、腱索黏液样变性、纤维化,导致瓣叶卷曲、挛缩、钙化,腱索延长、扭曲或断裂,乳头肌及附着心肌可因过度牵拉引起局部缺血和纤维化。

二尖瓣脱垂发病机制不明,研究显示二尖瓣黏液样变性(Barlow 综合征,图 12-2-8)部分与常染色体性遗传及多种基因突变相关,罕见与 X 染色体遗传相关。先天性结缔组织发育不良相关的各类综合征也常并发二尖瓣脱垂,如马方综合征(Marfan syndrome)、埃勒斯 - 当洛斯综合征(Ehlers-Danlos syndrome)、成骨不全,弹性假黄瘤、三尖瓣下移畸形等,提示结构蛋白异常在 MVP 发展中发挥重要作用。

二尖瓣脱垂的程度分为 3 度:轻度脱垂指瓣体呈弓形凸入左心房,而前、后叶闭合点仍在瓣环下;中度脱垂系指瓣体脱入左心房,闭合点已达瓣环;重度脱垂系指瓣体与闭合点均脱入左心房。

(二) CT 诊断

1. 横断图像　在 35%~40%R-R 间期(收缩末期)重建图像,在二尖瓣层面显示瓣叶关闭时,呈单个或多发弧形或球形突向左房。位于房间隔侧,为前瓣脱垂(图 12-2-6);位于游离壁侧,为后瓣脱垂(图 12-2-7)。MDCT 不能直接显示二尖瓣反流。CTA "一站式" 检查还能在观察二尖瓣器结构的同时了解冠状动脉及左心功能情况,但无法评估血流动力学改变仍为其缺陷。

2. 多层重组　可以以任意层厚和角度、多方位观察二尖瓣器及心脏的形态结构,对诊断有重要价值(图 12-2-8)。收缩末期在二尖瓣层面显示瓣叶关闭时呈单个或多发弧形或球形突向左房。位于房间隔侧,为前瓣脱垂;位于游离壁侧,为后瓣脱垂。

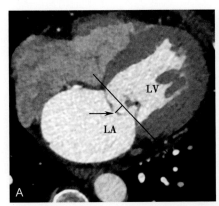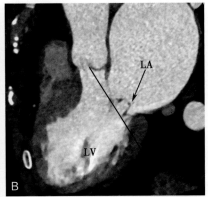

图 12-2-6　患者女性,59 岁,活动后心慌加重 3 个月,发现腱索断裂、二尖瓣前叶脱垂
A. 横断扫描;B. 多层重组。收缩期(43%R-R 间期)示二尖瓣前叶呈 "气球样" 脱入左心房(↑),瓣叶轻度增厚(黑线示二尖瓣环水平)。左心房及左心室增大,考虑有二尖瓣关闭不全存在。术中证实前叶腱索断裂,二尖瓣脱垂(A2、A1 区),二尖瓣关闭不全(重度)。病理证实为瓣叶黏液样变性。

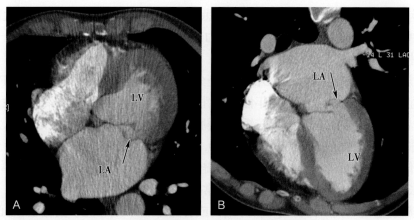

图 12-2-7 患者女性,26 岁,二尖瓣后叶脱垂

A. 横断扫描;B. 多层重组。收缩期(35%R-R 间期)示二尖瓣后叶中段呈"气球样"脱
入左心房(↑),左心房及左心室增大,考虑有二尖瓣关闭不全存在。

3. 三维重建 容积再现仅心脏外观整体形象,对诊断价值有限。

4. 电影序列 MDCT 不能直接显示二尖瓣反流。回顾性心电门控全期相重建的电影序列可以观察任意切面、角度的随心动周期的二尖瓣瓣叶活动,收缩期可见瓣叶呈局部或多发弧形脱入左心房,腱索断裂时呈特征性的连枷样运动。依发生部位,可辨别前瓣或后瓣脱垂,将瓣叶分为 3 段(外、中、内段),可辨别哪一段脱垂,做出准确诊断。

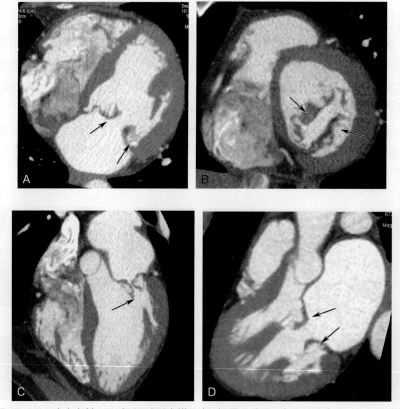

图 12-2-8 患者女性,48 岁,活动后心慌 5 年、加重 3 个月,病理证实为 Barlow 综合征

A. 横断扫描;B~D. 多层重组。舒张期示二尖瓣前、后瓣普遍不均匀明显增厚、冗长、松弛
脱垂(↑),腱索增粗延长,二尖瓣口不规则,二尖瓣环扩张,左心房及左心室增大,考虑有二
尖瓣关闭不全存在。术中证实二尖瓣前、后叶及腱索均增厚、冗长,自瓣叶根部脱垂,二尖
瓣关闭不全(重度)。病理证实为瓣叶、腱索大量黏液样变性,符合 Barlow 综合征改变。

四、二尖瓣环干酪样钙化 CT 诊断

(一) 基本知识

二尖瓣环干酪样钙化是二尖瓣环钙化中罕见的类型,也被称为二尖瓣环的液化坏死,约占所有二尖瓣环钙化病例的 0.64%,在整个人群中的患病率约为 0.068%。

干酪样变的发病机制尚不清楚,与动脉粥样硬化危险因素及钙磷代谢异常密切相关,是一个动态的、可变的过程,可以自发分解消退或向钙化转化,术后有复发的可能。肉眼观肿块内呈乳白色牙膏状的干酪样物质,边缘大量钙化的硬化包膜包裹。显微镜下中心区域为由巨噬细胞和淋巴细胞包围的无定形嗜酸性非细胞物质,周围可见多发钙化灶和坏死区。

临床症状无特异性,常为偶然发现。病程通常是良性的,但少量病例合并心律失常、瓣膜功能障碍和干酪样坏死物质相关的体循环栓塞。

鉴别诊断包括发生在房室沟区的心脏肿瘤和心肌脓肿。

(二) CT 诊断

1. 横断图像　平扫显示二尖瓣瓣环基底部边界清晰的团块,外周为高密度的不规则钙化,中心可见高低不等的不均匀混杂密度,为脂肪、蛋白质及钙质不同比例混合构成的干酪样物质;主要累及后叶瓣环,椭圆形或沿瓣环呈 C 形,但也可能累及整个瓣环,并延伸至二尖瓣器,肿块可凸入心腔。增强扫描病变无强化,可以与房室沟区的冠状动脉瘤、扩张的冠状静脉相鉴别(图 12-2-9)。

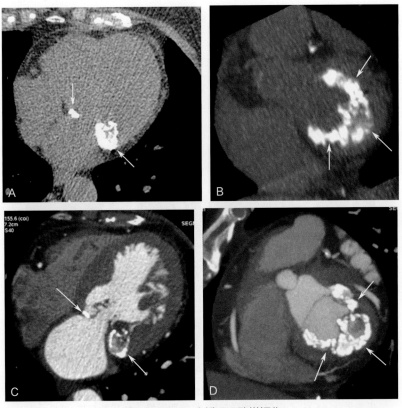

图 12-2-9　二尖瓣环干酪样钙化

患者女性,68 岁,二尖瓣环干酪样钙化。A、C. 横断图像平扫和增强,显示二尖瓣后叶相邻瓣环处边界清晰的椭圆形团块,边缘大量不规则钙化,中心不均匀混杂密度,无强化;B、D. 平扫和增强扫描的横断图像及二尖瓣环短轴位多层重组图,显示病变沿瓣环呈 C 形串珠状改变,主要累及二尖瓣后叶瓣环。

2. 多层重组　可以以任意层厚、多角度、多方位观察二尖瓣环的形态。平行二尖瓣环平面的短轴位切面显示病变最佳,可见椭圆形或沿瓣环呈C形的边界清晰的团块,边缘大量不规则钙化,中心不均匀混杂密度。左心室两腔心或四腔心长轴位切面可以显示二尖瓣下腱索乳头肌受累情况。

3. 三维重建　容积再现仅提供心脏整体影像,对瓣膜病诊断作用有限。

第三节　主动脉瓣病变 CT 诊断

一、主动脉瓣狭窄 CT 诊断

(一) 基本知识

主动脉瓣狭窄是常见的瓣膜病之一,常与主动脉瓣关闭不全并存。按病因可分为获得性及先天性主动脉瓣狭窄。获得性主动脉瓣狭窄更常见,常见病因有主动脉瓣退行性病变、风湿性心脏瓣膜病、心内膜炎等。其中,瓣膜退行性病变引起的钙化性主动脉瓣狭窄最常见(图 12-3-1),多见于老年人,随年龄增长发病率明显升高,国人 65 岁以上主动脉瓣狭窄发病率约 2%,85 岁以上高龄老人发病率达 4%。风湿性心脏瓣膜病多合并二尖瓣病变(图 12-3-2),更常见于青年人群,近年发病率逐渐减低。先天性主动脉瓣狭窄相对较少,常见主动脉瓣发育畸形(单瓣、二叶式及四叶式主动脉瓣),以二叶式主动脉瓣畸形最常见。

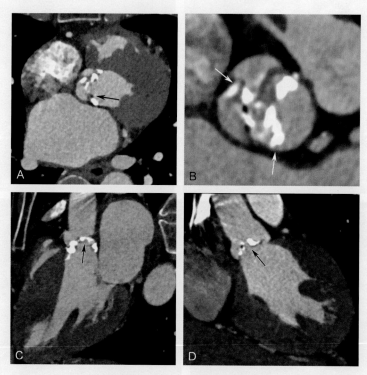

图 12-3-1　钙化性主动脉瓣狭窄

患者男性,65 岁,心电门控增强扫描,收缩期影像。A. 横断扫描,可显示瓣叶增厚、大量钙化,瓣缘粘连,收缩期开放受限;B. 多层重组,主动脉瓣水平轴位,示三叶式主动脉瓣,瓣叶增厚、钙化、瓣缘粘连(白色↑),收缩期开放受限,瓣口不规则狭窄;C. 左多层重组,室长轴位,主动脉瓣口呈"圆顶征"(↑);D. 多层重组,主动脉瓣冠状位,主动脉瓣口呈"鱼唇状"改变(↑)。临床诊断为主动脉瓣退行性病变,主动脉瓣狭窄(重度)。

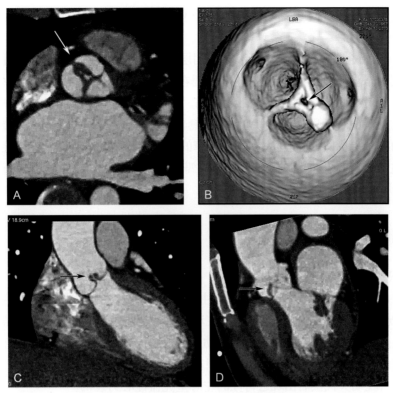

图 12-3-2　患者女性,42 岁,主动脉瓣狭窄

回顾性心电门控扫描,收缩期。A. 横断位像;B. 仿真内镜(VE),示 3 个半月瓣缘
粘连、增厚,瓣孔仅 3mm,重度狭窄(↑);C、D. 多层重组,示瓣叶增厚收缩期开放
受限,瓣口呈"鱼唇状"(↑)。D. 二尖瓣瓣尖及腱索增厚。临床诊断为风湿性联
合瓣膜病,主动脉瓣 + 二尖瓣狭窄。

病理改变:瓣叶的增厚、钙化、蜷缩、粘连,致使瓣膜硬化、开放及关闭受限,发生狭窄和关闭不全,病变可累及主动脉瓣环。

病理生理改变:当主动脉瓣口面积减少至正常 1/3 时(≤1.0cm²),收缩期左心室与主动脉之间出现明显的压力阶差,左心室后负荷增大,左心室舒张末压增高,早期左心室壁向心性肥大,长期引起肺静脉压、肺动脉压、肺毛细血管楔压的相继增加,导致左心衰竭。由于主动脉瓣狭窄引起的主动脉根部舒张压降低、左心室舒张末压增高,压迫心内膜下血管,出现冠状动脉灌注减少及脑供血不足,可进一步导致心绞痛发作及头晕、黑矇等脑缺血症状。

（二）CT 诊断

1. 横断图像　横断扫描是瓣膜病诊断的基础。

（1）平扫:用于观察主动脉瓣及瓣环的钙化,冠状动脉钙化检出对提示有无冠心病并存有一定意义。

（2）增强扫描:心电门控扫描大大减少升主动脉根部运动伪影,对诊断主动脉瓣狭窄有重要意义。CT 可显示瓣叶数目、瓣叶增厚、钙化、瓣叶粘连,开放受限,35%R-R 间期(收缩期)扫描,瓣口呈"圆顶征"或"鱼唇状",瓣口缩小不对称(图 12-3-1,图 12-3-2)。感染性心内膜炎主动脉瓣叶常存在赘生物,CT 可以显示主动脉瓣叶上的充盈缺损,电影序列可以观察到赘生物随瓣叶移动。间接征象可见升主动脉的狭窄后扩张,左心室壁弥漫肥厚,左心室扩大。

2. 多层重组　多层重组可以以任意层厚、多角度、多方位观察瓣膜,对诊断有重要价值。可显示主动脉瓣叶增厚、钙化,瓣叶数目,收缩期重建显示瓣口缩小、开放受限,呈"圆顶征"或"鱼唇状",对检出主动脉瓣畸形更容易,可显示升主动脉的狭窄后扩张,左心室肥厚、扩大等。

3. 三维重建　容积再现仅提供心脏整体影像,对瓣膜病诊断作用有限,可显示升主动脉扩张。

4. 电影序列　回顾性心电门控扫描可以在不同层面、不同角度、不同方位重建主动脉瓣膜影像,按运动周期实现连续动态观察瓣膜活动,正常主动脉瓣在长轴及短轴位均较清楚显示为菲薄的三叶结构,可见其随心动周期启闭,对检出主动脉瓣畸形更容易。病变的主动脉瓣因常有瓣叶增厚而更易显示。主动脉瓣狭窄时可见瓣叶收缩期开放受限,瓣叶增厚、钙化。可清晰显示主动脉瓣叶的数目,对于研究二叶瓣畸形瓣叶的活动有一定价值,因而对主动脉瓣狭窄的病因学诊断提供帮助。感染性心内膜炎 CT 电影序列可以观察到主动脉瓣叶上不规则充盈缺损影随瓣叶移动。另外,电影序列可显示左心室的大小、室壁有无增厚、运动状况及心功能等。

二、主动脉瓣关闭不全 CT 诊断

(一) 基本知识

主动脉瓣关闭不全指左心室舒张期血液自升主动脉反流入左心室。常见病因有主动脉瓣的退行性病变、风湿性主动脉瓣病变、主动脉瓣二瓣畸形、主动脉瓣环退行性病变、任何升主动脉的扩张、动脉瘤、夹层、脱垂、心内膜炎等。主动脉瓣关闭不全与主动脉瓣狭窄病理改变相似,常常并存。

主动脉瓣反流使左心室的容量负荷增加,早期左心室代偿性收缩增强,逐渐出现左心室代偿功能减低,随之左心室扩张,晚期失代偿后出现进行性的左心室充血性心力衰竭。

(二) CT 诊断

1. 横断图像　CT 增强扫描不能直接显示主动脉瓣的反流,但可以显示主动脉瓣环的扩大、瓣膜变形及不同程度增厚、瓣尖的拉长及瓣口的偏心性改变以及左室心腔扩大,对诊断有帮助。马方综合征升主动脉及其根部瘤样扩张的存在,为诊断主动脉瓣关闭不全提供重要的依据(图 12-3-3,图 12-3-4)。

2. 多层重组　多层重组可以以任意层厚、多角度、多方位观察瓣膜,对诊断有重要价值。

3. 三维重建　容积再现仅提供心脏整体影像,对瓣膜病诊断作用有限。

4. 电影系列　可动态观察主动脉瓣形态、运动,显示舒张期主动脉瓣变形、瓣缘对合不良。可以准确得到左心室容积,有助于主动脉瓣反流进行定量分析。

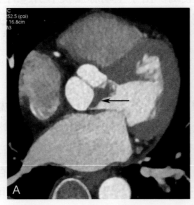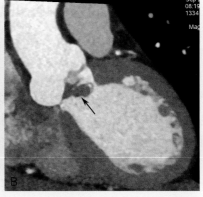

图 12-3-3　患者男性,58 岁,感染性心内膜炎,主动脉瓣赘生物,主动脉瓣关闭不全
A. 横断扫描;B. 多层重组主动脉瓣冠状位,示主动脉右冠瓣下附着不规则充盈缺损影(↑),为主动脉瓣赘生物。临床诊断为感染性心内膜炎,主动脉瓣赘生物,主动脉瓣关闭不全。

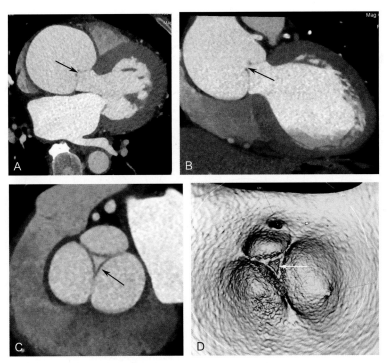

图 12-3-4 患者男性,69 岁,主动脉根部瘤,主动脉瓣关闭不全

A、B. 横断扫描和多层重组主动脉瓣冠状位,示主动脉根部瘤,主动脉瓣环扩张,舒张期半月瓣尖闭合不严(↑);C、D. 多层重组主动脉瓣轴位和仿真内镜(VE),示主动脉窦瘤样扩张,左窦相对略小,瓣环扩张,3 个半月瓣尖闭合不严,舒张期遗留瓣孔导致主动脉瓣反流(↑)。临床诊断为主动脉根部瘤,主动脉瓣环扩张,主动脉瓣关闭不全。

三、主动脉瓣二叶式畸形 CT 诊断

(一)基本知识

胚胎时期,受精卵于第 30~32 天在动脉干的远端管腔前、后内壁发出 2 条纵行的嵴,以后互相融合成间隔,将动脉干分隔为右侧的升主动脉和左侧的肺主动脉,此时近端动脉干前后壁也发生嵴,左、右壁内膜隆起与嵴共同形成两组半月瓣。内膜隆起发育不良造成半月瓣发育异常、畸形。正常主动脉瓣为 3 个半月瓣。

先天性主动脉瓣畸形是较常见的先天性心脏病,占先天性心脏病的 3%~6%。主动脉瓣先天性畸形包括瓣叶数量变异、瓣叶形态异常、增厚、交界融合和瓣叶黏液样变性等,出现瓣叶狭窄、三叶不等大、一叶式、二叶式甚至四叶式主动脉瓣,其中二叶式主动脉瓣畸形最常见。

二叶式主动脉瓣畸形是最常见的先天性主动脉瓣畸形,发病率为 0.5%~2%,男女比约 3:1,部分具有家族聚积性,呈常染色体显性遗传。可出生后即有主动脉瓣狭窄,或无狭窄,但由于瓣叶结构异常,长期受到血流的冲击,易引起瓣膜增厚钙化、纤维化,最终导致主动脉瓣狭窄和/或关闭不全。二叶式主动脉瓣畸形患者主动脉瓣病变进展更迅速,感染性心内膜炎风险更高,往往伴发主动脉扩张,罹患主动脉夹层的风险更高。

主动脉瓣狭窄可引起左心室心肌继发性弥漫性肥厚,失代偿期左心室腔扩大;常见升主动脉扩张。

二叶式主动脉瓣畸形具有多种形态学表型,按解剖类型分为:①单纯型:二窦二叶,无融合嵴,约占 7%;②功能型:三窦三叶,有融合嵴,约占 93%。另外,根据融合嵴数量还有 Sievers 分型:0 型,无融合嵴(7%);Ⅰ型,1 条融合嵴(>90%);Ⅱ型,2 条融合嵴(罕见,约 0.5%)(图 12-3-5)。左、右冠瓣融合最常见(约占 67%),其次为右无冠瓣融合(20%),左无冠瓣融合最少见(6%)。

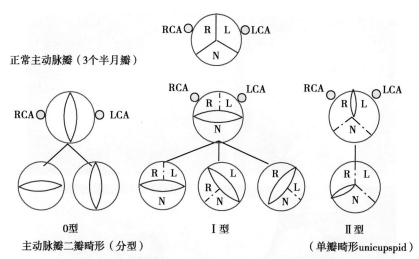

图 12-3-5 Sievers 二叶式主动脉瓣（BAV）分型示意图

0 型 BAV 无融合嵴；Ⅰ型存在 1 个融合嵴；Ⅱ型存在 2 个融合嵴，呈单瓣畸形（unicupspid）。虚线表示瓣膜融合嵴。RCA,右冠状动脉；LCA,左冠状动脉；R,右冠状窦；L,左冠状窦；N,无冠状窦。

（二）CT 诊断

1. 横断图像 主动脉瓣上、瓣及瓣下左心室层面为重点观察层面。

（1）二叶式主动脉瓣畸形的直接征象：

1）主动脉瓣层面：收缩期瓣叶呈二叶式开放，瓣叶闭合期呈"一"或"｜"形，根据融合瓣的不同，可呈前后、左右或斜行排列。单纯型或 Sievers 0 型二叶式主动脉瓣畸形仅见 2 个完整的半月瓣，瓣叶上无融合嵴（图 12-3-6）；功能型或 Sievers Ⅰ型二叶式主动脉瓣畸形可见 3 个半月瓣，融合瓣间可见较短厚的融合嵴，收缩期不开放（图 12-3-7）。

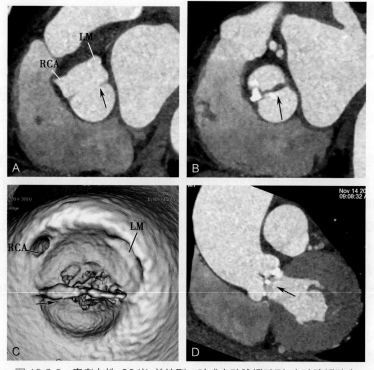

图 12-3-6 患者女性,80 岁,单纯型二叶式主动脉瓣畸形、主动脉瓣狭窄

A、B. 多层重组主动脉瓣轴位；C. 仿真内镜（VE），显示主动脉瓣呈二叶式，左、右冠瓣融合，瓣叶增厚、钙化，瓣叶上无融合嵴，为解剖单纯型或 Sievers 0 型二叶式主动脉瓣畸形；D. 多层重组主动脉瓣冠状位，收缩期可见瓣叶开放受限（↑），导致主动脉瓣狭窄，升主动脉扩张。LM,冠状动脉左主干；RCA,右冠状动脉。

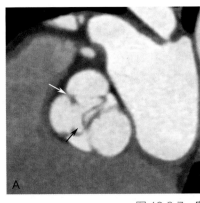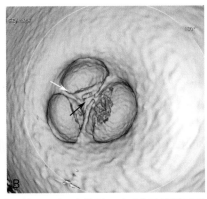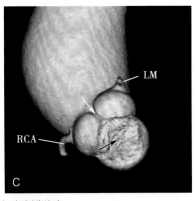

图 12-3-7　患者男性，43 岁，功能型二叶式主动脉瓣畸形、主动脉瓣狭窄

A. 多层重组，主动脉瓣轴位；B. 仿真内镜（VE）；C. 主动脉根部容积再现（VR），显示有 3 个主动脉窦，主动脉左、右冠瓣融合，之间可见 1 条融合嵴（白色↑），收缩期可见主动脉瓣呈二叶式开放（黑色↑），开放受限，导致主动脉瓣狭窄，升主动脉狭窄后扩张，为功能型或 Sievers Ⅰ 型二叶式主动脉瓣畸形。LM，冠状动脉左主干；RCA，右冠状动脉。

　　2）主动脉窦层面：单纯型或 Sievers 0 型二叶式主动脉瓣畸形仅见 2 个主动脉窦，功能型或 Sievers Ⅰ 型二叶式主动脉瓣畸形可见 3 个主动脉窦，主动脉窦大小不均。

　　3）冠状动脉开口层面：左、右冠状动脉开口均位于同一主动脉窦内，考虑为左、右冠状窦融合；左、右冠状动脉开口位于不同的主动脉窦内，考虑为左或右冠状窦与无冠窦融合。

　　（2）主动脉瓣狭窄的 CT 征象：主动脉瓣瓣叶增厚、钙化，收缩期开放受限、瓣口缩小，呈"圆顶征"，失代偿前左心室壁肥厚，失代偿后左心室扩大。

　　（3）升主动脉扩张，部分形成主动脉瘤。

　　2. 多层重组　以主动脉瓣为中心的多层重组可以以任意层厚、多角度、多方位观察瓣膜，对检出二叶式主动脉瓣畸形、诊断主动脉瓣狭窄、测量瓣口及升主动脉扩张有重要价值。

　　3. 三维重建　主动脉根部的容积再现（VR）及仿真内镜（VE）重建可显示主动脉窦、瓣的数目及外形以及与冠状动脉开口的解剖关系，对二叶式主动脉瓣畸形的诊断、分型有重要价值。

　　4. 电影系列　可动态观察主动脉瓣形态、运动，显示融合瓣固定、收缩期主动脉瓣二叶式开放、瓣口开放受限狭窄。

四、主动脉瓣四叶式畸形 CT 诊断

（一）基本知识

　　四叶式主动脉瓣畸形（quadricuspid aortic valve，QAV）是一种罕见的先天性畸形，发病率为 0.01%~0.05%，通常是孤立的畸形，但 18%~32% 的患者合并其他先天性心脏畸形，常见有冠状动脉及冠状动脉开口解剖变异或畸形、房间隔或室间隔缺损、动脉导管未闭、主动脉瓣下狭窄、肺动脉瓣狭窄、二尖瓣脱垂和肥厚型心肌病，也可能与主动脉根部和 / 或升主动脉的主动脉扩张共存。

　　只有少部分四叶瓣畸形的瓣膜功能正常，而大部分导致主动脉瓣关闭不全，少数可合并狭窄。年轻患者瓣叶活动度、瓣膜功能基本正常，可无临床症状而不易被发现。但大部分患者随着年龄的增长或血流动力学的影响，其瓣叶多发生纤维化钙化、增厚卷曲和黏液样变性等病理改变，发展到中年时，多数主动脉瓣叶病变加重出现关闭不全，少数因交界粘连而合并主动脉瓣狭窄。

　　根据额外窦的位置，中村等将四叶式主动脉瓣畸形进行简化分类：Ⅰ 型，额外窦位于左、右冠状动脉窦之间；Ⅱ 型，额外的小窦位于右窦和无窦之间；Ⅲ 型，额外的小窦位于左窦和无窦之间；Ⅳ 型，两个同等大小的无冠窦。Ⅰ 型和 Ⅱ 型占大部分，Ⅱ 型最多见，额外窦的位置对临床表现无明显影响。

(二) CT 诊断

1. 横断图像　典型的四叶式主动脉瓣畸形可见 4 个主动脉窦及 4 个半月瓣,可等大或大小不一,在心脏舒张期主动脉瓣关闭期瓣叶呈 "×" 征象,常可见中央关闭不全残留的瓣孔,而在心脏收缩期瓣叶开放呈 "◇" 征象,易现瓣叶宽大、冗长或脱垂(图 12-3-8)。根据冠状动脉开口及额外窦的位置,可以确定分型。假性四叶式主动脉瓣畸形可见 4 个或 3 个主动脉窦,其中 1 个半月瓣上可见融合嵴,瓣叶呈三叶式开放。

CT 增强扫描不能直接显示主动脉瓣的反流,但可以显示瓣膜变形及不同程度增厚、瓣叶钙化、舒张期关闭不全、中央残留瓣孔以及左心室心腔扩大,对诊断有帮助。

2. 多层重组　以主动脉瓣为中心的多层重组可以以任意层厚、多角度、多方位观察瓣膜,对检出四叶式主动脉瓣畸形、观察主动脉窦形态、确定额外窦位置及分型,显示冠状动脉开口、关闭期残留瓣孔及升主动脉扩张情况有重要价值。

3. 三维重建　主动脉根部的容积再现(VR)及仿真内镜(VE)重建可显示主动脉窦、瓣的数目及外形,以及与冠状动脉开口的解剖关系,对四叶式主动脉瓣畸形的诊断、分型有重要价值。

4. 电影系列　可动态观察主动脉瓣形态、运动,显示主动脉瓣呈四叶式活动。

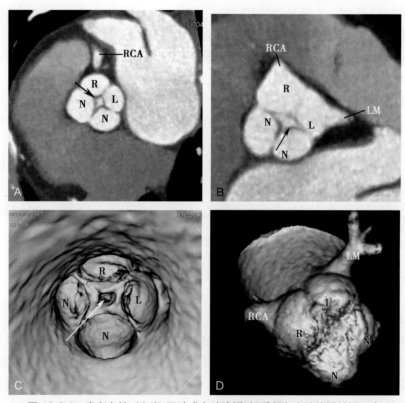

图 12-3-8　患者女性,62 岁,四叶式主动脉瓣畸形Ⅳ型、主动脉瓣关闭不全
A、B. 多层重组主动脉瓣轴位;C. 仿真内镜(VE);D. 主动脉根部容积再现(VR)显示有 4 个主动脉窦,有 2 个大小基本相同的毗邻无冠窦,舒张期中央遗留瓣孔(↑),导致主动脉瓣关闭不全,CT 诊断为四叶式主动脉瓣畸形(Nakamura Ⅳ型)。L,左冠窦;R,右冠窦;N,无冠窦。

五、主动脉瓣脱垂 CT 诊断

(一) 基本知识
主动脉瓣脱垂为舒张期主动脉瓣叶边缘下移至正常瓣叶附着点连线下方,脱向左室流出道,导致主动脉瓣反流。主动脉瓣脱垂的患病率约为 1.2%。二叶式主动脉瓣畸形是最常见病因,其他原因还包括感染性心内膜炎(IE)、主动脉瓣退行性变、主动脉根部扩张、风湿性心脏病等,儿童及青少年中动脉干下室间隔缺损为主动脉瓣脱垂的重要原因,各类动脉炎性疾病及先天性结缔组织发育不良相关的各类综合征也可累及瓣膜并发主动脉瓣脱垂,如白塞综合征、马方综合征(Marfan syndrome)等。三叶式主动脉瓣的右冠瓣及二叶式主动脉瓣的左前瓣最常受累。

(二) CT 诊断

1. **横断图像** 主动脉瓣脱垂的 CT 直接征象为舒张期在主动脉瓣层面显示单个或数个半月瓣瓣叶关闭时呈弧形突向左室流出道(图 12-3-9)。MDCT 不能直接显示主动脉瓣反流,可显示左心室继发性扩大。CTA"一站式"检查还能在观察主动脉瓣结构的同时了解冠状动脉及左心功能情况,但无法直接评估血流动力学改变。

2. **多层重组** 可以以任意层厚和角度、多方位观察主动脉瓣及心脏的形态结构,对诊断有重要价值。舒张期在主动脉瓣层面显示瓣叶关闭时呈弧形突向左室流出道。

3. **三维重建** 容积再现仅心脏外观整体形象,对诊断价值有限。

4. **电影序列** MDCT 不能直接显示主动脉瓣反流。回顾性心电门控全期相重建的电影序列可以观察任意切面、角度的随心动周期的主动脉瓣瓣叶活动,舒张期可见瓣叶呈弧形凸向左室流出道。

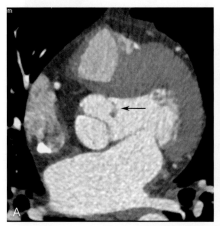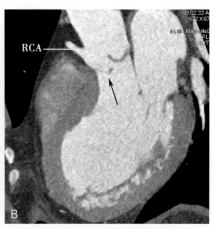

图 12-3-9 患者男性,55 岁,主动脉瓣脱垂、主动脉瓣关闭不全
A. 横断图像;B. 多层重组主动脉瓣斜矢状位,显示主动脉瓣右冠瓣舒张期脱入左室流出道
(↑),瓣叶关闭不全,导致主动脉瓣反流。RCA,右冠状动脉。

六、主动脉瓣叶及瓣环钙化 CT 诊断

(一) 基本知识

钙化性主动脉瓣病很常见,发病率随着年龄增加显著增高。过去长期被认为是一种被动的老年退行性改变的简单过程,现在研究发现,该病变存在与动脉粥样硬化相似的危险因素及一系列复杂的病理生理机制,是预测心血管事件的危险因素。病变最初表现为由脂质钙化的沉积物引起的瓣膜增厚,病变由瓣尖内皮下向深部及外周发展致瓣膜硬化、瓣口逐渐缩小,逐步导致有血流动力学意义的狭窄,严重病变可累及主动脉瓣环及主动脉根部。

MDCT 对钙化识别高度敏感,并可以使用 Agatston 评分定量测量瓣膜钙化负荷,可提供主动脉根部、半月瓣及瓣下左室流出道形态的清晰解剖图像,精确测量各径线,对病情评估、患者随访及主动脉瓣术前与术后评估有很大帮助。

（二）CT 诊断

1. 横断图像   横断扫描是瓣膜病诊断的基础。

（1）平扫：用于观察主动脉瓣及瓣环的钙化，冠状动脉钙化检出对提示有无冠心病并存有一定意义。应用 Agatston 评分，可定量测量瓣膜钙化负荷。

（2）增强扫描：心电门控扫描大大减少升主动脉根部运动伪影，对准确显示瓣膜、瓣环及主动脉根部形态、钙化范围及程度、诊断主动脉瓣狭窄有重要意义（图 12-3-10）。间接征象可见升主动脉的狭窄后扩张，左心室壁弥漫肥厚，左心室扩大。

2. 多层重组   多层重组可以以任意层厚、多角度、多方位观察瓣膜，对诊断及径线测量有重要价值。

3. 三维重建   容积再现仅提供心脏整体影像，对瓣膜病诊断作用有限，可显示升主动脉扩张。

4. 电影序列   回顾性心电门控扫描可以在不同层面、不同角度、不同方位重建主动脉瓣膜影像，按运动周期实现连续动态观察瓣膜活动，检出主动脉瓣病变及畸形更容易。另外，电影序列可显示左心室的大小、室壁有无增厚、运动状况及心功能等。

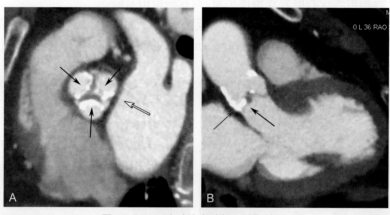

图 12-3-10   主动脉窦、瓣环及瓣叶钙化

A、B. 多层重组，主动脉瓣轴位及右前斜冠状位，显示主动脉窦壁、瓣环及瓣叶明显不规则钙化增厚（黑色↑），累及主动脉根窦部、窦管壁（红色↑）。

第四节   肺动脉瓣病变 CT 诊断

一、肺动脉瓣狭窄

（一）基本知识

肺动脉瓣狭窄绝大部分是先天性的，占 95% 以上，包括圆顶状肺动脉瓣、肺动脉瓣发育异常和二瓣或多瓣畸形。获得性肺动脉瓣狭窄很少见，其中类癌所致最常见，其他病因包括感染性心内膜炎和风湿性瓣膜病等。

孤立性先天性肺动脉瓣狭窄是常见先天性心脏病之一，占先天性心脏病的 5%~9%，是胚胎时期心球部心球嵴发育异常所致。

先天性肺动脉瓣狭窄的两种最常见类型是圆顶形肺动脉瓣（占 40%~60%）和增生性肺动脉瓣（占 20%~30%）。圆顶形肺动脉瓣可见瓣膜增厚，瓣缘可不同程度的粘连融合，瓣口缩小、狭窄，收缩期瓣叶向肺动脉侧弧形凸出呈圆顶状开放。发育异常的增生肺动脉瓣为瓣叶显著增厚，没有瓣叶融合粘连或程度轻微，瓣缘可见黏液样变性，瓣叶僵硬，狭窄通常较严重。肺动脉瓣二瓣畸形所致肺动脉瓣狭窄较少见。肺动脉大部分发育良好，瓣环本身正常。

　　大部分肺动脉瓣狭窄为孤立病变,少部分肺动脉瓣狭窄可合并肺动脉瓣下、瓣上及各级肺动脉分支的狭窄,还可合并其他先天性心脏病。发育异常的增生性肺动脉瓣狭窄最常见于 Noonan 综合征。肺动脉瓣二瓣畸形常合并其他先天性心脏病,其中法洛四联症最常见。肺动脉瓣上狭窄与威廉姆斯综合征(Williams-Beuren 综合征)相关,与主动脉瓣上狭窄相似。

　　血流通过狭窄瓣口后形成高速射流及涡流,或合并肺动脉管壁本身固有结缔组织异常,导致主肺动脉狭窄后扩张,且常延及左肺动脉,右肺动脉扩张相对不明显,是瓣膜型狭窄的特征之一。轻度肺动脉瓣狭窄,主肺动脉及右心室继发改变较轻,中-重度肺动脉瓣狭窄可继发右室流出道肌肥厚-狭窄、肌小梁粗大、室壁肥厚,失代偿期右心室腔扩大,可合并三尖瓣关闭不全,最终发展至右心衰竭。

(二)CT 诊断

1. 横断图像

(1)肺动脉层面:可显示肺动脉瓣叶及瓣环发育情况、瓣叶数目、有无增厚及狭窄、主肺动脉、左右肺动脉发育及管径大小。典型征象为收缩期瓣口缩小,瓣叶呈圆顶状或穹顶状开放,呈"圆顶征"或"喷射征"(图 12-4-1);舒张期显示瓣叶增厚,年长者可见钙化或赘生物;主肺动脉及左肺动脉扩张。

(2)心室层面:显示右心室壁肥厚,肌小梁粗大,右室流出道肌肥厚-狭窄,右心室腔不大。右心房扩大提示三尖瓣关闭不全存在。失代偿期右心室扩大。

2. 多层重组　以肺动脉瓣及主肺动脉为中心,任意层厚、多角度、多方位观察,更清晰显示肺动脉瓣形态、狭窄程度、瓣叶、瓣环及肺动脉发育情况,收缩期显示"圆顶征"或"喷射征"更直观、准确,径线测量更准确,对诊断有重要价值。

3. 容积再现　心脏整体 VR 重建对肺动脉瓣狭窄的诊断意义不大。

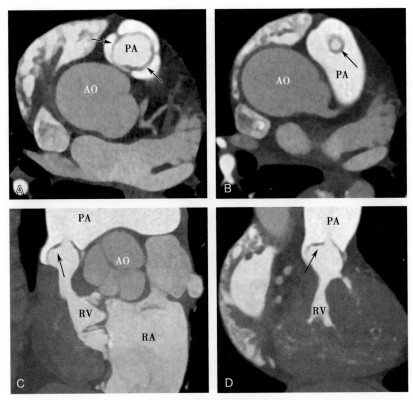

图 12-4-1　肺动脉瓣狭窄

A、B. 横断图像,显示肺动脉瓣瓣叶增厚,收缩期开放受限,瓣口狭窄,呈"鱼口状"(↑);C、D. 多层重组,收缩期瓣口开放受限,呈"圆顶征"(↑),肺动脉狭窄后扩张,继发性右心室壁肥厚,右室流出道肌肥厚、狭窄。AO,主动脉;PA,肺动脉;RV,右心室;RA,右心房。

二、肺动脉瓣关闭不全的 CT 诊断

(一) 基本知识

肺动脉瓣叶闭合不全会导致舒张早期向右室流出道反流。正常人群中,约 30% 可见轻微或轻度肺动脉瓣反流。病理性肺动脉瓣反流病因可分为原发性和继发性。按肺动脉瓣解剖情况分为两大类别:①半月瓣解剖结构异常的肺动脉瓣反流:如先天性、风湿性、类癌性心脏病,创伤性和感染性心内膜炎等;②半月瓣解剖结构正常的肺动脉瓣反流:如肺动脉高压、特发性肺动脉扩张和马方综合征等。肺动脉瓣关闭不全的主要病因与肺动脉瓣狭窄的病因有相当大的重叠。虽然医源性肺动脉瓣狭窄不常见,但医源性肺动脉瓣关闭不全是造成严重反流的最常见原因,常见于外科瓣膜切开术、经皮瓣膜成形术或法洛四联症相关的右室流出道修复术后。肺动脉瓣关闭不全的次要原因是肺动脉扩张的结果,肺动脉瓣形态结构正常,包括特发性肺动脉扩张或肺动脉高压。先天性肺动脉瓣关闭不全通常是复杂的病变的一部分,如法洛四联症合并肺动脉瓣发育异常,肺动脉瓣关闭不全往往与狭窄并存。

患者对肺动脉瓣关闭不全的耐受性一般较好,常多年无症状。然而,随着病程进展,最终右心室扩张,右心衰竭,产生房性和 / 或室性心律不齐,并可能导致心源性猝死。因此,中 - 重度肺动脉瓣关闭不全的患者预后不良。

(二) CT 诊断

1. 横断图像　CT 增强扫描不能直接显示肺动脉瓣反流,但可以显示肺动脉瓣环扩大、瓣膜变形及不同程度增厚、瓣尖拉长及瓣口的偏心性改变以及右心室心腔扩大、肺动脉扩张,对诊断有帮助(图 12-4-2)。

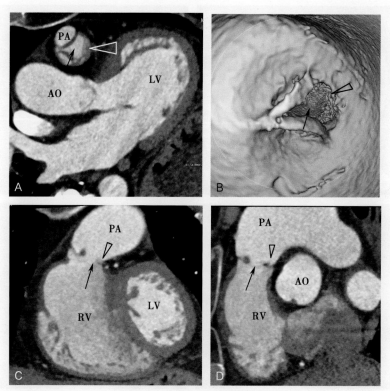

图 12-4-2　肺动脉瓣关闭不全

A. 多层重组肺动脉瓣轴位;B. 仿真内镜(VE);C、D. 肺动脉瓣冠状位及矢状位多层重组,显示肺动脉 3 个窦,左前瓣发育不良(△),大部分缺如,仅残余瓣根部嵴样凸出,其余 2 个瓣叶增厚,舒张期瓣叶关闭残留瓣口(↑)致肺动脉瓣关闭不全,肺动脉扩张。AO,主动脉;PA,肺动脉;RV,右心室;LV,左心室。

　　2. 多层重组　多层重组虽不能直接显示肺动脉瓣的反流,但以肺动脉瓣及主肺动脉为中心任意层厚、多角度、多方位观察,能更清晰地显示肺动脉瓣形态、瓣叶、瓣环及肺动脉扩张情况,显示舒张期早期瓣口关闭不全,对诊断有重要价值。

　　3. 三维重建　肺动脉、右心房室容积再现可显示右室扩大、肺动脉扩张,对瓣膜病诊断作用有限。

　　4. 电影系列　可动态观察肺动脉瓣形态、运动,显示舒张期肺动脉瓣变形、瓣缘对合不良。可以准确得到右心室容积,有助于肺动脉瓣反流进行定量分析。

三、肺动脉瓣二瓣畸形

(一) 基本知识

　　肺动脉二瓣畸形是罕见的先天性心脏病,发生率大约 0.1%。很少孤立存在,通常与其他先天性心脏畸形并存,最常见的是法洛四联症。

　　两个半月瓣瓣缘不规则,增厚或冗长,之间可无粘连融合,但瓣口开放面积缩小,导致肺动脉瓣狭窄和/或关闭不全;可合并瓣环及主肺动脉近端发育不良。常见肺动脉狭窄后扩张,多延及左肺动脉。中重度狭窄继发右心室肥厚 - 狭窄,失代偿期心腔扩大,可合并三尖瓣关闭不全,最终至右心衰竭。

(二) CT 诊断

　　1. 横断图像　肺动脉瓣层面仅见 2 个肺动脉窦和 2 个半月瓣,瓣叶可增厚、冗长,瓣叶收缩期开放受限,呈“鱼口征”或“圆顶征”(图 12-4-3)。年长者可见瓣叶钙化或赘生物;主肺动脉及左肺动脉扩张。心室层面显示右心室壁肥厚,肌小梁粗大,右室流出道肌肥厚 - 狭窄,右心室腔不大。右心房扩大提示三尖瓣关闭不全存在。失代偿期右心室扩大。二叶式肺动脉瓣畸形很少孤立存在,通常与其他先天性心脏畸形并存,法洛四联症最常见。

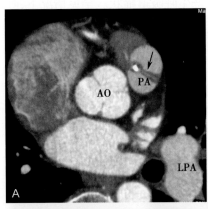
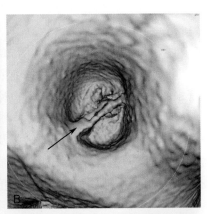
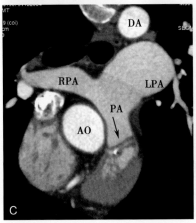
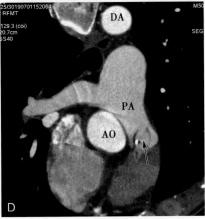

图 12-4-3　肺动脉瓣二瓣畸形
患者男性,50 岁,合并轻型法洛四联症。A. 横断图像;B. 仿真内镜(VE),显示主动脉为正常的三窦结构,肺动脉瓣呈双窦双瓣,大小不对称,瓣叶增厚、钙化,瓣叶关闭期呈“一”字形(↑);C、D. 多层重组,舒张期瓣叶关闭呈“一”字形(C ↑),收缩期可见瓣叶开放受限,瓣口狭窄,呈“圆顶征”(D ↑)。因高速血流冲击,左肺动脉扩张,左、右肺动脉不对称。AO,升主动脉;DA,降主动脉;PA,主肺动脉;LPA,左肺动脉;RPA,右肺动脉。

2. 多层重组 以肺动脉瓣及主肺动脉为中心任意层厚、多角度、多方位观察,更清晰地显示肺动脉瓣数目、形态、狭窄程度、瓣环及肺动脉发育情况,收缩期显示"圆顶征"或"鱼口征"更直观,径线测量更准确,对诊断有重要价值。

3. 容积再现 心脏整体 VR 重建对肺动脉瓣狭窄的诊断意义不大。

四、肺动脉瓣缺如综合征的 CT 诊断

(一) 基本知识

肺动脉瓣缺如是先天性肺动脉瓣叶部分或全部缺如或严重发育不良,常并存肺动脉瓣环狭窄,肺动脉主干及其分支的瘤样扩张,是罕见的先天性心脏畸形,占先天性心脏病的 0.1%~0.4%。肺动脉瓣缺如极少单独存在,绝大部分合并室间隔缺损,其中约 3/4 合并法洛四联症,因此又称为肺动脉瓣缺如综合征(absent pulmonary valve syndrome,APVS)。

病因不明,通常认为其发生与胚胎期第 6 对主动脉弓发育异常有关:第 6 对主动脉弓发育异常导致先天性动脉导管缺如,由于胚胎期肺循环阻力极高,右心室和肺动脉血既不能经动脉导管进入主动脉减压,也很难经过肺循环进入肺静脉,造成肺动脉内压力增高及容量负荷增加,血流只能反流回右心室,血流在右心室-肺动脉间反复冲刷,造成肺动脉扩张并抑制肺动脉瓣的正常发育,导致严重肺动脉瓣反流。同样由于右心室血流无出路,只能通过室间隔进入左心室,使室间隔亦不能正常融合而形成室间隔缺损。

肺动脉缺如综合征的肺动脉在瓣环以远呈瘤样扩张,范围可延伸至单侧或双侧肺动脉二级分支。肺动脉分支的扩张与右心室漏斗部的指向有关,通常右肺动脉扩张要比左肺动脉更严重,左肺动脉偶可无明显扩张。瘤样扩张的肺动脉分支与支气管分支相互交错,并在胎儿期即压迫气管支气管树,导致严重的支气管软化,且以右侧多见。部分患儿往往在新生儿或婴儿期即可产生呼吸道症状。罕见情况下,呼吸道症状可继发于体肺侧支血管对气管分支的压迫。

肺动脉瓣缺如综合征通常分为两型:①Ⅰ型:有室间隔缺损的肺动脉瓣缺如,伴主动脉骑跨,无动脉导管,这一型占绝大多数,又称为法洛四联症型肺动脉瓣缺如综合征;②Ⅱ型:室间隔完整的肺动脉瓣缺如,肺动脉扩张程度较轻,有动脉导管未闭,伴或不伴三尖瓣闭锁,也称为非法洛四联症型肺动脉瓣缺如,仅占 2.4%。

占绝大多数的Ⅰ型肺动脉瓣缺如综合征病例均出现室间隔缺损及主动脉不同程度的骑跨、室间隔水平右向左的分流和与严重的软化病相关的通气-灌注不匹配所致体循环低氧血症,其病理生理和临床表现与法洛四联症相似,因此,肺动脉缺如综合征常被视为法洛四联症的变体,3%~6% 的法洛四联症合并肺动脉瓣缺如。

该病预后差,除心脏并发症外,肺动脉及其分支的动脉瘤压迫支气管和食管,导致支气管软化和胎儿羊水过多,围产期后存活率仅 25%,存活患者临床症状常见反复呼吸道感染、充血性心力衰竭、发绀或无发绀。

(二) CT 诊断

1. 横断图像

(1)肺动脉层面:①肺动脉瓣叶缺如或严重发育不良,多见瓣环狭窄;②肺动脉瘤样扩张,范围可延伸至单侧或双侧段级肺动脉分支,右肺动脉扩张更显著。

(2)心室层面:室间隔缺损,主动脉不同程度骑跨,有或无右室流出道狭窄,右心室腔增大。右心房扩大提示三尖瓣关闭不全存在。少数Ⅱ型病例室间隔完整,可伴或不伴三尖瓣闭锁。

(3)主动脉层面:有室间隔缺损的均无动脉导管,占绝大多数,为法洛四联症型肺动脉瓣缺如综合征。无室间隔缺损的可见动脉导管未闭,为非法洛四联症型肺动脉瓣缺如综合征,仅占极

少数。

（4）肺部情况：不同程度的气管、支气管及食管受压狭窄，多见于右侧，肺窗可见肺内炎症或炎症后遗改变。

2. 多层重组　可以任意层厚、多角度、多方位观察，更清晰、直观地显示肺动脉瓣叶缺失、瓣环形态、肺动脉及其分支的扩张程度、支气管受压及发育情况、室间隔缺损及主动脉骑跨、右室流出道狭窄-扩张、右心房室增大，径线测量更准确，对诊断有重要价值（图12-4-4）。

3. 容积再现　肺动脉VR重建可直观显示肺动脉瘤样扩张情况。心脏整体VR重建对肺动脉瓣缺如的诊断意义有限。

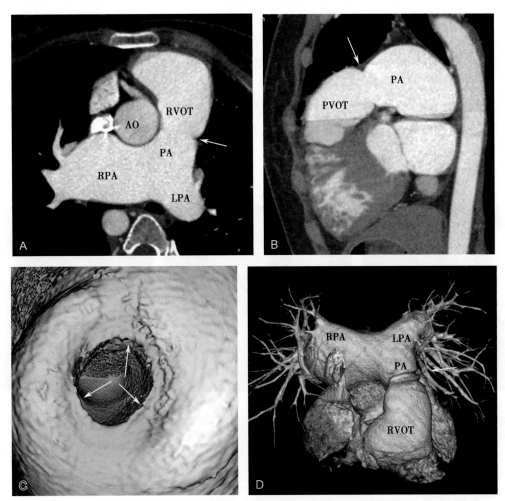

图 12-4-4　患者女性，20岁，肺动脉瓣缺如合并法洛四联症

A. 横断图像；B. 多层重组肺动脉瓣矢状位；C. 仿真内镜（VE），显示肺动脉根部未见明确瓣膜结构，仅见瓣环处环形嵴样凸起（↑），肺动脉主干瘤样扩张，右肺动脉为著，右室流出道扩张，未见动脉导管未闭，右侧支气管受压变窄（↑）。D. 肺动脉容积再现（VR）正位，显示肺动脉瓣环处环形切迹（↑），右室流出道、主肺动脉及右肺动脉明显扩张。患者合并膜周部室间隔缺损及主动脉骑跨，右室流出道近心尖端狭窄，临床诊断为法洛四联症合并肺动脉瓣缺如综合征。AO，升主动脉；PA，主肺动脉；LPA，左肺动脉；RPA，右肺动脉；RVOT，右室流出道。

第五节　三尖瓣病变 CT 诊断

一、正常三尖瓣解剖结构

正常三尖瓣包括前瓣(黑色↑)、后瓣(△)及隔瓣(白色↑),附着于三尖瓣环(图12-5-1)。正常三尖瓣具有以下特点:

1. 瓣膜结构最复杂　其结构与二尖瓣相似(包括瓣叶、瓣环、腱索和乳头肌),但更为复杂,大部三尖瓣叶呈三叶式(包括前、隔和后叶,其中前叶最大,隔叶最小),一般可见3组乳头肌,其中隔叶的腱索可直接与室间隔相连,每个三尖瓣瓣叶分别与相应乳头肌相连(这一点不同于二尖瓣瓣叶)。

2. 瓣膜面积最大　正常成年人三尖瓣口面积为 $7{\sim}9cm^2$。

3. 瓣膜的变异性最大　三尖瓣瓣叶的变异表现为二叶式、四叶式、五叶式和六叶式,乳头肌变异性也较大。

4. 瓣环形状最不规则且最容易扩张　三尖瓣瓣环近似扁椭圆形,与纤维环相延续部分的瓣环(隔叶附着处)稳定性较好,约占周长2/3的外侧瓣环部分缺乏固定组织,易扩张。

5. 瓣膜离心尖部最近。

6. 反流程度最容易受容量负荷的影响。

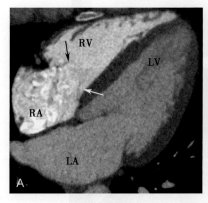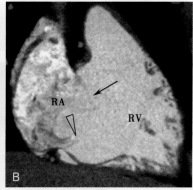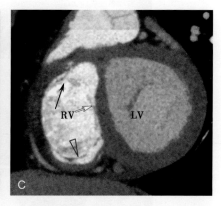

图 12-5-1　正常三尖瓣 CT 表现

A~C.多层重组四腔位、右室长轴位及三尖瓣环下轴位,显示正常三尖瓣环呈椭圆形,三尖瓣前瓣(黑色↑)、隔瓣(白色↑)及后瓣(红色△)的正常分布。RA,右心房;RV,右心室;LA,左心房;LV,左心室。

二、三尖瓣狭窄

(一) 基本知识

单纯的三尖瓣狭窄少见。

1. 先天性三尖瓣狭窄　主要是三尖瓣瓣叶发育不全、瓣叶融合、瓣环缩小、乳头肌及腱索增厚和短缩的结果。常伴有卵圆孔未闭或房间隔缺损、右心室发育不良和肺动脉瓣狭窄或闭锁。三尖瓣狭窄导致右心房排血受阻,右心房扩大,右心房压和体循环静脉压增高,体循环淤血,同时右心室舒张期充盈量及右心室排血量减少,最终导致右心衰竭。

影像学表现与其狭窄程度有关,重度者类似三尖瓣闭锁。

(1)先天性三尖瓣狭窄可见三种类型:①瓣叶发育不良,交界闭锁或隔膜样畸形仅存单孔;②双孔三尖瓣,伴有不同程度狭窄;③降落伞样三尖瓣,所有腱索起自同一组乳头肌。

(2)右心室发育:①右心室发育正常;②右心室发育不良。

(3)肺动脉瓣情况:①肺动脉瓣正常;②肺动脉瓣狭窄;③肺动脉瓣闭锁。

(4)合并其他畸形:三尖瓣狭窄可存在于其他复杂畸形中,如法洛四联症、右心室双出口、大动脉错位等。

2. **获得性三尖瓣狭窄** 主要见于风湿性、感染性心内膜炎、心内膜心肌炎、类癌心脏病等,累及三尖瓣发生瓣叶增厚、瓣缘粘连、乳头肌及腱索增厚和短缩等,致使收缩期及舒张期活动受限,出现瓣口狭窄及关闭不全。

类癌心脏病(carcinoid heart disease)是由于类癌斑块(由平滑肌细胞、心脏成纤维细胞及弹性组织组成)在心脏瓣膜、心内膜表面形成一白色纤维层,斑块常发生于右心室和右心房的心内膜、瓣叶、瓣膜下结构包括腱索和乳头肌处,下腔静脉、肺动脉、冠状窦及冠状动脉也有斑块堆积。三尖瓣的斑块可以造成反流;三尖瓣瓣环的纤维组织引起瓣环收缩,导致瓣膜狭窄。肺动脉瓣主要病变是狭窄。

(二) CT 诊断

1. **横断图像** 三尖瓣平面可以显示三尖瓣环缩小,瓣膜增厚、融合、瓣口缩小,右心房扩大、右心室发育不全,肺动脉无扩张、外周肺血管纹理变细,肺血不多;上、下腔静脉扩张;多数存在房间交通(房间隔缺损、卵圆孔未闭),可见左心房或和左心室增大,主动脉增宽(图 12-5-2)。收缩期与舒张期对照观察,可以显示瓣膜开放与关闭的程度与情况。

2. **多层重组** 心电门控以舒张期重建。以右心室、肺动脉瓣及主肺动脉为中心任意层厚、多角度、多方位观察,能更清晰地显示三尖瓣形态、瓣叶、瓣环、右心室发育情况、肺动脉情况及左心房室发育情况,对诊断有重要价值。收缩期与舒张期对照观察,可以显示瓣膜开放与关闭的程度与情况。

3. **三维重建** 容积再现显示心脏整体以右心房、左心房室可显示扩大,右室发育不全,可在心脏(膈面)下缘右侧房室沟处呈现"切迹征"(图 12-5-2B)。肺动脉无扩张,上、下腔静脉增宽。

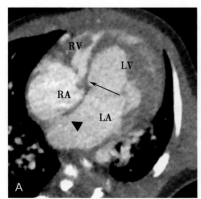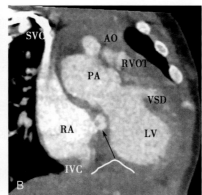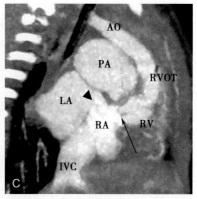

图 12-5-2 患儿男性,5 周龄,完全性大动脉错位,主动脉弓离断,三尖瓣重度狭窄,右心室发育不全
A. 横断图像,三尖瓣水平,示三尖瓣环小、瓣叶结构发育不全(↑),重度狭窄;右心室入腔小;右心房及左心房 - 左心室大,房间隔缺损(▲)。B. 多层重组冠状位,示右心房大,三尖瓣狭窄、瓣环小(↑),右心室腔小,心脏下缘(膈面)右侧房室沟处呈现"切迹征"(白线);升主动脉起自右心室,瓣下肌性流出道,普遍偏细;左心室扩大,主肺动脉起自左心室,高度增宽,室间隔缺损。C. 多层重组矢状位,示三尖瓣狭窄、瓣环小(↑),右室流入道及输出腔发育小,心肌组织较厚;升主动脉普遍细,居前位;主肺动脉(AO)增宽,居后位。左心房大,可见房间隔缺损(▲)。上、下腔静脉增宽。CT 诊断为完全性大动脉错位、主动脉弓离断、三尖瓣重度狭窄、右室发育不全、室间隔缺损、房间隔缺损、动脉导管未闭。

三、三尖瓣关闭不全

三尖瓣反流(tricuspid regurgitation,TR)是一种相对常见的异常情况,可能是由于三尖瓣装置的任何或全部组成部分的结构改变(见解剖学),导致更多的血液从它流入的方向再反方向回流。正常情况下,三尖瓣只有少量或没有血液反流。三尖瓣关闭不全罕见于瓣叶本身受累。该病预后视原发病因的性质和心力衰竭的严重度而定。

（一）三尖瓣关闭不全的病因

接近 90% 的有临床意义的三尖瓣反流继发于固有的右心室病变、右心室压力和 / 或容量负荷过重，10% 的病例由原发性三尖瓣损害所致。主要分为功能性和器质性两大类。

1. 器质性　较少见，即任何固有的瓣膜性病变所致的称为原发性三尖瓣反流，包括先天性（其中三尖瓣下移畸形最常见）、风湿性、感染性心内膜炎、类癌心脏病、有毒化学物质的影响、肿瘤、顿挫伤、心内膜心肌纤维化和黏液性退变。类癌心脏病（carcinoid heart disease）以累及右心特别是三尖瓣为著。

2. 功能性　占大多数，三尖瓣结构正常，因右心房室扩大、肺动脉高压或 / 和右室压力增高导致三尖瓣环扩张、瓣叶牵拉对合不良，继发三尖瓣关闭不全。除三尖瓣环扩张外，也继发于右心室扩张和功能不全。三尖瓣反流最常见的原因是继发于左心的疾病，可能是心肌和瓣膜性疾病，或者是两个因素的影响。见于各种原因的肺动脉高压、冠心病、心肌病、先天性心脏病、心房颤动等。

（二）三尖瓣关闭不全的临床特点

患者早期可无症状，但随着三尖瓣环的逐渐扩大、右心室重构和右心衰竭的出现，患者可表现为水肿、腹胀和浆膜腔积液等，病情逐渐加重，生活质量下降。临床症状无特异性，多为疲乏和体循环淤血相关症状，可并发心房颤动和肺栓塞。

（三）CT 诊断

1. 横断图像　CT 增强扫描不能直接显示三尖瓣反流。直接征象有收缩期三尖瓣对合不良、脱垂，右心房、室扩大，三尖瓣环扩张（ >40mm，正常 <34mm），提示三尖瓣关闭不全。三尖瓣增厚、冗长、形态异常、赘生物、腱索乳头肌短缩和融合等改变，提示三尖瓣关闭不全。上、下腔静脉扩张，腹腔积液等，可以提示体循环淤血。

右心室及流出道扩大，主肺动脉及左、右肺动脉干无扩张，外周肺血管纹理变细，肺血不多（图 12-5-3，图 12-5-4）。

同时，增强扫描显示是否存在其他心肺疾病对判断三尖瓣关闭不全是功能性还是器质性改变，以及其病因诊断具有重要价值。

2. 多层重组　不能直接显示三尖瓣、肺动脉瓣反流，但以右心 - 三尖瓣、肺动脉瓣为中心任意层厚、多角度、多方位观察，能更清晰地显示三尖瓣形态、瓣叶、瓣环及右心肺动脉情况，对诊断有重要价值（图 12-5-5，图 12-5-6）。

3. 三维重建　容积再现显示心脏整体以右心房室可显著扩大、肺动脉无明显扩张，上、下腔静脉增宽。对三尖瓣瓣膜反流定性诊断作用有限。

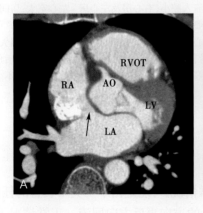
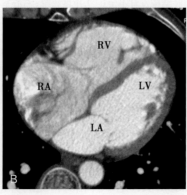

图 12-5-3　房间隔缺损，三尖瓣关闭不全

A. 房间隔缺损（↑）；B. 右心房、室大，三尖瓣功能性关闭不全。AO，主动脉；LA，左心房；LV，左心室；RA，右心房；RV，右心室；RVOT，右室流出道。

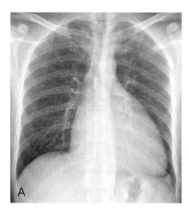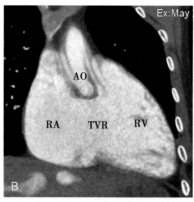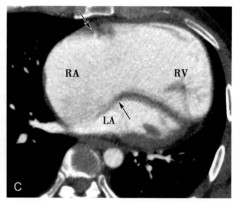

图 12-5-4　三尖瓣关闭不全，腱索断裂

A. 胸部 X 线片，示肺血少，右心房、室增大，流出腔扩张，房室瓣环扩大(↑)，肺动脉无扩张；B. 多层重组冠状位，示右心房、室高度增大，房室瓣环扩大(↑)，肺动脉无扩张；C. 心脏横断位，示右心房、室腔高度扩大，房室瓣环扩大(↑)。RA，右心房；RV，右心室；TVR，三尖瓣环；LA，左心房；AO，升主动脉。

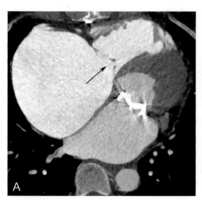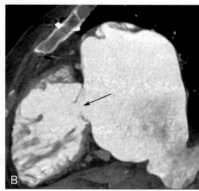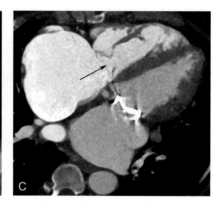

图 12-5-5　三尖瓣关闭不全

A. 横断扫描，示收缩期右心房室明显扩大，三尖瓣环扩张，三尖瓣不厚，闭合不全(↑)，可见二尖瓣机械瓣呈关闭期；B、C. 多层重组，右心室两腔及四腔长轴位，示三尖瓣不厚，收缩期瓣口关闭不全(↑)。临床诊断：二尖瓣置换术后，三尖瓣关闭不全，大量反流(心电门控扫描，心率 70 次 /min，38%R-R 间期重建)。

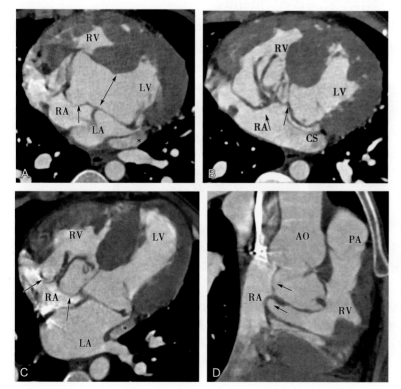

图 12-5-6　三尖瓣脱垂，关闭不全

患者男性，35 岁，活动后心慌胸闷 2 个月。A、B. 横断扫描；C、D. 多层重组四腔位及右心垂直长轴位，显示三尖瓣普遍不均匀明显增厚、冗长松弛、收缩期呈"气球样"脱垂入右心房(↑)，三尖瓣环扩张，考虑有三尖瓣关闭不全存在，另可见膜周部室间隔缺损(双头↑)，永存左上腔静脉(*)汇入扩张的冠状静脉窦，右心室壁肥厚。术中证实三尖瓣普遍增厚、冗长、脱垂，三尖瓣关闭不全(中度)，膜周部室间隔大缺损；病理证实为三尖瓣黏液样变性。AO，主动脉；PA，肺动脉；RA，右心房；RV，右心室；LV，左心室；CS，冠状静脉窦。

四、三尖瓣发育不良

(一) 基本知识

三尖瓣发育不良是一种罕见的先天性心脏病,表现为三尖瓣叶先天性局限性或广泛性增厚、腱索乳头肌发育异常、隔瓣紧附室间隔上和/或部分瓣叶缺失。

病理分为3型:①Ⅰ型:瓣膜组织变薄,局限结节性增生,瓣下结构正常。②Ⅱ型:腱索乳头肌异常、融合,腱索增粗、短缩;瓣膜不规则延长、增厚,部分瓣膜直接附着于乳头肌或右室壁。③Ⅲ型:局限性瓣膜组织缺失、增厚和伸长,伴有多个裂孔;或紧贴于室壁,融合,不能分清瓣下结构和瓣膜组织。

可合并其他先天性心脏病,如房间隔缺损、肺动脉瓣狭窄或闭锁、右心发育不良等。

先天性三尖瓣瓣叶及附属结构发育不良可引起三尖瓣关闭不全,三尖瓣反流致右心房扩大,右心房压升高,导致体循环淤血,最终可致右心衰竭。症状多为疲乏和体循环淤血相关症状。部分Ⅲ型三尖瓣发育不全因其瓣膜及瓣下结构融合成片状或团状,可堵塞右室流出道,导致肺血减少。

(二) CT诊断

1. 横断图像

(1)三尖瓣层面显示三尖瓣解剖形态异常:瓣叶可变形、短小或延长,可增厚或变薄,可与室间隔及右室壁紧贴、融合,可累及瓣下结构,显示腱索乳头肌短缩融合或缺如等,受累严重的患者瓣膜及瓣下结构区分不清;隔瓣及前瓣受累更多见,后叶受累相对少见;可以合并三尖瓣环发育不良、狭小。

(2)三尖瓣关闭不全和/或狭窄:三尖瓣狭窄较少见,多合并关闭不全,显示舒张期瓣口开放受限。MDCT不能直接显示三尖瓣反流,可显示收缩期三尖瓣对合不良、脱垂,右心房、室扩大可提示三尖瓣关闭不全。腔静脉扩张、腹腔积液等可以提示体循环淤血。

(3)其他畸形:常合并其他先天性心脏病,尤其是房、室间隔缺损及右心发育异常。

2. 多层重组   可以以任意层厚和角度、多方位观察三尖瓣器及心血管的形态结构,对诊断有重要价值(图12-5-7)。

3. 三维重建   容积再现仅心脏外观整体形象,对诊断价值有限。

4. 电影序列   MDCT不能直接显示三尖瓣反流。全期相的回顾性心电门控扫描可以任意层面、角度、多方位重建三尖瓣器及心脏的结构,按运动周期连续动态观察,对观察三尖瓣器解剖畸形及运动异常很有价值。

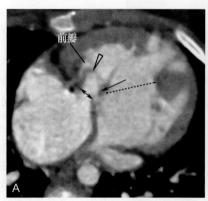
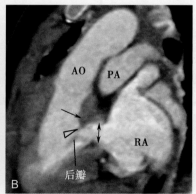

图 12-5-7 三尖瓣发育不全

患儿男性,4岁。A.横断扫描;B.多层重组(三尖瓣矢状位),三尖瓣增厚,隔瓣短小(↑),部分与室间隔附着,活动度减小,相对固定,前瓣及后瓣增厚、延长;三尖瓣环发育小(双头箭头),舒张期瓣叶开放受限(A △),收缩期对合不良(B △),提示关闭不全。合并大动脉异位(B)及室间隔缺损(A 虚线)。CT诊断:三尖瓣发育不良,合并右心室双出口,卵圆孔未闭,室间隔缺损,肺动脉瓣及瓣下狭窄,大动脉异位。三尖瓣发育不全是患儿先天性心脏病复杂畸形的一部分。AO,主动脉;PA,肺动脉;RA,右心房。

五、三尖瓣下移畸形

详见第二十一章第四节。

六、MDCT 对三尖瓣病变诊断评价

1. CT 在显示三尖瓣器方面受到限制,对瓣叶及腱索显示不清楚,因此,对原发性三尖瓣器病变的诊断存在较大限度。超声心动图是其首选。

2. CT 在检出继发性三尖瓣病变的原发基础病方面有重要价值,如累及右心的心肌病、右心发育不全、三尖瓣下移畸形(Ebstein 畸形)、三尖瓣闭锁、肺动脉瓣闭锁、风湿性瓣膜病等,对引起右心增大的疾病如肺动脉高压的检出及定性诊断也有重要价值。

3. CT 可以很好地显示三尖瓣病变引起的心脏主要是右心房室、肺动脉、上下腔静脉的继发性改变,对评价三尖瓣病变程度、右心功能有重要意义。

第六节　CT 在瓣膜病介入治疗中的应用

经导管主动脉瓣植入术和经导管肺动脉瓣植入术均已大规模应用于临床,经导管二尖瓣植入术则处于临床研究阶段。

MDCT 心电门控技术具有高的空间分辨力和时间分辨力,在心脏结构方面的检测具有很大的优势。三维成像、仿真内镜等技术可以清晰构建主动脉、肺动脉及 4 个心腔的三维形态,准确测量各种介入相关数据;还可以内镜形式清晰地显示腔内结构,对于术前方案设定、器械选择等提供良好的影像学支持。术后随访有重要作用。

一、经导管主动脉瓣置换术(TAVR)

(一) TAVR 适应证

随着年龄增长,主动脉瓣退行性病变最多,但是各种原因导致约有 30% 患者不适合外科手术,而介入治疗可以解决这一临床难题。主要适应证包括:

1. 老年重度主动脉瓣钙化性狭窄和 / 或反流　超声检查:跨主动脉瓣峰值血流速度>4.0ml/s,跨主动脉瓣平均压力差>40mmHg;主动脉瓣口面积<0.8cm^2,有效主动脉瓣口面积指数<0.5cm^2/m^2)。

2. 患者有主动脉瓣狭窄所导致症状,心悸、胸痛、晕厥,心功能 Ⅱ 级以上。

3. 高龄、外科手术高危或禁忌,建议做介入治疗。

4. 解剖上适合 TAVR　三叶瓣、二叶瓣钙化性狭窄均为适应证。

5. 纠正术后的获益预期寿命超过 1 年,同时符合以上所有条件者。

6. 外科术后人工生物瓣退化、失败等也作为 TAVR 的绝对适应证。

2017 年 ACC、AHA 指南也认为,TAVI 是高龄、手术中高危主动脉瓣患者首选或主要的治疗手段。

(二) TAVR 禁忌证

1. 左心室血栓。

2. 左室流出道梗阻。

3. 30 天内心肌梗死病史者。

4. 重度左心功能不全,EF<20%;严重右心功能不全。

5. 主动脉根部解剖不适合 TAVR。

(三) 目前应用的几种装置(图 12-6-1)

全球完成量已经超过 40 万例,我国共完成近 3 000 余例(包括经血管及经心尖入径)。

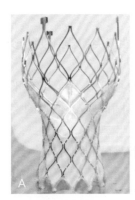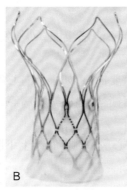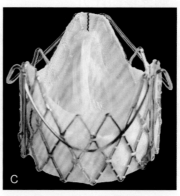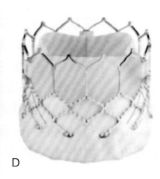

图 12-6-1　TAVR 目前常用的几种装置

A. Venus A 瓣膜;B. Vita Flow 瓣膜;C. J valve 瓣膜;D. Sapien 瓣膜。

(四) CT 在 TAVR 治疗的应用

1. 经导管主动脉瓣植入术(TAVR)作为一种新兴的治疗方法已经发展成熟,术前对患者的心血管解剖精准评价至关重要。作为无创诊断的 CT,在患者适应证选择、显示病理解剖、人工瓣膜选择、指导手术及术后评估均起到重要作用。例如评估左室流出道(LVOT)直径和主动脉长轴的夹角,测量主动脉瓣瓣环直径、结构、瓣叶钙化程度及长度、主动脉窦、窦管交界及升主动脉直径,获得左、右冠状动脉开口距离瓣环的高度,评估入路血管直径、钙化及迂曲情况。术后可评估瓣膜支架的位置及对周围组织的影响。已经有多种商业化的软件用于 TAVI 术前的 CT 评估,如 3Mensio、FluroCT 等,使测量步骤更加简化和精确。

2. CT 在 TAVR 术应用

(1)主动脉瓣环测量:取主动脉瓣环水平轴位层面,以测量主动脉瓣环的直径(取最宽与最窄径),也可以通过获取瓣环周长及面积来计算瓣环的直径(图 12-6-2)。

(2)左室流出道直径测量:取主动脉瓣下流出道水平轴位层面,测量流出道的直径(取最宽与最窄径)(图 12-6-3)。

(3)主动脉窦测量:取主动脉窦水平轴位像测量窦部直径,是判断瓣膜植入术中冠状动脉风险的重要依据(图 12-6-4)。

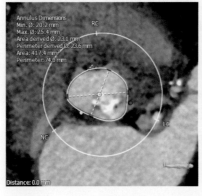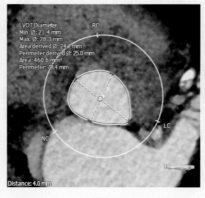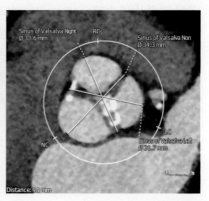

图 12-6-2　主动脉瓣环水平轴位层面　图 12-6-3　左室流出道轴位层面图像　图 12-6-4　主动脉窦水平轴位层面图像
CT 图像

(4)左冠状动脉开口距瓣环距离测量:取主动脉根部左冠状动脉开口距瓣环的最低高度(↑,图12-6-5)。

(5)右冠状动脉开口距瓣环距离测量:取主动脉根部右冠状动脉开口距瓣环的最低高度(↑,图12-6-6)。

(6)左冠状动脉开口距对侧瓣窦壁的距离测量:取左冠状动脉开口轴位层面,测量左冠状动脉开口距相对侧窦壁距离(图12-6-7)。

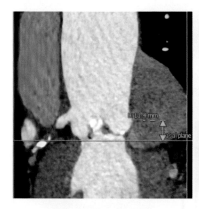 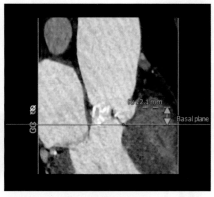 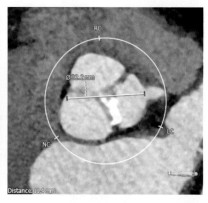

图12-6-5 左冠状动脉开口水平多层重组图像　　图12-6-6 右冠状动脉开口水平多层重组图像　　图12-6-7 左冠状动脉开口水平轴位层面CT图像

(7)右冠状动脉开口距对侧瓣窦壁的距离测量:右冠状动脉开口轴位层面,测量右冠状动脉开口距相对侧窦壁距离(图12-6-8)。

(8)窦管交界直径测量:取主动脉窦管交界轴位层面,测量窦管交界直径,是预测TAVR术中冠状动脉风险的参考指标(图12-6-9)。

(9)升主动脉直径测量:取升主动脉其最宽及最窄轴位层面测得直径,并取得平均值(图12-6-10)。

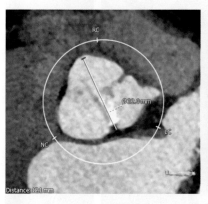 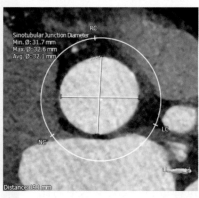 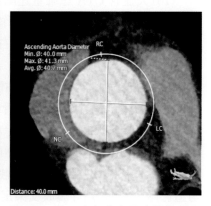

图12-6-8 右冠状动脉开口水平轴位层面CT图像　　图12-6-9 窦管交界层面轴位CT图像　　图12-6-10 升主动脉最窄轴位层面CT图像

(10)升主动脉最宽直径测量:取升主动脉其最宽处轴位层面测得直径(图12-6-11)。

(11)观察瓣膜钙化分布及瓣膜交界粘连情况:采用仿真内镜观察瓣膜钙化及瓣膜交界粘连,预测人工瓣膜植入后可能造成的移动的方向以及预测交界打开情况有一定意义(图12-6-12)。

(12)冠状动脉评估:采用CCTA重建冠状动脉,应用功能软件FFR_{CT}获得冠状动脉血流储备分数,提供TAVR手术参考(图12-6-13)。

(13)左室宽径测量:取舒张期多层重组左室长轴及短轴位,测量左室宽径(图12-6-14)。

(14)重建图像模拟造影情况下瓣膜释放的工作角度(图12-6-15)。

(15)重建图像模拟造影情况下球囊预扩时观察冠状动脉的体位(图12-6-16)。

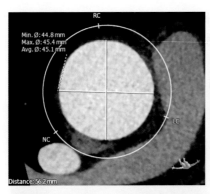

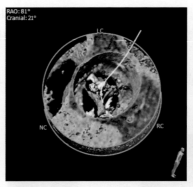

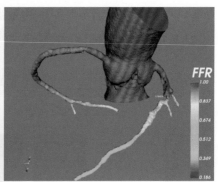

图 12-6-11　升主动脉最宽处轴位层面 CT 图像

图 12-6-12　仿真内镜主动脉瓣三维 图像

图 12-6-13　CCTA 及 FFR~CT~ 对冠状动脉狭窄评估

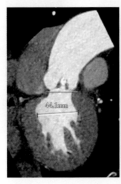
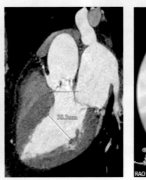

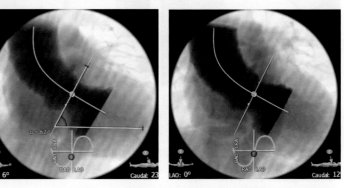

图 12-6-14　左室长轴及短轴像

图 12-6-15　重建图像模拟造影情况下瓣膜释放的工作角度

图 12-6-16　重建图像模拟造影情况下球囊预扩时观察冠状动脉的体位

（16）大血管 CTA 三维重建图：观察主动脉及髂股动脉血管整体情况，评估是否有利于操作（图 12-6-17）。

（17）髂股动脉曲面重组：左、右髂股动脉分析图像，确定瓣膜植入时的主入路（图 12-6-18）。

（18）髂股动脉容积再现：左、右髂股动脉分析图像，确定瓣膜植入时的主入路，测量入路途径血管各部位的直径（图 12-6-19）。

（19）髂股动脉最大密度投影：左、右髂股动脉分析图像，观察入路血管钙化及管径（图 12-6-20）。

（20）术中 CT3D 图像与造影融合图：术中采用 CT3D 图像与造影融合技术，指导瓣膜支架定位释放，可以减少术中对比剂使用（图 12-6-21）。

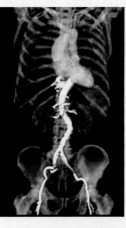
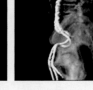

图 12-6-17　大血管 CTA 三维重建图

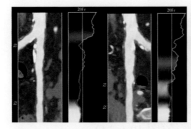

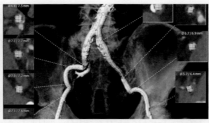

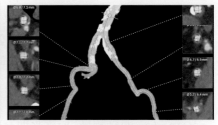

图 12-6-18　左、右髂股动脉曲面重组图

图 12-6-19　髂股动脉 CTA 容积再现图

图 12-6-20　髂股动脉最大密度投影图像

（21）TAVR 术后：术后观察瓣膜支架位置、形态，以及对左室流出道及二尖瓣的影响（图 12-6-22）。

（22）TAVR 术后：术后观察冠状动脉，评估瓣膜支架对冠状动脉有无影响（图 12-6-23）。

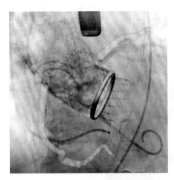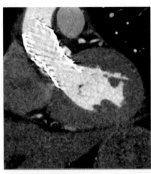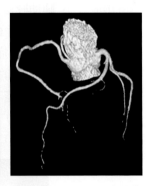

图 12-6-21　术中采用 CT3D 图像与造影融合技术，可以减少术中对比剂使用

图 12-6-22　术后左心室多层重组图像

图 12-6-23　TAVR 术后随访，CCTA 评估冠状动脉

（五）CT 在 TAVR 治疗后随访的应用

术后 CT 可以作为定期随访的重要手段。MDCT 可以观察瓣膜支架的形态、位置及判断对周围组织、器官有无影响，也用于判断是否存在各种中远期并发症，如：①瓣膜支架是否移位；②瓣膜支架是否断裂；③瓣膜支架对毗邻结构有无影响；④是否存在瓣周漏及血栓形成；⑤冠状动脉血流障碍等。

二、经导管肺动脉瓣植入术（TPVR）

（一）TPVR 适应证

1. 经皮肺动脉瓣植入术（PPVI 或 TPVR）　是最早应用于临床的经皮瓣膜植入技术，主要用于各种复杂先天性心脏病（尤其是法洛四联症）外科矫治 - 右心室流出道（RVOT）重建术后并发右心室流出道功能不全的患者。

2. 先天性肺动脉瓣发育不全、缺如、重度肺动脉瓣关闭不全。

3. 肺动脉瓣狭窄术后并发中重度关闭不全。

（二）右心室流出道功能不全的矫正

在欧美国家，部分法洛四联症患者在外科矫治术时使用带瓣膜的人工管道（包括同种管道和异种管道），国内则多采用 RVOT- 肺动脉（PA）跨瓣环补片扩大术来解除 RVOT-PA 的狭窄。欧美国家目前有 Melody 瓣膜和 Sapien 瓣膜两款球囊扩张型介入瓣膜可用于肺动脉瓣位的植入（PPVI），PPVI 多采用预先植入一般支架制造锚定区，再植入介入人工瓣膜；国内采用跨瓣环补片的患者肺动脉则更宽，球囊扩张型瓣膜多数不太适合，通常需要植入直径更大的自膨胀型瓣膜（国内已经研发出 Venus P 自膨胀型瓣膜用于临床试验）。

（三）目前应用的几种装置（图 12-6-24）

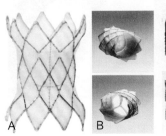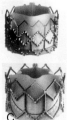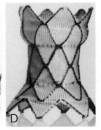

图 12-6-24　经导管肺动脉人工瓣膜：目前批准或正在进行临床试验的示意图
A. 国产 Venus P 瓣膜；B. 美敦力生产经导管肺动脉瓣；C.Edwards Sapien XT 瓣膜；D.Medtronic Harmony 经导管肺动脉瓣。

(四) CT 在 TPVR 治疗的应用

1. MDCT 由于很高的空间分辨力,对患者筛选及瓣膜型号的选择起到至关重要的作用。如评估右室流出道大小,肺动脉瓣环水平、肺动脉主干各部位及左、右肺动脉直径,肺动脉主干的长度,冠状动脉与肺动脉的关系等。术后 CT 可以观察瓣膜支架的形态、位置及判断对周围组织有无影响,也用于判断是否存在各种中远期并发症,如瓣周漏、支架断裂、血栓形成等。

2. CT 在 TPVR 术的应用

(1) 右室流出道功能不全的 CT 诊断:主要是指肺动脉瓣缺如或重度关闭不全,导致主肺动脉高度扩张、右室流出道及右室扩大。例如继发右心功能不全,可以出现右心房及上下腔静脉扩张、心包积液和 /或胸腔积液(图 12-6-25)。

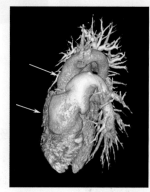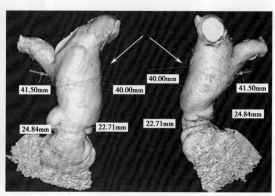

图 12-6-25　法洛四联症矫治术后,容积再现示右室流出道及主肺动脉高度扩张(↑)

(2) 肺动脉瓣环测量:采用主肺动脉 - 瓣多层重组(MPR),获取肺动脉瓣环轴位像,测量瓣环直径(图 12-6-26)。

(3) 肺动脉瓣上直径测量(图 12-6-27)。

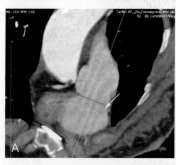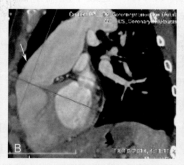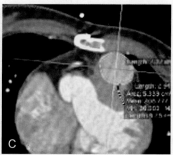

图 12-6-26　CT 肺动脉瓣环水平直径测量

A. 肺动脉瓣横断位;B. 重建多层重组矢状位;C. 重建肺动脉瓣环轴位像,测量瓣环直径(↑)。

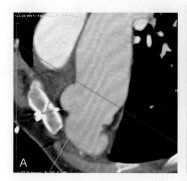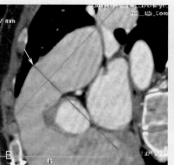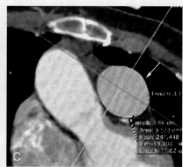

图 12-6-27　CT 肺动脉瓣上直径测量

A. 主肺动脉长径位;B. 重建多层重组矢状位;C. 重建肺动脉瓣上轴位像,测量瓣上直径(↑)。

（4）肺动脉主干直径测量（图 12-6-28）。

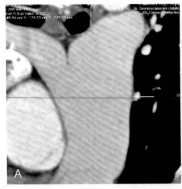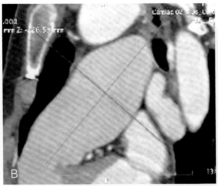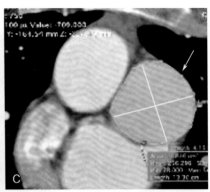

图 12-6-28　CT 肺动脉主干直径测量

A. 主肺动脉长径位；B. 重建多层重组矢状位；C. 重建主肺动脉轴位像，测量主肺动脉直径（↑）。

（5）肺动脉主干长度测量（图 12-6-29）。

（6）左、右肺动脉直径测量（图 12-6-30）。

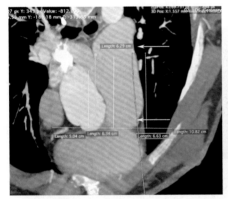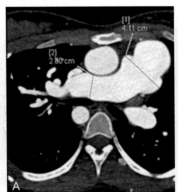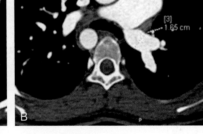

图 12-6-29　CT 主肺动脉干长度测量，多层
重组重建主肺动脉长轴位

图 12-6-30　左、右肺动脉层面

A. 右肺动脉直径测量；B. 左肺动脉直径测量。

（7）左、右冠状动脉开口层面：评估受压风险（图 12-6-31）。

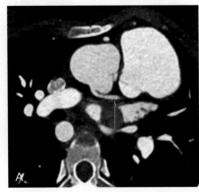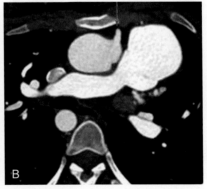

图 12-6-31　冠状动脉开口层面

A. 右冠状动脉开口层面；B. 左冠状动脉开口层面（↑）。

(8)术中应用：术中应用 CT 三维图像和造影图像融合技术指导瓣膜植入（图 12-6-32，图 12-6-33）。

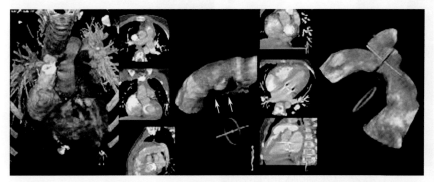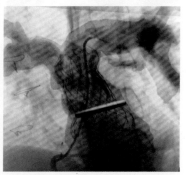

图 12-6-32 术中应用肺动脉 CT 三维图像和造影图像融合技术指导瓣膜植入

图 12-6-33 术中应用肺动脉 CT 三维图像和造影图像融合技术指导精准释放瓣膜

(9)术后应用：观察人工瓣膜支架位置、形态及大小及对邻近器官的影响（图 12-6-34~ 图 12-6-39）。

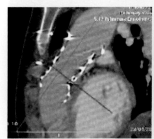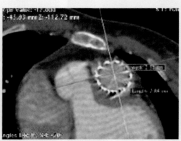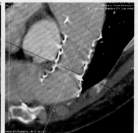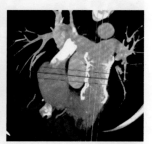

图 12-6-34 术后肺动脉长径层面及瓣膜轴位平面图像，评估人工瓣膜支架位置、形态及大小

图 12-6-35 术后肺动脉长轴多层重组，评估瓣膜支架位置、形态、大小，与流出道及左、右肺动脉的关系

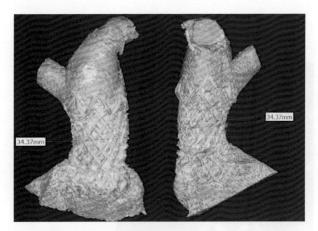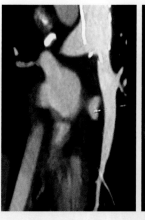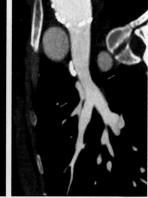

图 12-6-36 TPVR 术后肺动脉三维重建图像，示肺动脉瓣膜支架形态

图 12-6-37 左、右肺动脉曲面重组，评估术后有否影响左、右肺动脉开口

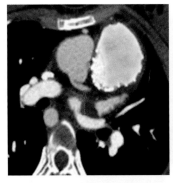
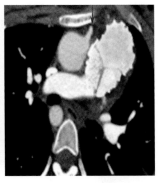

图 12-6-38　冠状动脉开口平面,评估左、右冠状动脉未受影响

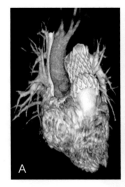
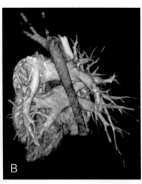

图 12-6-39　术后心脏三维重建(容积再现 VR),
显示支架及心脏整体状态
A. 正面观;B. 背面观。

(五) CT 在 TPVR 治疗后随访的应用

术后 CT 可以作为定期随访的重要手段。MDCT 可以观察瓣膜支架的形态、位置及判断对周围组织有无影响,也用于判断是否存在各种中远期并发症,如:①瓣膜支架是否移位;②瓣膜支架是否断裂;③瓣膜支架对毗邻结构有无影响;④是否存在瓣周漏及血栓形成等。

三、经导管二尖瓣介入治疗(TMVI)

二尖瓣反流在老年瓣膜性心脏病中占有很大的比例,我国 60 岁以上二尖瓣关闭不全患病率达13.4%,需治疗的(MR ≥ 3 级)达 1 000 万人。对于不能耐受外科手术的患者,经导管二尖瓣成形或瓣膜支架植入无疑是一种很好的替代方法。经导管治疗面临的挑战主要是二尖瓣位置特殊,结构复杂,多数技术尚处于研究阶段,仅有部分用于临床,人工瓣膜支架临床试验仅有少数病例报道。

CT 对于评估二尖瓣瓣器几何形态、功能、术后效果及与毗邻结构的关系有重要作用,值得应用与深入研究。

(一) 基本知识

1. 二尖瓣解剖结构　　正常的二尖瓣位于左心房和左心室之间,是由瓣环、两组瓣膜(前瓣、后瓣)、瓣下腱索和前后组乳头肌组成的复合体;二尖瓣前瓣与主动脉瓣呈纤维性连接关系。此外,左心房和左心室也是二尖瓣功能不可或缺的部分,左心房肌和左室乳头肌对二尖瓣功能起到重要作用(图 12-6-40~图 12-6-42)。

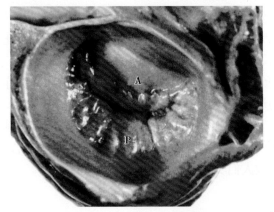
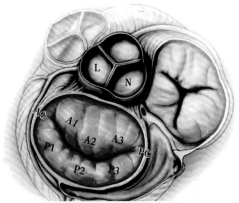

图 12-6-40　二瓣解剖模式图
A,前瓣叶;P,后瓣叶;AC,前联合;PC,后联合;L,左冠瓣;N,无冠瓣。

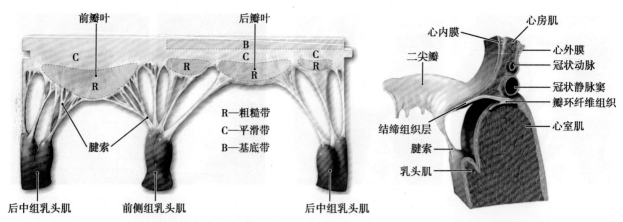

图 12-6-41 二尖瓣前瓣叶与后瓣叶模式图   图 12-6-42 二尖瓣瓣叶局部解剖图

二尖瓣环是一个纤维肌性环,二尖瓣叶固定于其上。正常的环面为椭圆形,呈马鞍型,利于瓣叶的贴合,并最大限度地减少了瓣叶的应力。二尖瓣环的前中部与主动脉瓣环延续,称为瓣间纤维膜 / 纤维幕(mitral-aortic intervalvular fibrosa,MAIVF)。此处虽然坚硬的纤维幕阻止了前叶附着点的移动,但已有研究表明,左心室扩大可使后叶移位,影响瓣叶间的连接处(commissure),从而引起二尖瓣反流。在纤维幕的两端分别是左、右小叶间纤维三角,纤维弹性索(fivroelastic cords)从纤维幕延伸,穿过纤维三角,并部分围绕二尖瓣后叶,形成所谓的二尖瓣环。

2. 二尖瓣关闭不全 发生的原因主要分为两类。

(1)原发性(结构性)瓣膜病变:风湿性瓣膜病、二尖瓣退行性病变、瓣环钙化、腱索或乳头肌断裂、肌纤维发育不良、二尖瓣脱垂、感染性心内膜炎瓣膜损坏。

(2)继发性(功能性)二尖瓣关闭不全:如缺血性性心脏病、乳头肌功能障碍、心肌病、各种病因造成的心脏(左心)扩大疾病继发二尖瓣功能异常,出现关闭不全。最终导致左心功能不全,生活质量下降,生存率降低。

3. 二尖瓣关闭不全发病率 二尖瓣关闭不全是最常见的心脏瓣膜疾病,发病率远高于主动脉瓣狭窄。我国 60 岁以上二尖瓣关闭不全患病率达 13.4%,需治疗的 MR(≥3 级)达 1 000 万人。

4. 二尖瓣关闭不全外科手术治疗指征及评价 研究证明,对原发性严重二尖瓣关闭不全,手术治疗较药物治疗更有效,可以提高生存率。目前实际进行二尖瓣外科手术的患者每年仅 4 万人。

外科手术指征:①有症状的重度二尖瓣关闭不全(Ⅰ级推荐);②无症状,但左室功能异常重度二尖瓣关闭不全(Ⅰ级推荐);③无症状,且左心室功能无异常,但极有可能修复瓣叶结构(Ⅱa 级推荐);④有症状的继发性二尖瓣关闭不全,为了方便患者自我管理(Ⅱb 级推荐)。

手术治疗评价:①对严重器质性二尖瓣关闭不全,手术治疗较药物治疗更有优势,可以提高生存率;②与手术相关死亡率为 1%~5%,失败率为 10%~20%,老年患者尤甚,80 岁以上的老年人手术死亡率高达 17%,复发率为 30%;③对于继发性二尖瓣关闭不全患者,若不干预治疗,生存率将更低。

由于原发病等问题,手术治疗存在问题较多,所以,对二尖瓣关闭不全的治疗,年龄和并发症是目前最为重视的问题。尤其是我国老年患者逐渐增多的形势,介入治疗方法受到关注。

5. 介入治疗的研发及其优势 20 世纪中晚期开始研究结构性心脏病的介入治疗,随着器械的开发与技术的进步,经导管瓣膜介入治疗日渐成熟,成功率大大提高。介入治疗以其少创伤、术式合理、并发症低、恢复快、经济、对老年人更为合理等优势,逐步被人们所接受。

(二)经导管二尖瓣介入治疗(TMVI)

1. 二尖瓣夹闭式介入治疗

(1)二尖瓣夹(MitraClip):二尖瓣夹闭术是仿二尖瓣"双孔手术"而开发的一种装置。指南把外科手术高危或禁忌、症状性重度二尖瓣关闭不全作为 MitraClip 适应证；全球开展 MitraClip 手术 70 000 余例，近期有效率高达 90%~95%，器械相关并发症及器械相关死亡率很低，已获得美国 FDA 批准（图 12-6-43，图 12-6-44）。

（2）二尖瓣夹（Edwards Pascal）：Edwards Pascal 系统技术原理同 MitraClip，经股静脉穿房间隔，用夹子将二尖瓣夹成双孔。器械改进后，适用范围可能更广，适应证可能更大，操作相对容易（图 12-6-45）。

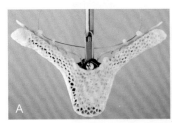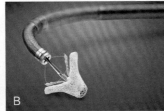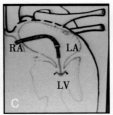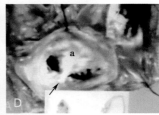

图 12-6-43　MitraClip

A. 二尖瓣夹；B. 传送器；C. 操作模式图：RA 为右心房，LA 为左心房，LV 为左心室；D. 二尖瓣夹闭后病理图：a 为二尖瓣前瓣。

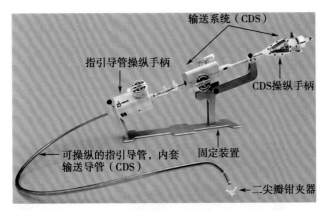

图 12-6-44　二尖瓣夹（MitraClip）器械装置图

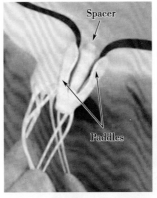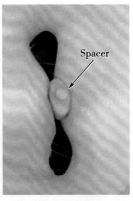

图 12-6-45　Edwards Pascal 系统技术原理模式图（该装置包括 Paddles、Spacer）

（3）二尖瓣夹闭式治疗二尖瓣关闭不全的优点：①将二尖瓣形成双孔，减少反流操作简单，成功率高；②无需开胸和体外循环，能够在完全生理状态下通过影像设备（超声心动图）评价二尖瓣修补的效果；③根据影像提示的效果，可以调整定位和释放，方便、可重复。

2. 经皮二尖瓣环成形术　经皮二尖瓣环成形术是应用形态记忆金属制成 Bailey "C" 形环缩器，送入冠状静脉窦，环缩扩大的二尖瓣环，减少二尖瓣反流。适用于因继发性二尖瓣环扩大而导致的二尖瓣关闭不全（图 12-6-46）。

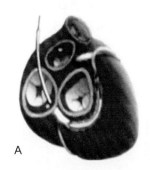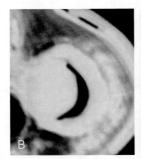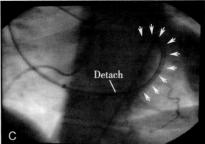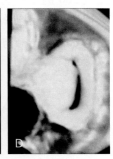

图 12-6-46　经皮二尖瓣环成形术模式图

A. 经皮二尖瓣环成形术操作模式图；B. 扩大的二尖瓣环模式图；C. X 线透视下操作导管进入冠状静脉窦；D. 释放环缩器后二尖瓣环缩小。

经皮二尖瓣环成形术后,超声复查可显示二尖瓣环径缩小,反流减少(图 12-6-47)。

存在问题:压迫冠状动脉回旋支引起血管闭塞的风险较高,研究进展较慢。

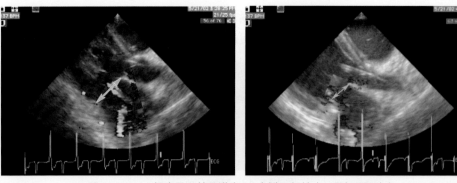

图 12-6-47　超声显示效果满意,二尖瓣环径缩小,反流明显减少

3. 二尖瓣腱索植入术——腱索植入技术 Mitral Stitch　将人工腱索经心尖途径送入左心室,一端连接左心室腱索,另一端连接二尖瓣,形成人工腱索,改善二尖瓣反流程度。效果好,安全,尚在试验中。

Mitral Stitch:二尖瓣瓣膜修复系统采用可同时进行腱索植入和瓣缘对缘修复的技术,目前已完成 10 例科研人体临床试验,取得良好效果。已启动 MIRACLE Ⅱ 国际多中心临床试验(图 12-6-48,图 12-6-49)。

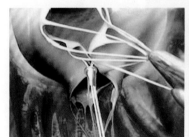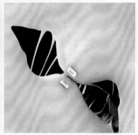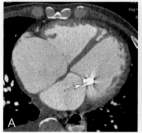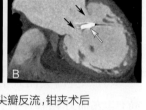

图 12-6-48　腱索植入技术 Mitral Stitch 模式图

图 12-6-49　二尖瓣反流,钳夹术后
A. 横轴位:二尖瓣夹(白色↑);B. 二尖瓣中间可见金属夹(白色↑),二尖瓣开放呈双孔(黑色↑),超声证实瓣口反流明显减少。

4. 经导管二尖瓣植入术　目前有数十种经导管二尖瓣植换器械在研发中,其中 8 种进入人体实验,完成 200 例左右病例。现有临床数据显示,本技术效果还需要进一步观察。2016 年 TCT 会议(美国经导管心血管治疗学术会议)上公布的早期临床研究结果显示,CardiAQ 瓣膜植入患者的术后 30 天死亡率高至 50%。器械与操作技术还需要不断的改良与进步(图 12-6-50)。

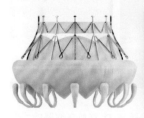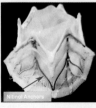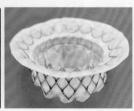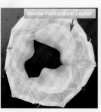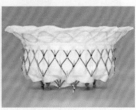

图 12-6-50　各种研发中经导管植入人工二尖瓣示意图

（三）MDCT 在二尖瓣介入治疗的应用

1. MDCT 二尖瓣病检出与诊断　MDCT 横断像及多层重组（MPR）可以检出并显示二尖瓣的异常病理改变，做出诊断。

（1）瓣叶病变特点：瓣叶增厚、钙化、狭窄、瓣叶冗长脱垂（图 12-6-51）。

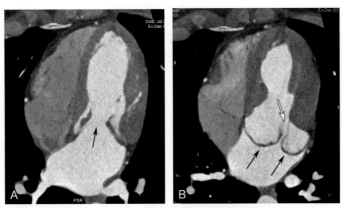

图 12-6-51　二尖瓣增厚，前、后瓣脱垂

CT 图像显示二尖瓣增厚：A. 舒张期，二尖瓣开放（黑色↑）；B. 收缩期，前、后叶呈吊兰样脱向左心房（黑色↑），瓣叶闭合不全（白色↑）。

（2）瓣环钙化，检出瓣环"干酪样钙化"（图 12-6-52）。

（3）血栓与赘生物。

（4）先天异常（包括瓣叶、瓣环、乳头肌）等（图 12-6-53）。

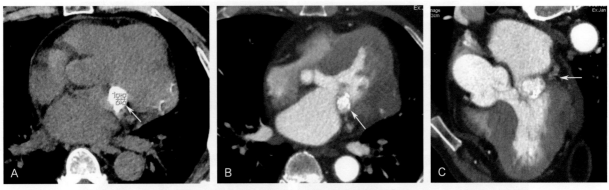

图 12-6-52　二尖瓣环"干酪样钙化"

A. 平扫，横断像；B. 增强扫描，横断像；C. 多层重组，示二尖瓣环"干酪样钙化灶"（↑）。

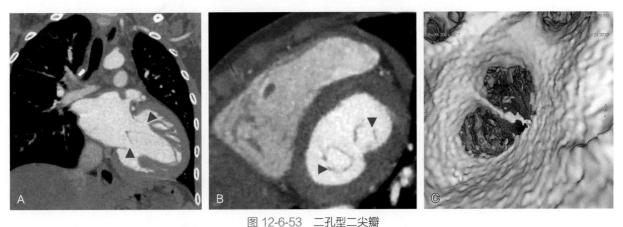

图 12-6-53　二孔型二尖瓣

A. 多层重组（两腔心位）示两组二尖瓣叶（▲）；B. 多层重组（左室二尖瓣口轴位像）示双孔二尖瓣（▲）；C. 仿真内镜示双孔二尖瓣。

2. CT 评估左室流出道,指导经导管二尖瓣植入术 左室流出道是由室间隔基部、主动脉瓣与二尖瓣纤维连接部及二尖瓣前瓣叶构成。CT 重建左室流出道在舒张期测量,从主动脉瓣下一定范围(约1cm),几乎是等宽筒状(图 12-6-54,图 12-6-55)。

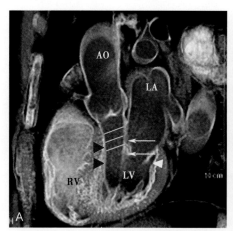
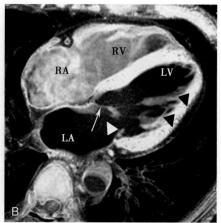

图 12-6-54 CT 重建左室流出道

A. 多层重组(MPR)重建左室流出道。左室流出道前缘为室间隔(红色▲),后缘为二尖瓣前瓣(白色↑),从主动脉瓣下一定范围(约1cm),几乎是等宽筒状(黄色——)。B. 多层重组四腔位示左室流入道,清楚显示二尖瓣(白色↑为前瓣叶,白色▲为后瓣叶)及后组乳头肌(黑色▲)。AO,升主动脉;LA,左心房;LV,左心室;RA,右心房;RV,右心室。

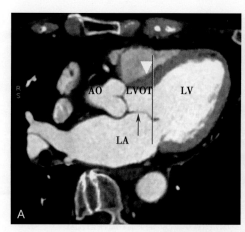
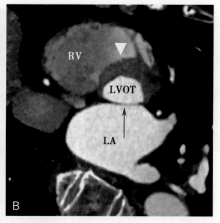

图 12-6-55 左室流出道重建

A. 多层容积重建(MPVR)左室长轴位,示左室流出道(LVOT);B. 重建左室流出道横断位(LVOT)。LVOT,左室流出道;LV,左心室;LA,左心房;AO,主动脉;RV,右心室。△示室间隔,↑示瓣膜间纤维连接。

经导管二尖瓣植入术(TMVR)出现左室流出道梗阻是严重并发症。主要原因是 TMVR 可以造成左室流出道延长,超出了固有的流出道("native"left ventricular outflow tract,简称 LVOT)。有学者将超出部分称为"新流出道"(Neo-LVOT)。由于人工瓣膜支架是植入到原二尖瓣环及瓣叶之中,形成了环中瓣(VIR)或瓣中瓣(VIV),加之原二尖瓣病变、钙化以及人工瓣膜支架,使得二尖瓣前叶偏斜,形成左室流出道延长和狭窄(图 12-6-56,图 12-6-57)。

TMVR 术后新流出道狭窄(Neo-LVOT)的危险因素与人工瓣装置和解剖有直接关系(图 12-6-58)。

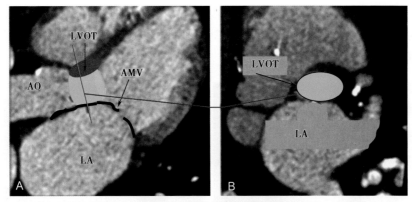

图 12-6-56　二尖瓣植入术前左室固有流出道

A. TMVR 术前 CT 重建左室长轴位,显示左室流出道,称固有流出道(LVOT,绿色),是由室间隔基部(箭头)、主动脉瓣与二尖瓣纤维连接部及二尖瓣前瓣叶(AMV)构成;B. 左室流出道短轴位呈椭圆形(LVOT,绿色)。AO,主动脉;LA,左心房;AMV,二尖瓣 - 前瓣;LVOT,左室流出道。

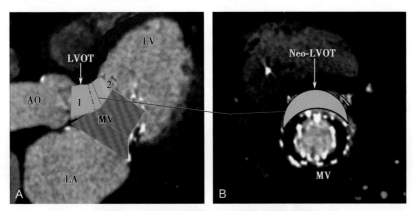

图 12-6-57　二尖瓣植入术后左室新流出道

A.TMVR 术后左室长轴位,显示左室流出道(LVOT,绿色),主要由室间隔基部与二尖瓣支架构成(MV,紫红色)。TMVR 造成左室流出道延长,超出了固有的流出道(1 为左室固有流出道);植入二尖瓣支架,使左室流出道延长(2 为左室新流出道,Neo-LVOT)。B. 重建新左室流出道短轴位像(绿色)呈月牙形(Neo-LVOT),可以计算其面积,与术前比较,以明确其血流动力学意义,是否存在左室流出道狭窄,指导 TMVR 术。AO,主动脉;LV,左心室;LA,左心房;MV,植入二尖瓣。

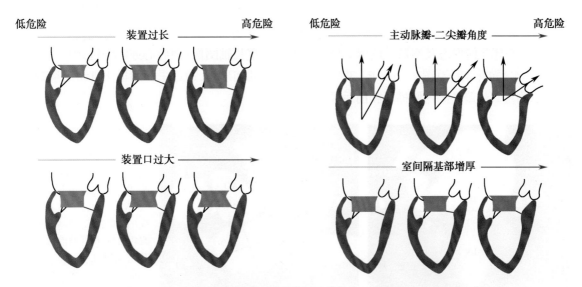

图 12-6-58　TMVR 术后新流出道狭窄的危险因素与人工瓣装置和解剖关系模式图

目前,MDCT 技术的发展结合计算机技术的研发,可以精准解决这一问题。基于 X 射线计算机断层成像,运用虚拟的三维影像将人工瓣膜装置植入二尖瓣口,可以重建出 TMVR 后左室流出道,并测量其大小,指导 TMVR(图 12-6-59)。

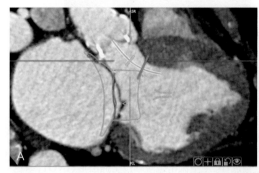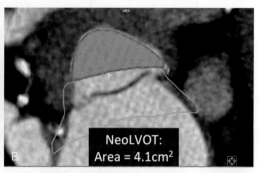

图 12-6-59　CT 重建左心室,评估左室流出道

二尖瓣关闭不全患者 CT 左心室重建(A),绿色勾勒出的是人工二尖瓣的立体平面叠加图,用以评估左室新流出道(Neo-LVOT)。流出道中心线以橙色显示,在 Neo-LVOT 的最窄点做垂直红线,其正交投影见橙红色区域(B),显示人工瓣膜植入后的新流出道(Neo-LVOT)。Neo-LVOT 面积计算约为 4.1cm²,远高于预定的高风险阈值(1.8cm²),表明 TMVR 后不会出现左室流出道梗阻。NeoLVOT,左室新流出道;Area,左室流出道截面积。

3. 二尖瓣瓣尖口几何形态及测量　应用左室长轴位或四腔位获得二尖瓣叶尖部横断位像,通过工作站自动或半自动获得二尖瓣口几何形态及截面积(图 12-6-60)。

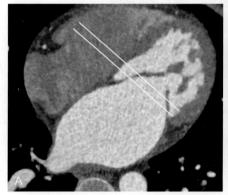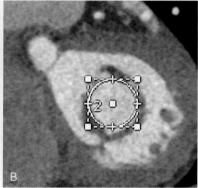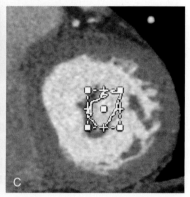

图 12-6-60　二尖瓣尖口测量

A. 左室横断位,标示瓣口测量层面;B、C. 瓣叶口断面及测得的面积。

4. 二尖瓣环几何形态及测量　应用多层容积重建左室长轴图像(两腔心或四腔位,图 12-6-61A),重建二尖瓣环水平的横断位(图 12-6-61B),获得二尖瓣环的几何形体,通过平面测量法自动定量瓣环面积。同时,可以测量二尖瓣环的内侧横径和前后径。

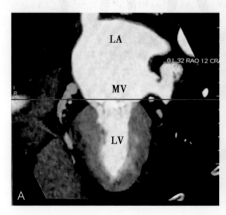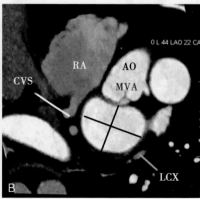

图 12-6-61　二尖瓣环测量

A. 左室长轴,多层容积重建(MPVR),取二尖瓣环层面(红线);B. 重建二尖瓣环,测量二尖瓣环面积、横径及前后径。AO,升主动脉;LA,左心房;LV,左心室;RA,右心房;CVS,冠状静脉窦;LCX,左回旋支;MV,二尖瓣;MVA,二尖瓣环面积。

5. 二尖瓣瓣叶几何形状的评估　二尖瓣瓣下乳头肌发出的腱索呈扇形与二尖瓣瓣缘相连,分为边缘腱索、中间部腱索以及基底部腱索三个部分,前瓣叶与后瓣叶关闭时多呈弧形小叶状,并且向中心部有一定的倾斜。MDCT重建的收缩期二尖瓣口可以看到这种弧形小叶状形态,如果按照前联合、中央部及后联合三个切面做左室长轴重建,可以显示二尖瓣前叶与后叶闭合时的几何状态(图12-6-62)。

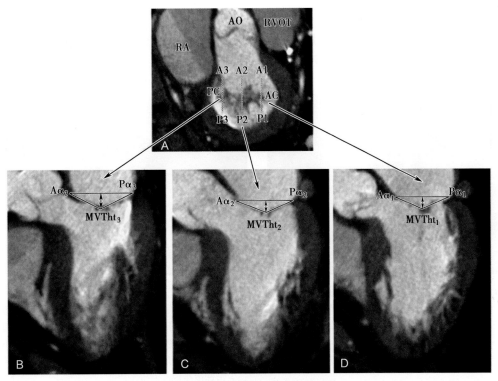

图 12-6-62　二尖瓣几何形状的评估

A. 二尖瓣口轴位像,以前外侧部(A1-P1)、中央部(A2-P2)、后内侧部(A3-P3)重建垂直于二尖瓣口的左室长轴图像,用以评估二尖瓣几何形状;B~D. 在三个平面上测量瓣叶幅度角(Aα和Pα,反映瓣叶的幅度)和二尖瓣幅度角。Aα,前叶角;AC,前联合;MVTht,二尖瓣隆起高度;Pα,后叶角;PC,后联合;RA,右心房;RVOT,右心室流出道。

6. 二尖瓣下乳头肌　二尖瓣下乳头肌变异较多。

Berdajs 乳头肌分型(图 12-6-63):

Ⅰ型:前外侧和后内侧各存在单一乳头肌。

Ⅱ型:前外侧和后内侧各存在2个乳头肌,分2个亚型。A亚型,2个乳头肌起源于共同基部;B亚型,2个乳头肌各自起源。

Ⅲ型:前外侧和后内侧各存在3个乳头肌,分3个亚型。A亚型,3个乳头肌起源于共同基部;B亚型,3个乳头肌起源于两个基部;C亚型,3个乳头肌各自起源。

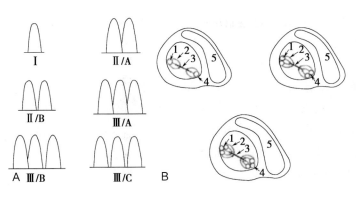

图 12-6-63　Berdajs 乳头肌分型

A. Berdajs 乳头肌分型:Ⅰ型,单一乳头肌;Ⅱ/A(Ⅱ型,A亚型),2个乳头肌起源于共同基部;Ⅱ/B(Ⅱ型,B亚型),2个乳头肌各自起源;Ⅲ/A(Ⅲ型,A亚型),3个乳头肌起源于共同基部;Ⅲ/B(Ⅲ型,B亚型),3个乳头肌起源于两个基部;Ⅲ/C(Ⅲ型,C亚型),3个乳头肌各自起源。B.各型乳头肌-腱索-瓣膜关联模式图:1为前组乳头肌,2为腱索与瓣叶联系,3为瓣膜闭合缘,4为后组乳头肌,5为右心室。

MDCT 可以检出左室乳头肌。重建左室长轴位可以显示前、后组乳头肌，根据检出乳头肌"头部"数目及基底部情况，可以按 Berdajs 分型（图 12-6-64）。

重建舒张期与收缩期左室长轴位像，观察心室活动乳头肌位移情况，对评价左室肌 - 乳头肌功能、评价二尖瓣功能有一定意义（图 12-6-65A）。同时，可以测得二尖瓣的球度指数（sphericity index of mitral valve），反映左室肌 - 乳头肌 - 二尖瓣功能。测量方法：乳头肌基底水平长度（x）与二尖瓣环平面之间的距离（y）之比即为二尖瓣球度指数（图 12-6-65B）。

上述 MDCT 对二尖瓣的研究，有助于术前认识二尖瓣关闭不全的病理解剖及病理生理改变，对发病机制的研究有重要意义；同时，对于选择治疗方法有着重要临床价值。

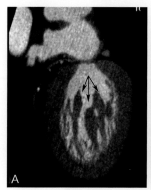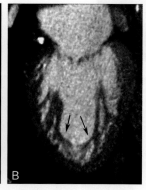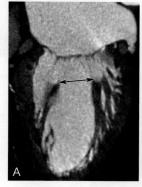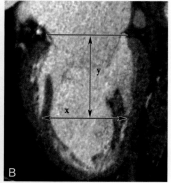

图 12-6-64　CT 检出乳头肌分型
A. Berdajs Ⅲ/B 型乳头肌，可见后乳头肌存在 3 个乳头（↓），起源于两个基底；B. Berdajs Ⅰ型乳头肌，可见前、后组乳头肌为单一乳头肌，肌小梁平滑（↓）。

图 12-6-65　CT 检出乳头肌分型
A. 收缩期左室长轴位示乳头肌收缩期移动情况，测量前、后组乳头肌头部之间的距离（↔），评价心室肌及乳头肌运动功能；B. 二尖瓣的球度指数（sphericity index of mitral valve）测定：乳头肌基底水平长度（x）与二尖瓣环平面之间的距离（y）之比即为二尖瓣球度指数。

7. MDCT 在 TMVI 随访中的应用　TMVI 术后随访与上述瓣膜病介入治疗后随访都存在相同的问题，观察项目是类似的。例如：①植入装置是否移位；②植入装置是否损坏；③植入装置对毗邻结构有无影响。

对于植入人工二尖瓣（TMVR）重点观察：①左室流出道通畅情况，有否左室流出道狭窄存在；②是否存在瓣周漏及血栓形成等；③准确测量左心房、室大小，直接反映二尖瓣功能的改善情况。

第七节　心脏瓣膜置换术后并发症的 CT 诊断

一、基本知识

心脏瓣膜置换术是心脏外科常用的治疗手段，但术后瓣周漏的发生将严重影响患者预后，因而术前积极防治和术后及时、正确地诊断极为重要。瓣周漏发生率各家报道不一，一般为 0~4.8%，AVR 发生率高于 MVR。

瓣周漏按发生部位，分为二尖瓣瓣周漏、主动脉瓣瓣周漏、三尖瓣瓣周漏、肺动脉瓣瓣周漏；按人造瓣膜种类，分为机械瓣 - 瓣周漏、生物瓣 - 瓣周漏、支架瓣 - 瓣周漏。Genoni 等按照漏口大小（以术中探查结果为准），将二尖瓣瓣周漏分为小型（1~2mm）、中型（3~5mm）和大型（6~15mm）。Ralph 等根据瓣周漏漏口形态，将瓣周漏分为三型，即瓣周多孔型、新月型、单一小孔伴高速反流束型。

瓣膜置换术后瓣周漏临床表现主要取决于漏口和反流量大小，溶血性贫血、瓣膜关闭不全征象及心功能不全是典型临床表现。患者可表现为胸闷、气短,查体发现主动脉瓣区舒张期杂音,脉压明显增大,严重血红蛋白尿,溶血性贫血等,是有意义的诊断依据。临床有报道瓣膜置换术后慢性溶血性贫血常伴随瓣周漏的发生。轻至中度瓣周漏患者常无明显临床症状。重度患者表现为胸闷、心慌、气短等症状,临床有贫血,部分患者有杂音。

瓣周漏发生的原因:

1. 瓣周漏发生与原发病密切相关

(1)动脉粥样硬化性、梅毒性病变:主动脉壁增厚、钙化,在清除钙化时易发生瓣环组织损伤,且伤口不易愈合。

(2)糖尿病:血糖控制不满意的糖尿病患者,术后易出现瓣周漏。

(3)大动脉炎:累及主动脉瓣环或瓣叶,引起主动脉瓣关闭不全,发病率在 14.5%~20%。病变活动期手术易导致术后并发瓣周漏。

(4)白塞综合征:累及主动脉瓣关闭不全时,常与瓣环扩张和瓣膜纤维组织增厚有关。

(5)感染性心内膜炎:瓣周组织因炎症而致脆性加大。总之,瓣周漏的发生与瓣器病理改变密切相关。

2. 技术因素　瓣周漏发生还与瓣膜环变形与瓣膜不匹配、缝合技术等问题有关;对瓣环、瓣膜存在的病理改变未确切了解;过多切除瓣环及周围组织;缝合方法选择不当,使缝线切割撕裂瓣环等。

3. 瓣膜置换术后近期并发症　瓣膜置换术后患者早期并发症如发热、感染、假性动脉瘤形成,均可导致瓣周漏的发生。而术后抗感染治疗可预防并发症的发生,同时对有发热患者应早期检查,除外瓣周漏的发生。有报道,外科术后瓣周脓肿是术后早期死亡的原因。人工瓣比用自体瓣膜术后感染发生率更高,对于儿童患者多采用肺动脉瓣主动脉根部置换术(Ross 手术)。

二、瓣周漏的 CT 诊断

(一) 横断扫描

CT 横断扫描是换瓣术后瓣周漏的检出与诊断的重要基础。平扫:AVR 和 / 或 MVR 术后,正常情况人工瓣表现为高密度金属影(金属伪影为放射状影,其对瓣周漏的诊断无明显影响),瓣周围软组织密度均匀。

增强扫描:瓣周漏主要根据增强扫描,显示人工瓣周围软组织内可见异常高密度对比剂影溢出。

1. 瓣周漏 CT 诊断标准　多排 CT 检查采用横断位心电门控扫描以减少主动脉根部运动伪影的发生,据瓣周对比剂溢出量分为三度:

Ⅰ度(轻度):表现为人工瓣周点 - 线状对比剂外溢,厚度为 1~2mm,累及 <2/4 象限。

Ⅱ度(中度):人工瓣周边连续线状对比剂外溢,但厚度≤3mm,累及达 2/4 象限。

Ⅲ度(重度):人工瓣周对比剂外溢厚度>3mm,累及超过≥3/4 象限。

2. 瓣周漏 CT 征象

(1)轻度瓣周漏征象:人工瓣周围组织内可见对比剂少量溢出,呈点 - 线状,多为多发点溢出,多位于人工瓣的上、下缘,有的点间断连接成细线状,但累及不范围超过 2/4 象限。

(2)中度瓣周漏征象:人工瓣周围组织对比剂溢出呈高密度线状或血池样环绕于人工瓣周围,厚度≤3mm,累及范围约 2/4 象限。

(3)重度瓣周漏征象:人工瓣周围软组织内可见对比剂呈片状、花瓣样、瘤样或新月形包绕于人工瓣周围,破口明确且大,可为多发破口,亦可为单发破口,累及范围≥3/4 象限。

（二）多层重组

以不同层厚不同角度重组感兴趣区局部解剖，对术后瓣周漏的位置、大小与周围器官的关系显示清楚，为治疗提供重要的信息。

（三）三维重建

直观、立体地显示术后瓣周漏的整体形态及其与心脏整体关系。

1. 主动脉瓣周漏 CT 诊断　增强横断扫描示主动脉瓣环周围对比剂外溢，轻度者可呈线状、点状或小囊状对比剂充盈，重度者呈花瓣状、扇贝状。窦部不规则、变形、增大。左心室增大（图 12-7-1~图 12-7-4）。

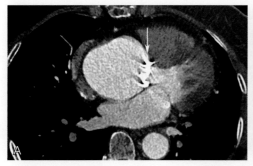
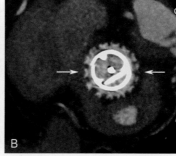
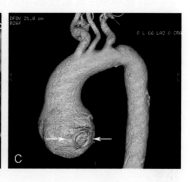

图 12-7-1　马方综合征，主动脉瓣置换术后

A. 横断扫描，示主动脉根部瘤样扩张，主动脉人工瓣金属支架（↑）；B. 人工瓣轴位像，示正常人工瓣及周围缝线征象；C. 容积再现，示主动脉根部主动脉人工瓣影（→←）。未见瓣周漏。

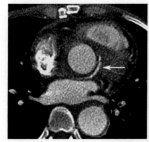
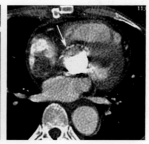
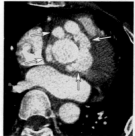
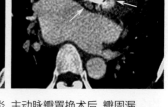

图 12-7-2　同一患者，主动脉瓣置换术后瓣周少量点 - 线状对比剂外溢，环绕瓣周＜1/2（↑）

图 12-7-3　大动脉炎，主动脉瓣置换术后，瓣周漏横断扫描示主动脉根部对比剂外溢，多发漏口，呈不规则囊状（↑），属大量。

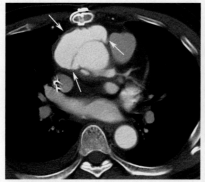
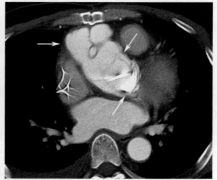

图 12-7-4　白塞综合征，主动脉瓣移植术后，瓣周大量对比剂外溢，大量瓣周漏

2. 二尖瓣瓣周漏 CT 诊断　增强横断扫描可显示瓣周漏的具体部位,二尖瓣瓣环周围对比剂外溢,轻度者可呈小囊状凸出对比剂充盈,重度者呈扇贝状凸出。瓣环大小无变化,无变形。左心房、室可增大(图 12-7-5)。

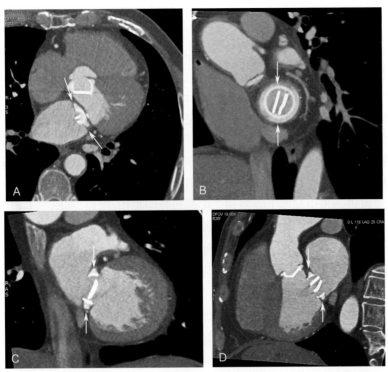

图 12-7-5　患者男性,53 岁,二尖瓣、主动脉瓣置换术后,二尖瓣少量瓣周漏
A. 横断扫描;B~D. 多层重组,示二尖瓣环周围少量对比剂外溢,呈环状(↑),属少量。
图 B 为二尖瓣轴位像。

三、术后左心房血栓

1. 术后左心房血栓发生主要原因　①二尖瓣换瓣手术后抗凝治疗不当;②心房纤颤,巨大左心房合并心力衰竭的患者是左心房血栓形成重要的促发因素;③植入瓣膜特性与质量问题。此类血栓均为新鲜红血栓,有时量较大,充填心房体部。

2. 术后左心房血栓 CT 征象　增强横断扫描可见左心房内充盈缺损,显示血栓的具体部位,可出现在左心房耳部、体部或植入瓣附近(图 12-7-6)。

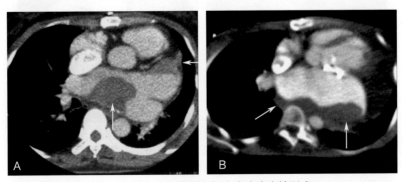

图 12-7-6　二尖瓣置换术后,左心房血栓形成
A. 横断扫描,左心房耳部、体部后壁充盈缺损,为血栓形成(↑);B. 二尖瓣置换术后,左心房体部后壁大块充盈缺损,为血栓形成(↑)。

第八节　先天性二尖瓣及二尖瓣器畸形

一、二尖瓣瓣上狭窄环

(一) 基本知识

二尖瓣瓣上狭窄环(supravalvular mitral stenosis ring)是一种罕见的先天性心脏病,占全部先天性心脏病的 0.14%~0.6%,是先天性二尖瓣狭窄的一种。先天性二尖瓣狭窄患者 4%~17% 有瓣上纤维环。

病理解剖:二尖瓣瓣上狭窄环绝大多数为附着于瓣环上的环形或半环形纤维肌肉环,但个别可部分附着于瓣叶或房间隔上,有穿孔连通二尖瓣口,可呈菲薄的纤维隔膜或稍厚的嵴状结构,常与二尖瓣叶粘连,可影响瓣叶开放,甚至部分脱入二尖瓣口引起梗阻,导致类似二尖瓣狭窄的血流动力学改变。瓣上狭窄环引起的血流涡流可进一步引起瓣上隔膜和二尖瓣瓣叶的损伤、增厚,加剧二尖瓣口的狭窄、梗阻。二尖瓣瓣上狭窄环是左侧房室管心内膜垫发育异常所致,因此不合并二尖瓣器发育异常的单纯二尖瓣瓣上环相对较少,而约90%合并二尖瓣器的畸形或其他先天性心脏病,如二尖瓣交界粘连、腱索缩短融合、乳头发育异常及降落伞形二尖瓣、室间隔缺损、动脉导管未闭、法洛四联症等。

(二) CT 诊断

1. 横断图像　横断图像是诊断的基础,主要根据增强扫描。左心房室二尖瓣上、瓣及瓣下层面为重点观察层面。CT 征象为二尖瓣上隔膜样或稍厚嵴样充盈缺损影自近二尖瓣环的左心房壁向二尖瓣口方向延伸,中央有穿孔(图 12-8-1),穿孔过小或与二尖瓣瓣叶粘连影响瓣叶开放,导致二尖瓣口狭窄、梗阻。二尖瓣器活动度大,运动伪影大,二尖瓣瓣上环及瓣叶常菲薄、紧贴,瓣上环窄小时 CT 空间分辨力有限,易漏诊。

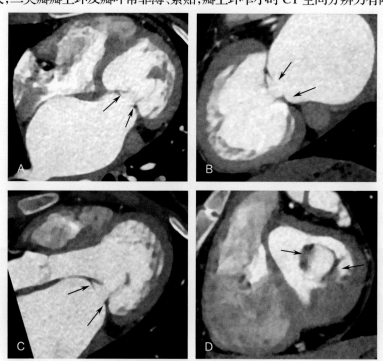

图 12-8-1　患者女性,15 岁,二尖瓣瓣上狭窄环

A. 横断图像;B、C. 多层重组图:二尖瓣前叶左心房面可见菲薄隔膜样充盈缺损影(↑)向中心二尖瓣口方向延伸,后叶根部可见嵴样充盈缺损影(↑),与瓣叶根部紧贴,中央可见交通口,导致二尖瓣瓣上水平狭窄,排空受阻,左心房扩大;D. 二尖瓣瓣上水平横轴位重建显示二尖瓣前后叶上新月型隔膜影(↑),中央穿孔,导致瓣上水平狭窄。

2. 多层重组　以病变为中心,行不同切面多角度、多层重组,对检出二尖瓣上狭窄环的位置和形态、观察与二尖瓣器的关系及定量测量有重要意义。

3. 三维重建　整体心脏的容积再现(VR)对诊断帮助不大。

二、先天性双孔二尖瓣

(一)基本知识

双孔二尖瓣(double orifice mitral valve,DOMV)是一种罕见的先天性心脏畸形,为先天性二尖瓣畸形的一种类型,表现为二尖瓣口分隔为两个孔,约占先天性心脏病1%。

正常情况下,二尖瓣由呈帆样的前叶和C形的后叶构成,二者之间为二尖瓣开口,位于中间。前叶占据二尖瓣瓣环的1/3,后叶占据二尖瓣瓣环的2/3。双孔二尖瓣畸形时,异常组织将二尖瓣瓣口分为两个部分,每个瓣口的腱索分别附着于不同的乳头肌,形成双降落伞样的瓣膜结构。两个瓣口的大小可以等大,亦可一大一小。

按异常组织分隔的部位及范围,将双孔二尖瓣分为三型:①完全桥型:二尖瓣自瓣环到瓣缘水平均可见分隔,形成两个独立的瓣口,两孔相等或不等,约占双孔二尖瓣的15%;②不完全桥型:二尖瓣前、后瓣仅在瓣缘处形成桥状连接,分为两个瓣口,仅在瓣缘水平可以观察到分隔;③孔型:正常二尖瓣口外侧交界处有一附加小孔,在二尖瓣体短轴水平较为容易显示,不完全桥型及孔型约占双孔二尖瓣的85%。完全桥型的双孔二尖瓣需与二尖瓣重复畸形相鉴别,前者仅有一个共有的二尖瓣环,后者有两个独立的瓣环和瓣叶,每个瓣都有自己的一套瓣叶、腱索和乳头肌,由于血流动力学改变及胚胎发育来源相似,也有研究者认为二尖瓣重复畸形可视为双孔二尖瓣的第四种类型。分型与瓣膜病变及症状严重程度不相关。

双孔二尖瓣的病因不明,可能与胚胎期二尖瓣多余组织退化不良或前后瓣叶异常融合有关。心内膜垫及部分肌参与瓣膜的胚胎发育过程,因此二尖瓣发育异常常与心内膜垫和心肌发育异常导致的先天性心脏病并存。双孔二尖瓣可以孤立存在,但常合并其他心脏畸形,常见的有心内膜垫缺损、房室间隔缺损、腱索乳头肌发育异常、主动脉瓣二叶畸形、主动脉缩窄或离断、动脉导管未闭等。

50%左右的双孔二尖瓣的瓣膜功能是正常的,另外50%左右的双孔二尖瓣可出现瓣膜狭窄或关闭不全,并引起相应的临床症状和体征。有明显血流动力学改变的双孔二尖瓣,或合并其他先天性心脏病,症状出现更早,更容易早期发现。孤立的双孔二尖瓣如果瓣膜功能正常,常无明显的临床症状,易被漏诊,常为偶然发现。

(二)CT诊断

1. 横断图像　双孔二尖瓣的CT征象为二尖瓣口自二尖瓣环至瓣尖可见全部或部分异常桥状纤维连接,将二尖瓣分为两个瓣口,两个瓣口的大小可以等大,亦可一大一小。

2. 多层重组　二尖瓣水平短轴切面舒张期可两个瓣口,并行排列,呈"眼镜征",两个瓣口大小近似或大小不等。二尖瓣短轴层面自瓣环至乳头肌附着处连续观察有利于对双孔二尖瓣的解剖分型。左室长轴四腔心或两腔心切面示可见两个并排瓣口,中间可见两个瓣叶的纤维连接部位相对固定,纤维连接及瓣叶共同构成"海鸥征"(图12-8-2)。多层重组可以以任意层厚、多角度、多方位观察瓣膜,对检出双孔二尖瓣的位置和形态、观察二尖瓣叶和瓣器的病变等有重要价值,还可以同时显示是否存在其他并发畸形。

3. 三维重建　容积再现仅提供心脏整体影像,对瓣膜病诊断作用有限。仿真内镜(VE)技术对显示瓣膜的形态解剖有一定的帮助。

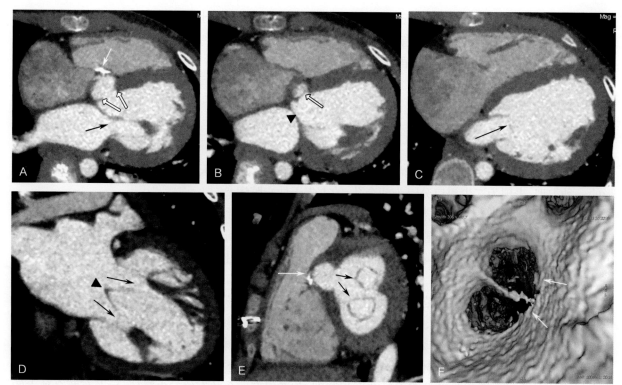

图 12-8-2　患者女性,8 岁,室间隔缺损修补术后,双孔二尖瓣,合并主动脉瓣下狭窄

A~C. 横断图像: 二尖瓣从上至下层面,图 A、C 可见上、下两个瓣口(黑色↑),图 B 中间层面可见二尖瓣环水平桥状纤维连接(▲); 合并膜周部室间隔缺损,修补术后(白色↑); 主动脉瓣下隔膜样充盈缺损(空心↑),导致主动脉瓣下狭窄。D、E. 多层重组: 左室两腔心长轴位图像,显示两个并排瓣口(黑色↑),中间可见两个瓣叶的纤维连接(▲),纤维连接及瓣叶共同构成 M 形的"海鸥征"。多层重组二尖瓣口横轴位图像(E)示舒张期可两个瓣口(↑),并行排列,呈"眼镜征",两个瓣口大小近似。F. 仿真内镜:二尖瓣口水平左心房面观图,示二尖瓣环水平两个并行排列的瓣口(白色↑)及中间的异常桥状纤维连接(▲),呈"眼镜征"。

三、先天性乳头肌异常

(一) 基本知识

1. 正常解剖　左心室乳头肌是左心室腔内小的肌性结构,正常情况下分为前外侧(anterolateral papillary muscle,APM)和后内侧(posteromedial papillary muscle,PPM)两组,乳头肌对维持二尖瓣和左心室正常功能至关重要。APM 通常起自左心室前外侧壁,PPM 起源于左心室下壁(膈肌上方),后者相对更靠近室间隔。乳头肌与左心室壁的附着可以是"手指状"的,附着点很小,周围肌小梁很少或没有;或者呈"栓系状",与左心室壁接触基底比较宽,周围有小梁附着。部分乳头肌可以不直接附着于左心室壁,而是与小梁网相连接,通过小梁网间接附着于左心室壁。乳头肌头部可以分叉,也可以是基底部彼此独立的一组。每组乳头肌相连的腱索可以细分为三级,数目逐级增多,最终附着于二尖瓣两叶边缘,因此一组乳头肌损伤,两个瓣叶都会受到影响。PPM 通常由右冠状动脉的后降支分支单支供血,APM 血供来自左冠状动脉钝缘支和对角支,为双支供血,因此 APM 发生缺血损伤的可能性更小。

二尖瓣下乳头肌正常变异较多,Berdajs 将乳头肌分为三型(见图 12-6-63):

Ⅰ 型: 前外侧和后内侧乳头肌各自只存在单一乳头肌(图 12-8-3A)。

Ⅱ 型: 前外侧和后内侧乳头肌分别存在 2 个乳头肌,又分两个亚型。A 亚型,2 个乳头肌有共同基部;B 亚型,2 个乳头肌各自起源。

Ⅲ 型: 前外侧和后内侧乳头肌分别存在 3 个乳头肌,又分三个亚型。A 亚型,3 个乳头肌起源于共同基部;B 亚型,3 个乳头肌起源于两个基部(图 12-8-3B);C 亚型,3 个乳头肌各自起源。

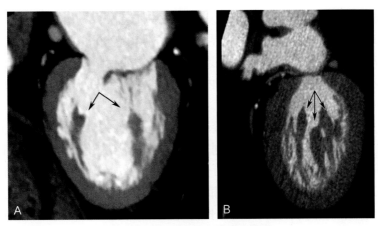

图 12-8-3　Berdajs 乳头肌分型
A. Berdajs 乳头肌分型属Ⅰ型；B. Berdajs 乳头肌分型属ⅢB 型。

2. 病理类型　乳头肌的形态学差异很大，多数变异不引起明显症状和临床意义。但是有些变异属病理性，可以引起二尖瓣狭窄、关闭不全或左室流出道梗阻的症状。最主要的乳头肌发育异常就是"降落伞二尖瓣"或"降落伞状二尖瓣"。

(1)降落伞二尖瓣(parachute mitral valve，PMV)：即只有一组乳头肌(通常是 PPM)，二尖瓣前、后叶所有腱索均与之相连，二尖瓣及瓣下附属器整体形成漏斗样或降落伞样外观。腱索短而增粗，限制了二尖瓣的运动并导致瓣口狭窄。这是一种少见的先天性畸形，根据一组尸检资料，约占先天性心脏病的0.2%。PMV 可偶见并发其他先天性心脏异常，如室间隔缺损、主动脉瓣狭窄、肺动脉狭窄和动脉导管未闭等。如果 PMV 与二尖瓣瓣环上方狭窄、主动脉瓣下狭窄(肌肉和膜性)和 / 或主动脉缩窄并存，则统称为 Shone 综合征(详见第二十五章第十节)。

(2)降落伞状二尖瓣(parachute-like mitral valve，PLMV)：临床上降落伞状二尖瓣(PLMV)比 PMV 更常见，是指一组乳头肌发育正常，而另一组异常拉长头端接近或到达二尖瓣环，异常乳头肌只有很少的腱索或没有，腱索分布严重不均，导致二尖瓣空间位置不对称，导致二尖瓣口狭窄或伴关闭不全。

另有一些与肥厚型心肌病相关的乳头肌发育异常，如乳头肌向心尖侧移位、乳头肌活动度过大或腱索与二尖瓣中部而不是边缘连接，均可造成腱索和二尖瓣缘松弛，出现收缩期二尖瓣前向运动，加重左室流出道梗阻(图 12-8-4)。

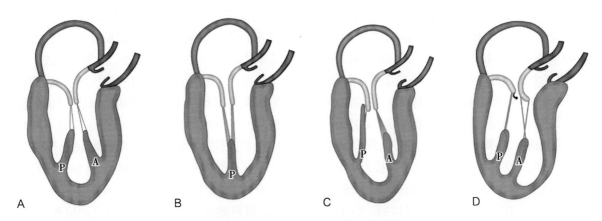

图 12-8-4　乳头肌发育不良的几种形式
A. 发育正常的前组乳头肌(A)和后组乳头肌(P)，腱索连于瓣叶边缘；B. 降落伞二尖瓣：只有一组乳头肌，通常为后组乳头肌，所有腱索与之相连形成降落伞样外观；C. 降落伞状二尖瓣：一组乳头肌发育不良(通常是后组)且延长到瓣膜或瓣环水平，只有少许腱索与其侧面相连，另一组乳头肌发育正常，大部分腱索与之相连；D. 与肥厚型心肌病相关的部分乳头肌发育不良。图示室间隔近段增厚，前组乳头肌向心尖侧移位，部分腱索松弛且与二尖瓣中部而不是边缘相连，促成收缩期 SAM 征，加重流出道梗阻。

3. 病因及发病机制　胚胎第 5~19 周,心脏发育。乳头肌起源于一个隆起的马蹄形心肌嵴。肌嵴很长,从左心室前壁经过心尖绕到后壁,在房室交界区与心房肌相连,并被心内膜垫覆盖。然后肌嵴的前缘和后缘逐渐膨大,逐渐脱离与心房肌和心室壁的连接,这个过程叫剥离,肌嵴的侧面逐渐从左心室壁剥离开,心尖部逐渐与肌小梁融合,发育成前外侧、后内侧独立的两组乳头肌。心内膜垫的一部分分化为瓣叶和腱索。这个过程中任何水平的错误都会导致二尖瓣器的发育畸形。

如果肌嵴的前、后部分剥离后彼此异常连接融合成单一的乳头肌,就是 PMV。PMV 瓣口位于腱索之间、乳头肌正上方,瓣口开放受限,从左心房到左心室的血流受阻,但与 PLMV 相比,瓣口没有明显倾斜。PLMV 的乳头肌发育异常更常见于 PPM,可分为几种不同的情况。其一,发育不良乳头肌异常拉长接近瓣环,腱索短小,与乳头肌侧面而不是尖端相连。其二,发育不良乳头肌拉长达瓣环水平,头端可抵瓣叶根部,少量短的或几乎没有腱索将瓣缘与拉长乳头肌侧面相连。拉长乳头肌的侧壁与左心室游离壁部分粘连。其三,是两组乳头肌,但所有腱索都与一组乳头肌相连,另一组乳头肌拉长与瓣环相连,其侧壁与左心室壁没能完全剥离。两个瓣叶之间也部分粘连,不能完全分开。PLMV 腱索和瓣叶的这种异常连接关系导致二尖瓣孔的形态不对称,瓣口打开受限,瓣口开放面积缩小,且开放时二尖瓣口偏心、倾斜、不对称。

4. 病理　发育不良的乳头肌间断附着于左心室壁,有时几乎与肌小梁类似或无法识别,仅能根据它的位置和与瓣叶的连接关系认定其应该就是乳头肌。这种不全剥离有时会形成一些位于左室流出道的肌束或小梁结构,导致不同程度左室流出道梗阻或压力梯度增加。由于局部机械应力集中和较大的折曲变形,PMV 或 PLMV 的瓣膜往往过早退化、钙化。乳头肌也会过早出现功能障碍、纤维化、钙化等退行性改变。

5. 临床表现　PMV 在小儿更多见,是儿童孤立性二尖瓣狭窄的最常见原因。其临床过程因二尖瓣狭窄和反流的严重程度而异,严重患者会出现逐渐进展的心力衰竭。成人患者偶见,多数症状轻微,可表现为呼吸困难、左室射血分数降低、肺动脉高压和反复感染。PLMV 与 PVM 相比,二尖瓣相关的症状会更轻微,多为偶然发现,最典型表现是二尖瓣狭窄,以及二尖瓣口不对称、偏心、倾斜,不同程度的二尖瓣关闭不全。二尖瓣口周围异常涡流会使感染性心内膜炎的发生率升高。PMV 或 PLMV 不适合二尖瓣球囊扩张术,如果以二尖瓣关闭不全为主且腱索发育尚好,可以尝试二尖瓣修复。二尖瓣置换的同时完全或部分切除乳头肌,或将乳头肌细分为前部和后部以扩大瓣口的术式取得了一定的治疗效果,但还在进一步探索中。

(二) 先天性乳头肌异常的 CT 诊断

1. 横断图像　CT 心电门控心血管造影可清楚显示乳头肌及其他二尖瓣器。平扫或增强后乳头肌密度均与左室壁心肌相似,其长轴与左心室的长轴一致,并垂直于二尖瓣环。乳头肌长度差异较大,宽度与左心室侧壁厚度相近。APM 往往比 PPM 略粗大,常是单组肌群,PPM 相对细小,包含两个或三个肌群,这两三个肌群可以共有一个基底部,也可以彼此独立。乳头肌的质量与左心室壁的质量、体表面积有相关性,高血压等后负荷增加的因素可导致左心室壁弥漫增厚,乳头肌可有相应增粗。PMV 可清晰显示一组乳头肌,通常是 PPM,所有腱索将二尖瓣缘与其相连,另一个 PM 乳头肌缺失或严重发育不良难以辨认。舒张期二尖瓣口只能部分打开,瓣口狭窄。PLMV 在 CT 图像上可以看到两组乳头肌,形态位置不对称,一组正常,另一组变细、拉长,接近或到达二尖瓣环,只有很少的腱索与之相连,且多位于乳头肌侧面而不是头端。二尖瓣倾斜、折曲膨隆,舒张期偏心性狭窄,收缩期关闭不全(图 12-8-5)。

2. 多层重组(MPR)　左室长轴两腔及四腔位重组可以很好地观察两组乳头肌的空间位置、腱索形态、与瓣缘的关系(图 12-8-6)。

3. 心脏电影　通过回顾性心电门控,可以评估二尖瓣及其瓣下结构在心动周期不同阶段的功能状态,进行乳头肌的动态评估和心室功能的量化。由于二尖瓣狭窄,心室舒张期通常会看到二尖瓣口血流加快,并在瓣下周边区域形成涡流。收缩期能看到条状高密度对比剂反流回左心房,提示二尖瓣关闭不全。

4. 容积再现 二尖瓣口的容积再现可以观察二尖瓣开放和闭合状态。左心室腔中部容积再现可观察乳头肌发育状态。

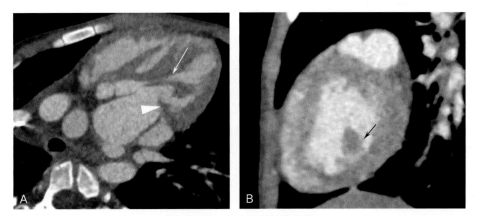

图 12-8-5 左心室单组乳头肌

A. 左心室单组乳头肌,二尖瓣降落伞样结构(↑),瓣上隔膜(△);B. 左心室短轴仅见单组乳头肌(↑)。

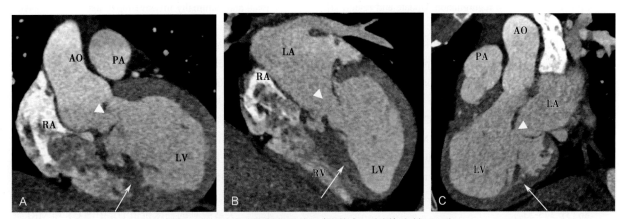

图 12-8-6 左心室单组乳头肌(降落伞二尖瓣),女性,30 岁

A. 多层重组(MPR),冠状位;B. 右前斜位;C. 左前斜位,左心室后侧壁仅见单组 PPM 乳头肌,共同基底发出多个较小肌群(↑)。AO,主动脉;LA,左心房;LV,左心室;RA,右心房;RV,右心室;PA,肺动脉。△为二尖瓣。

四、Shone 综合征

详见第二十三章第十节。

第九节 瓣膜病 CT 诊断评价

1. 超声心动图是瓣膜病首选诊断检查方法。但是,MDCT 以其较高的时间分辨力和空间分辨力,视野大,可以弥补超声心动图技术不能解决的问题。对原发性与继发性瓣膜病的鉴别有重要价值。CT 检查同时可以检出超声不能发现的其他并发疾病。

2. 中老年人瓣膜病常合并冠心病,60 岁以下约占 13.8%,60 岁以上约占 20%,术前 MDCT 冠状动脉造影(CCTA)是最佳的无创筛查方法。同时,一站式观察瓣膜病情况,了解其他并发症,如左心房血栓的存在,减少对有创心血管造影的依赖,降低手术风险。

3. MDCT 是肺动脉瓣、主动脉瓣及二尖瓣介入治疗特别是经导管瓣膜植入术前的定性、定量诊断的"金标准"。对术后评价瓣膜植入效果有重要价值。

4. MDCT 是检出瓣膜病手术后并发症如瓣周漏的最佳方法,在定位、程度判定有重要意义。CT 大视野同时可以检出其他术后并发症。

5. CT 扫描可清晰地显示主动脉壁特性,如大动脉炎改变,为主动脉瓣病因诊断提供更多信息,因而对手术时机与方式的选择有重要的指导意义;术后 CT 扫描可明确瓣膜置换术后瓣周漏有无发生,是一种有效的术前诊断与术后随访检查手段。

研究证明,CT 对瓣周漏的检出率明显高于超声心动图;CT 属无创性检查,是换瓣术后简便、可靠的随访方法,特别是对于易于发生瓣周漏的患者如明显动脉硬化、瓣环钙化、白塞综合征、大动脉炎等术后定期 CT 复查,是有价值的。

(韦云青 武柏林 韩 宇 张戈军 韩文娟 支爱华 戴汝平)

参考文献

[1] APOSTOLIDOU E, MASLOW A D, POPPAS A. Primary mitral valve regurgitation: Update and review [J]. Glob Cardiol Sci Pract, 2017, 2017 (1): e201703.

[2] LANCELLOTTI P, MOURA L, PIERARD L A, et al. European Association of Echocardiography Recommendations for the Assessment of Valvular Regurgitation. Part 2: Mitral and Tricuspid Regurgitation (Native Valve Disease)[J]. Eur J Echocardiogr, 2010, 11 (4): 307-332.

[3] FISHBEIN G A, FISHBEIN M C. Mitral Valve Pathology [J]. Curr Cardiol Rep, 2019, 21 (7): 61.

[4] CARPENTIER A. Cardiac valve surgery—the "French correction" [J]. J Thorac Cardiovasc Surg, 1983, 86 (3): 323-337.

[5] CARPENTIER A. Carpentier's Reconstructive Valve Surgery: From Valve Analysis to Valve Reconstruction [M]. Philadelphia: Elsevier Saunders, 2010.

[6] 潘文志, 周达新, 葛均波. 二尖瓣反流机制的新认识及其应用 [J]. 中国医学前沿杂志 (电子版), 2017, 9 (10): 43-46.

[7] 聂静雨, 王增武, 张林峰, 等. 35 岁及以上人群二尖瓣反流现状及其影响因素研究 [J]. 中国循环杂志, 2017, 32 (5): 475-479.

[8] ALTHUNAYYAN A, PETERSEN S E, LLOYD G, et al. Mitral valve prolapse [J]. Expert Rev Cardiovasc Ther, 2019, 17 (1): 43-51.

[9] ANYANWU A C, ADAMS D H. Etiologic classification of degenerative mitral valve disease: Barlow's disease and fibroelastic deficiency [J]. Semin Thorac Cardiovasc Surg, 2007, 19 (2): 90-96.

[10] LAWRIE G M. Barlow disease: simple and complex [J]. J Thorac Cardiovasc Surg, 2015, 150 (5): 1078-1081.

[11] MELNITCHOUK S I, SEEBURGER J, KAEDING A F, et al. Barlow's mitral valve disease: results of conventional and minimally invasive repair approaches [J]. Ann Cardiothorac Surg, 2013, 2 (6): 768-773.

[12] KOO H J, YANG D H, OH S Y, et al. Demonstration of mitral valve prolapse with CT for planning of mitral valve repair [J]. Radiographics, 2014, 34 (6): 1537-1552.

[13] 宋迪, 毛庆聪, 毛定飚, 等. 二尖瓣脱垂的 CT 表现 [J]. 医学影像学杂志, 2014, 24 (2): 213-214.

[14] 高茜, 成官迅, 朱熠, 等. 双源 CT 诊断二尖瓣脱垂的临床应用价值探讨 [J]. 临床放射学杂志, 2014, 33 (9): 1335-1338.

[15] 唐浩, 黄昊. 超声心动图联合 CT 血管造影成像诊断心脏二尖瓣脱垂的临床价值 [J]. 中国 CT 和 MRI 杂志, 2019, 17 (6): 73-75.

[16] 郭颖, 黄晓红. 二尖瓣脱垂的流行病学与病因学研究进展 [J]. 中国循环杂志, 2016, 31 (9): 934-936.

[17] 赵锐, 杨秀滨. Barlow 综合征的病因及治疗进展 [J]. 中国循环杂志, 2019, 34 (4): 414-416.

[18] ELGENDY I Y, CONTI C R. Caseous calcification of the mitral annulus: a review [J]. Clin Cardiol, 2013, 36 (10): E27-E31.

[19] GULATI A, CHAN C, DUNCAN A, et al. Multimodality cardiac imaging in the evaluation of mitral annular caseous calcification [J]. Circulation, 2011, 123 (1): e1-e2.

[20] MOTWANI M, FAIRBAIRN T A, JOGIYA R, et al. Caseous calcification of the mitral valve complicated by embolization, mitral regurgitation, and pericardial constriction [J]. Eur Heart J Cardiovasc Imaging, 2012, 13 (9): 792.

[21] GHAZAWI F M, VINCO G, WALKER M. Caseous calcification of the mitral annulus: a rare entity confirmed by cardiovascular magnetic resonance imaging [J]. Int J

Cardiovasc Imaging, 2018, 34 (1): 25-26.

［22］HARPAZ D, AUERBACH I, VERED Z, et al. Caseous calcification of the mitral annulus: a neglected, unrecognized diagnosis [J]. J Am Soc Echocardiogr, 2001, 14 (8): 825-831.

［23］DELUCA G, CORREALE M, IEVA R, et al. The incidence and clinical course of caseous calcification of the mitral annulus: a prospective echocardiographic study [J]. J Am Soc Echocardiogr, 2008, 21 (7): 828-833.

［24］DERO I, DE PAUW M, BORBATH I, et al. Carcinoid heart disease—a hidden complication of neuroendocrine tumours [J]. Acta Gastroenterol Belg, 2009, 72 (1): 34-38.

［25］SIMULA D V, EDWARDS W D, TAZELAAR H D, et al. Surgical pathology of carcinoid heart disease: a study of 139 valves from 75 patients spanning 20 years [J]. Mayo Clin Proc, 2002, 77 (2): 139-147.

［26］MØLLER J E, PELLIKKA P A, BERNHEIM A M, et al. Prognosis of carcinoid heart disease: an analysis of 200 cases over two decades [J]. Circulation, 2005, 112 (21): 3320-3327.

［27］CONNOLLY H M, SCHAFF H V, MULLANY C J, et al. Carcinoid heart disease: impact of pulmonary valve replacement in right ventricular function and remodeling [J]. Circulation, 2002, 106 (12 Suppl 1): I51-I56.

［28］BHATTACHARYYA S, DAVAR J, DREYFUS G, et al. Carcinoid Heart Disease [J]. Circulation, 2007, 116 (24): 2860-2865.

［29］NISHIMURA R A, OTTO C M, BONOW R O, et al. 2017 AHA/ACC Focused Update of the 2014 AHA/ACC Guideline for the Management of Patients With Valvular Heart Disease: A Report of the American College of Cardiology/American Heart Association Task Force on Clinical Practice Guidelines [J]. J Am Coll Cardiol, 2017, 70 (2): 252-289.

［30］EVEBORN G W, SCHIRMER H, HEGGELUND G, et al. The evolving epidemiology of valvular aortic stenosis: the Tromsø Study [J]. Heart, 2013, 99 (6): 396-400.

［31］宋仁杏, 高倩萍. 钙化性主动脉瓣狭窄的预防及治疗展望 [J]. 心血管病学进展, 2016, 37 (6): 618-621.

［32］OTTO C M, PRENDERGAST B. Aortic-valve stenosis—from patients at risk to severe valve obstruction [J]. N Engl J Med, 2014, 371 (8): 744-756.

［33］BAUMGARTNER H, FALK V, BAX J J, et al. 2017 ESC/EACTS Guide-lines for the management of valvular heart disease [J]. Eur Heart J, 2017, 38 (36): 2739-2791.

［34］FISHBEIN G A, FISHBEIN M C. Pathology of the Aortic Valve: Aortic Valve Stenosis/Aortic Regurgitation [J]. Curr Cardiol Rep, 2019, 21 (8): 81.

［35］ABDULKAREEM N, SMELT J, JAHANGIRI M. Bicuspid aortic valve aortopathy: genetics, pathophysiology and medical therapy [J]. Interact Cardiovasc Thorac Surg, 2013, 17 (3): 554-559.

［36］SIU S C, SILVERSIDES C K. Bicuspid aortic valve disease [J]. J Am Coll Cardiol, 2010, 55 (25): 2789-2800.

［37］SHAH S Y, HIGGINS A, DESAI M Y. Bicuspid aortic valve: Basics and beyond [J]. Cleve Clin J Med, 2018, 85 (10): 779-784.

［38］HOFFMAN J I E, KAPLAN S. The incidence of congenital heart disease [J]. J Am Coll Cardiol, 2002, 39 (12): 1890-1900.

［39］MICHELENA H I, KHANNA A D, MAHONEY D, et al. Incidence of aortic complications in patients with bicuspid aortic valves [J]. JAMA, 2011, 306 (10): 1104-1112.

［40］HUNTINGTON K, HUNTER M D, ALASDAIR G W, et al. A prospective study to assess the frequency of familial clustering of congenital bicuspid aortic valve [J]. J Am Coll Cardiol, 1997, 30 (7): 1809-1812.

［41］FEDAK P W M, VERMA S, DAVID T E, et al. Clinical and pathophysiological implications of a bicuspid aortic valve [J]. Circulation, 2002, 106 (8): 900-904.

［42］MASRI A, SVENSSON L G, GRIFFIN B P, et al. Contemporary natural history of bicuspid aortic valve disease: a systematic review [J]. Heart, 2017, 103 (17): 1323-1330.

［43］SIEVERS H H, SCHMIDTKE C. A classification system for the bicuspid aortic valve from 304 surgical specimens [J]. J Thorac Cardiovasc Surg, 2007, 133 (5): 1226-1233.

［44］SIEVERS H H, STIERLE U, MOHAMED S A, et al. Toward individualized management of the ascending aorta in bicuspid aortic valve surgery: the role of valve phenotype in 1362 patients [J]. J Thorac Cardiovasc Surg, 2014, 148 (5): 2072-2080.

［45］KONG W, REGEER M V, POH K K, et al. Inter-ethnic differences in valve morphology, valvular dysfunction, and aortopathy between Asian and European patients with bicuspid aortic valve [J]. Eur Heart J, 2018, 39 (15): 1308-1313.

［46］YUAN S M. Quadricuspid Aortic Valve: A Comprehensive Review [J]. Braz J Cardiovasc Surg, 2016, 31 (6): 454-460.

［47］VERONESE E T, BRANDÃO C M A, STEFFEN S P, et al. Quadricuspid Aortic Valve: Three Cases Report and Literature Review [J]. Braz J Cardiovasc Surg, 2019, 34 (5): 637-639.

［48］ TSANG M Y, ABUDIAB M M, AMMASH N M, et al. Quadricuspid aortic valve: characteristics, associated structural cardiovascular abnormalities, and clinical outcomes [J]. Circulation, 2016, 133 (3): 312-319.

［49］ HURWITZ L E, ROBERTS W C. Quadricuspid semi-lunar valve [J]. Am J Cardiol, 1973, 31 (5): 623-626.

［50］ BRZEZINSKI M, MERTZ V, CLEMENTS F M, et al. Transesophageal echocardiography of the quadricuspid aortic valve [J]. Anesth Analg, 2006, 103 (6): 1414-1415.

［51］ NAKAMURA Y, TANIGUCHI I, SAIKI M, et al. Quadricuspid aortic valve associated with aortic stenosis and regurgitation [J]. Jpn J Thorac Cardiovasc Surg, 2001, 49 (12): 714-716.

［52］ 尹航, 姜兆磊, 丁芳宝, 等. 主动脉瓣四叶瓣畸形合并主动脉瓣病变的外科处理 [J]. 中国心血管病研究, 2014, 12 (2): 97-99.

［53］ TANG Y F, XU J B, HAN L, et al. Congenital quadricuspid aortic valve: analysis of 11 surgical cases [J]. Chin Med J, 2011, 124 (17): 2779-2781.

［54］ 于宏, 赵艳辉. 主动脉瓣脱垂患者临床特征及心脏超声表现 [J]. 中国循证心血管医学杂志, 2018, 10 (5): 604-610.

［55］ DE KERCHOVE L, GLINEUR D, PONCELET A, et al. Repair of aortic leaflet prolapse: a ten-year experience [J]. Eur J Cardiothorac Surg, 2008, 34 (4): 785-791.

［56］ RUAN Y P, LIU X W, MENG X, et al. Prognostic factors associated with postoperative adverse outcomes in patients with aortic valve prolapse [J]. Medicine (Baltimore), 2020, 99 (17): e19827.

［57］ IZQUIERDO-GÓMEZ M M, HERNÁNDEZ-BETANCOR I, GARCÍA-NIEBLA J, et al. Valve Calcification in Aortic Stenosis: Etiology and Diagnostic Imaging Techniques [J]. Biomed Res Int, 2017, 2017: 5178631.

［58］ CLAVEL M A, PIBAROT P, MESSIKA-ZEITOUN D, et al. Impact of aortic valve calcification, as measured by MDCT, on survival in patients with aortic stenosis: results of an international registry study [J]. J Am Coll Cardiol, 2014, 64 (12): 1202-1213.

［59］ PASIPOULARIDES A. Calcific Aortic Valve Disease: Part 1—Molecular Pathogenetic Aspects, Hemody-namics, and Adaptive Feedbacks [J]. J Cardiovasc Transl Res, 2016, 9 (2): 102-118.

［60］ PASIPOULARIDES A. Calcific Aortic Valve Disease: Part 2—Morphomechanical Abnormali-ties, Gene Reexpression, and Gender Effects on Ventricular Hypertrophy and Its Reversibility [J]. J Cardiovasc Transl Res, 2016, 9 (4): 374-399.

［61］ ESCALON J G, BROWNE L P, BANG T J, et al. Congenital anomalies of the pulmonary arteries: an imaging overview [J]. Br J Radiol, 2019, 92 (1093): 20180185.

［62］ CARTER B W, LICHTENBERGER J P 3rd, WU C C. Congenital abnormalities of the pulmonary arteries in adults [J]. AJR Am J Roentgenol, 2014, 202 (4): W308-W313.

［63］ WARE S M, JEFFERIES J L. New Genetic Insights into Congenital Heart Disease [J]. J Clin Exp Cardi-olog, 2012, S8: 003.

［64］ FATHALLAH M, KRASUSKI R A. Pulmonic Valve Disease: Review of Pathology and Current Treatment Options [J]. Curr Cardiol Rep, 2017, 19 (11): 108.

［65］ FRIGIOLA A, REDINGTON A N, CULLEN S, et al. Pulmonary regurgitation is an important determinant of right ventricular contractile dysfunction in patients with surgically repaired tetralogy of Fallot [J]. Circula-tion, 2004, 110 (11 Suppl 1): II153-II157.

［66］ BOUZAS B, KILNER P J, GATZOULIS M A. Pulmo-nary regurgitation: not a benign lesion [J]. Eur Heart J, 2005, 26 (5): 433-449.

［67］ RAJIAH P, NAZARIAN J, VOGELIUS E, et al. CT and MRI of pulmonary valvular abnormalities [J]. Clin Radiol, 2014, 69 (6): 630-638.

［68］ JONAS S N, KLIGERMAN S J, BURKE A P, et al. Pulmonary valve anatomy and abnormalities: a pictorial essay of radiography, computed tomog-raphy (CT), and magnetic resonance imaging (MRI) [J]. J Thorac Imaging, 2016, 31 (1): W4-W12.

［69］ JAMIS-DOW C A, BARBIER G H, WATKINS M P, et al. Bicuspid Pulmonic Valve and Pulmonary Artery Aneurysm [J]. Cardiol Res, 2014, 5 (2): 83-84.

［70］ NAIR V, THANGAROOPAN M, CUNNINGHAM K S, et al. A bicuspid pulmonary valve associated with tetralogy of Fallot [J]. J Card Surg, 2006, 21 (2): 185-187.

［71］ JASHARI R, VAN HOECK B, GOFFIN Y, et al. The incidence of congenital bicuspid or bileaflet and quad-ricuspid or quadrileaflet arterial valves in 3, 861 donor hearts in the European Homograft Bank [J]. J Heart Valve Dis, 2009, 18 (3): 337-344.

［72］ KEIVANIDOU A, GOGOU M, GIANNOPOULOS A. Tetralogy of Fallot with absent pulmonary valve syndrome; an imaging challenge [J]. Images Paediatr Cardiol, 2015, 17 (2): 1-2.

［73］ ZUCKER N, ROZIN I, LEVITAS A, et al. Clinical presentation, natural history, and outcome of patients with the absent pulmonary valve syndrome [J]. Cardiol

Young, 2004, 14 (4): 402-408.

[74] VOLPE P, PALADINI D, MARASINI M, et al. Characteristics, associations and outcome of absent pulmonary valve syndrome in the fetus [J]. Ultrasound Obstet Gynecol, 2004, 24 (6): 623-628.

[75] COFFEY S, RAYNER J, NEWTON J, et al. Right-sided valve disease [J]. Int J Clin Pract, 2014, 68 (10): 1221-1226.

[76] BRUCE C J, CONNOLLY H M. Right-sided valve disease deserves a little more respect [J]. Circulation, 2009, 119 (20): 2726-2734.

[77] ROBERTS W C, KO J M. Some observations on mitral and aortic valve disease [J]. Proc (Bayl Univ Med Cent), 2008, 21 (3): 282-299.

[78] LITMANOVICH D E, KIRSCH J. Computed Tomography of Cardiac Valves: Review [J]. Radiol Clin North Am, 2019, 57 (1): 141-164.

[79] ADLER D S. Non-functional tricuspid valve disease [J]. Ann Cardiothorac Surg, 2017, 6 (3): 204-213.

[80] NISHIMURA R A, OTTO C M, BONOW R O, et al. American College of Cardiology/American Heart Association Task Force on Practice Guidelines. 2014 AHA/ACC guideline for the management of patients with valvular heart disease: a report of the American College of Cardiology/American Heart Association Task Force on Practice Guidelines [J]. J Am Coll Cardiol, 2014, 63 (22): e57-e185.

[81] CEVASCO M, SHEKAR P S. Surgical management of tricuspid stenosis [J]. Ann Cardiothorac Surg, 2017, 6 (3): 275-282.

[82] 陈宗辉, 付亮, 倪寅凯, 等. 三尖瓣关闭不全的诊治进展 [J]. 国际心血管病杂志, 2018, 45 (1): 20-23.

[83] WU Q, HUANG Z, PAN G, et al. Early and midterm results in anatomic repair of Ebstein anomaly [J]. J Thorac Cardiovasc Surg, 2007, 134 (6): 1438-1442.

[84] 张晓雅, 吴清玉, 董博, 等. 三尖瓣下移畸形 237 例手术治疗结果分析 [J]. 中华外科杂志, 2018, 56 (6): 418-421.

[85] ACIKEL M, EROL M K, YEKELER I, et al. A case of free-floating ball thrombus in right atrium with tricuspid stenosis [J]. Int J Cardiol, 2004, 94 (2-3): 329-330.

[86] SAID S M, BURKHART H M, DEARANI J A. Surgical management of congenital (non-Ebstein) tricuspid valve regurgitation [J]. Semin Thorac Cardiovasc Surg Pediatr Card Surg Annu, 2012, 15 (1): 46-60.

[87] DA SILVA J P, DA FONSECA DA SILVA L. Ebstein's anomaly of the tricuspid valve: the cone repair [J]. Semin Thorac Cardiovasc Surg Pediatr Card Surg Annu, 2012,

15 (1): 38-45.

[88] NISHIMURA R A, OTTO C M, BONOW R O, et al. 2014 AHA/ACC Guideline for the Management of Patients With Valvular Heart Disease: executive summary: a report of the American College of Cardiology/American Heart Association Task Force on Practice Guidelines [J]. Circulation, 2014, 129 (23): 2440-2492.

[89] LEON M B, SMITH C R, MACK M, et al. Transcatheter aortic-valve implantation for aortic stenosis in patients who cannot undergo surgery [J]. N Engl J Med, 2010, 363 (17): 1597-1607.

[90] DVIR D, WEBB J G, BLEIZIFFER S, et al. Transcatheter aortic valve implantation in failed bioprosthetic surgical valves [J]. JAMA, 2014, 312 (2): 162-170.

[91] BONHOEFFER P, BOUDJEMLINE Y, SALIBA Z, et al. Percutaneous replacement of pulmonary valve in a right-ventricle to pulmonary-artery prosthetic conduit with valve dysfunction [J]. Lancet, 2000, 356 (9239): 1403-1405.

[92] GEVA T. Indications for pulmonary valve replacement in repaired Tetralogy of Fallot: the quest continues [J]. Circulation, 2013, 128 (17): 1855-1857.

[93] ANSARI M M, CARDOSO R, GARCIA D, et al. Percutaneous pulmonary valve implantation: present status and evolving future [J]. J Am Coll Cardiol, 2015, 66 (20): 2246-2255.

[94] ASNES J, HELLENBRAND W E. Evaluation of the melody transcatheter pulmonary valve and ensemble delivery system for the treatment of dysfunctional right ventricle to pulmonary artery conduits [J]. Expert Rev Med Devices, 2015, 12 (6): 653-665.

[95] HOLZER R J, HIJAZI Z M. Transcatheter pulmonary valve replacement: state of the art [J]. Catheter Cardiovasc Interv, 2016, 87 (1): 117-128.

[96] TRETTER J T, FRIEDBERG M K, WALD R M, et al. Defining and refining indications for transcatheter pulmonary valve replacement in patients with repaired Tetralogy of Fallot: contributions from anatomical and functional imaging [J]. Int J Cardiol, 2016, 221: 916-925.

[97] VIRK S A, LIOU K, CHANDRAKUMAR D, et al. Percutaneous pulmonary valve implantation: A systematic review of clinical outcomes [J]. Int J Cardiol, 2015, 201: 487-489.

[98] ZAHN E M, HELLENBRAND W E, LOCK J E, et al. Implantation of the melody transcatheter pulmonary valve in patients with a dysfunctional right ventricular outflow tract conduit early results from the U. S. Clin-

ical Trial [J]. J Am Coll Cardiol, 2009, 54 (18): 1722-1729.

[99] GARAY F, WEBB J, HIJAZI Z M. Percutaneous replacement of pulmonary valve using the Edwards-Cribier percutaneous heart valve: first report in a human patient [J]. Catheter Cardiovasc Interv, 2006, 67 (5): 659-662.

[100] MCELHINNEY D B, HELLENBRAND W E, ZAHN E M, et al. Short-and medium-term outcomes after transcatheter pulmonary valve placement in the expanded multicenter US melody valve trial [J]. Circulation, 2010, 122 (5): 507-516.

[101] KENNY D, HIJAZI Z M, KAR S, et al. Percutaneous implantation of the Edwards SAPIEN transcatheter heart valve for conduit failure in the pulmonary position: early phase 1 results from an international multicenter clinical trial [J]. J Am Coll Cardiol, 2011, 58 (21): 2248-2256.

[102] SUNTHAROS P, PRIETO L R. Percutaneous Pulmonary Valve Implantation in the Native Right Ventricular Outflow Tract Using a 29-mm Edwards SAPIEN 3 Valve [J]. World J Pediatr Congenit Heart Surg, 2017, 8 (5): 639-642.

[103] SALAVITABAR A, FLYNN P, HOLZER R J. Transcatheter pulmonary valve implantation: valve technology and procedural outcome [J]. Curr Opin Cardiol, 2017, 32 (6): 655-662.

[104] BERDAJS D, LAJOS P, TURINA M I. A new classification of the mitral papillary muscle [J]. Med Sci Monit, 2005, 11 (1): BR18-BR21.

[105] MESSIKA-ZEITOUN D, SERFATY J M, LAISSY J P, et al. Assessment of the mitral valve area in patients with mitral stenosis by multislice computed tomography [J]. J Am Coll Cardiol, 2006, 48 (2): 411-413.

[106] WILLMANN J K, KOBZA R, ROOS J E, et al. ECG-gated multi-detector row CT for assessment of mitral valve disease: initial experience [J]. Eur Radiol, 2002, 12 (11): 2662-2669.

[107] ALKADHI H, BETTEX D, WILDERMUTH S, et al. Dynamic cine imaging of the mitral valve with 16-MDCT: a feasibility study [J]. AJR Am J Roentgenol, 2005, 185 (3): 636-646.

[108] ALKADHI H, WILDERMUTH S, BETTEX D A, et al. Mitral regurgitation: quantification with 16-detector row CT—initial experience [J]. Radiology, 2006, 238 (2): 454-463.

[109] MCGEE E C, GILLINOV A M, BLACKSTONE E H, et al. Recurrent mitral regurgitation after annuloplasty for functional ischemic mitral regurgitation [J]. J Thorac Cardiovasc Surg, 2004, 128 (6): 916-924.

[110] BLANKE P, DVIR D, CHEUNG A, et al. Mitral Annular Evaluation With CT in the Context of Transcatheter Mitral Valve Replacement [J]. JACC Cardiovasc Imaging, 2015, 8 (5): 612-615.

[111] BLANKE P, NAOUM C, DVIR D, et al. Predicting LVOT Obstruction in Transcatheter Mitral Valve Implantation: Concept of the Neo-LVOT [J]. JACC Cardiovasc Imaging, 2017, 10 (4): 482-485.

[112] 孙立忠, 刘永民, 胡盛寿, 等. 大动脉炎导致主动脉瓣关闭不全的外科治疗 [J]. 中华胸心血管外科杂志, 2003, 19 (3): 129-130.

[113] BORMAN J B, DE RIBEROLLES C. Sorin Bicarbon bileaflet valve: a 10-year experience [J]. Eur J Cardiothorac Surg, 2003, 23 (1): 86-92.

[114] KOCH A, CESNJEVAR R, BUHEITEL G, et al. Aortic root abscess complicated by fistulization and intracerebral hemorrhagic infarction [J]. Pediatr Cardiol, 2003, 24 (6): 576-580.

[115] 支爱华, 戴汝平, 蒋世良, 等. 心脏瓣膜置换术后瓣周漏的电子束 CT 诊断 [J]. 中华放射学杂志, 2005, 39 (5): 475-479.

[116] TOSCANO A, PASQUINI L, IACOBELLI R, et al. Congenitalsupravalvar mitral ring: An underestimated anomaly [J]. J Thorac Cardiovasc Surg, 2009, 137 (3): 538-542.

[117] 凌雁, 沈向东, 郭少先, 等. 先天性二尖瓣瓣上环的解剖病变及手术效果 [J]. 心肺血管病杂志, 2014, 33 (3): 370-373.

[118] 王舒, 朱慧毅. 婴儿孤立性二尖瓣瓣上狭窄环的影像学诊断 (附三例报告)[J]. 中华放射学杂志, 1997, 31 (2): 90-92.

[119] 张尔永, 田子朴. 单纯二尖瓣瓣上狭窄环的诊断和治疗 [J]. 中华胸心血管外科杂志, 1998, 14 (3): 181-182.

[120] 项东英, 薛超, 李远竞, 等. 成人双孔二尖瓣畸形的二维及三维超声及临床特点 [J]. 心肺血管病杂志, 2017, 36 (11): 933-936.

[121] ERMACORA D, MURARU D, CECCHETTO A, et al. Transthoracic three-dimensional echocardiography visualization of functional anatomy of double-orifice mitral valve [J]. Eur Heart J Cardiovasc Imaging, 2015, 16 (8): 862.

[122] BAÑO-RODRIGO A, VAN PRAAGH S, TROWITZSCH E, et al. Double-orifice mitral valve: a study of 27 postmortem cases with developmental, diagnostic and surgical considerations [J]. Am J Cardiol, 1988, 61 (1): 152-160.

［123］ VISTARINI N, BELAIDI M, DESJARDINS G, et al. Parachute Mitral Valve [J]. Can J Cardiol, 2016, 32 (10): 1261. e5-1261. e6.

［124］ 彭卫, 范明, 徐阳, 等. "降落伞样" 二尖瓣畸形的外科治疗进展 [J]. 中华实用儿科杂志, 2018, 33 (23): 1766-1769.

［125］ SÉGUÉLA P E, HOUYEL L, ACAR P, et al. Congenital malformations of the mitral valve [J]. Arch Cardiovasc Dis, 2011, 104 (8-9): 465-479.

［126］ MARINO B S, KRUGE L E, CHO C J, et al. Parachute mitral valve: morphologic descriptors, associated lesions, and outcomes after biventricular repair [J]. J Thorac Cardiovasc Surg, 2009, 137 (2): 385-393.

［127］ RIM Y, MCPHERSON D D, KIM H. Effect of congenital anomalies of the papillary muscles on mitral valve function [J]. J Med Biol Eng, 2015, 35 (1): 104-112.

［128］ MAKKIYA M, VILLABLANCA P A, WALKER J R, et al. Starfish in the heart: Congenital anomaly of the papillary muscles [J]. Echocardiography, 2018, 35 (11): 1872-1877.

［129］ OOSTHOEK P W, WENINK A C G, MACEDO A J, et al. The parachute-like asymmetric mitral valve and its two papillary muscles [J]. J Thorac Cardiovasc Surg, 1997, 114 (1): 9-15.

［130］ 吴存刚, 李玉宏, 邢爽. 降落伞型二尖瓣合并主动脉瓣畸形 1 例 [J]. 中国临床医学影像杂志, 2013, 24 (11): 828.

［131］ RAJIAH P, FULTON N L, BOLEN M. Magnetic resonance imaging of the papillary muscles of the left ventricle: normal anatomy, variants, and abnormalities [J]. Insights Imaging, 2019, 10 (1): 83.

［132］ 赵彦芬, 戴汝平, 罗彤. 先天性肺动脉瓣缺如 [J]. 中国循环杂志, 2001, 16 (4): 245.

第十三章
高血压 MDCT 诊断应用

高血压是指动脉收缩压 ≥ 140mmHg 和 / 或舒张压 ≥ 90mmHg 者。临床将高血压分为原发性高血压及继发性高血压。不明原因的动脉压升高,称原发性高血压;能够查明病因者为症状性高血压,称为继发性高血压。长期高血压致使心脏左心负荷增重,代偿性心肌肥厚;失代偿时心肌收缩力降低,呈不可逆性心腔扩张,称为高血压心脏病。

影像学检查在高血压诊断中的应用包括三个方面:①显示高血压所致靶器官心、脑、肾及大血管病理解剖改变,用以评价预后及高血压分期诊断;②继发性高血压病因诊断;③治疗后随访及预后评估。近年来由于影像学技术高速发展,特别是 CT、MRI 的发展,促进医学进步,在高血压诊断及鉴别诊断中有不可替代的作用。

第一节　原发性高血压

一、基本知识

不明原因的动脉压升高,称原发性高血压或高血压。世界卫生组织(WHO)将高血压诊断标准定为动脉收缩压 ≥ 140mmHg 和 / 或舒张压 ≥ 90mmHg 者。

原发性高血压诊断是排除性的,即除外已知病因,如:①肾脏疾病,如肾动脉疾病、肾实质病变等;②内分泌疾病,如库欣综合征(Cushing syndrome)、嗜铬细胞瘤等;③血管性疾病,如大动脉炎、先天性主动脉缩窄等;④药物所致的高血压等,方可诊断为原发性高血压。高血压具体病因不明,可能与遗传、环境因素、性格、年龄等综合因素有关。

高血压的发病率逐年升高,本书第 1 版记载我国人群中高血压患病率为 13.5%,第 2 版患病率上升为 18.8%。而 2017 年通过对 50 万例 15 岁及以上人群进行抽样调查,我国 18 岁及以上成年人高血压患病率为 23.0%,临界高血压检出率为 41.4%,整体呈上升趋势,男性高于女性,城乡差距减小。数据表明,高血压发病率 "北高南低" 趋势已发生改变,更多体现与地区经济发展水平呈正相关的趋势。

病理上,高血压主要导致广泛的细小动脉的动脉硬化(arteriosclerosis)、玻璃样变及中膜平滑肌和胶原、弹力纤维增生等。主要受累靶器官是心、脑、肾、视网膜等,长期高血压致使心脏左心负荷增重,左心室心肌肥厚(呈向心性)、心肌纤维肥大;失代偿时,则心腔扩张,心肌收缩力下降,呈不可逆性心脏病,称为高血压心脏病。

《中国高血压防治指南(2018 年修订版)》高血压分级根据血压增高程度,将原发性高血压分为三级(表 13-1-1)。

表 13-1-1　《中国高血压防治指南(2018 年修订版)》高血压分级

分类	SBP/mmHg	DBP/mmHg
正常血压	<120 和	<80
正常高值	120~139 和 / 或	80~89
高血压	≥140 和 / 或	≥90
1 级高血压(轻度)	140~159 和 / 或	90~99
2 级高血压(中度)	160~179 和 / 或	100~109
3 级高血压(重度)	≥180 和 / 或	≥110
单纯收缩期高血压	≥140 和	小于 90

注:SBP,收缩压;DBP,舒张压。当 SBP 和 DBP 分属于不同级别时,以较高的分级为准。

　　据欧洲心脏病学会与欧洲高血压协会(ESH/ESC)2018 年发布的高血压管理指南,对于高血压的分期应该依据血压水平、危险因素水平和靶器官损害情况综合考虑。应考虑的危险因素包括男性、高龄、吸烟(包括已戒烟)、高胆固醇血症、血尿酸增高、糖尿病、肥胖、早发心血管病家族史、早发高血压家族史、早发更年期、久坐、心理及社会经济因素、静息心率>80 次 /min。其中,后 5 条是 2018 年版指南新增危险因素(表 13-1-2)。

表 13-1-2　依据血压水平、危险因素、靶器官损害及合并症的高血压分期

高血压分期	其他情况	血压分级			
		正常高限血压 SBP:130~139mmHg DBP:85~89mmHg	高血压 1 级 SBP:140~159mmHg DBP:90~99mmHg	高血压 2 级 SBP:160~179mmHg DBP:100~109mmHg	高血压 3 级 SBP≥180mmHg DBP≥110mmHg
1 期	无其他危险因素	低危	低危	中危	高危
	1~2 个危险因素	低危	中危	中 - 高危	高危
	≥3 个危险因素	低 - 中危	中 - 高危	高危	高危
2 期	HMOD、CKD 3 期或无并发症的糖尿病	中 - 高危	高危	高危	高危
3 期	有症状的心血管疾病、CKD 4 期或有症状的糖尿病	极高危	极高危	极高危	极高危

注:心血管疾病包括脑血栓疾病、冠心病、心力衰竭、外周血管病、心房颤动。HMOD,高血压介导的器官损害;CKD,慢性肾脏病。

二、MDCT 检查方法

　　MDCT 不是原发性高血压诊断的手段,主要用于靶器官如心、脑、肾的检查。

　　(一) 平扫

　　1. 冠状动脉平扫　采用前瞻性心电门控采像,横断平扫,层厚 2.5~3mm,无层间隔,扫描心脏范围约 30 层。目的是观察冠状动脉钙化。高血压是冠心病的重要危险因素之一,检出冠状动脉钙化是预测冠心病重要手段(详见第六章第三节)。

　　2. 头颅平扫　采用轴位断层扫描,层厚 5~10mm。

　　(二) 增强扫描

　　1. 胸 - 腹主动脉 - 肾动脉增强扫描　采用螺旋扫描,层厚 0.625mm,自动螺距,重建层厚 1.25mm,扫

描腹主动脉 - 髂动脉。对比剂自肘静脉注射,流速为 4.5~5ml/s,总量需 80~100ml。采用自动曝光。根据患者肾功能,严格选择适应证。

2. 冠状动脉增强扫描　采用回顾性心电门控或前瞻性门控扫描,重建冠状动脉 - 心脏图像。层厚 0.625mm,扫描主动脉及心脏。对比剂自肘静脉注射,流速为 4.5~5ml/s,总量需 80~100ml。扫描延迟时间 20~22 秒,或采用自动曝光(同于常规冠状动脉检查)。

三、原发性高血压 CT 诊断应用

CT 在原发性高血压诊断检查的目的是明确高血压所致心、脑、肾及大血管病理改变,为高血压分期诊断提供重要依据,评估预后。

(一) 脑卒中

高血压是脑卒中的首要危险因素,在常见病因中,占病因构成的 50% 以上。在多数西方国家中,高血压的主要并发症是冠心病;而在我国,高血压的主要并发症是脑卒中。高血压患者发生脑卒中的人数是发生心肌梗死的 5 倍。脑卒中分为出血性(脑出血)及缺血性(脑梗死),我国高血压脑卒中以脑出血更为多见。患者的年龄、出血部位、出血量以及出血是否破入脑室等情况,决定了脑出血的临床症状及预后。在头部 CT 平扫横断位,血肿体积按照近似椭圆估算,可通过公式 A×B×C/2 快速获得,A 是血肿最大 CT 截面的最大直径;B 是同一层面上与 A 垂直的最大直径;C 是出血 CT 层面的近似数目乘以层厚,单位为 cm。为了准确地估算 C,能看到血肿的每一个 CT 层面都需要与最大出血 CT 层面进行视觉上的比较。若单一层面的出血面积大于最大层面出血面积的 75%,则将该层计为一个完整的层面;若出血面积为最大层面的 25%~75%,则计为 1/2 个层面;若该层出血面积小于最大层面的 25%,则不被计算。

脑出血 CT 征象:

1. 急性期　类球形病灶,边界清楚,具占位效应,CT 平扫呈高密度,CT 值为 50~80HU。

2. 亚急性期　血肿由边缘开始吸收,呈边缘密度减低,周围水肿逐渐加重,占位征象较急性期进展。

3. 慢性期　血肿逐渐变成低密度区(软化灶)。

4. 如有再出血,表现为低密度区内高密度灶,可以出现液 - 液平面。在 CT 平扫条件下颅内血肿形态不规则性和密度不均质性,增强或灌注扫描早期血肿内的点状强化灶,对早期血肿扩大有一定的预测意义,是早期神经功能恶化和远期预后更差的独立预测因素之一(图 13-1-1)。

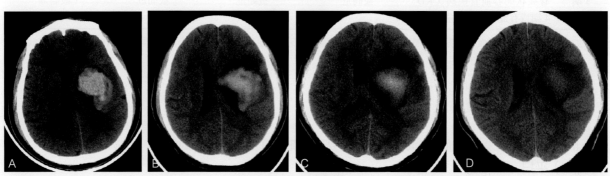

图 13-1-1　高血压脑出血

A. 左侧额叶 - 基底节区血肿呈高密度,密度不均提示血流动力学不稳定,左侧侧脑室受压变窄,中线结构右偏;B. 8 天后复查,血肿略扩大,周围低密度水肿带,符合吸收期改变,整体占位征象较前略加重;C. 17 天后复查,血肿密度减低,周围低密度水肿带增宽,整体占位征象略减轻;D. 26 天后复查,血肿密度进一步减低,周围水肿减轻,占位征象减轻。

(二) 肾脏损伤

原发性高血压对肾脏的损害为肾小动脉硬化,其发生与高血压程度和持续时间呈正相关。一般原发

性高血压持续 5~10 年后,可出现轻至中度肾小动脉硬化,以入球小动脉和小叶间动脉硬化为主,逐渐肾实质缺血、萎缩、纤维化和坏死,导致肾功能不全。

CT 影像特征:

1. CT 平扫显示肾皮质变薄,体积萎缩、变小(图 13-1-2)。

2. 增强扫描显示皮质增强延迟,增强密度低,皮质薄,体积萎缩。高血压肾损害早期改变更多体现在皮质灌注的不均质性,符合高血压良性肾小球硬化的临床病理特点,与肾微结构的改变有关。多层螺旋 CT 肾脏灌注成像可用来评价局部肾实质血流动力学改变,可提示皮髓质分界不清,灌注伪彩分布不均匀,显示局灶性低灌注区。

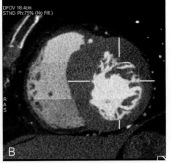

图 13-1-2　高血压肾萎缩
双侧肾萎缩(↑),肾衰竭伴腹水(*)。

(三)心脏损伤

心脏是高血压主要靶器官之一,引起左心室肥厚。早期为向心性肥厚,失代偿期可见左心室重塑,左室腔增大,心功能不全。

CT 影像特征:

1. 增强 CT 显示左心室心肌壁弥漫而非节段性增厚(图 13-1-3),但厚度很少超过 15mm,心肌增强密度不均匀。

2. 失代偿期可见左心室重塑,左室腔增大;心功能不全。

3. CT 平扫检出冠状动脉钙化,是冠心病的标志。

4. 回顾性心电门控检查可以计算心功能(图 13-1-4)。

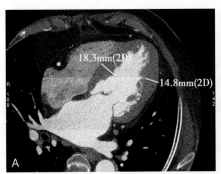

图 13-1-3　患者女性,62 岁,高血压 30 年,心电图:左心室肥厚劳损
A. 舒张期横断位左室壁增厚,14~18mm;B. 短轴位示室壁增厚。

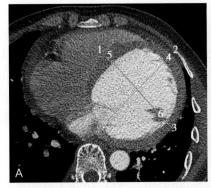
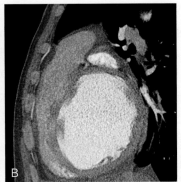

图 13-1-4　患者男性,65 岁,高血压 30 年,高血压心脏病,心功能不全
A. 舒张期横断位;B. 舒张期矢状位,示左心室高度增大,长径为 91.2mm,宽径为 91.0mm。室壁厚度为 0.7~1.0mm,EF 为 30%。

(四) 主动脉损伤

1. **主动脉夹层(aortic dissection)**　系指主动脉腔内的血液通过内膜的破口进入主动脉中膜,将其分裂成腔,形成双腔主动脉。主动脉夹层是高血压严重并发症之一,约有 80% 主动脉夹层患者存在高血压。主动脉夹层入口可以发生于升主动脉(60%)、降主动脉(20%)、主动脉弓(10%)、腹主动脉(5%),少数病例孤立发生于主动脉的主要分支血管。

(1) 主动脉夹层分型(详见第十五章第四节):

1) DeBakey 根据病变部位和扩展范围将本病分为三型:① Ⅰ 型:内膜破口位于升主动脉,扩展范围超越主动脉弓,直至腹主动脉,此型最为常见;② Ⅱ 型:内膜破口位于升主动脉,扩展范围局限于升主动脉或主动脉弓;③ Ⅲ 型:内膜破口位于降主动脉峡部以远,扩展范围累及降主动脉和/或腹主动脉。

2) Stanford 分型法:① A 型:凡是累及升主动脉者(包括 DeBakey Ⅰ 型和 Ⅱ 型),均称为 A 型;② B 型:凡是未累及升主动脉者,均属于 B 型。A 型约占全部病例的 2/3,B 型约占 1/3。

(2) CT 影像特征:

1) CT 平扫:主要了解胸部概况,有否胸腔积液、心包积液存在等;主动脉影增宽、腔内密度不一致、管壁钙化内移仅能提示夹层存在的可能,确诊需要增强 CT 检查。

2) 增强 CT 扫描(图 13-1-5):①主动脉管腔扩张,内膜片撕裂形成条状充盈缺损,将管腔分割成双腔或多腔。②破口显示:DeBakey Ⅰ、Ⅱ 型破口在升主动脉,如发生在主动脉根部,注意冠状动脉有否受累;内膜片常呈不规则漂浮,有时难以区别真、假腔。Ⅲ 型可以清楚显示破口,多位于左锁骨下动脉开口以远。第一破口的位置以及与左锁骨下动脉开口的位置关系是制定治疗方案的重要信息,报告中应加以描述。③双腔主动脉征象:内膜片内侧接受心腔直接供血的是真腔;内膜片外侧在管壁内的称假腔。真、假腔由内膜片分界,真腔受压变窄居内侧,于降主动脉呈螺旋形向下延伸。出口可以显示单个或多个,大小不一。假腔内如果出现多条杂乱线状低密度影,代表血管中层不完全、不规则撕裂,称为"蜘蛛网征",虽然出现率低,但对真假腔的鉴别较特异,且提示预后不佳。④主要分支血管与夹层的关系:可以显示冠状动脉、头臂动脉、腹腔内脏动脉及髂动脉,分支可以起源于真腔或假腔,可以受累出现夹层或受压狭窄、移位。⑤血栓形成:以假腔多见,多位于假腔两端慢血流区,无对比剂充盈。⑥主动脉夹层破裂:Ⅰ、Ⅱ 型夹层常破入心包,呈现心包积液;破入胸腔,可出现单或双侧胸腔积液。真、假双腔形成后,主动脉直径可以变化不大,此时称为主动脉夹层,如果假腔明显扩大,可称为夹层动脉瘤;如果假腔外穿,则形成假性动脉瘤与夹层并存。⑦主动脉夹层与周围器官的关系,心腔、气管、肺、食管及腹腔器官受压移位;夹层累及主要分支,要注意所支配的脏器是否有严重缺血或梗死表现。⑧主动脉夹层三维重建:多利用容积再现(VR)和多层面重建法(MPR)。三维重建在显示内膜片起止、走行及与主动脉分支血管的关系等方面有重要价值,利于教学及指导外科手术。

2. **主动脉壁内血肿**　主动脉壁内血肿(intramural hemorrhage,IMH)指主动脉中层出血或局限性血肿导致管壁环形或新月形增厚,尚无明显内膜片掀起和真假双腔形成。随着对 IMH 认识逐渐深入,目前已不像早期定义那样强调无内膜破口存在。目前更倾向认为 IMH 是一种独立的疾病而非单纯主动脉夹层的前期,与主动脉夹层、主动脉穿透性溃疡统称为急性主动脉综合征。IMH 与高血压关系密切,在积极治疗干预的情况下,可逐渐吸收,也可能进展成典型的主动脉夹层。IMH 分型可参照主动脉夹层,因无明显内膜破口,采用 Stanford 分型更为合适。

(1) CT 影像特征:

1) CT 平扫:因急性 IMH 增厚主动脉壁呈新月形、环形稍高密度,略高于管腔内血液密度,仔细观察可以分辨,但易漏诊。

2) 增强扫描:增厚的主动脉管壁无明显对比增强呈低密度,可清晰显示病变范围、主动脉主要分支受累情况。

鉴别诊断:IMH 有时需要和粥样硬化斑块、附壁血栓和大动脉炎鉴别,IMH 主要发生于中膜,因此血管内膜外膜都很光整。而附壁血栓和粥样斑块存在于不规则的内膜表面,其中附壁血栓通常存在动脉瘤中,因此要有管腔瘤样扩张。内膜钙化位于附壁血栓外围,在 IMH 则表现内膜钙化向管腔内移位。大动脉炎累及主动脉,也为管壁环形、均匀增厚,但它多同时累及头颈部动脉而单独发生于主动脉的少见,因为是炎性病变,增强 CT 增厚管壁会有轻度对比增强。有时粥样斑块、附壁血栓和 IMH 会同时存在,给疾病鉴别造成困难。

应注意某些征象的出现提示 IMH 不稳定,有进展为夹层的可能,应尽早进行腔内治疗。具体包括:①主动脉内膜原发破损:为内膜不连续造成深度>1mm 而不超过 3mm 的造影剂充填;②溃疡样突起:为深度超过 3mm 的对比剂充填;③血肿内孤立血池:为主动脉壁内血肿内局限的对比剂增强区域,并且该区域与主动脉管腔没有相通(图 13-1-6)。

CT 不用于原发性高血压的诊断,但是可以评价高血压导致靶器官心、脑、肾及大血管病理改变,用于高血压分期诊断;用于治疗后随访及预后评估。

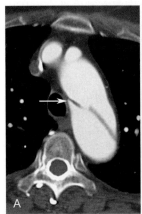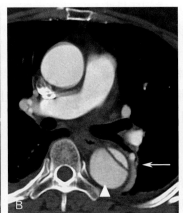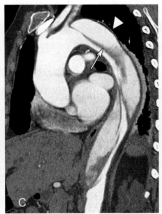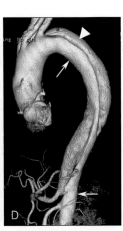

图 13-1-5 患者女性,57 岁,高血压,主动脉夹层(DeBakey Ⅲ型)

A、B. 横断位,示夹层破口(箭头),假腔(△);C、D. 多层重组(MIP)及容积再现(VR)显示破口于主动脉弓左锁骨下动脉开口以远,内膜片将主动脉分隔成双腔,真腔(↑)、假腔(△),呈螺旋形向远侧延伸累及降主动脉至肠系膜上动脉水平。

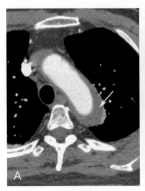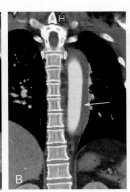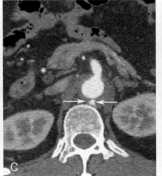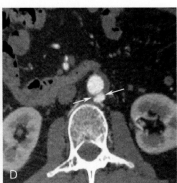

图 13-1-6 主动脉壁内血肿

A、B. 壁内血肿表现为半环形增厚的主动脉壁(↑);C、D. 同一患者的腹部层面,血肿内小的强化灶(→ ←),代表病变不稳定,可能会短期进展为夹层。

第二节 继发性高血压

继发性高血压指由某些确定的疾病或病因引起的血压升高。成人高血压约 10% 为继发性高血压。国内一组 4 939 例病因调查,原发性高血压占 88.9%,继发性(症状性)占 11.1%。其中,肾性占 5.3%,肾血管性占 4.4%,主动脉缩窄占 0.6%,原发性醛固酮增多症占 0.4%,库欣综合征占 0.3%,嗜铬细胞瘤占 0.1%。儿童高血压 90% 为继发性高血压。继发性高血压部分可通过手术得到根治或改善,因此,继发性高血压的病因诊断有较大的临床意义。

一、基本知识

(一) 继发性高血压因分类

1. 肾性高血压 肾性高血压是指肾实质性和 / 或间质性疾病所致高血压,发病率在继发性高血压中占第一位,包括急、慢性肾小球肾炎、慢性肾盂肾炎、多囊肾、肾积水、先天性异常、结缔组织病、间质性肾炎、放射性肾炎、遗传性肾炎、肾淀粉样变等。

2. 内分泌性高血压 甲状腺、甲状旁腺、垂体、性腺、肾上腺功能异常均可导致高血压,如原发性醛固酮增多症、肾上腺皮质增生、功能异常、嗜铬细胞瘤、库欣综合征等。其中,肾上腺较为常见:肾上腺皮质肿瘤,如肾上腺皮质增生、肾上腺皮质腺瘤;肾上腺髓质肿瘤,如嗜铬细胞瘤。

3. 大血管及肾血管性高血压

(1)先天性主动脉缩窄。

(2)获得性降主动脉狭窄:大动脉炎、动脉粥样硬化等。

(3)肾血管性高血压:Kaplan 提出 26 种病因,归纳如下。

1)内源性疾病:动脉粥样硬化、纤维结构发育不良、大动脉炎、结节性多动脉炎、动脉瘤、肾动脉夹层、神经纤维瘤病(小儿)、肿瘤或其他栓子栓塞、肾梗死、肾移植术后(排异或吻合口狭窄)、肾动脉外伤或治疗所致医源性狭窄、先天性肾动脉畸形(先天性小肾)、肾内囊肿(压迫肾血管)、肾静脉血栓栓塞、单侧肾感染等。

2)外源性疾病:嗜铬细胞瘤、先天性纤维索带、膈肌角压迫、肿瘤、肾周围血肿、腹膜后纤维化、肾下垂、泌尿系梗阻肾周围假性囊肿、腹腔动脉狭窄伴肾血流窃血等。

4. 肾外伤性 肾动 - 静脉瘘。

5. 肾移植术后 排斥反应、肾动脉狭窄。

6. 血流动力学异常性高血压 主动脉瓣关闭不全、动脉导管未闭、高动力状态。

7. 代谢性 糖尿病、高胰岛素血症、高钙血症。

8. 其他 神经性、药物性、类癌综合征、红细胞增多症等。

二、肾性高血压 MDCT 诊断

肾性高血压占继发性高血压第一位,可以是急性或慢性肾小球肾炎、慢性肾盂肾炎、多囊肾、肾脏肿瘤、其他原因引起的肾实质损害(如糖尿病、中毒性肾损伤等)。虽然影像学诊断作用有限,但是可以提供一定诊断信息,供临床参考。

(一) 慢性肾实质疾病

由不同病因与多种病理类型所组成的一组疾病,表现为肾病综合征及高血压。慢性肾实质疾病肾萎缩与原发性高血压晚期肾萎缩两者难以鉴别,应结合病史。因为两种疾病共享相似的危险因素(包括年龄、肥胖、少数民族血统)以及合并症,如糖尿病和心血管疾病,所以慢性肾病与高血压之间的关系是复杂且双向的,有时很难确定哪种疾病在先。

肾萎缩 MDCT 征象:肾脏体积缩小,两侧程度可以不同,肾轮廓呈分叶状,皮质变薄,厚度不均匀,肾皮质不均匀增强、增强延迟(图 13-2-1)。

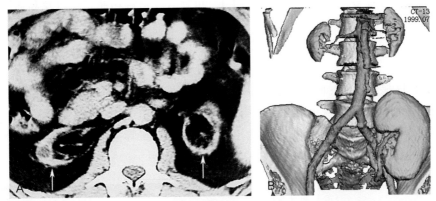

图 13-2-1 肾萎缩,肾移植术后

A. 双侧肾脏体积缩小,肾皮质明显不均匀变薄(↑);B. 表面阴影显示(SSD)双侧肾脏萎缩,盆腔可见移植肾。

(二) 肾囊肿

单纯肾囊肿多见,好发于中老年人,Moss 统计 50 岁以上检出率占 50%。研究显示,单纯性肾囊肿的大小和高血压存在正相关性,囊肿的数量和位置与血压无关,这一现象可能与肾实质受压、释放肾素增加有关。部分单纯性肾囊肿患者接受囊肿治疗后,高血压能得到控制或改善。如果囊肿较大(直径大于 5cm)或有明显压迫肾脏、感染、恶变及保守治疗无效的恶性高血压或严重血尿等表现,应考虑行手术治疗。

MDCT 征象:CT 平扫可以做出正确诊断,单纯性囊肿呈圆形,边界锐利、清晰,密度均匀,呈水样密度。影像学特征符合 Bosniak 分级Ⅰ级。

Bosniak 分级系统主要从病变的影像学角度对病变的良、恶性进行初步判断,以指导肾囊性病变的治疗,在国内外应用广泛,该分类系统将肾囊性病变分为 5 级:Ⅰ级为单纯囊肿,水样均匀密度,边界清楚,囊壁薄,囊内无分隔,无强化;Ⅱ级为轻微复杂性肾肿,囊内少许发丝样分隔,囊壁或分隔可有细小钙化,囊肿边界清楚,无强化,直径小于 3cm;ⅡF 级肾囊肿特征介于Ⅱ、Ⅲ级之间;Ⅲ级肾囊性病变存在不规则厚壁和分隔,CT 增强囊壁或分隔出现强化;Ⅳ级为在Ⅲ级基础上出现可强化的壁结节(图 13-2-2)。

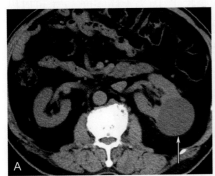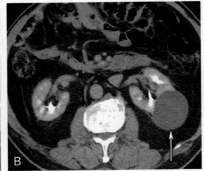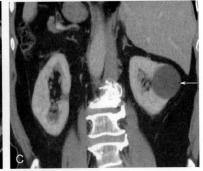

图 13-2-2 左肾单纯囊肿

A. 左肾实质囊性病变(↑),约 5.0cm×6.5cm,边缘光滑,突出于左肾轮廓之外,内为均匀水样密度,CT 值约 3HU;B. 增强扫描排泄期,囊性病变内无对比剂进入;C. 冠状位重组示病变位于左肾中部。

(三) 多囊肾

多囊肾患者合并高血压常见,其主要机制为囊肿扩大,使肾脏血管床相对减少,导致内源性肾素-血管紧张素-醛固酮系统的活性相对增加。CT检查通常不用于早期患者的筛选,更多用于对患者病情评估(包括囊肿大小,合并肝、胰腺、脾脏囊肿情况,合并肾结石、肾内钙化等情况的判断)。多囊肾治疗近年来取得新的进展,2015年5月欧盟批准托伐普坦(tolvaptan)用于治疗多囊肾,托伐普坦是血管升压素受体Ⅱ拮抗剂,能够减少肾脏多发性囊泡的发生和生长,可显著降低肾功能恶化以及高血压和蛋白尿等多种事件的风险,继而延缓疾病进展。

婴儿型(常染色体隐性遗传):双侧肾脏保留原形态,增大,肾脏多发囊肿,肝、脾、胰腺均可有囊肿存在。早期肾衰竭、夭折。

成人型(常染色体显性遗传):两侧肾增大,皮质、髓质多发囊肿,间隔可有正常肾实质,但其中可有小囊肿。可以合并肝囊肿。成人出现进行性高血压及肾衰竭。

MDCT征象:双侧肾脏增大,轮廓呈分叶状,内有多发囊肿,呈蜂窝状,肾盂、肾盏变形。并存多发实质脏器囊肿,囊腔内CT值为水样密度(图13-2-3)。

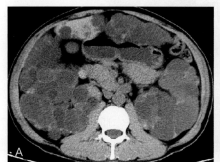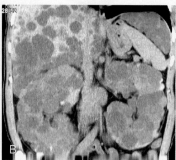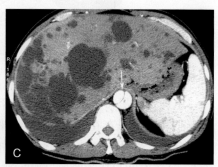

图 13-2-3　多囊肾、多囊肝,多囊肾合并主动脉夹层

A、B. 36岁男性高血压Ⅱ级患者,双肾及肝脏密集分布大小不等的囊性病变,内多为水样密度,病变间隔残余少许正常肾实质;C. 多囊肝、多囊肾患者,该患者合并DeBakey Ⅲ型主动脉夹层(↑)。

(四) 肾盂积水

由于各种病因导致尿路梗阻所致肾盂(肾小盏)及输尿管积水。病因包括结石、肿瘤、炎症、结核及外伤等。上尿路结石可导致肾脏实质性病变和肾动脉病变引起梗阻性高血压,在症状性高血压中属于肾性高血压的一种。引起高血压取决于积水引发肾实质受压萎缩程度,高血压发生率约30%。梗阻性高血压有药物控制不理想且需长期用药,同时具有发展为恶性高血压概率高和内科治疗效果不明显的特点。同样,手术解除梗阻后血压可以有不同程度的恢复。

MDCT征象:腹部平扫示患侧(或双侧)肾脏体积扩大,肾盂、输尿管扩张,内为水样密度。CT可以提示病因诊断,如尿路阳性/阴性结石、良性狭窄所致梗阻以及肿物压迫造成尿路梗阻。肾脏增强扫描显示肾盂、肾盏扩张,肾皮质变薄,肾脏体积增大;输尿管不同程度扩张,累及范围决定于原发病(图13-2-4)。

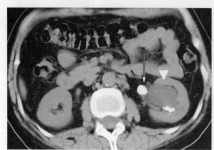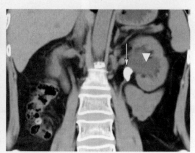

图 13-2-4　左侧肾盂输尿管交界部结石,左肾盂积水

左肾盂输尿管交界部阳性结石(↑),因结石梗阻致左肾盂扩张积水(△),左肾体积略增大,皮质略受压变薄。

(五) 先天性一侧小肾

属于先天性一侧肾发育异常。

MDCT 征象:腹部平扫显示一侧肾脏发育小,对侧代偿性增大。腹部增强扫描示一侧肾脏发育小,可以显示皮质与髓质,输尿管及肾动脉。健侧代偿性增大(图 13-2-5)。

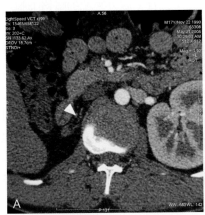 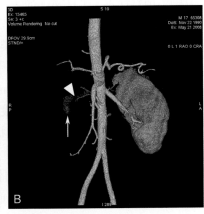

图 13-2-5 患者男性,15 岁,高血压,先天性一侧小肾

A. 增强 CT 显示右侧肾脏发育小,肾皮质与输尿管显影淡,可见细小肾动脉(△),左侧代偿性增大;B. 容积再现(VR)显示右侧小肾(↑),可见细小肾动脉(△),左肾代偿性增大。

三、内分泌性高血压 MDCT 诊断

甲状旁腺、垂体、性腺、肾上腺异常均可导致高血压。其中,以肾上腺最为常见,包括原发性醛固酮增多症、肾上腺皮质增生、功能异常及嗜铬细胞瘤等。

(一) 肾上腺 MDCT 检查方法

1. 腹部平扫 传统检查前 30 分钟先口服碘对比剂 400ml(1.5% 碘浓度),实施扫描时再服 200ml,以充盈胃、十二指肠及小肠,利于除外消化道对诊断的影响。目前,由于 CT 分辨力的提高,大部分检查都不再口服稀释对比剂,或者仅服用白水。采用螺旋扫描,层厚 0.625mm,螺距(自动),重建层厚 0.625mm、1.25mm 或 2.5mm;为检出肾外肾上腺肿瘤,可根据症状,增加胸、腹或盆腔扫描。

2. 腹部增强扫描 扫描参数同前,50~70ml(370mg 碘 %),静脉注射速度为 4ml/s,自动曝光。用于鉴别良、恶性肿瘤。

3. 正常肾上腺及 MDCT 征象 肾上腺正常解剖位于肾周间隙,即肾前筋膜(Gerota 筋膜)与肾后筋膜(Zuekerkandle 筋膜)之间的区域,周围有脂肪组织。肾上腺上极由纤维组织固定于肾前筋膜。右肾上腺位于下腔静脉后方,外侧是肝脏,内侧是膈肌脚,在肾上极以上 1~2cm,比左肾上腺略高,有多种形态,以倒 Y 形为多见,前后与主动脉持平。左肾上腺多与左肾上极在同一层面,内侧是左膈肌脚,几乎所有人左肾上腺与胰尾出现在同一层面,前后与主动脉持平,有多种形态,以倒 Y 形为多见。在 CT 检查中各层面仅显示肾上腺的一部分,形态均不一致,但三维重建可显示整体形态。正常肾上腺一般不超过同侧膈肌脚厚度(图 13-2-6)。

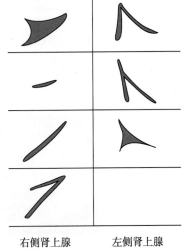

右侧肾上腺　　　　左侧肾上腺

图 13-2-6 肾上腺 CT 影像模式图

(二) 嗜铬细胞瘤

嗜铬细胞瘤(pheochromocytoma)是起源于肾上腺髓质嗜铬细胞的神经内分泌肿瘤,储存和分泌儿茶酚胺,包括肾上腺素、去甲肾上腺素及多巴胺,引起高血压,可为阵发性或持续性。嗜铬细胞瘤以20~40岁最多见,单侧为主,以右侧为多,10%发生于双侧,10%为恶性,10%可发生肾上腺外的交感神经节链或主动脉旁的嗜铬体,因此,上自颅底,沿脊柱旁下至直肠、膀胱均可发生。肾上腺外来源的嗜铬细胞瘤称为副神经节瘤。实验室检查示血浆及尿儿茶酚胺升高,但儿茶酚胺释放具有波动性,在低分泌水平时检查,可导致假阴性。测定血或24小时尿儿茶酚胺代谢产物甲氧基肾上腺素类物质浓度升高,有更高的敏感性和特异性。

MDCT征象:

1. 嗜铬细胞瘤　瘤体近似圆形,直径为2~20cm,边界清楚的实质性肿瘤,中心区低密度,CT值为15~55HU。增强后瘤壁及实质明显增强,中心低密度区,可能是坏死液化、囊性变。应注意,约有10%发生于双侧肾上腺;10%发生于肾上腺外,如果临床症状典型,而肾上腺未见肿瘤,应进一步根据症状,检查其他部位包括头颅、胸部、腹部及盆腔。

2. 恶性嗜铬细胞瘤　约占10%,影像特征为瘤体大、异位、呈分叶状、密度不均、浸润性生长,可侵及下腔静脉、主动脉等附近器官;可见附近淋巴结转移或肺、肝、骨转移等(图13-2-7~图13-2-9)。

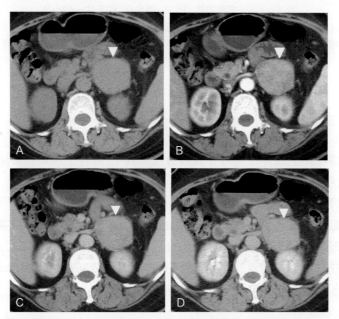

图13-2-7　患者男性,26岁,发作性高血压,嗜铬细胞瘤

A. 上腹部CT平扫示左肾上腺实性占位病变(△),圆形,直径为6cm,边界清楚,密度不均,CT值为25~45HU;B~D. 分别为增强扫描动脉期、门静脉期、平衡期,示肿物动脉期明显不均匀强化,CT值为46~75HU,随后密度下降。术后病理为左侧肾上腺嗜铬细胞瘤。

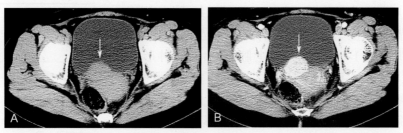

图13-2-8　患者女性,33岁,血尿,排尿发作性高血压

A. 盆腔平扫示膀胱后壁结节性肿物(↑),密度均匀,CT值为45HU;B. 增强扫描示结节性肿物不规则增强,最高CT值为82HU。手术证实为嗜铬细胞瘤(肾上腺外)。

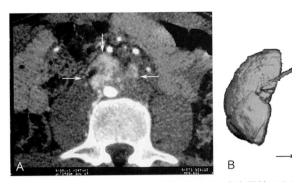
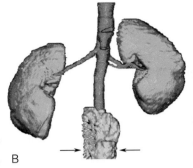
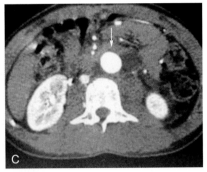

图 13-2-9　患者男性,15 岁,发作性高血压,恶性嗜铬细胞瘤

A. 腹部增强扫描示双侧肾上腺正常,腹主动脉周围肿物,不规则增强(↑),无包膜,浸润性生长,侵及腹主动脉;B. 表面阴影显示(SSD)示腹主动脉下段软组织肿物包绕,浸润生长(↑);手术证实为恶性嗜铬细胞瘤,肿物切除,侵及腹主动脉,腹主动脉置换;C. 肿物切除术后,腹主动脉置换(↑)。

(三) 原发性醛固酮增多症

　　肾上腺皮质腺瘤或皮质结节增生分泌过多醛固酮,导致临床高血压、低血钾、水钠潴留、高血容量、血浆肾素低下及周期性瘫痪。单侧肾上腺皮质腺瘤占 80%,单侧或双侧肾上腺皮质结节增生占 20%。

　　1. 皮质腺瘤 MDCT 征象　瘤多较小,1~3cm,边缘清楚,因为瘤体含有脂类,所以密度偏低(8HU 以下),少数呈等密度。增强后瘤体轻度增强,瘤体与肾上腺相连。太小的醛固酮腺瘤有时和肾上腺皮质增生不易鉴别。

　　2. 皮质增生 MDCT 征象　肾上腺增生可发生在单侧或双侧,局部丰满或结节状,直径 ≤ 0.9cm。密度均匀,界限不清。增强不明显。诊断要结合临床及实验室检查(图 13-2-10)。

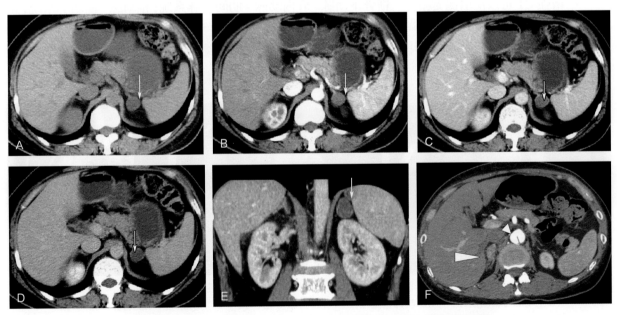

图 13-2-10　患者男性,43 岁,阵发性高血压,低血钾,左肾上腺醛固酮腺瘤

A. 上腹部平扫示左肾上腺低密度结节(↑),1.8cm×2.0cm,边缘清楚,CT 值约 8HU;B~D. 分别为增强扫描动脉期、门静脉期及平衡期,示左肾上腺结节轻度均匀强化,最大 CT 值约 19HU,与周围结构相比仍呈低密度;E. 冠状位重组;手术证实为醛固酮腺瘤;F. 另一例右肾上腺皮质腺瘤(↑),阵发性高血压,合并 DeBakey Ⅲ型主动脉夹层(△)。

四、大血管及肾血管性高血压 MDCT 诊断

大血管性高血压是指先天性或获得性血管疾病致降主动脉狭窄 - 梗阻,同时可能累及肾动脉造成狭窄。其导致高血压主要机制:①机械梗阻:导致上肢高血压,下肢低血压,例如先天性主动脉缩窄等;②肾动脉灌注压降低,肾动脉血流灌注减少,进一步加重高血压,例如大动脉炎、动脉粥样硬化等。

肾血管性高血压是指不同病因导致一侧或双侧肾动脉狭窄,肾动脉狭窄>50%,近远侧压差≥30mmHg,肾血流灌注降低,导致高血压。Kaplan统计文献报道的病因包括26种,常见的是动脉粥样硬化、纤维结构发育不良、大动脉炎等,分别占63%、32%及6%。在我国,青壮年以大动脉炎为常见;中老年以动脉粥样硬化为主。应注意血肌酐>265μmol/L或估算肾小球滤过率<30ml/min的患者不建议使用碘对比剂,此时患者应避免血管 CTA 检查,以免加重肾功能损害。

(一) 先天性主动脉缩窄(详见第二十章第五节)

较为常见,占先天性心脏病的 6%~10%。约 90% 发生于左锁骨下动脉开口以远主动脉峡部。呈现不同程度狭窄,重者可以完全闭锁。血流动力学造成缩窄前(上肢)高血压,缩窄后(下肢)低血压。临床又以是否合并心内外畸形,分为"单纯型"及"复杂型",最常见的并发畸形是动脉导管未闭。

MDCT 征象:增强 CT 检查应包括主动脉弓及弓上动脉开口部。

1. 先天性主动脉缩窄绝大多数发生于主动脉峡部。

2. 典型的缩窄形态表现为局限性呈"隔膜型""漏斗型""折曲型";有的不典型呈管状狭窄、较长段波及弓部而呈"发育不全型"。

3. 缩窄程度轻重不同,轻者血流动力学影响较小,重者狭窄达 2~3mm 乃至完全闭锁。

4. 主动脉缩窄可以并存头臂动脉开口部的狭窄,最多累及的是左锁骨下动脉。

5. 增强 CT 可以检出侧支循环　锁骨下动脉 - 乳内动脉 - 肋间动脉系统;椎动脉 - 髓动脉系统;颈动脉 - 肩胛外侧动脉系统等。

6. 根据是否合并心内外畸形,分为"单纯型""复杂型"主动脉缩窄。后者合并动脉导管未闭等其他心内外畸形(图 13-2-11)。

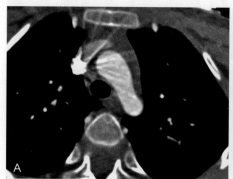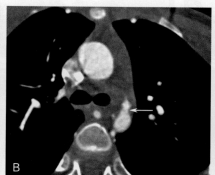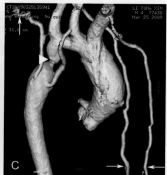

图 13-2-11　患儿男性,4 岁,主动脉缩窄(单纯型)

A. 主动脉弓横断面;B. 主动脉峡部重度缩窄(↑);C. 三维重建(VR)显示主动脉缩窄(△)、乳内动脉扩张(→←)及肋间动脉迂曲(↑)。

(二) 大动脉炎

大动脉炎(Takayasu arteritis)是一种慢性、非特异性、肉芽肿性血管炎,目前多认为是一种自身免疫性疾病(详见第十一章第二节)。我国以青年女性为多见。在大动脉炎患者中,有27.3%的患者单纯以高血压起病,而在 40 岁以下的高血压人群中,60% 由大动脉炎所致。大动脉炎病理为血管壁全层的炎症,外膜纤维性增厚、滋养血管炎,中膜慢性炎症,弹力纤维及平滑肌破坏,内膜纤维性增厚、慢性炎症、内弹

力板破坏,附壁血栓。主要累及胸主动脉及其头臂动脉分支,腹主动脉及其分支肾动脉、髂动脉。依病变累及部位,临床分为头臂动脉型、胸腹主动脉型、肺动脉型及混合型。

大动脉炎引起高血压主要原因:

1. 胸腹主动脉狭窄　血流动力学与主动脉缩窄相似,机械梗阻引起的近侧高血压,远侧低血压或无脉。

2. 大动脉炎累及肾动脉狭窄,造成肾动脉血流灌注降低,产生高血压,统称症状性高血压。

胸腹主动脉型大动脉炎 MDCT 征象:受累主动脉及主要分支呈现管壁增厚、钙化,管腔以狭窄为主,多为向心性狭窄致闭塞,亦可有扩张性病变,或混合存在。累及范围包括降主动脉、腹主动脉及主要分支如肾动脉、髂动脉等(图 13-2-12)。

大动脉炎肾动脉狭窄 MDCT 征象:主要由腹主动脉病变延续而来,累及肾动脉开口部及近段为主,多为不规则狭窄性病变,造成双侧肾动脉狭窄,但也可以单侧发生(图 13-2-13)。MDCT 三维重建可以全面显示主动脉及主要分支受累情况。

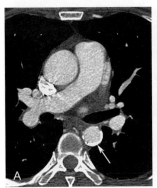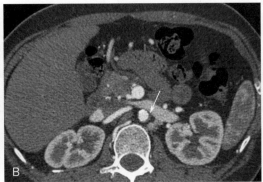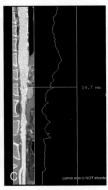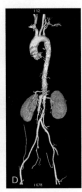

图 13-2-12　患者女性,40 岁,胸腹主动脉型大动脉炎,上肢高血压,下肢低血压

A、B. 胸 - 腹主动脉不规则狭窄、钙化(↑);C. 胸腹主动脉曲面重组(CPR)示管壁不规则增厚、钙化,管腔不规则狭窄;D. 主动脉及主要分支 VR 重组示管壁不规则增厚、钙化,管腔不规则狭窄,累及肠系膜上动脉呈狭窄及扩张性病变。

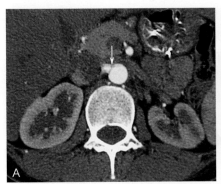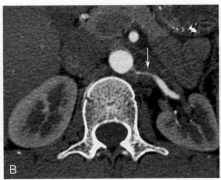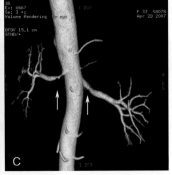

图 13-2-13　患者女性,33 岁,大动脉炎肾动脉狭窄,肾血管性高血压

A、B. 左、右肾动脉管壁增厚,管腔不规则狭窄(↑);C. 腹主动脉 - 肾动脉 VR 重建示左、右肾动脉近心段不规则重度狭窄。

(三) 动脉粥样硬化 - 肾动脉狭窄

发病年龄段为中老年,主要累及胸腹主动脉及其主要分支,与高血压有因果关系。动脉粥样斑块及附壁血栓造成管腔狭窄 - 梗阻或瘤样扩张性改变,病变可以累及主要分支血管。肾动脉受累绝大多数表现为狭窄,致使肾动脉血流灌注降低,引起高血压。高血压又进一步加重对肾实质损伤,互为因果。肾血管性高血压占高血压人群的 3%~10%(平均 5%)。双侧受累占 30%~50%。随着高血压 - 冠心病发病率增高,动脉粥样硬化性肾动脉狭窄发病率增加,国内一组 847 例冠状动脉造影研究,冠心病占 12.8%,同时肾动脉狭窄占 7.1%。国外一组报道在 >50 岁高血压患者中,动脉硬化性肾动脉狭窄占 15%。单纯冠心病中,10%~19% 合并肾动脉狭窄;高血压 + 冠心病患者中,20%~30% 合并肾动脉狭窄;高血压 + 冠心病 + 慢性肾功能不全者中,0~60% 并存肾动脉狭窄。动脉硬化性肾动脉狭窄的临床特点是:①病变呈进行性,5 年有 15% 完全闭塞;10%~20% 肾功能损害;②双侧受累多见,并存肾萎缩。

MDCT 征象:受累主动脉及主要分支由于动脉粥样硬化性斑块致管壁不规则增厚、溃疡、钙化,管腔狭窄或瘤样扩张,混合存在。累及范围包括主动脉、头臂动脉、肾动脉、髂动脉以及冠状动脉。累及肾动脉以开口部近段为主,多为由腹主动脉病变延续而来,多同时累及双侧肾动脉,两侧程度可以不同。MDCT 曲面重组(CPR)有助于显示肾动脉受累情况,三维重建可以全面显示主动脉及主要分支受累情况(图 13-2-14)。

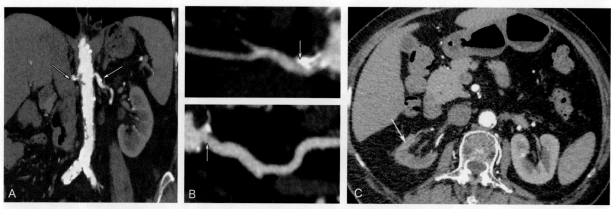

图 13-2-14   患者男性,66 岁,高血压冠心病

A. 增强扫描冠状位重组示腹主动脉粥样硬化,主动脉管壁多发钙化及非钙化斑块,内缘不光整,管腔不规则;B. 双肾动脉曲面重组(CPR)示双侧肾动脉不规则狭窄、钙化,右侧为著;C. 右肾血供较对侧减低,右肾萎缩(↑)。

(四) 肾动脉发育不良(renal artery dysplasia)

又称肾动脉纤维发育不良(renal artery fibroplasia)或纤维肌性发育不良(fibromuscular hyperplasia),是一种特发性、节段性、非炎性、非动脉粥样硬化性血管病,在肾动脉狭窄性高血压占 14%~32%。中青年女性较为多见,常 30 岁之前发病,男女比例约 1:5。右侧受累多于左侧,双侧占 40%~70%。高血压为最常见的临床表现。病理分为内膜型(1%)、中膜型(64%)、中膜周围型(20%)、外膜型(1%)。

MDCT 征象:上述不同病理分型征象有所不同,典型(中膜型)病例增强 CT 显示肾动脉中远段呈串珠样狭窄,可累及开口部及分支,或形成动脉瘤。曲面重组(CPR)有助于显示肾动脉受累情况,三维重建可以全面显示主动脉及主要分支受累情况(图 13-2-15,图 13-2-16)。

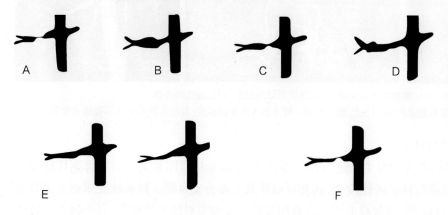

图 13-2-15   肾动脉发育不良造影分型模式图

A. 内膜纤维发育不良(intimal fibroplasia,占 1%);B. 中膜夹层(medial dissection,占 5%~10%);C. 中膜纤维发育不良(medial fibroplasia,占 5%~15%);D. 中膜纤维发育不良合并动脉瘤(medial fibroplasias with aneurysm,占 60%~70%);E. 中膜周围纤维发育不良(perimedial fibroplasia,占 10%~20%);F. 动脉周围纤维发育不良(periarterial fibroplasias,占 1%)。

（五）肾动 - 静脉瘘

较少见，可见于先天性或获得性（外伤性多见）。

MDCT 征象：增强 CT 示患侧肾静脉早期显影，肾动脉与静脉沟通，肾动脉扩张，肾静脉常成瘤样扩张直接与下腔静脉连通，下腔静脉因血流量增加而扩张；肾脏由于缺血而萎缩（图 13-2-17）。

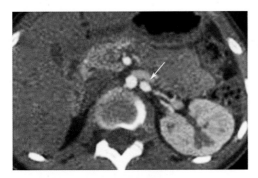
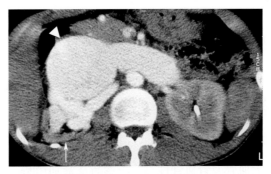

图 13-2-16　患者男性，37 岁，高血压
增强 CT 显示左肾动脉近 - 中段多发狭窄呈串珠样（中膜型）（↑），右肾切除术后。病理为肾动脉纤维发育不良。

图 13-2-17　肾动静脉瘘（外伤性）
图示肾静脉 - 下腔静脉早期显影，呈瘤样扩张（△）；肾动脉扩张，患侧肾萎缩（↑）。

（六）肾动脉夹层

肾动脉夹层是指发生于肾脏动脉的内膜 - 中膜剥离，发生率低于 0.05%，占所有动脉夹层的 1%~2%。目前根据已知病因，可分为外伤性、退行性、动脉硬化性、先天发育不良性、自发性肾动脉夹层等。国内报道，多是主动脉夹层累及肾动脉。目前国内报道自发性肾动脉夹层不超过 15 例，国外报道累计不超过 250 例。该疾病好发年龄为 40~60 岁，男女比例为 4∶1。典型临床特征包括血压升高、上腹部或肋间疼痛、不同程度的肾功能损害、血尿。该病可以引发恶性高血压及肾梗死等严重后果。

肾动脉夹层 MDCT 征象：增强 CT 检查显示肾动脉腔内条带状充盈缺损，沿管壁与管腔长轴一致延伸，肾动脉呈现"双腔"征象，为肾动脉夹层的典型征象。严重时可见肾脏灌注缺损，为肾梗死表现（图 13-2-18）。

CT 在继发性高血压因诊断及鉴别诊断有重要意义，为临床提供重要信息。MDCT 用于治疗后随访与评价预后，有重要价值。内、外科医师在追求降压治疗的同时，务必重视年轻高血压患者潜在病因的诊断，使继发性高血压患者获得治愈的机会。

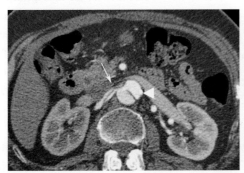
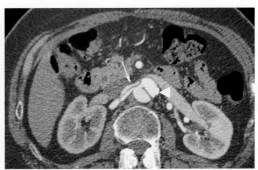

图 13-2-18　患者女性，60 岁，腹主动脉夹层累及肾动脉
图示腹主动脉夹层（△）；右肾动脉腔内条带状充盈缺损，与管腔长轴一致，呈现"双腔"征象，为肾动脉夹层（↑）。

第三节 MDCT 在高血压诊断应用的评价

1. MDCT 不是原发性高血压诊断的手段。

2. MDCT 在高血压诊断中的应用包括三个方面。

(1)显示高血压所致靶器官心、脑、肾及大血管病理解剖改变,用以评估原发性高血压分期诊断及预后。

(2)继发性高血压病因诊断:MDCT 平扫及增强检查在继发性高血压病因诊断及鉴别诊断有重要价值,为临床提供重要信息。

1)肾性高血压病因诊断与鉴别诊断。

2)内分泌性高血压病因诊断及鉴别诊断。

3)大血管及肾血管性高血压诊断及鉴别诊断。

(3)治疗后随访及预后评估。

3. 限度与问题

(1)CT 检查有 X 射线辐射问题,目前各机型用于腹部检查,采用大螺距螺旋扫描,成人有效剂量为5~8mSv;小儿为 1~2mSv,属于安全范围。

(2)对比剂问题:应用碘对比剂对肾脏有一定毒性反应。因此,对肾功能不全者应慎重。

近年来由于影像学技术高速发展,特别是 CT 的发展,在高血压诊断及鉴别诊断中有重要的作用。由于 CT 有 X 射线辐射问题及碘对比剂肾毒副作用,肾脏功能不全者应慎用。合理应用 MDCT 是至关重要的。

(武柏林 支爱华 孙献昶 戴汝平)

参考文献

[1] 戴汝平. 心血管病 CT 诊断学 [M]. 北京: 人民卫生出版社, 2000.

[2] SAFIAN R D, TEXTOR S C. Renal-artery stenosis [J]. N Engl J Med, 2001, 344 (6): 431-442.

[3] 郑德裕. 继发性高血压 [M]. 北京: 人民军医出版社, 2005.

[4] 李果真. 临床 CT 诊断学 [M]. 北京: 中国科学技术出版社, 1994.

[5] DUNNICK N R. Hanson lecture. Adrenal imaging: current status [J]. AJR Am J Roentgenol, 1990, 154 (5): 927-936.

[6] 韦嘉瑚, 施发表, 陈云海, 等. 104 例嗜铬细胞瘤的 CT 及其他影像学诊断的评价 [J]. 中华放射学杂志, 1993, 27 (1): 11-15.

[7] KAPLAN N M. Systemic hypertension [M]// BRRAUNWALD E. Heart disease. 5th ed. Phladelphis: Saunders, 1997: 1596-1567.

[8] 罗小平, 赵余祥, 陈奕奕. 嗜铬细胞瘤的 MSCT 诊断及鉴别诊断 [J]. 放射学实践, 2010, 25 (5): 537-539.

[9] 戴汝平. 影像学在高血压病诊断及鉴别诊断应用 [J]. 中华心血管病杂志, 2004, 32 (z2): 50-52.

[10] 于超, 王英杰, 迟相林, 等. 2018 年版欧洲动脉高血压管理指南与中国高血压防治指南在高血压定义、分类与分层上的几点异同 [J]. 中华高血压杂志, 2019, 27 (9): 811-813.

[11] WILLIAMS B, MANCIA G, SPIERING W, et al. 2018 ESC/ESH Guidelines for the management of arterial hypertension: The Task Force for the management of arterial hypertension of the European Society of Cardiology (ESC) and the European Society of Hypertension (ESH)[J]. Eur Heart J, 2018, 39 (33): 3021-3104.

[12] 顾赟程, 刘青, 王素珍, 等. 健康体检人群高血压患病情况与 ABO 血型相关性研究 [J]. 中国全科医学, 2019, 22 (35): 4318-4321.

[13] 贾维, 石长青, 刘亚龙, 等. CT 平扫岛征和混合征对自发性脑出血患者早期血肿扩大的预测作用 [J]. 中华神经外科杂志, 2019, 35 (10): 1036-1040.

[14] KOTHARI R U, BROTT T, BRODERICK J P, et al. The ABCs of measuring intracerebral hemorrhage

volumes [J]. Stroke, 1996, 27 (8): 1304-1305.

［15］ 王艳, 史大鹏, 高永举, 等. 原发性高血压患者肾脏血流动力学变化的 CT 灌注研究 [J]. 中国医学影像学杂志, 2013 (4): 286-290.

［16］ 刘宁宁, 李金东, 王龙飞, 等. Stanford A 型主动脉壁间血肿的外科治疗 [J]. 中华胸心血管外科杂志, 2019, 35 (11): 684-687.

［17］ MANSOOR M S, SHAFIQ M. Spontaneous renal artery dissection: current perspective [J]. J Pak Med Assoc, 2012, 62 (12): 1333-1337.

［18］ 吴正阳, 王璐, 王艳丽, 等. 腔内治疗自发性肾动脉夹层一例 [J]. 中华血管外科杂志, 2017, 2 (1): 63-64.

［19］ 戴晓敏, 姜林娣.《中国大动脉炎性肾动脉炎诊治多学科专家共识》的解读 [J]. 中华风湿病学杂志, 2019, 23 (9): 646-648.

［20］ 龙安安, 王尚任, 杨永姣, 等. Bosniak 分级在肾囊性病变良恶性诊断的应用价值 [J]. 天津医科大学学报, 2017, 23 (2): 118-120.

［21］ SCHRIER R W, ABEBE K Z, PERRONE R D. 常染色体显性遗传性多囊肾病早期的血压控制 [J]. 中华高血压杂志, 2015, 23 (3): 285-286.

［22］ TZIOMALOS K. Secondary Hypertension: Novel Insights [J]. Curr Hypertens Rev, 2020, 16 (1): 11.

［23］ WAHL L, TUBBS R S. A review of the clinical anatomy of hypertension [J]. Clin Anat, 2019, 32 (5): 678-681.

［24］ CHRYSAIDOU K, CHAINOGLOU A, KARAVA V, et al. Secondary Hypertension in Children and Adolescents: Novel Insights [J]. Curr Hypertens Rev, 2020, 16 (1): 37-44.

第十四章
肺血管疾病及肺动脉高压

第一节　肺动脉及肺静脉 MDCT 检查及重建方法

一、CT 肺动脉检查方法

(一) CT 肺动脉造影 (CTPA) 检查方法要点 (详见第二章第五节)

1. 扫描的范围　从肺尖到膈肌。

2. 主要参数　以 64 排 VCT 做螺旋扫描为例,增强扫描参数设定为:电压 80~100kV,电流 400~600mA,机架转速 0.35 秒/圈,螺距为 0.984:1,准直器宽度为 2.5mm,重建层厚 0.625mm,视野 (FOV) 为 25cm,矩阵 512×512。

3. 扫描　采用的对比剂跟踪技术,监测层面设定在上腔静脉入右心房的层面,ROI 定为上腔静脉,触发阈值定义为 50HU。

4. 对比剂注射方案　对比剂浓度为 270~370mgI/ml,建议采用双筒双期高压注射器团注。注射流率为 4.0~5.0ml/s,第一期对比剂总量为 40~60ml,第二期盐水总量为 20ml。

5. 采用双期扫描　当 ROI 的 CT 值超过阈值时,启动增强扫描程序。实行双期扫描,一期为肺动脉期,二期为主动脉期,双期扫描范围一致。双期扫描的意义在于:①充分保证了对比剂团注时间与肺动脉 CT 数据采集时间的吻合;②主动脉期可以兼顾观察左心系统的病变;③肺动脉高压和/或右心功能不全循环时间延长者,是一种弥补措施;④多期观察可以辨别对比剂充盈不均造成的假象 (图 14-1-1);⑤有利于对肺灌注的评价。

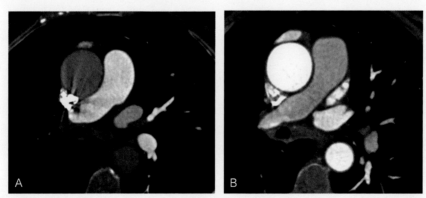

图 14-1-1　肺动脉期 (A) 右肺动脉有充盈缺损影,主动脉期 (B) 对比剂充盈完全,排除肺栓塞

6. 其他检查方法

(1) 心电门控螺旋扫描:检查肺动脉的特点为小螺距扫描,成像细腻,最大的优点在于消除了心脏搏

动伪影,肺动脉细小末端分支显示清楚,但受患者心率影响大,扫描时间长,特别是大大增加患者所受辐射剂量。

(2)双源CT:双能肺动脉成像的特点为通过两种能量状态下对肺组织内碘对比剂的分布情况进行分析,从而可以显示肺组织的血流灌注状态,可以提供全肺的形态学和功能学的双重信息。但是,低管电压图像噪声高不能合适地区分钙化和碘剂,并且对比剂在低管电压时线束硬化伪影大,狭窄的小血管造成的部分容积效应这些问题都需要注意。

(二) CT 肺动脉造影(CTPA)影响因素

1. 心功能　受检患者心功能直接影响检查效果,要特别加以注意。正常心功能的患者肺动脉循环时间为10~14秒,而对于右心衰竭的患者,由于循环时间变长,则应适当延长注药时间如5~8秒或更长,以使对比剂团注时间和CT图像采集时间窗相吻合。提高对比剂的注射流率,增加肺动脉血管腔内碘的浓度,可以提高检查成功率。

2. 肺动脉高压　引起肺动脉高压的病因很多,但造成肺循环的后果是相似的。肺动脉高压时肺循环时间延长,右心排血受限。检查中掌握不好时机,会影响CTPA成功率及图像质量。

3. 三尖瓣病变(关闭不全)　影响右心排血量,循环时间延长,对比剂浓度被稀释,CTPA成功率及图像质量大大降低。

4. 患者屏气的影响　如果患者用力屏气,会造成对比剂中断伪影,即腔静脉有高亮对比剂,左心系统有增强,然而右心系统及肺动脉充盈不佳。这种情况常见于体重大、年轻力壮的患者。训练患者轻轻屏住呼吸即可。

5. 触发曝光时间的选择　对于心率快的患者,循环时间快,需要触发时间比正常心率患者早2~3秒。对于肺动脉高压患者,触发时间不要太早,以免肺动脉末端充盈不佳,影响诊断。

6. 必要的重复扫描　对于在检查中发现有心脏占位的患者,建议回扫、重复扫描或延时扫描,以明确占位病变性质。

二、CT 肺静脉检查方法

MDCT检查用于左心房-肺静脉检查,可以明确左心房(包括左心耳)和肺静脉的解剖。临床用以评估左心房的大小,检出左心耳部血栓,明确肺静脉的大小及解剖变异以指导诊断及心房纤颤消融治疗,有重要意义。

(一) CT 肺静脉造影检查方法要点(详见第二章第六节)

1. 扫描的范围　从主动脉弓上水平到心脏膈面。

2. 主要参数　以64排VCT为例,增强扫描参数设定为:电压80~100kV,电流400~600mA,机架转速0.35s/r,螺距为0.984:1,准直器宽度为2.5mm,重建层厚0.625mm,视野(FOV)为25cm,矩阵512×512。

3. 扫描　采用智能对比剂跟踪技术,监测层面设定在左心房的层面,ROI定为左心房,触发阈值定义为50HU。

4. 对比剂注射方案　对比剂浓度为370mgI/ml,采用单筒高压注射器团注,流率为4.0~5.0ml/s,对比剂总量为60~80ml。

5. 采用双期扫描　当ROI的CT值超过阈值时,启动增强扫描程序,实行双期扫描。第一期扫描得到一个完整的左心房-肺静脉成像检查,第二期的目的是观察左心房耳部,于第一期后30秒左右再次采像。完成常规扫描后延迟30秒,如发现灌注仍不均,再重复延期扫描操作。由于行左心房CT检查的患者大多有心房纤颤,左心耳部容易形成湍流,发生对比剂充盈延迟或不均充盈,造成误诊或漏诊,第二期扫描可以保证左心房耳部充盈充分,确定诊断。

6. 回顾性心电控扫描的应用　如果患者在扫描期间没有心房颤动,可以采用心电门控技术。消除了心脏的搏动伪影,可以对患者的左心房进行功能分析。采集一个全期相的心脏左心房,可以分析在收缩期、舒张期及其他期相患者左心房的变化情况。扫描方法可以参照冠状动脉扫描的方法。但是心电门控技术对患者心率要求比较高,并且由于是小螺距过采集技术,患者所受的辐射剂量大大增加。

(二) CT 肺静脉造影影响因素

1. 心功能　受检患者心功能直接影响检查效果,心功能不全者,由于循环时间变长,影响对比剂团注时间和 CT 图像采集时间窗相吻合,则应当适当调整曝光延时、适当提高对比剂的注射流率,增加左心房 - 肺静脉碘的浓度,可以提高检查成功率。

2. 肺循环高压　多种病因可以引起肺动脉高压及肺静脉高压(如二尖瓣狭窄),造成肺循环时间延长,CT 检查时机掌握不好会影响左心房 - 肺静脉成像及图像质量。

三、CT 肺动脉检查剂量

MDCT 的研发为临床诊断解决了很多重要问题,临床得以广泛应用。但是 CT 有 X 射线辐射,值得注意。CTPA 应用大螺距螺旋扫描,有效辐射剂量明显小于冠状动脉检查。辐射剂量比较见表 14-1-1。

表 14-1-1　CT 检查辐射剂量比较

检查	X 射线辐射全身有效剂量 /mSv
胸部 X 线片(正侧位)	0.07
灌注扫描(核素)	0.8
核素 V/Q	1.2~2.0
CTPA	1.6~8.3
CTV	5.7
盆腔 CTA	6.0
下肢 CTA	3.2
冠状动脉 CTA	8~15
肺动脉造影(DSA)	3.2~30.1
地球本底 / 年	2.5
最大允许辐射量 / 年	50

注:CT,多排螺旋 CT;CTA,CT 增强扫描;V/Q,核素肺灌注 / 通气扫描;CTV,CT 静脉造影;DSA,数字减影血管造影;CTPA,CT 肺动脉造影。

CTPA 检查对人体有 X 射线辐射是安全的。但是,X 射线的生物学危害仍需重视。CT 检查工作几种减少检查辐射剂量的方法:

1. 合理选择扫描参数　辐射剂量与管电压的平方呈正相关关系。对比剂经过上腔静脉到右心房再到右心室相对比较集中,可以选用相对低的管电压。如果使用固定管电流,可以根据患者的体重指数来选择恰当的管电流;如果采用管电流自动调制技术,可以设定一个恒定的噪声指数,以保证图像质量。噪声指数的合理选择既可以满足图像诊断的需要,又能够避免患者接受无谓的射线。

2. 减少曝光时间增大螺距　选用较大的射线束宽度,合理的选择曝光范围,都可以减少曝光时间,

个数值与性别和种族无关,只受年龄和姿势的轻微影响。故将mPAP>20mmHg(平均值加两个标准差)定为超过正常值的上限。mPAP>20mmHg并非肺动脉高压的诊断标准,仅指肺动脉压力升高,为一种病理生理状态,需要结合其他血流动力学指标综合分析。部分患者的肺动脉压力轻度升高与其基础疾病相关,肺动脉压力的升高对其预后有影响。毛细血管前肺动脉、毛细血管后肺动脉高压及混合型肺动脉高压的具体定义见表14-2-2。

表14-2-2　肺动脉高压血流动力学定义

定义	特点	临床类型
肺动脉高压	mPAP>20mmHg	所有类型
	mPAP>20mmHg	
毛细血管前肺动脉高压	PAWP≤15mmHg	第1、3、4、5类
	PVR>3Wood单位	
毛细血管后肺动脉高压	mPAP>20mmHg	第2、5类
	PAWP>15mmHg	
	PVR<3Wood单位	
混合性肺动脉高压(毛细血管前-毛细血管后)	mPAP>20mmHg	第2、5类
	PAWP>15mmHg	
	PVR≥3Wood单位	

注:mPAP,平均肺动脉压;PAWP,肺动脉楔压;PVR,肺血管阻力。

在肺动脉高压的诊治中,影像学检查具有较为重要的地位,怀疑肺动脉高压的患者首选要进行超声心动图的检查,根据超声心动图评估肺动脉高压的高、中、低可能性,对于中、高可能性的患者再进一步行CTPA、核素、MR检查,并结合化验、临床等确定肺动脉高压的类别,这样方能进行具有针对性的治疗。

第三节　肺循环异常与右心功能不全CT基本征象

肺循环异常包括肺血(流量)增多(简称肺血多)、肺血(流量)减少(简称肺血少)、肺动脉高压、肺静脉高压(并存称肺循环高压)。

影像学检查中,胸部X线片可以准确地反映肺循环的特点及改变。超声心动图、MRI、核素肺灌注扫描等都不能准确提示肺循环情况。CT平扫肺窗(观察肺实质)以及CT肺动脉造影[CTPA,观察肺血管(动脉及静脉)]可以提示肺循环特点,为诊断提供重要的信息。

一、肺血增多

肺动脉血流量增多,肺动脉及分支充血、扩张,又称肺充血。主要见于左向右分流或有动静脉血混合的双向分流的先天性心脏畸形,如房间隔缺损、室间隔缺损、动脉导管未闭、不合并肺动脉狭窄的大动脉转位、单心室畸形等。体动-静脉瘘、甲亢、发热、缺氧等右心排血量增加,也可表现肺血增多。冠心病心肌梗死室间隔穿孔者可见肺血增多。

胸部X线片及CT征象(图14-3-1):

1. 肺血管(肺动脉)纹理增粗、增多,肺野中外带血管纹理增粗,边缘清楚。

2. 肺门影增大,中心肺动脉扩张,肺动脉段凸出。

3. 肺野透过度正常。

二、肺血减少

肺动脉血流量减少,肺动脉分支变细及稀少,又称肺缺血,主要见于右心排血受阻的疾病,如肺动脉瓣狭窄、心脏三联症、心脏四联症、肺动脉闭锁等。此外,还见于肺动脉血栓栓塞、一侧肺动脉发育不全或缺如以及各种病因引起的肺心病、肺动脉高压等。

胸部 X 线片及 CT 征象(图 14-3-2):

1. 肺动脉血管纹理纤细、稀疏。

2. 肺门阴影动脉部分缩小(或正常),中心肺动脉变细,肺动脉段可因不同情况而表现凸出(见于肺动脉瓣狭窄、肺动脉高压)、平直或凹陷(见于右室流出道狭窄)。肺门(动脉)两侧管径可以不对称,如肺动脉瓣狭窄,可见左侧大于右侧。

3. 肺野透亮度增加。

4. 严重的肺动脉狭窄或闭锁,可出现侧支循环,X 线表现为肺内可见粗乱血管的网状阴影,扭曲、粗细不均,走向无规律。

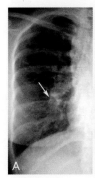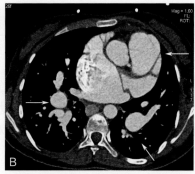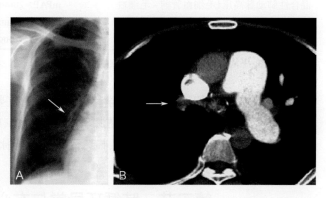

图 14-3-1　肺血高度增多
A. 胸部 X 线片示肺血高度增多;B.增强 CT 横断扫描示肺血管断面增粗、增多,提示肺血高度增多(↑)。

图 14-3-2　肺血减少
A. 胸部 X 线片示肺血重度减少,右肺门小(↑),肺透过度增高;B.增强 CT 横断像示肺血重度减少,右肺动脉闭塞(↑),肺透过度增高。

三、肺静脉高压

(一)肺淤血

肺静脉压力升高(>10mmHg)可致肺静脉淤积,早期为肺淤血,肺透过度降低,下肺静脉收缩,上肺静脉扩张。主要见于二尖瓣病变(尤其是狭窄)、左心房肿瘤、各种原因引起的左心衰竭(如冠心病、高血压、心肌病、主动脉瓣病等)、肺静脉狭窄、梗阻性病变(先天性或获得性)。

胸部 X 线片及 CT 征象(图 14-3-3):

1. 肺纹理(血管纹理)普遍增多,稍增粗,边缘模糊,尤以中下肺野为著。

2. 肺门影增大,尤其是上肺门影增宽,反映上肺静脉扩张,下肺静脉正常或变细。肺门影边缘模糊。

3. 肺野透过度降低。

4. 肺内含铁血黄素沉着、钙化或骨化灶。

(二)间质性肺水肿

肺静脉压升高超过血浆渗透压(>25mmHg),可发生血浆外渗,而引起肺水肿。首先渗入到肺间质出现间质性肺水肿。

胸部 X 线片及 CT 征象(图 14-3-4):

1. 肺野透过度降低,肺门影增大,模糊,肺血管或支气管断面影增大,边缘模糊。

2. 间隔线——Kerley A、B、C 线:B 线长 2~3cm,宽 1~2mm,呈水平横线,最多见于中下肺野外带,特别是肋膈角区。A 线长 5~10cm,宽 0.5~1mm,自肺野外围斜行引向肺门的线状阴影,多见于上叶。C 线在中下肺野呈网格状阴影。

3. 叶间胸膜影增厚,肋膈角变钝,反映叶间和肋膈角少量渗液(图 14-3-4)。

(三) 肺泡性肺水肿

随着肺静脉压的升高,血浆渗入到肺泡内出现肺泡性肺水肿。

由心脏疾病引起的肺水肿,称心源性肺水肿;此外,肾炎、尿毒症、输液过量、吸入刺激性气体、过敏反应或颅脑病变等也可发生肺水肿。

除存在上述间质性肺水肿在征象外,出现以下征象(图 14-3-5):肺门为中心大片实变阴影,渗出性改变,可见支气管充气征,向肺野外围扩散,两肺呈"蝴蝶状"或"翼状",肺尖、肺底及肺外围相对清晰。可以两肺广泛分布,或一侧、单一肺叶分布。随着治疗和病情变化,阴影在短期内变化较大,为其特点。CT 呈现按肺叶/段分布的实变影,密度不均匀,支气管充气征。

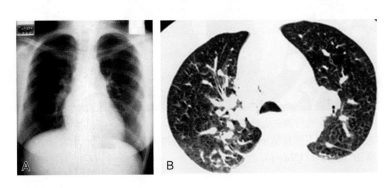

图 14-3-3　肺淤血
A. 胸部 X 线片示肺淤血,肺透过度降低,上肺静脉增宽;B. CT 横断像示肺透过度降低,纹理模糊。

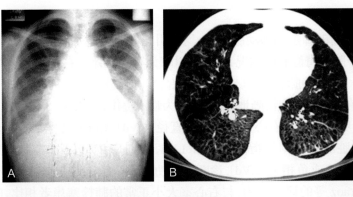

图 14-3-4　间质性肺水肿
A. 胸部 X 线片;B. CT 横断像。图中可见间隔线 a、b、c 线,支气管壁增厚(套袖征)。

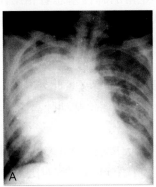
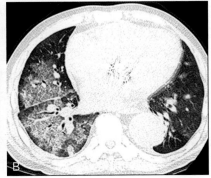

图 14-3-5　肺泡性肺水肿
A. 胸部 X 线片示肺门为中心大片实变阴影,渗出性改变,可见支气管充气征;B. CT 横断像示肺实变影,密度不均匀,支气管充气征。

四、肺动脉高压

肺动脉高压指静息状态下肺动脉平均压（MPAP）≥25mmHg，或运动状态下 MPAP≥30mmHg，是多种疾病共有的肺动脉血流动力学异常综合征。不同病因所致的各种类型肺动脉高压，因病理生理、病理解剖基础不同，X 线表现也有一定差异，但其基本 X 线征象相同。

肺动脉高压胸部 X 线片及 CT 征象（图 14-3-6）：

1. 肺动脉段明显凸出，为主肺动脉增宽。

2. 肺门动脉扩张，左、右肺动脉扩张，X 线心脏远达片示右下肺动脉径>1.5cm（成人），外围分支扭曲、纤细以致稀疏、减少；CT 测量主肺动脉横径>29mm。PAd>AOd。

3. 右心室增大。CT 示 RVd>LVd，室间隔变直或向左弯曲。

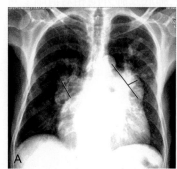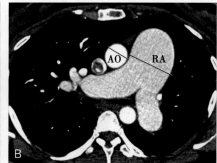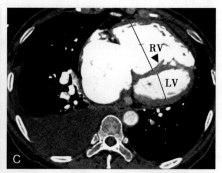

图 14-3-6　左 - 右分流先心病，肺动脉高压

A. 胸部 X 线片示左 - 右分流肺动脉高压，肺门动脉增宽，右下肺动脉>1.5mm，肺动脉段高度突出，右心房、室增大；B、C. 增强 CT 横断图像示中心肺动脉扩张（36mm），右心室肥厚、扩大（RVd：LVd>1）。

五、CT 评价右心功能不全

凡是引起右心负荷增重的疾病，例如胸、肺疾病肺动脉高压，均可引起右心功能不全。MDCT 可以清晰地显示心腔的大小、室间隔、上腔静脉和奇静脉的情况，从而可以较为客观地评价右心功能。CT 显示右心房、室增大和左心室减小，肺动脉、上腔静脉和奇静脉增宽，上腔静脉和奇静脉对比剂反流，提示患者的右心及压力增高，这些征象都可以在 CT 图像上清晰地显示出来，为临床提供信息。

对 MDCT 公认的诊断要点是右心房、室增大，右心室最大短轴直径（RVd）超过左心室最大短轴直径（LVd）。文献报道，横切位图像上心脏的量化测量指标 RVd 和 LVd，特别是 RVd/LVd，与肺栓塞的严重程度和死亡呈正相关（RVd、RVd/LVd）或负相关（LVd），诊断右心功能不全敏感性为 78%~92%，特异性为 100%，阳性预测值为 100%。Araoz 等的研究认为，与右心室大小正常的肺栓塞患者相比，RVd/LVd>1 的肺栓塞患者进入重症监护室的危险度高 3.6 倍。多项研究也认为，RVd/LVd>1.5 提示肺栓塞患者的病情严重。Collomb 等的研究认为，通过分析 CTPA 显示的肺动脉树的阻塞程度、左心室最大短轴直径、右心室 / 左心室最大短轴直径比和主肺动脉直径，可以对肺栓塞患者血流动力学损害的严重程度进行评价。因此，RVd/LVd 在肺栓塞患者的病情评价方面有着非常重要的临床意义。此外，研究显示肺动脉高压患者，脊柱室间隔夹角与右心功能参数具有显著相关性，提示该角在评价肺动脉高压患者右心功能具有一定价值。

CT 右心室增大及右心功能不全征象（图 14-3-7，图 14-3-8）：右心房室增大，RVd：LVd>1；室间隔变直或向左侧弯曲（图 14-3-7B ▲，图 14-3-8 ▲）；上腔静脉增宽；下腔静脉增宽；奇静脉增宽（对比剂逆流）；心包积液；胸腔积液。

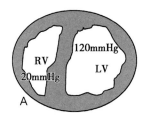
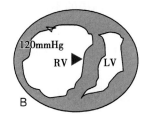

图 14-3-7　右心室增大模式图

A. 正常心室短轴模式图；B. 肺动脉高压右心室增大，心室短轴模式图。

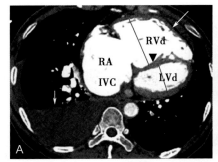
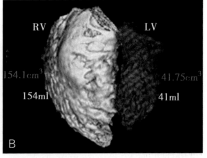

图 14-3-8　慢性肺栓塞，右心功能不全

A. CT 横断像示右心房、室增大，RVd∶LVd>1；下腔静脉增宽；心包积液（↓）；胸腔积液（↓）。B. CT 心室容积重建示右心室容积明显增大。CT 提示右心功能不全。

第四节　肺动脉栓塞症

一、基本知识

(一) 基本概念

肺动脉栓塞症（pulmonary embolism，PE）简称肺栓塞，是以各种栓子阻塞肺动脉系统为发病原因的一组疾病或临床综合征的总称。肺动脉血栓栓塞症（pulmonary thromboembolism，PTE）是 PE 的最常见类型，是指来自静脉系统或右心的血栓阻塞肺动脉或其分支所致疾病，以肺循环和呼吸功能障碍为其主要的临床和病理生理特征。PTE 占 PE 中的绝大多数，通常所称 PE 即指 PTE。引起 PTE 的血栓主要来源于下肢的深静脉血栓形成（deep venous thrombosis，DVT），PTE 常为 DVT 的并发症。目前公认，PTE 与 DVT 是静脉血栓栓塞症（venous thromboembolism，VTE）在不同部位、不同阶段的两种临床表现形式。

(二) 病因及发病机制

PTE 的危险因素包括任何可以导致静脉血液淤滞、静脉系统内皮损伤和血液高凝状态的因素，即 Virchow 三要素。这些因素单独存在或者相互作用，对于外周静脉血栓形成和 PTE 的发生具有非常重要的意义。易发生 VTE 的危险因素包括原发性和继发性两类：由遗传变异引起的 PTE 称为遗传性易栓症，常以反复静脉血栓栓塞为主要临床表现；继发性是指由后天获得的多种病理生理异常引起的 PTE，包括妊娠、恶性肿瘤、骨折、手术、危重症监护及神经系统病变等。年龄可作为独立的危险因素。部分不能明确危险因素，为特发性 VTE。

50%~90% 的血栓栓子来源于下肢深静脉，脱落后堵塞肺动脉到达一定程度，一方面可以通过机械阻塞作用直接影响呼吸系统及心血管的功能；另一方面，通过心脏和肺的反射效应以及神经体液因素（包括栓塞后的炎症反应）等，导致多种功能和代谢变化。PTE 所致病情的严重程度取决于以上机制的综合和相互作用。栓子的大小和数量、多个栓子的递次栓塞间隔时间、是否同时存在其他心肺疾病、个体反应的差异及血栓溶解的快慢对发病过程均有重要影响。

二、急性及亚急性肺栓塞 CT 征象及诊断

(一) MDCT 检查方法

1. 横断扫描　肺栓塞 MDCT 诊断主要根据横断扫描,是诊断的基础。

2. 多层重组(MPR)或曲面重组(CPR)　肺动脉多层重组(MPR)可以弥补横断扫描的不足,沿长轴观察肺动脉,但是包括范围有限。曲面重组对肺栓塞有重要价值,可以在横断扫描基础上沿长轴中心线逐支重建分析,进一步明确血栓累及范围及程度,可以直接分析到肺段小分支。对疑难病例的鉴别诊断提供有价值信息。

3. 容积再现(VR)或表面阴影显示(SSD)　对中央型肺栓塞可以立体显示,对指导治疗有一定意义。对外围型肺栓塞诊断意义不大。

(二) 直接征象

1. 肺动脉内充盈缺损　依栓子大小、新鲜或陈旧程度的不同,可表现为中心的、偏心的或附壁的充盈缺损,造成管腔不同程度的狭窄,与管壁夹角成锐角。

2. 肺动脉完全性梗阻　管腔被栓子完全阻塞呈杯口状、不规则的圆杵状或斜坡状。梗阻血管直径较正常血管直径增粗。

3. 漂浮征、蜂窝征、环征、轨道征及鞍状血栓　均为急性或亚急性肺栓塞征象,栓子位于血管中央,根据形态不同可为不同的命名方式。鞍状血栓指骑跨于肺动脉分叉处的充盈缺损(图 14-4-1~ 图 14-4-6)。

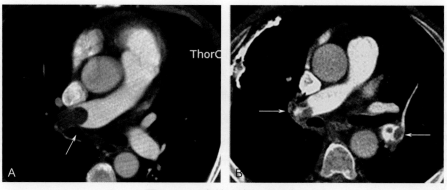

图 14-4-1　急性肺栓塞,横断像
A. 右肺动脉腔内大充盈缺损,与管壁夹角成锐角;B. 左、右肺动脉多发圆形充盈缺损,呈"蜂窝状"(↑)。

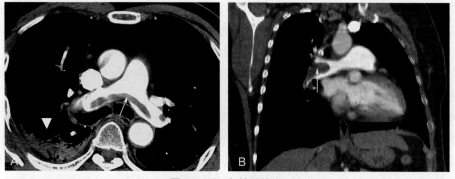

图 14-4-2　急性肺栓塞
A. 血栓骑跨于左、右肺动脉分支部,称马鞍征(↑),下叶基底段肺梗死(△);B. 多层重组示右肺动脉充盈缺损,延伸至右下肺动脉(↑)。

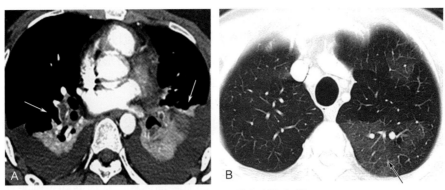

图 14-4-3　急性肺栓塞,横断扫描

A. 左、右肺下叶不张,双侧胸腔积液(↑);B. 双肺灌注不均匀,呈马赛克征(↑)。

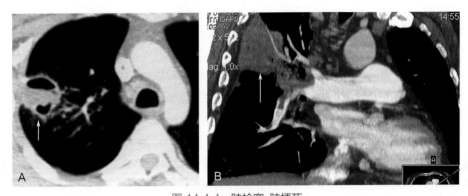

图 14-4-4　肺栓塞,肺梗死

A. 横断扫描示右肺上叶前段肺栓塞肺梗死,空腔形成(↑);B. 右肺上叶肺栓塞,血管闭塞,肺梗死,呈三角形实变影(↑)。

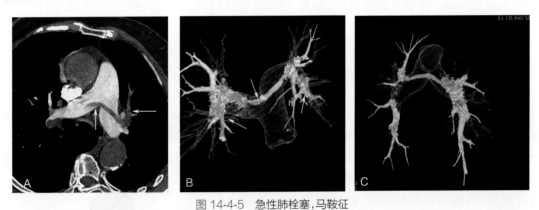

图 14-4-5　急性肺栓塞,马鞍征

A. 横断扫描示肺栓塞,马鞍征(↑);B、C. 三维重建示白色条状血栓骑跨于左、右肺动脉(↑),红色为血流通畅血管,绿色为闭塞血管。

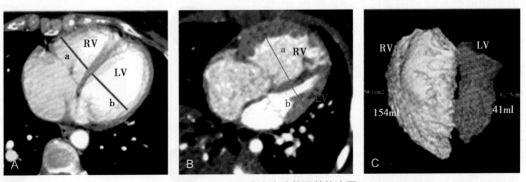

图 14-4-6　CT 在右心功能评价的应用

A. 正常心脏,右心室(a):左心室(b)<1 ;B. 急性肺栓塞,右心室(a):左心室(b)>1,室间隔平直或向左心室侧弯曲,为右心室增大的征象,右心室壁无增厚;C. 心室容积再现,右心室容积(154ml)明显增大,左心室容积缩小(41ml)。

(三) 间接征象

1. 马赛克征   由于血栓栓塞造成栓塞血管区血流灌注减少,与过度灌注区形成明显密度差,造成"黑白相嵌"的现象,称为马赛克征。此为非特异征象,小气道病变亦可形成此种征象。

2. 肺梗死   为基底靠近胸膜,尖端指向肺门的近似于三角形实变阴影。与支气管相通可以中心溶解,呈含液、气空腔。陈旧肺梗死可形成斑片瘢痕或索条影。

3. 胸腔积液   可由肺梗死后胸膜反应所致,也因梗死后肺表面活性物质的分泌增多导致。右心功能不全亦可发生胸腔积液。

4. 肺不张   栓塞局部的肺组织血流灌注减少,区域性的低氧血症和区域性的低灌注可以导致支气管痉挛,肺泡表面活性物质合成的减少,炎症介质引起的血管通透性增加以及肺水肿改变严重时均可出现肺不张,由于胸痛造成的呼吸表浅也是肺不张形成的原因之一。胸腔积液亦可引起被动性肺不张,双下肺多见,强化明显。

5. 肺动脉增宽   主肺动脉较同级水平升主动脉直径增粗或绝对值大于 29mm,同时合并右室扩大,则反映为右心负荷增大和 / 或肺动脉高压表现。

6. 右心房室扩大   右室最大短轴径大于或等于左室最大短轴径,可以认为右心室扩大,表现为室间隔平直或凸向左心室侧。右心房增大在急性或亚急性肺栓塞中并不常见。右心功能不全还可以有心包积液、腔静脉扩张及胸腔积液等征象。CT 检出右心室增大,是急性肺栓塞死亡的独立预测因子。

(四) MDCT 在急性肺栓塞评价右心功能及预后的应用

急性肺栓塞可以导致急性右心功能不全发生,表现为右心房室增大、上下腔静脉增宽、心包积液、胸腔积液、肝脾大、下肢水肿等。其中,右心室增大的诊断标准是根据横断扫描心室最大层面测量左右心室横径,当右心室横径(a)与左心室横径(b)之比大于 1 为诊断标准(即 a:b>1)。根据研究,肺栓塞右心室增大是 30 天死亡率的一个独立预测因素;如果急性肺栓塞时右心室正常,即 a:b<1,无事件转归的阴性预测值为 100% [95% 可信区间(CI)下限为 94.5%]。

三、慢性肺动脉血栓栓塞性肺动脉高压 CT 征象及诊断

(一) 基本知识

慢性血栓栓塞性肺动脉高压(chronic thromboembolic pulmonary hypertension,CTEPH)是肺栓塞中的一种特殊类型,是由于血栓不能完全溶解,或者是在深静脉血栓形成(DVT)反复脱落的基础上继发反复多次栓塞肺动脉,血栓机化,肺动脉内膜慢性炎症并增厚,发展为慢性肺栓塞,造成受累血管狭窄或闭塞,引起解剖学肺血管床血流减少以及神经体液因素和低氧血症等因素所致肺血管痉挛,导致血管阻力增大,最终导致慢性肺动脉高压和肺通气 / 血流灌注失衡,进一步发展会出现呼吸功能不全、低氧血症和右心衰竭。慢性血栓栓塞的发病机制仍不清楚,病理过程主要与血栓溶解机制的紊乱相关(图 14-4-7)。

(二) 慢性肺动脉血栓栓塞 CT 征象及诊断

慢性肺栓塞的 CT 特征分为血管征象和肺实质征象。血管征象包括直接肺动脉征象(血栓机化的结果)、肺动脉高压征象(肺血管阻力的持续增加的结果)及体循环侧支的征象(肺动脉血流量持续降低

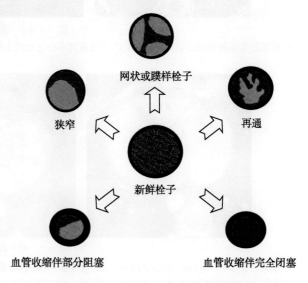

图 14-4-7   肺动脉血栓栓塞演变示意图

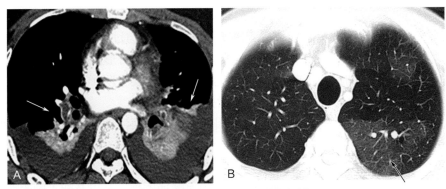

图 14-4-3 急性肺栓塞,横断扫描

A. 左、右肺下叶不张,双侧胸腔积液(↑);B. 双肺灌注不均匀,呈马赛克征(↑)。

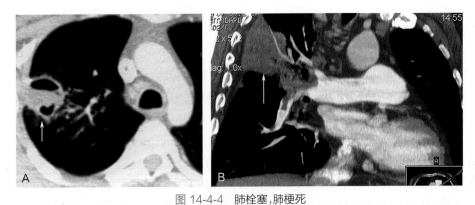

图 14-4-4 肺栓塞,肺梗死

A. 横断扫描示右肺上叶前段肺栓塞肺梗死,空腔形成(↑);B. 右肺上叶肺栓塞,血管闭塞,肺梗死,呈三角形实变影(↑)。

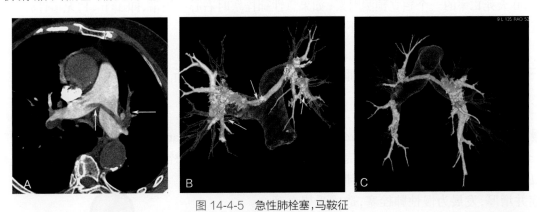

图 14-4-5 急性肺栓塞,马鞍征

A. 横断扫描示肺栓塞,马鞍征(↑);B、C. 三维重建示白色条状血栓骑跨于左、右肺动脉(↑),红色为血流通畅血管,绿色为闭塞血管。

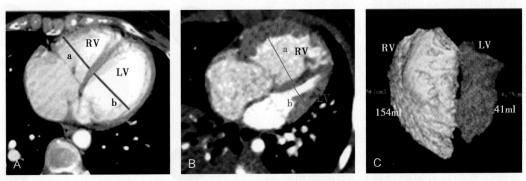

图 14-4-6 CT 在右心功能评价的应用

A. 正常心脏,右心室(a):左心室(b)<1 ;B. 急性肺栓塞,右心室(a):左心室(b)>1,室间隔平直或向左心室侧弯曲,为右心室增大的征象,右心室壁无增厚;C. 心室容积再现,右心室容积(154ml)明显增大,左心室容积缩小(41ml)。

（三）间接征象

1. 马赛克征　由于血栓栓塞造成栓塞血管区血流灌注减少，与过度灌注区形成明显密度差，造成"黑白相嵌"的现象，称为马赛克征。此为非特异征象，小气道病变亦可形成此种征象。

2. 肺梗死　为基底靠近胸膜，尖端指向肺门的近似于三角形实变阴影。与支气管相通可以中心溶解，呈含液、气空腔。陈旧肺梗死可形成斑片瘢痕或索条影。

3. 胸腔积液　可由肺梗死后胸膜反应所致，也因梗死后肺表面活性物质的分泌增多导致。右心功能不全亦可发生胸腔积液。

4. 肺不张　栓塞局部的肺组织血流灌注减少，区域性的低氧血症和区域性的低灌注可以导致支气管痉挛，肺泡表面活性物质合成的减少，炎症介质引起的血管通透性增加以及肺水肿改变严重时均可出现肺不张，由于胸痛造成的呼吸表浅也是肺不张形成的原因之一。胸腔积液亦可引起被动性肺不张，双下肺多见，强化明显。

5. 肺动脉增宽　主肺动脉较同级水平升主动脉直径增粗或绝对值大于 29mm，同时合并右室扩大，则反映为右心负荷增大和 / 或肺动脉高压表现。

6. 右心房室扩大　右室最大短轴径大于或等于左室最大短轴径，可以认为右心室扩大，表现为室间隔平直或凸向左心室侧。右心房增大在急性或亚急性肺栓塞中并不常见。右心功能不全还可以有心包积液、腔静脉扩张及胸腔积液等征象。CT 检出右心室增大，是急性肺栓塞死亡的独立预测因子。

（四）MDCT 在急性肺栓塞评价右心功能及预后的应用

急性肺栓塞可以导致急性右心功能不全发生，表现为右心房室增大、上下腔静脉增宽、心包积液、胸腔积液、肝脾大、下肢水肿等。其中，右心室增大的诊断标准是根据横断扫描心室最大层面测量左右心室横径，当右心室横径（a）与左心室横径（b）之比大于 1 为诊断标准（即 a∶b>1）。根据研究，肺栓塞右心室增大是 30 天死亡率的一个独立预测因素；如果急性肺栓塞时右心室正常，即 a∶b<1，无事件转归的阴性预测值为 100%［95% 可信区间（CI）下限为 94.5%］。

三、慢性肺动脉血栓栓塞性肺动脉高压 CT 征象及诊断

（一）基本知识

慢性血栓栓塞性肺动脉高压（chronic thromboembolic pulmonary hypertension，CTEPH）是肺栓塞中的一种特殊类型，是由于血栓不能完全溶解，或者是在深静脉血栓形成（DVT）反复脱落的基础上继发反复多次栓塞肺动脉，血栓机化，肺动脉内膜慢性炎症并增厚，发展为慢性肺栓塞，造成受累血管狭窄或闭塞，引起解剖学肺血管床血流减少以及神经体液因素和低氧血症等因素所致肺血管痉挛，导致血管阻力增大，最终导致慢性肺动脉高压和肺通气 / 血流灌注失衡，进一步发展会出现呼吸功能不全、低氧血症和右心衰竭。慢性血栓栓塞的发病机制仍不清楚，病理过程主要与血栓溶解机制的紊乱相关（图 14-4-7）。

（二）慢性肺动脉血栓栓塞 CT 征象及诊断

慢性肺栓塞的 CT 特征分为血管征象和肺实质征象。血管征象包括直接肺动脉征象（血栓机化的结果）、肺动脉高压征象（肺血管阻力的持续增加的结果）及体循环侧支的征象（肺动脉血流量持续降低

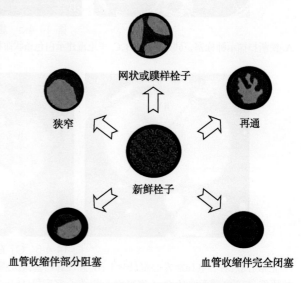

图 14-4-7　肺动脉血栓栓塞演变示意图

的结果)。肺实质征象是指肺栓塞与肺梗死造成的肺实质改变,包括瘢痕、马赛克征、局灶性磨玻璃影、支气管扩张等。

横断扫描是诊断的基础,需要逐层分析。

多层重组(MPR)或曲面重组 CPR)可以不同层厚、不同角度进行重组,能够显示血管腔内血栓特点、管壁情况,有助于定性与定量(狭窄程度)诊断。

容积再现(VR)或表面阴影显示(SSD)有助于显示肺动脉全貌,检出缺支、中心动脉增粗、外围分支纤细、扭曲肺动脉高压征象。

1. 肺动脉直接征象(图 14-4-8~ 图 14-4-11)

(1)肺动脉完全阻塞:表现为血管直径突然减小和血管段远端完全充盈缺损。血栓收缩以长时间缺血导致管径缩小。

(2)附壁偏心性充盈缺损:机化的血栓可能导致血管收缩,血栓呈偏心性不规整、带状、网状或蹼样,均附壁。突然的血管狭窄是由于血栓再通或者由附在血管壁的机化血栓引起,叶段以下中、小动脉多见。机化血栓可使动脉壁增厚,并内膜表面不规则。血管内的慢性血栓会显示成周边的新月形充盈缺损影,该充盈缺损影与血管壁形成钝角。带状血栓影像上显示为线状结构,一般有 0.3~2cm 的长度和 0.1~0.3cm 的宽度。它往往是沿血液流动方向,顺着血管的长轴。网状血栓又称蹼样血栓,是由多条复杂的带状分支组成的网状结构,显示为细线样结构周围布满对比剂。这些征象经常出现在叶或段动脉,很少出现在主肺动脉。

少数患者可有慢性血栓的钙化。钙化血栓可能被周围的对比剂混淆而分辨不清,但钙化一般在血栓内部可资鉴别。在亚段动脉钙化血栓与肺内钙化的小结节难以区分。然而,它们的管状形状和定位在动脉分支可助于鉴别诊断。

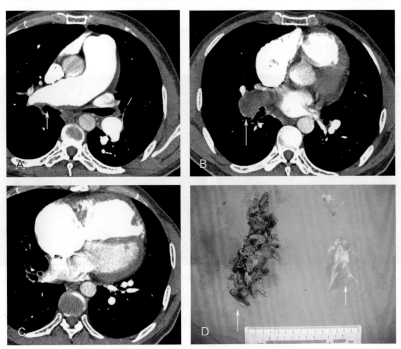

图 14-4-8 慢性血栓栓塞性肺动脉高压及术后病理

A. 右肺动脉附壁偏心性充盈缺损(↑),左下肺动脉扩张;B. 右下肺动脉内充盈缺损,肺动脉完全闭塞(↑);C. 右下肺动脉分支稀疏、闭塞,左下肺动脉代偿性增粗;D. 肺动脉内膜剥脱术后,右下肺动脉机化血栓,左下肺动脉见增厚内膜,无明显血栓。

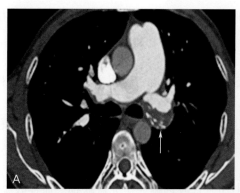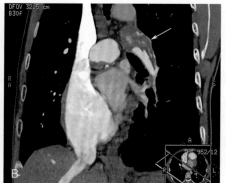

图 14-4-9 慢性肺栓塞

A. 横断扫描示左肺动脉偏心性附壁血栓,散在钙化灶(↑);B. 多层重组示左肺动脉偏心性附壁血栓,散在钙化灶(↑)。

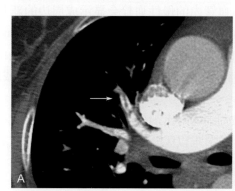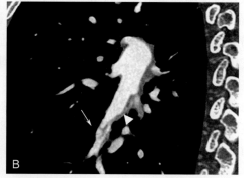

图 14-4-10 慢性肺栓塞

A. 横断扫描示右肺中叶内段带状附壁血栓,管壁增厚,远段血管闭塞(↑);B. 右肺中叶内段网状附壁血栓,管壁增厚,呈波浪状(△)。

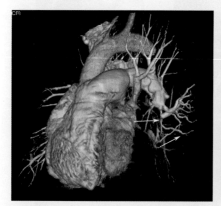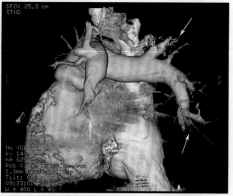

图 14-4-11 慢性肺栓塞,三维重建示肺动脉主干增粗,外围叶-段分支变细、扭曲、部分闭塞(↑)

2. 肺动脉高压征象

(1)肺动脉改变:梗阻的血管床增加了血管的阻力,导致肺动脉压力升高,进而使中央肺动脉扩张,一般认为主肺动脉大于29mm即为肺动脉增宽(图14-4-12)。主肺动脉测量部位一般在其分叉扫描平面,垂直其长轴测量(图14-4-13)。CT上测量的主肺动脉直径与主动脉直径的一般比例大于1:1,特别在小于50岁的患者。相对于在非血栓性肺动脉高压出现的典型的对称的肺动脉扩大,在慢性肺栓塞肺动脉高压患者中央左、右肺动脉的大小往往是不对称的。在肺动脉壁可能出现动脉粥样硬化性钙化。迂曲的肺血管可出现在肺动脉高压患者,也可出现在慢性肺栓塞肺动脉高压患者(图14-4-14)。

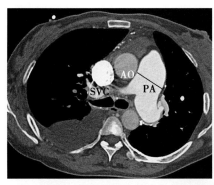
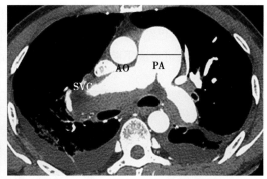

图 14-4-12 慢性肺栓塞肺动脉高压,横断扫描示主动脉增宽,但是左、右肺动脉由于附壁血栓的存在而受累不一,使左、右肺动脉管径不同

AO,主动脉;PA,肺动脉;SVC,上腔静脉。

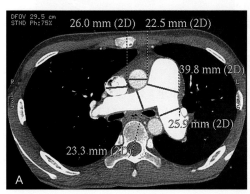
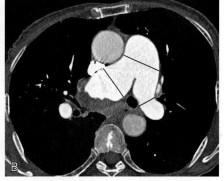

图 14-4-13 慢性肺栓塞肺动脉高压,横断扫描

A. 例 1 管径测量;B. 例 2 主肺动脉增宽,但是左、右肺动脉由于附壁血栓的存在,致使左、右肺动脉管径不同。

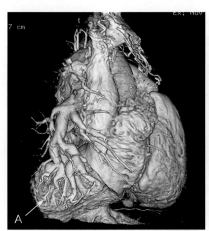
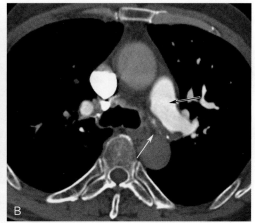

图 14-4-14 慢性肺栓塞肺动脉高压

A. 容积再现(VR)示肺动脉主干增粗,外围分支变细、粗细不均、缺支、扭曲(↑);B. 肺动脉管壁粥样硬化性钙化(↑)。

(2)右心房、室增大:右心负荷的增加导致右心室扩大及室壁肥厚(大于4mm)。即使没有复发性肺栓塞,右心功能不全也会进行性加重,这是由于非梗阻肺动脉床的高血压血管损伤的发展和梗阻动脉远端血管的病变引起。当右心室直径比左心室直径大于1:1,并且室间隔平直或凸向左心室时,即认为右心室扩张。以横断扫描中轴平面最宽处可测量左、右心室腔的短轴,无心电门控也可进行右心室评估。

(3)心包改变及其他:重度肺动脉高压患者可出现轻度心包增厚或少量心包积液(图14-4-15)。出现心包积液,表明预后更差。该组患者可有淋巴结增大。组织学检查常提示淋巴结窦转化为脉管,与不同程度的淋巴结硬化有关。淋巴结类似的病理特征,也可出现在由其他原因引起的肺动脉高压患者。由于右心房和右心室压力升高,可造成下腔静脉和肝静脉逆行显影及奇静脉反流。

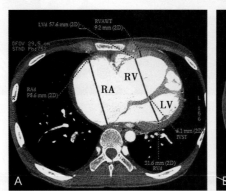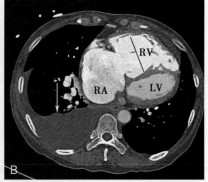

图 14-4-15　慢性肺栓塞肺动脉高压
A、B. 横断扫描示右心房、室增大;B. 合并右侧胸腔积液(↑)。

3. 侧支循环　随着慢性肺栓塞肺动脉高压肺血管阻塞的加重,支气管动脉血流可随之增加,且可导致经胸膜的侧支循环(如肋间动脉)进一步开放。一般情况下,支气管动脉只供应支气管营养而不参与气体交换。然而,在病理条件,由于肺循环血量显著降低,支气管动脉血量增加,并可参与氧气交换。正常支气管动脉血流是心输出量的 1%~2%。在慢性肺栓塞肺动脉高压患者,支气管血流约是心输出量的 30%。异常扩张、迂曲的支气管动脉(直径超过 2mm)是肺支气管动脉扩张的指示性 CT 表现。

慢性肺栓塞肺动脉高压(73%)与特发性肺动脉高压(14%)患者相比,异常扩大的支气管和非支气管动脉出现频率更高,这些发现有助于鉴别这两种病理状态。最常见的异常非支气管动脉包括膈下动脉、肋间动脉和乳内动脉(图 14-4-16)。

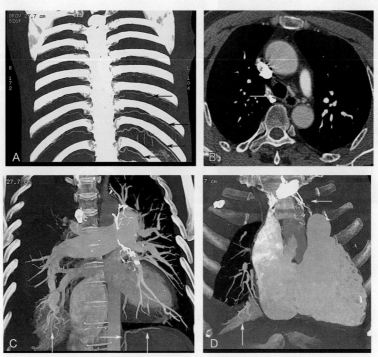

图 14-4-16　慢性肺动脉栓塞肺动脉高压,侧支循环,主要为支气管动脉(B、D),其余包括膈下动脉(C、D)、肋间动脉(A)和乳内动脉(D)等来源(↑)

4. 间接征象（肺实质征象）

（1）肺梗死：CTEPH 形成的肺梗死在肺部 CT 增强扫描后会形成一个肺灌注缺损区，这些梗死灶可形成瘢痕，可显示为实变、楔形阴影、周边结节、空洞或不规则边缘线性阴影，楔形阴影最有可能是梗死瘢痕的征象；梗死灶可随着时间推移而呈现出线性的实变带。这种瘢痕常多发，一般无强化，多见于肺下叶，可以有钙化（图 14-4-17）。

（2）马赛克征：慢性肺栓塞肺动脉高压患者肺内可出现马赛克征，为灌注降低和增强区域。灌注降低多因阻塞血管远端的灌注不足或血管远端发生病变；灌注增加与未阻塞动脉床的血流重分配有关。马赛克征是非特异的，在由血管疾病引起的肺高压患者身上出现的概率明显高于由心、肺疾病引起的肺动脉高压患者。

（3）小支气管扩张：约 2/3 的慢性肺栓塞肺动脉高压患者存在有圆柱形支气管扩张，多见于段及亚段支气管，一般伴行肺动脉严重狭窄或完全阻塞。这些肺实质征象虽为非特异性，但是在临床工作中，这些征象仍然被视为诊断慢性肺栓塞肺动脉高压的有力证据（图 14-4-18）。

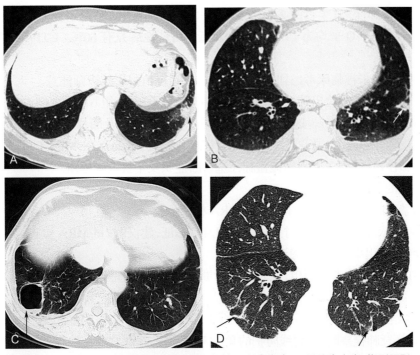

图 14-4-17　慢性肺栓塞肺动脉高压，肺梗死灶可形成瘢痕，可显示为实变、楔形阴影、周边结节（A、B）、空洞（C）或不规则边缘线性阴影（D），后者以下叶多见

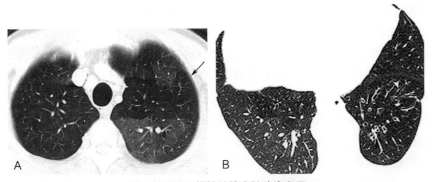

图 14-4-18　慢性肺栓塞肺动脉高压
A. 马赛克征（↑）；B. 小支气管扩张，圆柱形支气管扩张，多见于段及亚段支气管水平（↑）。

四、MDCT 诊断肺栓塞的评价

1. CTPA 检出肺栓塞(PE)的可靠性 截至目前,大组肺栓塞的 CTPA 诊断较权威的研究为 PIOPED-Ⅱ,在 824 例 CTPA 检查中,51 例图像质量不合格未统计在内。CTPA 诊断肺栓塞敏感性为 83%,特异性为 96%,对于临床评估 PE 高可能性及低可能性的阳性预测值为 96%;对于中度可能性阳性预测值为 92%。CTPA 结合 CTV 检出的敏感性提高为 90%;而特异性为 95%,两者相似。PIOPED-Ⅱ 研究的结论是 CTPA-CTV 较单纯用 CTPA 检出 PE 敏感性更高;CTPA 及 CTPA-CTV 两者对临床相应评估的预测值均是高的,但当影像学与临床评估不相符时,其他附加检查还是需要的。

孤立发生于亚分段的 PE 仅占 6%~30%,其临床意义尚待前瞻性研究加以证实,由于对亚分段肺栓塞检出率有较大差异,直接影响肺栓塞检出的准确率。大约有 1/2 的受检者由于移动伪影及空间分辨力而不能诊断。Thorsten 报道,用双源 CT 的双能量成像可以提高对亚分段的检出率。

2. 观察者一致性的评价 CTPA-CTV 观察者的一致性非常好。根据报道,CTPA 与 CTV 所有观察者一致性为 90%(从事肺栓塞 CT 诊断 2 年以上年轻医师与高年资医师比较,无差异显著性,$P < 0.05$);肺动脉 DSA 为 87%;核素 V/Q 平均为 74%,而中度及低度可能性者只有 60%。CTPA-CTV 观察者的一致性优于其他检查方法。

3. MDCT 可以检出未被临床考虑到的肺栓塞 以下情况值得影像医师注意。

(1)冠心病 MDCT 检查中检出肺栓塞,或者并存肺栓塞:国内一组 6 000 余例 MDCT 冠状动脉检查中,检出肺栓塞 40 余例(约 0.7%)。这提示医师对胸痛患者检查方法及阅片应该注意。

(2)主动脉夹层合并肺栓塞:常急性主动脉综合征症状掩盖 PE 的存在,MDCT 可以提示。

(3)肿瘤合并肺栓塞:往往主要疾病掩盖肺栓塞诊断症状及干扰医师思路。

4. MDCT 检查的限度

(1)碘过敏为禁忌证:约 0.1%。建议做 Gd-MRA 检查。

(2)肾功能不全:依照程度列为绝对禁忌证或相对禁忌证,建议做 Gd-MRA 检查。

(3)亚分段栓塞:检出率约 40%,漏诊较多。

(4)2%~4%CTPA 检查技术不理想,以致无法诊断。但是,同期得到的深静脉造影 CTV 阳性结果有同样的诊断价值。

(5)CTPA 阴性结果与临床评估不一致时,必须进一步选择其他检查方法加以排除。

(6)孕妇、儿童怀疑肺栓塞时,从射线防护的角度考虑,不推荐做 CTPA 检查。

(7)慢性肺动脉血栓栓塞性肺动脉高压患者,生命体征正常,做 CTPA 是安全的。

5. CT 静脉造影(CTV)在 CTPA 检查中的必要性 CTPA 检查可以同时做 CTV 检查,方便患者,提高诊断率 7%,是其优点。但是,CT 检查有 X 射线辐射。现今设备更加先进,可采取多种降低剂量的方法进行扫描,可使辐射剂量明显降低。然而即使降低,仍然有辐射,对于儿童、孕妇等特殊人群需慎重考虑。因此,从防护的角度考虑,CTPA 检查中同时做 CTV 值得考虑。建议:①不做盆腔扫描,只做下肢扫描,因为静脉血栓 85% 在下肢,可以降低射线剂量;②孕妇、儿童不做 CTV 扫描,改为多普勒超声检查;③采用低管电压、自动管电流、大螺距扫描、迭代重建、智能 kV 等各种降低剂量的技术方法进行扫描,尽量降低扫描剂量。

应该充分发挥超声无创、敏感、简易的优势。对急性 PE 的筛查,特别是重症床旁筛查有重要意义。深静脉血栓的排除用多普勒超声可以代替 CTV。大约 50% 肺栓塞患者经多普勒超声可以显示腔静脉、下肢近段深静脉血栓,用以代替 CTV 及血管造影,尤其是对孕妇、儿童有重要价值。事实证明,CTPA 阴性结果,下肢多普勒超声检查无下肢静脉血栓,患者除外 PE 是可靠的。

6. 在肺栓塞诊断中应充分发挥各种检查的优点,做到优势互补 CTPA 在 PE 诊断中有重要作用。但临床评估肺栓塞高、中、低度不同可能性时,CT 检出阳性或阴性结果时,临床意义有差异(表 14-4-1),

临床医师应该全面解读,有时,确诊还需参考其他无创检查。

表 14-4-1　临床评估肺栓塞评级与 CTPA 检查结果评价

肺栓塞可能性	检查方法	阴性预测值(NPV)	阳性预测值(PPV)
高度可能性	CTPA(CTPA/CTV)	60%(82%)	96%(96%)
中度可能性	CTPA(CTPA/CTV)	89%(92%)	92%(90%)
低度可能性	CTPA(CTPA/CTV)	89%(92%)	92%(90%)

注:CTPA,CT 肺动脉造影;CTPA/CTV,CT 肺动脉造影及 CT 静脉造影。

做到优势互补:

(1)CTPA 公认是 APE 首选诊断检查方法:CTPA 阴性,3~6 个月内发生 PE 的可能性不足 1%。但是,CTPA 结果与临床评估不一致时,还需参考其他检查。

(2)CTPA+ 下肢深静脉多普勒超声,是 PE 诊断检查最佳组合(图 14-4-19)。

(3)CTPA 亚分段 PE 检出率低,核素 V/Q 对提高诊断有重要价值。

(4)CT 能谱成像(spectral CT)实现对肺血流灌注功能评价,检出亚分段血流灌注异常,与核素对照研究有良好相关性(图 14-4-20),值得深入开发应用。

能谱成像将传统 X 射线混合能量分解成 40~140keV 连续的 101 单能量,获得不同物质能谱曲线,实现不同物质的定性、定量分析,解决了 X 射线硬化效应,可以重组出 40~140keV 的任意单能量图像,对亚分段肺栓塞检出有大的帮助。

(5)对碘对比剂过敏者,采用 MRA 检查。但是 MRA 技术成功率不足 60%,值得注意。

(6)对于疑难病例的鉴别诊断,有创性肺动脉造影还是需要的。

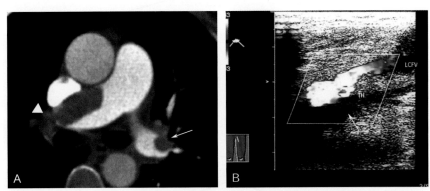

图 14-4-19　急性肺栓塞,CTPA+ 多普勒超声下肢深静脉检查是最理想组合
A. 横断扫描示左、右肺动脉大块充盈缺损;B. 下肢静脉多普勒超声检查示股静脉血栓栓塞(↑)。

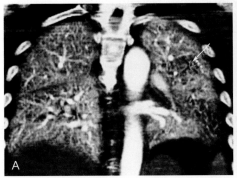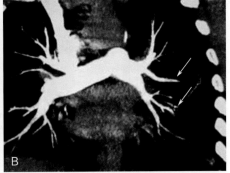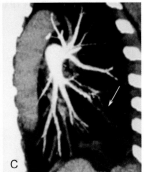

图 14-4-20　肺栓塞累及肺段及亚分段
A. CT 能谱肺灌注成像示左肺舌叶上舌段及下叶前内基底段亚分段灌注缺损(↑);B、C. CTPA 证实左肺舌叶上舌段及下叶前内基底段亚分段肺栓塞(↑)。

7. 急性肺栓塞诊断检查策略　Paul 根据 PIOPED-Ⅱ进一步提出急性肺栓塞诊断检查策略。他认为应该对患者先有客观的临床评估,应用 Wells 计分法(Wells Score)将怀疑急性肺栓塞患者评为高、中、低度可能性。主要根据患者症状、心率、手术 - 卧床情况、继往深静脉血栓史、咯血、肿瘤及其他有关 PE 检查结果等进行评分。<2 分为低度可能性;2~6 分为中度可能性;>6 分为高度可能性。在迅速取得 D- 二聚体结果后,CTPA-CTV 是首选影像学检查。如果临床与 CTPA/CTV 评价不一致时,需要其他诊断方法做进一步评估。Paul 提出的诊断检查策略如图 14-4-21,仅供参考。

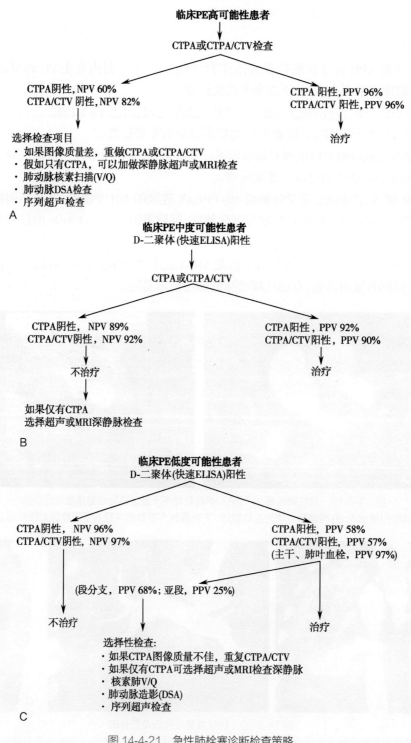

图 14-4-21　急性肺栓塞诊断检查策略

NPV,阴性预测值;PPV,阳性预测值;CTPA,CT 肺动脉造影;CTV,CT 静脉造影。

8. 急慢性肺栓塞的 CT 鉴别诊断 典型的急性和慢性肺栓塞较容易鉴别,对单一的段或叶分支鉴别困难,表 14-4-2 简单对两种栓塞进行鉴别。

表 14-4-2 急、慢性肺栓塞鉴别

	急性肺栓塞	慢性肺栓塞或 CTEPH
栓子形态	1. 中心型,栓子与管壁呈锐角 2. 栓子比较规则	1. 附壁型,栓子与管壁呈钝角 2. 网状、蹼样,不规则型
栓子边界	清楚	不清楚
动脉管径	正常或增粗	变细
远端分支情况	正常,清楚。近端动脉完全闭塞时,远端动脉可因对比剂含量少而显示不清	变细,不清楚,动脉分支管径不成比例
肺动脉增宽	可有肺动脉轻度增宽或正常	肺动脉明显增宽超过 29mm,较同水平升主动脉增宽
支气管动脉	不扩张	直径可大于 1.5mm
引起的右心功能不全的表现	右心房、室可增大,程度较轻,右心室壁不厚	右心房、右心室增大明显,左、右心室比例明显失调,右心室壁增厚

五、结论

当临床怀疑急性肺栓塞时,应用 CTPA-CTV 较单纯应用 CTPA 有更高的诊断敏感性、特异性。考虑到 X 射线辐射剂量,用多普勒超声代替是理想的联合应用。但是,当 CTPA 与临床可能性评估不一致时,其他无创性或有创性检查是必需的。

附 H 重度肺动脉高压原位血栓形成

肺动脉血栓形成是指在肺动脉病变及肺动脉血流紊乱的病理生理基础上,肺动脉内原位形成血栓,临床上需与肺血栓栓塞症鉴别。

肺动脉原位血栓形成是重度肺动脉高压患者的常见并发症。肺动脉血栓形成在 Eisenmenger 综合征患者中发病率较高。Eisenmenger 综合征形成肺动脉高压的机制:①先天性分流性心脏病患者:随着肺动脉压力的逐步升高,在血液的机械剪切力作用下,引起肺血管壁局部直接损伤,小的内膜撕裂促使原位血栓形成;②主肺动脉及左、右肺动脉显著扩张,左、右心室收缩功能减低,导致肺动脉血流缓慢、淤滞,促进红细胞聚积,在扩张的肺动脉内形成连续的层状附壁血栓;③因剪切力、炎症、低氧导致的内皮细胞依赖性凝血及纤溶系统功能异常,促使小血管血栓形成;④因长期缺氧引起红细胞增多、血液黏滞度增高、血小板功能异常及血液高凝倾向,促进血栓形成。

CT 征象:①重度肺动脉高压征象,中心肺动脉明显扩张,右心房、室大,右心室肌壁增厚;②血栓不规则附壁形成,且主要集中在左、右肺动脉干及左、右肺动脉段分支以上扩张的肺动脉血管;③起病缓慢,常有左向右分流的先天性心脏病;④一般不伴有下肢深静脉血栓(图 14-4-22)。

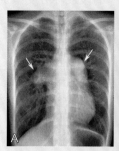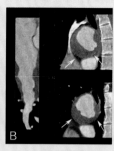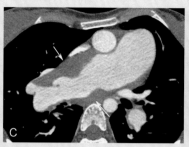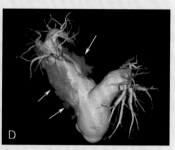

图 14-4-22　重度肺动脉高压,肺动脉原位血栓形成

A. 远达片正位示双肺门血管扩张(↑),外围肺纹理纤细,残根征;B. 右肺动脉曲面重组(CPR)及横断相示右肺动脉扩张,附壁血栓形成(↑);C. 横断像示中心肺动脉明显扩张,右肺动脉附壁血栓形成(↑);D. 容积再现示中心肺动脉瘤样扩张,外围肺动脉残根征,蓝色为右肺动脉大量附壁血栓形成(↑)。

第五节　肺 动 脉 炎

一、基本知识

血管炎包括一大组异质性疾病,其主要特征是血管壁的炎症和纤维素性坏死,可累及各级动静脉,临床表现复杂多样。血管炎的临床特点决定于所累及的血管类型、部位、大小,以及所涉及血管组织的损伤、坏死的范围。2012 年 Chapel Hill 会议(CHCC)的最新血管炎分类如下:

1. 累及大血管的血管炎　巨细胞动脉炎、大动脉炎。

2. 累及中等血管的血管炎　结节性动脉炎、川崎病。

3. 累及小血管的血管炎

(1)ANKA 相关血管炎:显微镜下多血管炎(MPA)、肉芽肿性多血管炎(原名 Wegener's granulomatosis)、嗜酸性肉芽肿性血管炎(GEPA,原名 Churg-Strauss 综合征)。

(2)免疫复合物性小血管炎:抗肾小球基底膜(GBM)病(原名 Goodpast 综合征)、冷球蛋白性血管炎、IgA 性血管炎(原名过敏性紫癜)、低补体血症性荨麻疹性血管炎(HUV)。

4. 变异性血管炎　白塞病(BD)、科根综合征。

5. 单器官血管炎

6. 系统疾病相关的血管炎

最新的分类更加细化,也新增了一些内容,如将白塞病(BD)列为变异性血管炎。和影像关系比较密切的主要是累及中等或以上血管炎,影像学有其特点,小血管炎影像表现类似,鉴别不易。本章主要就累及肺动脉的血管炎的 CT 表现做一简要介绍。

二、大动脉炎

(一) 基本知识

大动脉炎是一种常见疾病,是以中膜损害为主的非特异性全层动脉炎,晚期表现为动脉全层弥漫或不规则增厚及纤维化,引起动脉狭窄或堵塞,可有继发的血栓及粥样斑块。部分病例由于中膜破坏,可致动脉壁扩张、膨突成动脉瘤。

大动脉炎有 50%~80% 可累及肺动脉及分支,表现为管壁增厚、管腔狭窄或扩张,最终可致肺动脉高压。部分病例肺动脉受累早于主动脉。大动脉炎累及肺动脉较为多见,又称"肺动脉型",累及主干、叶分支为主。

(二) 大动脉炎CT诊断

1. 横断扫描　是诊断基础(图14-5-1)。

(1)管壁特点:受累动脉管壁在活动期明显增厚,可达4~8mm。晚期可以逐渐回缩,出现钙化,可以随年龄增长,有动脉硬化性斑块形成,管壁不规则。

(2)管腔特点:早期管腔可以无变化;随着病变发展,管腔狭窄、闭塞;部分可见管腔不规则扩张(动脉瘤),可呈"串珠样"改变;可继发血栓形成。

(3)累及肺动脉范围:累及肺动脉叶段以上大中血管,多累及单侧,右侧多于左侧。右肺上叶动脉最易受侵犯。

(4)伴有主动脉及其分支受累是可提示本病。

2. 多层重组(MPR)或曲面重组(CPR)　以不同层面、不同角度重建各支肺动脉影像,显示管壁病变及管腔狭窄特点、程度,为定性、定量诊断提供依据。

3. 三维重建　容积再现(VR)或表面阴影显示(SSD)直观显示肺动脉解剖、狭窄、闭塞、缺支及肺动脉高压肺动脉主干扩张。

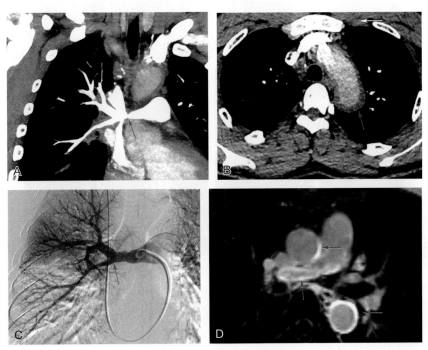

图 14-5-1　大动脉炎,累及肺动脉

A. 横断扫描示右肺动脉重度狭窄(↑);B. 主动脉弓降部管壁明显增厚(↑);C. 有创性造影示右肺动脉及分支重度狭窄,累及肺内分支;D. MRI增强示肺动脉管壁及主动脉管壁明显延迟强化(↑)。

三、非特异性肺动脉炎

(一) 基本知识

非特异性肺动脉炎是指非特异性(细菌性)感染,特别是肺炎引发肺动脉炎,造成肺动脉狭窄。如常见的右肺中叶综合征,长期病变可以引发右肺动脉和/或下肺动脉局限性狭窄。

(二) 非特异性肺动脉炎CT诊断

1. 横断扫描　是诊断基础(图14-5-2)。

(1)肺窗显示肺实质病变,中叶可有不张,肺动脉狭窄相应肺组织炎性病变,肺气肿、支气管扩张等病变可并存。

(2)增强扫描管腔特点:相应病变区肺组织的肺动脉随着病程发展,管腔不同程度狭窄,严重者可见闭塞。狭窄多为局限性,可见狭窄后扩张。

(3)累及范围:相应病变区肺组织的肺动脉,狭窄以肺叶或肺段动脉开口近心段多见。另外,也见相应肺动脉发育不全表现(普遍均匀变细)。

2. 多层重组(MPR)或曲面重组(CPR) 以不同层面、不同角度重建各支肺动脉影像,显示管壁病变及管腔狭窄特点、程度,为诊断提供依据。

3. 三维重建 容积再现(VR)或表面阴影显示(SSD)直观显示肺动脉解剖、狭窄、闭塞、缺支及肺动脉高压肺动脉主干扩张。

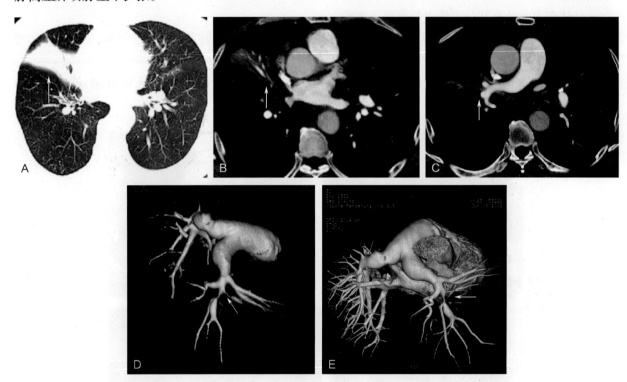

图 14-5-2 右肺中叶综合征,肺动脉狭窄

横断扫描:A. 右肺中叶综合征,右肺中叶实变不张;B、C. 右肺中叶动脉及下叶动脉开口部局限性重度狭窄,并存狭窄后扩张(↑);D、E. 三维重建。

四、白塞综合征肺动脉炎

(一)基本知识

白塞综合征(Behçet syndrome)是以血管炎为主要病理基础的慢性多系统疾病。该病与 HLA-B51 强关联,感染或异常自身免疫应答(尤其是细胞免疫)参与发病。临床上以口腔溃疡、生殖器溃疡、眼炎及皮肤损害为突出表现,又称为口 - 眼 - 生殖器综合征。

白塞综合征累及心血管特点为淋巴细胞、浆细胞浸润,弹力纤维破坏。

1. 侵犯心脏瓣膜、心内膜炎,累及主动脉瓣、二尖瓣造成瓣叶脱垂、关闭不全;累及房间隔瘤并发血栓形成。

2. 累及血管病变特点

(1)动脉炎呈现淋巴细胞、浆细胞浸润,弹力纤维破坏;动脉瘤形成即真性、假性、游走性、多发性、重复性为其特点,占 48%。

(2)静脉炎:急性血栓性静脉炎,占 20%。

(3)肺动脉炎:肺动脉炎动脉瘤、血栓形成(主要侵犯大、中型肺动脉)。

白塞综合征肺部损害,发生率较低,Fairley 报道 BD 发展过程中 1%~10% 患者出现肺部病变。Maeda 和 Nakae 对 170 例 BD 尸检发现 75% 并肺部病变,病变表现多样、复杂,缺乏特征性临床改变,易误诊,但却是此病致死的主要原因。BD 合并肺部病变可表现为肺血管病变、肺实质病变、气道阻塞性疾病和胸膜病变。常见肺部病变包括肺动脉瘤、肺血栓形成、肺血管闭塞等。肺动脉高压可能是肺血管炎、肺血栓形成或肺栓塞所致。

(二)白塞综合征肺动脉炎 CT 诊断

1. 横断扫描　是诊断基础(图 14-5-3)。

(1)肺窗显示肺实质,肺动脉瘤样扩张,肺野球形病灶(动脉瘤形成)。

(2)增强扫描管腔特点:主干瘤样扩张,分支动脉瘤形成,腔内不同程度附壁血栓。

(3)累及范围:肺动脉主干、左右肺动脉、肺叶 - 段分支受累。可以是单发、多发、游走性或复发性。

2. 多层重组(MPR)或曲面重组(CPR)　以不同层面、不同角度重建各支肺动脉影像,显示血管病变(动脉瘤)特点、程度、累及范围及附壁血栓特点。

3. 三维重建　容积再现(VR)或表面阴影显示(SSD)直观显示肺动脉解剖、动脉瘤累及范围。

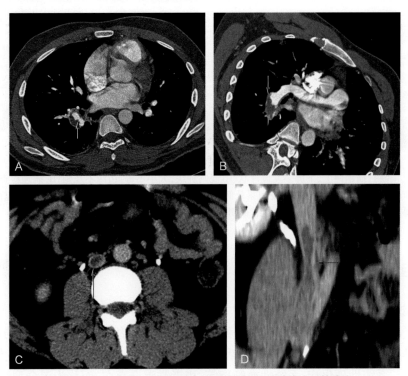

图 14-5-3　男性,因咯血来诊;白塞综合征,肺动脉炎及静脉炎

A. 右下肺动脉瘤样扩张并附壁血栓形成;B. 多层重组示右下肺动脉瘤(↑);C. 下肢深静脉造影示下腔静脉内血栓形成;D. 曲面重建示下腔静脉内血栓形成。本病治疗经过:行下腔静脉临时滤器后,手术切除右下肺,抗凝 1 周并进行免疫治疗,好转后出院。

五、坏死性肉芽肿性血管炎

(一)基本知识

韦格纳肉芽肿病(Wegener granulomatosis,WG)亦为坏死性血管炎,有肉芽肿形成,累及小血管、静脉及毛细血管,也见累及中等血管。肺血管受累的病理改变是肺(中)小动脉坏死性肉芽肿性血管炎。临床常以上呼吸道为首发症状,如副鼻窦炎、鼻腔、气管慢性炎症。胸部 X 线示双肺多发性斑片状、结节及空洞影,主要分布于两肺中下野,多发性 / 多样性为其特点,确诊需肺活检。

（二）坏死性肉芽肿性血管炎（韦格纳肉芽肿病）CT 诊断

CT（平扫）横断扫描是诊断的基础,三维重建对诊断帮助不大。显示肺实质多发性斑片状、大小不等结节及空洞形成,主要分布于两肺中下野,多发性 / 多样性（不规则、多发、大小不等）为其特点,并存胸膜反应、胸腔积液。

确诊要靠病理组织学检查（图 14-5-4）。

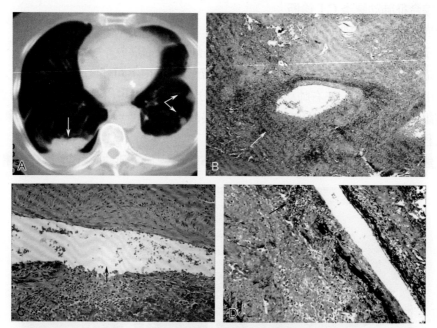

图 14-5-4　坏死性肉芽肿性血管炎（韦格纳肉芽肿病）

A. 横断扫描示两上、下肺多发斑片状、不规则肿块,大小不等,边缘不规则;B. 病理检查:肺小血管横断面示炎性细胞浸润累及部分血管壁(↑);C. 肺小血管纵切面示炎性细胞浸润,部分管壁破坏(↑);D. 肺小血管纵切面示炎性细胞浸润,管壁内弹力板破坏(↑)。

六、结缔组织病

（一）基本知识

结缔组织病（connective tissue disease）是一种以血管及结缔组织慢性炎症为基础的自身免疫性疾病,病因尚不清楚,具有自身免疫为特点。主要包括系统性红斑狼疮、类风湿关节炎、原发性干燥综合征、多发性肌炎与皮肌炎、系统性硬化症、系统性血管炎等,患者常混合存在,而称为混合型结缔组织病（mixed connective tissue disease）。主要累及血管、关节及其周围组织。

累及血管表现为血管炎,管壁炎性细胞浸润、管壁增厚、管腔狭窄,继发小血栓形成,管腔闭塞。由于血管分布的广泛性造成多脏器受损,是其特点。累及肺小血管,发生肺小血管炎及肺间质纤维化,最终形成肺动脉高压。

（二）结缔组织病肺部病变 CT 诊断

1. CT（平扫）横断扫描　采用高分辨率薄层扫描,1mm 或<1mm 层厚可以达到诊断要求。表现为肺透过度降低、磨玻璃样改变,胸膜下小结节、间隔线,间质性肺炎,间质性改变,构成肺小血管炎的 CT 特征,可见细小支气管扩张。

2. CT 增强扫描　主要显示肺动脉,中心肺动脉扩张,外围纤细;右心室增大,呈现肺动脉高压征象(图 14-5-5)。

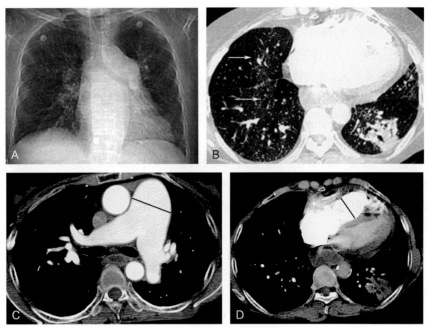

图 14-5-5　混合型结缔组织病

患者女性,54 岁,混合型结缔组织病(经临床实验室检查确诊)。A. 胸部 X 线片示两肺透过度降低,广泛间质性改变,肺动脉段凸,右心增大,肺动脉高压;B.CT 横断扫描示两肺不均匀磨玻璃状改变,间质改变,间质纤维化,可见间隔线,为肺小动脉炎特点;C、D. 增强扫描示中心肺动脉高度扩张,外围纤细,右心房室增大,为肺动脉高压改变。

第六节　慢性纵隔炎累及肺动脉

一、基本知识

慢性纵隔炎多为肉芽肿样病变,常由原发肺结核或组织胞质菌病感染所致,起病缓慢,在纵隔形成致密的纤维组织。也称纵隔纤维化(MF)、硬化性纵隔炎(SM)或纤维性纵隔炎(FM),1855 年由 Oulmont 首次描述。属少见的纵隔内非肿瘤性良性病变,炎症在纵隔间隙内浸润性发展,发展方式类似纵隔恶性肿瘤(如淋巴瘤、恶性胸腺肿瘤)、纵隔内致密结缔组织良性进行性增生性炎性病变。主要表现为纵隔内广泛的纤维组织增生和肉芽肿形成。

(一) 病因

常由原发肺结核或组织胞质菌病感染所致,起病缓慢,在纵隔形成致密的纤维组织。其他如放线菌、结节病、梅毒、外伤后纵隔出血、药物中毒、自身免疫等,均可引起纵隔纤维化。部分患者的病因不明。

1. 局限型　多数与组织胞浆菌(*H.capsulatum*)感染引起免疫介导的超敏反应有关,多发于北美组织胞浆菌流行区(图 14-6-1)。

2. 弥漫型　少数为特发性纵隔内纤维炎症性病变,可能与腹膜后纤维化有关。

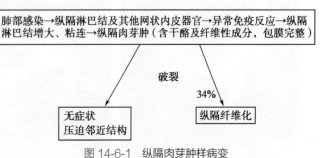

图 14-6-1　纵隔肉芽肿样病变

（二）分类及特点

1. 根据纵隔内纤维组织侵袭性增生和肉芽肿形成,分为局限型和弥漫型。局限型指肺门、器官旁及心包旁,钙化;弥漫型指广泛区域受累,非钙化中低密度影。

2. IFM　以年轻人多见,临床症状呈隐袭性逐渐发展。

3. 胸闷、胸痛为主要症状,可伴发热。

4. 发病率与性别关系不大,或男性稍多。

5. 累及范围　前中纵隔的上中部。侵犯大血管、腔静脉、肺动脉;同时,可以累及食管、气管、支气管,致发生狭窄或梗阻。少数患者可同时发生颈部纤维化和腹膜后纤维化,以致造成输尿管狭窄。

（三）慢性纵隔炎累及肺动脉的两种情况

1. 造成同源性肺动脉炎　纵隔炎同时浸润肺动脉,如结核性纵隔炎,造成结核性肺动脉炎,肺动脉有干酪性病变,检出朗格汉斯细胞,后期出现管壁钙化,管腔狭窄和 / 或闭塞。

2. 慢性纵隔炎纤维化包绕肺动脉,造成不同程度狭窄或闭塞。

二、慢性纵隔炎与肺动脉病变 CT 诊断

（一）横断图像

胸部平扫及增强扫描显示纵隔增宽,纵隔胸膜增厚,器官间(如大血管、气管、食管之间)低密度脂肪间隙消失,代之以中等密度结缔组织。主动脉、肺动脉外形不规则,粗细不均,管壁钙化,大气管、食管狭窄。

如果以肺动脉受累为著,可以出现肺动脉高压征象,右心房、室扩大。

累及气管,可使气管受压狭窄,相应肺组织反复炎症或不张。

累及肺静脉,则造成相应肺静脉狭窄、闭塞,相应肺组织出现间质水肿,同侧出现反复的胸腔积液。

（二）多层重组（MPR）或曲面重组（CPR）

以不同层厚、不同角度重建,可以进一步示显示肺动脉形态、管腔、管壁及其与周围组织、器官的关系。

（三）三维重建

应用容积再现（VR）或表面阴影显示（SSD）重建肺动脉、主动脉等大血管,可以得到三维整体解剖图像,用以指导治疗及教学(图 14-6-2~ 图 14-6-4)。

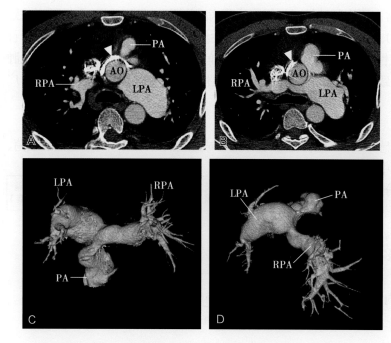

图 14-6-2　患者男性,34 岁,慢性纵隔炎(结核性)肺动脉、主动脉受累,肺动脉高压
A、B. 横断扫描示纵隔增宽,纵隔胸膜增厚,主动脉与肺动脉间低密度脂肪间隙消失,代之以中等密度(结缔组织),主动脉、主肺动脉及左、右肺动脉外形不规则,粗细不均,管壁钙化(▼);主肺动脉及右肺动脉狭窄为著,左肺动脉瘤样扩张。C、D. 肺动脉三维重建示主肺动脉及右肺动脉粗细不均,不规则狭窄,主肺动脉瘤扩张。PA,主肺动脉;LPA,主肺动脉;RPA,右肺动脉;AO,升主动脉。

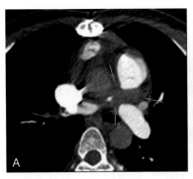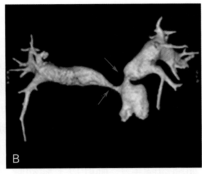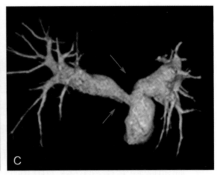

图 14-6-3　患者有结核病史,纵隔炎

A.横断像示纵隔中低密度影,境界不清(↑);B.容积再现示左、右 PA 开口重度狭窄(↑),结合免疫组化,考虑为炎性病变;C.患者服用激素 2 年后复查,纵隔内中低密度影明显减少,左、右肺动脉开口部狭窄较前(B)明显改善(↑)。

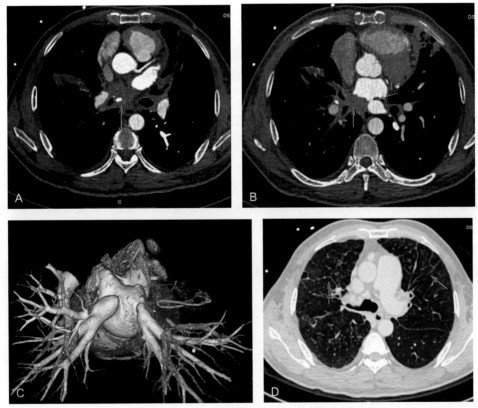

图 14-6-4　患者女性,76 岁,纵隔炎

A、B.纵隔内及肺门区软组织影,可见钙化,肺静脉狭窄,双上肺静脉闭塞,左侧肺静脉明显狭窄(↑);
C.三维重建示双上肺静脉闭塞,双下肺静脉狭窄;D.肺窗示双肺广泛间质性肺水肿,上肺为著(↑)。

第七节　肺 动 脉 瘤

一、基本知识

肺动脉（动脉）瘤简称为肺动脉瘤,是肺动脉的扩张性疾病,当管径超过正常管径 50% 时,即可认为是瘤或瘤样扩张,有瘤颈突出于管腔外的,称囊状动脉瘤。可分为合并动静脉交通与不合并两大类,前者定位于外周动脉,为肺动静脉发育畸形所致。后者多发生于近心段肺动脉,其病性质多样:①特发性（如特发性肺动脉扩张）;②先天性心血管畸形合并肺动脉瘤;③获得性肺动脉瘤:包括感染性、外伤性动脉瘤;④自身免疫性动脉炎所致动脉瘤（如白塞综合征,详见本章第五节）。

肺动脉瘤发生部位分为中央型,如肺动脉主干、肺叶以上肺动脉;外围型,如肺段及以下分支动脉瘤。不同病因发生部位有所不同。

二、CT 征象及诊断

（一）横断图像

肺动脉层面显示基本改变为受累肺动脉瘤样扩张,部分可伴血栓形成。不同病因所致的肺动脉瘤样扩张受累部位及表现特点不同。

1. 中央型肺动脉瘤　主肺动脉及左、右肺动脉高度瘤样扩张,管径超过正常管径 50%。不同病因有不同特点,特发性瘤样扩张的内壁光滑,动脉炎性动脉瘤可以继发附壁血栓形成。

2. 外围型肺动脉瘤（表现多样化）

（1）单发或多个孤立于肺野的动脉瘤,见于感染性或动脉炎性动脉瘤,常伴有附壁血栓。

（2）一支动脉呈串珠样大小不等的动脉瘤,多为先天性,较少有附壁血栓发生。

（3）不同病因肺动脉瘤特点:

1）肺血管炎所致肺动脉扩张,动脉瘤形成:不同病因累及不同类型血管,如白塞综合征,其主要累及大中型血管,管壁不规则,动脉瘤可为真性或假性,具有游走性、多发性、重复性的特点;可伴有血栓形成。

有些动脉炎性动脉瘤可以是血管狭窄 - 闭塞与动脉瘤并存。

2）特发性肺动脉扩张:累及肺动脉主干,以主肺动脉较明显,呈梭形瘤样扩张,内壁光滑,不伴血栓形成。

3）感染性肺动脉瘤:大小不等,单发与多发都有可能。常有感染性心内膜炎病史。

4）外伤性肺动脉瘤:外伤史,相应胸、肺损伤,可能并存肺动静脉瘘。

5）先天性肺动脉瘤:可以独立发生,单发或多发,内壁光滑,无血栓形成;部分病例可以并存其他心血管畸形。病原诊断需要密切结合病史。

（二）多层重组（MPR）或曲面重组（CPR）

以不同层厚、不同角度重建血管,可以理解动脉瘤特点累及范围。

（三）容积再现（VR）或表面阴影显示（SSD）

可以直观显示肺动脉瘤,有益于临床诊断、治疗与教学（图 14-7-1,图 14-7-2）。

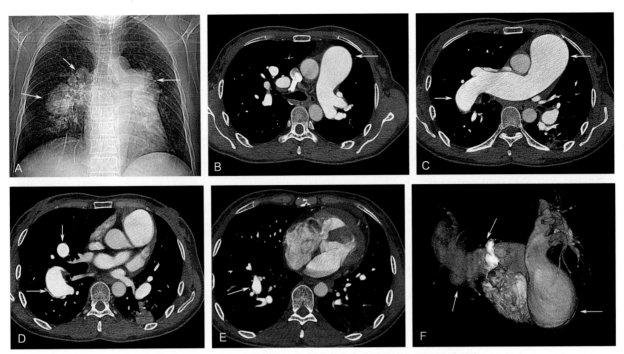

图 14-7-1　左 - 右分流的先天性心脏病合并右肺动脉多发动脉瘤形成

A. X 线片示肺动脉段瘤样膨突(↑),右肺门影明显增大,多发类圆形结节状影(↑),右心增大。B~E. 横断扫描示主肺动脉 - 右肺动脉主干(↑)及右下肺动脉(↑)均呈瘤样扩张,右心大;中心肺动脉瘤样扩张;右肺动脉多发动脉瘤形成(↑),考虑为先天性。F. 容积再现。

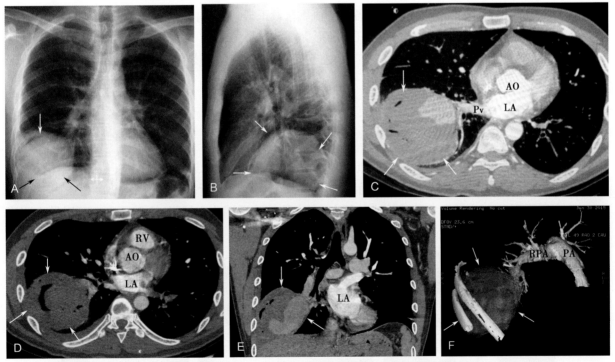

图 14-7-2　患者男性,35 岁,肺动脉获得性假性动脉瘤,右肺下动脉假性动脉瘤

A、B. 正侧位胸部 X 线片示大的假性动脉瘤;C、D. 横断像示有下叶假性动脉瘤形成,部分对比剂充盈,部分为血栓,其中可见气体存在;E. 多层重组(MPR);F. 容积再现(VR)示假性动脉瘤与右下肺动脉分支连通(↑)。考虑为外周性动脉瘤破裂,形成假性动脉瘤。

第八节 特发性肺动脉扩张

一、基本知识

特发性肺动脉扩张(idiopathic dilatation of the pulmonary artery)指肺动脉总干扩张而无其他畸形。

特发性肺动脉扩张可能是胚胎发育期中肺动脉弹力纤维组织先天性缺陷而致肺动脉扩张。主动脉与肺动脉在胚胎分化过程中分化不均匀,肺动脉较大而主动脉较小,致肺动脉粗而主动脉细。25%~30%可合并肺动脉瓣关闭不全。马方综合征结缔组织有改变,也可发生肺动脉扩张。

患者多无症状或有功能性症状。体检示心浊音界不增大,肺动脉瓣区有3级以下的收缩期吹风样杂音和收缩喷射音、第2心音分裂并略亢进。

临床诊断主要依据排除可以引起肺动脉扩张的各种先天性和后天性心血管病。Ramsey等提出本病的诊断标准是:①无心内分流畸形或后天性心、肺疾病;②右心室收缩压在4.0kPa以下;③肺动脉瓣前与瓣后压差在2.0kPa以下。

临床诊断主要依靠影像学:

1. 普通X线诊断 肺血正常,肺动脉段有不同程度的凸出;心影形态、大小正常。

2. 超声心动图 各心腔大小一般正常,偶有右心室略大;肺动脉内径大于主动脉内径,肺动脉扩张伴肺动脉瓣环扩张或肺动脉瓣膜形态异常,肺动脉瓣环/主动脉瓣环之比≥1.5。多普勒超声于右室流出道可记录到舒张期湍流频谱,可见异常反流束从肺动脉瓣反流到右室流出道。

3. 心导管及心血管造影检查 在必须除外器质性心脏病时,才做有创性检查。

心导管检查无异常,血氧饱和度正常,各心腔血氧含量正常,无心内分流,右心室及肺动脉压力正常,两者连续测压无压差存在。导管不能通过任何畸形。

心血管选择性肺动脉造影可见肺动脉扩张,左、右及两侧肺动脉分支有扩张变化,如合并有肺动脉瓣关闭不全,可见对比剂反流入右心室。

二、CT诊断

1. 横断像 主肺动脉水平,直接显示肺动脉主干或左、右主肺动脉近端分支扩张;心脏内结构正常。
2. 多层重组(MPR) 可以显示主肺动脉或包括左、右主肺动脉近端分支扩张;心脏内结构正常。
3. 容积再现(VR) 显示主肺动脉或包括左、右主肺动脉近端分支扩张;心脏不大。可以做出明确诊断(图14-8-1)。

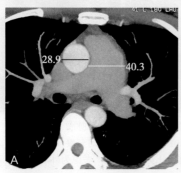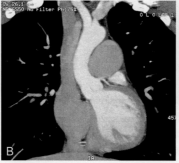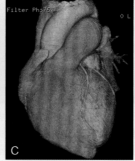

图14-8-1 患者女性,26岁,特发性肺动脉扩张

A. 横断像示肺动脉及左、右肺动脉分支扩张(主肺动脉横径为40.3mm;升主动脉为28.9mm),心内结构无异常;B. 多层重组(MPR);C. 容积再现(VR)示主肺动脉扩张,未见心内结构异常。超声心动图:心内结构无异常,肺动脉压正常。诊断为特发性肺动脉扩张。

第九节　肺动脉夹层或血肿

一、基本知识

肺动脉夹层或血肿（pulmonary artery dissection or hematoma，PAD or PAH）是指肺动脉内膜或外膜下的循环血液通过破口进入动脉中层形成夹层或血肿，并延伸剥离的严重肺血管急症。如果肺动脉游离壁内膜出现第二个破口，夹层中的血液重新进入血液循环。

肺动脉夹层是一种非常罕见的疾病。自1842年Helmbrecht首次报道以来，迄今已有72例，大部分为尸检发现，仅17例患者生前获得确诊。随着多种影像学技术的发展，包括CT、MRI、超声心动图、介入诊疗技术，肺动脉夹层生前检出率提高。

二、病因及分型

1. 按照病因分型　分为特发性和继发性肺动脉夹层，后者包括医源性肺动脉夹层（如不适当的介入操作）、主动脉疾病、先天性心脏病等。主要危险因素为主动脉夹层或血肿、重度肺动脉高压，其他曾经报道过的病因有肺结核、梅毒、妊娠、特发性中层囊状坏死、淀粉样变性等。个别患者无相关危险因素，称为特发性肺动脉夹层。

2. 根据夹层累及部位分型　分肺动脉主干型（累及肺动脉主干及其分支），占80.3%；左、右肺动脉型（发生于左或右肺动脉），占11.5%；肺内动脉型（发生于肺内动脉），占8.2%。

三、发病机制

1. 重度肺动脉高压时，肺动脉内膜出现破口血液进入中层，可形成夹层。

中国医学科学院阜外医院2000—2019年CT共确诊9例由肺动脉高压所致肺动脉夹层患者。女性发病率略高，男女比例为1∶1.1。

2. 胚胎时期正常原始动脉干第5~8周逐渐形成分隔，将大动脉分隔为位于右后方的主动脉和左前方的肺动脉。原始主动脉分隔出的主动脉根部和中心肺动脉在解剖上拥有共同的外膜结构——结缔组织鞘膜结构，尤其在主动脉根部左后壁方向（图14-9-1）。

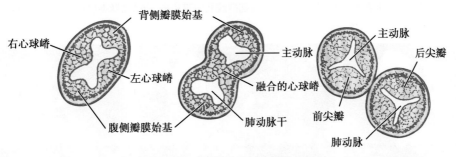

图14-9-1　原始动脉干分隔模式图

有部分患者因主动脉A型夹层或血肿累及肺动脉。主动脉根部和中央肺动脉（主肺动脉/左、右肺动脉主干）在解剖上拥有共同的结缔组织鞘膜结构，Stanford A型主动脉夹层根部假腔破裂时，血液可进入肺动脉鞘内，引起肺动脉壁内血肿，有学者认为因此种机制所致肺动脉夹层应命名为肺动脉鞘血肿,并将其分为两型,Ⅰ型为仅累及肺动脉主干及其周围,Ⅱ型为通过肺动脉鞘膜、肺门侵及肺内并包绕支气管血管束。因右肺动脉主干与主动脉根部紧邻,此种肺动脉夹层更易累及右肺动脉。

　　主动脉夹层或壁内血肿累及肺动脉文献报道相对少,2009年Sueyoshi等回顾性分析了232例急性Stanford A型AD患者的CT表现,检出合并HPS者21例(9.1%),是迄今为止的文献中最大一组病例报道。目前尚未见到关于累及肺动脉的A型AD或IMH生存关系方面的研究。中国医学科学院阜外医院2010年1月至2017年12月检查主动脉A型夹层或壁内血肿累及肺动脉壁内血肿或夹层269例。

　　主动脉夹层或血肿Ⅲ型可见动脉导管累及肺动脉,形成夹层或血肿。

四、肺动脉夹层CT诊断

　　1. 横断像　肺动脉层面可见内膜片构成的线状充盈缺损,形成双腔肺动脉,亦可分辨出真腔与假腔;假腔显影较淡,管腔膨大。肺动脉壁内血肿为肺动脉周围相对低密度环形或新月形软组织影,平扫相对于正常管腔为高密度,应注意是否侵入肺内支气管血管束周围,有则预后不良。心包积液或胸腔积液常预示有破裂的可能。

　　2. 多层重组(MPR)或曲面重组(CPR)　以不同层厚、不同角度重建肺动脉,可以清楚显示肺动脉内腔、内膜片、累及的范围及程度、有否血栓形成等,对指导治疗有重要价值。

　　3. 三维重建

　　4. 容积再现(VR)或表面阴影显示(SSD)　有助于直观肺动脉外形,对观察内腔不如多层重组能提供更多信息(图14-9-2~图14-9-6)。

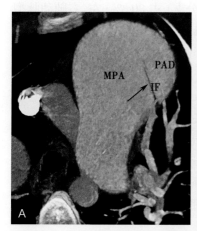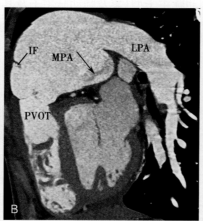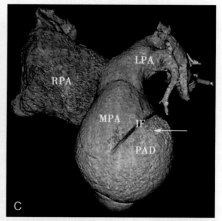

图14-9-2　患者女性,21岁,心慌气短15年。室间隔缺损,重度肺动脉高压,肺动脉夹层

A. 横断扫描;B. 多层重组示主肺动脉高度瘤样扩张,可见左侧壁线状内膜片影,为肺动脉夹层(↑);C. 肺动脉容积再现示主肺动脉夹层(↑)。

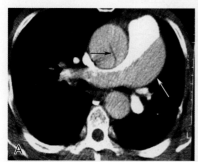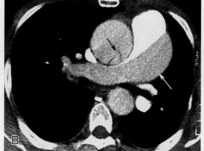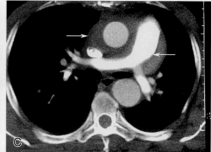

图14-9-3　马方综合征,主动脉夹层Ⅱ型,肺动脉夹层术后

横断扫描:A、B. 术前示升主动脉夹层,肺动脉夹层,可见内膜片,累及主动脉及右肺动脉,假腔显影较淡,管腔膨大(↑);C. 升主动脉及主肺动脉血管置换术后,管腔正常。

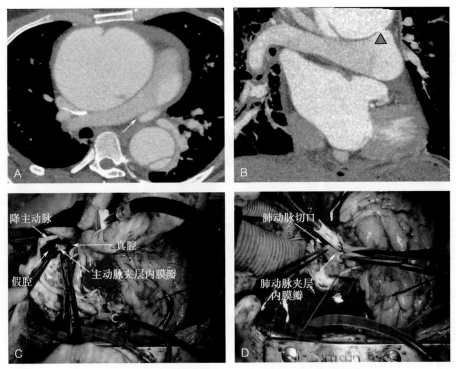

图 14-9-4　主动脉夹层 A 型累及肺动脉夹层，手术证实

A. 主动脉夹层 I 型，主肺动脉局部夹层（↑）；B. 升主动脉 - 肺动脉之间可见破口（▲）；C. 升主动脉夹层；D. 手术证实肺动脉外膜破口（↑）。

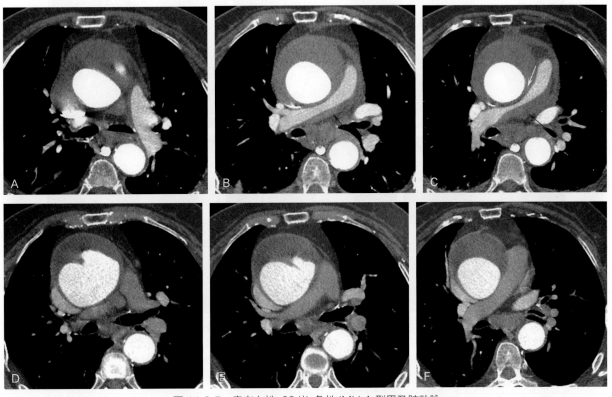

图 14-9-5　患者女性，69 岁，急性 IMH-A 型累及肺动脉

A~C. 主肺动脉 - 右肺动脉干血肿（红色↑），主动脉及右肺动脉因血肿致两大动脉间隙增宽（黄色↑），右肺动脉受压狭窄；D~F. 5 个月后复查，CT 显示两大动脉之间血肿间隙消失，右肺动脉血肿消失、受压改善，但是右肺动脉可见局限夹层形成（红色↑）。

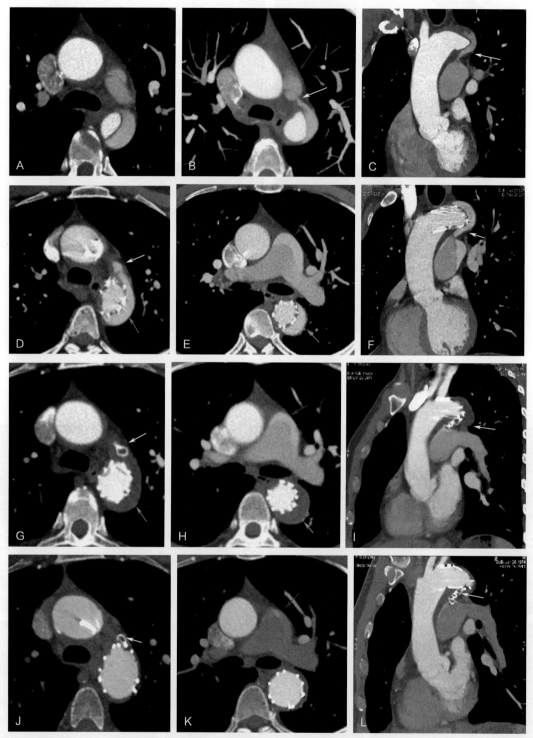

图 14-9-6 急性主动脉夹层Ⅲ型累及肺动脉

患者男性,44岁,后背痛6小时入院。A~C.首次入院CT,主动脉夹层Ⅲ型,经动脉导管累及肺动脉,主肺动脉局部夹层(红色↑);D~F.降主动脉支架植入术后,经动脉导管逆向充盈致降主动脉大量内漏(蓝色↑),主肺动脉局限夹层(红色↑);G~I.未闭动脉导管封堵术后,降主动脉支架周围假腔血栓化(蓝色↑),未见内漏,主肺动脉仍可见局限夹层(红色↑);J~L.动脉导管封堵术后4个月复查CT,降主动脉支架周围假腔血肿吸收,动脉导管区可见封堵器影(↑),主肺动脉局部仍可见夹层征象(红色↑)。

第十节　特发性肺动脉高压

一、基本知识

特发性肺动脉高压(idiopathic pulmonary arterial hypertension,IPAH)是 2003 年威尼斯第三届肺动脉高压会议(WSPH)第一次提出的。后来随研究深入又不断调整,2018 年第六届 WSPH 会议上,最新的定义是指原因不明的肺血管阻力增加引起持续性肺动脉压力增高,导致在静息状态下肺动脉平均压 ≥25mmHg,不推荐采用运动肺动脉压测定作为标准,同时应满足肺毛细血管楔压 ≤15mmHg,PVR>3WU($1WU = 80dyn \cdot s/cm^5$),并要排除一切引起肺动脉高压的继发因素。主要病理为:①小动脉中膜肥厚及无肌层的细动脉肌化;②内膜细胞性增生,向心性层板样内膜纤维化(洋葱皮样增生);③原位血栓形成;④血管丛样病变。

WHO 将 IPAH 归纳为 3 种病理组织类型:①丛源性动脉病:肺小动脉广泛的中膜增厚,同心性内膜纤维化和丛状损害;②微血栓形成;③肺静脉阻塞性病变:肺小静脉内膜纤维性增生,继发小血栓管腔阻塞,毛细血管明显充血,肺泡间隔增宽,含铁血黄素沉着。

国外统计发病率为(15~35)/100 万。

二、特发性肺动脉高压 CT 诊断

1. 横断像

(1)肺动脉高压征象:①中心肺动脉扩张,外围纤细;②右心增大:右心室横径:左室横径>1,右心室肥厚,右心房增大。

(2)肺动脉充盈良好,管壁光滑、无充盈缺损,无狭窄及缺支征象。

(3)心脏大血管正常,无心内外畸形、无瓣膜病。

(4)胸、肺正常,无胸、肺疾病。

(5)CTV 腔静脉 - 下肢静脉无血栓。

(6)部分患者可有纵隔淋巴结增大、马赛克征、小叶中心磨玻璃结节及肺内渗出病变等非特异征象。晚期可有心包积液及胸腔积液等。

2. 多层重组(MPR)曲面重组(CPR)　主肺动脉、左右肺动脉及肺叶动脉扩张,外围分支纤细。

3. 三维重建容积再现(VR)　可以显示肺动脉血管树,但是对定性诊断作用不大。

4. 影像学诊断的基本原则是排除法　①无胸、肺疾病;②无心内或心外大动脉水平分流;③无肺动脉炎;④无肺栓塞;⑤无引起肺动脉高压的一切继发病因(图 14-10-1,图 14-10-2)。

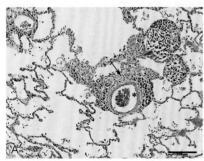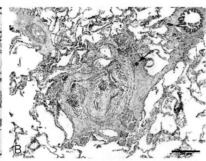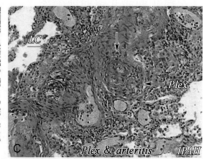

图 14-10-1　肺动脉高压病理

A. 正常肺小动脉(↑);B. 特发性肺动脉高压,肺小动脉管壁增厚,微小血栓形成,管腔闭塞(↑);C. 肺小动脉丛样变(↑)。

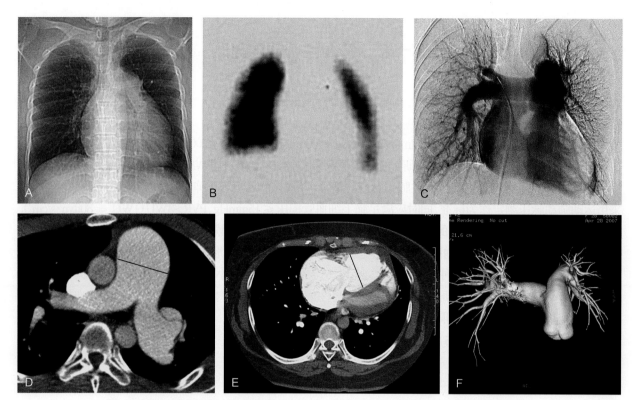

图 14-10-2　特发性肺动脉高压,患者女性,28 岁,活动后心悸气短,心电图示右心室肥厚

A. 心脏 X 线片:外围肺血管纹理纤细,右下肺动脉扩张,肺动脉段膨突,右心房、室增大,诊断为肺动脉高压,性质待定;B. 核素肺灌注扫描(V/Q):正常;C. 肺动脉 DSA:中心肺动脉扩张,外围纤细;D、E. 横断扫描:中心肺动脉扩张,外围纤细,未见肺栓塞征象,右心室扩大;F. 三维重建:中心肺动脉扩张,外围纤细。诊断在排除一切能够产生继发性肺动脉高压因素后,考虑为特发性肺动脉高压。

第十一节　先天性肺动静脉瘘

一、基本知识

肺动静脉瘘(pulmonary arteriovenous fistula)又被称为肺动静脉畸形(pulmonary arteriovenous malformations),是肺动脉和肺静脉之间的异常沟通,并不少见的肺血管病。1897 年 Churton 在尸检中发现肺动静脉瘘,1939 年 Smith 和 Horton 首次临床报道肺动静脉瘘。60%~90% 先天性肺动静脉瘘伴发遗传性出血性毛细血管扩张症(HHT)。该病女性发病率大约是男性的 2 倍。10% 左右的肺动静脉瘘在婴儿期或儿童期被确诊,随年龄增长,外显率不断增加。该病自然转归不佳,未经治疗的患者中病死率约 11%。

(一)肺动静脉瘘发生

1. 胚胎发生　目前尚不清楚,有以下几种可能:

(1)肺芽时期动静脉丛之间原始连接的间隔发育障碍而造成毛细血管发育不全,形成肺动静脉瘘。

(2)胚胎期单支肺动静脉之间缺乏末梢毛细血管袢,易形成腔大、壁薄的血管囊。

(3)胚胎期多支肺动静脉之间的终末毛细血管床囊性扩张,形成肺动静脉瘘。

2. 遗传因素　研究发现,大多数先天性肺动静脉瘘伴发遗传性出血性毛细血管扩张症(HHT)。HHT 是一种常染色体显性遗传病,目前已知至少与 3 种染色体上的基因位点相关,其中 HHT1 是染色体 9q3 位点上的基因突变所致;HHT2 是染色体 12q 位点上的基因突变所致。同时发现 15%~35% 的 HHT

伴发肺动静脉瘘,因此有人推测,先天性肺动静脉瘘是一种基因突变所致的遗传性疾病。

3. 获得性　肺动静脉瘘亦可由后天性病变引起,如肝硬化、外伤、手术、二尖瓣狭窄、放线菌病、结核病、血吸虫病、转移性甲状腺癌、范科尼综合征等。

(二)病理解剖及病理分型

肺动静脉瘘好发于两肺下叶,多为单侧病变,约1/3 为多发性。瘘口多接近胸膜,在肺实质者少见。病理可分两型,即囊型和弥漫型。

1. 囊型　瘘管部形成蜿蜒屈曲的团状血管瘤囊,瘤壁厚薄不均,又分为单纯型和复杂型(图14-11-1)。

(1)单纯型:为 1 支供血肺动脉与 1 支引流肺静脉直接沟通,瘤囊无分隔。

(2)复杂型:为 2 支以上的供血肺动脉与引流肺静脉直接沟通,囊腔常有分隔。

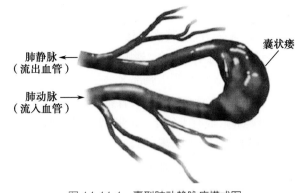

图 14-11-1　囊型肺动静脉瘘模式图

2. 弥漫型　可局限于一个肺叶或遍及两肺小动、静脉之间毛细血管沟通,而无瘤囊形成。80%~90% 的肺动静脉瘘属单纯型。大约 95% 的肺动静脉瘘由肺动脉供血,少见由体循环动脉供血或两者同时供血。受累动、静脉常呈弯曲状扩张,静脉往往有变性或钙化。菲薄、变性的囊瘘易发生自发性破裂,继而形成局限性含铁血黄素沉着症。

(三)病理生理

肺动脉与肺静脉之间存在着异常交通,使肺动脉血未经肺泡氧合而直接进入肺静脉,造成右向左分流,且分流量的多少和病程的长短与临床症状和体征呈正相关。此外,分流量可达 18%~89%,以致动脉血氧饱和度下降。一般无通气障碍,PCO_2 正常。重者可因肺血管破裂而致大出血,或因病变部位血栓脱落而致重要生命脏器栓塞,危及生命。因此,早期诊断和手术矫正是治疗该疾病的关键。

分流量较小时,临床症状和体征较轻,血红细胞总数和其他指标改变不大。

中重度分流量,因病变部位动静脉交通支多,右向左分流量大,故红细胞总数、血红蛋白明显升高,而血氧含量及动脉氧分压均降低,出现口唇发绀及杵状指、趾;重症者或病程过长者会导致左心负荷增重。因此,临床症状和体征则表现较重。

肺动静脉瘘形成肺 - 体循环直接交通,可能发生矛盾性栓塞,导致脑梗死;容易发生细菌感染,导致脑脓肿等并发症,值得注意。

(四)临床症状

临床症状的出现与严重程度、病变大小密切相关。"弥漫型"或瘘管较大的"囊型"在儿童期即可出现症状,如气促、呼吸困难、晕厥、咯血,出现口唇发绀、末梢发绀。少数患者呈隐匿性,由于肺动静脉瘘较小,多无症状,多数在查体中检出(图 14-11-2)。

伴发 HHT 的患者症状出现较早且常见出现鼻出血,其次是呼吸困难、咯血,出现皮肤、胃肠道的毛细血管扩张出血、胸痛、咳嗽、偏头疼、耳鸣、头晕等(详见第十四章第十七节)。

约 1/2 的肺动静脉瘘可在胸 - 背部听到血管性杂音,而且吸气时明显。由于肺动静脉瘘主要是肺部下叶病变,患者可表现为直立性低氧血症。

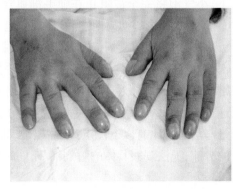

图 14-11-2　肺动静脉瘘、杵状指

肺动静脉瘘可产生严重的并发症,最常见的是神经系统并发症,尤其多见于弥漫型肺小动静脉瘘,包括脑卒中(18%)、偏头疼(43%)、短暂性脑缺血发作(37%)、脑脓肿(9%)、癫痫发作(8%)。另外,还有肺动脉高压、矛盾性栓塞、感染性心内膜炎、贫血、咯血、血胸、红细胞增多症,其中血胸和咯血是可危及生命的并发症。

（五）临床诊断

1. 纯氧试验　纯氧试验敏感性高,对那些有临床意义的肺动静脉瘘的诊断率接近100%,而且简单易行、价格低,目前是临床上首选的筛检方法。具体步骤如下:吸纯氧20分钟,然后计算分流分数,即Shuntfraction=$(PAo_2-Pao_2)/(PAo_2-Pao_2+1\ 670)$,其中$PAo_2$是肺泡氧分压,$Pao_2$是动脉氧分压。如果该分数≥5%,提示有分流存在,需一步检查。纯氧试验也有缺点:首先,它的特异性不如超声心动图声学造影和CTPA等方法;其次,吸纯氧可导致肺膨胀不全和一定量分流(分流分数可达11%),同时由于技术问题,吸氧时常有空气渗入,影响测定结果。

2. 胸部X线摄影　胸部X线摄影简便易行、敏感、无创且经济,目前作为肺动静脉瘘的一线筛选检查。

囊型肺动静脉瘘:通常具有典型X线征象,表现为孤立或多发的类圆形阴影,阴影直径大小不等,密度均匀,边缘清晰,或有浅分叶。扩张、增粗的供血动脉及引流静脉连于阴影,供血动脉与肺门相连(图14-11-3)。

弥漫型肺动静脉瘘:多缺乏典型X线征象,可表现为肺叶或肺段分布斑点状阴影,也可表现为肺纹理增强、扭曲,有的病例X线片无阳性所见。因此,弥漫型肺小动静脉瘘,X线片诊断困难(图14-11-4)。

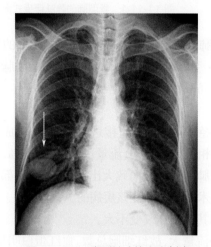
图14-11-3　囊型肺动静脉瘘(↑)

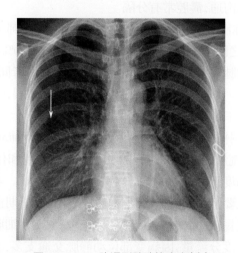
图14-11-4　弥漫型肺动静脉瘘(↑)

3. 超声心动图声学造影　超声心动图声学造影诊断有临床意义的肺动静脉瘘的敏感性几乎为100%,甚至能发现那些很小的没有临床意义的肺动静脉瘘,同时因为它是无创的,目前应用广泛。具体方法如下:从外周静脉注射振荡过的生理盐水(此时可产生小气泡),然后做超声心动图检查。正常情况下,小气泡将完全被阻止在肺毛细血管中,不会进入左心房;但当有肺动静脉瘘存在时,左心房内很快(一般在3~5个心动周期之后)出现气泡。它的缺点是不能确定病变的部位和范围,不能测定分流分数。

4. 肺灌注核素扫描　肺灌注核素扫描是诊断肺动静脉瘘的一种敏感性很高的方法,能确定病变的部位和范围,并能测定分流分数。方法如下:从外周静脉注射^{99m}Tc-白蛋白(微粒直径为7~25μm)。正常情况下,这些微粒不能通过肺毛细血管;当肺动静脉瘘存在时,它们可经肺随血流到达脑、肾等器官。通过肺和肾的核素扫描,可测定分流分数。Whyte等发现该方法和纯氧试验的结果有很好的相关性,而且与后者相比有以下优点:不需要取动脉血样;更适于运动时的分流测定。缺点是不能区分肺内和心内的分流,无法观察具体的解剖细节,同时价格较高。

二、CT诊断

MDCT肺动脉造影(CTPA)是诊断肺动静脉瘘的一种有效手段。

（一）横断像

横断像是肺动静脉瘘诊断基础。

1. 囊型肺动静脉瘘　动静脉瘘的引流血管屈曲、增粗，形成屈曲的团状血管瘤囊，瘤壁厚薄不均，肺静脉-左心房早期显影有重要意义。该类又分为单纯型和复杂型。

（1）单纯型：为1支供血肺动脉与1支引流肺静脉直接沟通，瘤囊无分隔。

（2）复杂型：为2支以上的供血肺动脉与引流肺静脉直接沟通，囊腔常有分隔。

2. 弥漫型肺动静脉瘘　广泛迂曲的小血管网。常见一叶或多个肺叶受累及，而无瘤囊形成。左心房提前显影。

（二）多层重组（MPR）

可以显示引流血管及瘤囊的结构及其与周围组织的关系，明确解剖诊断。

（三）容积再现（VR）

重建肺动静脉瘘的解剖结构，有利于治疗（图14-11-5，图14-11-6）。

80%~90%的肺动静脉瘘属单纯型。大约95%的肺动静脉瘘由肺动脉供血，少见由体循环动脉供血或两者同时供血。受累动、静脉常呈弯曲状扩张，静脉往往有变性或钙化。菲薄、变性的囊瘘易发生自发性破裂，继而形成局限性含铁血黄素沉着症。

CTPA在肺动静脉瘘的正确诊断及解剖结构显示方面有其明显优势。三维重建可以从各个角度显示血管结构，准确性高达95%。一项研究表明，CTPA对肺动静脉瘘的检出率较肺动脉造影高2倍。

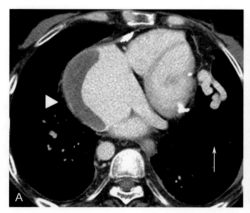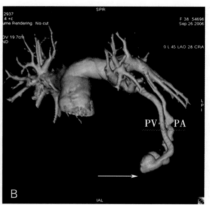

图14-11-5　肺动静脉瘘CTPA检查

A.横断像示左肺舌叶迂曲、扩张的血管（↑）；B.三维重建（容积再现VR）示肺动静脉瘘流入（肺动脉）与流出（肺静脉）血管及"囊状"膨大的瘘管（↑）。右心房血栓形成（A △）。

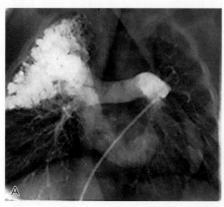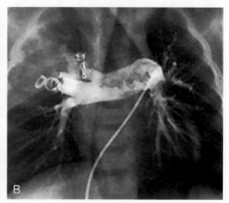

图14-11-6　弥漫型肺动静脉瘘介入治疗

A.肺动脉造影示右肺动脉主干及上叶分支增粗，末梢多发肺小动-静脉直接沟通，无瘤囊形成，肺静脉及左心房提前显影；B.右肺动脉上叶分支栓塞术后，多发肺动静脉瘘未见显影，栓塞治疗成功。

第十二节　肺隔离症

一、基本知识

肺隔离症是临床上相对多见的先天性肺发育畸形,是指肺内存在一部分无功能的肺组织,与正常肺组织分离,由体循环的异常动脉供血,单独发育。占肺部疾病的0.15%~6.4%,占肺切除的1.1%~1.8%。

胚胎发育期间,肺动脉发育不全使一部分肺组织血液供应受障碍,并由主动脉的分支代替肺动脉供应该区肺组织,所形成无呼吸功能囊性包块,隔离肺可有自己的支气管,分为肺内型和肺外型(又称纵隔型),前者位于脏胸膜组织内,其囊腔病变与正常的支气管相通或不相通,临床多见;后者被独自的胸膜包盖,独立于正常肺组织之外,囊腔与正常支气管不相通,多以纵隔肿瘤为第一诊断就诊。无论肺外型与肺内型,肺隔离症的主要动脉均来源于体循环的分支,主要是降主动脉,也可源于腹主动脉上部、腹腔动脉及其分支、升主或主动脉弓、无名动脉、锁骨下动脉、内乳动脉、肋间动脉、膈动脉或肾动脉等。多数经下肺韧带进入隔离肺内,常为1支,也有2支或多支的情况,但较少见。肺隔离症静脉回流不尽一致:肺内型肺隔离症的血液回流入下肺静脉,偶有肺内型回流到体循环静脉。肺外型肺隔离症血液回流入体静脉,如半奇静脉、奇静脉、下腔静脉、无名静脉、肋间静脉等。

二、CT诊断

(一) 横断图像

1. 肺内型

(1)CT平扫:显示为下叶后基底段多见(尤以左侧为多见),可以与支气管相通,也可以不通。由于长期、反复感染,典型者呈蜂窝状改变或多囊状大小不等的透亮区及低密度影,有的可见气液平面、肺气肿,少数有斑点状钙化。伴发感染时呈脓肿样改变,与支气管相通时可形成多发含气囊腔阴影或气液平面。

(2)增强扫描:显示局部肺组织由降主动脉直接发出分支供血。静脉回流可以有两种情况,一种回流至肺静脉;另一种亦可见回流入体静脉系统(如副半奇静脉)或下腔静脉。

2. 肺外型(又称纵隔型)

(1)CT平扫:典型者显示为下后纵隔占位病变,在心影后,紧贴膈面大多呈圆形或椭圆形致密块影或囊肿性阴影,少数为多边形或三角形,以囊肿型多见。

(2)增强扫描:能显示由体循环供血,多数来源于降主动脉,也可见源于腹主动脉上部、腹腔动脉及其分支、升主或主动脉弓、无名动脉、锁骨下动脉、内乳动脉、肋间动脉、膈动脉或肾动脉等。

肺外型常合并其他畸形,如横膈疝、室间隔缺损、肺静脉异位引流、心包囊肿、漏斗胸、脊柱畸形、肺不发育等,应予以注意。

(二) 多层重组(MPR)

可以多方位、直观、准确地提供体循环动脉的起源、分支走行及其回流静脉。

(三) 容积再现(VR)

可以多方位、直观、准确地提供体循环动脉的起源、分支走行及其回流静脉(图14-12-1~图14-12-4)。

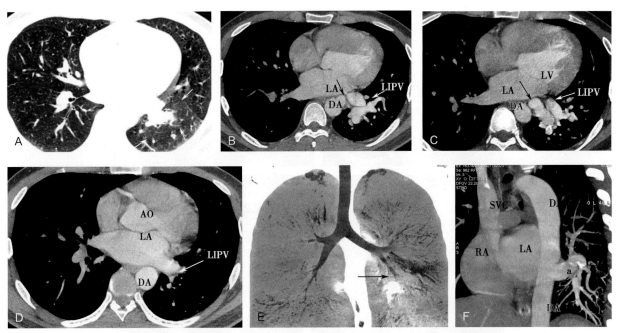

图 14-12-1　患者女性,26 岁,反复发作左下肺肺炎,左下肺肺隔离症(肺内型)

A. 横断图像(平扫肺窗)示左下肺渗出性改变,增粗血管影(↑);B~D. 横断图像(增强)示降主动脉发出一支动脉入左肺(↑),相伴肺静脉增粗回流于左心房(LIPV↑);E. 最小密度投影(min-MIP)示左下肺支气管与左肺支气管连通、通畅(↑);F. 多层重组(MPR)示降主动脉发出一支粗大血管进入左下肺(a)。CT 诊断为左侧隔离肺(肺内型),并经手术证实。

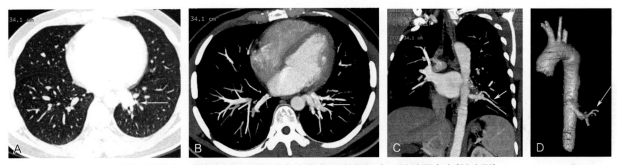

图 14-12-2　患者女性,27 岁,反复发作左下肺肺炎,左下肺肺隔离症(肺内型)

A. 横断图像(平扫肺窗)示左下肺结节影(↑);B. 横断图像(增强,MIP)示左下肺一支肺动脉起源于胸主动脉(↑);C. 多层重组示左下肺一支体循环血管起源于胸主动脉,肺静脉回流于左心房(↑);D. 容积再现示一支体循环血管起源于胸主动脉。CT 诊断为左侧隔离肺(肺内型),并经手术证实。

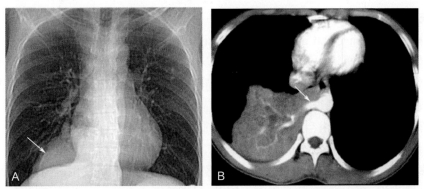

图 14-12-3　患者女性,6 岁,反复发作右下肺肺炎,右侧隔离肺(肺外型)

A. 胸部 X 线片示右下后纵隔占位性病变,包膜完整;B. 增强 CT 横断图像示右后纵隔占位性病变,降主动脉发出粗大的血管分布其中。CT 诊断为右侧隔离肺(肺外型),并经手术证实。

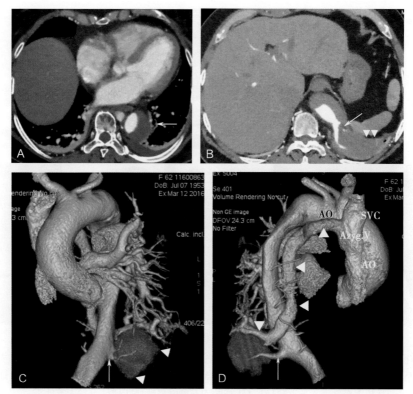

图 14-12-4　患者女性,63 岁,主动脉壁内血肿(Ⅲ型)急诊入院。CT 检查除主动脉壁内血肿(Ⅲ型)外,偶然发现左胸后下纵隔囊型占位性病变

A. 横断像示降主动脉壁内血肿(↑),合并少量胸腔积液;B. 降主动脉真腔发出一分支(↑)进入后纵隔肿物中(△);C. 主动脉增强容积再现(VR 左前斜位)示降主动脉真腔狭窄,降主动脉发出一分支(↑)进入后纵隔肿物内(△);D. 主动脉增强容积再现(VR 右前斜位)示该血管进入后纵隔肿物内,同时可见该肿物回流静脉(△)汇合到副半奇静脉(△),回流至奇静脉(Azygo.V)-上腔静脉(SVC)。CT 诊断为左侧隔离肺(肺外型)、主动脉壁内血肿(Ⅲ型)。

第十三节　肺静脉狭窄及闭锁

一、先天性肺静脉闭锁

(一) 基本知识

先天性肺静脉闭锁(congenital pulmonary vein atresia)是指肺静脉主干或分支、一支或多支不与左心房或其他心腔、体静脉相连通,属一种罕见的先天性心血管畸形,患儿于出生后即有青紫和窒息的临床表现,完全性闭锁常在新生儿期死亡。胚胎时期,在肺静脉共同腔形成之前,原始肺静脉提前退化,则导致肺静脉闭锁。按照肺静脉受累情况,可分为部分性肺静脉闭锁、单侧性肺静脉闭锁及完全性肺静脉闭锁。

先天性肺静脉闭锁可以独立存在,称孤立性肺静脉闭锁(isolated pulmonary vein atresia);多合并其他先天畸形,特别是与肺动脉、肺发育不全并存。

临床症状多表现为发育迟缓、反复咯血和肺部感染等。婴儿期即可发生进行性加重的肺静脉高压/肺动脉高压和心力衰竭,死亡率高,预后很差。因此,早期诊断十分重要。除先天性外,有文献报道获得性肺静脉闭锁。

（二）CT 征象及诊断

1. 横断像　横断像是诊断的基础。

（1）肺静脉闭锁可发生于任何一支、多支、一侧肺静脉，罕见全肺静脉闭锁。闭锁发生于左心房入口，所以应该对每一支肺静脉开口逐层观察。

肺静脉变异较多，一侧可以有 1 支或多支肺静脉，不要漏诊、误诊。有的肺静脉没有与左心房连通，应该注意如果与其他心腔或体静脉相沟通，则不属于肺静脉闭锁范畴。

（2）肺静脉闭锁所累及的肺叶出现肺水肿，CT 平扫可以见到受累及的肺组织显示肺淤血、肺水肿、小叶间隔增厚、叶间胸膜增厚、肺叶实变不张、少量胸腔积液。

（3）依据受累肺静脉的范围，可产生肺动脉高压，中心肺动脉增宽，右心增大。

（4）注意观察合并的心脏畸形、肺动脉及支气管 - 肺发育畸形征象。

2. 多层重组（MPR）　以不同层厚不同角度重建左心房 - 肺静脉，可以观察累及范围、部位、累及的血管支数，观察并重建其他畸形的征象。

3. 容积再现（VR）　可以立体显示闭锁的部位及累及范围（支数）。

诊断时注意：①孤立性肺静脉闭锁（isolated pulmonary vein atresia）指单支或多支肺静脉闭锁。不合并其他心血管畸形；不与左心房、体静脉及其他心腔相沟通。②单侧性肺静脉闭锁（unilateral pulmonary vein atresia）指左或右侧的所有肺静脉不与左心房、体静脉或其他心腔相连通。常合并该侧肺及肺动脉发育不全。③共同肺静脉闭锁（common pulmonary vein atresia）又称肺总静脉闭锁，Lucas 于 1962 年首先提出，全部肺静脉不与左心房、体静脉或其他心腔相连通。Deshpande 报道 1 326 例先天性心脏病尸检中，检出 3 例肺总静脉闭锁，其中 2 例为右心房异构（或称无脾综合征），1 例呈共干闭锁。支气管静脉曲张，患者咯血；合并肺动脉高压。多数患者于早年夭折（图 14-13-1~ 图 14-13-3）。

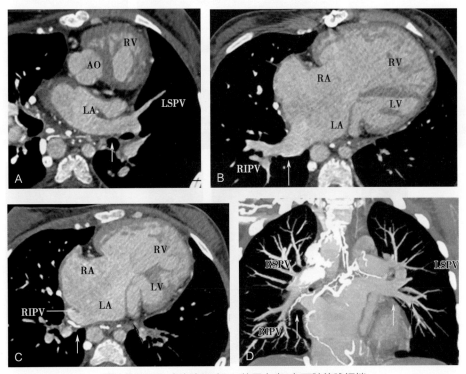

图 14-13-1　右心室双出口，共同心房，左下肺静脉闭锁

A~C. 横断像示左上肺静脉、右上及右下肺静脉显影，左下肺静脉未显影（C ↑）；D. 多层重组（MIP 冠状位）示左下肺静脉闭锁（↑）。CT 诊断为部分性肺静脉闭锁（合并其他畸形从略）。AO，主动脉；RV，右心室；RA，右心房；LA，左心房；RIPV，右下肺静脉。

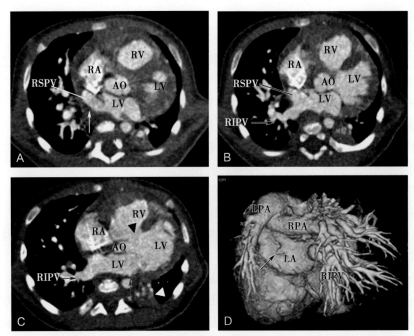

图 14-13-2 主动脉缩窄伴弓发育不良,室间隔缺损,左侧性肺静脉闭锁,左肺动脉及左肺发育不良

A~C. 左侧性肺静脉闭锁(↑):左肺发育不良,肺动脉分支细小;左肺容积缩小,左下叶实变不张(C △);可见膜周部室间隔缺损(▲)。D. 三维重建 VR(背面观):左侧仅见发育不良的肺动脉分支,未见肺静脉(↑)。CT 诊断为左侧性肺静脉闭锁,合并左肺及左肺动脉发育不全(其他畸形从略)。AO,主动脉;PA,肺动脉;LPA,左肺动脉;RV,右心室;RA,右心房;LV,左心室;LA,左心房;RSPV,右上肺静脉;RIPV,右下肺静脉;LSPV,左上肺静脉;LIPV,左下肺静脉。

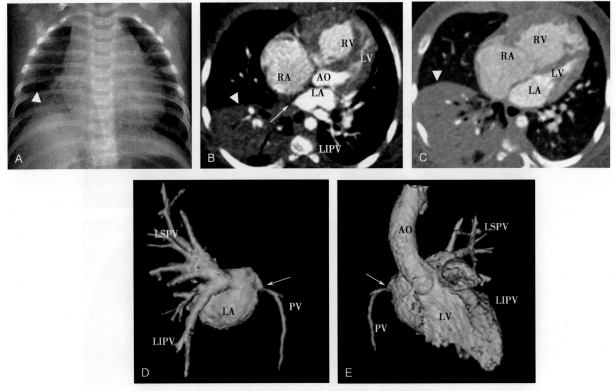

图 14-13-3 患者女性,2 岁,房间隔缺损,右肺静脉闭锁

A. 胸部 X 线片:肺下肺实变不张(△)。B、C. 横断图像:纵隔窗(B)示右侧多支肺静脉闭锁(↑),仅见肺静脉一分支显影,肺下肺实变不张(△);肺窗(C)示右下肺实变不张(△)。D、E. 容积再现:右肺静脉大部分闭锁,仅见一支细小静脉显影(↑)。CT 诊断为右侧肺静脉闭锁,合并右肺及右肺动脉发育不全、右下肺实变不张(合并其他畸形从略)。AO,主动脉;PA,肺动脉;LPA,左肺动脉;RV,右心室;RA,右心房;LV,左心室;LA,左心房;PV,肺静脉分支;RIPV,右下肺静脉;LSPV,左上肺静脉;LIPV,左下肺静脉。

二、先天性肺静脉狭窄

(一) 基本知识

先天性肺静脉狭窄(congenital pulmonary vein stenosis)是一种罕见的先天性心血管畸形,可以累及一支或多支肺静脉。在胚胎发育期,肺静脉共同腔在与左心房融合时与体静脉的联系已经退化,则可形成肺静脉单支或多支狭窄。

先天性肺静脉狭窄依据形态,可分为管状狭窄及隔膜状狭窄;受累部位可为局限型狭窄,亦可为弥漫性狭窄;狭窄多位于肺静脉与左心房连接处(本节不包括先天性异位引流肺静脉问题)。

先天性肺静脉狭窄可以合并各种心血管畸形,有报道合并唐氏综合征(Down syndrome)、心内房室间隔缺损等复杂畸形。临床症状多与并发先天性心血管畸形有关。同时,并发支气管静脉曲张而出现反复咯血和肺部感染、食管静脉曲张等。发生肺动脉高压和心力衰竭发生或进行性加重。因此,早期诊断十分重要。

(二) CT 征象与诊断

1. 横断像　是诊断的基础。肺静脉于左心房入口 - 近心段是狭窄的好发部位,注意狭窄形态,有隔膜状、管状,狭窄程度不一。可见狭窄后扩张。注意逐层观察并发畸形。可见纵隔、支气管静脉迂曲、扩张(静脉曲张)。

2. 多层重组(MPR)　以不同层厚不同角度重建左心房 - 肺静脉,可以观察狭窄形态、累及范围、部位、累及的血管支数,注意观察并发畸形。

3. 容积再现(VR)　可以立体显示狭窄的部位及累及范围、心脏整体情况。

诊断时注意:①肺静脉狭窄:可以是单支或多支肺静脉,可以是单纯肺静脉狭窄不合并其他心血管畸形。呈不同程度管状或隔膜状狭窄。可以发生一侧性肺静脉狭窄,应注意该侧肺静脉是否汇合成一主干存在狭窄。累及两侧、呈多发肺静脉狭窄较少见报道。②依据肺静脉狭窄程度,受累肺叶出现不同程度肺淤血,严重者出现肺水肿。③依据累及范围与程度或合并畸形,可出现肺动脉高压征象,即中心肺动脉增宽、右心室增大。④合并心、肺畸形,如肺动脉狭窄(本节不包括肺静脉异位引流)。纵隔、支气管静脉曲张(静脉迂曲、扩张)(图 14-13-4,图 14-13-5)。

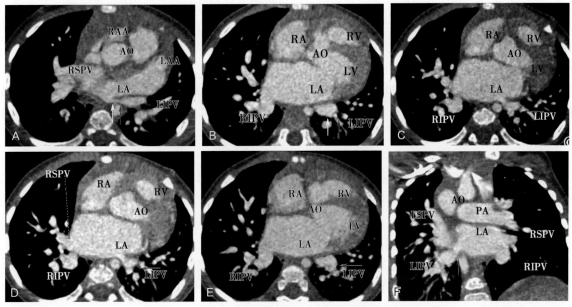

图 14-13-4　室间隔缺损,左下肺静脉狭窄

A~E. 白色箭头所示左下肺静脉于左心房入口处狭窄,以远肺静脉轻度扩张;肺动脉瓣下可见嵴上型室间隔缺损(B)。F. 最大密度投影(MIP)背面观示左下肺静脉左心房入口处狭窄,以远肺静脉增宽(红色箭头)。AO,主动脉;PA,肺动脉;LV,左心室;LA,左心房;RV,右心室;RA,右心房;LSPV,左上肺静脉;LIPV,左下肺静脉;RSPV,右上肺静脉;RIPV,右下肺静脉。

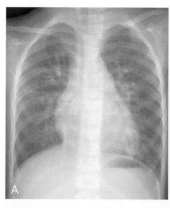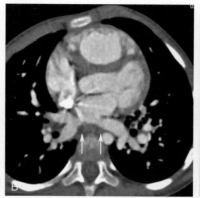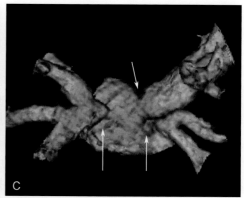

图 14-13-5　房间隔缺损，左、右肺静脉狭窄

A. 胸部 X 线片示肺透过度降低，肺淤血；B.CT 横断像示左、右肺静脉入口处中度狭窄（↑）；C. 容积再现示左心房 - 肺静脉，左心房偏小，左、右肺静脉开口部中度狭窄（↑）。

三、获得性肺静脉狭窄或闭塞

（一）基本知识

获得性肺静脉狭窄或闭塞（acquired pulmonary vein stenosis/atresia）常见病因：

1. 感染性　各种病原体导致感染性心内膜炎，波及肺静脉。一般性细菌感染、特殊感染如真菌性、结核性，可以直接侵犯肺静脉开口部。此外，胸、肺感染性病变累及肺血管。

2. 纵隔炎　纤维素性纵隔炎（fibrinous mediastinitis）常见由组织胞浆菌、结核分枝杆菌感染等造成纵隔无细胞成分的胶原和纤维组织良性增生，压迫上腔静脉、肺动脉、肺静脉和气管等纵隔结构。可有一支或多支肺静脉受累。免疫系统疾病引起纵隔血管炎、血管周围炎、淋巴结炎及纵隔炎，可使一支或多支肺静脉受累（图 14-13-6）。

3. 肿瘤性　肺静脉原发肿瘤少见，可见左心房肿瘤（良性或恶性）累及肺静脉开口（图 14-13-9）。

4. 血栓栓塞性　肺静脉血栓栓塞或左心房血栓可以波及肺静脉开口，造成狭窄或闭塞。

5. 外压性　肺门或纵隔淋巴结肿大，或肿瘤压迫、侵蚀等。肺门淋巴结肿大，造成外压性肺静脉主干或分支开口部狭窄。

6. 医源性　主要见于手术后肺静脉吻合口狭窄、肺移植术后、介入性操作、射频消融术后（图 14-13-7，图 14-13-8）。目前随着射频消融术成为心房颤动的重要治疗方法之一，肺静脉开口部狭窄作为消融术的主要并发症也日益增多。获得性肺静脉狭窄可以进行性发展，而发生肺静脉闭塞（图 14-13-10）。

（二）CT 征象与诊断

1. 横断像　是诊断的主要依据，可以清楚显示肺静脉主干及分支的解剖形态及肺静脉狭窄的部位与程度。不同病因引起的狭窄形态各异，同时分析紧邻器官组织的改变，密切结合临床及病史，可以判断引起狭窄的病因。

2. 多层重组（MPR）及曲面重组（CPR）　以要观察的解剖为中心，行不同切面、多角度重建。长段血管的重建有利于观察更多的病变征象、累及范围及程度。注意重建原发病，为诊断提供依据。

3. 容积再现（VR）　能够整体、直观地观察心脏及大血管及肺静脉的形态结构及相互关系。

CT 可以显示肺叶 - 段肺静脉的情况，对段以下的分支观察受限。

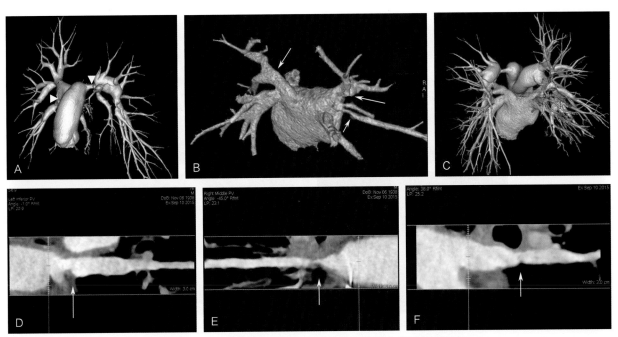

图 14-13-6　患者男性,76 岁,慢性纤维性纵隔炎,肺动静脉狭窄

A~C. 容积再现(VR)肺动脉静脉示肺动静脉近心段局限性狭窄;D. 右肺上叶静脉近端中度局限性狭窄(↑);E. 右肺中叶静脉近端重度局限性狭窄(↑);F. 左肺上叶近端局限性中度狭窄(↑)。相应肺动脉近心端多发重度狭窄(A △)。

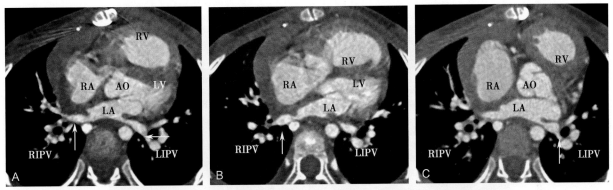

图 14-13-7　部分型肺静脉畸形引流术后,两侧肺静脉近心段术后局限性狭窄

A~C. 横断像示左、右肺静脉左心房入口处轻 - 中度狭窄,以远肺静脉扩张性改变(↑)。AO,主动脉;LV,左心室;LA,左心房;RV,右心室;RA,右心房;RIPV,右下肺静脉;LIPV,左下肺静脉。

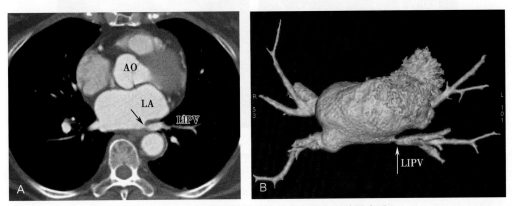

图 14-13-8　患者女性,62 岁,心房纤颤射频消融术后

A. 横断像示左下肺静脉开口部重度狭窄(↑);B. 容积再现(VR)示左下肺静脉开口部重度狭窄(↑)。

LIPV,左下肺静脉;AO,主动脉;LA,左心房。

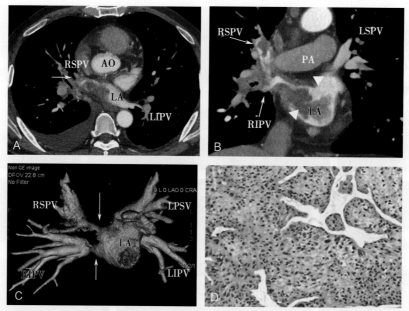

图 14-13-9　患者男性,56 岁,左房孤立性纤维肉瘤累及右肺静脉受到肿瘤侵及

A. 横断像;B. 多层重组(MPR)冠状位示左心房占位性病变,不规则结节状,侵及左心房壁(△),侵及右肺静脉(↑),呈不规则狭窄,肺门淋巴结肿大;C. 左心房 - 肺静脉容积再现(VR)示左心房 - 右肺静脉受肿瘤侵及,不规则缺损;D. 病理示左心房孤立性纤维肉瘤。诊断为左心房孤立性纤维肉瘤,侵及右肺静脉。AO,主动脉;PA,肺动脉;LA,左心房;RSPV,右上肺静脉;RIPV,右下肺静脉;LSPV,左上肺静脉;LIPV,左下肺静脉。

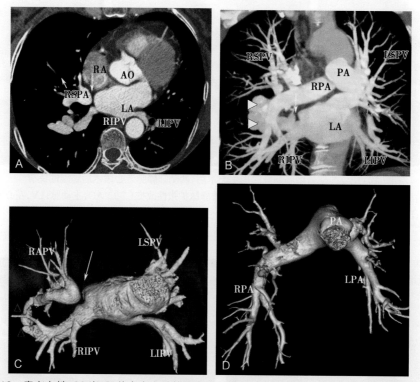

图 14-13-10　患者女性,60 岁,既往有右上肺静脉狭窄史(经 CT 诊断)。目前检出右肺上静脉闭塞,较粗大的侧支血管与右下肺静脉联通,为获得性肺静脉闭锁(慢性纤维性纵隔炎可能)

A. 横断像示右上肺静脉与左心房无直接连通(↑);B. 最大密度投影(MIP 冠状位)示右上肺静脉与左心房无直接连通(↑),右肺门区分叶状影(△)为右上 - 下肺静脉迂曲的侧支血管影;C、D. 左心房肺静脉容积再现(VR)示右上肺静脉与左心房无直接连通(↑),右上 - 下肺静脉侧支血管(△)。AO,主动脉;PA,肺动脉;RPA,右肺动脉;LPA,左肺动脉;RV,右心室;RA,右心房;LV,左心室;LA,左心房;RSPV,右上肺静脉;RIPV,右下肺静脉;LSPV,左上肺静脉;LIPV,左下肺静脉。

四、CT 在肺静脉闭锁及狭窄诊断的评价

1. 肺静脉闭锁或狭窄可以为先天性或获得性,可以是孤立性畸形存在,也可以与其他心血管畸形并存(尤其是先天性肺静脉狭窄或闭锁)。CT 不仅可以清楚显示肺静脉主干及各分支的解剖形态,也可很好地显示伴发心脏畸形,为诊断提供重要信息,是对超声心动图及心血管造影的重要补充。定期随访,可以动态了解病变的发展及结果。

2. 电生理心律失常射频消融治疗对肺静脉解剖要求高,CTA 三维显示肺静脉指导了治疗操作。肺静脉狭窄介入治疗已有开展,CT 是适应证选择、指导治疗重要的影像指导方法。

3. 目前对肺动脉高压极为重视,肺静脉狭窄是引起肺动脉高压的原因之一。肺静脉狭窄或闭塞所累及的肺叶(段)可以显示肺淤血、肺水肿、小叶间隔增厚,在 CT 肺窗扫描均可以显示。根据肺静脉累及范围,可以出现不同程度肺动脉高压征象,应注意其 CT 表现。CTA 检查可以明确检出肺静脉狭窄。

4. 横断图像是主要诊断依据,多层重组(MPR)及曲面重组(CPR)可以对每支血管解剖进行评价,有助于诊断与治疗,有助于评价患侧肺及肺动脉发育,对评估预后有重要意义。

第十四节　肺静脉瘤

一、基本知识

不合并肺动静脉瘘、孤立发生的肺静脉瘤(或称孤立性肺静脉瘤)是一种少见的血管疾病。当血管腔直径相当于正常的 1.5 倍时,即可称为瘤。孤立梭囊状称"瘤",有的呈迂曲瘤样扩张。前者多见于肺静脉进入左心房开口处的局限性梭囊状瘤样扩张;后者可发生于外围分支。其病因尚不明确,多为先天性,获得性可见于风湿性心脏病二尖瓣病变导致左心房 - 肺静脉压力增高,肺静脉瘤样扩张,也是促使本病发生的重要原因。还有学者提出静脉内膜肥大和静脉内膜硬化的理论。成年患者可因剧烈运动等致肺静脉压力增加,导致肺静脉瘤破裂致死。肺静脉瘤也可发生钙化。

根据血管瘤发生部位,分为中央型、外围型及混合型。

二、CT 征象与诊断

(一)横断像
CT 平扫即可显示心缘旁肿块,边缘光滑,与心脏相连接;外围型可见肺野团块影,与血管相连接。

1. 中央型　增强扫描多见肺静脉于左心房入口处局限性梭囊状瘤样扩张,与左心房相连接。

2. 外围型　增强扫描可见发生于远离左心房,肺叶(段)分支局限性瘤样扩张。有的呈迂曲瘤样扩张。

3. 混合型　增强扫描可见外围与中央瘤样扩张均存在。

以位于左心房 - 肺静脉开口近心段中央型为常见;可以单发或多发。注意:①肺静脉瘤特别是外围型,应注意瘤体与肺血管的"来龙去脉",应除外肺动静脉瘘的存在;②可单发或多发,常见于右侧,尤其是右下肺;③注意并发畸形或心脏疾病(如二尖瓣狭窄)的存在。

(二)多层重组(MPR)
以不同层厚不同角度重建左心房 - 肺静脉,可以明确肺静脉瘤发生部位、特点、累及的血管支数。注意除外肺动静脉瘘的存在。

（三）容积再现（VR）

可以立体显示血管瘤形态、部位以及与其他血管的关系（图14-14-1，图14-14-2）。

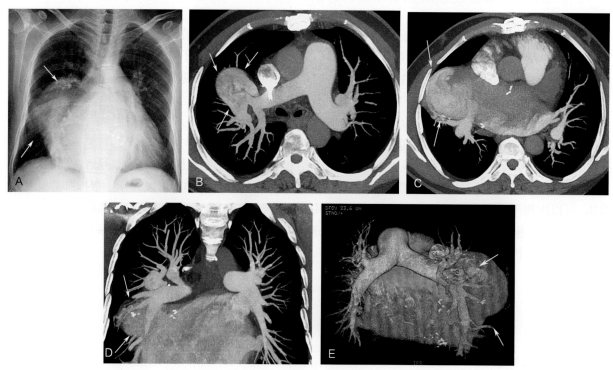

图14-14-1　患者男性，38岁，二尖瓣替换术后，右肺静脉瘤

A.胸部X线片示二尖瓣狭窄，右心缘旁弧形肿影待查；B、C.右上肺静脉近左心房入口处静脉瘤形成（↑）；D.多层容积重组（MPVR冠状位）示血管瘤位于肺静脉左心房入口处；E.容积再现（VR）背面观示右肺动脉旁，巨大肺静脉瘤形成，有外围肺静脉汇入（↑）。

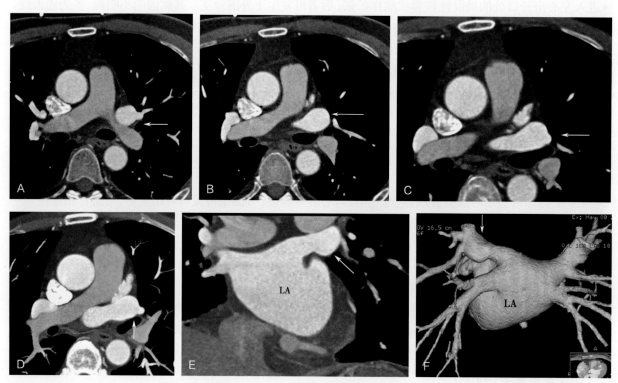

图14-14-2　先天性左上肺静脉瘤样扩张

A～D.横断像示左上肺静脉近左心房入口处瘤样扩张（↑）；E.多层重组（MPR）示左上肺静脉近心段瘤样扩张（↑）；F.容积再现（VR）示左上肺静脉近左心房入口处瘤样扩张（↑）。

第十五节 肺静脉阻塞病

一、基础知识

肺静脉阻塞病(pulmonary veno-occlusive disease,PVOD)主要病变是小叶间静脉和小叶前静脉由疏松的纤维化重构的内膜、中膜机化、血栓形成阻塞管腔;同时隐性肺泡出血,吞噬细胞大量增加,导致大量含铁血黄素沉积,肺间质纤维化,是造成肺静脉高压、肺动脉高压的原因之一。

该病病因尚不清楚,并非单一因素,包括感染、免疫、药物、肿瘤(放化疗)及有家族史,提示有遗传因素等。胸部 X 线显示两肺透过度降低,可见间隔线(Kerley B 线),胸腔积液,为肺静脉高压征象。确诊需要肺活检,行病理学检查(图 14-15-1)。

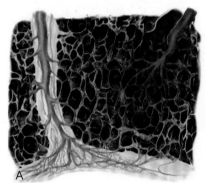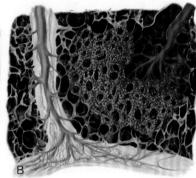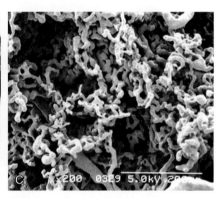

图 14-15-1 肺小静脉及小叶间隔静脉阻塞示意图

A.正常次级肺小叶和小叶间隔显微解剖示意图;B. POVD,小叶间隔静脉阻塞,小叶间隔水肿,毛细血管网扩张,淋巴管堵塞;C.电镜(3D)示毛细血管病变呈小瘤样,不均、中断。

二、CT 诊断

1. CT(平扫)横断像 以高分辨率 CT(HRCT)为宜;MDCT 采用薄层扫描、重建,肺窗阅读(图 14-15-2)。

(1)中央小叶毛玻璃样模糊影(检出率为 73%)。

(2)胸膜下间隔线(检出率为 93%)。

(3)肺动脉高压征象,如中心肺动脉扩张、右心扩大。

(4)纵隔淋巴结肿大。

(5)少量胸腔积液(包括叶间积液)。

2. 多层重组肺窗重建,多体位展示间隔线和磨玻璃样结节影。三维重建图像对诊断无意义。

Montani 一组研究认为,以上 2~3 项诊断 PVOD 敏感性为 75%,特异性为 84.6%。但是,影像学无异常或只有一项征象并不能排除诊断。确诊需要病理检查(图 14-15-2~ 图 14-15-4)。

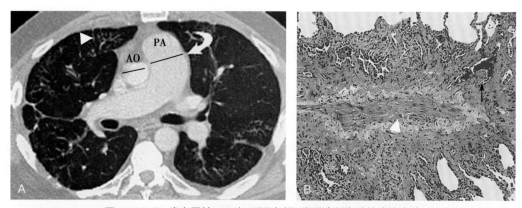

图 14-15-2　患者男性,43 岁,呼吸气短,病理诊断为肺静脉阻塞病

A. 横断扫描(肺窗)示肺透过度减低,多发胸膜下间隔线(△),中心肺动脉增宽,肺动脉高压征象(↙);B. 肺活检:肺泡间隔纤维化,小静脉被胶原蛋白丰富的纤维组织阻塞(△)。AO,主动脉;PA,主肺动脉。

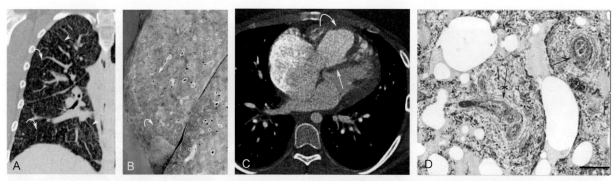

图 14-15-3　患者女性,17 岁,喘憋,病理诊断为肺静脉阻塞病

A. 冠状位重建 CT(肺窗)示广泛小叶间隔线和弥漫的边缘不清的磨玻璃结节影(箭头);B. 右肺组织标本大体照示间隔线增厚(曲箭头),边缘不清的淡红棕色实质结节灶(直箭头);C. 横断图像(纵隔窗)示右心房、右心室明显增大,右心室前壁增厚(弯箭头),室间隔平直(直箭头);D. 免疫组化示小静脉阻塞。

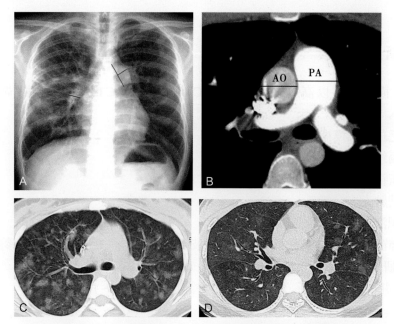

图 14-15-4　患者女性,23 岁,肺动脉高压,肺静脉阻塞病

A. 胸部 X 线片示两肺透过度降低,散在小片状、磨玻璃样改变及小叶间隔线,心脏呈肺动脉高压征象;B. 增强 CT 纵隔窗示主肺动脉增宽,PAd>AOd,肺动脉高压;C、D. 肺窗示广泛弥漫的边缘不清的中央小叶的磨玻璃样结节影,小叶间隔线。

面大,而且肺动脉变细、局部缺损、狭窄、中断,则提示中央肺动脉已经有较重的侵犯,宜根据侵犯的部位决定是否手术。多排螺旋 CT 对周围肺动脉具有良好的显示能力,能够清晰显示段或亚段肺动脉受侵犯的部位和程度。因此,这是一种有效的检查方法。

　　中心肺动脉是肺循环的重要组成部分,肺癌侵犯中心肺动脉在肺癌的诊断及治疗中占有重要的位置。此外,术前正确判断有无肺癌侵犯中心肺动脉及其范围和程度有重要的临床意义(图 14-18-8~ 图 14-18-10)。

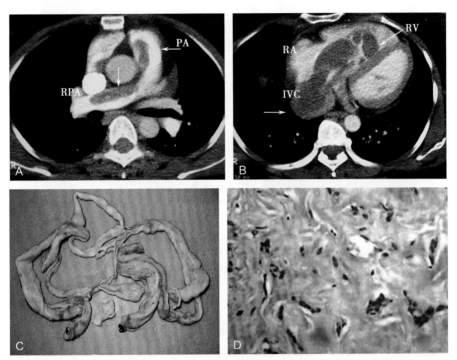

图 14-18-8　患者女性,44 岁,6 年前行子宫肌瘤切除术,子宫平滑肌瘤病
A、B. 横断图像示下腔静脉右心房内可见充盈缺损影,主肺动脉、左右下肺动脉可见不规则团块状阴影,呈结节条带状(↑),CT 诊断为平滑肌瘤,腔静脉 - 右心 - 肺动脉远位转移;C. 手术病理肉眼见肿瘤成长条带状,包膜完整;D. 镜下见平滑肌结构,细胞分化良好。病理诊断为子宫平滑肌瘤病。

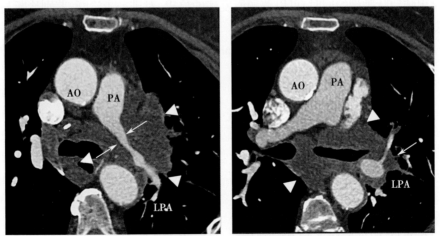

图 14-18-9　患者女性,70 岁,左肺中央型肺癌侵及肺动脉
横断图像示左肺中央型肺癌、纵隔及肺门淋巴结转移(△),浸润主肺动脉 - 左肺动脉,左肺动脉及分支僵直、不规则狭窄(↑)。

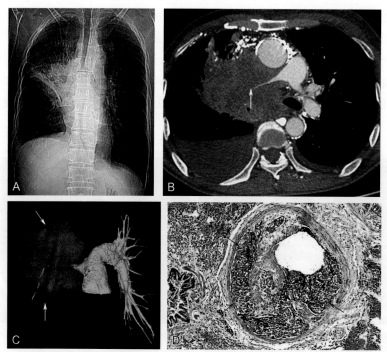

图 14-18-10   患者男性，56 岁，中央型肺癌，化疗后 1 年，肿瘤复发

A. 胸部 X 线片：右上肺中央型肺癌，上叶不张；B. CT 横断图像：巨大肿块包绕右肺动脉，
侵及肺动脉呈鼠尾状狭窄 - 闭塞；C. CT 容积再现：中央型肺癌肿瘤浸润右肺动脉，呈鼠
尾状狭窄 - 闭塞(↑)，见肿瘤(红色↑)及肺动脉(蓝色)；D. 肺动脉腔内可见肿瘤栓子(↑)。

四、CT 在肺动脉肿瘤诊断的评价

1. 原发肺动脉肿瘤   CT 有相对特征性征象，在肺栓塞鉴别诊断中有重要价值。可清晰显示病变的范围、程度，流出道的受累情况，可同时能检出肺、支气管及纵隔情况以及肋骨有无转移。

2. 肺癌(或纵隔癌)侵犯中心肺动脉   CT 可以明确侵及范围及程度；对周围肺动脉具有良好的显示能力，清晰显示段或亚段肺动脉受侵犯的部位和程度。对肺癌分期、治疗方案选择、手术治疗的可行性有重要的临床意义。

3. CT 在检出肺动脉肿瘤的同时，可以兼顾原发病的检出，对进一步诊断、鉴别诊断与治疗提供重要信息，有重要意义。

4. 新近开展的"多模态"图像融合(multi-modality medical image)的实现，对肺血管肿瘤的诊断有重要意义。

(支爱华　马展鸿　刘　敏　曹　程　祁晓鸥　戴汝平)

参考文献

[1] OU P, CELERMAJER D S, CALCAGNI G, et al. Three-dimensional CT scanning: a new diagnostic modality in congenital heart disease [J]. Heart, 2007, 93 (8): 908-913.

[2] BRICKNER M E, HILLIS L D, LANGE R A. Congenital Heart Disease in Adults [J]. N Engl J Med, 2000, 342 (4): 256-263.

[3] LEE T, TSAI I C, FU Y C, et al. Using multidetector-row CT in neonates with complex congenital heart disease to replace diagnostic cardiac catheterization for anatomical investigation: initial experiences in technical and clinical feasibility [J]. Pediatr Radiol, 2006, 36 (12): 1273-1282.

[4] HARAMATI L B, GLICKSTEIN J S, ISSENBERG H J, et al. MR imaging and CT of vascular anomalies and connections in patients with congenital heart disease: significance in surgical planning [J]. Radiographics, 2002, 22 (2): 337-347, discussion 348-349.

[5] GILKESON R C, CIANCIBELLO L, ZAHKA K. Multi-

detector CT evaluation of congenital heart disease in pediatric and adult patients [J]. AJR Am J Roentgenol, 2003, 180 (4): 973-980.

[6] PAUL J F, ROHNEAN A, ELFASSY E, et al. Radiation dose for thoracic and coronary step-and-shoot CT using a 128-slice dual-source machine in infants and small children with congenital heart disease [J]. Pediatr Radiol, 2011, 41 (2): 244-249.

[7] GOO H W. State-of-the-art CT imaging techniques for congenital heart disease [J]. Korean J Radiol, 2010, 11 (1): 4-18.

[8] DAVLOUROS P A, NIWA K, WEBB G, et al. The right ventricle in congenital heart disease [J]. Heart, 2006, 92 (Suppl 1): i27-i38.

[9] TSAI I C, LEE T, CHEN M C, et al. Visualization of neonatal coronary arteries on multidetector row CT: ECG-gated versus non-ECG-gated technique [J]. Pediatr Radiol, 2007, 37 (8): 818-825.

[10] KAWANO T, ISHII M, TAKAGI J, et al. Three-dimensional helical computed tomographic angiography in neonates and infants with complex congenital heart disease [J]. Am Heart J, 2000, 139 (4): 653-660.

[11] NIWA K, PERLOFF J K, BHUTA S M, et al. Structural abnormalities of great arterial walls in congenital heart disease: light and electron microscopic analyses [J]. Circulation, 2001, 103 (3): 393-400.

[12] BEAN M J, PANNU H, FISHMAN E K. Three-dimensional computed tomographic imaging of complex congenital cardiovascular abnormalities [J]. J Comput Assist Tomogr, 2005, 29 (6): 721-724.

[13] DILLER G P, GATZOULIS M A. Pulmonary vascular disease in adults with congenital heart disease [J]. Circulation, 2007, 115 (8): 1039-1050.

[14] CHANDRAN A, FRICKER F J, SCHOWENGERDT K O, et al. An institutional review of the value of computed tomographic angiography in the diagnosis of congenital cardiac malformations [J]. Cardiol Young, 2005, 15 (1): 47-51.

[15] KHATRI S, VARMA S K, KHATRI P, et al. 64-slice multidetector-row computed tomographic angiography for evaluating congenital heart disease [J]. Pediatr Cardiol, 2008, 29 (4): 755-762.

[16] WANG X M, WU L B, SUN C, et al. Clinical application of 64-slice spiral CT in the diagnosis of the Tetralogy of Fallot [J]. Eur J Radiol, 2007, 64 (2): 296-301.

[17] SPEVAK P J, JOHNSON P T, FISHMAN E K. Surgically corrected congenital heart disease: utility of 64-MDCT [J]. AJR Am J Roentgenol, 2008, 191 (3): 854-861.

[18] DILLMAN J R, HERNANDEZ R J. Role of CT in the evaluation of congenital cardiovascular disease in children [J]. AJR Am J Roentgenol, 2009, 192 (5): 1219-1231.

[19] RAJESHKANNAN R, MOORTHY S, SREEKUMAR K P, et al. Role of 64-MDCT in evaluation of pulmonary atresia with ventricular septal defect [J]. AJR Am J Roentgenol, 2010, 194 (1): 110-118.

[20] HUANG M P, LIANG C H, ZHAO Z J, et al. Evaluation of image quality and radiation dose at prospective ECG-triggered axial 256-slice multi-detector CT in infants with congenital heart disease [J]. Pediatr Radiol, 2011, 41 (7): 858-866.

[21] SIRIPORNPITAK S, PORNKUL R, KHOWSATHIT P, et al. Cardiac CT angiography in children with congenital heart disease [J]. Eur J Radiol, 2013, 82 (7): 1067-1082.

[22] ELLIS A R, MULVIHILL D, BRADLEY S M, et al. Utility of computed tomographic angiography in the pre-operative planning for initial and repeat congenital cardiovascular surgery [J]. Cardiol Young, 2010, 20 (3): 262-268.

[23] GOPALAN D, RAJ V, HOEY E T D. Cardiac CT: non-coronary applications [J]. Postgrad Med J, 2010, 86 (1013): 165-173.

[24] CHANDRASHEKHAR G, SODHI K S, SAXENA A K, et al. Correlation of 64 row MDCT, echocardiography and cardiac catheterization angiography in assessment of pulmonary arterial anatomy in children with cyanotic congenital heart disease [J]. Eur J Radiol, 2012, 81 (12): 4211-4217.

[25] GLÖCKLER M, KOCH A, GREIM V, et al. The value of flat-detector computed tomography during catheterisation of congenital heart disease [J]. Eur Radiol, 2011, 21 (12): 2511-2520.

[26] LEARN C P, COOK S C. Computed Tomographic Angiography in the Assessment of Congenital Heart Disease [M]//BUDOFF M, SHINBANE J. Cardiac CT Imaging. London: Springer, 2010: 275-292.

[27] 曾筝, 张戈军, 蒋世良, 等. 体肺侧支血管栓塞术在复杂先天性心脏病治疗中的应用 [J]. 中华放射学杂志, 1998, 32 (8): 519-521.

[28] 金泽宁, 谢若兰, 戴汝平, 等. 先天性心脏病心肺动脉发育情况的电子束 CT 与心血管造影对照研究 [J]. 中华放射学杂志, 1998, 32 (8): 515-518.

[29] 凌坚, 宋金松, 刘玉清, 等. 肺动脉闭锁合并室间隔缺损的侧支血管造影分析 [J]. 中华放射学杂志, 2000, 34 (11): 782-784.

[30] 金敬琳, 戴汝平, 阮英茹, 等. 电子束 CT 诊断累及升主动脉及主动脉瓣的大动脉炎 [J]. 中华放射学杂志, 2001, 35 (1): 45-48.

［31］杨有优, 戴汝平, 孟俊非, 等. 电子束 CT 在肺静脉异常连接诊断中的临床价值 [J]. 临床放射学杂志, 2001, 20 (5): 349-353.

［32］张庆桥, 蒋世良. 肺动脉狭窄的介入治疗 [J]. 中华放射学杂志, 2002, 36 (2): 103-104.

［33］HOEPER M M, BOGAARD H J, CONDLIFFE R, et al. Definitions and diagnosis of pulmonary hypertension [J]. J Am Coll Cardiol, 2013, 62 (25 Suppl): D42-D50.

［34］GALIÈ N, HOEPER M M, HUMBERT M, et al. Guidelines for the diagnosis and treatment of pulmonary hypertension: the Task Force for the Diagnosis and Treatment of Pulmonary Hypertension of the European Society of Cardiology (ESC) and the European Respiratory Society (ERS), endorsed by the International Society of Heart and Lung Transplantation (ISHLT) [J]. Eur Heart J, 2009, 30 (20): 2493-2537.

［35］徐希奇, 荆志成. 第六届世界肺高血压会议: 聚焦肺高血压定义与诊断分类更新 [J]. 协和医学杂志, 2018, 9 (3): 197-201.

［36］王瑶, 万钧. 第六届肺动脉高压大会专家意见解读之二——肺动脉高压血流动力学定义和临床分类更新 [J]. 中国实用内科杂志, 2019, 11 (39): 960-962.

［37］KOVACS G, BERGHOLD A, SCHEIDL S, et al. Pulmonary arterial pressure during rest and exercise in healthy subjects: a systematic review [J]. Eur Respir J, 2009, 34 (4): 888-894.

［38］翟振国, 陈新旺, 王辰. ESC/ERS《肺动脉高压诊断和治疗指南》制定过程中的方法学及主要变化 [J]. 中华医学杂志, 2016, 96 (4): 315-317.

［39］黄连军, 蒋世良, 徐仲英, 等. 肺动静脉瘘的放射学诊断 [J]. 临床放射学杂志, 2000, 19 (8): 487-489.

［40］黄连军, 蒋世良, 徐仲英, 等. 应用弹簧栓子栓塞治疗肺动静脉瘘 [J]. 中华心血管病杂志, 2001, 29 (10): 591-592.

［41］IQBAL M, ROSSOFF L J, STEINBERG H N, et al. Pulmonary arteriovenous malformations: a clinical review [J]. Postgrad Med J, 2000, 76 (897): 390-394.

［42］KHALIL A, FARREA M T, MANGIAPAN G, et al. Pulmonary arteriovenous malformations [J]. Chest, 2000, 117 (5): 1399-1403.

［43］FAUGHNAN M E, LIU Y W, WIRTH J A, et al. Diffuse pulmonary arteriovenous malformation: characteristics and prognosis [J]. Chest, 2000, 117 (1): 31-38.

［44］韦建林, 郭兴. 肺动静脉畸形影像学诊断及治疗 [J]. 放射学实践, 2009, 24 (7): 801-804.

［45］陈勇, 肖瑶, 张颖, 等. 心房颤动射频消融致肺静脉狭窄临床分析 [J]. 心肺血管病杂志, 2019, 38 (3): 236-240.

［46］OMASA M, HASEGAWA S, BANDO T, et al. A case of congenital pulmonary vein stenosis in an adult [J]. Respiration, 2004, 71 (1): 92-94.

［47］AGRAWAL V, AGRAWAL V. Congenital pulmonary vein stenosis in an adult patient [J]. J Am Coll Cardiol, 2014, 63 (1): 83.

［48］GOWDA S, BHAT D, FENG Z, et al. Pulmonary vein stenosis with Down syndrome: a rare and frequently fatal cause of pulmonary hypertension in infants and children [J]. Congenit Heart Dis, 2014, 9 (3): E90-E97.

［49］PAZOS-LÓPEZ P, PIÑEIRO-PORTELA M, BOUZAS-MOSQUERA A, et al. Images in cardiovascular disease. Pulmonary vein stenosis after lung transplantation successfully treated with stent implantation [J]. Circulation, 2010, 122 (25): 2745-2747.

［50］DOUGLAS Y L, VAN DEN BROEK S A, WIJKSTRA P J, et al. Clinical-pathologic conference in surgery for congenital and acquired cardiovascular disease: unilateral pulmonary vein stenosis with a contralateral pulmonary varix [J]. J Thorac Cardiovasc Surg, 2007, 134 (2): 496-501.

［51］MAYHEW C E, LEE E Y, BALASUBRAMANIAN S, et al. Chest radiographic findings in pediatric patients with intraluminal pulmonary vein stenosis [J]. Congenit Heart Dis, 2014, 9 (2): 151-157.

［52］PROSNITZ A R, LEOPOLD J, IRONS M, et al. Pulmonary vein stenosis in patients with Smith-Lemli-Opitz syndrome [J]. Congenit Heart Dis, 2017, 12 (4): 475-483.

［53］SUN C C, DOYLE T, RINGEL R E. Pulmonary vein stenosis [J]. Hum Pathol, 1995, 26 (8): 880-886.

［54］CAO M S, CAI H R, DING J J, et al. Bronchial varices in congenital unilateral pulmonary vein atresia [J]. Am J Respir Crit Care Med, 2013, 187 (11): 1267-1268.

［55］YAMASAKI H, HOSHI T, AONUMA K, et al. Keloid as an Underrecognized Potential Risk Factor for Post-Procedural Pulmonary Vein Stenosis [J]. Circ J, 2020, 84 (2): 296.

［56］SUNTHAROS P, WORLEY S E, LIU W, et al. Long-term outcome of percutaneous intervention for pulmonary vein stenosis after pulmonary vein isolation procedure [J]. Catheter Cardiovasc Interv, 2020, 95 (3): 389-397.

［57］TOKUTAKE K, TOKUDA M, YAMASHITA S, et al. Anatomical and Procedural Factors of Severe Pulmonary Vein Stenosis After Cryoballoon Pulmonary Vein Ablation [J]. JACC Clin Electrophysiol, 2019, 5 (11): 1303-1315.

［58］KUMAR N, PISON L, BLAAUW Y, et al. Pulmonary Vein Stenosis After Laser Balloon Ablation for Atrial Fibrillation [J]. JACC Clin Electrophysiol, 2015, 1 (3): 220-221.

［59］DROSSNER D M, KIM D W, MAHER K O, et al. Pulmonary vein stenosis: prematurity and associated conditions [J]. Pediatrics, 2008, 122 (3): e656-e661.

［60］KIM Y, YOO I R, AHN M I, et al. Asymptomatic adults with isolated, unilateral right pulmonary vein atresia: multidetector CT findings [J]. Br J Radiol, 2011, 84 (1002): e109-e113.

［61］BIRADAR B, SHARMA A, MALHI A S, et al. Unilateral pulmonary vein atresia: diagnostic dilemma unfolded on imaging [J]. BMJ Case Rep, 2018, 2018: bcr2017224154.

［62］SWISCHUK L E, L'HEUREUX P. Unilateral pulmonary vein atresia [J]. AJR Am J Roentgenol, 1980, 135 (4): 667-672.

［63］HEYNEMAN L E, NOLAN R L, HARRISON J K, et al. Congenital unilateral pulmonary vein atresia: radiologic findings in three adult patients [J]. AJR Am J Roentgenol, 2001, 177 (3): 681-685.

［64］ATASOY C, FITOZ S, ERGUVAN B, et al. Tuberculous fibrosing mediastinitis: CT and MRI findings [J]. J Thorac Imaging, 2001, 16 (3): 191-193.

［65］FIRDOUSE M, AGARWAL A, GROSSE-WORTMANN L, et al. Acquired unilateral pulmonary vein atresia in a 3-year-old boy [J]. J Ultrasound, 2014, 18 (1): 73-78.

［66］WALSH A, CANNY G, MCMAHON C J, et al. Hemoptysis from bronchial varices associated with pulmonary vein stenosis: role of surgical repair [J]. Pediatr Pulmonol, 2013, 48 (8): 838-840.

［67］CULLEN S, DEASY P F, TEMPANY E, et al. Isolated pulmonary vein atresia [J]. Br Heart J, 1990, 63 (6): 350-354.

［68］MAHADEVAIAH G, GUPTA M, ASHWATH R. Down Syndrome with Complete Atrioventricular Septal Defect, Hypertrophic Cardiomyopathy, and Pulmonary Vein Stenosis [J]. Tex Heart Inst J, 2015, 42 (5): 458-461.

［69］杨延宗, 王照谦, 王鸣遒, 等. 多层螺旋 CT 在评价心房颤动导管射频消融电隔离术后肺静脉狭窄中的应用 [J]. 中华心血管病杂志, 2004, 32 (3): 217-220.

［70］王荣发, 陈树宝, 高伟, 等. 先天性肺静脉狭窄的诊断和治疗 [J]. 中国实用儿科杂志, 2001, 16 (6): 362-363.

［71］LATSON L A, PRIETO L R. Congenital and acquired pulmonary vein stenosis [J]. Circulation, 2007, 115 (1): 103-108.

［72］HOLT D B, MOLLER J H, LARSON S, et al. Pulmonary vein stenosis [J]. Am J Cardiol, 2007, 99 (4): 568-572.

［73］ZHANG L, VISSCHER D, RIHAL C, et al. Pulmonary veno-occlusive disease as a primary cause of pulmonary hypertension in a patient with mixed connective tissue disease [J]. Rheumatol Int, 2007, 27 (12): 1163-1165.

［74］JOHNSON S R, PATSIOS D, HWANG D M, et al. Pulmonary veno-occlusive disease and scleroderma associated pulmonary hypertension [J]. J Rheumatol, 2006, 33 (11): 2347-2350.

［75］RUNO J R, VNENCAK-JONES C L, PRINCE M, et al. Pulmonary veno-occlusive disease caused by an inherited mutation in bone morphogenetic protein receptor Ⅱ [J]. Am J Respir Crit Care Med, 2003, 167 (6): 889-894.

［76］CHAZOVA I, ROBBINS I, LOYD J, et al. Venous and arterial changes in pulmonary veno-occlusive disease, mitral stenosis and fibrosing mediastinitis [J]. Eur Respir J, 2000, 15 (1): 116-122.

［77］MANDEL J, MARK E J, HALES C A. Pulmonary veno-occlusive disease [J]. Am J Respir Crit Care Med, 2000, 162 (5): 1964-1973.

［78］RABILLER A, JAÏS X, HAMID A, et al. Occult alveolar haemorrhage in pulmonary veno-occlusive disease [J]. Eur Respir J, 2006, 27 (1): 108-113.

［79］HOLCOMB B W Jr, LOYD J E, ELY E W, et al. Pulmonary veno-occlusive disease: a case series and new observations [J]. Chest, 2000, 118 (6): 1671-1679.

［80］MIUC A, NAKAMURA K, KUSANO K F, et al. Tree-dimensional structure of pulmonary capillary vessels in patients with pulmonary hypertension [J]. Circulation, 2010, 121 (19): 2151-2153.

［81］KOTHARI S S, JAGIA P, GUPTA A, et al. Images in cardiovascular medicine. Pulmonary capillary hemangiomatosis [J]. Circulation, 2009, 120 (4): 352-354.

［82］戴汝平. 肺血管病多排螺旋 CT 诊断 [M]. 北京: 科学出版社, 2013.

［83］金敬琳, 戴汝平, 杨志强. 原发性肺动脉肿瘤的影像学诊断 [J]. 中华放射学杂志, 2003, 37 (2): 120-124.

［84］YI E S. Tumors of the pulmonary vasculature [J]. Cardiol Clin, 2004, 22 (3): 431-440.

［85］ESSELAAR M E, OSANTO S. Risk of venous thromboembolism in lung cancer [J]. Curr Opin Pulm Med, 2007, 13 (5): 362-367.

［86］DEBOURDEAN P, FARGE-BANCEL D. Occult cancer and pulmonary embolism [J]. Rev Prat, 2007, 57 (7): 737-742.

［87］邵磊, 王哲海, 左建云. 23 例肺癌合并肺动脉栓塞病例分析 [J]. 癌症, 2009, 28 (4): 416-419.

［88］刘静华, 张凡, 任俊良. 恶性肿瘤合并急性肺动脉栓塞 6 例临床分析 [J]. 中国实内科杂志, 2004, 24 (9): 560.

［89］支爱华, 戴汝平, 蒋世良, 等. 子宫平滑肌瘤病经静脉延伸至右侧心腔的影像学诊断 [J]. 中华放射学杂志, 2005, 39 (3): 275-279.

第十五章
主动脉疾病

第一节　主动脉疾病总论

一、基本知识

(一) 主动脉瘤

主动脉瘤是主动脉的局部或长段病理性扩张,超过正常主动脉管径的 50% 以上,只是一种形态表现,包括先天性或后天获得性原因,病理上中层薄弱或破损,在管腔压力的冲击下,向外膨胀、扩大而形成动脉瘤。

病因及发病机制:主动脉瘤病因可分为动脉粥样硬化性、感染性、创伤性、先天性、梅毒性及特发性等。真性动脉瘤血管变宽涉及血管壁的 3 层结构,主要是动脉中层弹力纤维断裂、坏死,失去原有的坚韧弹性,形成局部的薄弱区,受主动脉腔内高压血流冲击向外膨凸形成动脉瘤。

动脉粥样硬化性主动脉瘤:临床最常见,内膜动脉粥样斑块可以发生溃疡、出血、中膜弹力纤维层萎缩 - 变薄,逐渐由于高的腔内压,发生瘤样膨凸,形成动脉瘤,累及主动脉及其主要分支近心段。好发于主动脉弓部、降部,其中以肾动脉开口下方的腹主动脉瘤部位较为特殊,且可波及髂 - 股动脉。以真性动脉瘤为主,瘤体可呈囊形或梭形,瘤壁较多钙化,瘤内有附壁血栓为特征。主要发生于 50 岁以上的中老年人。

感染性动脉瘤:系由于细菌、结核、真菌及其他致病菌所致动脉壁感染、损坏,发生动脉瘤。感染性动脉瘤可以是由于全身(菌)败血症的一部分,血管腔内细菌直接侵及或经滋养血管侵入壁内,致使全层感染;亦可以由于紧邻主动脉的感染灶直接蔓延,如常见淋巴结核,直接蔓延由壁外侵及壁内,发生血管壁损坏成(真性)瘤,壁破损血液外渗呈大血肿成(假性)瘤,统称感染性动脉瘤。可以是真或假性动脉瘤,但是以假性动脉瘤为多。瘤体大,可以压迫主动脉腔变窄,压迫邻近器官并使之移位。瘤内有大量血栓,病程长者可存在大量钙化灶。感染性动脉瘤可以发生于任何部位,以主动脉弓部、降主动脉多见,其次为腹主动脉。

梅毒性主动脉瘤:有梅毒病史。主要侵犯动脉中层,病变发生在任何部位的动脉,但以升主动脉和主动脉弓横部最多累及。梅毒感染也可从升主动脉蔓延到主动脉根部,引起主动脉瓣关闭不全。在临床上一般无症状,体征也缺乏特异性,诊断很困难(详见第十六章第五节)。

创伤性动脉瘤:多见于胸部非穿通伤,如车祸、坠落、胸部暴力等。由于主动脉弓降部解剖特点,头 - 臂动脉(包括右无名、左颈总及左锁骨下动脉)成为悬吊胸主动脉的蒂,胸部暴力震动,蒂基部容易撕裂;特别是左锁骨下动脉部位,其有相对应位导管韧带的牵制,更容易发生撕裂,严重者大出血死亡,轻者发生内膜—中膜撕裂,形成动脉夹层壁内血肿;不严重的全层撕裂,血液大量渗出,形成巨大血肿,即假性动脉瘤。

先天性主动脉瘤:为胚胎时期第Ⅲ ~ Ⅳ对动脉弓发育异常所致,主动脉弓降部主动脉瘤为多见。

囊 - 柱状冗长、迂曲,似折曲的腊肠,常合并主动脉弓发育异常,如颈部主动脉弓、主动脉弓折曲、先天性主动脉缩窄合并动脉瘤。其他部位也可以发生,但是少见,需与获得性动脉瘤相鉴别(图 15-1-1,图 15-1-2)。

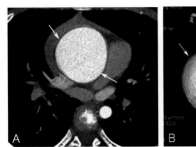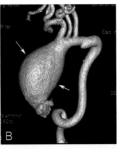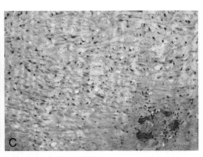

图 15-1-1　患者女性,7 岁,先天性升主动脉瘤(先天性)

A. 横断像,升主动脉形瘤(↑),瘤壁光滑;B. 容积再现,主动脉三个窦,瓣膜功能正常(UCG),升主动脉梭形动脉瘤(↑),降主动脉明显迂曲;C. 病理:主动脉中膜结构不良。

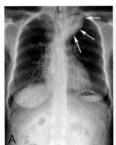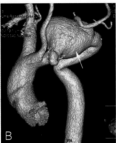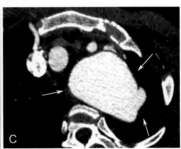

图 15-1-2　患者女性,41 岁,颈位主动脉弓动脉瘤

A. 远达片正位,左上纵隔增宽,半圆形或分叶状的团块影(↑),与胸主动脉延续或分界不清,主动脉结观察不清;B. CTA 容积再现,主动脉弓高位,弓部动脉瘤位于左颈总与左锁骨下动脉之间,瘤体迂曲(↑);C. 横断像,瘤壁光滑,无附壁血栓(↑);D. 病理:中膜结构不良伴动脉粥样硬化。

(二)急性主动脉综合征

现代观念认为急性主动脉综合征(acute aortic syndrome,AAS)包括一组临床症状相似、发病急、威胁生命的异质性主动脉疾病,发病机制不同,但可合并存在或相互演变,包括主动脉夹层(aortic dissection,AD)、主动脉壁内血肿(intramural aortic hematoma,IMH)和穿透性粥样硬化性主动脉溃疡(penetrating aortic ulcer,PAU)\动脉瘤破裂\创伤性主动脉离断。它们的临床表现极为相似,典型的临床表现为胸痛,也被称为主动脉性疼痛(aortic pain)。

传统主动脉夹层有两种常用的分型方法:Stanford 分型和 DeBakey 分型。主动脉夹层的发生为多种因素综合作用的结果,内膜损伤、中膜变性、流体力学的作用都可能对夹层的发生起促进作用。穿透性动脉硬化性溃疡和壁内血肿是主动脉夹层的两个病理变异类型,与典型的夹层有着不同的发病机制,但二者均可以进展为典型的主动脉夹层,因而有人称为主动脉夹层的"先驱"。

PAU 由内膜破裂导致血流穿过内弹性膜最终形成假性动脉瘤或动脉破裂。PAU 也可分为 Stanford A 型和 B 型两种类型,分型对治疗原则的选择有重要意义。

粥样斑块为粥样硬化性主动脉夹层的基础病变,当斑块形成溃疡时,可能引起 IMH、动脉瘤或夹层,互相存在一定的关系(图 15-1-3),但又是不同的病变,我们认为粥样硬化性壁内血肿、夹层和动脉瘤为粥样斑块、溃疡基础上形成的不同病理解剖改变,壁内血肿与夹层间不存在明确相互转换的关系,粥样硬化管壁可表现为动脉瘤形式,或在溃疡的基础上发展为动脉瘤,四种病变均与粥样斑块有关,因而在治疗上可以采取共同预防,根据病变特点采用不同的治疗方法。CT 主动脉增强扫描可清晰显示主动脉壁病变特点,为主动脉疾病的病因诊断提供更多信息,是一种主动脉病变检查极佳手段。

(三)常见主动脉病变

1. 真性动脉瘤　动脉瘤是主动脉壁的延续,瘤壁仍是三层结构。根据动脉瘤的形态又分为三种类型:

(1)囊状动脉瘤:动脉瘤多是由主动脉一侧壁膨凸,形态上可明确分出瘤体和瘤颈。动脉瘤的入口和出口为同一个即瘤颈。

(2)梭形动脉瘤:动脉瘤是由主动脉周壁膨凸而形成,其次长轴与所发生的主动脉相一致,动脉瘤的入口和出口分开,为瘤体所在主动脉的远、近端。

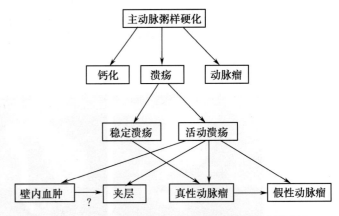

图 15-1-3　动脉粥样硬化病变与主动脉疾病演变模式图

(3)梭-囊状动脉瘤:又称为混合型动脉瘤,为上两者的混合存在。

2. 假性动脉瘤　假性动脉瘤系各种原因引起的动脉壁的损伤、破裂,血液外溢,形成大血肿,称假性动脉瘤。其瘤壁为机化血栓及与周围器官、组织粘连的纤维组织。瘤口依损伤动脉壁大小而定,一般均较小,破口大者均早期大出血死亡。瘤内大量附壁血栓。大的瘤体压迫主动脉腔变狭小,并推压邻近器官。以主动脉弓、降主动脉为多见,其次为腹主动脉。也见于手术后吻合口假性动脉瘤。

3. 主动脉夹层　主动脉夹层(aortic dissection)是指各种病因导致主动脉内膜破裂,血液进入内膜下之中膜内,导致中膜撕裂、剥离形成真假腔。可累及自升主动脉至髂动脉分叉部以下,形成双腔主动脉,称之为主动脉夹层。

(1)临床根据病变范围和破口位置,分为三型(DeBakey 分型):

Ⅰ型:破口位于升主动脉,病变累及升、降和/或腹主动脉。

Ⅱ型:破口位于升主动脉,病变仅累及升主动脉。

Ⅲ型:破口位于左锁骨下动脉以远,病变只累及降主动脉者,称为Ⅲ甲型,同时累及腹主动脉者称为Ⅲ乙型。

(2)临床也有使用简单的 Stanford 分型法:

A 型:凡是夹层累及升主动脉者,远段可延及降-腹主动脉(相当于 DeBakey Ⅰ型和Ⅱ型)。

B 型:夹层发生于降主动脉和/或腹主动脉(相当于 DeBakey Ⅲ型)。

高血压是主动脉夹层的主要促发因素,2/3 以上患者有高血压或高血压病史。内膜损伤(如动脉粥样硬化、医源性导管操作损伤等)、中膜弹力纤维层病变或先天发育异常如马方综合征(Marfan syndrome)中膜囊性坏死,是其病理基础。

4. 主动脉壁内血肿　主动脉壁内血肿(intramural hematoma,IMH)又称不典型夹层。指各种病因导致主动脉中膜内血肿,当内膜有破口或溃疡(ulcer)时,导致血液渗入主动脉中层,但其远端未与主动脉腔沟通,即无回腔性沟通(no reentry site),在主动脉壁内形成血肿(intramural hematoma)。

壁内血肿的原因目前不清楚,传统观点认为壁内血肿是由主动脉中层滋养血管破裂所致,不伴有内膜血管的撕裂,但是现在有报道称影像学或者手术发现在一些壁内血肿也可以发现小的内膜中层撕裂口,而且目前多倾向于该学说。

IMH 的分型目前国内外沿用主动脉夹层 Stanford 或 DeBakey 分型。病因与解剖相结合分型有利于临床判断预后。文献报道,IMH 占急性主动脉综合征的 10%~30%,其中发生在降主动脉者占 60%~70%,多发生在具有粥样硬化的老年患者,需影像学诊断 IMH。高血压是主动脉壁内血肿的主要促发因素。

第十六节　肺毛细血管瘤病

一、基础知识

肺毛细血管瘤病(pulmonary capillary hemangiomatosis,PCH)较罕见,肺泡毛细血管异常增生,薄壁微血管浸润生长于支气管周围及血管周围间质、肺实质和胸膜(图 14-16-1)。这些增殖微血管容易出血,巨噬细胞吞噬含铁血黄素在肺泡积累。这是一个罕见导致肺动脉高血压的原因,常误诊为特发性肺动脉高压或肺静脉阻塞病。临床特点:咯血,气短,右心功能不全。确诊需要肺活检,行病理诊断。实验性诊疗,如用血管扩张剂,会迅速出现肺水肿。

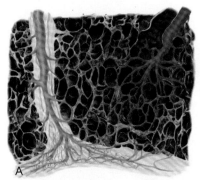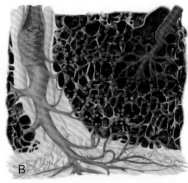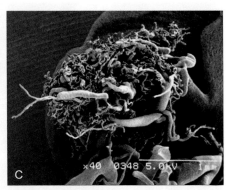

图 14-16-1　正常次级肺小叶和小叶间隔(A)及肺毛细血管瘤病(B)示意图

A. 正常次级肺小叶和小叶间隔显微解剖;B.PCH 显微解剖示毛细血管增殖,但无静脉及小叶间隔受累的证据;C. 肺毛细血管瘤病经电镜示超显微三维结构,肺泡毛细血管异常增生,瘤样聚集生长的毛细血管团,薄壁微血管浸润生长于支气管周围及血管周围的间质、肺实质和胸膜。

二、CT 诊断

CT 平扫:两肺网结状模糊影,间质性病变,间隔线,胸腔积液(图 14-16-2~ 图 14-16-4)。

CT 增强或 CTPA:肺动脉高压征象,肺动脉干增宽,右心增大,室间隔向左偏移,心包积液。

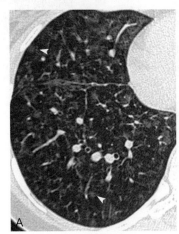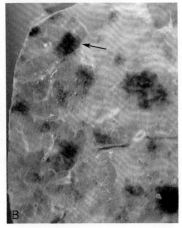

图 14-16-2　肺毛细血管瘤病

A. 横断图像(肺窗)示磨玻璃结节影(箭头);B. 肺大体标本示肺泡毛细血管异常增生,薄壁微血管浸润生长于支气管周围及血管周围的间质、肺实质和胸膜。增殖微血管出血,导致吞噬含铁血黄素的巨噬细胞在肺泡积累(B ↑)。

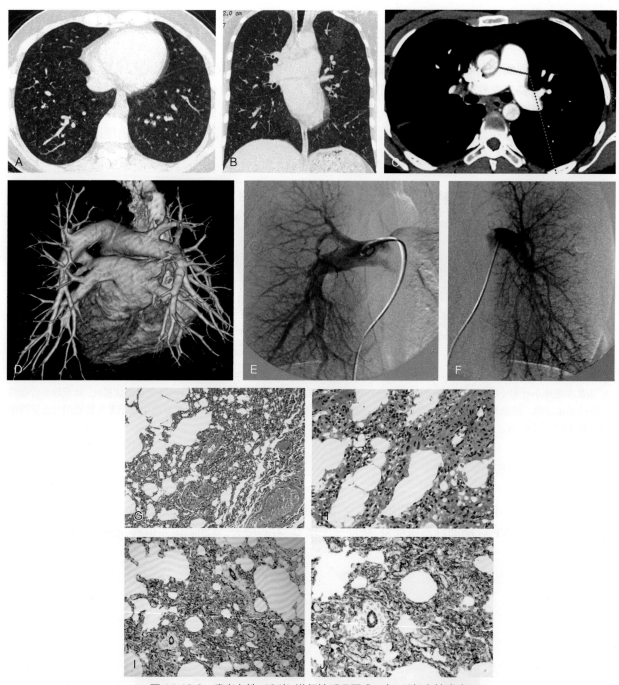

图 14-16-3 患者女性,19 岁,进行性呼吸困难 1 年,毛细血管瘤病

A、B. 横断图像及多层重组(冠状位)肺窗示磨玻璃结节影;C.CTPA 示肺动脉增宽;D.VR 示肺动脉增宽,未见肺动脉栓塞及发育异常;E、F. 肺动脉造影未见异常;病理镜检(HE 染色);G、H. 肺泡间隔明显增厚,大量增殖的厚壁毛细血管;I、J.(CD34 染色)毛细血管异常增殖。病理诊断为毛细血管瘤病。

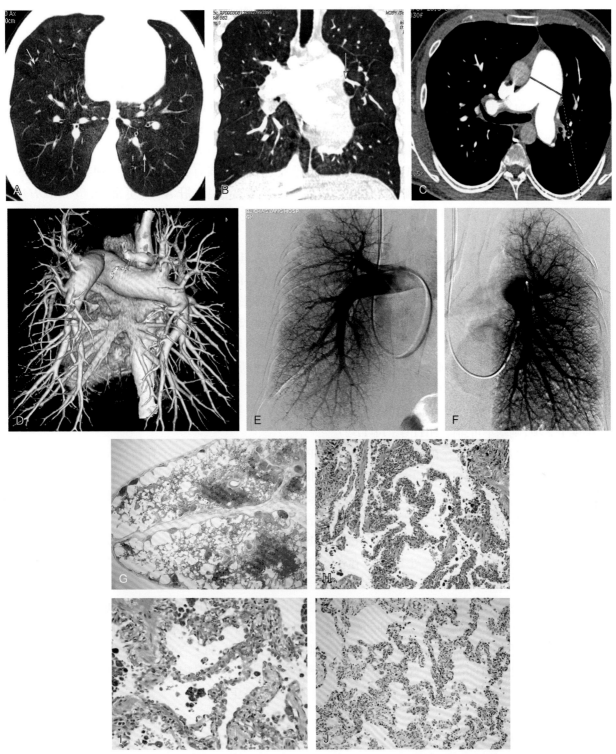

图 14-16-4　患者男性,25 岁,进行性呼吸困难 5 年,病理诊断为毛细血管瘤病

A、B. 横断图像及多层重组(冠状位)肺窗示磨玻璃结节影(↑);C.CTPA 示肺动脉增宽;D. 三维重建示肺动脉增宽,未见肺动脉栓塞及发育异常;E、F. 肺动脉造影未见异常;G~J. 病理:HE 染色(G~I)示肺泡间隔明显增厚,大量增殖的厚壁毛细血管,CD34 染色(J)示毛细血管异常增殖。病理诊断为毛细血管瘤病。

第十七节　遗传性出血性毛细血管扩张症

一、基本知识

遗传性出血性毛细血管扩张症（hereditary hemorrhagic telangiectasia，HHT）又名 Osler-Rendu-Weber 或 Rendu-Osler-Weber 综合征、Osler-Rendu-Weber 病，为常染色体显性遗传病，Rendu 于 1896 年提出遗传为家族性出血及毛细血管扩张的原因，后被 Osier（1901）及 Weber（1907）证实。

已知 5 种基因突变可引起 HHT，异常基因产物导致与 β 超家族有关血管生成出现异常。① ENG（endogl in）突变：1 型 HHT，肺及脑 AVM 常见；② *ACVRL1* 突变：2 型，肝 AVM 更常见；③ *MADH4* 突变：导致青少年息肉病与 HHT 的结合形式疾病；④ 5q 及 7q 突变：导致 3 及 4 型 HHT；⑤ *GDF2* 突变：导致 5 型 HHT。

大约 20%HHT 患者未能检测出上述基因突变。20% 患者具有 *SMAD4* 突变。

动静脉畸形或称动静脉瘘（AVM），是一个逐步发生、发展的过程。一般血管发生异常首先表现为毛细血管后的小静脉扩张，继而出现毛细血管前的小动脉扩张，最后中间的毛细血管床消失，AVM 形成。本病的临床表现并不是一出生就发病，而是随着年龄的增长而发展。到 40 岁，逾 90% 的患者要发生一些本病的表现。HHT 特征性的临床表现是皮肤黏膜交界处毛细血管扩张，常伴有严重、反复性鼻出血和消化道出血等。2000 年 Shovlin 等提出 HHT 的诊断标准：①鼻出血：自发性或反复性鼻出血；②皮肤、黏膜毛细血管扩张；③内脏动静脉畸形：如伴有或不伴有胃肠道出血的胃肠道毛细血管扩张、肺 AVM、肝 AVM、脑 AVM、脊髓 AVM；④家族史。4 项中具备 3 项者可确诊；具备 2 项者为疑诊；如果少于 2 项，则基本可排除 HHT（图 14-17-2）。

8%~10% 的 HHT 患者存在肝脏病变。Boillot、Pfitzmann 等也先后报道了存在较大的肝动静脉畸形的 HHT，由于左向右分流量太大，引起回心血量增加，导致肺动脉高压。对此类肺动脉高压，治疗多采用肝动静脉畸形栓塞或肝动脉结扎等方法，但由于肝动静脉畸形分支众多，难以完全解决肝动静脉或门静脉畸形引流问题，治疗效果不理想，最有效的治疗方法是肝移植。

文献报道，肺动静脉畸形（pulmonary artery venous malformation，PAVM）约 70% 发生于 HHT 患者，同时 50% 的 HHT 患者至少有一处 PAVM 存在。肺动脉直接与静脉相通，引起低度贫血、呼吸困难、发绀。其治疗可采用外科手术和介入封堵。

部分 HHT 也合并特发性肺动脉高压，从病理生理学角度来看，HHT 与特发性肺动脉高压存在明显的区别。HHT 肺部病变的主要特点是肺动静脉瘘，其病理生理特点为肺血管阻力降低和心输出量增加；肺动脉高压的病理生理特点是由于肺小动脉闭塞，肺血管阻力增加，加之右心排血量增加，从而导致肺动脉高压。Trenbath 和 Harrison 等首先认识到 HHT 和肺动脉高压相关是因为 *ALK1* 基因突变，它导致血管扩张产生 HHT，同时它使得肺小血管闭塞，产生典型肺动脉高压。

二、CT 诊断

（一）肺动静脉畸形（PAVM）（详见本章第十一节）

PAMM 发生于单侧肺者多见（图 14-17-1A~D），占 50%~75%，其中以发生于左肺下叶为多，病变可以是单发，也可以是多发（30%）。多发者常弥漫分布在双侧肺（72%），以女性患者较常见，较少发生于单侧肺（28%）。病灶大小不等，2~60mm，62% 的病灶小于 10mm。随访观察，部分病灶会增大，部分患者肺内会出现新发病灶。

　　壁内血肿的自然史存在着极大的差别,它可以缓解或者进展为主动脉瘤、主动脉夹层或者发生破裂。

二、主动脉病变 MDCT 检查及图像重建

　　1. 胸主动脉检查　如果以观察升主动脉及主动脉根部为主,建议采用心电门控扫描(前瞻性或回顾性心电门控),全主动脉检查可采用大螺距扫描心电门控扫描,可以避免主动脉根部移动伪影,提高检查质量。具体方法请参照第二章第三节主动脉检查方法。

　　2. 胸 - 腹主动脉检查　注入对比剂后,根据升主动脉 CT 值(80HU)采用人工触发或自动曝光程序连续螺旋扫描。重建层厚 0.625mm,3.75mm。对比剂注射流速为 4~4.5ml/s,总量需 80~100ml。

　　3. 主动脉三维重建　将 MDCT 图像直接传输到影像工作站,在工作站重建出主动脉三维图像,常用三维重建法包括最大密度投影(MIP)、多层重组(MPR)及容积再现(VR)或表面阴影显示(SSD)。另外,主动脉扫描可以模拟造影模式进行重建(图 15-1-4)。

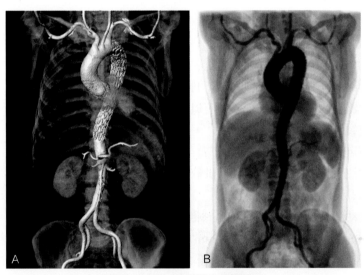

图 15-1-4　主动脉三维重建
A. 容积再现,全主动脉增强 CTA;B. 模拟主动脉造影。

　　目前,CTA 在主动脉病变检查中处于核心地位,国际公认 CTA 是首选的检查方法,其敏感性及特异性均达到 100%。CT 影像学技术在明确主动脉病变的同时,可以进一步定量评价主动脉形态及功能情况。包括主动脉管腔径线、面积、体积等形态学指标,主动脉壁总体斑块负荷及斑块成分的特征;CT 也可以对主动脉功能如流体力学指标进行量化分析;另外,CT 可以通过测量血管周围脂肪的密度,间接量化血管炎症程度。CTA 影像量化主动脉病变,是影像学从定性走向定量的必然趋势。

第二节　真性主动脉瘤 CT 诊断

一、基本知识

　　主动脉局部病理性扩张超过邻近动脉管径的 50% 即可诊断,病理基础是由于主动脉中层的薄弱或

破坏后为纤维组织所代替,使主动脉壁变薄,失去原有的韧性,在高压血流冲击下使动脉壁膨出,逐渐形成动脉瘤,真性动脉瘤是由动脉壁的三层组织结构组成。

根据动脉瘤的形态又分为三种类型:①囊状动脉瘤:动脉瘤多是由主动脉一侧壁膨凸,常伴有偏心性附壁血栓,形态上可明确分出瘤体和瘤颈。动脉瘤的入口和出口为同一个,即瘤颈。这种动脉瘤多位于弓部或弓降部,可能与弓部的解剖及血流动力学有关。②梭形动脉瘤:动脉瘤是由主动脉周壁膨凸而形成,其次长轴与所发生的主动脉相一致,动脉瘤的入口和出口分开,为瘤体所在主动脉的远、近端。升主动脉瘤常常由于马方综合征、主动脉瓣损坏引起;腹主动脉下段梭形动脉瘤可能与粥样硬化病变易累及该部位有关。③梭 - 囊状动脉瘤:又称为混合型动脉瘤,为上两者的混合存在。

真性主动脉瘤以获得性为多见,中老年人多为动脉粥样硬化性;青少年以先天性为主;少见于感染性、外伤性。真性主动脉瘤可发生于主动脉任何部位,患者多以胸痛、背痛、搏动性肿块就诊;可无症状,或健康查体时胸部 X 线检查无意中发现。真性动脉瘤患者多无纵隔、胸腔及心包积液。

二、真性主动脉瘤 CT 诊断

(一) CT 检查目的

1. 明确动脉瘤的存在。
2. 动脉瘤的部位、范围、大小形态。
3. 动脉瘤其与局部主动脉重要分支如头臂动脉、肾动脉等的关系,有无受累。
4. 动脉瘤与邻近器官的关系,脏器有否受压迫、移位或侵蚀现象。
5. 动脉瘤有否破裂可能。
6. 真性主动脉瘤定性诊断。
7. 测量必要的数值,为手术或介入治疗提供依据。

(二) 主动脉瘤 CT 诊断

1. 横断扫描　主动脉增强 CT 横断扫描是诊断的基础。

升主动脉增宽>35mm,40mm ≤ 扩张<45mm,45mm ≤ 瘤样扩张<50mm,动脉瘤 ≥ 50mm;主动脉弓 - 降主动脉直径大于 4cm(腹主动脉瘤直径大于 3cm),或超过邻近主动脉管径的 50%。

(1)动脉瘤形态范围:囊状动脉瘤有瘤颈及瘤体,部分血管受累,位于主动脉的一侧。梭形或梭囊状瘤均是与主动脉腔相延续。粥样硬化性真性动脉瘤大多无明确瘤颈,瘤体呈梭囊状,与管壁的成角大于 120°。

(2)动脉瘤壁:瘤体部管壁增厚,密度增高;主动脉壁广泛有粥样斑块、溃疡、钙化。

(3)动脉瘤腔:多有偏心性附壁血栓,增强后呈低密度,血栓形态不规则或伴有血栓溃疡形成。研究认为,动脉瘤内血栓即血栓样动脉瘤形成并不会明显减低动脉瘤壁的压力,动脉瘤会继续增大。

(4)动脉瘤与近邻关系:与瘤体分界清晰,无粘连征象,瘤体较大时可表现为对周围组织的推压改变。

(5)瘤体有否穿通破裂征兆:瘤周出现积液,脂肪间隙模糊,如果发现心包、胸腔、腹腔有液体并有增强,证明主动脉瘤有破裂发生。

1)腹主动脉瘤有破裂高风险征象:①主动脉披挂征;②平扫发现主动脉旁半月形高密度影;③ CT 增强扫描发现附壁血栓裂隙征;④内膜钙化断裂征;⑤内膜钙化切线征。

2)腹主动脉瘤已经破裂征象:①腹膜后血肿;②腹主动脉旁脂肪密度增高,提示动脉瘤渗漏;③增强扫描显示对比剂外溢。

(6)升主动脉根部瘤合并主动脉瓣关闭不全征象:升主动脉根部瘤多累及窦部、瓣环及主动脉瓣,造成主动脉瓣关闭不全,此时可伴有左心室增大(详见第十六章第一节马方综合征 CT 诊断)。

2. 多层重组（MPR）或曲面重组（CPR）　以不同层面、不同角度重建主动脉及瘤体，清楚显示主动脉与动脉瘤的部位、形态、瘤体大小、瘤壁及附壁血栓，为诊断提供重要信息。

3. 三维重建　采用容积再现（VR）或表面阴影显示（SSD），可以立体显示主动脉瘤部位、大小及其范围、与周围组织器官的关系，对于手术有重要的指导价值。

三、CT 对主动脉瘤诊断的评价

1. MDCT 是主动脉瘤最佳诊断及随诊方法　主动脉瘤大小的准确测量十分重要，主动脉瘤直径大于 6cm，且其瘤壁边缘不整齐、局部变薄、广泛钙化或有对比剂外溢现象，则有主动脉瘤近期破裂的危险性，为治疗提供依据；主动脉瘤直径小于 6cm，且无上述破裂征象，可选择 3 个月、半年及 1 年复查，因为主动脉瘤是发展的，据统计每年约增大 4mm。MDCT 是最佳随诊方法。

2. MDCT 对确定主动脉瘤性质有重要价值　动脉粥样硬化性为最常见，CT 可以清晰观察管壁，由于粥样硬化性斑块而使其不规则，且有溃疡及钙化发生，附壁血栓使管壁更加增厚，结合年龄定性诊断并不困难。先天性主动脉瘤有一定特征性，其好发于主动脉弓降部，形成梭形或梭囊状扩张，呈腊肠样改变，瘤壁薄，极少见有附壁血栓，可以作出准确鉴别诊断。心血管型马方综合征多累及升主动脉，结合骨骼系统、眼睛等改变及家族史，亦可作出准确鉴别诊断。但是，上述征象常是相对的。

3. MDCT 为治疗提供重要信息　主动脉瘤的部位、累及范围及其与主动脉主要分支血管的关系，对指导手术方案制定是十分重要的。

例如腹主动脉瘤（AAA），是否存在难治性 AAA 瘤颈（hostile neck），即：①成角大于 60°；②肾动脉下锚定区小于 1cm；③瘤颈锚定区直径大于 32mm。附加条件还有瘤颈部血栓大于管周径 50%、漏斗形锚定区。髂内动脉开口距离腹主动脉瘤／髂总动脉瘤 2cm 内需行髂内动脉栓塞，应明确诊断。

4. MDCT 对主动脉瘤鉴别诊断有重要价值

（1）胸部肿块鉴别诊断：主动脉 CTA 可以明确做出鉴别诊断。

（2）真性动脉瘤与假性动脉瘤鉴别：真性动脉瘤体为主动脉腔的延续，呈瘤样扩张，瘤壁与主动脉壁相延续。假性动脉瘤无瘤壁，仅是血肿与周围组织粘连的纤维组织，与主动脉壁不相延续，此血肿若与主动脉腔相通，其中心部位可以显影，外周为大量血栓，瘤体对主动脉真腔呈不同程度压迫而狭窄（图 15-2-1~ 图 15-2-4）。

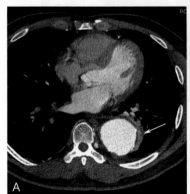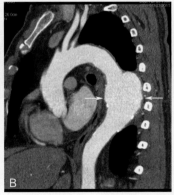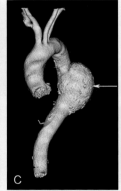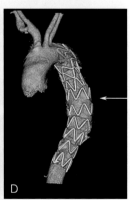

图 15-2-1　患者男性，51 岁，胸痛待查，粥样硬化性主动脉瘤

A~C. 横断扫描、多层重组及容积再现，示降主动脉上中段囊状瘤样扩张（径约 61mm），瘤壁不规则增厚，少量钙化性斑块，主动脉呈粥样硬化性改变；D. 瘤体区支架置入术后。诊断为胸主动脉真性动脉瘤，动脉粥样硬化性。

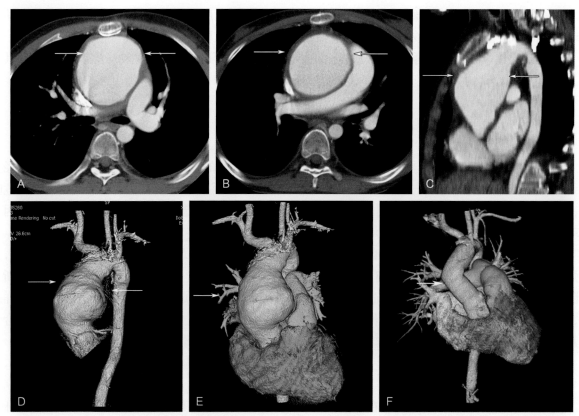

图 15-2-2　患者男性，19 岁，升主动脉瘤，感染性

A、B. 横断扫描，升主动脉不规则梭形瘤样扩张（最大径 62mm×76mm），管壁及管腔不规则，压迫肺动脉移位；C. 多层重组，升主动脉真性动脉瘤，梭囊状，瘤壁不规则，无附壁血栓；D、E. 容积再现示升主动脉瘤（↑）；F. 升主动脉置换术后（↑）。术后病理诊断为升主动脉真性动脉瘤，感染性：镰刀菌感染。

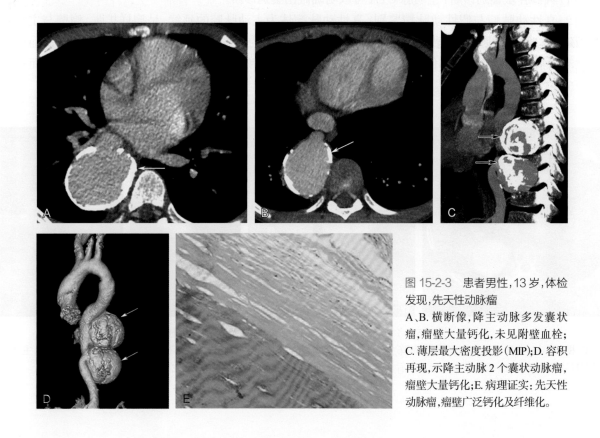

图 15-2-3　患者男性，13 岁，体检发现，先天性动脉瘤

A、B. 横断像，降主动脉多发囊状瘤，瘤壁大量钙化，未见附壁血栓；C. 薄层最大密度投影（MIP）；D. 容积再现，示降主动脉 2 个囊状动脉瘤，瘤壁大量钙化；E. 病理证实：先天性动脉瘤，瘤壁广泛钙化及纤维化。

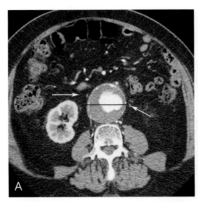
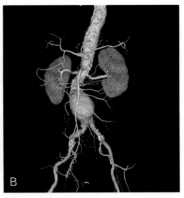

图 15-2-4　患者男性,75 岁,腹主动脉瘤

A. 腹部横断扫描示腹主动脉瘤(直径 6.0cm),中等量附壁血栓(↑),瘤壁散在钙化灶;B. 容积再现(VR)示腹主动脉肾动脉水平迂曲,中下段动脉瘤形成,双侧髂动脉扩张、壁钙化。病原性质为动脉粥样硬化性。

第三节　假性主动脉瘤 CT 诊断

一、基本知识

假性动脉瘤指主动脉壁破裂,形成巨大血肿,瘤口小、体大,瘤壁大量附壁血栓,瘤壁为机化的血栓、与周围器官组织粘连包绕的结缔组织,主动脉广泛存在动脉粥样硬化性斑块、钙化。如胸主动脉假性动脉瘤与肺组织穿通,患者临床症状可有咳嗽、痰中带血或咯血。

病因及发病机制:假性动脉瘤多为创伤,如胸部钝挫伤,主动脉弓降部导管韧带及左锁骨下动脉开口附近和升主动脉根部为假性动脉瘤好发部位,其发生与局部主动脉解剖特点及力学作用有关。其次为菌病性动脉瘤,即感染性动脉瘤或主动脉手术后局部愈合不良而形成。目前动脉粥样硬化性穿通性溃疡发生率增加,是中老年人假性动脉瘤重要病因之一。

假性动脉瘤临床表现:主动脉假性动脉瘤患者临床多有发病诱因,如外伤、近期手术史、感染史、中老年人长期高血压史等;发病时有剧烈疼痛等症状。查体偶可触到病变处搏动肿块。

二、主动脉假性动脉瘤 CT 诊断

(一) CT 检查目的

1. 假性动脉瘤发生部位,破口大小。
2. 瘤体大小,有否血腔存在及大小,附壁血栓量及钙化。
3. 假性动脉瘤累及重要分支血管情况。
4. 如果有胸腔积液(血性),提示假性动脉瘤破裂。
5. 主动脉及周围器官受累情况。
6. 测量必要数值,为手术或介入治疗做准备。

(二) 主动脉假性动脉瘤 CT 诊断

1. 横断扫描　主动脉增强横断扫描是诊断的基础。

(1)瘤体形态:假性动脉瘤瘤体大小不一,不规则,与主动脉联通的瘤腔可见对比剂充盈,极不规则,假性动脉瘤常有"瘤颈",实际为外穿的破口形成。瘤腔外围是中等密度血肿形成,厚度不一。瘤腔与整个瘤体不成比例,瘤体大,瘤腔相对小。

(2)好发部位:无一定规律,主动脉弓部及弓降部更易形成假性动脉瘤。原因:①外伤性受力作用;

②弓部 - 弓降部斑块溃疡最多见,受血流动力学影响更易穿通造成;③是感染性动脉瘤好发部位。

（3）主动脉壁:主动脉管壁不完整,可见明确破口;如果主动脉壁广泛有粥样斑块、钙化、溃疡,病原性质提示为动脉粥样硬化。

（4）大量附壁血栓:为出血形成的血肿或血栓机化组织,呈中等密度。

（5）瘤外器官组织关系:瘤外器官组织与瘤体境界不清,与周围组织分界亦不清;表现为主动脉巨大血肿,压迫周围器官组织,造成管腔性器官狭窄、实质性器官移位,如气管、肺、食管、肾脏等,表现为移位、狭窄、梗阻、肺膨胀不全等。

（6）胸腔或心包腔积液:胸主动脉假性动脉瘤常伴有血性纵隔、胸腔或心包积液,血性积液的发生提示死亡率大于 50%。胸腔积液患者常伴肺组织的膨胀不全。胸腔积液和心包积液较文献报道少,可能与患者就诊时病情已相对稳定有关。

2. 多层重组（MPR）或曲面重组　以不同层面、不同角度重建主动脉及瘤体,清楚显示主动脉与假性动脉瘤的关系,发生部位、形态、瘤体大小、瘤壁及附壁血栓,为诊断与治疗提供重要信息。

3. 三维重建　采用容积再现（VR）或表面阴影显示（SSD）,可以立体显示主动脉假性动脉瘤部位、大小及其范围、与周围组织器官的关系,对于手术有重要指导价值。

三、主动脉假性动脉瘤 CT 诊断的评价

1. MDCT 是假性动脉瘤诊断最佳方法。

2. MDCT 对确定主动脉瘤性质有重要价值。

（1）外伤性假性动脉瘤:外伤史极为重要,假性动脉瘤的发生有其解剖学特点,是诊断的要点。

（2）感染性动脉瘤:结核病史、败血症史有重要参考价值。

（3）粥样硬化性:中老年人常见,CT 可以清晰观察管壁粥样硬化性斑块、钙化及穿通性溃疡,可以提示诊断。

3. MDCT 为治疗提供重要信息　假性动脉瘤的部位、累及范围及其与周围器官组织的关系,对指导治疗方案选择是十分重要的（包括主动脉腔内隔绝术、手术治疗或联合治疗）。

4. MDCT 对假性动脉瘤鉴别诊断有重要价值。

（1）纵隔肿块鉴别诊断:纵隔肿块与主动脉腔相通的为动脉瘤（包括假性动脉瘤）;肿块无对比剂充盈,未与主动脉腔相通,支持其他占位病变可能,如纵隔肿瘤、纵隔型肺癌等。

（2）真、假性动脉瘤鉴别:根据瘤壁、瘤体显影的特点,可以做到鉴别诊断。

5. MDCT 是假性动脉瘤治疗后评价治疗效果、评估预后及随访的重要方法,公认为是诊断“金标准”（图 15-3-1~ 图 15-3-4）。

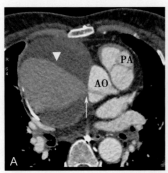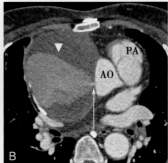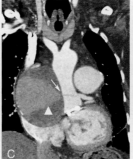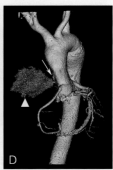

图 15-3-1　患者女性,40 岁,主动脉瓣置换术后,发热、胸痛

A、B. 横断扫描;C. 多层重组;D. 容积再现。升主动脉右侧壁不完整,一小破口径约 2mm(↑),对比剂经破口喷向瘤体内(△),中等量附壁血栓,假性动脉瘤形成,瘤体径约 79mm×98mm。升主动脉受压,管腔变形,轻度向内移位。CT 诊断为升主动脉假性动脉瘤,感染性。PA,主肺动脉;AO,升主动脉。

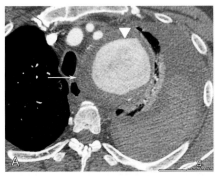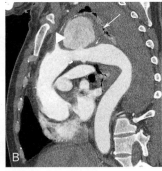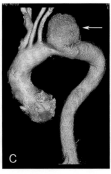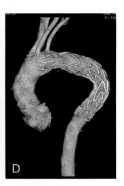

图 15-3-2　患者男性,53 岁,主动脉弓部假性动脉瘤

A. 横断扫描;B. 多层重组,主动脉弓部假性动脉瘤,瘤横径约 72mm,中心部对比剂充盈(△),瘤体周围为中等密度影包绕,为中等量附壁血栓(↑);主动脉弓部受压变形移位、管腔狭窄,头臂动脉受压移位;左侧大量积液(血性积液,CT 值>50HU),左肺组织膨胀不全;C. 三维重建,主动脉弓部假性动脉瘤;D. 主动脉支架术后,支架贴壁良好,未见对比剂外溢。

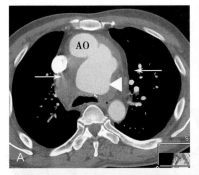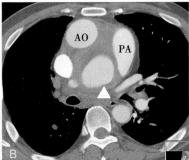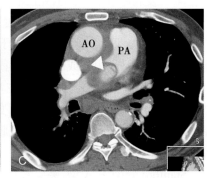

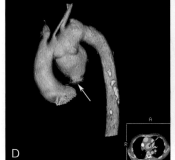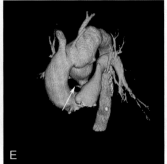

图 15-3-3　患者男性,57 岁,主动脉弓部假性动脉瘤

A~C. 横断扫描,主动脉弓部假性动脉瘤,向下扩展,中心部对比剂充盈(▲),瘤体周围为中等密度影包绕,为中等量附壁血栓(↑);右动脉受压变形、移位,管腔重度狭窄;D、E. 三维重建,主动脉弓部假性动脉瘤向下扩展,右动脉受压变形、移位,管腔重度狭窄(↑)。CT 诊断为主动脉弓假性动脉瘤,右肺动脉受压,管腔重度狭窄。

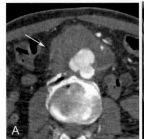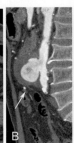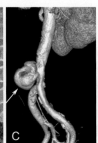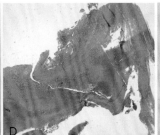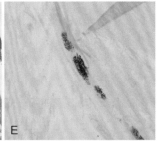

图 15-3-4　患者男性,54 岁,腹主动脉假性动脉瘤

A. 横断扫描,腹主动脉远段可见破口,假性动脉瘤形成,瘤周血栓等组织包绕,与肠管黏连(↑);B. 多层重组,腹主动脉远段向前方可见假性动脉瘤(↑),向后方未见椎体破坏;C. 容积再现,腹主动脉远段假性动脉瘤(↑);D. 病理显示:淋巴单核细胞浸润、多核巨细胞;E. 病理抗酸染色(+),可见分枝杆菌。最终诊断为(腹主动脉)结核性主动脉炎(查见抗酸杆菌),伴假性动脉瘤及周围血栓形成,伴动脉粥样硬化。

第四节 主动脉夹层 CT 诊断

一、基本知识

主动脉夹层(aortic dissection, AD)是指各种病因导致主动脉内膜破裂或中膜弹力纤维层病变,血液进入内膜下的中膜内,导致中膜撕裂、剥离形成双腔主动脉,称主动脉夹层(图 15-4-1)。一旦发生主动脉夹层,尤其是 Stanford A 型主动脉夹层,发病 48 小时以内死亡接近 50%,发病每增加 1 小时,死亡率增加 1%。

临床根据病变范围和破口位置,分为三型(DeBakey 分型)。Ⅰ 型,破口位于升主动脉,病变累及升、降和 / 或腹主动脉;Ⅱ 型,破口位于升主动脉,病变仅累及升主动脉;Ⅲ 型,破口位于左锁骨下动脉以远,病变只累及降主动脉者,称为 Ⅲ 甲型,同时累及腹主动脉者称为 Ⅲ 乙型(图 15-4-2)。

Stanford 分型法:A 型,夹层累及升主动脉者,包括 DeBakey Ⅰ 及 Ⅱ 型;B 型,累及降主动脉和 / 或腹主动脉,相当于 DeBakey Ⅲ 型。

急性 AD 国际注册研究(IRAD)结果显示,AD 患者的平均年龄为 63 岁,其中,Stanford A 型 AD 占 60%~70%,男性约占 65%。中国 AD 注册研究(Sino-RAD)结果显示,我国 AD 患者平均年龄约为 51 岁,其中 Stanford A 型 AD 约占 40%,男性约占 76%。我国 AD 患者年龄较欧美国家年轻 10 岁以上。

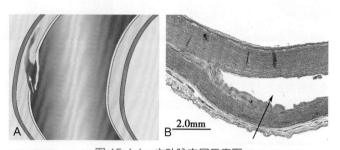

图 15-4-1 主动脉夹层示意图

A. 主动脉夹层示意图,血液穿过内膜层进入中间层;B. 主动脉夹层病理,Victoria blue 和 HE 染色下的主动脉中层囊液变性、撕裂。

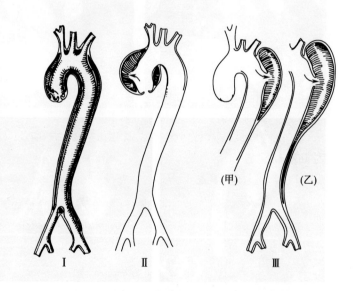

图 15-4-2 主动脉夹层 DeBakey 分型示意图

二、夹层的危险因素

1. 老年患者的经典危险因素 年龄(平均年龄为 60~70 岁)、高血压(70% 以上的动脉夹层有高血压史)、性别(男性约 70%)、吸烟、高脂血症、血压急性上升(可卡因、Valsalva 动作)。

2. 遗传和获得性易感性

(1)先天性结缔组织发育不全:是<40 岁发病年龄组最重要的危险因素,如马方综合征、Ehlers-Danlos Ⅳ 型、Loegys-Dietz 综合征、主动脉瓣环扩张、家族性主动脉夹层、多囊性肾病。

(2)先天性主动脉异常:主动脉二瓣叶式畸形患者 A 型和 B 型 AD 的发病率分别为 2%~9% 和 3%;约 1% 的主动脉缩窄患者会出现胸主动脉 AD,但特纳(Turner)综合征患者的胸主动脉夹层发病率并不确切。

(3)主动脉炎:如大动脉炎、巨细胞性动脉炎、白塞综合征、结核和梅毒。

（4）妊娠：如怀孕第三期。

（5）长期应用糖皮质激素和 / 或免疫抑制剂。

3. 创伤 钝性伤、减速伤、主动脉内球囊反搏（IABP）、心脏或主动脉手术、心导管检查。

长期以来，人们认为主动脉夹层的发生与主动脉中层黏液性变有关，但 Schlatmann 等研究认为上述改变与主动脉老龄过程密切相关，是动脉壁在血流动力学作用下，管壁结构损伤与修复反复交替的结果，中膜病变不是导致主动脉夹层唯一病理基础。

遗传性疾病马方综合征（Marfan syndrome）存在主动脉壁的中膜囊性坏死，是形成夹层的主要病理基础。其他遗传性疾病如特纳（Turner）综合征、埃 - 当（Ehlers-Danlos）综合征，也有发生主动脉夹层的趋向。主动脉夹层还易在妊娠期发生，其原因不明，猜想妊娠时内分泌变化使主动脉的结构、妊娠高血压血流动力发生改变而易于裂开。在 40 岁前发病的女性中，50% 发生于孕期。

与发达国家相比，我国 AD 诊疗存在以下特点：①病因以高血压为主，青壮年多，高血压的知晓率和控制率比发达国家低；②患者的平均年龄较发达国家低 10~20 岁，预期寿命长；③首次手术应重视长期效果，应减少或避免二次再干预；④医疗水平发展不平衡，部分患者不能得到及时、有效的诊治。

三、主动脉夹层 CT 诊断

（一）CT 检查目的

1. 急性主动脉综合征患者确诊检查。

2. 主动脉夹层病变累及范围及分型（见图 15-4-1）。

3. 破口位置、数目、出口、范围。

4. 真假腔的判定 真假腔形态及显影情况，假腔内是否有血栓形成。

5. 重要分支血管有否受累 如冠状动脉、头臂动脉、腹腔动脉、肠系膜上动脉及双肾动脉等，起自真腔抑或假腔。

6. 实质脏器有否受累及，主要为缺血性改变。

7. 夹层有否外穿抑或破裂的可能。

（二）CT 诊断

1. 横断扫描 提供主动脉夹层重要诊断征象，是诊断的基础。

（1）平扫：主要了解胸部及主动脉整体概况，壁钙化的分布及内移情况，有时可以看到主动脉壁 - 真假腔的密度差，特别是当患者贫血时尤为明显。

（2）增强扫描：

1）主动脉夹层征象：主动脉管腔扩张，内膜片撕裂形成条状充盈缺损，将管腔分割成双腔或多腔。

2）破口及双腔显示，为分型提供依据：Ⅰ、Ⅱ型破口如在主动脉根部，内膜片常呈不规则漂浮，有时难以区别真、假腔。Ⅲ型可以清楚显示破口。如果真、假腔分界明确，真腔受压变窄、居内侧，于降主动脉呈螺旋形向下延伸。出口可以是单个或多个，显示不困难。

3）主要分支血管与夹层的关系：可以显示冠状动脉、头臂动脉、腹腔内脏动脉及髂动脉，起源于真、假腔。受压移位。如果受夹层累及，可见内膜片线状充盈缺损自血管开口部伸入内腔。

4）血栓形成：以假腔多见，无对比剂充盈。

5）主动脉夹层破裂：Ⅰ、Ⅱ型夹层常破入心包，呈现心包积液；破入胸腔，可出现单或双侧胸腔积液。部分病例假腔外穿形成假性动脉瘤并存，以弓部多见。

6）主动脉夹层与周围器官的关系：心腔、气管、食管及腹腔器官受压移位。

2. 多层重组（MPR）或曲面重组 以不同层面、不同角度重建主动脉，清楚显示主动脉夹层破口发生部位、内膜片形态分布范围、真与假腔大小、主要分支受累情况、附壁血栓及与周围组织器官的关系，为诊断与治疗提供重要信息。

3. 三维重建　三维重建在显示内膜片起止、走行及与主动脉分支血管的关系等方面,对手术有重要的指导价值。多采用容积再现(VR)或表面阴影显示(SSD),可以立体显示主动脉夹层范围与周围组织器官的关系,但是对腔内观察不如 MPR 直观、明确。最大密度投影法因不利于显示内膜片,而较少使用(图 15-4-3~图 15-4-5)。

四、CT 对主动脉夹层诊断的评价

1. CT 具有良好的时间、空间分辨力,容积数据采集,扫描速度快,扫描层厚薄,伪影少,加上工作站的强大图像后处理软件,可为主动脉夹层的诊断提供丰富信息,可显示大血管各个部位的断层像及其与周围组织结构的关系,视野广阔,能够显示全部胸、腹主动脉 - 髂动脉及主要分支情况,是夹层定性诊断、分型诊断的"金标准"。

2. MDCT 是急性主动脉综合征的首选检查方法,对诊断及鉴别诊断有重要价值,可指导治疗。

3. MDCT 非心电门控扫描,升主动脉根部容易产生运动伪影,对夹层诊断带来一定影响,应用中应该引起注意。应采用心电门控扫描。

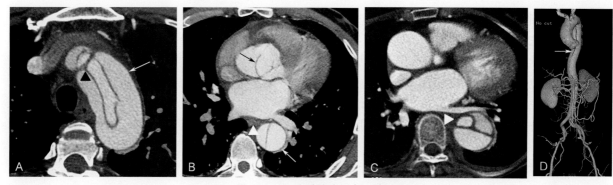

图 15-4-3　主动脉夹层(Ⅰ型)

A~C. 横断扫描升主动脉内膜片(B ↑),弓部降部内膜片及真假腔形成(▲真腔,↑假腔),假腔呈螺旋形包绕真腔,形成三腔;D. 三维重建示主动脉整体情况。

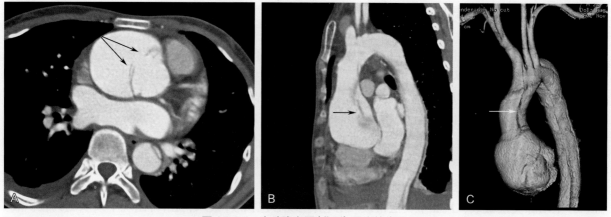

图 15-4-4　主动脉夹层(Ⅱ型),马方综合征

A. 横断扫描,主动脉根部瘤样扩张,可见内膜片(↑);B. 多层重组(MPR),升主动脉根部瘤样扩张,可见内膜片(↑),仅限于升主动脉;C. 三维重建容积再现(VR),升主动脉根部瘤样扩张,可见内膜片,累及升主动脉。CT 诊断为主动脉夹层(Ⅱ型),主动脉瓣关闭不全,马方综合征。

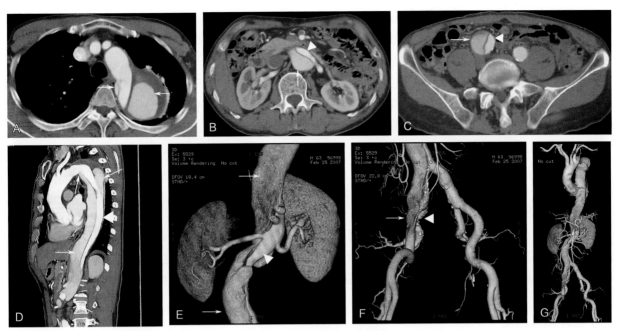

图 15-4-5 主动脉夹层（Ⅲ型）

A~C. 横断扫描；D. 多层重组（MPR）；E~G. 三维重建容积再现（VR）。夹层破口位于主动脉峡部（A ↑），假腔局部膨大，附壁血栓形成（A ↑）。内膜片呈螺旋状向下剥离，至右侧髂外动脉（C、F、G），双侧肾动脉起自真腔（D、E、G ↑）；三维重建可以显示主动脉及主要分支情况（△真腔，假腔↑）。

第五节　主动脉壁内血肿 CT 诊断

一、基本知识

壁内血肿（intramural hematoma, IMH）没有明确内膜片，假腔形成与真腔无直接血流交通，通常只有一个撕裂口。主动脉壁环形或新月形增厚>5mm 或>7mm。Krukenberg 等于 1920 年首次报道，随后尸检报告证实占主动脉夹层的 10%~13.2%。

IMH 的分型目前国内外沿用主动脉夹层 Stanford 或 DeBakey 分型。病因与解剖相结合分型有利于临床判断预后。文献报道 IMH 占急性主动脉综合征的 10%~30%，其中发生在降主动脉占 60%~70%，多发生在具有粥样硬化的老年患者。

IMH 发病机制尚不清楚，可能与以下因素有关：①主动脉壁内滋养血管破裂出血学说：1920 年 Krukenberg 于尸检时发现 IMH 并首次提出该学说，描述其为"没有内膜破口的主动脉夹层"，认为由主动脉壁内的滋养血管自发破裂形成血肿并向外扩张，缺乏可发现的内膜撕裂，即血肿与主动脉血管腔无直接联系。但是，这一理论尚未被科学所验证。随着影像学技术的进步，发现部分 IMH 患者的动脉内膜存在微小破口，部分在手术中亦发现细小的内膜破口，故很多 IMH 实际上可能是微小的内膜撕裂导致，而非滋养血管破裂。②普遍认同的一个病因是动脉粥样硬化斑块持续侵蚀与弹性内膜的最终破坏，形成穿透性主动脉粥样硬化性溃疡，即由于动脉粥样斑块的内膜碎裂和穿透溃疡邻近出血破入内弹力层，并在中膜内蔓延，形成 IMH。③医源或外伤引起。

主动脉壁内血肿转归：壁内血肿的自然史存在着极大的差别，它可以完全消退、缓解，或者进展为主动脉瘤、主动脉夹层或者发生破裂。一组随访小于 6 个月的 IMH 报道，其中 28% 可以自然消退，36% 进展为主动脉夹层，常为局限性夹层，即有明确内膜片、单破口，不同于典型夹层。另一组 IMH 长期随访研究显示，多数 IMH 自然消退，54% 局部溃疡灶进展为真性主动脉瘤或假性动脉瘤；12% 演变为典型主动脉夹层。

动脉粥样硬化斑块溃疡是影响预后的一个重要因素。IMH 中伴溃疡灶者发生率约为 54%。溃疡在升主动脉或主动脉弓、降主动脉近段与降主动脉中、远段比较有更明显的恶化过程,可能由于血流动力学及近段主动脉壁内弹力蛋白多有关。

病变主动脉最大直径与预后有相关性,主动脉直径小预后较好。年龄是影响 IMH 吸收的因素之一。文献报道,IMH 短期死亡率与发病位置有关,降主动脉 IMH 死亡率类似于典型夹层 B 型,A 型 IMH 变化较大,死亡率为 5%~60%。

二、主动脉壁内血肿的 CT 诊断

(一) 平扫

平扫 CT 上表现为主动脉壁内新月形增厚的高密度影,也可以表现为环形分布,可见钙化内移。这种新月形的高密度影在 5mm 厚层图像最容易显现而并非薄层图像,这是因为层厚越厚,容积效应越少,噪声越小。在平扫图像上采用窄窗宽技术(窗宽 200HU,窗位 40HU),也会有助于血肿的检出。

(二) 增强扫描

1. 横断扫描　主动脉增强 CT 横断扫描是诊断分析的基础,根据横断扫描可以做出正确诊断。

(1)直接征象:

1)主动脉壁呈半月状或环状增厚>5 mm,均匀中等密度,无对比剂增强(CT 值为 60~80HU)。

2)无内膜破裂影,无双腔主动脉征象;内膜钙化移位。

3)累及主动脉升、弓、降部为 DaBakey Ⅰ 型;仅累及升部为 Ⅱ 型;累及降主动脉(包括腹主动脉)为 Ⅲ 型。Stanford 分 A 型(相当于 DeBakey Ⅰ 或 Ⅱ型)、B 型(相当于 DeBakey Ⅲ型)。

4)治疗后随访管壁厚度动态变化。

(2)间接征象:

1)主动脉壁不规则增厚、溃疡形成。

2)动脉粥样硬化性改变。

3)胸腔、心包腔及腹腔积液(血性液体)。

上述改变均不是特异性征象,需要密切结合临床急性胸痛病史,诊断方可以成立。部分病例可见胸腔积液及心包积液、主动脉夹层、降主动脉瘤和 / 或腹主动脉瘤。

2. 多层重组(MPR)或曲面重组(CPR)　以不同层面、不同角度重建主动脉,显示主动脉壁内血肿的部位、范围、瘤壁厚度、管壁特点、有无外穿可能,为诊断治疗提供重要的信息。

3. 三维重建　采用容积再现(VR)或表面阴影显示(SSD),可以立体显示主动脉,对壁内血肿诊断帮助不大。

三、CT 对主动脉壁内血肿的评价

1. 壁内血肿属于心血管病急症,应引起足够重视,及时诊断是良好预后的关键。CT 可清晰地显示壁内血肿的位置、厚度、累及范围,是一种安全、有效、无创的诊断方法,便于随诊观察。

2. 升主动脉螺旋扫描有明显移动伪影,影响对征象分析,应认真评价。

3. 壁内血肿由于无内膜片及内膜破裂,应与大动脉炎、动脉粥样硬化、附壁血栓等引起的主动脉壁增厚的病变相鉴别。密切结合急性胸痛病史。

4. MDCT 是主动脉壁内血肿治疗后随访的最佳手段,可以观察受累主动脉的恢复情况、主动脉重构的发展趋势,以评估预后(图 15-5-1)。

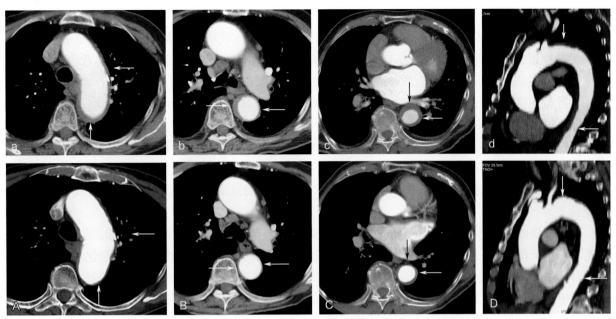

图 15-5-1　患者男性,81 岁,急性主动脉综合征,保守治疗 5 个月复查比较

a~d. 发病时。a~c. 横断扫描示主动脉弓及降主动脉管壁呈环形 - 圆形增厚,均匀中等密度,钙化灶内移(a、b↑);d. 多层重组示管壁增厚,降主动脉管腔稍窄(c、d↑)。诊断为主动脉壁内血肿,累及主动脉弓部、降部,病原性质考虑为动脉粥样硬化。

A~D. 保守治疗 5 个月复查,增厚管壁征象消失,壁内血肿大部吸收(↑),但是壁损伤呈扩张性改变,主动脉管腔稍普遍增宽,以弓顶部及降主动脉为著(a、c、d/A、C、D↑)。

第六节　主动脉溃疡 CT 诊断

一、基本知识

1. 主动脉溃疡　主动脉溃疡(aortic ulcer,AU)由 Stanson 首先在 1986 年定义,是指主动脉内膜粥样硬化斑块破裂形成溃疡,溃疡穿透内弹力层,可在主动脉壁中层形成血肿,但不形成假腔。溃疡侵蚀范围、深度不同,可穿通于主动脉各层。穿破中膜弹力板形成的溃疡,称为穿透性溃疡(penetrating atherosclerotic ulcers,PAUs)。笔者认为穿透性溃疡容易造成误解,误认为血管壁的穿通,因此用"主动脉溃疡"为宜。对主动脉壁中膜完全穿通(即 CT 表现为外膜下血肿)或主动脉壁完全穿破形成假性动脉瘤的溃疡称为穿透性溃疡更合适,此时患者常伴血性胸腔、纵隔或心包积液。

溃疡常见于老年男性,多有高血压病史,主动脉壁广泛粥样硬化。中国医学科学院阜外医院一组患者显示,有高血压病史患者占 76.47%(52/68);其发病有明显的性别差异,男性高于女性,男性占 80.88%(55/68),女性占 19.12%(13/68)。主动脉溃疡占主动脉综合征的 2%~7%。

溃疡发病的临床症状类似典型主动脉夹层的胸背痛(76%),急性发病者占 68%,纵隔积液多见,约占 47%。其他较少见的症状有胸腔积液、声嘶、晕厥等。本组 68 例患者因急性主动脉综合征就诊的为 50 例,与不同特性溃疡之间差异有统计学意义(P<0.01),其中 36 例活动性溃疡患者合并壁内血肿,采用内科保守治疗,未见病情加重。

有报道主动脉溃疡患者因急性症状住院预后较典型夹层更差,因为主动脉发生穿通概率高。因而对于有急性症状的患者,应积极治疗。笔者认为主动脉溃疡单纯合并壁内血肿和 / 或少量胸腔积液的患者可以采用内科保守治疗,而对于形成外膜下血肿或假性动脉瘤的溃疡,应积极酌情采取介入或外科治疗。对于纵隔、胸腔和心包血性积液,常提示溃疡即将穿通的可能;而对于纵隔、胸腔和心包内有血肿者,常提示溃疡已穿通。

2. 主动脉溃疡灶与壁内血肿（IMH）、夹层及动脉瘤的关系　溃疡的深度、大小与疾病进展预后有明显的关系。近来的研究表明，溃疡在 IMH、夹层和动脉瘤主动脉病变中均可见到。有学者认为，溃疡在升主动脉或主动脉弓、降主动脉近段与降主动脉中、远段比较有明显区别，可能由于血流动力学影响及近段主动脉壁内弹力蛋白多有关。溃疡发病部位之间差异有统计学意义（$P<0.01$），主动脉弓部、降主动脉更易形成溃疡，且活动性溃疡多见。

溃疡可造成内膜断裂使血液渗入血管壁形成 IMH，IMH 中伴溃疡灶者发生率约为 54%。文献报道，52%~73% 的穿透性溃疡可以并发 IMH，本院一组 68 例主动脉溃疡患者，其中 36 例并发 IMH，占 52.94%（36/68），与文献报道一致。粥样硬化性溃疡发生 IMH 的概率高，可能与粥样硬化所致管壁的结构改变有关。

源于溃疡的主动脉夹层常见于有高血压和粥样硬化的老年患者，溃疡通常位于降主动脉；而 B 型夹层亦通常发生于有粥样硬化降主动脉的老年患者。溃疡进展而来的夹层因周围动脉壁的纤维化和钙化而较局限，而典型的夹层、IMH 往往累及范围广泛。但是一些学者认为，粥样硬化不是主动脉夹层的危险因素，粥样硬化的中膜萎缩和继发纤维化可以限制而不是促进血管中膜的剥离。对于粥样硬化引起夹层的原因仍有争议。这有别于常见的因主动脉中膜囊性坏死、黏液性变形成的典型夹层（如马方综合征）。

粥样硬化性主动脉病变易累及主动脉弓部、降主动脉和肾动脉以远腹主动脉，而主动脉瘤的发生与其有一定的对应关系。粥样硬化性溃疡与动脉瘤的关系：①溃疡完全穿通主动脉壁形成假性动脉瘤；②浅表、广泛的不规则溃疡多是形成真性动脉瘤的病理基础，可能与主动脉中膜改变有关（图 15-6-1）。

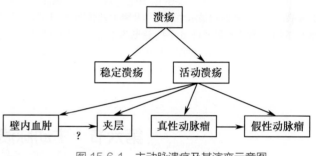

图 15-6-1　主动脉溃疡及其演变示意图

二、主动脉溃疡的 CT 诊断

（一）横断扫描

主动脉增强 CT 横断扫描是诊断分析的基础，可明确管壁溃疡及血管外的病变，根据横断扫描可以做出正确诊断。

1. 主动脉溃疡征象　对比剂充盈溃疡灶呈"龛影"状嵌入主动脉壁内，形态各异、表现不一，口部有大、小之分；有的无明确颈，有的伴窄颈；体部可呈圆形或沿主动脉长轴分布的椭圆形；底部可光滑或不规则；周围常可见到粥样斑块、钙化灶。

根据不同溃疡形态学的特点将溃疡分为 5 类，即乳头状、半圆形、蘑菇状、指状、不规则状，前 4 类部分患者溃疡口部可见点状钙化，但溃疡底部多光滑；第 5 类溃疡多无临床症状，以腹主动脉下段多见，可能与真性动脉瘤的形成有关。

2. 主动脉溃疡与周围组织、器官的关系　CTA 可显示溃疡及周围组织的特点，据溃疡性质主要有 2 种表现形式：稳定性溃疡和活动性溃疡。溃疡完全穿破中膜层，常伴发外膜下血肿，主动脉壁即将破裂；完全穿破主动脉壁时，伴外围不规则血肿，与肺组织相通时患者常有咯血。后 2 种为穿透性溃疡，常伴纵隔、胸腔或心包血性积液，需要积极治疗。活动性溃疡常见乳头状、半圆形、蘑菇状和指状，而稳定性溃疡以不规则状多见，这种形态学之间的差异对预测溃疡的进展有一定指导意义。

文献报道，绝大多数溃疡位于降主动脉（90%），常伴随严重的粥样斑块及多个溃疡，溃疡很少出现于升主动脉。大部分弓部溃疡分布在大弯侧或弓降部的后壁，与病理所见该部位粥样斑块好发相对应，该部位的血流动力学可能为重要因素。

(二) 多层重组(MPR)或曲面重组(CPR)

以不同层面不同角度重建主动脉,显示主动脉壁溃疡的部位、形态、范围、壁厚度、管壁特点、有无外穿的可能,为诊断治疗提供重要信息。

(三) 三维重建

采用容积再现(VR)或表面阴影显示(SSD),可以立体显示主动脉,对主动脉壁溃疡诊断帮助有限(图 15-6-2~ 图 15-6-4)。

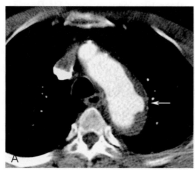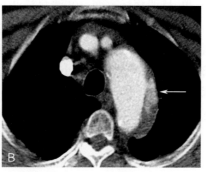

图 15-6-2　主动脉弓部稳定性与活动性溃疡的不同演变与结果(1)

A. 主动脉弓部溃疡,口大,周围壁厚为粥样硬化性斑块,相对稳定,将演化成真性动脉瘤;B. 主动脉弓部溃疡,口小,壁较厚,有对比剂进入壁内血肿,为活动性溃疡,可能演化为壁内血肿或夹层。

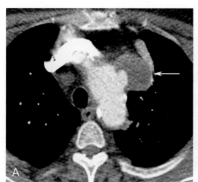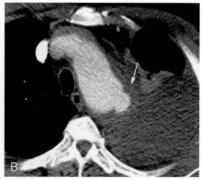

图 15-6-3　主动脉弓部稳定性与活动性溃疡的不同演变与结果(2)

A. 主动脉弓部溃疡,口大,穿通性溃疡,包裹性血肿存在,将发展成假性动脉瘤;B. 主动脉弓部溃疡,口大,穿通性溃疡,已外穿,胸腔积液(血性)。

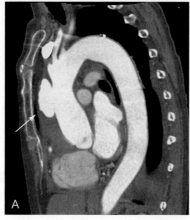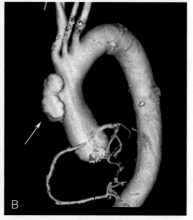

图 15-6-4　升主动脉穿通性溃疡形成假性动脉瘤

A. 升主动脉穿通性溃疡,口大,呈蘑菇状,包裹性血肿,形成假性动脉瘤;B. 三维重建示假性动脉瘤(↑)。

三、主动脉溃疡 CT 诊断的评价

1. 主动脉溃疡是主动脉夹层、主动脉壁内血肿、主动脉瘤（真、假性）形成的重要病理基础，应引起足够重视，及时诊断及合理治疗有重要意义。CT 可清晰地显示主动脉溃疡的位置、范围、穿通的可能性，评估危险等级，是一种安全、有效、无创的诊断方法。

CT 可以清晰地显示溃疡不同形态：①斑块溃疡（atherosclerotic plaque ulcers，APU）：粥样硬化斑块区域的局部对比剂充盈，呈溃疡样改变。②溃疡样凸起（ulcer-like projections，ULPs）：有文献称"局部内膜破裂"（focal intimal disruptions，FIDs），在壁内血肿基础上形成，内膜破口>3mm，新发溃疡样凸起是预后不良的信号。③血池（intramural blood pools，IBPs）：在壁内血肿的基础上，血肿里可见大小不一的对比剂充盈，局部内膜未见破口，远段与之相通小血管，以远往往可见连通的小动脉（如肋间动脉、腰动脉），形成的机制往往是小动脉近端的假性动脉瘤。预后良好，血肿吸收后，大部分消失。

2. MDCT 是主动脉溃疡演变、发展、预后的最佳随访手段，评估方法。

3. MDCT 是主动脉溃疡治疗后随访的最佳手段，公认是"金标准"。

第七节　主动脉瘤介入及手术治疗后 CT 检查

一、基本知识

（一）介入、手术治疗适应证

临床主动脉病变需要手术治疗的情况主要包括瘤体破裂和/或对邻近器官的损害。

1. 主动脉瘤巨大，有破裂危险；或压迫气管造成呼吸困难者。

2. 升主动脉和/或根部瘤，引起主动脉瓣关闭不全时（如马方综合征）。

3. Ⅰ、Ⅱ型夹层动脉瘤时引起冠状动脉、头臂动脉等供血不足，或引起主动脉瓣关闭不全。

4. Ⅲ型夹层累及分支引起重要脏器（如肾脏）严重缺血，或引起分支血管及主动脉远端供血不足时。

5. 主动脉瘤，包括真性、假性、壁内血肿、溃疡等已经部分穿壁破裂，应急诊手术治疗（包括介入血管内支架术）。

（二）主动脉瘤治疗方法

1. 手术治疗　包括主动脉根部带瓣人工血管替换（Bentall 手术）、主动脉瘤切除人工血管置换、主动脉保留并人工血管置换、主动脉修补及搭桥等。

2. 介入治疗　主动脉腔内隔离术，即带膜支架植入术，治疗真性或假性动脉瘤、夹层、外穿性壁内血肿、外穿性溃疡等急性主动脉综合征。逐渐形成对主动脉Ⅲ夹层的首选治疗措施，术后 5 年的相关存活率为 96%，而开胸手术为 88%。

3. 杂交（hybrid procedure）治疗方法　手术与介入治疗相结合，治疗复杂病例，如Ⅰ型夹层的治疗。

主动脉血管移植术后病理改变：术后 24 小时，移植血管的管腔面有纤维素、血小板和红细胞黏附；数天至 2 周，人造血管的外侧形成新的外膜，新外膜增厚、水肿、肉芽组织形成。术后 1 个月，人造血管腔面形成薄层新内膜，宿主的主动脉中膜内平滑肌细胞增生，向内膜生长，并跨越移植血管的两端吻合口，向移植血管腔的表面生长。术后 2~3 个月，移植血管新内膜面变得薄而光滑。新内膜中胶原纤维明显增生和玻璃样变性，偶可发生钙化和骨化。

（三）主动脉血管移植术后并发症

1. 移植血管分离和破裂　是由吻合口缝线断裂、松脱，吻合口附近宿主动脉的无菌性坏死，或移植

血管本身的退行性变所致。移植血管破裂,引起出血,形成血肿、假性动脉瘤、局部夹层动脉瘤以及移植血管的局限性扩张和动脉瘤形成(见图 15-7-2)。

2. 移植血管阻塞　大多由血栓形成所引起。

3. 不完全愈合、感染和血栓形成　移植血管腔内膜未完全内皮化,表面粗糙而易导致血栓形成和感染。

4. 移植血管周围渗出性改变　重者可压迫纵隔组织,心包内渗出液,长期可造成缩窄性心包炎。

5. 血管移植物感染　有文献报道,主动脉血管移植物感染发生率为 0.5%~4.0%。外科治疗血管移植物感染的早、中期死亡率高达 47%,保守治疗的 2 年死亡率接近 100%。移植血管后 7 周后周围有气体出现,≥3 个月周围仍可见液体密度影或气体增多都是主要的直接征象。罕见真菌感染可表现为主动脉瘤形成(见图 15-2-2)。

(四) 主动脉腔内隔离术并发症

1. 内漏　主动脉腔内隔离术最常见的并发症。最早对"支架后内漏"进行定义的是 White 等在 1996 年提出的,在移植物管腔外,且在被此移植物治疗的血管腔及邻近血管腔内出现持续性的血流。带膜支架内漏属严重并发症,是因为内漏将导致主动脉瘤体继续增大,甚至有破裂的危险。

White 根据内漏的病因及解剖提出了对内漏的分型(图 15-7-1)。

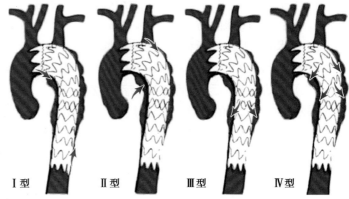

图 15-7-1　主动脉内漏模式图(White 分型)

(1) 主动脉弓部支架内漏分型:①Ⅰ型:支架管腔近端或远端与自体血管管腔之间出现间隙,或重叠放置的支架出现间隙,导致血流进入瘤腔。②Ⅱ型:又称为反流性内漏,是因被封闭隔绝瘤体上的侧支动脉分支中血液持续反流入瘤腔导致。同时,Ⅰ型、Ⅱ型内漏又可根据瘤腔有无流出道分为 A、B 两个亚型,A 型为无流出道,B 型为存在流出道。③Ⅲ型:因支架血管覆膜纤维断裂,或移植物模块之间脱节而导致血液进入瘤腔内。④Ⅳ型:因支架血管壁筛孔过大,血液不断渗入流体导致。

(2) 腹主动脉支架内漏分型(图 15-7-2):腹主动脉瘤覆膜支架治疗后的内漏,分为 5 型。①Ⅰ型为支架两端漏,Ⅰ型漏分为 3 个亚型,包括Ⅰa(近段漏)、Ⅰb(远端漏)、Ⅰc(髂动脉支架漏)。②Ⅱ型为侧支漏,Ⅱ型漏分 2 个亚型,包括Ⅱa(单根侧支漏)、Ⅱb(多根侧支漏)。Ⅱ型漏最常见,一般不需处理,因此需要密切 CTA 随访,当发现动脉瘤扩大时,需要治疗。③Ⅲ型为支架破损漏,支架结构破损引起的内漏,包括连接部漏、骨架脱节(Ⅲa 型)及覆膜破裂(Ⅲb 型),Ⅲb 型又分为大破口(破口直径 ≥2mm)和小破口(破口直径<2mm)。④Ⅳ型为膜漏,移植物壁的孔隙过大而漏血,30 天以后发生的内漏不包括在内。⑤Ⅴ型为原发漏,不明原因的治疗后动脉瘤扩大超过 5mm。

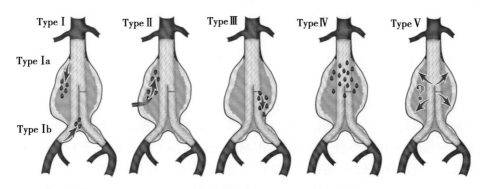

图 15-7-2　腹主动脉支架术后内漏分型模式图

动脉瘤腔内修复术（endovascular aortic repair,EVAR）后瘤腔内出现持续性或复发性压力增大的情况,而经 CT 延迟扫描未发现内漏征象者。可分为 4 个亚型:Ⅴa 型,未发现内漏;Ⅴb 型,曾发现内漏已闭合;Ⅴc 型,合并Ⅰ、Ⅲ型内漏;Ⅴd 型,合并Ⅱ型内漏。

2. 主动脉支架及周围感染。

3. 支架支撑点破裂,形成假性动脉瘤。

4. 支架膨胀不良。

二、主动脉瘤术后 CT 随访应用

(一) 主动脉瘤术后(包括介入治疗)CT 检查目的

1. 术后治疗效果随访。

2. 手术并发症的诊断和治疗方法选择。

目前,已公认 CTA 是主动脉手术及介入治疗后随访的最佳方法,是并发症诊断的"金标准"。

(二) 主动脉瘤术后(包括介入治疗)并发症诊断

横断扫描是诊断的基础,应该逐层观察。

1. 血管移植术后并发症征象

(1)移植血管吻合口瘘:吻合口周围(对比剂)漏出,形成血肿,有术式采用右心房耳部作为引流通道,可显示对比剂与右心房耳部联通(图 15-7-3)。

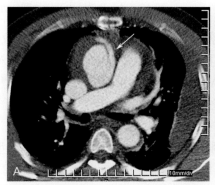 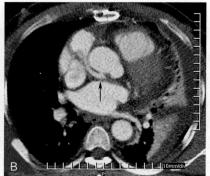

图 15-7-3 患者男性,48 岁,升主动脉置换 - 右心房耳部分流术后 9 天,主动脉根窦部吻合口左侧壁(A ↑)和右后壁(B ↑)分别可见外漏,并引入右心房耳部

(2)移植血管腔内血栓形成:增强扫描显示移植血管腔内充盈缺损。

(3)移植血管闭塞:未见血管显影。

(4)移植血管周围水肿:仅见人血管周围中等密度影包绕(CT 值多为>50HU),无对比剂渗入,为术后反应。

(5)其他征象:心包积液、胸腔积液、腹膜后血肿等(图 15-7-4~ 图 15-7-6)。

2. 主动脉腔内隔离术并发症征象

(1)带膜支架置入未膨胀:介入治疗失败(图 15-7-7)。

(2)带膜支架内漏:①Ⅰ型,支架两端贴壁不严,形成对比剂从两端漏入瘤腔(Ⅰa 为近端漏,Ⅰb 为远端漏)。②Ⅱ型,为分支动脉反流形成的内漏。常见腹主动脉瘤腔内隔离术后,腰动脉反流入瘤腔造成内漏。③Ⅲ型,指支架接口间漏。支架衔接不良,衔接口对比剂外溢入瘤腔。④Ⅳ型,为带膜支架破裂。可以发生于支架任何部位,对比剂外溢。支架及周围感染(图 15-7-6),患者发热,相应部位疼痛。覆膜支架破裂,对比剂外溢,假性动脉瘤形成,瘤体周围结构不清,可有气泡,相邻骨质破坏。支架两端受力支撑点假性动脉瘤形成。⑤Ⅴ型,支架周围腔持续存在,不吸收消散,机化血栓与隐形内漏相鉴别。

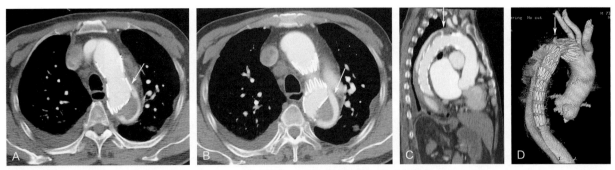

图 15-7-4　主动脉夹层（Ⅲ型）支架植入术后并发症

A、B. 横断扫描；C. 多层重组；D. 三维重建（容积再现 VR）。主动脉带膜弓部支架近端穿孔破裂，对比剂外溢入假腔（↑）。CT 诊断为主动脉夹层（Ⅲ型）支架植入术后并发症（内漏Ⅳ型）。

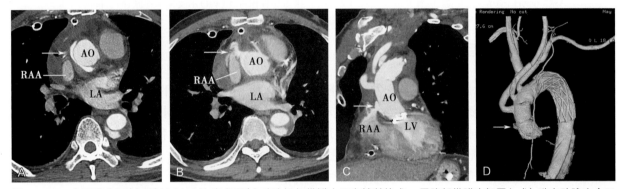

图 15-7-5　主动脉夹层（Ⅰ型）Hybrid 治疗术后（主动脉根部带瓣人工血管替换术 + 弓降部带膜支架置入术），升主动脉吻合口瘘，瘘口与右心房耳部联通引流良好（↑）

　　A、B. 横断扫描；C. 多层重组；D. 容积再现。AO，升主动脉；RAA，右心房耳部；LA，左心房；LV，左心室。

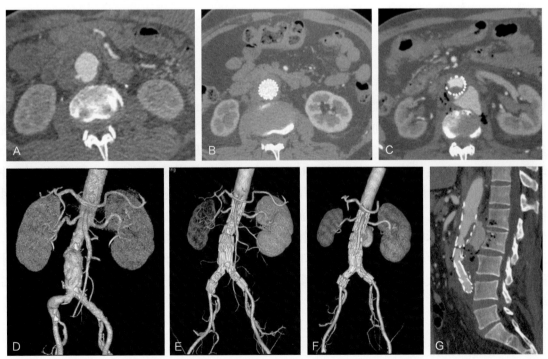

图 15-7-6　患者男性，腹主动脉支架术后，感染，假性动脉瘤

A~C. 横断像；D~F. 容积再现；G. 曲面重组。A、D. 腹主动脉真性动脉瘤，瘤壁大量血栓形成；B、E. 腹主动脉支架置换术后，支架膨胀良好，未见内漏，右肾容积减少；C、F. 腹主动脉支架置放 2 年，患者出现发热，排暗红色血便。复查 CT，支架周围对比剂外溢，可见破口，假性动脉瘤形成，瘤体周围大量中低密度影伴蜂窝状气体影，与十二指肠水平段分界不清，考虑为腹主动脉瘤腔破裂、十二指肠水平段穿孔合并腹膜后及椎体感染的可能大；侵蚀腰椎，考虑为腹主动脉周围感染。

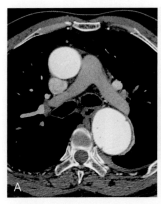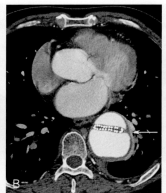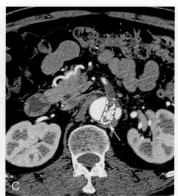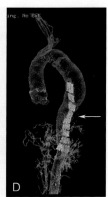

图 15-7-7   主动脉夹层（Ⅲ型），腔内隔离术后，支架未膨胀

A~C. 横断扫描示支架形态、位置异常，未膨胀（↑）;D. 三维重建容积再现（VR）示支架未膨胀，向下移位（↑）。

三、主动脉瘤术后 CT 随访评价

1. MDCT 是主动脉瘤术后（包括介入治疗）随访的重要方法，可以定期评价预后。主动脉术后 3 个月、6 个月、12 个月主要复查主动脉 CTA，了解主动脉内的支架有无移位、外科术后吻合口情况；另外，有无新发生的主动脉夹层或主动脉瘤，原主动脉夹层的假腔内血肿机化缩小的程度如何，腹腔重要脏器的供血如何。如一侧肾脏无血液供应，还需继续监测肾功能指标。

2. MDCT 是手术 / 介入治疗后并发症诊断的"金标准"。

第八节   主动脉右心房耳部分流 CT 诊断

一、基本知识

主动脉根窦部手术由于位置特殊及术中对患者降温、降压，关胸前很难发现潜在的吻合口渗血，文献报道该术后 5%~10% 的患者常不能有效止血而死亡。1978 年 Cabrol 等首次提出右心房分流术的概念，通过自体血液的回收减少术后出血及二次开胸的概率并取得了良好的临床效果。右心房耳部分流术指在很多主动脉根窦部手术中（如马方综合征、主动脉根部瘤或者升主动脉瘤扩张累及主动脉根窦部），由于主动脉根部有残余的血管片，为了缩短止血时间，降低止血难度，将血管片与右心耳顶部缝合，并在右心耳顶部作切口，将主动脉根部的渗血引回到右心房，就能顺利关胸。随着该技术不断改良发展，目前主动脉根窦部手术患者常规采用右心耳造口术引流吻合口周围异常渗漏血液入右心房。

当主动脉根窦部手术吻合口无渗血或少量渗血，右心房与主动脉根窦部之间无明显压力阶差，右心耳人工造口常可自然愈合。但当瓣周漏、吻合口瘘较大，致根窦部较多渗血，此时右心耳口与主动脉根窦部间的渗血压力阶差增大，血液由高压区的根窦部经人工造口流入低压区的右心耳时，形成左向右分流血流动力学效果。

二、右心房耳部分流的临床意义

在临床实践中，可能会在主动脉根部有出血但止血困难的患者使用该方法，以期顺利下台。这类患者往往在 CT 随访过程中还会看到对比剂回流到右心房中。分流的原因可能有：主动脉根部吻合口、人工血管和瓣膜之间的缝合缘、冠状动脉吻合口等。有些是手术即刻就有的，有些是术后逐渐

发生的。

右心房耳部分流术对根窦部吻合口渗血者进行人为减压，减少了渗血致根窦部压力异常增高而产生的急、慢性症状；也是对吻合口渗血的自体回收措施，减少了因二次开胸手术给患者带来的痛苦。

结果和转归会根据分流量的大小而不同。分流量小的，不会对心功能产生影响，随访观察即可。分流量大的，该左向右分流可能造成心脏容量负荷增加，长期可能会对心功能造成影响，有的可能会造成原瘤壁围成的腔不断扩大，形成瘤样扩张。

三、主动脉术后右心房耳部分流的 CT 诊断

主动脉根部手术正常情况下吻合口周围为环形均匀低密度影（主要与组织反应有关），无高密度对比剂外溢影。主动脉增强 CT 能很好地显示分流腔直径和形态、对比剂漏出量、对周围组织的压迫甚至大的瘘口。可以根据 CT 提供的信息，结合导管造影，设计干预方案。分流不大的，可以考虑分流口、瘘口封堵或者弹簧圈栓塞。分流量大、多个瘘口、封堵技术难度大的，应该考虑手术治疗。

（一）增强 CT 横断扫描

这是诊断的主要基础。右心房耳部分流时，因吻合口渗血 CT 表现为根窦部周围低密度影内可见异常高密度对比剂影，且与右心耳人造口相通。

Ⅰ度：少量右心房耳部分流征象。根窦部周围低密度影内呈条、线状高密度对比剂影与右心房耳部之间相通，主动脉根部吻合口多为单个渗血点，高密度对比剂回流入的右心房耳部口径线小于 3mm。

Ⅱ度：中量右心房耳部分流征象。根窦部周围片状、半月形高密度对比剂影与右心房耳部之间相通，主动脉根部吻合口可为单个或多个渗血处，高密度对比剂回流入的右心房耳部口径线在 3~15mm。

Ⅲ度：大量右心房耳部分流征象。根窦部周围呈大片状、新月状、花瓣状高密度对比剂影与右心房耳部之间相通，主动脉根部吻合口可为单个或多个渗血处，高密度对比剂回流入的右心房耳部口径线 ≥15mm。

（二）多层重组

以不同层厚、不同角度重组右心房耳部分流局部解剖，对术后主动脉根部漏的位置、大小与周围器官的关系显示清楚，为治疗提供重要信息。

（三）三维重建

直观、立体显示术后主动脉根部漏及右心房耳部分流的整体形态，以及其与心脏整体关系（图 15-8-1~ 图 15-8-4）。

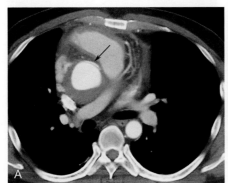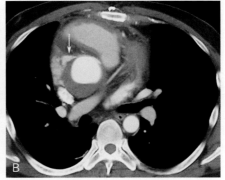

图 15-8-1　患者男性，41 岁，升主动脉置换 - 右心房耳部分流术后 8 天
横断扫描示升主动脉前壁吻合口少量对比剂流入右心房耳部，少量分流（2mm，↑）。

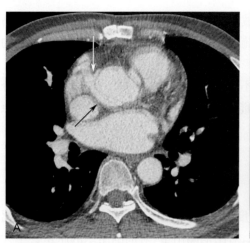
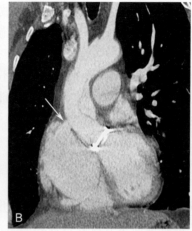
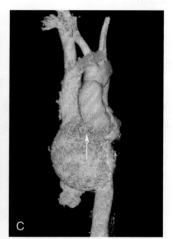

图 15-8-2　升主动脉 - 主动脉瓣置换 - 右心房耳部分流术后

A. 横断扫描；B. 多层重组；C. 容积再现。主动脉根部侧后壁吻合口少量对比剂流入右心房耳部，少量分流（3mm，↑）。

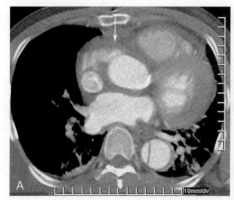
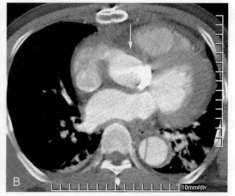

图 15-8-3　升主动脉 - 主动脉瓣置换 - 右心房耳部分流术后 5 天

A、B. 横断扫描，主动脉根部前侧壁吻合口中等量对比剂流入右心房耳部，中等量分流（7mm，↑）。主动脉瓣区可见人工瓣影。

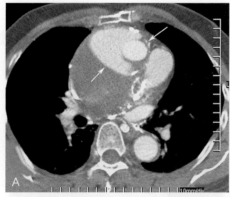
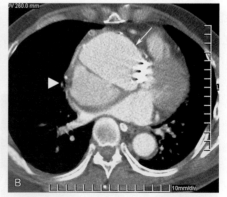

图 15-8-4　患者男性，61 岁，升主动脉 - 主动脉瓣置换 - 右心房耳部分流术后 15 年

横断扫描示升主动脉远端吻合口右前壁，大量外漏，并引流入右心房耳部（↑）。主动脉根部瘤样扩张（↑）及右心房、室明显增大（△），左心房、室受压移位。

四、主动脉术后右心房耳部分流 CT 诊断的临床意义

1. 分析少至中量右心房耳分流特征,考虑多与外科缝线有直接关系,由于渗血较少,无明显血流动力学意义,患者多无临床症状及体征,随访中大部分患者右心房耳部分流征象仍存在,外科多不做进一步处理,但应该定期观察。

2. 大量主动脉根窦部吻合口渗血,右心房耳部分流明确,可能与动脉壁病理组织特性或手术技术、方式有关。由于主动脉根窦部高压区与右心房耳部低压区之间的压力阶差以及缝合线附近管壁的退行性变,吻合口渗血点常难以自行闭合,持续的异常分流必将加重心脏负荷,引起相应的临床症状,是外科进一步处理的参考征象。

五、CT 对右心房耳部分流诊断的评价

1. 国内外学者普遍认为 CT 是主动脉病变术前、术后诊断检查的“金标准”,因而对于主动脉根窦部手术右心房耳部分流患者术后近期应做常规 CT 检查,作为基础档案保存,以备今后对比。

2. 对已确定有明确右心房耳部分流,特别是中量以上分流的患者,应定期行 CT 检查,及时了解分流情况,观察是否存在心脏负荷逐渐增重(例如右心增大、肺动脉高压),对患者远期预后评估及进一步治疗有重要价值。

第九节　原发性主动脉肿瘤

一、基本知识

原发性主动脉恶性肿瘤(primary malignant tumor of the aorta,PMTA)极为罕见,仅见个案报道,迄今为止在世界文献发表了不足 200 例。一般分为两型,即动脉内膜型及管壁内型。原发主动脉肿瘤以肉瘤相对常见,预后差;良性肿瘤则更为罕见,其中发生于主动脉瓣的乳头状纤维弹力瘤为常见类型(详见第二十五章第四节),其次为纤维瘤、黏液瘤、平滑肌瘤及发生于主动脉外膜的囊性成熟性畸胎瘤。

组织学表现很大的异质性,以“原发性主动脉恶性肿瘤”关键词可以查出包含广泛的组织学不同来源的恶性肿瘤。由于标本染色处理方法、免疫组化方法不同等,名词学常混淆。大多数病例是在疾病晚期才得到确诊;上肢高血压、外周栓塞并发症是常见的临床表现,肿瘤生物学行为高度活跃,预后差。中位生存时间只有几个月,不足 1 年。

原发主动脉恶性肿瘤极少见,发病隐匿,多以胸背痛、高血压(特点为上肢高血压,下肢低血压)、外周血管栓塞就诊,确诊时多已晚期。病理是确诊“金标准”。手术是主要治疗方法。化疗和放疗已经证明对患者的生存价值有限,当然,在某些情况下可能起作用。

二、CT 诊断

1. 主动脉内膜肉瘤　临床症状隐匿,不典型,主要为肿瘤脱落栓塞或转移性并发症引起的各种症状。急性动脉栓塞和跛行最常见,分别占总发病病例的 20.6% 和 18.8%,腹部和背部疼痛分别占 12.7% 和 9.1%,约 44.8% 的患者在就诊时发现远处转移。

图 15-9-1 为主动脉内膜肉瘤,极其罕见,到目前为止国外报道不到 200 例。男女发病比例为 9∶5,发病年龄为 3.5 个月至 85 岁。

图 15-9-2 主动脉瘤病理来源较为特殊,文献未见报道,说明原发性主动脉肿瘤组织学表现很大的异质性。

鉴别诊断:①动脉粥样斑块:中老年人有动脉粥样硬化史及征象。②大动脉炎:青年人与大动脉炎鉴别。③先天性主动脉缩窄:小儿上肢高血压,需与先天性主动脉缩窄鉴别。④游离血栓、血栓形成;感染性栓子(赘生物)(结合相关病史)。⑤主动脉转移瘤:有肿瘤病或病史者。⑥原发性主动脉肿瘤(primary tumor of aorta):性质需病理诊断。

2. 治疗与预后　原发主动脉(恶性)肿瘤以外科手术切除为有效的治疗方法,治疗策略应综合考虑。以主动脉内膜肉瘤为例,未进行外科手术切除的患者随访 40 个月时几乎全部死亡,而行手术切除的患者术后 40 个月生存率可达 25.5%。手术后可联合系统性放 / 化疗。由于恶性肿瘤可导致高凝状态,为减少栓塞相关的并发症,应酌情考虑行预防性抗凝治疗。本病整体预后极差,平均生存时间不足 1 年。

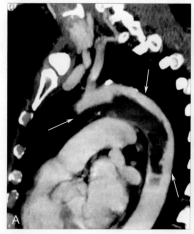
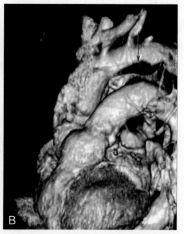

图 15-9-1　患者女性,63 岁,10 年前曾行子宫内膜癌根治术,8 年前曾行结肠癌根治术,长期随访无远处转移
A、B. CT 多层重组及容积再现示主动脉弓降部占位性病变,基底于后壁,长约 10.0cm,呈分叶状突入腔内(↑),可见小结节,致主动脉弓降部管腔重度狭窄。行主动脉腔内肿物切除 + 主动脉替换。手术病理诊断为低分化恶性间叶组织肿瘤,免疫组化考虑内膜肉瘤(该病例由南京市第一医院提供)。

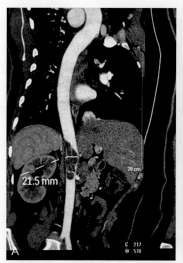
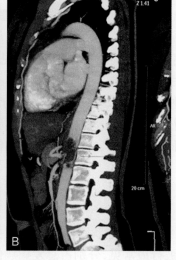

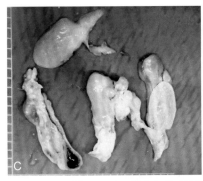 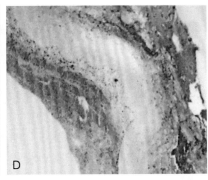 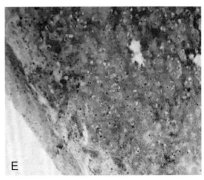

图 15-9-2　患者女性,28 岁,发现重度高血压 1 个月,临床以腹主动脉狭窄合并血栓形成行手术治疗

A. 腹主动脉占位性病变,紧邻腹腔动脉肠系膜上动脉开口,基底于前侧壁,长约 40 mm,呈分叶状突入腔内约 21.5mm,表面可见小结节。B. 腹主动脉重度狭窄,仅有少量对比剂通过。CTA 诊断为原发性主动脉肿瘤,性质待定。C. 腹主动脉切除标本:为血管壁成分,管壁及管腔内可见肿瘤结节,肿瘤由大量结节状透明软骨组成。D. 镜检:软骨细胞分化较好,细胞核无明显异型,部分局灶软骨结节周围可见梭形纤维成分。E. 免疫组化染色:梭形细胞 Desmin(−),SMA(局灶 +),Caldesmon(局灶 +),S-100(软骨 +,梭形细胞 −),Ki-67 为 15%+,病理诊断为考虑血管壁纤维软骨性肿瘤,不除外具有低度恶性生物学行为(该病例由首都医科大学附属北京安贞医院黄连军提供)。

注:本例组织学来源比较特殊,请教病理学家称,原发主动脉壁肿瘤罕见有软骨组织结构,不除外有错构存在的可能。

　　原发性主动脉肿瘤(primary tumor of aorta)病理学检查文献报道有:① primary sarcoma of aorta,原发主动脉肉瘤;② primary intraluminal tumor of the aorta,主动脉的原发性腔内肿瘤;③ primary malignant endothelial tumor,恶性血管内皮肿瘤;④ primary intraluminal aortic myxoma,原发性腔内主动脉黏液瘤;⑤ primary leiomyosarcoma of the aorta,原发平滑肌肉瘤;⑥ primary fibrosarcoma,原发性纤维肉瘤;⑦ aortic angiosarcoma,血管肉瘤;⑧ pedunculated haemangiopericytoma,息肉状血管外皮细胞瘤;⑨ aortic intimal sarcoma,主动脉内膜肉瘤;⑩ undifferentiated intimal sarcoma,未分化内膜肉瘤;⑪ aortic angiosarcoma,主动脉血管肉瘤;⑫ sarcoma of the aorta,主动脉肉瘤;⑬ mediastinal paragangliomas,纵隔性副神经节瘤;⑭ aortic body tumor(chemodectoma),主动脉体瘤(化学感受器瘤)。

附 I　主动脉漂浮血栓

一、基本知识

　　主动脉漂浮血栓(aortic floating thrombus,AFT)指主动脉腔内血栓远端随着血流而摆动,罕见。

　　高凝状态与粥样硬化可能是 AFT 的主要原因;而正常主动脉壁和非高凝状态下的主动脉漂浮血栓一般位于主动脉窦和窦管交界处,发生机制可能与局部解剖结构容易形成湍流,导致短暂的高凝状态有关。

　　AFT 病因主要包括主动脉粥样硬化、主动脉瘤、主动脉支架术后、血液病、抗癌治疗、激素治疗、胶原蛋白疾病、医源性操作、外伤、大量饮酒导致的高同型半胱氨酸血症、妊娠引起的高凝状态等。AFT 临床表现不典型,但血栓脱落时可致脏器梗死甚至危及生命,因此早期诊断有重要意义。

二、CT 征象

　　1. 横断图像　增强横断图像是诊断基础。

　　(1)血栓特点:AFT 为主动脉内低密度充盈缺损影,一般以窄基或带与主动脉相连,边缘光滑,增强后无强化;血栓长轴与血流方向一致。血栓游离部分与附着部分的长度之比定义为血栓脱落风险系数,脱落风险系数越大,血栓脱落可能性越大。

　　(2)主动脉腔内径可正常,可有或无粥样硬化改变。

　　(3)血管闭塞改变:注意动脉分支有无栓塞及是否合并腹部脏器梗死等征象。血栓脱落可引起相应血管闭塞,器官梗死。

2. 多层重组(MPR) 以不同层面不同角度重组血管影像,观察病变累及范围及特点,对诊断有重要意义。主动脉管腔内血栓长轴与血流方向一致(图 15-9-3)。

3. 三维重建

4. 容积再现(VR) 可以直观显示血管病变及与周围器官的关系,对指导治疗有重要价值。

三、鉴别诊断

主动脉漂浮血栓罕见,但需与以下病变鉴别:①主动脉占位病变一般以宽基与主动脉相连,边缘凹凸不平,增强后可见强化;②需要与动脉粥样斑块、附壁血栓相鉴别。

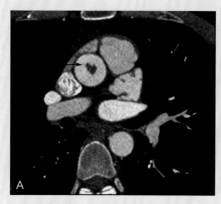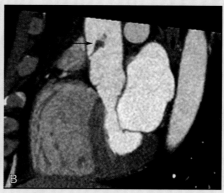

图 15-9-3 患者男性,41 岁,升主动脉漂浮血栓

A. 横断像示升主动脉近段充盈缺损征象,无强化;B. 多层重组示升主动脉近段充盈缺损影,以窄蒂附着于升主动脉右前壁,病变与血流方向、主动脉长轴方向一致。

(支爱华 戴汝平)

参考文献

[1] BOSSONE E, LABOUNTY T M, EAGLE K A. Acute aortic syndromes: diagnosis and management, an update [J]. Eur Heart J, 2018, 39 (9): 739-749d.

[2] GUTSCHOW S E, WALKER C M, MARTÍNEZ-JIMÉNEZ S, et al. Emerging Concepts in Intramural Hematoma Imaging [J]. Radiographics, 2016, 36 (3): 660-674.

[3] MORAL S, CUELLAR H, AVEGLIANO G, et al. Clinical Implications of Focal Intimal Disruption in Patients With Type B Intramural Hematoma [J]. J Am Coll Cardiol, 2017, 69 (1): 28-39.

[4] PARK G M, AHN J M, KIM D H, et al. Distal aortic intramural hematoma: clinical importance of focal contrast enhancement on CT images [J]. Radiology, 2011, 259 (1): 100-108.

[5] WU M T, WANG Y C, HUANG Y L, et al. Intramural blood pools accompanying aortic intramural hematoma: CT appearance and natural course [J]. Radiology, 2011, 258 (3): 705-713.

[6] ERBEL R, ABOYANS V, BOILEAU C, et al. 2014 ESC Guidelines on the diagnosis and treatment of aortic diseases: Document covering acute and chronic aortic diseases of the thoracic and abdominal aorta of the adult. The Task Force for the Diagnosis and Treatment of Aortic Diseases of the European Society of Cardiology (ESC)[J]. Eur Heart J, 2014, 35 (41): 2873-2926.

[7] HIRATZKA L F, BAKRIS G L, BECKMAN J A, et al. 2010 ACCF/AHA/AATS/ACR/ASA/SCA/SCAI/SIR/STS/SVM guidelines for the diagnosis and management of patients with Thoracic Aortic Disease: a report of the American College of Cardiology Foundation/American Heart Association Task Force on Practice Guidelines, American Association for Thoracic Surgery, American College of Radiology, American Stroke Association, Society of Cardiovascular Anesthesiologists, Society for Cardiovascular Angiography and Interventions, Society of Interventional Radiology, Society of Thoracic Surgeons, and Society for Vascular Medicine [J]. Circulation, 2010, 121 (13): e266-e369.

[8] MASRI A, KALAHASTI V, SVENSSON L G, et

al. Aortic Cross-Sectional Area/Height Ratio and Outcomes in Patients With Bicuspid Aortic Valve and a Dilated Ascending Aorta [J]. Circ Cardiovasc Imaging, 2017, 10 (6): e006249.

［9］ ZAFAR M A, LI Y, RIZZO J A, et al. Height alone, rather than body surface area, suffices for risk estimation in ascending aortic aneurysm [J]. J Thorac Cardiovasc Surg, 2018, 155 (5): 1938-1950.

［10］ JURENCAK T, TUREK J, KIETSELAER B L, et al. MDCT evaluation of aortic root and aortic valve prior to TAVI. What is the optimal imaging time point in the cardiac cycle?[J]. Eur Radiol, 2015, 25 (7): 1975-1983.

［11］ OIKONOMOU E K, MARWAN M, DESAI M Y, et al. Non-invasive detection of coronary inflammation using computed tomography and prediction of residual cardiovascular risk (the CRISP CT study): a post-hoc analysis of prospective outcome data [J]. Lancet, 2018, 392 (10151): 929-939.

［12］ DESAI M Y, CREMER P C, SCHOENHAGEN P. Thoracic Aortic Calcification: Diagnostic, Prognostic, and Management Considerations [J]. JACC Cardiovasc Imaging, 2018, 11 (7): 1012-1026.

［13］ MIZUTANI K, TORIMOTO I, SEKIKAWA Z, et al. Semiautomatic Volumetry of Low Attenuation of Thoracic Aortic Plaques on Curved Planar Reformations Using MDCT Angiographic Data with 0. 5mm Collimation [J]. Biomed Res Int, 2018, 2018: 3563817.

［14］ RUSTHOVEN C G, LIU A K, BUI M M, et al. Sarcomas of the aorta: a systematic review and pooled analysis of published reports [J]. Ann Vasc Surg, 2014, 28 (2): 515-525.

［15］ MECKLAI A, ROSENZWEIG B, APPLE-BAUM R, et al. Intimal sarcoma in the aortic arch partially obstructing the aorta with metastasis to the brain [J]. Tex Heart Inst J, 2014, 41 (4): 433-436.

［16］ GARG N, LEWIS M A, MALESZEWSKI J J, et al. Intimal sarcoma in an inflammatory aneurysm after endovascular aneurysm repair [J]. J Vasc Surg, 2012, 55 (4): 1134-1137.

［17］ ITALIANO A, DELVA F, MATHOULIN-PELISSIER S, et al. Effect of adjuvant chemotherapy on survival in FNCLCC grade 3 soft tissue sarcomas: a multi-variate analysis of the French Sarcoma Group Database [J]. Ann Oncol, 2010, 21 (12): 2436-2441.

［18］ THALHEIMER A, FEIN M, GEISSINGER E, et al. Intimal angiosarcoma of the aorta: report of a case and review of the literature [J]. J Vasc Surg, 2004, 40 (3): 548-553.

［19］ MASON M S, WHEELER J R, GREGORY R T, et al. Primary tumors of the aorta: report of a case and review of the literature [J]. Oncology, 1982, 39 (3): 167-172.

［20］ RUDD R J, FAIR K P, PATTERSON J W. Aortic angio-sarcoma presenting with cutaneous metastasis: case report and review of the literature [J]. J Am Acad Dermatol, 2000, 43 (5 Pt 2): 930-933.

［21］ CABROL C, PAVIE A, GANDJBAKHCH I, et al. Complete replacement of ascending aorta with reimplantation of the coronary arteries: new surgical approach [J]. J Thorac Cardiovasc Surg, 1981, 81 (2): 309-315.

［22］ MANCINI M C, CUSH E M. Shunt control of bleeding after homograft replacement of the ascending aorta [J]. Ann Thorac Surg, 1999, 67 (4): 1162-1163.

［23］ SCHMID C, SCHELD H H, HAMMEL D. Control of perigraft bleeding during ventricular assist device implantation [J]. Ann Thorac Surg, 2000, 69 (3): 958-959.

［24］ POSACIOGLU H, APAYDIN A Z, CALCAVUR T, et al. Perigraft to right atrial shunt by using autologous pericardium for control of bleeding in acute type A dissections [J]. Ann Thorac Surg, 2002, 74 (4): 1071-1074.

［25］ KAO C L, CHANG J P. Perigraft-to-right atrial shunt for aortic root hemostasis [J]. Tex Heart Inst J, 2003, 30 (3): 205-207.

［26］ SALERNO T A, CARVALHO E M F, PANOS A L, et al. Modified Cabrol shunt after complex aortic surgery [J]. Ann Thorac Surg, 2008, 86 (2): 669-670.

［27］ BENEDIK J, CERNY S, PAVEL P. Improved derivation for uncontrolled bleeding in aortic root and arch surgery [J]. Interact Cardiovasc Thorac Surg, 2009, 8 (2): 230-231.

［28］ 支爱华, 戴汝平, 蒋世良, 等. 心脏瓣膜置换术后瓣周漏的电子束 CT 诊断 [J]. 中华放射学杂志, 2005, 39 (5): 475-479.

［29］ DUDDALWAR V A. Multislice CT angiography: a practical guide to CT angiography in vascular imaging and intervention [J]. Br J Radiol, 2004, 77 Spec No 1: S27-S38.

［30］ HAGAN P G, NIENABER C A, ISSELBAEHER E M, et al. The International Registry of Acute Aortic Dissection (IRAD): new insights into all old disease [J]. JAMA, 2000, 283 (7): 897-903.

［31］ SONG J K. Diagnosis of aortic intramural haematoma [J]. Heart, 2004, 90 (4): 368-371.

［32］ VON KODOLITSCH Y, CSOSZ S K, KOSCHYK D H, et al. Intramural hematoma of the aorta: predictors of progression to dissection and rupture [J]. Circulation, 2003, 107 (8): 1158-1163.

[33] MOHR-KAHALY S, ERBEL R, KEARNEY P, et al. Aortic intramural hemorrhage visualized by transesophageal echocardiography: findings and prognostic implications [J]. J Am Coll Cardiol, 1994, 23 (3): 658-664.

[34] 金敬琳, 戴汝平, 何沙, 等. 主动脉不典型夹层的电子束CT诊断 [J]. 中华放射学杂志, 2001, 35 (10): 740-742.

[35] EVANGELISTA A, DOMINGUEZ R, SEBASTIA C, et al. Prognostic value of clinical and morphologic findings in short-term evolution of aortic intramural haematoma. Therapeutic implications [J]. Eur Heart J, 2004, 25 (1): 81-87.

[36] EVANGELISTA A. Aortic intramural haematoma: remarks and conclusions [J]. Heart, 2004, 90 (4): 379-380.

[37] EVANGELISTA A, DOMINGUEZ R, SEBASTIA C, et al. Long-term follow-up of aortic intramural hematoma: predictors of outcome [J]. Circulation, 2003, 108 (5): 583-589.

[38] COADY M A, RIZZO J A, HAMMOND G L, et al. Penetrating ulcer of the thoracic aorta: what is it ? How do we recognize it ? How do we manage it ? [J]. J Vasc Surg, 1998, 27 (6): 1006-1015.

[39] DAKE M D. Aortic intramural haematoma: current therapeutic strategy [J]. Heart, 2004, 90 (4): 375-378.

[40] NISHIGAMI K, TSUCHIYA T, SHONO H, et al. Disappearance of aortic intramural hematoma and its significance to the prognosis [J]. Circulation, 2000, 102 (19 Suppl 3): III243-III247.

[41] STANSON A W, KAZMIER F J, HOLLIER L H, et al. Penetrating atherosclerotic ulcers of the thoracic aorta: natural history and clinicopathologic correlations [J]. Ann Vasc Surg, 1986, 1 (1): 15-23.

[42] 张冀东, 崔炜. 急性主动脉综合征的研究进展 [J]. 国外医学·心血管疾病分册, 2004, 31 (6): 326-328.

[43] QUINT L E, WILLIAMS D M, FRANCIS I R, et al. Ulcerlike lesions of the aorta: imaging features and natural history [J]. Radiology, 2001, 218 (3): 719-723.

[44] SUEYOSHI E, MATSUOKA Y, SAKAMOTO I, et al. Fate of intramural hematoma of the aorta: CT evaluation [J]. J Comput Assist Tomogr, 1997,

21 (6): 931-938.

[45] GANAHA F, MILLER D C, SUGIMOTO K, et al. Prognosis of aortic intramural hematoma with and without penetrating atherosclerotic ulcer: a clinical and radiological analysis [J]. Circulation, 2002, 106 (3): 342-348.

[46] EVANGELISTA A, DOMINGUEZ R, SEBASTIA C, et al. Long-term follow-up of aortic intramural hematoma: predictors of outcome [J]. Circulation, 2003, 108 (5): 583-589.

[47] HAYASHI H, MATSUOKA Y, SAKAMOTO I, et al. Penetrating atherosclerotic ulcer of the aorta: imaging features and disease concept [J]. Radiographics, 2000, 20 (4): 995-1005.

[48] 赵珺, 景在平, 赵志青, 等. 胸主动脉夹层动脉瘤腔内隔绝术后内漏的评估 [J]. 解放军医学杂志, 2001, 26 (9): 641-643.

[49] WHITE G H, MAY J, PETRASEK P. Specific complications of endovascular aortic repair [J]. Semin Interv Cardiol, 2000, 5 (1): 35-46.

[50] LYONS O T, BAGUNEID M, BARWICK T D, et al. Diagnosis of Aortic Graft Infection: A Case Definition by the Management of Aortic Graft Infection Collaboration (MAGIC)[J]. Eur J Vasc Endovasc Surg, 2016, 52 (6): 758-763.

[51] 中国医师协会心血管外科分会大血管外科专业委员会. 主动脉夹层诊断与治疗规范中国专家共识 [J]. 中华胸心血管外科杂志, 2017, 33 (11): 641-654.

[52] 张波, 王秀平, 田为中, 等. 升主动脉漂浮血栓三例 [J]. 中华心血管病杂志, 2019, 47 (12): 1010-1012.

[53] 袁由生, 王照谦, 贾崇富, 等. 肺动脉计算机断层摄影术血管造影意外检出升主动脉漂浮血栓一例 [J]. 中国循环杂志, 2018, 33 (4): 403.

[54] YANG S, YU J, ZENG W, et al. Aortic floating thrombus detected by computed tomography angiography incidentally: Five cases and a literature review [J]. J Thorac Cardiovasc Surg, 2017, 153 (4): 791-803.

[55] TSILIMPARIS N, SPANOS K, DEBUS E S, et al. Technical Aspects of Using the AngioVac System for Thrombus Aspiration From the Ascending Aorta [J]. J Endovasc Ther, 2018, 25 (5): 550-553.

第十六章
其他主动脉疾病

第一节　马方综合征

一、基本知识

马方综合征(Marfan syndrome,MS)是一种常染色体显性遗传性结缔组织疾病,文献报道马方综合征发病率为(1~2)/10 000,约 2/3 父母患病,30%~60% 累及心血管系统。马方综合征对男性和女性的影响相同,并且突变没有显示出种族或地理差异。典型者包括下列 3 个方面病变:①肌肉骨骼系统:表现为肢体细长,蜘蛛指趾,韧带松弛,脊柱侧弯以及漏斗胸等;②眼:晶体脱位或半脱位为其典型变化,临床表现为高度近视;③心血管系统:升主动脉扩张或动脉瘤形成(主要累及升主动脉根部、主动脉瓣环和窦部),可并发主动脉瓣关闭不全或主动脉夹层。有报道本病可累及二尖瓣及腱索黏液瘤样病变,而发生二尖瓣关闭不全。另外,亦可并存其他先天性心血管畸形。95% 的患者死于心血管系统疾病,如主动脉夹层、破裂和充血性心力衰竭。

马方综合征心血管系统的病理改变是主动脉中层的囊性坏死,中层弹力纤维断裂、黏液瘤样变和囊肿形成。平滑肌排列不规则、增生,外膜可有不同程度纤维化。最常见于主动脉瓣环至无名动脉开口部的升主动脉近端部分,严重者累及主动脉全层。主动脉瓣环扩大、窦瘤或升主动脉夹层可引起或加重主动脉瓣关闭不全。二尖瓣及腱索黏液瘤样病变是发生二尖瓣关闭不全的病理基础。

本病多见于青壮年,偶可在儿童期发病或至老年始被发现,有家族史。典型马方综合征有上述肌肉骨骼、眼和心血管系统改变。只有心血管系统改变者,称为心血管型(顿挫型)马方综合征,临床表现取决于有无主动脉瓣关闭不全及其程度,严重者引起左心衰竭,部分病例有心绞痛症状。升主动脉瘤样扩张可无症状,部分病例突发剧烈胸痛,应警惕主动脉夹层发生,夹层破裂是猝死的主要原因之一。X 线片可发现主动脉根部瘤样扩张,左心室扩大反映有主动脉瓣关闭不全;双手掌骨指数增大。心脏多普勒超声可作出主动脉瓣关闭不全的定性及定量诊断。

二、马方综合征心血管型 CT 诊断

(一) 横断扫描

增强 CT 扫描横断图像是诊断的基础。由于马方综合征心血管型主要累及升主动脉,故非心电门控螺旋扫描中主动脉根部移动伪影明显,影响诊断。因此,推荐心电门控扫描(包括前瞻性或回顾性心电门控扫描),其意义如下:①心电门控扫描可以解决扫描中升主动脉根部的移动伪影,对根部夹层的检出有重要意义;②合并主动脉瓣关闭不全时,回顾性心动门控扫描可以动态观察左心室,对心功能定量分析,因而能评估左心功能、主动脉瓣关闭不全的存在及其程度。

1. 主动脉扩张　有两种表现。

(1)升主动脉根部瘤:病变累及主动脉窦部及瓣环呈洋葱头样根部瘤,升主动脉以远段扩张并不严重。由于巨大窦瘤可造成冠状动脉近心段推压移位,以右冠状动脉为著,发生心肌缺血(图 16-1-1)。

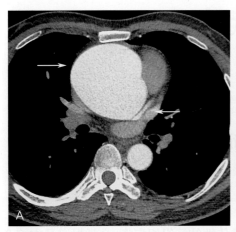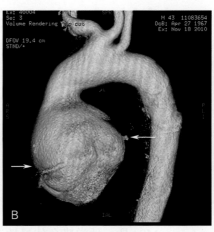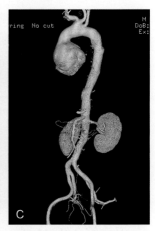

图 16-1-1　患者男性,43 岁,马方综合征

横断扫描示主动脉根窦部瘤样扩张(直径 84mm),冠状动脉受压移位,主动脉根窦部呈洋葱头样瘤样扩张,左心室扩大(横径约 61mm),考虑合并主动脉瓣关闭不全。诊断经手术 - 病理证实。

(2)升主动脉梭形瘤样扩张:以升主动脉为主的瘤样扩张,可以波及弓部或延伸以远主动脉(图 16-1-2)。

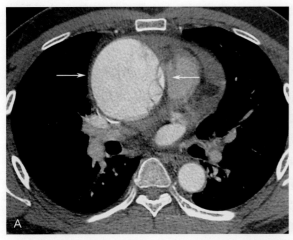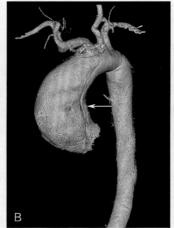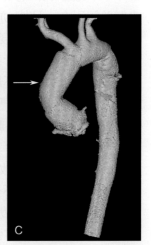

图 16-1-2　患者男性,37 岁,马方综合征,A 型夹层

A. 横断扫描,升主动脉梭形瘤样扩张,腔内可见弧形线状影,为内膜片(↑);B. 三维重建,升主动脉梭形瘤样扩张,可见内膜片影(↑);C.升主动脉置换术后(↑)。诊断经手术 - 病理证实(非心电门控扫描,存在移动伪影)。

2. 累及其他血管　头臂动脉、降主动脉、腹主动脉可能受累及,表现为血管扩张性改变,应予以逐层分析。罕见中心肺动脉受累及,呈瘤样扩张。

3. 主动脉瓣关闭不全　CT无法直接观察反流征象,但可以检出间接征象:主动脉瓣环扩大和左心室腔的明显扩大。

4. 由于二尖瓣黏液样变性,使瓣叶变薄、过长或腱索伸长致二尖瓣脱垂。严重者并发二尖瓣关闭不全。

5. 马方综合征的严重并发症

(1)主动脉夹层:主动脉根部断面见到不规则线状充盈缺损,为合并主动脉夹层的重要征象,如线状充盈缺损伸入冠状动脉口,是夹层波及冠状动脉的直接征象。

(2)心包积液、胸腔积液:对主动脉夹层检出心包积液或/和胸腔积液提示夹层破裂可能。

(3)左心室扩大,左心功能不全。

(4)肺动脉扩张夹层或壁内血肿:少见,马方综合征形成A型主动脉夹层可累及肺动脉形成夹层或壁内血肿(图16-1-3)。

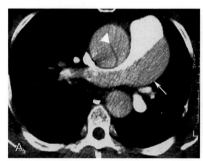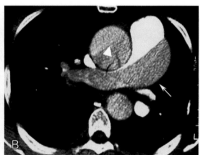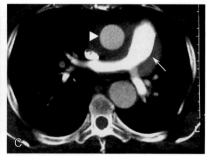

图16-1-3 患者男性,25岁,主动脉夹层,肺动脉夹层

A、B.横断扫描示升主动脉夹层(△)、主肺动脉及右肺动脉夹层,假腔明显扩张(↑);C.升主动脉及肺动脉置换术后(△↑)。手术-病理证实为马方综合征,累及升主动脉及肺动脉。

(二)多层重组(MPR)

不同层面不同角度重组主动脉,可以观察主动脉瘤样扩张形态、累及部位、腔内有否内膜片形成及左心室扩大情况。

(三)三维重建

直观显示马方综合征两种主要表现的立体征象、主要分支动脉受累情况、有否合并主动脉夹层,对手术有重要意义。

三、CT对马方综合征心血管型诊断的评价

1. CT对检出马方综合征累及心血管有重要价值。确诊心血管型,尚要结合骨骼系统、眼睛损害和/或家族史其中一项可以确诊。仅有心血管系统病变,确诊为心血管型应慎重,应该与其他引起升主动脉瘤相鉴别。

2. CT可以检出马方综合征心血管型的重要并发症——主动脉夹层,对指导治疗有重要价值。

附J Loeys-Dietz综合征

Loeys-Dietz综合征(Loeys-Dietz syndrome,LDS)在2005年被美国医师Harry C.Dietz和比利时医师Bart L.Loeys第一次报道,是一种以血管、骨骼病变为特征的遗传性结缔组织病,因与马方综合征等较为知名的结缔组织病存在较多表型相同而极易误诊。

该综合征不仅起病隐匿、发病年龄更早,而且多数以猝死为首发症状。研究显示,主动脉病变尤其是主动脉夹层为LDS的主要致死原因,因此症状前诊断具有重要的临床意义。与MFS等结缔组织病相比,LDS病程进展更快,主动脉夹层的发病率和病死率更高,并且两者在处理策略及预后等方面也不尽相同。

遗传方式为常染色体显性遗传(AD),由编码TGF-β受体亚单位的*TGFBR1*或*TGFBR2*基因突变导致。

LDS与马方综合征、Ehler-Danlos综合征(血管型)有部分共同的特征。此症的表现以血管、骨骼、头面部以及皮肤的病变为主。典型的LDS三联征包括主动脉/外周动脉瘤或动脉迂曲、眼距过宽以及腭裂/腭垂裂。

第二节 大 动 脉 炎

一、基本知识

大动脉炎(Takayasu arteritis)是指主动脉及其主要分支的慢性进行性非特异性炎性疾病,又称无脉症、主动脉弓综合征、闭塞性增生性主动脉炎等,1908 年由日本眼科医师 Takayasu(高安)首先报道。本病多发于年轻女性,30 岁以前发病约占 90%。40 岁以后较少发病,国外资料患病率为 2.6/100 万。

(一) 病因及病理改变

病因迄今尚不明确,可能与感染引起的免疫损伤等因素有关。部分患者存在较高水平 IgG,血浆中可检出抗主动脉抗体。

受累的血管可为全层动脉炎。大动脉炎病变早期仅表现为主动脉壁增厚,早期血管壁为淋巴细胞、浆细胞浸润,偶见多形核中性粒细胞及多核巨细胞。由于血管内膜增厚,导致管腔狭窄或闭塞,少数患者因炎症破坏动脉壁中层,弹力纤维及平滑肌纤维坏死,而致动脉扩张、假性动脉瘤或夹层动脉瘤。镜下见主动脉内膜早期平滑肌细胞和基质增多,出现纤维素样坏死,中膜的肉芽组织侵入内膜,弹力板发生断裂、水肿和消失。晚期内膜发生纤维化、透明性变,可并发溃疡、钙化和血栓形成。主动脉中膜的病变最突出,急性期中层有大量炎性细胞,如淋巴细胞、浆细胞及单核细胞浸润;后期局部大量肉芽组织增生,导致中层广泛的纤维结缔组织瘢痕形成、玻璃样变,管壁因之极度变硬,管腔变窄。主动脉外膜同样发生炎细胞浸润,继而增生肥厚,最后发生纤维化。

正常主动脉壁及大动脉炎主动脉壁病理切片显示大动脉炎主动脉壁高度增厚,是正常主动脉壁的 4~5 倍,尤以内膜及外膜为著(表 16-2-1,图 16-2-1)。

表 16-2-1 主动脉壁显微镜测微尺测算

	正常组 /mm	病例组 /mm	P 值
内膜	0.10	1.25	<0.01
中膜	0.87	1.04	<0.01
外膜	太薄,无法测量	1.81	<0.01
全层	1.07	4.10	<0.01

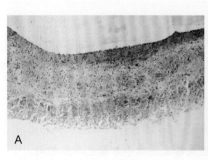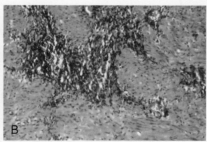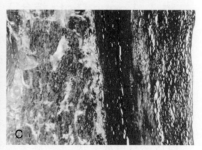

图 16-2-1 大动脉炎病理

A、B. 内膜,纤维细胞,弹力纤维增生;中膜,平滑肌细胞,弹力纤维破坏,炎性细胞浸润(淋巴细胞、浆细胞、大单核细胞);外膜,纤维化,玻璃样变。C. 血管壁内膜纤维化,营养血管闭塞,中膜萎缩、破坏,外膜纤维化。

(二) 临床表现

本病发展缓慢,病程长者可达 20 年或更长,临床多见于年轻女性,男女之比约 1∶10。因受累动脉不同,临床引起不同症状。病变多见于主动脉弓及其分支,其次为降主动脉、腹主动脉和肾动脉,其他内脏动脉如肾动脉、肺动脉、腹腔动脉、肠系膜动脉、冠状动脉等。累及升主动脉,可以侵犯主动脉窦及瓣叶,瓣叶炎性细胞浸润、增厚、水肿、脱垂、穿孔;波及冠状动脉,开口部-近心段管壁增厚、狭窄-闭塞、钙化,可呈弥漫性或局限性发生,少数动脉瘤形成。

(三)分型

根据 Lupi-Herrea 分为四型:头臂型(Ⅰ型)、胸腹主动脉型(Ⅱ型)、广泛型(Ⅲ型)、肺动脉型(Ⅳ型)。根据我们的一组研究报道,提出第五型,增加升主动脉型(Ⅴ型)。

1. 头臂动脉型(上肢无脉症) 病变累及主动脉弓、头臂动脉、颈动脉、锁骨下动脉等,引起上肢及头部缺血、无脉、疼痛甚至麻木。

2. 胸腹主动脉型(下肢无脉症) 降主动脉及腹主动脉受累,病变累及肾动脉、髂动脉等,造成下肢供血不足、间歇性跛行、下肢血压下降、脉搏消失。

3. 广泛型 主动脉及其主要分支广泛受累及,是头臂动脉型与胸腹主动脉型联合存在。动脉狭窄与瘤样扩张性病变并存。无脉与高血压可以同时存在。

4. 肺动脉型 可以单独累及肺动脉,或与上述各型并存,可以继发肺动脉高压、右心功能不全。根据中国医学科学院阜外医院 480 例大动脉炎统计,50.1% 合并肺动脉受累型。

5. 升主动脉型 病变累及升主动脉及主动脉根部,同时累及主动脉瓣及冠状动脉。发生关闭不全、心绞痛,继发左心室扩大。重症者主动脉瓣或冠状动脉需要手术治疗。

二、CT 诊断

(一)MDCT 检查方法

1. 横断扫描 是诊断的基础。

(1)动脉壁增厚:呈环形增厚 ≥3mm,可见增厚为 7mm 者,为早期或活动期大动脉炎特征性表现。大动脉炎侵及主动脉全层,病变呈连续性侵犯一段主动脉,而非"跳跃式"发展。受累主动脉表现为主动脉壁较均匀、规则的增厚。环形增厚可见呈"双层密度"特点,"内环"指主动脉内膜面因黏液样或凝胶状水肿,呈现低密度;"外环"指主动脉中膜和外膜因血管增生等炎性改变,增强扫描时呈较高密度。

(2)管腔狭窄、闭塞:可发生于大动脉炎各时期,但多为中晚期病变,主动脉及其分支管腔不同程度的狭窄,多为向心性狭窄,呈局限性、节段性或长段性;由于狭窄程度不均,呈串珠样。严重者可完全闭塞。

(3)管壁钙化:呈斑片状或条状,可以断续包绕管腔一周,多为晚期病变。

(4)动脉扩张或动脉瘤形成:大动脉炎可以累及主动脉或主要分支血管,呈梭形瘤样扩张或梭囊状动脉瘤;并存瘤壁钙化,腔内可有附壁血栓形成。

(5)动脉壁夹层:少见,可发生于主动脉扩张或动脉瘤样病变,形成双腔主动脉。

(6)累及范围:主要累及主动脉及其主要分支,包括头臂动脉、腹腔干、肠系膜上动脉、肾动脉及髂动脉。此外,肺动脉受累占 50%,冠状动脉亦可累及。

(7)继发改变:左心室增大,主要继发于高血压。

2. 多层重组(MPR) 以不同层厚、不同角度重组主动脉及其主要分支图像,管壁增厚、管腔狭窄等可以显示累及范围、程度,为诊断及分型有重要价值。

3. 三维重建 容积再现(VR)或表面阴影显示(SSD)可以立体显示主动脉及其主要分支情况,可以显示累及范围,为诊断及分型有重要价值。

(二)大动脉炎分型及 CT 征象

1. 头臂动脉型 病变主要累及主动脉弓、头臂动脉、颈动脉、锁骨下动脉,管壁呈环形增厚、向心性狭窄或闭塞、不规则钙化,构成大动脉炎头臂动脉型的影像学基础,是临床上肢无脉症影像学诊断根据。

2. 胸腹主动脉型 病变主要累及降主动脉及腹主动脉,动脉壁环状增厚,向心性狭窄或闭塞,不规则钙化,也可见扩张性病变并存;同时累及肾动脉、腹腔干、肠系膜上动脉、髂动脉等,呈狭窄或闭塞、动脉瘤及钙化,构成大动脉炎胸腹主动脉型的影像学基础,是构成临床下肢无脉症影像学诊断根据。

3. 广泛型 主动脉及其主要分支广泛受累及,是头臂动脉型与胸腹主动脉型联合存在。动脉狭窄与瘤样扩张性病变并存,不包括肺动脉受累、升主动脉及主动脉瓣受累病例。

4. 肺动脉型 肺动脉主干、肺叶及段分支均可受累,管壁呈环状增厚,管腔多为向心性狭窄;外围分支可呈串珠样狭窄与狭窄后扩张并存;或管腔长段纤细、闭塞;缺支;罕见肺动脉瘤形成。两侧均可受累,以右肺动脉特别是右上肺叶动脉受累为多见,占 60%~80%。如果累及超过一定范围,可以继发肺动脉高压,表现为肺动脉主干扩张,右心室壁肥厚,右心房、室增大。构成大动脉炎肺动脉受累型的影像学基础,是临床肺血管病肺动脉高压影像学诊断根据。

5. 升主动脉型 此型大动脉炎累及升主动脉及主动脉根部,表现为升主动脉及主动脉窦壁增厚,管腔扩张,可形成(梭形)动脉瘤,内壁光滑,呈波浪形;主动脉瓣受累及产生关闭不全,左心室增大。

冠状动脉受累分三型,CT 征象:①冠状动脉开口部 - 近心段管壁增厚、狭窄 - 闭塞、钙化;②弥漫性或局限性管腔狭窄 - 闭塞;③动脉瘤形成。以第一种为多见。

上述征象是大动脉炎诊断升主动脉型的影像学依据。

三、CT 对大动脉炎诊断的评价

1. CT 可以清晰显示动脉壁增厚,反映其病理基础,可以做到定量分析管腔狭窄或扩张程度。

2. CT 对大动脉炎分型诊断有重要价值 影像学是大动脉炎临床诊断分型的重要依据,而 CT 有重要价值,对临床诊断、治疗以及预后有重要意义。

3. CT 检查对肺动脉型诊断有明显优势 一次性增强检查,可以兼顾肺动脉及主动脉诊断,是有创性血管造影所不能比拟的。

4. 升主动脉型大动脉炎值得引起注意,其累及范围、病变特点对于指导治疗有重要意义(图 16-2-2~图 16-2-8)。

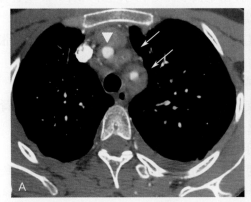
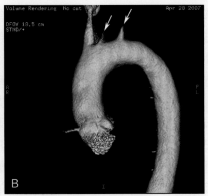

图 16-2-2 患者女性,23 岁,无脉症,大动脉炎头臂动脉型
A. 横断扫描;B. 容积再现,示无名动脉开口部不规则,管壁增厚(▲),左颈总动脉开口部闭塞(↑),左锁骨下动脉开口部管壁增厚,以远闭塞(↑)。

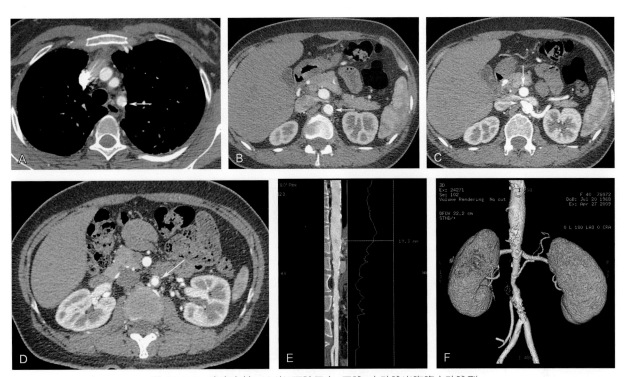

图 16-2-3 患者女性,40 岁,下肢无力,无脉,大动脉炎胸腹主动脉型

A~D. 横断扫描;E. 多层重组(MPR);F. 容积再现(VR)。病变累及降主动脉及腹主动脉,动脉壁环状增厚,腹主动脉下段重度狭窄,至髂动脉分支部不规则钙化,同时累及肾动脉、腹腔干狭窄、肠系膜上动脉开口部钙化与狭窄。

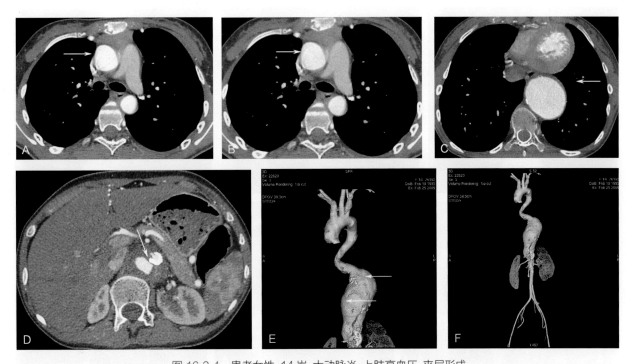

图 16-2-4 患者女性,14 岁,大动脉炎,上肢高血压,夹层形成

A~D. 横断扫描,病变主要累及胸主动脉及腹主动脉,动脉壁环状增厚,不规则钙化,降主动脉 - 腹主动脉瘤样扩张,腹主动脉瘤夹层形成;E、F. 三维重建示降主动脉 - 腹主动脉动脉瘤形成,其中可见内膜片(↑)。

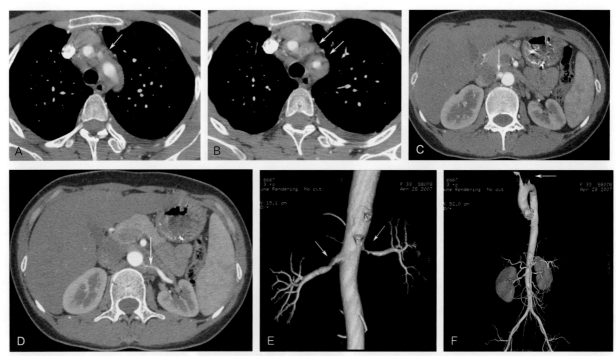

图 16-2-5　患者女性,33 岁,大动脉炎(混合型)

A、B. 横断扫描,左颈总动脉、左锁骨下动脉管壁增厚,管腔闭塞(↑);C、D. 横断扫描,双侧肾动脉近端中 - 重度狭窄;E、F. 三维重建(容积再现 VR)示左颈总动脉、左锁骨下动脉近端闭塞;右肾动脉中度狭窄,左肾动脉重度狭窄。

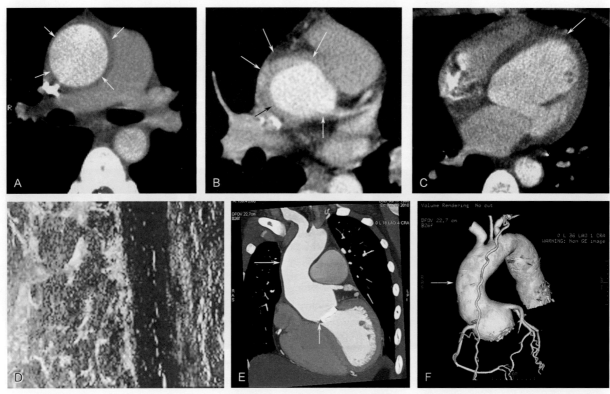

图 16-2-6　大动脉炎(升主动脉型)

A~C. 横断扫描,升主动脉管壁增厚,主动脉窦壁增厚(A、B ↑),左冠状动脉开口部不规则,管壁增厚(B ↑);左心室增大(C ↑),提示主动脉瓣关闭不全。D. 病理切片:血管壁内膜纤维化,营养血管闭塞,中膜萎缩、破坏,外膜纤维化。E、F. 多层重组及容积再现,升主动脉及主动脉瓣置换术后(↑)。

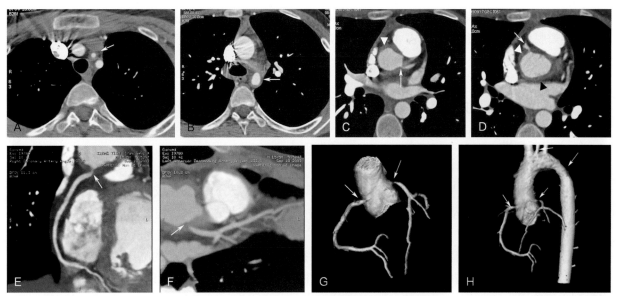

图 16-2-7　患者男性,15 岁,大动脉炎,冠状动脉受累

A~D. 横断扫描示左颈总动脉、主动脉弓降部、升主动脉及主动脉窦部,管壁增厚(↑▲),累及左、右冠状动脉开口部狭窄(↑);E、F. 曲面重组示左、右冠状动脉开口部重度狭窄(↑);G、H. 容积再现示冠状动脉、左颈总动脉、主动脉弓降部狭窄(↑)。CT 诊断为大动脉炎(混合型)。

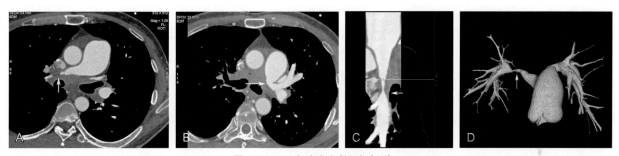

图 16-2-8　大动脉炎(肺动脉型)

A、B. 横断扫描示右肺动脉不规则重度狭窄(A ↑);主动脉起始部轻度狭窄(B ↑),纵隔较多侧支形成。C. 曲面重组示右肺动脉重度狭窄(↑)。D. 容积再现示右肺动脉重度狭窄,左肺动脉起始部轻度狭窄,主肺动脉扩张。CT 诊断为左、右肺动脉狭窄,肺动脉高压,病原性质为大动脉炎。

第三节　白塞综合征心血管病变

一、基本知识

白塞综合征(Behçet disease)又称白塞病,是一种不明原因的慢性全身性疾病,发病率在我国约为 1/1 万,此病可累及皮肤、黏膜、眼、胃肠、关节、心血管、泌尿、神经等。典型表现有反复性口腔溃疡、阴部溃疡和眼葡萄膜炎组成眼、口、生殖器三联症。BD 诊断标准:根据 2014 年国际 BD 研究组发布的 BD 最新国际标准诊断(详见第八章第三节,见表 8-3-1)。

白塞综合征累及心血管是患者死亡的主要原因之一,占 7%~29%,可以直接侵犯主动脉及其主要分支,包括冠状动脉,以淋巴细胞、浆细胞浸润、弹力纤维破坏动脉炎为特点;临床表现多样性,包括血栓性静脉炎高达 46.1%,动脉病变占 8.7%,腹主动脉瘤占动脉病变发生率的 28%,主动脉弓部瘤和升主动脉瘤较少见。动脉瘤发生以假性动脉瘤为常见,以多发性、游走性、反复性为特点。

心脏可以侵犯心内膜、瓣膜、心肌及传导组织。主要为主动脉瓣和二尖瓣受累,引起主动脉瓣脱垂占5%,二尖瓣脱垂占25%,房间隔瘤占31%;房间隔瘤可以继发血栓形成,尤其房间隔瘤和二尖瓣脱垂时可能增加脑栓塞的发生率。

二、白塞综合征血管病变 CT 征象

(一) 横断扫描

增强扫描是诊断基础。

1. 动脉瘤形成   瘤壁呈血管炎改变,好发于主动脉及其主要分支,真性或假性动脉瘤均可发生,附壁血栓形成。亦有报道主动脉无窦穿孔形成右心房瘘。瘤样扩张占48%。假性动脉瘤为常见,以多发性、游走性、反复性为特点。动脉瘤破裂常是主要死亡原因。

由于白塞综合征血管瘤 CT 无特异性表现;术后病理亦缺少特异性,本病的临床诊断是关键,尤其患者年龄、发病部位和动脉瘤的多发性、游走性、反复性的特点,应考虑本病诊断的可能。临床 - 实验室检查起到重要作用。

2. 血管闭塞改变   血管炎继发血栓形成或假性动脉瘤引发远端血管闭塞。肺循环及体循环均可受累,引起相应部位的临床症状。

3. 肺动脉瘤、肺栓塞或血管闭塞   肺动脉病变病理基础为血管炎,可呈坏死样改变,肺血管结构破坏,呈现:①中心肺动脉局部膨出形成瘤样扩张或动脉瘤形成,肺动脉瘤发病率为 0.7%~1%;②外围分支(段级)动脉瘤形成,继发肺栓塞、肺血管闭塞,导致肺动脉高压;③假性动脉瘤形成,肺内出现,多发性、游走性、反复性为其特点。临床表现为无症状的肺内出血、咯血。

4. 血栓性静脉炎   CT 要采用静脉检查序列进行检查,主要表现为血栓性静脉炎。

(二) 多层重组(MPR)

以不同层面、不同角度重组血管影像,观察病变累及范围及特点,对诊断有重要意义。

(三) 三维重建

容积再现(VR)可以直观显示血管病变及与周围器官的关系,对指导治疗有重要价值。

三、CT 在检出白塞综合征心血管损害的评价

1. CT 可以检出白塞综合征心血管损害,特别是血管病变。但是,由于白塞综合征心血管损害 CT 无特异性表现,病原诊断应该密切结合临床 - 实验室检查结果,以便作出正确诊断与鉴别诊断。

2. 假性动脉瘤存在多发性、游走性、反复性特点时,应该提示临床,做相应实验室检查,以尽早确诊。

3. CT 对白塞综合征治疗后随访有重要意义   ①保守治疗者:可以随访动脉瘤的发生、发展变化情况;②手术治疗者:易复发,换瓣者易发生瓣周漏。主动脉置换术易发生吻合口瘘(约 25%)。

因此,白塞综合征累及心血管系统时无创 CTA 检查有助于检出心血管的病变,有利于动态观察病变的进展,而且亦是患者术后随访的重要检查手段。目前 CTA 检查已被公认为最实用的检查手段(图 16-3-1~ 图 16-3-3)。

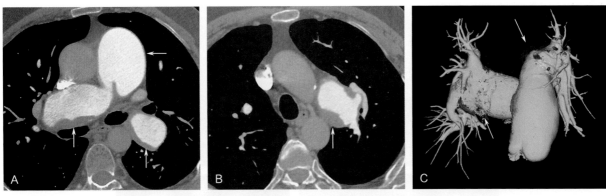

图 16-3-1　患者男性,51 岁,白塞综合征,肺动脉瘤形成

A、B. 横断扫描,主肺动脉及左、右肺动脉瘤样扩张,附壁血栓形成(↑);C. 肺动脉三维重建,肺动脉瘤样扩张附壁血栓形成(↑)。CT 诊断为白塞综合征,肺动脉瘤形成(诊断经临床 - 实验室检查证实)。

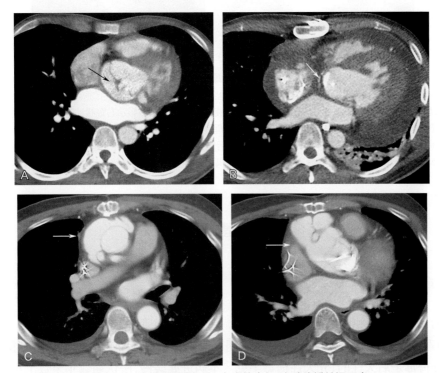

图 16-3-2　患者男性,30 岁,白塞综合征,主动脉瓣关闭不全

A、B. 横断扫描,主动脉瓣瓣叶增厚,不规则脱垂(↑),瓣膜关闭不全;主动脉瓣置换术后 35 天,瓣周少量点、线状对比剂外溢,少量瓣周漏(B ↑)。C、D. 同例患者术后 3 年,横断扫描示大量瓣周漏(↑)。

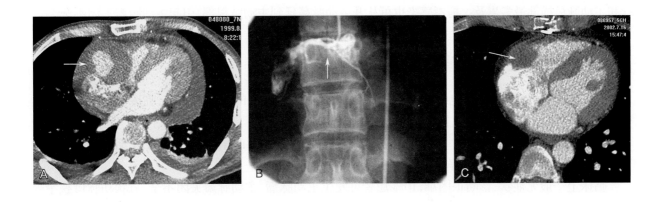

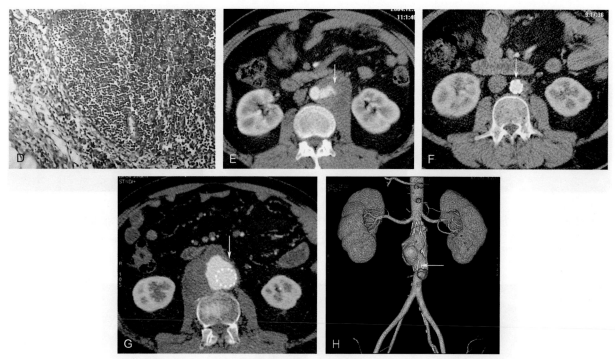

图 16-3-3　患者男性,41 岁,白塞综合征,右冠状动脉假性动脉瘤

A. 右房室沟内假性动脉瘤,推挤右心房、室大移位(↑),中量心包积液。B. 冠状动脉造影示右冠状动脉大量对比剂外溢,假性动脉瘤形成(↑)。C. 同例患者手术后复查,右房室沟未见对比剂充盈。D. 病理显示血管周围淋巴结周围慢性炎症浸润(HE,×200),血管脱落的内皮细胞增加,提示内皮损害,均为非特异性。E~H. 同例患者 3 年后腹痛,CT 示腹主动脉下段假性动脉瘤形成,中等量附壁血栓(↑);采用介入治疗,行主动脉腔内隔绝术,示腹主动脉支架(F、G ↑);容积再现示主动脉腔内隔绝术后,腹主动脉支架(H ↑)。

第四节　梅毒性主动脉炎

一、基本知识

初发感染后,梅毒螺旋体很快侵入身体各部分。梅毒性心血管病是梅毒螺旋体侵入人体后引起的心血管病,包括梅毒性主动脉炎、梅毒性主动脉瓣关闭不全、梅毒性主动脉瘤、冠状动脉口狭窄和心肌树胶样肿。绝大部分梅毒是后天性的,先天性梅毒罕见。本病进展缓慢,潜伏期数年至数十年,多为 5~30 年。患者男性多于女性。虽然目前心血管梅毒罕见,但 20 世纪 80 年代后期早期梅毒感染有增高趋势,梅毒性心血管病将逐渐增多。

梅毒螺旋体大多通过性接触感染人体,主要侵犯动脉中层,病变发生在任何部位的动脉,但以升主动脉和主动脉弓横部最多累及。梅毒感染也可从升主动脉蔓延到主动脉根部,引起主动脉瓣关闭不全。

二、梅毒性心血管病的诊断

临床上一般无症状,体征也缺乏特异性,诊断很困难。按病变的范围和影响,临床上有以下 5 种类型,同一患者可有 1 种或 1 种以上类型表现。

1. 单纯性梅毒性主动脉炎　梅毒性主动脉炎可以发生在梅毒的早期,但多见于晚期梅毒。多发生于升主动脉,亦可累及于远端的降主动脉。

临床上一般无症状、诊断很困难,10% 患者可发生主动脉瘤、主动脉瓣关闭不全、冠状动脉口狭窄等并发症。体格检查叩诊时心脏上方浊音界增宽,主动脉瓣区第二心音增强,可能闻及轻度收缩期杂音,但此种杂音的性质无特异性。

2. 梅毒性主动脉瓣关闭不全　为晚期梅毒的表现,发生率为20%~30%,是梅毒性主动脉炎最常见的并发症。在感染20~30年后临床上出现症状,多发生在40~55岁中年男性。

早期无明显症状,严重者常有心悸、气短和心绞痛发作。晚期可出现心力衰竭的症状。心绞痛程度可能与主动脉瓣反流程度不相称。一旦出现心力衰竭,病程在1~3年内较快进展,发生肺水肿及右心衰竭,半数死亡。

3. 梅毒性冠状动脉口狭窄或阻塞　是梅毒性主动脉炎第二个最常见的并发症。病变可累及冠状动脉开口处,但限于离开口处1.5~2cm以内的组织由于冠状动脉狭窄发展缓慢,常有侧支循环形成,故极少发生大面积的心肌坏死,仅有斑块状心肌纤维化。此症单独存在者颇少,多数合并有其他梅毒心血管病变如主动脉瓣反流或主动脉瘤。患者可有心绞痛,其出现年龄早于冠心病患者的好发年龄,常在夜间发作,且发作时间较长。如发生心肌梗死或心肌纤维化,则出现持续心力衰竭;如冠状动脉口完全阻塞,患者可以突然死亡。

4. 梅毒性主动脉瘤　是梅毒性主动脉炎最少见的临床表现,为梅毒直接侵犯主动脉的后果。多发于胸主动脉,50%发生于升主动脉弓,其次是主动脉弓和降主动脉,腹主动脉很少累及。动脉瘤呈囊状或梭状,多为单个,少数有多个,一般不会发生夹层。

主动脉瘤的症状和体征取决于其位置、大小、对邻近结构的压迫和是否发生破裂。在不同部位的动脉瘤压迫相应的周围脏器和组织,产生相应的症状和体征。胸部X线检查和二维超声心动图可显示扩大的动脉瘤和瘤壁的钙化。

5. 心肌树胶样肿　少见。局限性树胶样肿常无任何症状,心电图可有束支传导阻滞或不同程度的房室传导阻滞,弥漫性心肌树胶样肿可引起心脏增大和进行性心力衰竭。

梅毒性心脏病一般有4种表现,即梅毒性动脉炎、梅毒性动脉瘤、梅毒性冠状动脉口狭窄、梅毒性主动脉瓣膜炎并主动脉瓣反流,少见单独出现。

三、梅毒性主动脉病变的 CT 诊断

1. CT可以清晰显示动脉壁增厚,反映其病理基础,可以做到定量分析管腔狭窄或扩张程度。升主动脉增宽,线条状钙化阴影。

2. CT对梅毒性主动脉炎诊断有重要价值。主动脉瘤可见子瘤形成,管壁极不规则。这对临床诊断、治疗以及预后有重要意义。

3. CT检查对冠状动脉受累诊断有明显优势,一次性增强门控扫描,可以兼顾冠状动脉及主动脉诊断,是有创性血管造影所不能比拟的。

4. 升主动脉型动脉炎动脉瘤形成、主动脉瓣病变,CT检查对累及范围、病变特点做出明确诊断,对指导治疗有重要意义(图16-4-1~图16-4-3)。

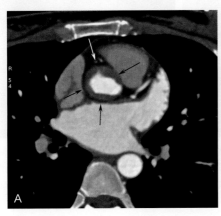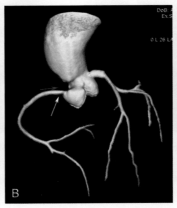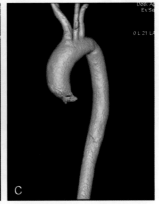

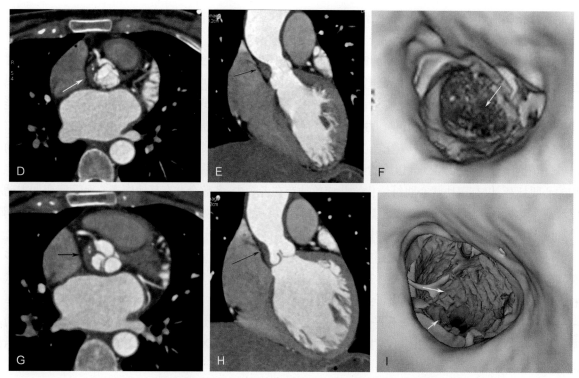

图 16-4-1　患者女性,38 岁,TPPA(+),梅毒性主动脉炎,累及主动脉瓣及冠状动脉

A、D、G. 横断像;E、H. 多层重组,升主动脉根窦部及升主动脉管壁明显增厚(白色↑),主动脉瓣上狭窄(红色↑);B. 容积再现,冠状动脉开口受累狭窄(短↑);C. 三维重建;D~F. 收缩期 38%,主动脉根部狭窄,瓣明显增厚、粘连,收缩期瓣膜开放受限、狭窄;G~I. 舒张期 73%,主动脉瓣叶损害、穿孔(短↑),舒张期瓣叶关闭不全(白色↑)。

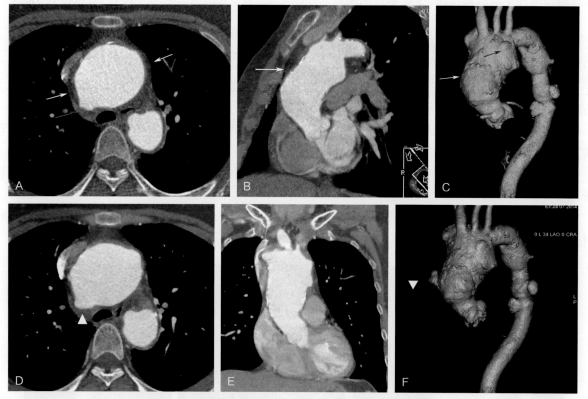

图 16-4-2　患者女性,49 岁,梅毒性主动脉炎,累及胸主动脉

A~C. 升主动脉管壁不规则增厚、形态不规则,升主动脉瘤形态不规则,多发溃疡,多发子溃疡及子瘤形成(白色▲),多发动脉瘤;D~F.1 年后复查 CT,1 年内随访主动脉病变进展较明显,升主动脉瘤形态不规则,多发溃疡,子溃疡及子瘤形成,多发动脉瘤均较前加重。梅毒血清实验室检查 TPPA(+)。

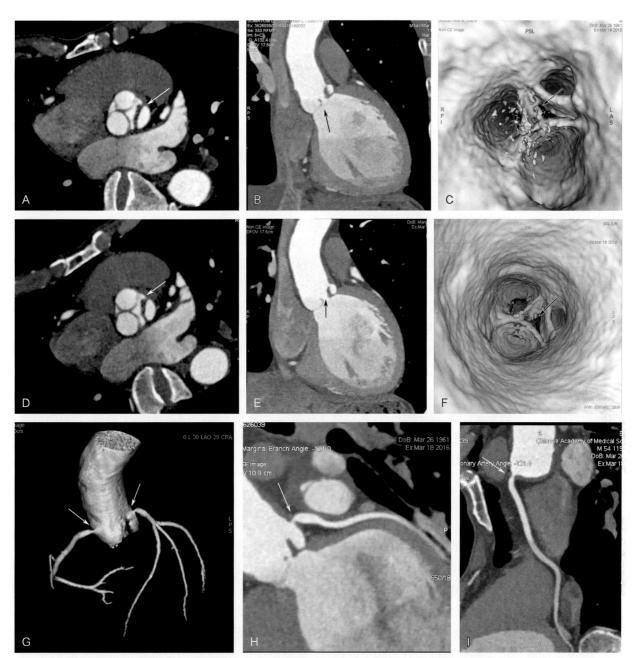

图 16-4-3 患者男性,54 岁,梅毒性主动脉炎,累及主动脉瓣及冠状动脉开口

A、D. 横断像,主动脉根窦部及瓣不规则增厚,瓣口狭窄;A~C. 收缩期 R-R 间期 37%,主动脉瓣增厚狭窄,开放受限(↑);D~F. 舒张期 R-R 72%,主动脉瓣关闭不全(↑);G~I. 左、右冠状动脉开口部管腔重度狭窄(↑)。

四、梅毒性主动脉病变的 CT 诊断评价

1. CT 可以清晰显示动脉壁增厚,反映其病理基础,可以做到定量分析管腔狭窄或扩张程度。

2. CT 对梅毒性主动脉炎诊断征象有重要价值。这对临床诊断、治疗以及预后有重要意义。

3. 梅毒性主动脉炎常属于升主动脉型动脉炎,值得引起注意,累及范围、病变特点对指导治疗有重要意义。

第五节　慢性主动脉周围炎

一、基本知识

慢性主动脉周围炎（chronic periaortitis）是一组特发性纤维炎性疾病的总称，是源自主动脉的纤维炎症反应扩展到腹膜后、纵隔，包绕邻近组织而引起的一系列临床综合征，包括炎症性主动脉瘤、特发性腹膜后/纵隔纤维化、动脉瘤周围腹膜后纤维化、纵隔纤维化。三者有共同的临床表现和病理过程，同一疾病的不同表现形式，曾被认为是一个疾病谱。

在以往的研究中，慢性主动脉周围炎被认为是主动脉内膜粥样硬化引起的炎症反应。但后续研究证明，慢性主动脉周围炎患者的 IgG4 相关指标阳性率较高，同时表现出免疫性疾病相关的临床症状。因此，慢性主动脉周围炎可能属于自身免疫性疾病，炎性主动脉瘤、特发性腹膜后纤维化和动脉瘤周围腹膜后纤维化是该病炎症反应、免疫应答发生、发展的不同表现或不同阶段。

与所有自身免疫疾病一样，慢性主动脉周围炎的病因是不清楚的，是一组非感染性主动脉壁血管炎疾病，血管壁炎性细胞浸润导致血管壁结构损伤而引起一系列临床表现，多数病因不明，少数继发于其他疾病。属自身免疫性疾病，炎性标志物（ESR、CRP、HSCRP 等）升高，激素治疗有效。

据流行病学调查，慢性主动脉周围炎的平均发病年龄是 60 岁，偶见于儿童。男女比例是（2~3）∶1。腹膜后纤维化的发病率是 1/20 万~1/10 万，炎性腹主动脉瘤则更为罕见，尚无明确数字报道，但占所有腹主动脉瘤的 4%~9%。近年来慢性主动脉周围炎作为系统性自身免疫病的观点越来越受到人们重视，为发病机制的深入探讨及有效治疗提供了重要线索。

二、病理表现

这三者都有相似的组织学特点：动脉内膜粥样变性，中膜变薄，外膜炎症（淋巴细胞和浆细胞浸润）。这些大动脉壁的改变可见于所有的慢性主动脉周围炎类型，不论是否有动脉瘤样扩张，病变不仅限于腹主动脉，而且胸主动脉也可见类似的外膜炎症和纤维化，也往往一个患者身上同时出现。基于三者有共同的临床和病理过程，分别代表了同一疾病的不同表现形式。因此被归为一个疾病谱，即慢性主动脉周围炎。病变不仅限于腹主动脉，而且胸主动脉也可见类似的外膜炎症和纤维化。

慢性主动脉周围炎的病理过程分为两个阶段：①早期炎症反应；②陈旧炎症反应造成瘢痕形成，这是推断炎症是促使纤维化进程的主要依据。慢性主动脉周围炎的进展过程，从慢性炎症到纤维化形成，往往在一个患者身上同时出现。不论是腹膜后组织还是输尿管壁都可见到管受累现象，如透壁扩张和腔内闭塞。慢性主动脉周围炎的血管壁出现平滑肌纤维减少、滋养血管的炎性变等特征，与一些大动脉及其主要分支的炎症性疾病（如大动脉炎、白塞综合征）的病理表现有相似之处。

三、临床表现

慢性主动脉周围炎的临床表现是非特异的，早期症状含糊不清。多数患者主诉腰背痛或下腹痛，40%~80% 的患者有衰弱、厌食、体重减轻、乏力等全身症状，病程中多有低热。有的患者可在腹部触及随动脉搏动的包块。有的患者脐周可闻及血管杂音，出现胸主动脉瘤时在相应部位也会闻及收缩期血管杂音。随着病情进展，大量纤维组织增生，出现组织包裹、脏器受累、血流受阻等一系列临床症状。累及泌尿系统，出现肾积水、肾功能不全、无尿、少尿、血尿、尿频；当纤维化组织延伸至小肠、结肠、肠系膜和主胆管时,造成相应的消化系统症状,如肠梗阻大便习惯改变、胆汁淤积等;由于髂血管受压,引起单侧下肢水肿、间歇性跛行、深静脉血栓形成、下肢动脉搏动减弱等。随诊中发现,肾脏并发症最普遍(26.9%),包括肾实质受损(如膜性、膜增殖性、急进性肾小球肾炎)、肾血管狭窄和持续肾盂积水。50%的患者出现高血压。该病病程隐匿。症状不典型,极易造成临床误诊。有报道患者从出现症状到医师作出诊断往往需要3~4个月,甚至1年以上的时间。

四、CT 诊断

(一) 横断扫描

提供主动脉周围炎的重要诊断征象,是诊断的基础。

平扫:主要了解胸部主动脉整体概况,壁钙化的分布及内移情况,有时可以看到主动脉壁的密度差。CT 显示纵隔软组织影,平扫即可显示支气管狭窄情况。

(二) 增强扫描

1. 征象　主动脉周围软组织密度影(介于脂肪与肌肉之间),大多近似肌肉密度,邻近脂肪侧边缘模糊,近似云雾状;病变无钙化,可弥漫分布于纵隔、腹膜后各间隙,包绕相应结构,以纵隔胸膜、腹膜后为外缘,边缘清晰;增强扫描呈轻至中度强化,与脂肪相邻边缘模糊。

2. 主动脉管腔内壁形态可不规则,通常不引起管腔扩张。

3. 早期的血管壁增生活跃,静脉注射对比剂后可强化,晚期则强化程度很弱。

4. CT 不仅可以了解炎症及纤维化的范围,可发现明显的病变,是本病诊断及随访的主要手段之一。

(三) 主动脉三维重建

多利用表面阴影显示法(SSD)和多层面重建法(MPR)。三维重建在显示管壁、管腔与周围组织的关系等方面有意义。

(1) 多层重组(MPR)或曲面重组:以不同层面、不同角度重建主动脉清楚显示主动脉壁及周围组织发生部位、形态分布范围、主要分支血管受累情况及与周围组织器官的关系,可清晰显示大血管狭窄及侧支血管开放情况,为诊断与治疗提供重要信息。

(2) 三维重建:采用容积再现(VR)或表面阴影显示(SSD),可以立体显示主动脉受累范围与周围组织器官的关系,但是对腔内观察不如 MPR 直观、明确(图 16-5-1,图 16-5-2)。

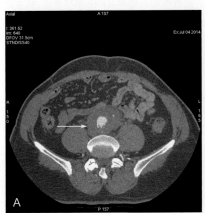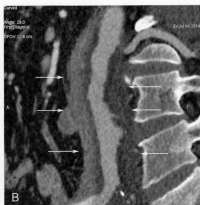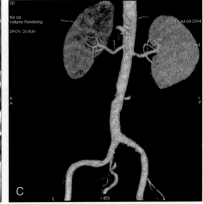

图 16-5-1　患者男性,60 岁,腹主动脉周围炎,腹膜后纤维化

A.横轴位,腹主动脉周围大量中低密度影环绕(↑),主动脉管腔无明显扩张改变、内壁不规则,呈虫蚀样改变;B.曲面重组,病变累及腹主动脉及双侧髂动脉,管壁明显增厚,周围中低密度(↑↑↑),管腔内壁不规则,溃疡样改变;C.容积再现(VR)重建,管腔内径正常。CT 诊断为腹主动脉周围炎,腹膜后纤维化。

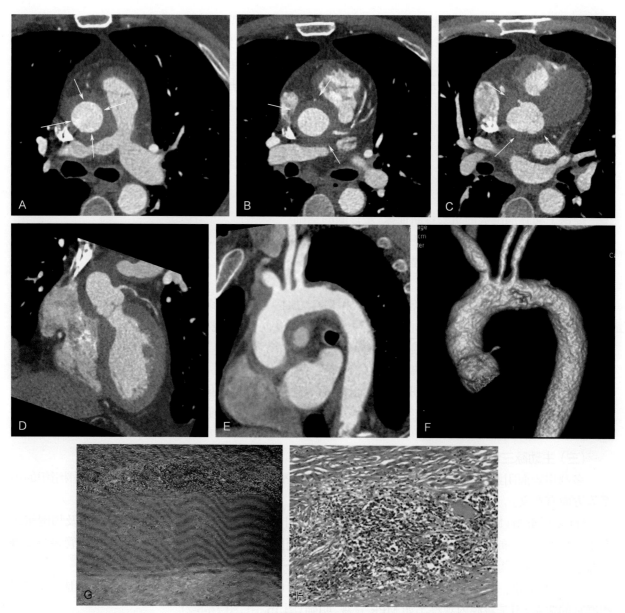

图 16-5-2 患者男性,61 岁,升主动脉周围炎

A~C. 横断像,主动脉根窦部 - 升主动脉管壁明显不规则增厚(↑),累及左、右冠状动脉近段管壁明显增厚;D、E. 多层重组,胸主动脉管壁明显不规则增厚,内壁虫蚀样改变,累及头臂动脉及冠状动脉;F. 容积再现(VR),胸主动脉管腔内径正常,管壁不规则,CT诊断为升主动脉周围炎;G、H. 主动脉病理:非感染性淋巴浆细胞性主动脉周围炎,伴粥样硬化性改变。

第六节 动脉硬化性闭塞症

一、基本知识

动脉硬化闭塞症(arteriosclerosis obliterans,ASO)主要系因腹主动脉下段及下肢的大、中型动脉硬化、斑块堆积、内膜增厚所引起的相应部位狭窄、闭塞。患者表现为下肢发冷、麻木、疼痛、间歇性跛行以及趾或足发生溃疡或坏疽。出现间歇性跛行提示有 1~2 个节段的动脉闭塞,而静息痛或肢端坏疽提示有多个节段的动脉闭塞。

对任何有突发的双下肢神经性功能障碍的患者,均应考虑到有大血管闭塞的可能,尤其当影像学对脊髓的检查未见异常而同时伴双侧股动脉搏动消失时,应特别注意鉴别腹主动脉有无病变。急性肾下腹主动脉闭塞的典型表现为突发性双下肢疼痛、苍白、麻木、运动障碍及股以下动脉搏动消失。当闭塞部位较高时,可导致脊髓缺血性改变,患者可表现轻度的下肢感觉异常甚至明显的截瘫。急性腹主动脉闭塞所引起的这种神经症状是重度的缺血性神经病变,及时的血循环重建后此功能障碍是可逆转的。只要生命体征平稳,应尽早实施手术重新建立血循环。

二、病因、发病机制及分型

(一) 病因

本病真正的发病因素尚未完全清楚,多认为病因是多源性的,与性别、年龄、感染、合并症、脂代谢异常、高脂血症、高血压、吸烟、糖尿病、肥胖等因素有关。ASO 多见于 40 岁以上的中老年人,男性多于女性。男性患者可合并性功能障碍。Lerieche 在 1923 年第 1 次报道,称 Lerieche 综合征。

(二) 发病机制

主要有以下几种学说:

1. 内膜损伤及平滑肌细胞增殖,细胞生长因子释放,导致内膜增厚及细胞外基质和脂质积聚。

2. 动脉壁脂代谢紊乱,脂质浸润并在动脉壁积聚。

3. 血流冲击在动脉分叉部位造成的剪切力,或某些特殊的解剖部位(如股动脉的内收肌管裂口处),可对动脉壁造成慢性机械性损伤。主要病理表现为内膜出现粥样硬化斑块,中膜变性或钙化,腔内有继发血栓形成,最终使管腔狭窄,甚至完全闭塞。血栓或斑块脱落,可造成远侧动脉栓塞。

(三) 分型

1. 根据病变范围可分为 3 型,即主 - 髂动脉型、主 - 髂 - 股动脉型和累及主 - 髂动脉及其远侧动脉的多节段型,部分病例可伴有腹主动脉瘤。Ⅰ型,病变局限于腹主动脉下段和双侧髂总动脉,约 10%;Ⅱ型,病变已向远端累及髂内、外动脉和股总动脉,约 25%;Ⅲ型,病变累及到腹股沟以下动脉,约 65%。

2. 按缺血对肢体活力的影响分为 2 型。

(1) 功能性缺血患者仅表现间歇性跛行,需与之鉴别的有 Buerger 病、腘动脉窘迫综合征、腘动脉外膜囊性病、慢性筋膜室综合征及神经源性跛行。

(2) 濒临失活的缺血(critical limbischemia,CLI) 诊断应具备以下 2 项中的 1 项:①静息痛持续超过 2 周,需定期药物止痛;②踝部收缩压 ≤50mmHg,或踇趾收缩压 ≤30 mmHg,肢端溃疡或坏死。

值得提出的是,踝 / 肱指数的测定对诊断、治疗和随访均有意义。

三、动脉硬化性闭塞症的 CT 诊断

(一) 横断扫描

主动脉增强横断扫描范围从头臂血管至股动脉全程,是诊断基础,应该逐层分析。

1. 腹主动脉动脉硬化改变 动脉硬化斑块致管壁不规则增厚、钙化、溃疡、附壁血栓,管腔狭窄,可以定量测量管腔径。可以存在腹主动脉迂曲。

2. 腹主动脉闭塞 管腔不同程度狭窄致闭塞,闭塞端不规则,有呈"杵状""鸟嘴状"或"鼠尾状"。腔内血栓形成,闭塞水平不一。

3. 髂动脉狭窄 - 闭塞 腔内血栓形成,管壁钙化。

4. 股动脉 - 腘动脉狭窄 - 闭塞

5. 侧支循环形成

(二) 多层重组(MPR)

可以有目的地分析一支"目标"血管的受累情况,包括累及范围、病变特点、狭窄程度、管壁及管腔内血栓情况,是定性及定量诊断有意义重建方法。

(三) 三维重建

容积再现(VR)立体显示主动脉及主要分支受累范围、形态。效果同主动脉造影,有利于外科手术参考,满足教学查房的需要(图 16-6-1)。

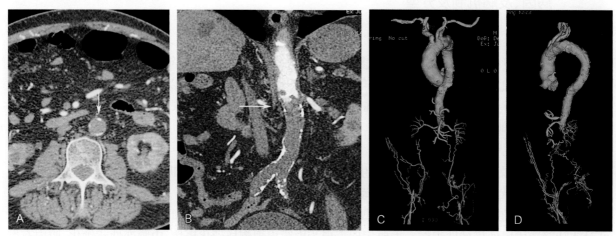

图 16-6-1　患者男性,72 岁,动脉硬化性闭塞症(Ⅱ型)

A. 横断像示腹主动脉肾下段未显影,闭塞,管壁不规则、钙化(↑);B. 多层重组示腹主动脉肾下段未显影,血栓形成,完全闭塞(↑),管壁不规则、钙化;C、D. 容积再现示腹主动脉肾下段闭塞,髂总动脉、髂内外闭塞,大量侧支循环形成(↑),股总动脉显影。

第七节　中段主动脉综合征

一、基本知识

中段主动脉综合征(mid-aortic syndrome)亦称腹主动脉狭窄或缩窄,特征性表现为腹主动脉狭窄,进行性累及肾动脉(>80%)、内脏血管(50%~70%),部分患者累及脑部血管,致相应器官血流灌注减少,引起难以控制的肾血管性高血压,具有潜在威胁生命风险。非常罕见,常见于儿童或青少年。该病占主动脉缩窄患者 0.5%~2%。

病因不明,非粥样硬化性病变。可先天性发生,亦可获得性产生,见于一系列基因突变综合征〔神经纤维瘤病Ⅰ型、威廉姆斯综合征、先天性肝内胆管发育不良征(Alagille syndrome)等〕和炎性主动脉疾病(如大动脉炎等)。当然,部分可为特发性。当儿童出现高血压时,应怀疑本病。

病理表现为动脉内膜、中膜纤维化。腹主动脉、肾动脉腔光滑,节段性狭窄,双肾动脉节段性狭窄。

临床表现:难治性高血压,充血性心力衰竭,肾衰竭;腹痛;下肢血压减低,上、下肢压差增大,下肢跛行等症状。由于高血压难以控制,未经治疗,很少患者能存活超过 30 岁。

二、CT 诊断

（一）横断扫描

腹主动脉增强横断扫描范围从膈上血管至股动脉全程，是诊断基础，应该逐层分析。

1. 腹主动脉动脉狭窄　肾下腹主动脉重度狭窄，管腔向心性狭窄，内腔光滑，由于腹主动脉重度狭窄，侧支循环开放。

2. 肾动脉狭窄　双侧肾动脉受累，向心性狭窄。

3. 内脏血管狭窄

4. 侧支循环形成

（二）多层重组（MPR）

腹主动脉及分支血管向心性狭窄，可直观显示病变累及范围、病变特点、狭窄程度、管壁及管腔内血栓情况，是定性及定量诊断有意义重建方法。

（三）三维重建

容积再现（VR）立体显示腹主动脉及主要分支受累范围、形态（图 16-7-1）。

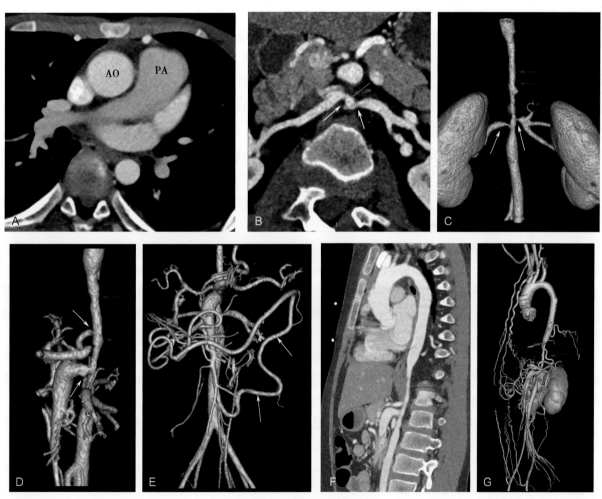

图 16-7-1　中段主动脉综合征

A. 横断像，升主动脉相对增宽，降主动脉内径大致正常；B. 曲面重组，腹主动脉上中段重度狭窄（红色↑），双肾动脉开口部受累重度狭窄（白色↑）；C~E、G. 容积再现；F. 多层重组，腹主动脉动脉中段重度狭窄（↑）。腹腔干、肠系膜上动脉及左、右肾动脉开口部重度狭窄，侧支循丰富（D、E、G）；侧支循环丰富，肠系膜下动脉可见 Riolan 动脉弓（E、G↑）。

第八节　嗜酸性粒细胞增多症性动脉炎

一、基本知识

嗜酸性粒细胞来源于造血干细胞,正常人外周血白细胞仅占 1%~3%,一般也只存在于胃肠道的黏膜组织中。嗜酸性粒细胞水平升高是一类疾病,可以分为家族性和获得性,后者又可以分为原发和继发(图 16-8-1,图 16-8-2)。

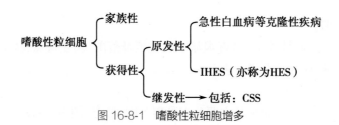

图 16-8-1　嗜酸性粒细胞增多

(一) 原发性嗜酸性粒细胞增高

原发性嗜酸性粒细胞增高主要包括急性白血病等克隆性疾病和特发性嗜酸性粒细胞增多综合征(idiopathic hypereosinophilic syndrome,IHES)。IHES 较罕见,主要特征为持续性外周血嗜酸性粒细胞增多及由嗜酸性粒细胞直接浸润或释放细胞内炎性介质和毒性颗粒物质引起的器官损害。1975 年 Chusid 等提出了诊断标准(详见第八章第五节)。IHES 是目前报道最常累及心脏的嗜酸性粒细胞增多性疾病,文献报道心脏受累可以高达 40%,1936 年 Loffler 首次报道。多见于中年男性,可以累及全身各个系统。心脏受累最常见的是 Loffler 心内膜炎。少部分可引起二尖瓣及主动脉瓣关闭不全。

IHES 极少患者栓塞累及主动脉,可形成血栓,致管腔狭窄。

(二) 继发性嗜酸性粒细胞增高

继发性嗜酸性粒细胞增高主要与感染、过敏、药物、肿瘤及免疫炎症等疾病相关,其中包括变应性肉芽肿性血管炎(CSS)。1951 年首先由 Churg 和 Strauss 报道,亦称为 Churg-Strauss 综合征(CSS)。该病是以支气管哮喘(哮喘)、血管外坏死性肉芽肿、外周血嗜酸性粒细胞增多和组织嗜酸性粒细胞浸润为特征的系统性小血管炎,属一种全身性自身免疫疾病。病理除有嗜酸性粒细胞浸润外,血管外肉芽肿形成是其特征性表现。

美国风湿病学会(1990)CSS 分类标准:①哮喘;②外周血嗜酸性粒细胞分类计数>10%;③单神经炎或多发神经炎;④鼻窦异常;⑤ X 线表现为非固定的肺部浸润;⑥组织活检示血管以外的嗜酸性粒细胞浸润。该 6 条中符合 4 条,诊断 CSS 灵敏度为 85%,特异度为 99.7%。

1. 心肌受累　与 IHES 相比,心内膜炎较少见,而心肌受累比较多见。临床可表现为心包炎、限制型或扩张型心肌病、心肌炎、心律失常及心力衰竭等。

2. 血管受累　嗜酸性粒细胞增多性血管炎可以侵犯各级动脉,大型动脉有主动脉窦瘤形成,中等动脉有腋动脉瘤及冠状动脉瘤报道(图 16-8-2)。

二、MDCT 征象

(一) 横断扫描

冠状动脉心电门控扫描(前瞻性或回顾性心电门控扫描)。

1. 冠状动脉多发动脉瘤形成,管腔不规则,多发扩张、狭窄、闭塞病变。

2. 冠状动脉管壁增厚、钙化。

3. 心室心肌、心腔情况。

4. 偶累及主动脉,主动脉窦瘤形成(图 16-8-2),主动脉血栓形成致管腔狭窄。

(二) 曲面重组(CPR)或多层重组(MPR)

对受累冠状动脉进行分析,进一步显示受累血管病变特点、动脉瘤位置、大小、血管壁情况,以曲面重组(CPR)观察最佳,对诊断有重大意义。

(三) 三维重建

容积再现(VR)可以直观显示冠状动脉立体情况,对进一步诊断与治疗有帮助。

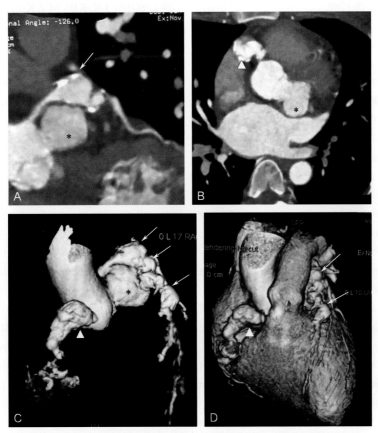

图 16-8-2　嗜酸性肉芽肿性多血管炎累及冠状动脉、主动脉窦

患者女性,48 岁,嗜酸性粒细胞增多症病史 10 余年,近期阵发胸痛,以"急性冠脉综合征"入院,既往曾行腋动脉瘤切除术。血常规示嗜酸性粒细胞增多,53.6%,计数为 6.3×10^9/L。A、B.冠状动脉 CPR 图像示左主干远段 - 前降支近段多发瘤样扩张(A ↑),右冠状动脉近中段节段性瘤样扩张(B △),左冠窦囊状动脉瘤(A*、B*);C、D.冠状动脉 VR 图像示右冠状动脉(△)及左主干远段 - 前降支近段(↑)动脉瘤形成。

(支爱华　金敬琳　戴汝平)

参考文献

［1］杨丽睿, 张慧敏, 蒋雄京, 等. 中国单中心 566 例大动脉炎患者的临床特点及预后研究 [J]. 中国循环杂志, 2015, 30 (z1): 121.

［2］MURATORE F, SALVARANI C. Aortic dilatation in a patient with Takayasu arteritis treated with tocilizumab [J]. Ann Rheum Dis, 2019.

［3］KATABATHINA V S, RESTREPO C S. Infectious and noninfectious aortitis: cross-sectional imaging findings [J]. Semin Ultrasound CT MR, 2012, 33 (3): 207-221.

［4］金敬琳, 戴汝平, 阮英茹, 等. 电子束 CT 诊断累及升主动脉及主动脉瓣的大动脉炎 [J]. 中华放射学杂志, 2001, 35 (1): 45-48.

［5］International Study Group for Behçet's Disease. Criteria for diagnosis of Behçet's disease [J]. Lancet, 1990, 335 (8697): 1078-1080.

［6］WAKABAYASHI Y, TAWARAHARA K, KURATA C. Aneurysms of all sinuses of Valsalva and aortic valve prolapse secondary to Behçet's disease [J]. Eur Heart J, 1996, 17 (11): 1766.

［7］刘树生, 何平. 白塞病并发腹主动脉夹层动脉瘤 [J]. 中国医科大学学报, 1994, 2 (23): 176.

［8］SHIBATA T, SHIOZU H, OGAWA Y, et al. Pseudoaneurysm of the distal aortic arch in Behçet's disease-- a case report [J]. Jpn Circ J, 1992, 56 (9): 964-969.

［9］OKADA K, EISHI K, TAKAMOTO S, et al. Surgical management of Behçet's aortitis: a report of eight patients [J]. Ann Thorac Surg, 1997, 64 (1): 116-119.

［10］GÜRGÜN C, ERCAN E, CEYHAN C, et al. Cardiovascular involvement in Behçet's disease [J]. Jpn Heart J, 2002, 43 (4): 389-398.

［11］支爱华, 戴汝平, 蒋世良, 等. 心脏瓣膜置换术后瓣周漏的电子束 CT 诊断 [J]. 中华放射学杂志, 2005, 39 (5): 475-479.

［12］MELUA A, CAMPBELL N, MCCLUSKEY D, et al. Aorto-atrial fistula without aneurysm formation in Behçet's disease [J]. Heart, 1998, 80 (2): 200-201.

［13］DUDDALWAR V A. Multislice CT angiography: a practical guide to CT angiography in vascular imaging and intervention [J]. Br J Radiol, 2004, 77 Spec No 1: S27-S38.

［14］BRADBURY A W, MILNE A A, MURIE J A. Surgical aspects of Behçet's disease [J]. Br J Surg, 1994, 81 (12): 1712-1721.

［15］孙立忠, 刘永民, 胡盛寿, 等. 大动脉炎导致主动脉瓣关闭不全的外科治疗 [J]. 中华胸心血管外科杂志, 2003, 19 (3): 129-130.

［16］支爱华, 戴汝平, 蒋世良, 等. Behçet 综合征累及心血管系统的 CT 诊断 [J]. 中华放射学杂志, 2009, 43 (6): 608-611.

［17］International Team for the Revision of the International Criteria for Behçet's Disease (ITR-ICBD). The International Criteria for Behçet's Disease (ICBD): a collaborative study of 27 countries on the sensitivity and specificity of the new criteria [J]. J Eur Acad Dermatol Venereol, 2014, 28 (3): 338-347.

［18］黄晓明, 黄程锦, 沙悦, 等. 以心脏瓣膜病变为突出表现的白塞病 10 例临床分析 [J]. 中华医学杂志, 2010, 90 (33): 2357-2359.

［19］张沛, 支爱华, 戴汝平, 等. 非医源性冠状动脉假性动脉瘤的特点 [J]. 中国循环杂志, 2013, 28 (7): 502-505.

［20］SONG J K, KIM M J, KIM D H, et al. Factors determining outcomes of aortic valve surgery in patients with aortic regurgitation due to Behçet's disease: impact of preoperative echocardiographic features [J]. J Am Soc Echocardiogr, 2011, 24 (9): 995-1003.

［21］JEONG D S, KIM K H, AHN H. Long-term results of the leaflet extension technique in aortic regurgitation: thirteen years of experience in a single center [J]. Ann Thorac Surg, 2009, 88 (1): 83-89.

［22］AZUMA T, YAMAZAKI K, SAITO S, et al. Aortic valve replacement in Behçet's disease: surgical modification to prevent valve detachment [J]. Eur J Cardiothorac Surg, 2009, 36 (4): 771-772.

［23］DE GRAEFF N, GROOT N, OZEN S, et al. European consensus-based recommendations for the diagnosis and treatment of Kawasaki disease-the SHARE initiative [J]. Rheumatology (Oxford), 2019, 58 (4): 672-682.

［24］FRANK M W, MEHLMAN D J, TSAI F, et al. Syphilitic aortitis [J]. Circulation, 1999, 100 (14): 1582-1583.

［25］GIRARDI L N. Syphilitic aortitis: The bigger picture [J]. J Thorac Cardiovasc Surg, 2017, 154 (2): e27-e28.

［26］DE ARAUJO D B, OLIVEIRA D S, ROVERE R K, et al. Aortic aneurysm in a patient with syphilis-related spinal pain and paraplegia [J]. Reumatologia, 2017, 55 (3): 151-153.

［27］COHEN J A. Linear calcification of the ascending aorta without syphilis [J]. JAMA, 1970, 214 (2): 375.

［28］HOLLAND B A, PERRETT L V, MILLS C M. Meningovascular syphilis: CT and MR findings [J]. Radiology, 1986, 158 (2): 439-442.

［29］OYAMA-MANABE N, YABUSAKI S, MANABE

O, et al. IgG4-related Cardiovascular Disease from the Aorta to the Coronary Arteries: Multidetector CT and PET/CT [J]. Radiographics, 2018, 38 (7): 1934-1948.

[30] PALMISANO A, URBAN M L, CORRADI D, et al. Chronic periaortitis with thoracic aorta and epiaortic artery involvement: a systemic large vessel vasculitis ? [J]. Rheumatology (Oxford), 2015, 54 (11): 2004-2009.

[31] 戴生明. 巨细胞动脉炎和大动脉炎属于同一种疾病吗 [J]. 中华风湿病学杂志, 2017, 21 (8): 553-555.

[32] BRONCANO J, VARGAS D, BHALLA S, et al. CT and MR Imaging of Cardiothoracic Vasculitis [J]. Radiographics, 2018, 38 (4): 997-1021.

[33] ROSSI G M, EMMI G, CORRADI D, et al. Idiopathic Mediastinal Fibrosis: a Systemic Immune-Mediated Disorder. A Case Series and a Review of the Literature [J]. Clin Rev Allergy Immunol, 2017, 52 (33): 446-459.

[34] SEFERIAN A, JAIS X, CREUZE N, et al. Mediastinal fibrosis mimicking proximal chronic thromboembolic disease [J]. Circulation, 2012, 125 (16): 2045-2047.

[35] 尹雷, 田新平, 曾小峰. 慢性主动脉周围炎的研究进展 [J]. 中华风湿病学杂志, 2006, 10 (4): 239-241.

[36] 朱锋, 戈小虎, 赛力木·艾拜都拉. 慢性主动脉周围炎的研究进展 [J]. 中国血管外科杂志 (电子版), 2018, 10 (2): 157-160.

[37] WAREJKO J K, SCHUELER M, VIVANTE A, et al. Whole Exome Sequencing Reveals a Monogenic Cause of Disease in ≈ 43% of 35 Families With Midaortic Syndrome [J]. Hypertension, 2018, 71 (4): 691-699.

[38] LEWIS V D 3rd, MERANZE S G, MCLEAN G K, et al. The midaortic syndrome: diagnosis and treatment [J]. Radiology, 1988, 167 (1): 111-113.

[39] SRINIVASAN A, KRISHNAMURTHY G, FONTALVO-HERAZO L, et al. Spectrum of renal findings in pediatric fibromuscular dysplasia and neurofibromatosis type 1 [J]. Pediatr Radiol, 2011, 41 (3): 308-316.

[40] DUAN L, FENG K, TONG A, et al. Renal artery stenosis due to neurofibromatosis type 1: case report and literature review [J]. Eur J Med Res, 2014, 19 (1): 17.

[41] JHA K K, KUMAR M, CHAUDHARY D P, et al. Midaortic syndrome [J]. BMJ Case Rep, 2016, 2016: bcr2016217139.

[42] OKINAKA T, ISAKA N, NAKANO T. Coexistence of giant aneurysm of sinus of Valsalva and coronary artery aneurysm associated with idiopathic hypereosinophilic syndrome [J]. Heart, 2000, 84 (3): E7.

[43] PURI R, DUNDON B K, LEONG D P, et al. Hypereosinophilic syndrome associated with multiple coronary aneurysms [J]. Int J Cardiol, 2009, 133 (1): e43-e45.

[44] 田庄, 方全, 赵大春, 等. 嗜酸性粒细胞增多症患者心脏受累的临床和病理表现 [J]. 中华内科杂志, 2010, 49 (8): 684-687.

[45] D'SOUZA M G, SWISTEL D G, CASTRO J L, et al. Hypereosinophilic thrombus causing aortic stenosis and myocardial infarction [J]. Ann Thorac Surg, 2003, 76 (5): 1725-1726.

[46] YAMAMOTO T, ONISHI T, KANEKO A, et al. Medical therapy alone produces regression of combined aortic and mitral valve involvement in hypereosinophilic syndrome [J]. Circulation, 2010, 122 (16): e488-e490.

[47] HENDREN W G, JONES E L, SMITH M D. Aortic and mitral valve replacement in idiopathic hypereosinophilic syndrome [J]. Ann Thorac Surg, 1988, 46 (5): 570-571.

[48] MASI A T, HUNDER G G, LIE J T, et al. The American College of Rheumatology 1990 criteria for the classification of Churg-Strauss syndrome (allergic granulomatosis and angiitis)[J]. Arthritis Rheum, 1990, 33 (8): 1094-1100.

第十七章
腔静脉病变

第一节　先天性腔静脉异常

一、基本知识

（一）基本概念

正常上腔静脉位于上纵隔右前部,由左、右头臂静脉在右第1胸肋关节后方汇合而成,沿纵隔右缘下行,注入右心房,长约7cm。其重要属支包括两侧头臂静脉和奇静脉。奇静脉为右腰升静脉的延续,沿脊柱右侧上行至第4胸椎高度,向前勾绕右肺根上方注入上腔静脉。半奇静脉延续自左腰升静脉,沿脊柱左侧上行,达第8、9或10胸椎高度,然后向右横过脊柱注入奇静脉。副半奇静脉则收集左侧中上部肋间静脉血液,沿胸椎左缘下行,汇入奇静脉系统。副半奇静脉的发育过程变化较多,它可以汇入左头臂静脉、奇静脉或半奇静脉,以于胸7椎体水平汇入奇静脉最多见。下腔静脉是体内最大的静脉干,在第5腰椎平面,由左、右髂总静脉合成,沿腹主动脉右侧上升,经肝的后方,穿膈肌腔静脉孔入胸腔,进入右心房。收集下肢、盆腔和腹腔的静脉血(图17-1-1)。

上腔静脉和下腔静脉的解剖变异是由胚胎静脉系统的一个或多个组成部分异常发育所致,这些变异通常没有症状,多在CT检查的时候偶然发现。

（二）病因及发病机制

两侧总主静脉是胎儿最大的体静脉,胚胎发育的第6~8周,随着左无名静脉发育形成,左侧Cuvier管(也称横管)及前主静脉闭塞,左上腔静脉逐渐退化而形成马歇尔韧带;右侧Cuvier管及前主静脉发育形成右上腔静脉。如左前主静脉未退化,则形成永存左上腔静脉;如右侧Cuvier管及前主静脉退化,则形成作为左位上腔静脉。

胚胎第6~8周时,下腔静脉由4个静脉段融合而成。在胚胎早期原始左、右后主静脉之间出现两支下主静脉,互相吻合形成下腔静脉肾段及肾前段,其近端右侧卵黄囊静脉发育,构成下腔静脉的肝段。

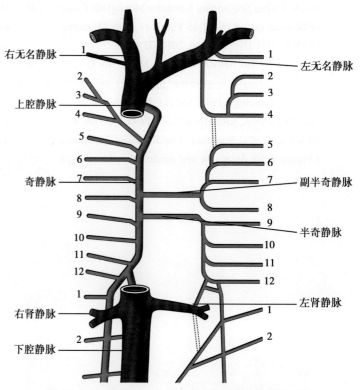

右无名静脉
上腔静脉
奇静脉

左无名静脉
副半奇静脉
半奇静脉

右肾静脉
下腔静脉

左肾静脉

图 17-1-1　奇静脉、半奇静脉及副半奇静脉解剖示意图
阿拉伯数字表示相应的肋间静脉或腰静脉。

616

左下主静脉又分出左、右两上主静脉,右上主静脉远端扩大形成下腔静脉的肾后段,其近端发育成奇静脉,左上主静脉形成半奇静脉。下腔静脉的胚胎发生是一个复杂的过程,在这一时期,任何因素影响到胚胎静脉的发生、汇合及替代均可导致先天性下腔静脉畸形。

（三）病理

1. 先天性上腔静脉异常

（1）左位上腔静脉：罕见,发病率约为0.1%,表现为单一上腔静脉位于主动脉弓左侧,向下走行最后经冠状静脉窦汇入右心房。一般无血流动力学的异常。

（2）永存左上腔静脉：人群发病率为0.3%~0.5%,在先天性心脏病人群中的发病率约为10%。左、右头臂静脉分别合成左、右上腔静脉,并位于主动脉弓两侧,左上腔静脉沿纵隔左缘下行,大部分经冠状静脉窦引流至右心房,此时无血流动力学意义,少数可引流入左心房,血流动力学改变为心外右向左分流。

根据汇入部位不同可分为4种类型(图17-1-2)：Ⅰ型最常见,经冠状窦汇入右心房；Ⅱ型经冠状窦引流入右心房,但有部分短路分支汇入左心房；Ⅲ型左上腔静脉汇入左心房,常伴冠状静脉窦闭锁；Ⅳ型左上腔静脉与左肺静脉相连,常伴冠状窦闭锁。Ⅰ型无血流动力学意义,其余三型构成了心外右向左分流。永存左上腔静脉沿途常有半奇静脉或副半奇静脉汇入。

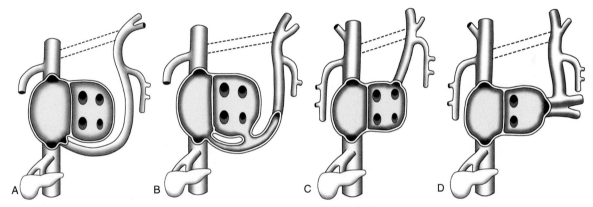

图 17-1-2　永存左上腔静脉分型

A.Ⅰ型：左上腔静脉直接汇入冠状静脉窦回到右心房；B.Ⅱ型：左上腔静脉汇入冠状静脉窦,冠状静脉窦顶部与左心房有交通；C.Ⅲ型：左上腔静脉直接汇入左心房；D.Ⅳ型：左上腔静脉与左肺静脉相连,汇入左心房。

（3）主动脉弓下左无名静脉：又名迷走左无名静脉或左无名静脉低位,是指左无名静脉走行位置偏低,穿行主动弓下、主-肺动脉窗,汇入上腔静脉。相对罕见,在先天性心脏病患者中约占1%。本身无血流动力学意义,但术中容易与肺动脉相混淆,增加手术难度。

2. 先天性下腔静脉异常　下腔静脉是人体最大的静脉,位于腰椎的右前方,由两侧髂总静脉汇合而成,收集双下肢、盆部和腹部的静脉血。先天性下腔静脉畸形在人群中的发生率约为4.0%,类型繁多,总结如下。

（1）下腔静脉起源变异：一侧髂总静脉与另一侧髂内或髂外静脉单独汇合形成下腔静脉,另一支髂外或髂内静脉作为属支汇入。

（2）双下腔静脉：左、右髂总静脉分别在主动脉两侧上行,分别收纳左、右肾静脉和腰静脉等静脉属支,称为双下腔静脉。为发育过程中双侧上主静脉同时存留所致。根据重复血管的位置可将双下腔静脉畸形细分为下腔静脉肾前段重复畸形、下腔静脉肾后段重复畸形、下腔静脉完全重复畸形。约左肾静脉水平左侧下腔静脉斜向右上,跨越腹主动脉前方与右下腔静脉汇合成总下腔静脉。总下腔静脉于腹主动脉右侧继续上行,走行于肝脏的腔静脉窝内,继而穿膈肌的腔静脉孔上行注入右心房。少数情况左肾静脉向右走行跨越中线时呈环主动脉样或于主动脉后走行,或虽走行于主动脉前方但因主动脉-

肠系膜上动脉之间的夹角过小,此时因周围结构的压迫,左肾静脉管腔受压变窄,回流受阻,出现腰痛、血尿、蛋白尿、左腰部痛、左侧精索静脉曲张甚至盆腔瘀血综合征等。"胡桃夹"综合征特指最后一种情况。

（3）左下腔静脉：两侧髂总静脉在腹主动脉左侧汇合成下腔静脉,沿腹主动脉左侧上行,在肾静脉水平经腹主动脉前跨越腹主动脉,继而在腹主动脉右侧上行。走行于肝脏的腔静脉窝内,继而穿膈肌的腔静脉孔上行注入右心房。左下腔静脉在跨越腹主动脉的时候同样可以出现如前所述种种变异,出现胡桃夹征。也有部分左下腔静脉不再跨越中线回到右侧,而是经奇静脉半奇静脉回流入上腔静脉系统,回到右心房。

（4）下腔静脉缺如：①下腔静脉肝段（近心段）缺如：较为常见,为下腔静脉肝段未发育,肝脏腔静脉窝以下的下腔静脉正常,下腔静脉的血液借奇静脉、上腔静脉引流至右心房,肝静脉通过肝后段下腔静脉排入右心房。这种异常常与先天性心脏病、多脾和无脾有关；②下腔静脉远心段缺如：极为罕见,多位于肾静脉以下,左、右髂总静脉汇合后,未形成下腔静脉,仅汇合处膨大,血液经两侧腰升静脉、奇静脉、半奇静脉、门静脉属支回流到右心房,如果出现以门静脉回流为主,可为不明原因门静脉高压的原因之一。因下肢静脉回流不畅患者可能出现下肢静脉功能不全或特发性深静脉血栓形成。

（四）临床表现

腔静脉变异多无临床症状。下腔静脉缺如患者如果引流不畅,会出现下肢静脉压增加,凝血系统容易激活,从而增加深静脉血栓的发生率,在儿童、青少年尤为显著。

二、先天性腔静脉异常的 CT 诊断

（一）横断图像

MSCT 可清晰显示各型上、下腔静脉畸形,是诊断腔静脉畸形的重要方法。

1. 上腔静脉变异　左位上腔静脉由左侧颈内静脉和左锁骨下静脉约左胸锁关节水平汇合而成,右无名静脉经前上纵隔汇入形成左位上腔静脉,左位上腔静脉沿纵隔左缘下行,多汇入冠状静脉窦,冠状静脉窦增宽。另外,也可异常汇入左心房,造成心外右向左分流（图 17-1-3）。主动脉弓右侧正常上腔静脉缺如。

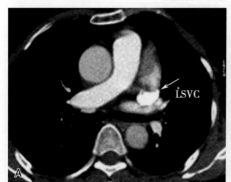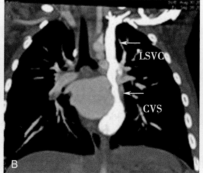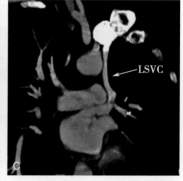

图 17-1-3　左位上腔静脉

例 1：A. 右上腔静脉缺如；B. 两侧无名静脉于纵隔左侧汇合成上腔静脉,并于纵隔左缘下行,汇入冠状静脉窦（CVS）,纵隔右缘无正常上腔静脉。例 2：C. 左位上腔静脉畸形引流入左心房（↑）。

永存左上腔静脉由左颈内静脉和左锁骨下静脉汇合而成,沿纵隔左缘下行,主动脉弓右侧可见正常上腔静脉（图 17-1-4）。应注意观察并报道永存左上腔静脉的末端位置,以明确其血流动力学意义。大部分永存左上腔静脉汇入冠状静脉窦,此时冠状静脉窦常是增宽的。冠状静脉窦增宽对永存左上腔静脉具有明显的提示作用。永存左上腔静脉应注意与左上肺静脉异位引流相鉴别。二者在横断图像都显示主

动脉弓左旁的额外静脉,连续层面观察左上肺静脉异位引流收集左上肺的静脉血,汇入左无名静脉,不伴有冠状静脉窦的增宽。永存左上腔静脉出现时,左无名静脉可发育细小或未发育,如果无名静脉未发育,两侧上腔静脉管径相当,反之左上腔较细小。

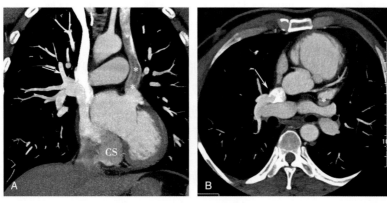

图 17-1-4　永存左上腔静脉(Ⅰ型)

A、B. 永存左上腔静脉(*)汇入冠状动脉窦,冠状静脉窦(CS)增宽。纵隔右缘可见正常上腔静脉。该患者并发右上肺静脉异位引流入上腔静脉(↑)。

主动脉弓下左无名静脉应注意观察左无名静脉走行位置偏低,穿行于主动弓下、主 - 肺动脉窗,汇入上腔静脉(图 17-1-5)。

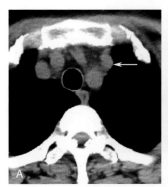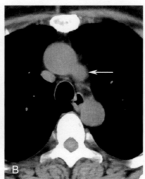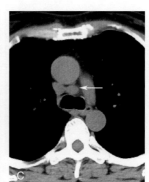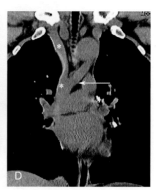

图 17-1-5　主动脉弓下左无名静脉,迷走左无名静脉

A~C. 连续横轴位,↑示低位走行的左无名静脉;D. 冠状面重组,左无名静脉(↑)于主动脉弓下方汇入上腔静脉(*)。

2. 下腔静脉变异

(1)下腔静脉起源变异:应注意观察两侧髂总静脉、髂外、髂内静脉的汇合情况与汇合位置。要点是一侧髂总静脉与另一侧髂内或髂外静脉单独汇合形成下腔静脉,另一支髂外或髂内静脉单独汇入(图 17-1-6)。

(2)双下腔静脉:由两侧的髂总静脉延续而成,于腹主动脉两侧分别上行,各自收纳两侧腰静脉、肾静脉、睾丸静脉等属支(图 17-1-6);左、右下腔静脉的直径可能差别较大。约左肾静脉水平左侧下腔静脉斜向右上,跨越腹主动脉前方与右下腔静脉汇合成总下腔静脉。注意观察左肾静脉是否有变异、受压。如果左肾静脉扩张部分与狭窄部分内径比值≥2时,可以考虑诊断胡桃夹征,达到3时可明确诊断(图 17-1-7)。左肾静脉的走行在增强后的横断面及冠状面重组上可以很好地显示。

(3)左下腔静脉:右肾静脉水平以下腹主动脉右侧无下腔静脉结构,左侧可见粗大静脉,由双侧髂总静脉汇合而成,于左肾静脉水平左侧下腔静脉经腹主动脉前方拐到脊柱右侧,右肾静脉水平以上下腔静脉显影正常(图 17-1-8)。或者左下腔静脉近心端形成一个盲端,静脉血经奇静脉、半奇静脉回流。奇静脉半奇静脉系统由于引流腹部和下肢的血液回流异常增粗,胸部 X 线片可见到突出的奇静脉弓,应避免误诊为纵隔占位病变。

（4）下腔静脉缺如：

1）肝段缺如：可见下腔静脉于肝静脉窝至肾静脉之间缺如,下腔静脉血液经区域扩张的奇静脉／半奇静脉回流至上腔静脉系统(图17-1-9)。

2）远段缺如：指下腔静脉于肾静脉水平以下缺如,双侧下肢静脉通过腰升静脉进入奇静脉和半奇静脉,回流到上腔静脉系统,可形成腰椎及胸椎两侧大量的侧支循环,有时类似于椎旁肿块,应注意鉴别。

复杂先天性心脏病心房异构患者,除观察心内畸形外,一定要注意观察腔静脉连接畸形,此时下腔静脉可以异常引流入左心房,为心脾综合征表现之一；或肝静脉与下腔静脉分别开口于右心房,形成肝静脉高位插入；或下腔静脉与肝右、中静脉一起汇入右心房,肝左静脉则汇入左心房,形成肝左静脉异常引流等。类似的腔静脉异常连接因血流动力学异常需行矫治。

（二）多层重组（MPR）

冠状面重组可显示完整连续的上、下腔静脉及其属支,提供上、下腔静脉变异的全景。

（三）容积再现

直观地显示变异血管的起止、行程及与周围血管的关系。

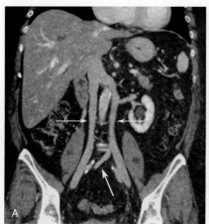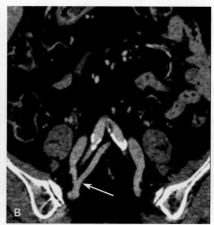

图 17-1-6　双下腔静脉,左下腔静脉起源异常

A、B. 细↑示双侧下腔静脉；粗↑示右侧髂内静脉异常汇入左侧下腔静脉。

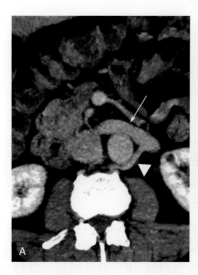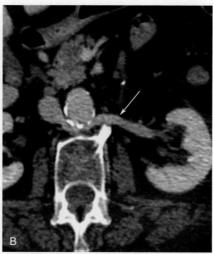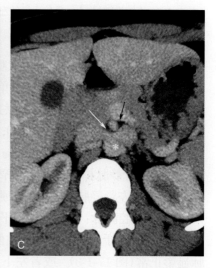

图 17-1-7　胡桃夹征

A. 左肾静脉右行过程中环绕主动脉；B. 左肾静脉经腹主动脉后方向右走行；C. 左肾静脉虽然于腹主动脉前方右行,但腹主动脉(*)-肠系膜上动脉(黑色↑)之间夹角过小,使得左肾静脉局部明显受压(白色↑)。三种情况均可称为胡桃夹征。

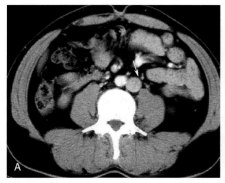
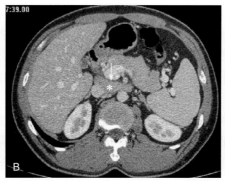
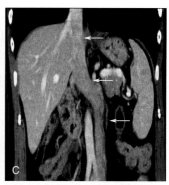

图 17-1-8　左下腔静脉

A.肾静脉下方层面见下腔静脉位于主动脉左侧(↑);B.肾动脉水平见左下腔静脉经腹主动脉前方向右走行(*);C.冠状面重组显示下腔静脉全貌(↑)。

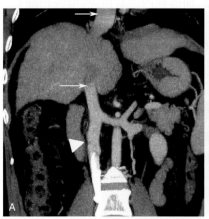
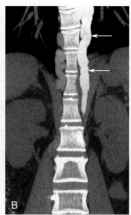
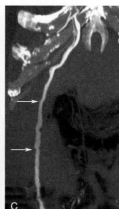
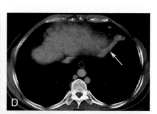
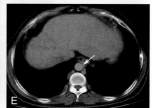

图 17-1-9　肝段下腔静脉缺如

A.下腔静脉(△)肝段连续性中断(↑);B.迂曲、扩张的奇静脉和半奇静脉;C.增粗的腹壁静脉(↑);D.迂曲、扩张的膈静脉,肝质明显灌注不均;E.肝静脉窝未见下腔静脉结构,食管黏膜下静脉曲张(↑)。

第二节　获得性腔静脉疾病

一、腔静脉血栓

(一)基本知识

1. **基本概念**　深静脉血栓常累及腔静脉,造成梗阻性病变,引发上腔静脉综合征和布加综合征。血流淤滞、高凝状态、血管内膜损伤是深静脉血栓形成的三大要素。

2. **病理**　临床上常把静脉血栓形成两种类型,即血栓性静脉炎和静脉血栓形成。部分学者认为,这两种类型可能是一种疾病的两个不同阶段,二者可以互相转变,但临床上仍各有其特点。血栓性静脉炎静脉内壁由于各种原因(化学性、机械性、感染性等)所致炎症反应、增厚。血栓与血管壁之间粘连较紧,不易脱落。静脉血栓形成一般认为是血液高凝状态和静脉血流滞缓而产生血栓。血栓与血管壁仅有轻度粘连,容易脱落引起肺栓塞。静脉血栓可分为三种类型:①红血栓或凝固血栓:组成比较均匀,血小板和白细胞散在分布在红细胞和纤维素组成的胶状血块内;②白血栓:包括纤维素、板层状分布的血小板和白细胞,只有极少红细胞;③混合血栓:最常见,头部由白色血栓形成,体部由红色血栓与白色血栓组成,尾部由红色血栓组成。血栓头部常黏附于血管壁,形成附壁血栓。

3. 临床表现　静脉血栓形成,引起静脉回流受阻。静脉本身及其周围组织的炎症反应,所属回流区域淤血,动脉痉挛缺氧都能引起程度不等的疼痛症状。血栓可沿静脉血流方向向近心端伸延,当血栓完全阻塞静脉主干后,就可以逆行伸延。血栓的碎块还可以脱落,随血流经右心,引发肺动脉栓塞。血栓可机化、再通化和再内膜化,使静脉腔恢复一定程度的通畅。血栓的退行性变化包括部分纤维化和部分液化。

下腔静脉血栓往往由一侧或两侧的髂静脉延续而来。患侧下肢和耻骨区均出现明显肿胀,晚期两侧腹壁胸壁及臀部均有浅静脉曲张。上腔静脉血栓形成往往伴有纵隔炎、创伤、肿瘤、充血性心力衰竭、白塞病等结缔组织疾病或原因不明。临床上因梗阻出现上腔静脉综合征相关症候群。

(二) 腔静脉血栓的 CT 诊断

1. 横断图像　影像学应评估血栓的范围,并注意与瘤栓相鉴别。血栓的两端较为尖锐,或凹陷,瘤栓的两端较为圆钝。血栓所致的管腔扩张可表现为均匀扩张,后期机化会缩小,瘤栓多呈现膨胀性生长,使受累血管的管腔不均匀扩张。增强扫描血栓通常不会出现强化现象,而瘤栓内部有血供,增强扫描 CT 值增加,有时可见瘤栓内血管显影。

2. 多层重组(MPR)　冠状位多层重组图像可清晰显示腔静脉血栓范围,周围侧支血管情况,为进一步的治疗提供参考(图 17-2-1)。

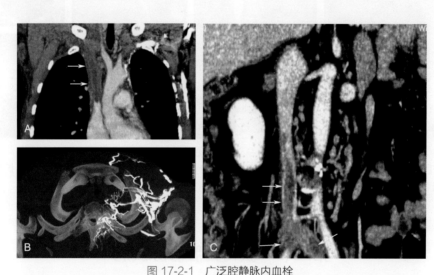

图 17-2-1　广泛腔静脉内血栓

A. 慢性肾衰患者,高凝状态,↑示上腔静脉内弥漫血栓;B. 同一患者示大量的胸壁、椎旁、肩胛下大量侧支循环形成;C. 另一患者不明原因下肢静脉 - 下腔静脉血栓(↑),反复发生,1 年后发现肺小细胞神经内分泌癌。

二、上腔静脉综合征

(一) 基本知识

上腔静脉位于上纵隔右前部,由左、右头臂静脉在第 1 胸肋结合处后方合成,沿第 1~2 肋间隙前端后面下行,穿心包至第 3 胸肋关节高度注入右心房,长约 7cm,腔大、壁薄容易受压。

上腔静脉综合征又称上腔静脉阻塞综合征,为上腔静脉或其周围病变引起上腔静脉完全或不完全性阻塞,导致经上腔静脉回流到右心房的血液部分或全部受阻,出现上肢、颈和颜面部瘀血水肿以及上半身浅表静脉曲张的一组临床症状。根据其发生部位不同,分为奇静脉弓上型、奇静脉弓下型和全段梗阻型。大多与肿瘤有关,且呈现急性或亚急性过程。严重程度则取决于发生阻塞速度、阻塞部位、伴随血栓形成、侧支循环的建立和基础疾病。上腔静脉缓慢进行性阻塞,能允许侧支循环建立。从头部到上肢血流急性阻塞,则能引发静脉压升高的症状。

（二）病因及发病机制

上腔静脉处在上纵隔一个相对密闭的空间,静脉压相对较低,较容易被挤压,且周围被各种器官及大量淋巴结包绕,有胸腺、气管、右支气管、主动脉、头臂动脉、肺门及气管旁淋巴结。这些组织的病变或形态变化均可以压迫SVC,导致静脉压上升,远端静脉扩张,组织水肿、缺氧,局部血液湍流及内皮破坏也可导致血栓形成。肿瘤相关病因是引起上腔静脉综合征的主要因素,约占90%,主要有原发性肺癌(50%~80%)、淋巴系统肿瘤(约20%)、生殖系统肿瘤(约8%)、其他转移肿瘤病灶(约5%)。而非肿瘤相关病因则由良性病变引起,患者比例约占5%,可见梅毒、结核和组织胞质菌病等感染性疾病,罕见中心静脉导管血栓、特发性纤维性纵隔炎、充血性心力衰竭等。其他非肿瘤因素引起SVC梗阻的还包括纵隔淋巴结结核、纤维素性纵隔炎、动脉瘤以及胸骨后甲状腺肿。除此之外,随着越来越多的医疗技术的应用,医源性因素也成为不可忽略的原因,例如由心脏起搏器电极脱落或感染等导致的偶发上腔静脉综合征。

因梗阻部位不同,侧支循环的形成会有相应差别,分为四型:①奇静脉弓上型(图17-2-2A):上半身明显水肿,上半身浅静脉明显扩张,侧支主要经椎静脉丛、胸廓胸壁静脉下行汇入奇静脉;②奇静脉弓型;③奇静脉弓下型(图17-2-2B):上半身水肿略轻,胸壁腹壁浅静脉均可见扩张,侧支主要经奇静脉、半奇静脉、胸廓内静脉、胸壁浅静脉下行汇入下腔静脉回心;④混合型:全段梗阻型兼有上述侧支特征。

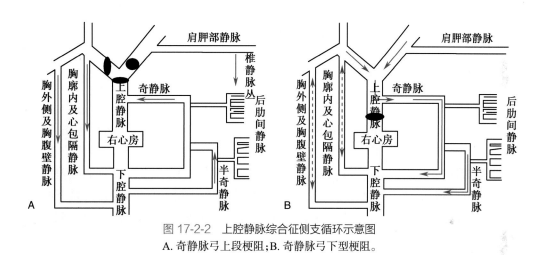

图 17-2-2　上腔静脉综合征侧支循环示意图
A. 奇静脉弓上段梗阻;B. 奇静脉弓下型梗阻。

（三）临床表现

上腔静脉压迫综合征最主要是静脉回流障碍的表现。

1. 60%~70% 的患者临床上可见颈静脉和/或胸壁静脉怒张,超过80%的患者出现不同程度的颜面部非凹陷性水肿,上肢可见性水肿发生率接近50%。平卧时加重,坐位或站立时症状减轻或缓解,常伴有头晕、头胀。有时还可并发胸腹水及心包积液。

2. 上腔静脉阻塞部位在奇静脉入口以上者,奇静脉血流方向正常,仅颈胸部出现静脉曲张。若阻塞部位在奇静脉入口以下者,血流方向向下,胸腹壁静脉均可发生曲张,与门静脉间侧支循环建立,则可出现食管-胃底静脉曲张,个别患者出现腹水,易误诊为肝硬化或其他腹腔疾病。除了以上回流受阻的症状外,上腔静脉综合征还可以出现气管、食管及喉返神经受压表现,约60%患者发生呼吸困难、咳嗽等呼吸道症状者,声嘶发生率约20%。如交感神经受压,可出现Horner综合征。约10%的患者因脑水肿、椎弓根压迫等出现中枢神经症状,甚至精神异常,可出现晕厥、头痛头晕、喷射性呕吐、颈强直、角弓反张、意识丧失等颅内压增高症候群。

（四）上腔静脉综合征的CT诊断

上腔静脉压迫综合征CT诊断的重点是上腔静脉梗阻部位及侧支循环建立情况。

横断图像：可显示上腔静脉受累的位置及范围。这有助于解释侧支循环的解剖分布。增强 CT 可见上腔静脉或其主要分支充盈缺损或不显影，上腔静脉可被包埋、推移或闭塞。胸壁水肿表现为胸壁皮下脂肪层密度增高，胸壁层次结构模糊。侧支循环表现为增粗的胸廓内静脉、肋间静脉、膈下静脉、胸腹壁静脉、椎静脉丛等静脉血管影（图 17-2-3）。

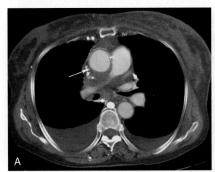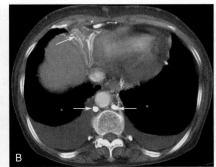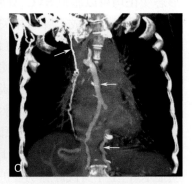

图 17-2-3　上腔静脉综合征

A. 奇静脉弓以下上腔静脉（↑）被周围的肿瘤组织包绕明显狭窄，右肺动脉同时受侵，胸壁明显水肿，双侧少量胸腔积液；B. 汇入下腔静脉的大量侧支血管（↑），双侧少量胸腔积液；C. 冠状面重组最大密度投影示扩张、迂曲的奇静脉、半奇静脉、右侧胸廓内静脉。

三、布加综合征

（一）基本知识

布加综合征（Budd-Chiari syndrome，BCS）是肝静脉和 / 或其开口以上、下腔静脉梗阻，导致门静脉和 / 或下腔静脉高压的临床症候群。阻塞可位于从肝小静脉到下腔静脉与右心房交界部的任何水平。这一定义排除了肝窦梗阻综合征和继发于右心疾病的肝流出道梗阻。BCS 发生具有地域差别，是尼泊尔等亚洲国家较常见的肝病，而西方国家相对罕见。在亚洲，肝静脉流出阻塞的主要部位是下腔静脉；而在西方，肝静脉血栓则是主要病因，IVC 受累较少。BCS 发病年龄以 20~40 岁多见，男女发病率大致相等，估测年发病率为（0.2~0.8）/100 万。

根据梗阻部位不同将 BCS 分为三型：Ⅰ型，下腔静脉阻塞伴或不伴肝静脉梗阻；Ⅱ型，肝静脉主支阻塞；Ⅲ型，肝小叶中心静脉阻塞。根据临床过程，可分为急性、亚急性和慢性。

急性期为发病 1 个月以内，亚急性期为发病 1~6 个月，6 个月以上为慢性期。

（二）病因及发病机制

BCS 根据病因和发病机制不同，分为原发性和继发性。原发性 BCS 最常见的原因是血栓形成（西方）和特发性膜性 / 网状梗阻（亚洲）。前者为机体易栓状态的表现之一，常见的引起血栓性 BCS 的疾病有骨髓增生性疾病、遗传性凝血系统障碍疾病、抗磷脂抗体综合征、高同型半胱氨酸血症、阵发性睡眠性血红蛋白尿症、白塞病等结缔组织病相关静脉炎、结节病、口服避孕药和妊娠、肿瘤等。特发性膜性或网状梗阻可以是先天发育异常，或源于环境条件和感染等未知因素引起的静脉炎。继发性 BCS 是指周围病变压迫或侵袭肝静脉 - 下腔静脉造成的梗阻。肿瘤是继发性 BCS 的重要原因，其中包括肾上腺肿瘤、肝细胞癌、肾细胞癌、恶性血管内皮细胞瘤等，其他原因还可以是脓肿或巨大囊肿压迫。BCS 与肝细胞癌的关系密切，一方面肝细胞癌可以继发 BCS，另一方面 BCS 导致慢性肝病的同时肝细胞癌发生的风险也同时增加。

急性 BCS 由于肝静脉急性阻塞，肝静脉压力升高，出现肝大和腹水。门静脉血流入延迟或逆转，侧支循环尚未形成，肝细胞急性坏死。周围肝实质淤血，尾状叶因单独的静脉引流受影响较小，逐渐出现代偿性增大。因为起病隐匿，BCS 初期常不引起注意，就诊时往往已经是亚急性期，所以亚急性期是 BCS 最常见的临床类型。慢性期逐渐出现慢性肝病的特点，纤维化特征逐渐突出，肝实质水肿减轻，肝脏周边和中心区域的灌注不均减轻，尾状叶增大、腹水和侧支血管逐渐变得显著。慢性期因门静脉灌注减少肝细胞萎缩，血液供应相对充分的区域出现反应性结节样增生，因此慢性期另一个典型特征是肝内多发的再生结节，直径为 0.5~4cm，主要由肝动脉供血，故动脉期明显强化有时可能很难与腺瘤、局灶性结节增生区别。晚期因再生结节、纤维化，最终导致肝硬化。

BCS 相关的侧支循环主要为肝外侧支循环模式，反映的是下腔静脉系统压力升高，主要为三深一浅静脉通路。深部侧支通过左肾静脉（至半奇静脉）、椎旁静脉丛（至奇静脉）、膈静脉（心包静脉）将下腔静脉与上腔静脉沟通。浅表引流通路通过胆囊静脉将肝内侧支引流至胸腹壁静脉。BCS 肝外侧支循环模式与门静脉高压侧支循环模式不同，门静脉高压侧支循环特征为门静脉和脾静脉扩张，形成食管 - 胃底、脾周、脐周腹壁、肠系膜 - 直肠周围静脉曲张。

（三）临床表现

BCS 的临床表现差异很大，从急性肝衰竭到无症状的患者都存在，主要取决于肝静脉梗阻的程度、发病快慢以及侧支循环的建立情况。急性 BCS 出现上腹痛、腹胀、腹水、肝大、肝衰竭、黄疸等症状。亚急性和慢性期临床表现涉及门静脉高压和下腔静脉高压两大症候群。前者包括腹胀、腹腔积液、肝脾大、腹壁静脉曲张、消化道出血等；后者包括下肢静脉曲张、双下肢水肿、下肢皮肤色素沉着、月经异常、不孕不育等。血生化检查可提示肝功能及凝血指标异常。面对错综复杂的情况，临床常用一些评分系统来帮助推测预后和对治疗干预的反应，如 Clichy 指数、改良 Clichy 指数、鹿特丹 BCS 指数、BCS-TIPS 指数、Child-Pugh 和 MELD 评分。

BCS 的治疗主要针对基础疾病，解除肝静脉阻塞，降低肝静脉压力，改善临床症状及肝功能。介入治疗已成为 BCS 治疗的首选，主要有肝静脉和 / 或下腔静脉支架植入术及球囊扩张术、经颈静脉肝内门腔静脉支架分流术（transjugular intrahepatic portosystemic shunt，TIPS）。TIPS 作为有价值的介入治疗术式已被广泛接受。方法是经颈静脉入路，通过介入手段在肝实质内肝静脉与门静脉间建立起人工分流通道，从而有效地减压肝实质，预防静脉曲张出血和难治性腹水，改善生活质量。近年来聚四氟乙烯覆膜支架的使用，改善了支架的通畅性，总体 TIPS 治疗患者的 5 年生存率已经提高到 75%。

（四）布加综合征的 CT 诊断

下腔静脉和肝静脉的成像具有挑战性。常用的间接法成像对比剂从上肢静脉注入，经循环后进入下腔静脉，下腔静脉内对比剂浓度往往过低，图像信噪比不高，而周围血管显影过多，影响观察。直接法下腔静脉 CT 成像将对比剂稀释后注入下肢静脉，使用的对比剂总量较少且下腔静脉内的对比剂浓度较高，能够很好地显示下腔静脉和 / 或肝静脉的阻塞部位、性质以及侧支循环，缺点是对于肝内交通支的显示欠佳。文献推荐，30ml 对比剂按 1:5 的比例稀释，通过高压注射器经双侧足背静脉注入，在膝关节平面以下用压脉带阻断表浅静脉，注射速率为 3.5~4.0ml/s。采用下腔静脉智能跟踪延迟触发，阈值为 150HU。

1. 横断图像　BCS 的直接征象包括肝静脉和 / 或下腔静脉腔内充盈缺损、狭窄或扩张、隔膜或外压性改变。CT 判断膜状狭窄有局限性，其准确性低于超声，但是对长段病变的显示超声与 CT 无明显差异。影像信息在治疗方式选择和拟定治疗计划中起重要作用，当影像学显示肝流出道局限性和节段性病变时，适合选择血管成形术和支架置入术；而肝静脉内弥漫性病变更适合选择 TIPS 治疗。

BCS 的间接征象包括肝实质的改变和侧支循环情况。急性期因门静脉阻塞肝窦压力增加，增强扫描动脉期，肝外周区域呈低强化，尾状叶因单独的静脉引流受影响较小而出现对比增强。门静脉期，尾状叶及肝脏中心区域因对比剂廓清密度减低，而肝脏外围的密度逐渐增加，二者密度对比出现反转。亚急性期和慢性期成像的特点是肝脏体积再分布、再生结节和门静脉高压的出现。此时增强扫描肝实质不均质现象减轻，肝脏中心和周边区域的密度差异减小。未受影响的肝段如尾状叶增大，受影响的肝段萎缩。再生结节动脉期明显强化，延时后呈等密度。多达 15% 的患者继发出现门静脉血栓。

　　CT 能充分显示所有肝外引流静脉,在诊断 BCS 不确定的情况下,肝外侧支的分布模式可能提供有价值的诊断信息。BCS 相关的侧支血管可分为三深一浅静脉通路。所谓的深静脉通路通过左肾静脉(至半奇静脉)、椎旁静脉丛(至奇静脉)、膈静脉(至心包静脉)将下腔静脉与上腔静脉相通。浅表引流通路通过胆囊静脉将肝内侧支引流至胸腹壁静脉。这种侧支分布模式与门静脉高压不同,后者更多集中于脾周、食管 - 胃底、脐周腹壁、盆腔及直肠周围。BCS 晚期两种模式可能并存并互相混淆(图 17-2-4,图 17-2-5)。

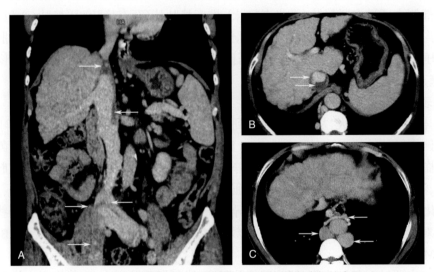

图 17-2-4 　双侧髂静脉、下腔静脉多发血栓,合并布加综合征

A. 双侧髂静脉、下腔静脉内多发血栓(↑),下腔静脉肝段细窄梗阻,肝脏呈肝硬化改变;B. 肝质灌注不均,肝段下腔静脉边缘血栓呈低密度充盈缺损(↑);C. 明显扩张的奇静脉、半奇静脉和食管周围侧支血管。

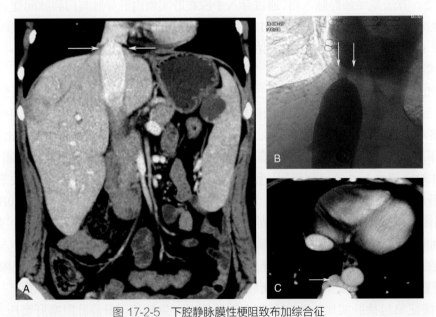

图 17-2-5 　下腔静脉膜性梗阻致布加综合征

A. 下腔静脉肝后段腔内隔膜;B. 下腔静脉造影下下腔静脉隔膜部重度狭窄;C. 椎旁静脉侧支及扩张的奇静脉。

　　2. 多层重组(MPR) 　冠状位多层重组图像可清晰显示腔静脉腔内病变延伸范围、扩张路径、与周围组织之间解剖关系、周围侧支血管情况及与右心房的关系,为进一步治疗提供参考。

第三节 腔静脉肿瘤疾病

一、原发性腔静脉肿瘤

(一)基本知识

1. 基本概念 原发于腔静脉的肿瘤少见,而下腔静脉(inferior vena cava,IVC)原发性肿瘤的发生率远远高于上腔静脉(superior vena cava,SVC),其中95%以上是平滑肌肉瘤,其他来源恶性肿瘤只占约3%。良性肿瘤约占1%。原发于SVC的肿瘤极为罕见,由于病例罕见,流行病学尚不清楚,组织来源与下腔静脉肿瘤类似。

根据腔静脉管壁的分层,起源于内膜的有血管内皮(肉)瘤,起源于中层的有平滑肌(肉)瘤,起源于外膜的有纤维(肉)瘤或其他纤维来源肿瘤,如下腔静脉多形性恶性纤维组织细胞瘤、孤立性纤维瘤等。平滑肌肉瘤可转移至各个脏器,远处转移最常发生于肝和肺。

2. 临床表现 发生于上腔静脉肿瘤的临床表现有:①肿瘤本身的肿块和疼痛;②静脉回流受阻导致的头颈部、上肢水肿即上腔静脉综合征;③脏器周围浸润或心包、胸膜、纵隔淋巴结转移。

发生于下腔静脉肿瘤的临床表现有:①肿瘤本身的肿块和疼痛;②静脉回流受阻导致的下肢水肿、Budd-Cihari综合征和肾功能损害;③脏器浸润或转移导致的肝大、黄疸、消化道功能障碍及咯血、胸痛等。下腔静脉不同部位的肿瘤还有不同的临床表现,例如肾前段肿瘤可有缓慢进展的右腹胁部胀痛,半数患者可触及脐周偏右的腹块,可有下肢肿胀和浅表静脉曲张;肾后段肿瘤较易出现类似胆道疾病的右上腹痛,容易合并肾静脉阻塞,出现蛋白尿、肾出血性梗死或肾衰竭,肿瘤压迫肾动脉可产生肾血管性高血压;肝段肿瘤可出现肝静脉闭塞及Budd-Cihari综合征。肿瘤延伸到右心房,会出现心悸气短、晕厥、充血性心力衰竭等不同程度右心功能不全症状。肿瘤生长到三尖瓣口,可造成三尖瓣口阻塞,或组织碎片脱落引发肺栓塞。

(二)原发性腔静脉肿瘤的CT诊断

1. 横断图像 CT横断图像可明确腔静脉肿瘤的部位、大小、形态、质地、肿瘤内出血坏死和周围浸润程度,很好地显示腔静脉阻塞、狭窄、充盈缺损及周围侧支循环,可确定肿瘤近心端高度和与右心房的位置关系。为了便于肿瘤定位、解释临床症状并制定手术方案,常把下腔静脉分为三段,分别是肾前段(肾静脉以下)、肾后段(肾静脉与肝静脉窝之间)和肝段(肝腔静脉窝至右心房),常把肿瘤上极作为定位标志。良性肿瘤可表现为管腔增宽,但管壁完整连续,不受侵犯,腔内可肿物可向心性延续很远甚至达右心房(图17-3-1)。恶性肿瘤累及的上腔静脉或下腔静脉节段管径明显增粗,横断面由正常的扁圆形变为圆形或不规则形,腔内见条状或团块状软组织密度病变。常伴有分叶状,坏死、囊变比较常见,出血及钙化可发生但较少见,管腔狭窄或闭塞。增强扫描肿块不均匀强化,实性部分强化明显,呈中度持续强化,肿瘤可伴癌栓形成,可延及肝静脉、肾静脉甚至右心房内。因管腔梗阻,病变周围常伴侧支循环形成。

腔静脉内肿瘤尚需与血栓鉴别,血栓一般与管壁分界不清,但血管轮廓一般保留,外膜光滑,增强扫描血栓不强化,抗凝治疗有效。

2. 多层重组(MPR) 冠状位多层重组图像可清晰显示病变延伸范围、扩张路径及与周围组织之间解剖关系。

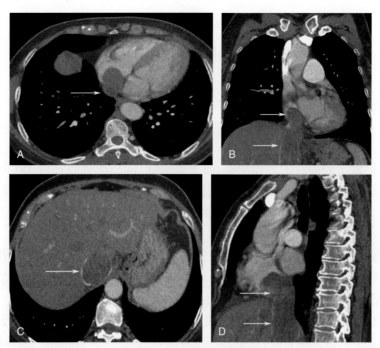

图 17-3-1　下腔静脉内平滑肌瘤

A、C.下腔静脉-右心房团块影(↑),边缘规则,与右心房壁分界不清,但下腔静脉壁大部连续完整;B、D.冠状面及矢状面重组示下腔静脉增宽,管腔内中低密度影填充(↑),管壁完整,右心房与下腔静脉腔内占位病变相延续。

二、继发性腔静脉肿瘤

(一) 基本知识

1. 基本概念　　继发性腔静脉肿瘤较原发肿瘤更常见。肿瘤直接侵犯上腔静脉(superior vena cava, SVC)或外部压迫,可出现上腔静脉压迫综合征。引起 SVC 压迫综合征的肿瘤中,70%~79% 为肺癌。来自肾或肾上腺、肝脏、腹膜后、胰腺、十二指肠、盆腔生殖系统的肿瘤都可以累及下腔静脉(inferior vena cava, IVC),表现为外在压迫或侵犯,并形成瘤栓在腔内生长。由于血流方向,一般癌栓呈向心性生长。肿瘤累及肝段下腔静脉,常引发布加综合征。

2. 临床表现　　上腔静脉压迫综合征临床表现:①头颈部及上肢非凹陷性水肿,护肩状水肿及发绀,常伴有头晕、头胀,如出现不可逆性静脉血栓和神经系统损害,可伴颅内压增高症候群;②上腔静脉阻塞部位在奇静脉入口以上者,奇静脉血流方向正常,仅颈胸部出现静脉曲张。若阻塞部位在奇静脉入口以下者,奇静脉血流方向向下,胸腹壁静脉均可发生曲张,与门静脉间侧支循环建立,则可出现食管-胃底静脉曲张,个别患者出现腹水,易误诊为肝硬化或其他腹腔疾病;③气管、食管及喉返神经受压表现,出现咳嗽、呼吸困难、进食不畅、声音嘶哑及 Horner 综合征。

肿瘤导致的布加综合征临床症状复杂,缺乏特征,除了原发肿瘤的症状外,还可出现消化道症状,以腹胀最多见,其次为反复消化道出血及右上腹痛,少数以活动后胸闷、气促、胸痛等呼吸道症状就诊。查体可有肝、脾大,中大量腹水且增长迅速,腹壁或合并胸壁的静脉曲张,巩膜黄染;下肢水肿和静脉曲张。血生化检查可有肝功能及凝血指标异常。

(二) 继发性腔静脉肿瘤的 CT 诊断

1. 横断图像　　可显示上腔静脉受肿瘤性病变侵犯的位置及范围,还要仔细观察合并侧支循环的情况。按上腔静脉梗阻部位与奇静脉弓的位置关系,分为奇静脉弓上段、奇静脉弓下段或全段梗阻,奇静弓上段梗阻奇静脉血流方向正常,仅颈胸部出现静脉曲张。奇静脉弓下段梗阻,胸腹壁静脉均可发生曲张,与门静脉间侧支循环建立,则可出现食管-胃底静脉曲张,个别患者出现腹水,易误诊为肝硬化或其他腹腔疾病。增强CT可见上腔静脉或其主要分支充盈缺损或不显影,上腔静脉可被包埋、推移或闭塞。胸壁水肿表现为胸壁皮下脂肪层密度增高,胸壁层次结构模糊。侧支循环表现为增粗的胸廓内静脉、肋间静脉、膈下静脉、胸腹壁静脉、椎静脉丛等静脉血管影(图17-3-2)。

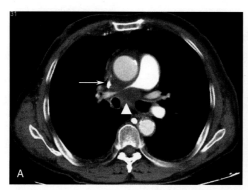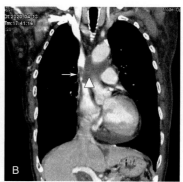

图 17-3-2　纵隔肿瘤侵犯上腔静脉致奇静脉弓下段梗阻

A、B. 纵隔肿瘤(△)包绕侵犯上腔静脉致其明显狭窄并腔内瘤栓(↑),梗阻位置为奇静脉弓下段。同时可见右肺动脉受侵,管腔细窄。注意上胸壁、两侧腋窝、纵隔脂肪间隙明显水肿,并见小的迂曲侧支血管。

肿瘤侵犯下腔静脉CT诊断应涵盖:①肿瘤或瘤栓所致梗阻部位本身的显示:表现为下腔静脉节段性增粗,腔内或周围肿物,边缘不规则,与管壁分界不清,CT增强扫描不均匀强化。②周围侧支循环的诊断:累及肝静脉时会出现肝内侧支循环,完全的下腔静脉梗阻可产生奇/半奇静脉、膈下静脉、腰升静脉、腰静脉、肋间静脉、腹壁静脉曲张等多部位侧支循环。③对静脉腔内血栓的评估:合并血栓的机制尚不清楚,可能与淤血缺氧、血流动力学改变、高凝状态等有关。陈旧性血栓CT值为60HU左右,与血管壁紧密相连不易脱落,可以不同程度钙化。新鲜血栓CT值在60~80HU以上,易于脱落,导致严重的肺栓塞。增强扫描血栓无强化。④对淤血性肝损伤的评估,急性期肝脏淤血、肿大,肝脏周边因回流受阻而密度不均,肝门区及尾状叶较少受静脉回流影响而密度正常,增强扫描肝实质不均匀强化(外周低、中央高),常有腹水。亚急/慢性期肝脏缩小,尾状叶肥大,肝实质强化趋向均匀。能谱CT利用物质分离技术可准确、客观地反映组织真实的碘摄取量,间接反映肝脏灌注(图17-3-3)。

2. 多层重组(MPR)　冠状位多层重组图像可清晰显示腔静脉腔内病变延伸范围、扩张路径及与周围组织之间解剖关系、周围侧支血管情况及与右心房的关系,为进一步的治疗提供参考。

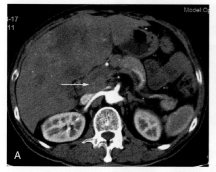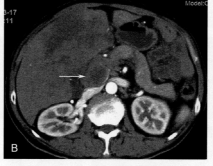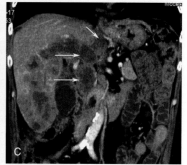

图 17-3-3　肝癌侵犯下腔静脉

A~C. 下腔静脉增粗,腔内瘤栓(↑)致管腔大部闭塞,瘤栓明显不均匀强化,强化方式类似原发灶,肝内巨大占位病变为肝细胞癌。

附K　静脉内平滑肌瘤病

一、基本知识

1. 基本概念　静脉内平滑肌瘤病(intravenous leiomyomatosis)属罕见病,来源于子宫平滑肌瘤,发病仅限于女性。病理类型为良性,生长方式类似恶性肿瘤,方向指向血管腔,可延伸至盆腔静脉和下腔静脉,约10%的病例迁延至右心房,肺、骨骼等远处转移也有报道。术后肿瘤复发率较高。静脉内平滑肌瘤病的发生机制仍不清楚的,一种理论认为肿瘤直接来源于静脉壁的平滑肌;第二种理论认为它是子宫平滑肌起源的肿瘤向血管侵犯而引起的。

2. 病理　静脉内平滑肌瘤病与典型的良性子宫平滑肌瘤的组织学和大体病理表现相同。突入静脉管腔的肿瘤表面被光滑的内膜或内皮覆盖,不与静脉壁粘连,为静脉内的游离肿块。肿瘤切面成鱼肉状,镜下见平滑肌分化良好,瘤细胞呈长梭形,束状、编织状排列,分化成熟,胞质红染,可见丰富的厚壁血管,核分裂象罕见,间质可伴有水肿或透明样变性。免疫组织化学瘤细胞弥漫表达肌动蛋白、结蛋白、平滑肌肌动蛋白、波形蛋白阳性证实其来源于平滑肌细胞,肿瘤表面的内皮细胞CD31、CD34阳性,并且雌激素受体、孕激素受体弥漫阳性。

3. 临床表现　静脉内平滑肌瘤病的临床表现与病变范围有关。病变局限于盆腔时多表现为下腹痛、腹胀、月经增多,盆腔肿块还可压迫输尿管,引起尿路梗阻;瘤栓侵入静脉系统后多表现为下肢水肿、胸闷,临床表现类似其他下腔静脉阻塞综合征,因无特异性容易漏诊;肿瘤侵入右心房后,多表现为呼吸困难、右心衰竭。

二、静脉内平滑肌瘤病的CT诊断

1. 横断图像　平扫可见受累静脉增粗,腔内实性条索状占位,与管壁分界清楚,由盆腔静脉延续而来。增强扫描明显不均匀强化。该肿物具异质性,大小、密度差别较大,可有不同程度钙化、囊变,坏死。病变整体呈香肠样,累及右心房时呈拐杖头或蛇头样。子宫常扩大伴子宫肌瘤(图17-3-4,图17-3-5)。

2. 多层重组(MPR)　冠状位多层重组图像可清晰显示盆腔、下腔静脉系统、右心房、心室腔及肺动脉腔内肿物累及范围,并可显示侧支形成,亦有助于了解其他脏器情况。

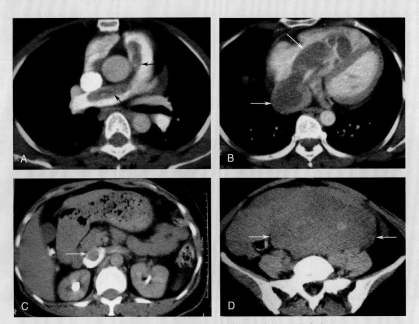

图17-3-4　静脉内平滑肌瘤病累及右心及肺动脉

A. 肺动脉干及右肺动脉内长条形充盈缺损;B. 右心房室明显增大,其内团块影,分叶状;C. 下腔静脉内充盈缺损影;D. 子宫内巨大占位灶,占据盆腔大部分,其内密度不均,可见小斑片样钙化密度。

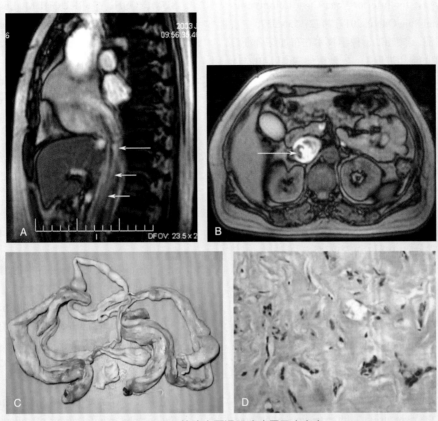

图 17-3-5　静脉内平滑肌瘤病累及右心房

A. MRI 亮血序列,下腔静脉血流为高信号,腔内肿瘤为条状低信号影(↑),病变由下腔静脉延伸至右心房;B. 增强扫描后下腔静脉内充盈对比剂呈高信号,肿瘤表现为多条形低信号充盈缺损;C. 大体标本瘤组织呈灰白色条索状,粗细不均;D. 镜下瘤细胞长梭形,核细长,间质玻璃样变性(HE,×200),SM-actin 免疫组织化学染色示瘤细胞胞质中可见大量褐色颗粒。

（武柏林　祁晓鸥　支爱华　戴汝平）

参考文献

[1] 李晓桐, 张清, 张庆伟, 等. 非典型奇静脉系的解剖学研究及临床意义 [J]. 局解手术学杂志, 2018, 27 (4): 246-249.

[2] 贾翠宇, 赵大伟, 何宁, 等. 下腔静脉畸形的 64 层螺旋 CT 表现 [J]. 中华放射学杂志, 2010, 44 (2): 156-159.

[3] WILIMAS P. 格氏解剖学 [M]. 39 版. 北京: 北京大学医学出版社, 2008.

[4] 许敬华, 雷建明, 邹凯华, 等. 上腔静脉先天变异的超声诊断价值 [J]. 中国临床医学影像学杂志, 2011, 22 (6): 438-439.

[5] PULGARIN RICARDO L G, ISAZA ZAPATA S, URIBE GONZALEZ R. Left inferior vena cava with nutcracker syndrome: A case report [J]. Radiol Case Rep, 2017, 13 (1): 32-34.

[6] IEZZI R, POSA A, CARCHESIO F, et al. Multidetector-row CT imaging evaluation of superior and inferior vena cava normal anatomy and caval variants: Report of our cases and literature review with embryologic correlation [J]. Phlebology, 2019, 34 (2): 77-87.

[7] OJHA V, PANDEY N N, JAGIA P. Hemiazygos continuation of isolated left-sided inferior vena cava into persistent left superior vena cava: rare association of left isomerism [J]. BMJ Case Rep, 2019, 12 (4): e230350.

[8] WANG Q, JIANG J, WANG C, et al. Leiomyosarcoma of the inferior vena cava level II involvement: curative resection and reconstruction of renal veins [J]. World J Surg Oncol, 2012, 10: 120.

[9] RAUTOU P E. Budd-Chiari syndrome [J]. Clin Liver Dis (Hoboken), 2014, 3 (6): 133-136.

[10] RAVAIOLI M, SERENARI M, CESCON M, et al. Liver and Vena Cava En Bloc Resection for an Invasive Leiomyosarcoma Causing Budd-Chiari Syndrome, Under Veno-Venous Bypass and Liver Hypothermic Perfusion: Liver Hypothermic Perfusion and Veno-

Venous Bypass for Inferior Vena Cava Leiomyosarcoma [J]. Ann Surg Oncol, 2017, 24 (2): 556-557.

［11］朱楠, 张甜甜, 成德雷. 影像学技术在布加综合征诊断及治疗中的应用进展 [J]. 安徽医学, 2019, 40 (11): 1284-1287.

［12］李秦帆, 姜利佳. 布加综合征患者的临床特点分析 [J]. 浙江临床医学, 2019, 21 (9): 1211-1213.

［13］彭娴婧, 金征宇. 静脉内平滑肌瘤病的临床表现与影像学评估 [J]. 中国医学科学院学报, 2010, 32 (2): 179-183.

［14］陈天武, 谢晓东, 张小明, 等. 肺癌致上腔静脉综合征的CT 诊断 [J]. 中国医学影像学杂志, 2006, 14 (1): 44-48.

［15］周杰, 姚德成, 孙建民. 原发性下腔静脉肿瘤 [J]. 国外医学·外科学分册, 1987 (5): 280-283.

［16］李伟浩, 张永保, 李清乐, 等. 原发性下腔静脉平滑肌肉瘤 12 例回顾性分析 [J]. 中华外科杂志, 2015, 53 (9): 690-695.

［17］YAMAGUCHI M, YOSHINO I, OSOEGAWA A, et al. Inflammatory myofibroblastic tumor of the mediastinum presenting as superior vena cava syndrome [J]. J Thorac Cardiovasc Surg, 2003, 126 (3): 870-872.

［18］CETINKAYA A, SKWARA W, HEIN S, et al. Angiosarcoma of the right atrium with extension to the superior and inferior vena cavae [J]. J Card Surg, 2018, 33 (12): 806-807.

［19］MARRONE G, CRINÒ F, MORSOLINI M, et al. Multidisciplinary approach in the management of uterine intravenous leiomyomatosis with intracardiac extension: case report and review of literature [J]. J Radiol Case Rep, 2019, 13 (7): 1-13.

［20］FAN J Y, QIU J F, WEI Q J. Extremely rare case of intravascular solitary fibrous tumour in the inferior vena cava with review of the literature [J]. Diagn Pathol, 2019, 14 (1): 86.

［21］孙铁为, 韩德恩, 姜维良. 下腔静脉平滑肌肉瘤概述 [J]. 哈尔滨医科大学学报, 2001, 35 (1): 72-74.

［22］宋奕宁, 赵艺超, 李建国. 下腔静脉肿瘤的超声影像诊断与鉴别 [J]. 中国超声医学杂志, 2018, 34 (1): 37-39.

［23］陈光献, 郑莹, 张希, 等. 上腔静脉肉瘤 1 例报告并文献复习 [J]. 中国误诊学杂志, 2009, 9 (29): 7065-7067.

［24］GHANNEY E C, CAVALLO J A, LEVIN M A, et al. Renal cell carcinoma with inferior vena cava thrombus extending to the right atrium diagnosed during pregnancy [J]. Ther Adv Urol, 2017, 9 (6): 155-159.

［25］SUMIYOSHI Y, KIKUCHI M. Leiomyosarcoma of the superior vena cava producing superior vena cava syndrome and heart tamponade [J]. Pathol Int, 1995, 45 (9): 691-694.

［26］LI R J, SHEN Y G, SUN Y, et al. Intravenous leiomyomatosis with intracardiac extension: echocardiographic study and literature review [J]. Tex Heart Inst J, 2014, 41 (5): 502-506.

［27］刘向征, 张诗杰, 李简. 恶性肿瘤合并上腔静脉综合症的治疗进展 [J]. 中国肺癌杂志, 2016, 19 (11): 784-788.

［28］梁超, 洪志鹏. 胸部肿瘤引起上腔静脉综合征的治疗及进展 [J]. 中华肺部疾病杂志 (电子版), 2011, 4 (2): 143-147.

［29］张韬, 张小明. 侵犯腔静脉肿瘤的治疗进展 [J]. 中华外科杂志, 2010, 48 (23): 1822-1825.

［30］MARTENS P, NEVENS F. Budd-Chiari syndrome [J]. United European Gastroenterol J, 2015, 3 (6): 489-500.

［31］郑吟诗, 高剑波, 杨学华, 等. 布加综合征 MSCT 血管造影扫描技术优化 [J]. 实用放射学杂志, 2011, 27 (4): 610-613.

［32］CAI S F, GAI Y H, LIU Q W. Computed tomography angiography manifestations of collateral circulations in Budd-Chiari syndrome [J]. Exp Ther Med, 2015, 9 (2): 399-404.

［33］DALAINAS I. Vascular smooth muscle tumours: review of literature [J]. Int J Surg, 2008, 6 (2): 157-163.

［34］邹雅丹, 高辉, 石连杰, 等. 不典型白塞病合并上腔静脉阻塞综合征 1 例 [J]. 中华全科医学, 2019, 17 (1): 164-166.

［35］CHAN A, LANNUCCI A, DAGER W E, et al. Systematic anticoagulant prophylaxis for central catheter-associated venous thrombosis in cancer patients [J]. Ann Pharmacother, 2007, 41 (4): 635-641.

［36］HEIT J A, SPENCER F A, WHITE R H. The epidemiology of venous thromboembolism [J]. J Thromb Thrombolysis, 2016, 41 (1): 3-14.

［37］ILIESCU L, TOMA L, MERCAN-STANCIU A, et al. Budd-Chiari syndrome-various etiologies and imagistic findings. A pictorial review [J]. Med Ultrason, 2019, 21 (3): 344-348.

［38］BANSAL V, GUPTA P, SINHA S, et al. Budd-Chiari syndrome: imaging review [J]. Br J Radiol, 2018, 91 (1092): 20180441.

第十八章
先天性心脏病 CT 诊断基础

第一节　先天性心脏病 MDCT 检查方法

先天性心脏病是心血管影像学诊断的一个重要领域。心血管造影一直是先天性心脏病诊断的"金标准",能很好地显示心脏大血管的解剖细节、连接关系,提供心脏功能、血流动力学方面的诊断信息,但属于有创性检查,而且心血管造影受投照体位限制,解剖结构的影像重叠不可避免。因此,开发无创性先天性心脏病诊断检查方法有重要意义。

近年来,随着计算机技术的发展,使医学影像学有重大突破,无创性影像学检查方法在先天性心脏病的诊断中发挥了重要的作用,从而使有创性心血管造影逐渐减少。MDCT 有高时间分辨力和空间分辨力,在先天性心脏病诊断中有诸多优势,横断面成像避免了影像的重叠,有利于显示心脏大血管的解剖结构、空间位置及连接关系,对于复杂畸形的节段分析有重要价值。一次增强扫描可以兼顾左心系统、右心系统及胸、肺病变,是心血管造影、MRI 或超声心动图所无法比拟的。计算机重建图像如多层重组(MPR)、曲面重组(CPR)及容积再现(VR)等,可获得心血管三维图像,显示心内、外结构、空间位置及连接关系,对于复杂畸形的诊断有重要价值。

MDCT 检查射线剂量和成像质量一直是人们关注的热点,当前,CT 设备的进步,检查技术的优化,射线剂量大大降低,先天性心脏病检查可以将有效辐射剂量降至 1mSv 以下,有着突破性进展。

小儿先天性心脏病 CT 检查的特点是患儿年龄小,心率快,哭闹不易配合,病情较危重,心血管病变畸形复杂,对电离辐射敏感。婴幼儿心率高易导致层面内的运动伪影,造成对一些细微易受心脏搏动的结构观察受限。与成人心血管系统相比,患者心血管解剖结构小,且往往发育差,对于一些心内结构,体肺侧支或者发育不良肺动脉的观察需要机器设备提供更好的空间分辨力和密度分辨力。

一、一般准备

患者多为儿童、婴幼儿,检查方法比较复杂。

1. 能配合的患儿进行呼吸训练　通常采用吸气后平静屏气的方式,以减少呼吸运动伪影;对不能配合的患儿用镇静睡眠或基础麻醉,保证平静呼吸状态下扫描。

2. 对心脏以外 X 线敏感的部位要重点防护　包括头部、眼部、甲状腺、下腹部性腺等用铅衣、帽遮盖做好防护。若患儿不能配合,需有陪同家属,陪同家属穿好铅衣,戴好铅帽,做好防护。

3. 婴幼儿检查应该有儿科医师在场　应用麻醉剂时,应该由麻醉医师操作,并具有相应抢救设备。

二、单源多排螺旋 CT 检查

1. 检查方法　详见第二章第八节。

螺旋扫描主要参数：0~6 岁 70kV,6 岁以上 80kV,机架转速 0.4s/r,准直器宽度 1.25mm×64 层,重建层厚 1.25mm,视野(FOV)250mm×250mm,矩阵 512×512,螺距(pitch)1.375:1,采用自动毫安技术,噪声指数(noise index)设为 22~25。

2. 后门控扫描参数　机架转速 0.35s/r,pitch 0.22~0.26,准直器宽度 0.625mm×64 层;其余参考冠状动脉 CT 成像。

先天性心脏病患儿大多心率快,且不能使用 β 受体阻滞剂降低心率,低龄患儿难以屏住呼吸配合检查,此时呼吸造成的运动伪影更甚于噪声,直接影响检查成败及诊断,因此在设置扫描参数时应遵循尽可能缩短扫描时间的原则,缩短扫描时间的最大优点是可以减少运动伪影。单源宽体探查器 CT 可在一个心动周期完成采像,螺旋扫描时间可短至 1~2 秒,患儿无须屏气即可完成检查,虽然对心内微细结构显示不甚理想,但对心外大血管等结构和畸形的显示效果可以满足诊断的需求,同时还可以大大减少患儿的辐射剂量。

后门控扫描对改善图像质量、提高诊断正确率是有价值的,在一组先天性心脏病后门控扫描与非门控螺旋扫描对比研究,诊断准确率由 60% 提高到 96%。两种扫描方式平均有效辐射剂量分别为 2.55mSv 及 2.23mSv,两组差异无统计学意义(t=1.220,$P>0.05$),供小儿先天性心脏病 MDCT 检查参考。

三、双源螺旋 CT 检查

双源螺旋 CT 检查主要有三种扫描方式,包括回顾性心电门控螺旋扫描(DS-CorCTA)、前瞻性心电触发序列扫描(DS-CorAdSeq)、前瞻性心电触发螺旋扫描,具体扫描方法请参考第二章第八节。

1. 回顾性心电门控螺旋扫描(DS-CorCTA)　管电压 70~80kV;管电流 100~150mAs;球管旋转时间 0.28s;螺距为自动;层厚 0.75mm;卷积核 B26f;扫描方向为头 - 足。与单源螺旋 CT 一样,射线剂量相对较大(CTDIVol:26.9mGy),先天性心脏病检查不推荐应用。

2. 前瞻性心电触发序列扫描(DS-CorAdSeq)　管电压 70~80kV;管电流 100~150mAs;球管旋转时间 0.28s;螺距为自动;层厚 0.75mm;卷积核 B26f;扫描方向为头 - 足;射线剂量明显减少(CTDIVol:5.7mGy),先天性心脏病检查可以应用。

3. 前瞻性心电触发螺旋扫描(大螺距成像技术)　管电压 70~80kV;管电流 100~150mAs 依个体而定);球管旋转时间 0.28s;螺距为 3.4 ;层厚 0.75mm;卷积核 B26f;扫描方向为头 - 足;射线剂量明显减少(CTDIVol:3.6mGy),对小儿先天性心脏病检查推荐应用。

不同扫描模式比较:

(1)非心电门控采集技术:与心电门控采集技术相比,心内结构观察受限,且对于心脏搏动伪影较重的感兴趣观察区,如主动脉根部、肺动脉起始部等诊断不明确。但对心外大血管结构和畸形的显示效果,可以满足诊断的要求。此种技术通常在不具备高心率心电门控设备采集技术的机型上使用。近年来该扫描模式已经很少使用。

(2)心电门控采集技术:前瞻性与回顾性心电门控技术。采用心电门控采集技术,大大提高了心内结构的可诊断性。回顾性心电门控理论上可以重建出心动周期任一时间点的心脏图像,但由于患者心率往往较快,更多的是利用了收缩期心脏重建图像。另外,最大的不足在于辐射剂量大,相当于前瞻性心电门控的 3~4 倍。与回顾性心电门控相比,前瞻性心电门控采集时相更加精确,仅在所需要重建图像的期相曝光(收缩末期),所带来的最大益处是大大降低了患者所受的辐射剂量。除非临床特别要求需要多时相重建,目前常规推荐前瞻心电门控扫描模式。目前在双源 CT 中,还有一种特殊的前瞻心电门控扫描模式——前瞻性心电触发螺旋扫描(Flash Cardio)。这种扫描模式能在极短时间(0.25s)内完成扫描,屏气不再是必须条件,大大减少了呼吸运动伪影。由于曝光采像时间的缩短,大大降低了辐射剂量,远低于其他心电门控模式和非门控采集模式。对比剂注射时间也可以相应缩短,大大减少了对比剂的注射剂量。这种扫描模式依赖于两个球管的设计和大螺距(pitch=3.4)超快速采集功能的实现。具有该设备的医院,首选的小儿先天性心脏病扫描模式即为 Flash 扫描技术。但受心率的影响,图像质量有所下降,对于可疑冠状动脉异常或小的心内结构异常且心率不稳定的患儿,使用大螺距扫描时应慎重。

四、降低 CT 检查辐射剂量措施

1. 应用前置滤线器。
2. 应用后过滤器。
3. 采用心电调控(ECG pulsing)。
4. 减小照射野。
5. 增大螺距　床速 / 准直器比值。
6. 减少曝光次数。
7. 采用个体化 CT 检查计划,调整电流(mA)与电压(kV)。
8. 采用前瞻性心电触发螺旋扫描。
9. 合理应用对比剂、流速、总量。

五、对比剂应用

目前使用的对比剂通常为非离子型对比剂,浓度分为 370mgI/ml、350mgI/ml、320mgI/ml、300mgI/ml、270mgI/ml 等五种,由于小儿体重小,循环血量少,不需要过高浓度的对比剂即可获得满意的增强效果,因此在注射时可酌情用生理盐水予以稀释。5 岁以下患儿对比剂与盐水比例为 1∶1 稀释,6~15 岁以 2∶1 稀释;总量 1.2~2ml/kg 体重,注射流率为 0.5~2.5ml/s。为避免对比剂经肘静脉首次回流至右心房时在上腔静脉内和右心房产生高密度伪影干扰诊断,可以用双筒高压注射器静脉团注对比剂,随即注入一定量生理盐水,保持心腔大血管内对比剂的浓度,并减少上腔静脉内对比剂浓度过高造成的伪影。

对比剂延迟时间的选择:婴幼儿先天性心脏病患者体重小,心率快,心血管病畸形复杂,需考虑患者病情及血流动力学情况。研究显示,2 岁以内患儿若对比剂经头皮或手背静脉注射,延迟时间为 11~14秒;若经足外周静脉注射,延迟时间为 14~16 秒;2 岁以上患儿在上述基础上适当延迟 2~5 秒。CT 增强的特点就是容积成像,清晰地显示心血管病形态学的特点。横断面有效地避免了影像的重叠,但在 Z 轴方向上需要有均匀一致的增强。在扫描范围内,心腔及动脉系统都能得到有效增强。监测层面一般放在降主动脉水平,因为降主动脉位置比较恒定,不易受到呼吸影响而移动位置,触发阈值设置为 80HU,采用智能追踪触发。也有的学者研究认为,将监测层面放于空气中,手工观察心腔内对比剂浓度变化进行触发扫描更准确,更易追踪到对比剂的最佳期相。特殊的,比如格林手术(腔静脉与肺动脉相吻合以促进肺动脉发育),术后复查肺动脉发育情况的,则需要注药后延迟 45 秒到 1 分钟进行扫描,采集对比剂再循环图像。与直接采集对比剂注入时相相比,这有效避免了上腔静脉高密度伪影,并且避免了肺动脉充盈不佳的缺点,能够得到增强比较均匀一致的图像。

对比剂注射入路选择及追加扫描问题。对于先天性心脏病的儿童,为了避免上腔静脉由于对比剂过浓产生高密度伪影影响观察,在临床条件允许的情况下,建议采用足背静脉给药,扫描方向为头足方向。这需要注意的一点是,延迟时间可能比手背静脉给药略有增加(5~8 秒)。对于一些特殊的先天性心脏病,比如心脏占位病变,需要在采集完动脉期的图像后,再采集一期延迟图像,以利于判断病变性质。

六、图像后处理方式

诊断主要依据横断扫描。有价值的重建方式是多平面重组(MPR),不同层面、不同角度旋转观察,有利于显示心脏大血管解剖与畸形;容积再现(VR)和表面阴影成像(SSD)对心脏及大血管解剖有重要意义。

第二节　先天性心脏病病理

先天性心脏病种类繁多,其病理生理改变也千差万别;尤其是对于一些复杂或复合畸形,由于组成该疾病的基本畸形种类和严重程度的差别,病理生理改变有相当的个体差异性。尽管如此,先天性心脏病病理生理改变仍有其可循的基本规律。

一、左向右分流先天性畸形

左向右分流先天性心脏病是指由于该类畸形的存在,导致血液从体循环(左心系统)向肺循环(右心系统)分流的一大类先天性心脏畸形;其中包括多种最常见的先天性心脏病,如室间隔缺损、动脉导管未闭、房间隔缺损等。

尽管同为左向右分流先天性心脏病,由于分流水平的不同,分流压力和分流量也有不同的差异,从而导致左向右分流先天性心脏病的各种疾病也有不完全相同的病理生理改变。

1. 室间隔缺损(VSD)　是由于胚胎期心室间隔发育障碍造成的左、右心室间的异常交通,在心室水平产生左向右分流,是我国最常见的先天性心脏病,约占先天性心脏病总数的 20%;VSD 的分流量和缺损大小有密切关系,产生有临床意义的左向右分流 VSD 会导致左心室的工作负荷增加,继而左心室肥厚、增大,尤其对于中至大量左向右分流的 VSD,右心室由于接受分流的血液,使进入肺血明显增多,此时患者容易出现肺部感染和心力衰竭;大量进入肺部的血流会反射性引起肺血管痉挛、肺小动脉损伤,引起肺动脉压增高,早期这类肺动脉高压经手术修补室间隔缺损后可降至正常范围,是为动力性肺动脉高压;如果病变未予治疗,随着时间的延长和患者年龄的增长,肺小动脉逐渐发生一系列器质性病变,肺阻力也同步逐渐增大,成为不可逆的阻力型肺动脉高压;由于肺血管阻力增加,加重了右心室的工作负荷,右心室也会出现肥厚、增大;当肺动脉高压发展到与体循环压力相当甚至高于体循环压力时,心室水平的分流方向会发生不同程度的逆转,出现室水平的双向分流或右向左分流为主,导致未经氧合的静脉血进入左心,此时患者出现发绀,称为艾森门格综合征。

2. 动脉导管未闭(PDA)　也是最常见的先天性心脏病之一,若不作为复杂畸形的合并畸形,绝大多数动脉导管位于降主动脉起始的峡部,与主动脉分叉部偏左肺动脉侧相连接,从而产生主动脉到肺动脉左向右分流。由于正常主动脉的压力无论收缩压还是舒张压都比肺动脉压高很多,血流的方向在整个心动周期都是从主动脉流向肺动脉;分流量的多少,与动脉导管直径和两侧动脉压力的阶差有密切关系;PDA 管径越粗、压力阶差越大,分流量就越大;反之,则分流量也越小。PDA 患者的肺动脉除接受由右心室来的血液外,还接纳一部分由主动脉经动脉导管来的血液,使肺循环血容量增加,回到左心房和左心室的血液量也相应增加,左心室负荷加重,致使左心室肥厚、增大。由于长期肺动脉压力升高和血流冲击,肺小动脉会发生痉挛,管壁逐渐增厚,形成肺动脉高压,其肺动脉高压的发展过程与

VSD 类似。需要指出的是，当 PDA 患者出现艾森门格综合征时，患者的发绀主要出现在下半身，此即所谓的"分界发绀"。

3. 房间隔缺损（ASD）　是成人最常见的先天性心脏病。ASD 是由于在胚胎发育过程中原始房间隔在发生、吸收和融合过程中出现异常而导致的左、右心房之间存在未闭的异常交通。心房水平分流量的大小即取决于缺损的大小，更受两心室舒张期顺应性的影响。ASD 患儿刚出生时，左、右心室的顺应性几乎相等，血液为双向分流；出生后数周内，随着肺血管阻力下降，右心室压降低，右心室顺应性增加，左向右分流增加，右心室容量负荷也随之增加；右心较左心的扩张性大，因而在房水平产生的分流会导致右心房明显增大，右心室舒张期内径也显著增大。由于肺血管床的高顺应性，早期分流量很大，常只伴有轻度肺动脉压升高，而肺动脉扩张明显；由于没有类似于 VSD 和 PDA 的脉冲式血流的冲击，ASD 患者尽管早年也可发生肺小动脉内膜增生和中层肥厚，但出现严重肺动脉高压年龄要远大于 VSD 和 PDA，且发生的概率也较小。

4. 其他　其他少见的左向右分流类的先天性心脏病的血流动力学和病理生理改变可与上述三种最常见的畸形相类比。

（1）永存动脉干（共同动脉干）：是一种少见的先天性心脏病，是因为胚胎期动脉干分隔异常停止，导致左、右心室发出单一动脉干，冠状动脉、肺动脉、体动脉三大循环均发自该动脉干；共同动脉干几乎都合并 VSD，由于肺动脉及其分支直接从动脉干接受两心室的高压血流，共同动脉干的血流动力学改变类属于大量左向右分流，肺血管的阻力性改变出现远早于其他左向右分流先天性心脏病，在肺阻力明显上升时则极易出现心力衰竭，能活到 1 岁以上的患者仅占 10%~15%。

（2）肺动脉异常起源于主动脉：指一侧肺动脉异常起源于主动脉，其发病率更低，血流动力学改变相当于"半个"共同动脉干，曾被称为"半动脉干"畸形，起源于主动脉的肺动脉较早出现阻力性肺动脉高压。

（3）主肺间隔缺损和主动脉窦瘤破裂：也属于少见的先天性心脏病，主肺间隔缺损和破裂于右心的主动脉窦瘤血流动力学改变类似于 PDA，但分流量往往更大，主肺间隔缺损患者易出现肺动脉高压且发展较快，主动脉窦瘤破裂于右心的患者则容易出现左心衰竭；破裂于左心的主动脉窦瘤血流动力学改变类似于主动脉瓣关闭不全。

二、左心发育异常

本书中所提到的左心发育异常疾病从血流动力学改变基本上分为四类：①造成左心排血受阻：如先天性二尖瓣狭窄、主动脉瓣、瓣上及瓣下狭窄、主动脉缩窄；②相当于主动脉瓣关闭不全、冠状动脉瘘（瘘口在左心）；③相当于左向右分流：如冠状动脉瘘（瘘口在右心）；④无明显血流动力学改变的异常，仅为解剖的改变，如右位主动脉弓等。

1. 先天性二尖瓣狭窄　详见第十二章第七节。

2. 先天性主动脉瓣、瓣上及瓣下狭窄、主动脉缩窄　病理生理改变主要为左心排血受阻，左心室的压力负荷或后负荷增加，早期心肌细胞代偿性肥大，左心室发生向心性肥厚，心室壁变硬，顺应性降低，心腔变小，充盈量减少，心排血量降低。轻度狭窄时左心功能可维持正常，重度狭窄时左心功能常进行性下降，左心室压力明显增高，左心室与主动脉的跨瓣压差增大，晚期则出现心室扩张和心力衰竭；同时，由于每搏量明显减少，故患者常出现心绞痛、昏厥，甚至猝死。以主动脉瓣狭窄为例，通常只有主动脉瓣口面积减少到正常的一半以下时，才产生较明显血流动力学障碍，出现左心室 - 主动脉跨瓣压差。主动脉瓣下狭窄除了上述改变外，由于狭窄造成的喷射性血流直接冲击主动脉瓣，患者常合并不同程度的主动脉瓣关闭不全。主动脉缩窄由于缩窄部位大多位于主动脉峡部，除上述病理生理改变外，位于缩窄近端的主动脉分支由于在高压区，常扩张较明显；缩窄以远的血管处于低压区，常有侧支循环形成来保证其血供,常见的侧支循环主要来自两侧锁骨下动脉,特别是乳内动脉、椎动脉、甲状颈干,通过肋间动脉进入降主动脉。

(1)冠状动脉瘘:其病理生理改变较复杂。瘘口大多位于右心系统,血流动力学改变类似于动脉导管未闭,分流量差别较大。瘘口位于左心系统者较少,血流动力学相当于主动脉瓣关闭不全,部分射入主动脉内的血液在舒张期反流入左心室,左心室同时接受来自左心房的血液和自主动脉反流的血液,从而造成左心室前负荷(容量负荷)加重,左心室扩大。由于每搏量增大及舒张期血液反流回左心室,故出现收缩压偏高而舒张压降低,造成脉压增大。左心室对容量负荷的代偿期较长,但一旦失代偿,病理生理改变的恶化常加速。冠状动脉瘘除了上述病理生理改变外,正常冠状动脉分支的血流也受到高速通过瘘口血流的影响,导致不同程度的灌注不足。

(2)左心发育不良综合征(HLHS):是一组严重的左心发育异常导致的畸形,其特征为左心显著发育不良,右心扩大,心肌肥厚,多有粗大动脉导管,右心室射出的血液经动脉导管进入主动脉。本组畸形的解剖学表现为左心房和左心室发育不良、主动脉瓣/二尖瓣狭窄或闭锁以及升主动脉发育不良或闭锁。其主要血流动力学改变为左心功能不全,由于肺静脉血回流至左心房后,部分经未闭卵圆孔进入右心房,但往往受限,致使左心房和肺静脉压力显著升高,肺动脉压及阻力也随之上升;此类患者室间隔常完整,右心室收缩压常与主动脉收缩压相同。

三、右心发育异常

右心发育异常疾病大致可分为简单畸形和复杂/复合畸形。前者包括肺动脉瓣及瓣下、瓣上狭窄、肺动脉及其分支狭窄、肺动脉缺如等,这类畸形也可作为复杂畸形的组成部分存在;复杂畸形则包括法洛四联症、肺动脉闭锁合并室间隔缺损等。

肺动脉瓣及瓣下、瓣上狭窄、肺动脉及其分支狭窄轻者血流动力学改变不明显;重者造成明显的右心排血受阻,右心室后负荷(压力负荷)增加,故可导致右心室肥厚,但临床上很少见到单纯肺动脉瓣狭窄患者出现右心室明显扩张者,单纯性肺动脉瓣狭窄患者早期出现右心衰竭者亦非常少见。单纯肺动脉瓣缺如罕见,其血流动力学改变相当于重度肺动脉瓣关闭不全,射入肺动脉内的血液相当部分在舒张期反流入右心室,右心室同时接受来自右心房的血液和自肺动脉反流的血液,从而造成右心室前负荷(容量负荷)加重,右心室扩大。早期研究认为患者对肺动脉瓣关闭不全耐受良好,近期研究显示重度肺动脉瓣关闭不全是造成右心衰竭和猝死的重要原因。

复杂畸形的血流动力学改变更为复杂,常受不同畸形的组合方式、各畸形的严重程度、各畸形的相互位置关系等的影响。以法洛四联症为例,该疾病是最常见的发绀型先天性心脏病,包含4个病理解剖特点:①肺动脉狭窄;②室间隔缺损;③主动脉骑跨;④右心室肥厚。法洛四联症的血流动力学主要取决于以下两种畸形,第一,肺动脉狭窄位置及程度。发生位置主要包括肺动脉瓣、右室流出道、肺动脉及分支,造成右心排血受阻,右心室压力负荷增加,右心室肌壁增厚。第二,室间隔缺损位置与大小。多位于膜周部,常较大(即所谓非限制性室间隔缺损),导致两心室压力几乎相等,室水平呈双向分流;还可发生于室上嵴部(干下型缺损)及肌部室间隔缺损。主动脉骑跨于室间隔之上,同时接受左心系统经过氧合的血液和右心系统未经过氧合的血液,导致患者出现发绀;当肺动脉狭窄严重时,常存在不同程度的体肺侧支血管来保证肺的血供。肺动脉闭锁合并室间隔缺损相当于法洛四联症的极端类型,肺动脉的前向血流完全消失,肺循环血液由体循环通过各种体肺侧支血管供给;肺动脉闭锁的体肺侧支血管主要两类:①以动脉导管为主要供血;②以直接体肺侧支血管为主要供血。此外,较为特殊的体-肺侧支血管还包括有肋间动脉、支气管动脉、头臂动脉、膈下动脉、冠状动脉等,但常不作为两肺的主要血供来源。

四、心房 - 心室 - 大动脉连接关系异常

这类先天畸形包括大动脉错位、右心室双出口、左心室双出口、单心室等，其中心室双出口畸形属于部分的心室和大动脉连接关系异常。这类畸形结构复杂，除了自身造成的血流动力学改变以外，病理生理改变常受伴随畸形的影响。

大动脉错位最常见的两种类型是完全型大动脉错位和校正型大动脉错位。完全型大动脉错位的心房 - 心室 - 大动脉连接关系为：右心房 - 右心室 - 主动脉、左心房 - 左心室 - 肺动脉，由于体循环和肺循环各自独立、平行，如没有心房和 / 或心室水平的交通、动脉导管，这类患者无法存活，故临床上见到的完全型大动脉错位常合并房间交通（包括房间隔缺损和卵圆孔未闭）和 / 或室间隔缺损；体、肺循环的血液通过房、室间交通混合，房、室水平呈双向分流。另外，完全型大动脉错位血流动力学改变与是否合并肺动脉狭窄的影响而有很大的差别，无肺动脉狭窄者即使无室间隔缺损，肺动脉压也会逐渐上升，合并较大室间隔缺损者肺血管病变出现更早；存在肺动脉狭窄者也常合并室间隔缺损，此类患者生理情况相对更平衡，发绀也较轻。

校正型大动脉错位是一种心房 - 心室连接不一致的同时合并心室 - 大动脉连接不一致的一种复杂畸形，由于同时发生了两个水平的连接异常，心腔内血流在生理上反而得到了"校正"，其常见的心房 - 心室 - 大动脉连接关系是右心房 - 左心室 - 肺动脉、左心房 - 右心室 - 主动脉。如不合并其他畸形，该类畸形患者的血流动力学与正常无明显差别。但校正型大动脉错位的患者常合并室间隔缺损、肺动脉狭窄和左侧房室瓣（三尖瓣）关闭不全等三种畸形，其病理生理改变及临床表现更取决于合并畸形。

右心室双出口和左心室双出口从某种程度上可以看作"部分性"的心室 - 大动脉连接关系异常：其中一支大动脉和心室关系完全异常，另一支关系正常或部分关系正常（骑跨）。右心室双出口临床上远多于左心室双出口。这类畸形几乎总是合并室间隔缺损。其病理生理改变取决于室间隔缺损和大动脉的关系，以及是否合并肺动脉狭窄。室间隔缺损大且不合并肺动脉狭窄者，肺循环血量明显增加，患者早期易出现心力衰竭，肺动脉高压发展较迅速；合并肺动脉狭窄者，进入肺循环的血流受阻，发绀常较严重。

五、先天性心脏病与肺动脉高压

先天性左 - 右分流心脏病肺循环血量增多，肺 / 体循环血量比值（Qp/Qs）> 2 为大量分流。长期大量分流引起肺动脉内皮功能失调，如一氧化氮和前列环素减少，而缩血管物质如内皮素 -1（ET-1）及血栓素 A_2 增多，肺血管平滑肌肥厚，肺血管丛状改变及内膜纤维化、血管闭塞，从而发生肺血管器质性改变，PVR（肺血管阻力）增高，发展为不可逆的阻力型肺动脉高压。由于肺血管阻力增加，加重了右心室的负荷，出现右心室肥厚、增大，右心功能不全。当肺动脉高压发展到与体循环压力相当甚至高于体循环压力时，分流方向会发生逆转，出现双向分流或右向左分流为主，导致动脉血氧不饱和，患者出现发绀，为艾森门格综合征（Eisenmenger 综合征）（图 18-2-1）。

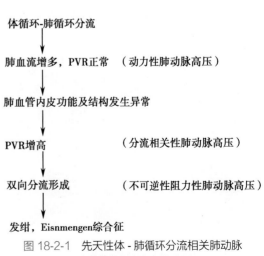

图 18-2-1　先天性体 - 肺循环分流相关肺动脉高压病理生理演变模式图

1. 先天性心脏病肺动脉高压肺小动脉病理改变及 CT 征象

一级:肺小动脉肌层肥厚和细胞性内膜增生 - 可复。

二级:膜纤维性增生呈层板样改变 - 中度病变。

三级:丛样病变形成 - 重度病变。

四级:类纤维坏死的急性坏死性动脉炎 - 极期病变。

先天性心脏病肺小血管呈一、二级改变,仍是可逆性的病理改变。三、四级改变则为不可逆性改变(图 18-2-2,图 18-2-3)。

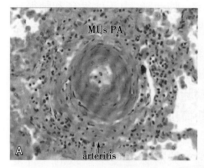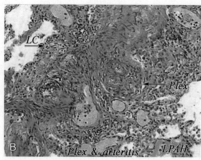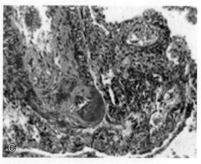

图 18-2-2　先天性心脏病肺动脉高压肺小动脉病理改变

A. 膜纤维性增生呈层板样改变 - 中度病变;B. 丛样病变形成 - 重度病变;C. 类纤维坏死的急性坏死性动脉炎 - 极期病变。

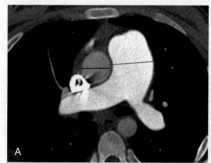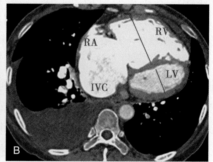

图 18-2-3　先天性心脏病肺动脉高压 CT 征象

A. CT 示肺动脉高压,主肺动脉径为 32mm,超声肺动脉收缩压为 120mmHg;PA 径>AO 径,肺血管外围纤细;B. 肺血管外围纤细,右心增大,下腔静脉(IVC)增宽,右侧胸腔积液,为右心功能不全征象。PA,主肺动脉;AO,主动脉。

2. CT 检出与肺动脉高压相关的并发症

(1)术后肺动脉高压:由于术前对肺血管存在不可逆性病理改变估计不足,以及术后肺血管病变进行性发展,出现术后肺动脉高压不可恢复。同时,由于手术封闭了缺损,失去了血流平衡通道,对患者可能更为不利(图 18-2-4,图 18-2-5)。

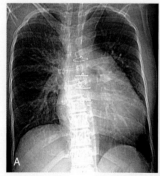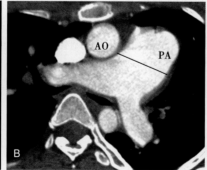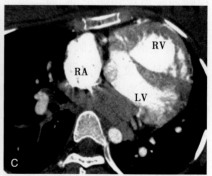

图 18-2-4　室间隔缺损术后肺动脉高压

患者女性,29 岁,室间隔缺损术后 10 年,超声肺动脉收缩压为 90mmHg。A. 胸部 X 线片示右心增大,肺动脉高压;B、C. CT 横断像示肺动脉高压,右心室增大,未见分流存在。

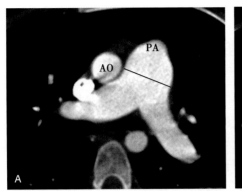
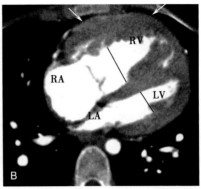

图 18-2-5　患者女性,12 岁,心悸

ECG 示右心室肥厚,ASD 为 12mm;介入封堵术后 2 年,进行性心悸气短加重,发绀;超声肺动脉收缩压为 135mmHg。右心衰竭。CT 示重度肺动脉高压,右心室明显肥厚、扩大。术后诊断为重度肺动脉高压。

(2) 先天性心脏病肺动脉高压继发肺动脉夹层:肺动脉夹层按病因,分为特发性和继发性。肺动脉高压可导致肺动脉夹层发生(详见第十四章第九节)。肺动脉高压造成肺动脉内膜损伤,高压促成夹层的发生(图 18-2-6)。

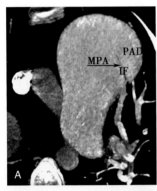
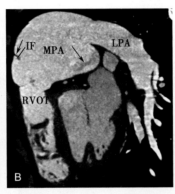
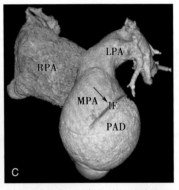

图 18-2-6　患者女性,21 岁,活动后心慌、气短 15 年,先天性心脏病,室间隔缺损(VSD),重度肺动脉高压
A. 横断像;B. 多层重组示主肺动脉高度瘤样扩张(PA),可见左侧壁线状内膜片影,为肺动脉夹层(↑);C. 三维重建容积再现示主肺动脉夹层(↑)。IF,内膜片。

(3) 先天性心脏病肺动脉高压继发肺动脉血栓栓塞:先天性心脏病合并重度肺动脉高压出现右向左分流,呈 Eisenmenger 综合征,广泛肺小动脉病变以致闭塞,主肺动脉高度瘤样扩张,右心功能不全,血流动力学发生明显改变,以及血液系统的因素,促成肺动脉血栓栓塞发生(详见第十四章第四节附 H)(图 18-2-7)。

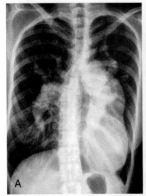
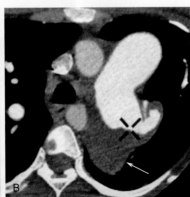
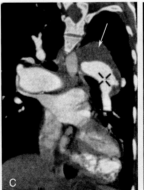
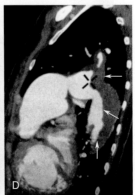

图 18-2-7　患者女性,发绀、气短,房间隔缺损,重度肺动脉高压,肺动脉原位血栓形成
A. 胸部 X 线片示纵隔及心脏左移,右侧肺血多;左肺纹理少;右心增大,肺动脉高压。B. CT 横断像示主肺动脉及左肺动脉高度扩张,大量附壁血栓(↑)。C、D. 多层重组(MPR)示主肺动脉及左肺动脉高度扩张,大量附壁血栓(↑),主要累及左肺动脉。最终诊断为先天性心脏病,房间隔缺损,重度肺动脉高压(Eisenmenger syndrome)合并肺动脉血栓栓塞。

第三节 先天性心脏病诊断的节段分析法

经典的"节段分析法"（segmental analysis）由 Van Praagh 首先提出,是按心脏胚胎演进过程分成心房、心室、大动脉三个节段,逐一、循序分析各节段的空间位置关系、彼此的连接关系及各节段的发育异常;主要包括对心脏位置、内脏 - 心房位、心室位、大动脉位置关系及心房 - 心室连接、心室 - 大血管连接关系的分析。节段分析法是对心血管复杂畸形进行分析、诊断的基本方法。

MDCT 以横断图像为基础的显示与分析,结合完善的重建方法,是实现复杂先天性心脏病"节段分析法"最理想的方法,对复杂心脏结构异常,可以做出准确的病理解剖诊断。

一、心脏位置

由心尖位于胸腔位置而定,注意应除外胸肺疾患所致的心脏移位(图 18-3-1)。

1. 左位心 心脏 X 线正位片示心尖位于左胸侧,称左位心。同样,CT 心室横断面示心尖位于左胸侧,即位于胸骨柄 - 胸椎体中线左侧。

2. 右位心 心脏 X 线正位片示心尖位于右胸侧。CT 心室横断面示心尖位于右胸侧,即位于胸骨柄 - 胸骨体中线右侧。

3. 中位心 心脏 X 线正位片示心尖位于中位。CT 横断面示心尖位于中位,即位于胸骨柄 - 胸骨体中线上。

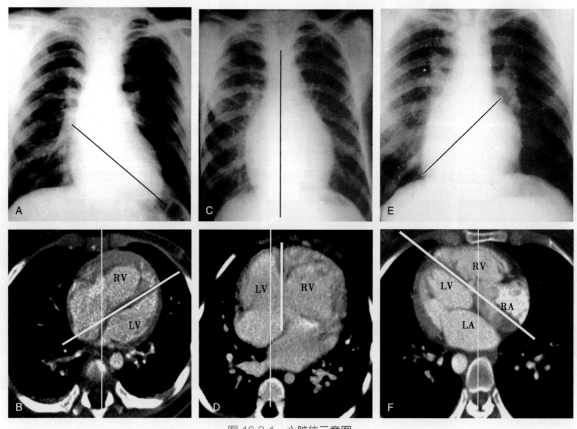

图 18-3-1 心脏位示意图

二、内脏 - 心房位

胚胎第 5~7 周,正值心房室瓣、圆锥动脉干以及房室间隔发育、分割和旋转阶段,也正是脾发育、胃肠道自脐管内回纳到腹腔内进行自身旋转的过程。研究显示,由于基因突变、胚胎期纤毛运动异常,导致内脏及心脏上述旋转障碍,即可出现内脏、心房的转位,两者的转位存在密切的相关性,在先天性心脏病诊断中常一起分析。

(一) 内脏位(visceral situs)

内脏位对复杂先天性心脏病诊断是很重要的征象,其与心房位有密切关系为重要指征。

1. 内脏位　一般包括三种类型。

(1)内脏正位:为正常情况,右侧肺为三叶(解剖学右肺结构),左侧肺为两叶(解剖学左肺结构),肝脏 - 下腔静脉位于右侧,胃泡 - 脾脏位于左侧。可推断右心房在右侧(图 18-3-2A,图 18-3-3)。

(2)内脏转位:镜面右位,右侧肺为两叶(解剖学左肺结构);左侧肺为三叶(解剖学右肺结构),肝脏 - 下腔静脉位于左侧,胃泡 - 脾脏位于右侧。可推断右心房在左侧(图 18-3-2B)。

(3)内脏异位:即内脏不定位,包括两种类型。①内脏右侧异构:两肺均为三叶(解剖学右肺结构),肝脏常居中,呈水平肝,胃位置不定,并存无脾综合征(图 13-8-2C,图 18-3-4);②内脏左侧异构:两肺均为两叶(解剖学左肺结构),肝脏常居中,呈水平肝,胃位置不定,并存多脾综合征(图 18-3-2D,图 18-3-5)。

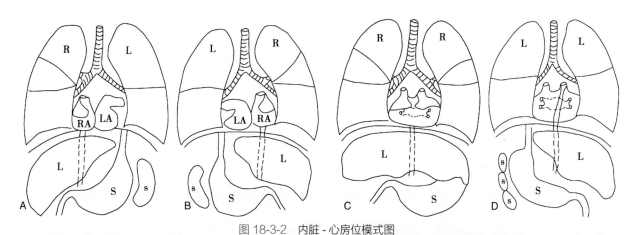

图 18-3-2　内脏 - 心房位模式图

A. 内脏 - 心房正位;B. 内脏 - 心房转位;C. 内脏 - 心房不定位(右心房异构);D. 内脏 - 心房不定位(左心房异构)。膈上:L,左肺两叶结构;R,右肺三叶结构;RA,右心房;LA,左心房。膈下:S,胃;s,脾;L,肝。

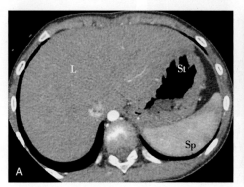
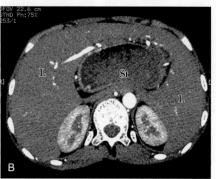

图 18-3-3　内脏正位(正常内脏位)

A. 内脏正位,肝(L)位于右侧,胃(St)、脾(Sp)位于左侧;B. 内脏不定位:水平肝,胃位置不定(本例居中),未见脾。L,肝;St,胃;Sp,脾。

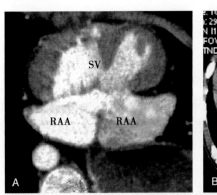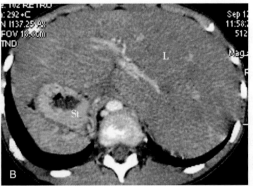

图 18-3-4 内脏异位(内脏不定位)(1)

右心房异构,双侧心房均为解剖右心房结构,内脏不定位,通常存在完全性肺静脉畸形引流;多合并双右肺(三叶肺)及无脾综合征。RAA,右心房耳部;SV,单心室;L,肝;St,胃。

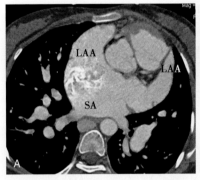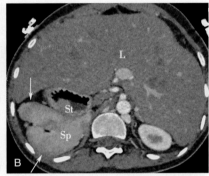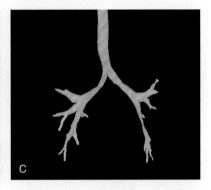

图 18-3-5 内脏异位(内脏不定位)(2)

左心房异构,双侧心房均为解剖左心房结构,内脏不定位,通常存在腔静脉引流异常,如下腔静脉肝段缺如;多合并双左肺(两叶肺结构)及多脾综合征。LAA,左心房耳部;SA,单心房;L,肝;St,胃;Sp,脾。双侧均为左肺结构(两叶)。

2. 左、右肺 - 支气管的判断 即肺 - 支气管位的判断,对内脏 - 心房位的确定以及先天性心脏病诊断有其重要意义。利用 CT 横断位及其三维重建,可以很好地显示其关系(图 18-3-6A、B)。

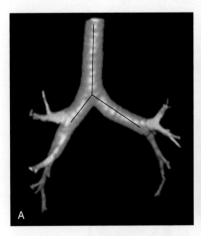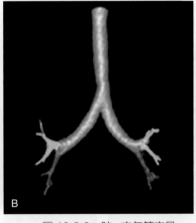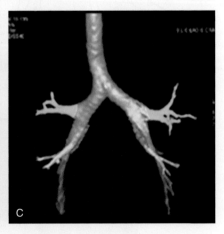

图 18-3-6 肺 - 支气管变异

A. 正常肺结构,左肺上叶为绿色,左主支气管长,下叶为红色;右肺上叶为绿色,右主支气管短;左、右主支气管长度比约 2:1;中叶为黄色。B. 两肺均为双叶结构(即为双左肺结构),左、右主支气管较长,双侧上叶开口距离等距。C. 两肺均为上、中、下三叶结构(即为双右肺结构),左、右主支气管较短,左、右上叶支气管开口等距。

(1)正常情况,左肺为两叶,右肺为三叶。①左肺 - 支气管结构特点:左肺为两叶,无横裂;左主支气管长,稍低,其与中线夹角约 45°,肺动脉跨其上走行,又称肺动脉下气管(或气管上肺动脉)。②右肺 - 支气管结构特点:右肺为三叶,有横裂;右主支气管与中线夹角约30°,较左侧稍短,以上叶开口为准测量左、右主支气管长度,右侧长度约为左侧的 1/2,走行稍高,右肺动脉走行其下,又称肺动脉上气管(或气管下肺动脉)。

(2)肺 - 支气管位转位:镜面右位,右侧肺为两叶(解剖学左肺结构);左侧肺为三叶(解剖学右肺结构),例如镜面右位心脏。

(3)肺 - 支气管位异位(内脏不定位):两肺均为两叶(解剖学左肺结构),多为多脾综合征。

(4)肺 - 支气管位异位(内脏不定位):两肺均为三叶(解剖学右肺结构),多为无脾综合征。

(二)心房位

1. 两心房的识别　心房分为左心房和右心房。

(1)形态学左心房的结构特点:CT 横断图像上各层示左心房耳部呈拇指状,基底部细而窄,尖端指向前外侧。左心房体部左、右两侧依次由上肺静脉及下肺静脉引入。左心房体部后壁光滑(图 18-3-7A)。

(2)形态学右心房的结构特点:CT 于横断图像上各层示右心房耳部宽而钝,呈钝三角形,其中可见条状梳状肌。房间隔面可见卵圆窝。上、下腔静脉引入,右心房与肝在同侧。与右心房下部相连呈宽带状的冠状静脉窦位于房室沟内(图 18-3-7B)。

CTA 可以清楚鉴别左、右心房结构(图 18-3-7)。

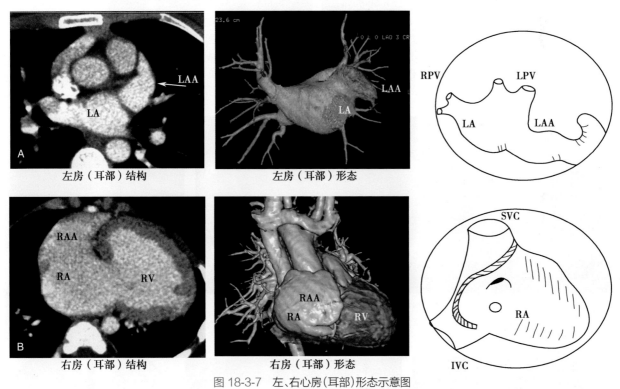

左房(耳部)结构　　　左房(耳部)形态

右房(耳部)结构　　　右房(耳部)形态

图 18-3-7　左、右心房(耳部)形态示意图

LAA,左心房耳部;LA,左心房;RAA,右心房耳部;RA,右心房;RV,右心室;RPV,右肺静脉;LPV,左肺静脉;IVC,下腔静脉;SVC,上腔静脉。

2. 心房位　包括 4 种类型。

(1)心房正位(atrial situs solitus):内脏正位,下腔静脉 - 右心房位于右侧,左心房位于左侧(图 18-3-8A、C,图 18-3-9)。

(2)心房反位(atrial situs inversus):镜面右位心,内脏转位,下腔静脉 - 右心房位于左侧,左心房位于右侧(图 18-3-8B、D,图 18-3-10)。

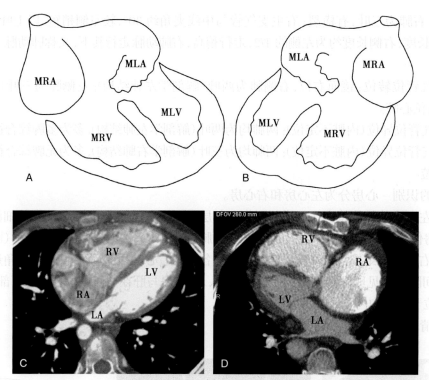

图 18-3-8 左位心与右位心的心房位示意图

A、C. 正常左位心:形态学右心室位于形态学左心室的右前方,心房正位;内脏正位,下腔静脉-右心房位于右侧,左心房位于左侧。B、D. 镜面右位心:房室及内脏呈镜面位排列,心房反位;内脏转位,下腔静脉-右心房位于左侧,左心房位于右侧。

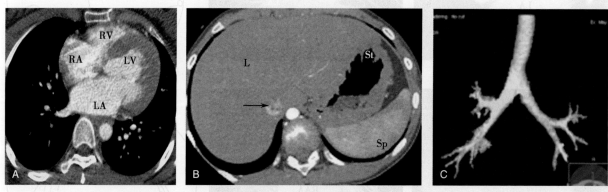

图 18-3-9 正常左位心及内脏正位

A~C. 正常左位心,内脏正位,下腔静脉-右心房位于右侧(↑),左心房位于左侧;右肺三叶,左肺两叶(C)。

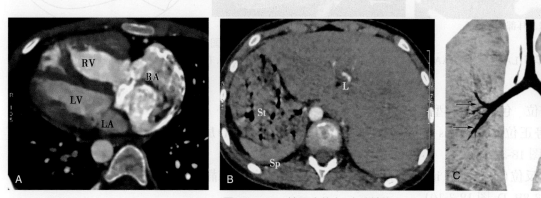

图 18-3-10 镜面右位心,内脏转位

A~C. 镜面右位心,内脏转位,下腔静脉-右心房位于左侧,左心房位于右侧;右肺两叶,左肺三叶(C)。

（3）心房不定位（atrial situs ambiguous）：又称对称位或心房异构（图18-3-11）。

1）心房左异构（left atrial isomerism）：双侧心房（耳）均为解剖左心房结构，内脏异位（内脏不定位）通常存在腔静脉引流异常，如下腔静脉肝段缺如；多合并双左肺（两叶肺）及多脾综合征（图18-3-12）。

2）心房右异构（right atrial isomerism）：双侧心房（耳）均为解剖右心房结构，内脏异位（内脏不定位）通常存在完全性肺静脉畸形引流；多合并双右肺（三叶肺）及无脾综合征（图18-3-13）。

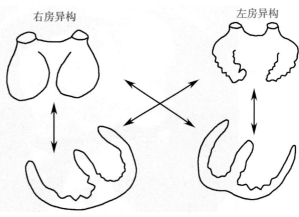

图18-3-11　心房异构模式图

（4）心耳并列：心耳并列（juxtaposition of the atrial appendage）是形态学左心房或右心房耳部并列存在于心脏的左侧或右侧，称为心耳并列，是一种罕见的心脏畸形。右心耳左侧并列较多见，约占93%，右心耳从心房后壁上方伸向左侧，位于左心耳上方。左心耳右侧并列较少见，约占7%，左心耳从心房后壁上方伸向右侧，位于右心耳上方。因此，两者均存在房间隔缺损。心房可呈正位、反位或不定位。常存在复杂畸形，如大动脉转位、右心室双出口、三尖瓣闭锁等复杂畸形。

CT可见左心耳（LAA）或右心耳（RAA）两者并列于心脏左或右侧，均存在房间隔缺损（图18-3-14）。

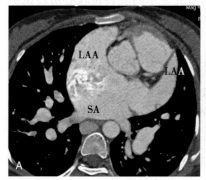
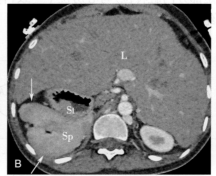
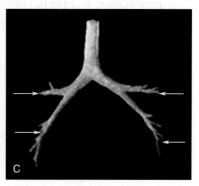

图18-3-12　心房不定位（左心房异构）

A、B. 心房不定位（左心房异构）：双侧心房均为解剖左心房结构，内脏异位（内脏不定位），水平肝，多脾，通常存在腔静脉引流异常，如下腔静脉肝段缺如；C. 多合并双两叶肺结构（左肺），又称多脾综合征。LAA，左心房耳部；SA，单心房；L，肝；St，胃；Sp，脾；Left，左肺（两叶）结构。

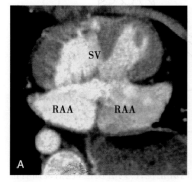
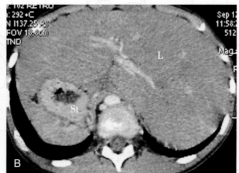
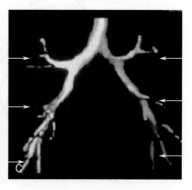

图18-3-13　心房不定位（右心房异构）

A、B. 双侧心房均为解剖右心房结构，内脏不定位，水平肝，无脾；C. 双三叶肺结构（右肺），又称无脾综合征。RAA，右心房耳部；SV，单心室；L，肝；St，胃。

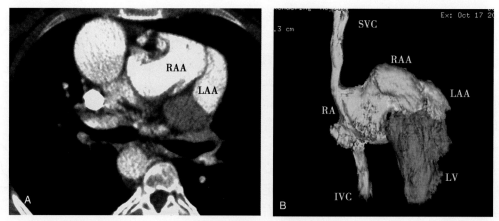

图 18-3-14　心耳并列（左侧并列）

A. 横断层面示左心耳（LAA）及右心耳（RAA）并列于心脏左侧；B. 心脏 VR 示双房耳部呈上下排列，并列于心脏左侧，见房间隔缺损（↑）。SVC，上腔静脉；IVC，下腔静脉；RA，右心房；LA，左心房；LV，左心室。

（三）内脏位与心房的关系

内脏位通常与心房位保持一致，即内脏正位 - 心房正位、内脏反位 - 心房反位、内脏左侧异构 - 心房左异构、内脏右侧异构 - 心房右异构。CT 检查在判断心房位时，心耳的形态会因不同断层平面发生变化，心房增大也会影响心耳的形态，从而导致心房位判断困难，此时可借助内脏位及其与心房位的一致性推断心房位（图 18-3-15）。

在少数情况下，内脏位（特别是部分内脏转位）与心房位不一致，有研究显示内脏转位较心房转位更常见，故分析内脏 - 心房位时不可绝对化，应综合多种因素考虑。

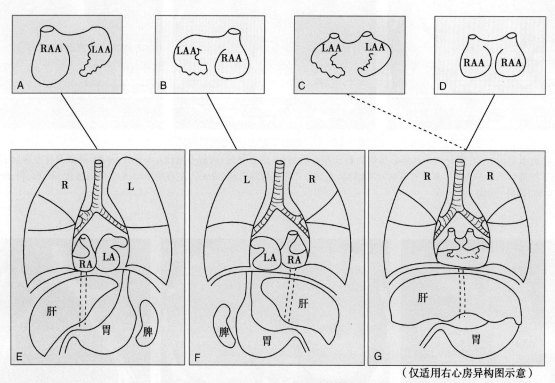

图 18-3-15　内脏位与心房关系模式图

A. 心房正位；B. 心房反位；C. 心房不定位（左心房异构）；D. 心房不定位（右心房异构）；E. 内脏正位；F. 内脏反位（包括镜面右位心）；G. 内脏不定位（包括两种情况，即无脾综合征、多脾综合征）。R，右肺；L，左肺；RA，右心房；LA，左心房。

三、心室位

(一) 心室袢

胚胎时期原始心管的心球 - 心室段向一侧扭曲旋转,形成袢状,称球室袢(图 18-3-16)。正常发育时,球室袢向右扭曲、旋转,称为右袢(D-loop),形态学右心室(RV)位于形态学左心室(LV)右前方。如果心球 - 心室段向相反一侧左侧扭曲、旋转,称为左袢(L-loop),形态学左心室(LV)位于形态学右心室(RV)右前方(图 18-3-17)。

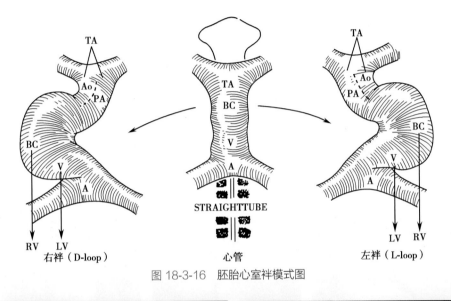

图 18-3-16　胚胎心室袢模式图

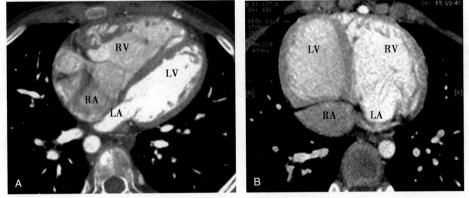

图 18-3-17　心室袢与心室位置关系

A. 心室右袢(D-loop),形态学右心室位于形态学左心室右前,正常排列关系;B. 心室左袢(L-loop),形态学右心室位于形态学左心室左前方,为心室转位。RV,右心室;LV,左心室;RA,右心房;LA,左心房。

(二) 心室的定义

完整的心室解剖应包括三部分:流入道、小梁部和流出道。必须具有心室流入道才成为心室,无流出道的心腔仍可称为心室。

无流入道者称残余心腔,其中仅保留流出道者又称流出腔(或输出腔);只有小梁部者称为小梁腔(又称小梁囊)。

根据心室的数量,可分为单心室心脏和双心室心脏。

(三) 双心室心脏

双心室心脏（biventricular heart）：系指具有两个心室结构的心脏，每个心室至少包含有流入道及小梁部。

1. 两心室的识别

（1）形态学左心室：CT 二尖瓣水平横断解剖显示左室流入道，呈椭圆形，肌小梁纤细。心腔内可见前、后组乳头肌影像（均不与室间隔相连）。主动脉瓣水平横断解剖显示流出道，呈喇叭口状。无圆锥肌，二尖瓣前瓣与主动脉后窦呈纤维性连接。

（2）形态学右心室：CT 三尖瓣口水平横断解剖显示右室流入道，呈大三角形。肌小梁粗大，有一个或多个间隔乳头肌，三角形前端可见横形条索状充盈缺损为调节束，是右室结构的特征。肺动脉瓣下 CT 横断解剖显示呈圆锥形状流出道，其肌壁较厚为圆锥肌，肺动脉瓣与三尖瓣无纤维性连接。

左、右心室鉴别要点见表 18-3-1 和图 18-3-18。

表 18-3-1　左、右心室鉴别要点

心室	心室小梁部肌小梁结构	心室调节束	室上嵴圆锥肌	房室瓣与半月瓣连接
右心室	肌小梁粗厚	有	有	无纤维连接
左心室	肌小梁纤细	无	无	纤维连接

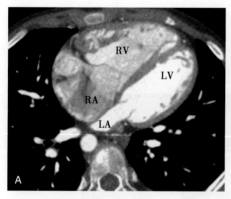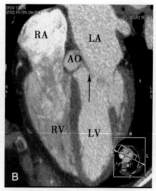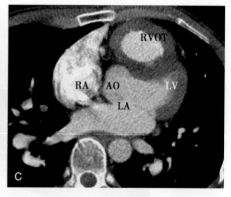

图 18-3-18　左、右心室鉴别

A. 房室瓣水平层面，左心室肌小梁纤细（LV），右心室肌小梁粗大（RV）。B. 多层重组（五腔心位），主动脉瓣与二尖瓣呈纤维性连接（↑）。C. 肺动脉瓣下层面显示右室流出道（RVOT），又称圆锥部，其肌壁较厚为圆锥肌，肺动脉瓣与三尖瓣无纤维性连接；显示左室流出道。AO，主动脉；LA，左心房；RA，右心房；LV，左心室；RV，右心室。

2. 心室位

解剖右心室来源于胚胎的心球部，解剖左心室来源于原始心管的心室部，由于心室为顺序发育，而不是并列发育，所以不可能形成心室异构化。因此，心室位包括两种类型。

（1）心室正位：即形态学右心室位于形态学左心室的右前方，为正常排列关系，其胚胎发育时球室襻呈右位，称为心室右襻（D-loop）。

（2）心室转位：即形态学右心室位于形态学左心室的左前方，其胚胎发育时球室襻呈左位，胚胎学称为心室左襻（L-loop）。

(四) 单心室心脏

单心室心脏系指仅有一个完整心室结构的心脏，根据心室的解剖结构特点分为以下三型：①左心室型：即单心室呈现解剖左心室结构特征；②右心室型：即单心室呈现解剖右心室结构特征；③不定型（indeterminate ventricle）：即心室肌小梁呈非左、非右特征，或部分肌小梁纤细、呈左心室特征，部分肌小梁粗大、呈右心室特征。

除心室外,单心室心脏还可包含有残余心腔,根据残余心腔肌小梁的特征,又可分为左心室型残余心腔(肌小梁纤细)、右心室型残余心腔(肌小梁粗大)。

四、大动脉位置关系

1. 大动脉的识别　大动脉包括主动脉、肺动脉,在 CT 横断图像上两大动脉血管断面形态及直径相近,难以鉴别。但是逐层追溯,根据其分支与供血可以判定(图 18-3-19)。

(1)主动脉发出冠状动脉及体动脉分支。

(2)肺动脉则发出左、右肺动脉分支。

(3)如果仅一支大动脉,既发出冠状动脉、体动脉,又发出肺动脉,同时提供冠状循环、体循环及肺循环血液,近心端仅有一组半月瓣,称为永存共同动脉干。

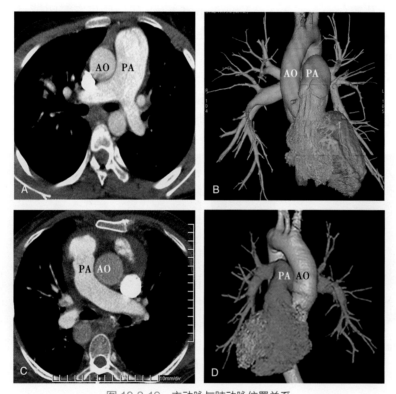

图 18-3-19　主动脉与肺动脉位置关系

A、B. 正常左位心,主动脉与肺动脉位置关系正常;C、D. 镜面右位心,主动脉与肺动脉位置关系呈镜面结构。AO,主动脉;PA,肺动脉;LV,左心室;RV,右心室;LA,左心房。

2. 大动脉空间位置关系　大动脉空间位置关系以半月瓣水平为准,分为以下四型。

(1)正常大动脉位:升主动脉位于主肺动脉右后方。

(2)大动脉反位:升主动脉位于主肺动脉的左后方。

(3)右位型大动脉异位:升主动脉位于主肺动脉右前方。

(4)左位型大动脉异位:升主动脉位于主肺动脉左前方。

五、房-室连接

1. 房室连接关系　包括以下 5 种类型。

(1)房-室连接协调(atrioventricular concordance):呈左心房-左心室、右心房-右心室连接关系。

（2）房 - 室连接不协调（atrioventricular discordance）：呈左心房 - 右心室、右心房 - 左心室连接关系。

（3）房 - 室连接不确定（atrioventricular ambiguous）：心房异构（左心房异构或右心房异构）、双心室心脏时，房室连接必然是不确定的。

（4）双入口连接（double inlet）：指两个心房均连接于一个心室，见于单心室（图 18-3-20A）。

（5）右或左心房室无连接（absent right connection，or absent left connection）：

1）右侧房室连接缺如：无三尖瓣（三尖瓣闭锁），与其相连的心室流入道发育不全；右房室沟处右心房、右心室间有裂面，延伸至中心纤维体与房室环相连，外科手术时此处可钝性分离（图 18-3-20B）。

2）左侧房室无连接：即左侧房室连接缺如，左房室沟有同样改变，见于单心室心脏。

2. 房室连接方式　根据房室瓣形态学特征分为以下 4 种类型，前 3 种为两个心房与心室连接的方式。

（1）两开口瓣（two perforate valves）。

（2）一有孔、一无孔瓣（one perforate and one imperforate）：即一侧房室瓣闭锁，与一侧房室无连接不同，其房室瓣环及瓣叶已发育，但是未穿孔，与其相连的心室流入道已发育。

（3）共瓣（common valve）：多数骑跨。

（4）单开口瓣（single perforate valves）。

到目前为止，一侧房室无连接与一侧房室瓣闭锁（一侧无孔瓣）鉴别存在困难，无开口的瓣膜如存在腱索装置对二者的区分有帮助，结合超声心动图有助于鉴别诊断。

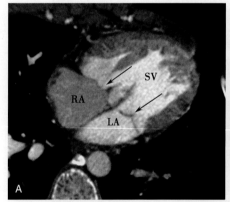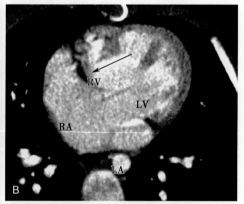

图 18-3-20　房室连接关系
A. 心室双入口（↑），单心室；B. 一侧房室无连接（↑），三尖瓣闭锁。

3. 交叉心脏　交叉心脏（criss-cross heart）为一种特殊的心室和房 - 室连接区的排列异常。双心室呈上下排列，形态学右心室位于上方偏左，形态学左心室位于下方偏右，室间隔成水平［又称水平室间隔（horizontal interventricular septum）或"楼上 - 楼下"心脏（upstairs-downstairs heart）］。大多数交叉心脏心房正位，房 - 室连接相适应，两组心房 - 心室间流入道呈交叉状，常存在室间隔缺损、心内膜垫缺损、大动脉错位、右心室双出口等畸形（图 18-3-21，图 18-3-22）。

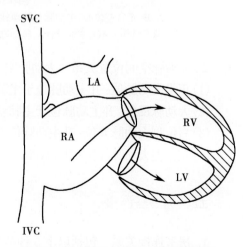

图 18-3-21　交叉心脏房 - 室连接模式图
水平室间隔，心室呈上下排列，流入道呈上下交叉。

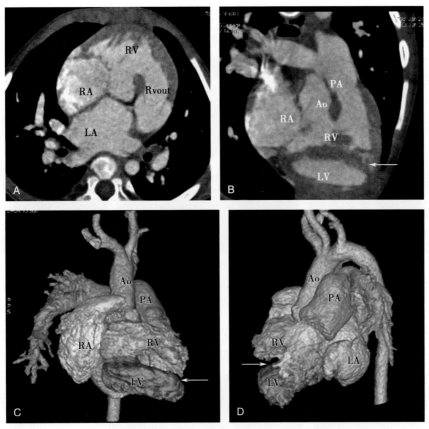

图 18-3-22　患者男性,2 岁,交叉心脏,右心室双出口

A. 横断图像;B. 多层重组(MPR 冠状位);C、D. 容积再现(VR)。右心室位于前上方,左心室位于后下方,水平间隔(←);两组流入道成交叉。本例两大动脉下圆锥肌与右心室相连接。诊断为交叉心脏(或称水平室间隔),右心室双出口。PA,肺动脉;AO,主动脉;LV,左心室;RV,右心室;RA,右心房;RAA,右心房耳部;LA,左心房。

六、心室 - 大动脉连接

1. 心室 - 大动脉连接相适应　呈左心室 - 主动脉、右心室 - 肺动脉连接,为正常连接关系。
2. 心室 - 大动脉连接不相适应　呈左心室 - 肺动脉、右心室 - 主动脉连接,为大动脉错位(图 18-3-23)。

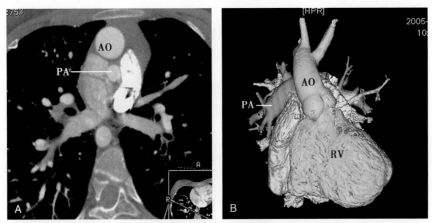

图 18-3-23　大动脉错位

主动脉起自解剖右心室,肺动脉起自解剖左心室,连接不相适应,大动脉的空间排列异常,主动脉在右前,肺动脉在左后,则称为大动脉错位,本例为右位型大动脉错位。

3. 心室双出口 两大动脉均起自同一心室,包括左或右心室、未定型心室(indeterminate ventricular morphology)及发育不全的左或右心室(rudimentary ventricle)(图 13-8-24)。

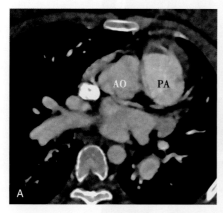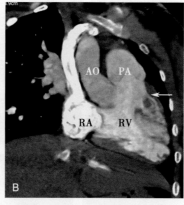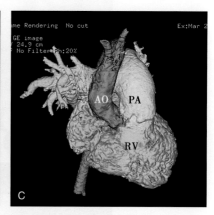

图 18-3-24 心室双出口

A. 横断扫描示主动脉与肺动脉右左并列;B. 多层重组(MPR)示两大动脉共同起自解剖右心室,瓣下共同肌性流出道(↑);C. 容积再现(VR)示大动脉的空间排列异常,主动脉在右,肺动脉在左后,右左并列。诊断为右心室双出口。

4. 心室单出口 包括永存共同动脉干;主动脉或肺动脉干之一未与心室直接连接或呈闭锁状态。单一大动脉可以起自任一心室,包括发育不全的心室,流出腔;单出口的大动脉可以骑跨在室间隔之上(图 18-3-25)。

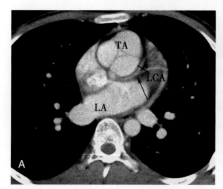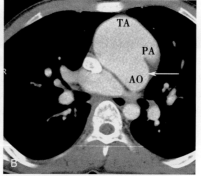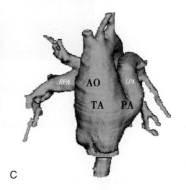

图 18-3-25 心室单出口,永存共同动脉干

A、B. 横断像示心室单一出口,共同动脉干发出冠状动脉(A ↑)、肺动脉(B ↑);C. 三维重建示永存共同动脉干。

5. 大动脉异位 心室 - 大动脉连接相适应,仅是大动脉的空间排列异常,则称为大动脉异位(图 18-3-26)。

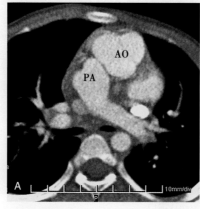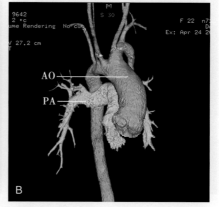

图 18-3-26 大动脉异位(左位型)

主动脉起自解剖左心室,肺动脉起自解剖右心室,连接相适应,但是大动脉的空间排列异常,主动脉在左前,肺动脉在右后,则称为大动脉异位,本例为左位型大动脉异位。

　　总之,CT 对复杂先天性心脏病的诊断思路即采用"节段分析法"(segmental analysis),将心脏分为内脏 - 心房、心室及大动脉三个节段,首先确定三个节段的位置及相互连接关系,建立起基本的诊断框架,然后对每个节段自身的发育异常及畸形进行观察判断(如间隔缺损、异常交通、狭窄及扩张、隔膜、发育不良等),并在各种畸形引起的血流动力学异常基础上分析其继发的形态及功能学改变(如狭窄后扩张、流出道梗阻导致的心室肥厚、左向右分流引起的肺动脉高压、各种畸形导致的心房心室扩大、心功能减低、肺淤血等),最终获得完整的 CT 诊断。

　　在复杂先天性心脏病的诊断中,节段分析法使各种极其复杂的问题变为条理清晰,不会发生混乱,不仅适用于 CT、超声及心血管造影等影像学,也同样适用于心脏外科、病理学、胚胎学、心脏病学专业,是分析先天性心脏病复杂畸形的最基本的科学分析方法。

(禹纪红　张戈军　支爱华　韩磊　戴汝平)

参考文献

［1］朱晓东. 心脏外科基础图谱 [M]. 北京: 中国协和医科大学出版社, 2002.

［2］BRUNDAGE B H. Comparative cardiac image [M]. New York: Aspen Publishers, 1990: 505-513.

［3］BRUNDAGE B, RICH S, SPIGOS D. Computed tomography of the heart and great vessels: present and future [J]. Ann Intern Med, 1984, 101 (6): 801-809.

［4］ELDREDGE W J, BHARATI S, FLICKER S, et al. Cine CT Scanning in the Diagnosis of Congenital Heart Disease: Analysis of the First 42 Cases//DOYLE E F, ENGLE M A, GERSONY W M, et al. Pediatric Cardiology. New York, NY: Springer, 1986.

［5］SON R H, BECKER A E, FREEDOM R M, et al. Sequential segmental analysis of congenital heart disease [J]. Pediatr Cardiol, 1984, 5 (4): 281-287.

［6］PUTSCHAR W G, MANION W C. Congenital absence of the spleen and associated anomalies [J]. Am J Clin Pathol, 1956, 26 (5): 429-470.

［7］AREY L B. Developmental anatomy [M]. Philadelphia: WB Saunders, 1965.

［8］GOOR D A, LILLEHEI C W. Congenital malformations of the heart, embryology, anatomy, and operative considerations [M]. New York: Grune&Stratton, 1975.

［9］PATLEN B M. Foundations of embryology [M]. New York: McGraw-Hill, 1958.

［10］BECKER A E, ANDERSON R H. Pathology of congenital heart disease [M]. Sydney, Australia: Butterworths, 1981.

［11］WESSELS A, SEDMERA D. Developmental anatomy of the heart: a tale of mice and man [J]. Physiol Genomics, 2003, 15 (3): 165-176.

［12］HUGHES S E, MCKENNA W J. New insights into the pathology of inherited cardiomyopathy [J]. Heart, 2005, 91 (2): 257-264.

［13］CHRISTOFFELS V M, HABETS P E, FRANCO D, et al. Chamber formation and morphogenesis in the developing mammalian heart [J]. Dev Biol, 2000, 223 (2): 266-278.

［14］MAVROUDIS C, BACKER C L. Pediatric cardiac surgery [M]. 3rd ed. Philadelphia: Mosby Elsevier, 2003.

［15］SHI J Y, YOUNG H C. Angiocardiograms in Congenital Heart disease: ventricular septal defect [M]. New York: Oxford University Press, 1991.

［16］陈险峰, 熊青峰, 马兵毅, 等. 64 层螺旋 CT 小儿复杂先心病的成像技术探讨 [J]. 中国循环杂志, 2008, 24 (4): 285-288.

［17］戴汝平, 高建华. 先天性心脏病多排螺旋 CT 成像与诊断 [M]. 北京: 科学出版社, 2009.

［18］刘涵, 高建华, 戴汝平. 多排螺旋 CT 在先天性心脏病中的应用评价 [J]. 中华临床医师杂志 (电子版), 2012, 6 (11): 3015-3017.

［19］陆萍, 韩玲, 郑可, 等. 电子束计算机断层摄影术在小儿心脏病诊断中的应用 [J]. 生物医学工程与临床, 2001, 5 (4): 201-206.

［20］陆萍, 韩玲, 郑可, 等. 超声心动图与电子束计算机断层摄影术在小儿心脏病诊断的比较 [J]. 中国超声医学杂志, 2002, 18 (12): 934-937.

［21］张岩, 戴汝平. 右心房异构合并复杂心血管畸形的放射诊断 [J]. 中华放射学杂志, 1999, 33 (2): 139-140.

［22］戴汝平. 优势互补提高先天性心脏病影像诊断水平 [J]. 中华放射学杂志, 1999, 33 (11): 725.

［23］刘玉清. 先天性心脏病诊断的节段分析法 [J]. 中华放射学杂志, 1998, 32 (8): 529-532.

［24］MANGHAT N E, MORGAN-HUGHES G J, MARSHALL A J. Multidetector row computed tomog raphy: imaging congenital coronary artery anomalies in adults [J]. Heart, 2005, 91 (12): 1515-1522.

［25］ STARK J, DE LEVAL M. Surgery for congenital heart defects [M]. Philadelphia: W. B. Saunders, 1994.

［26］ 王荣品, 梁长虹, 黄美萍, 等. 儿童先天性心脏病伴支气管狭窄的多层螺旋 CT 诊断 [J]. 中华放射学杂志, 2010, 44 (8): 811-815.

［27］ 侯志辉, 吕滨, 唐翔, 等. 儿童先天性心脏病双源 CT 胸部增强扫描剂量分析 [J]. 中华放射学杂志, 2011, 45 (1): 18-21.

［28］ 罗会昭, 尹邦良, 胡建国, 等. 心耳并列合并复杂先天性心脏病八例 [J]. 中国胸心血管外科临床杂志, 1999, 6 (2): 131.

［29］ 郑春华, 唐秀杰, 王少波, 等. 心耳并列的超声心动图诊断价值 [J]. 中华超声影像学杂志, 2009, 18 (6): 482-484.

［30］ VAN PRAAGH S, O'SULLIVAN J, BRILI S, et al. Juxtaposition of the morphologically left atrial appendage in solitus and inversus atria: a study of 18 postmortem cases [J]. Am Heart J, 1996, 132 (2 Pt 1): 391-402.

［31］ BLANCO RODRÍGUEZA C, BAUTISTA HERNÁNDEZ V, RUEDA NUÑEZ F. Prenatal diagnosis of juxtaposition of the right atrial appendage before the third trimester of pregnancy. Importance of the 4 chamber plane [J]. Prog Pediatr Cardiol, 2016, 43 (12): 147-149.

［32］ 刘玉清. 心血管病影像诊断学 [M]. 合肥: 安徽科学技术出版社, 2000.

［33］ BHARATI S, LEV M. The pathology of congenital heart disease: A personal experience with more than 6,300 congenitally malformed hearts, 2 Volume Set [M]. New York: Wiley-Blackwell, 1996.

［34］ NAKANISHI T, MARKWALD R R, BAIWEN H S, et al. Etiology and morphogenesis of congenital heart disease [M]. Berlin-Heidelberg: Spriger-Verlag, 2016.

［35］ BRAVO-VALENZUELA N J, PEIXOTO A B, ARAUJO JÚNIOR E. Prenatal diagnosis of transposition of great arteries: an update review [J]. Ultrasonography, 2020, 39 (4): 331-339.

［36］ HAN B K, LESSER J R. CT imaging in congenital heart disease: an approach to imaging and interpreting complex lesions after surgical intervention for tetralogy of Fallot, transposition of the great arteries, and single ventricle heart disease [J]. J Cardiovasc Comput Tomogr, 2013, 7 (6): 338-353.

［37］ WESSELS A, SEDMERA D. Developmental anatomy of the heart: a tale of mice and man [J]. Physiol Genomics, 2003, 15 (3): 165-176.

［38］ UGAS CHARCAPE C F, ALPACA RODRIGUEZ L R, MATOS ROJAS I A, et al. Characterisation of computed tomography angiography findings in paediatric patients with heterotaxy [J]. Pediatr Radiol, 2019, 49 (9): 1142-1151.

第十九章
左向右分流先天性心脏病 CT 诊断

第一节　房间隔缺损

一、基本知识

心房间隔缺损乃是胚胎第 4 周原始心房分隔过程发生异常,在左、右心房间仍残留未闭之房间孔。发病率占先天性心脏病的 12%~22%。在一组 91 823 例婴儿查体中,确诊先天性心脏病 613 例,房间隔缺损占全部先天性心脏病的 11.4%,发生率为第 2 位。医学科学院阜外医院先天性心脏病手术中占第 2 位(17%)。根据病理解剖部位,Ⅱ孔(继发孔)型 ASD 常分以下 4 种类型(图 19-1-1):

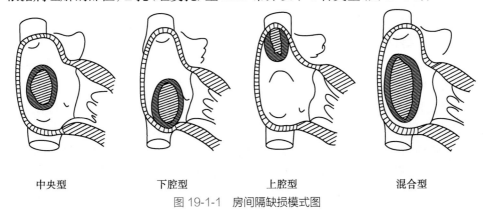

中央型　　　　　　下腔型　　　　　　上腔型　　　　　　混合型

图 19-1-1　房间隔缺损模式图

1. 中央型　或称卵圆孔型缺损,是Ⅱ孔型 ASD 中最常见的一种类型,约占 76%。缺损位于房间隔的中心卵圆窝部位。

2. 下腔型　缺损位于房间隔的后下方,下腔静脉入口相延续,缺损没有完整的房间隔边缘,心房后壁构成缺损的后缘,约占 12%。

3. 上腔型　也称静脉窦 ASD,缺损位于上腔静脉入口处下方,没有上缘。上腔型 ASD 的卵圆窝边缘仍保持完整,该型 ASD 多伴有右上肺静脉异位引流,可引流入右心房或上腔静脉,仅占 3.5%。

4. 混合型　两种以上缺损同时存在,大者几乎完全缺如,约占 8.5%。

根据胚胎发生及病理解剖,提出"静脉窦缺损(sinus venosus defects,SVD)"这一概念。静脉窦是心脏胚胎发育时原始心管尾端的膨大,发育过程完全融入右心房,构成上、下腔静脉之间的右心房后壁及相邻房间隔的基底部,与之相连的上、下腔静脉及冠状静脉窦随之进入右心房。故广义上讲,上述静脉窦区域与左心房及肺静脉近心段之间的间隔缺损均属于 SVD,包括上腔静脉窦缺损(superior sinus venosus defects)、下腔静脉窦缺损(inferior sinus venosus defects)、冠状静脉窦缺损(coronary sinus venosus defects)。详见本节"附 L　静脉窦缺损"。

冠状静脉窦缺损(coronary sinus venosus defects)是指冠状静脉窦与左心房分隔不全,以往认为是房间隔缺损的特殊类型,现归为静脉窦发育异常,详见第十九章第十三节。

二、CT 诊断

(一) 横断像

自上腔静脉入口水平至下腔静脉膈下水平,逐层进行分析。当发现房间隔 2 个层面以上连续性中断,提示房间隔中断。

1. "中央型"房间隔缺损　横断层面于主动脉窦层面显示最清楚。"中央型"主要位于卵圆窝部位缺损,其下缘与房室瓣尚保留一定房间隔。由于房间隔周边是肌性,有一定厚度,因此较大房间隔缺损,影像显示可靠,可以直接测量缺损大小。房间隔近中心部分为较薄的纤维膜性,对比剂过浓或右心房对比剂不均匀,形成强的高密度伪影,影响观察,致使出现假阴性或假阳性,对较小的中央型房间隔缺损(<4mm)判断可靠性差。注意是否存在多发缺损。

2. "下腔型"房间隔缺损　横断层面于心房下层面近下肺静脉入口或下腔静脉入口水平显示最清楚。房间隔的后下方与下腔静脉入口相延续中断,没有完整的房间隔下缘,心房后壁构成缺损的后缘。注意是否存在右下肺静脉引流异常。

3. "上腔型"房间隔缺损　横断层面于心房上部上腔静脉入口处或右上肺静脉入口层面显示最清楚。房间隔于上腔静脉入口处下方不连续,没有上缘,卵圆窝边缘仍保持完整。仔细分析上腔静脉各层,有否存在右上肺静脉异位引流入右心房或上腔静脉(参考静脉窦缺损)。

4. "混合型"房间隔缺损　横断层面显示两种以上缺损同时存在,称为"混合型",如中央型+上腔型或缺损巨大,上、下缘分别接近上、下腔静脉入口,前缘抵房室瓣环。第二房间隔与第一房间隔均缺如,形成巨大房间隔缺损,又称共同心房。

5. 其他征象　房间隔缺损可见右心房、室增大;中心肺动脉增宽,外围分支增粗;腔静脉增宽。小房间隔缺损心肺改变不明显;大房间隔缺损常存在肺动脉高压征象。

房间隔瘤是指房间隔过长,中心薄弱,结构松弛,左心房压力高于右侧,形成向右心房侧瘤样膨凸。多见于先天性,但是亦见后天房间隔异常,发生获得性房间隔瘤。房间隔瘤的诊断标准为:成人房间隔瘤的基底部>15mm,膨凸高度 ≥ 15mm;新生儿房间隔瘤的基底部 ≥ 6mm,膨凸高度 ≥ 6mm。房间隔瘤可以存在单个或多个破口,形成左 - 右分流。

房间隔缺损可与其他畸形并存或存在于复杂性先天性心脏病中,应该全面评价。

(二) 多层重组(MPR)

以不同层面不同角度重组感兴趣区图像,可以显示缺损位置、大小、与上下腔静脉及房室瓣环的关系、有无肺静脉畸形引流并存,是有价值的重建方法(图 19-1-2~ 图 19-1-5)。

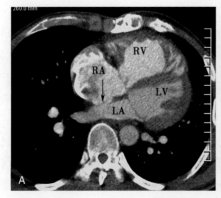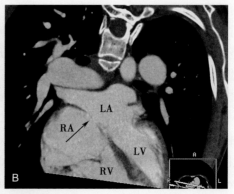

图 19-1-2　房间隔缺损,中央型

A. 横断扫描示房间隔中段不连续(↑),约 15mm;B. 多层重组(MPR)示 Ⅱ 孔型房间隔缺损(↑)中央型。

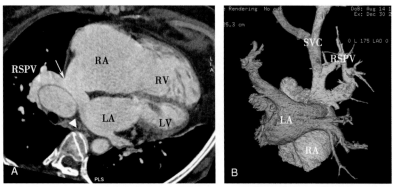

图 19-1-3　房间隔缺损（上腔型）合并部分型肺静脉畸形引流

A. 横断扫描示房间隔上段上腔静脉入口处不连续（△），约 23mm；上肺静脉异常引流入上腔静脉 -
右心房入口处（↑）；B. 容积再现示上肺静脉分别异常引流入上腔静脉及其右心房入口处。CT 诊
断为 Ⅱ 型房间隔缺损（上腔型）合并部分型肺静脉畸形引流。

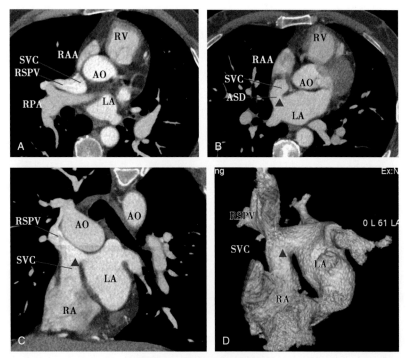

图 19-1-4　上腔静脉窦缺损

A、B. 横断像示上腔静脉入口前与右上肺静脉交叉处缺损，形成肺静脉畸形引流及左 - 右分
流（红色△）；C. 多层重组（MPR）；D. 容积再现（VR）示上腔静脉窦型间隔缺损（红色△）。

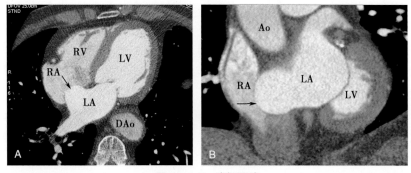

图 19-1-5　房间隔瘤

A. 房间隔中部层面示房间隔瘤样膨凸入右心房（↑），未见破口存在；B. 多层重组
（MPR）示房间隔瘤突入右心房（↑）。

附 L　静脉窦缺损

一、基本知识

静脉窦是心脏胚胎发育时原始心管尾端的膨大，通过窦房口与原始心房相连，分为左、右两个角，随着原始心管的发育，静脉窦向右移位，最后完全融入右心房，构成上、下腔静脉之间的右心房后壁及相邻房间隔的基底部，与之相连的上、下腔静脉及冠状静脉窦随之进入右心房。故广义上讲，上述静脉窦区域与左心房及肺静脉近心段之间的间隔缺损均属于静脉窦缺损（sinus venosus defects，SVD），包括上腔静脉窦缺损（superior sinus venosus defects）、下腔静脉窦缺损（inferior sinus venosus defects）、冠状静脉窦缺损（coronary sinus venosus defects）。缺损可波及房间隔基底部。

狭义的静脉窦缺损指肺静脉与腔静脉近心段之间间隔缺损，肺静脉仍保留其左心房入口，血流动力学上导致房间隔以外的房间交通及部分型肺静脉异位引流，亦有学者认为它是肺静脉与腔静脉近心段的异常交通，称作肺静脉-腔静脉窗更合适，而不是所谓的"间隔"缺损；由于这种异常交通主要位于右上肺静脉前壁与上腔静脉后壁之间，故部分研究中又将之称为上腔静脉窦缺损。这里主要讨论这种狭义的静脉窦缺损。

与继发孔型房间隔缺损不同，静脉窦缺损形成原因大致有以下观点：①为肺静脉与上腔静脉近心段相邻壁形成障碍或局部异常退化；②动物胚胎研究显示左心房后侧的肺静脉凹的组织成分来源于静脉窦，胚胎发育早期它与静脉窦组织分离、移位至左心房，发育为四支肺静脉近心段，如其分离移位不完全，仍保留与静脉窦组织的延续或异常交通，则形成静脉窦缺损及部分肺静脉异位引流。

由于静脉窦缺损位置特殊，位于肺静脉与腔静脉近心段，可以同时造成以下两种血流动力学异常：①部分肺静脉异位引流：无顶肺静脉血流经缺损处引流入上腔静脉及右心房；②房间隔以外的房水平分流：肺静脉左心房入口转化为房间交通口，由于左心房压力高，左心房部分血液可经肺静脉近心端及缺损所构成的通道，分流至右心房。

二、CT诊断

（一）横断图像

1. 右上肺静脉近心段前壁与上腔静脉后壁处窗型间隔缺损、异常交通，呈"无顶右上肺静脉"，右上肺静脉仍保留其正常左心房的入口（图19-1-6）。部分缺损累及相邻房间隔基底部，致右下肺静脉引流至缺损处或右心房。

2. 极少数情况，左上肺静脉近心段与上腔静脉异常交通，并保留左心房入口（图19-1-7）。

3. 腔静脉骑跨　右上肺静脉与上腔静脉近心端缺损较大时，二者局部相互融合成一个腔，融合处常有小切迹，可导致上腔静脉骑跨于房间隔之上或引流入左心房（图19-1-8）。

4. 常合并多发部分肺静脉异位引流，以部分右上肺静脉分支，特别是尖段肺静脉单独引流入上腔静脉中段（多位于奇静脉入口后）最常见，应适当扩大扫描范围至弓部，以免漏诊。其他常见合并畸形包括Ⅱ孔中央型房间隔缺损、卵圆孔未闭、永存左上腔静脉、三房心等。

5. 间接征象　由于缺损位置特殊，除引起房间的左向右分流外，还导致右上肺静脉异位引流，其分流量较同等大小的房间隔缺损更大，相对更容易引起右心房、室增大，右心室壁增厚，肺动脉增宽等改变。

（二）多层重组（MPR）或曲面重组图像

不同切面、多角度显示静脉窦缺损的大小、位置及形态，斜位可见部分型肺静脉异位引流及上腔静脉骑跨，可准确测量缺损各个径线的大小，并显示各种合并畸形，为诊断与治疗提供重要信息。

（三）三维重建

采用容积再现（VR）或表面阴影显示（SSD），可以立体、直观地显示上腔静脉窦缺损位置、上腔静脉骑跨的程度，部分型肺静脉异位引流的位置及形态，对于手术有重要指导价值（图19-1-6~图19-1-9）。

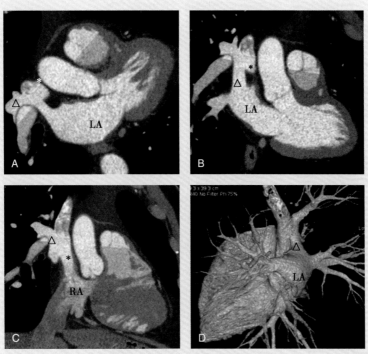

图 19-1-6　上腔静脉窦缺损

心脏 CTA 检查:A~C. 斜位 MPR 图像示"无顶"右上肺静脉(△)与上腔静脉(*)异常交通、局部窗型缺损,右上肺静脉仍保留左心房入口;D. VR 图像立体、直观地显示右上肺静脉与上腔静脉近段窗样连接。CT 诊断为上腔静脉窦缺损。LA,左心房;RA,右心房。

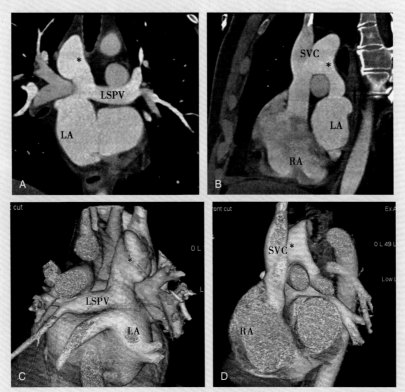

图 19-1-7　上腔静脉窦缺损

A、B. MPR 图像示左上肺静脉(LSPV)入左心房,近心段与上腔静脉(SVC)之间可见粗大的管状交通,交通口处瘤样扩张(*);C、D. VR 图像立体、直观地显示左上肺静脉近段与上腔静脉间管状交通,局部瘤样扩张。CT 诊断为上腔静脉窦缺损。LA,左心房;RA,右心房;SVC,上腔静脉;LSPV,左上肺静脉。

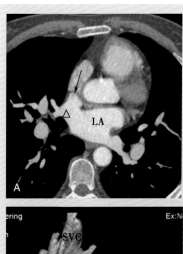
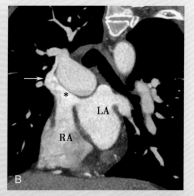
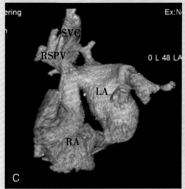
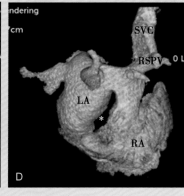

图 19-1-8 上腔静脉窦缺损

A. 横断图像示右上肺静脉(△)近心段前壁与上腔静脉(↑)后壁异常交通、局部管腔融合,致右上肺静脉(△)引流入上腔静脉,右上肺静脉仍保留左心房入口;B. 斜位 MPR 图像示右上肺静脉异常引流入上腔静脉近心端(↑),上腔静脉近心端(*)骑跨在房间隔之上;C、D. VR 图像立体、直观地显示右上肺静脉与上腔静脉近段交叉间隔窗型缺损,局部管腔相互融合,上腔静脉骑跨于房间隔(*)之上。CT 诊断为上腔静脉窦缺损。LA,左心房;RA,右心房;SVC,上腔静脉;RUPV,右上肺静脉。

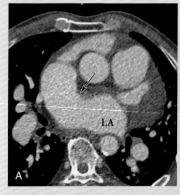
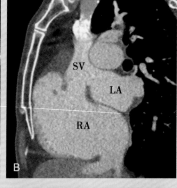
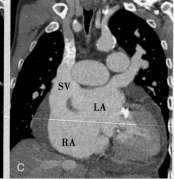
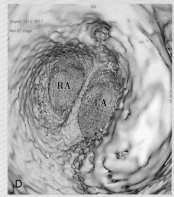
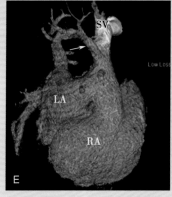
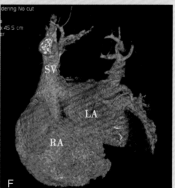

图 19-1-9 上腔静脉窦缺损

A. 横断像,右上肺静脉近心段前壁与上腔静脉后壁较大窗型缺损(↑)、局部管腔融合,致右上肺静脉引流入上腔静脉,右上肺静脉仍保留左心房入口(↑);B、C. MPR 图,上腔静脉近端骑跨于房间隔之上;D. 内镜图像,于上腔静脉内向下可见上腔静脉近端骑跨于两心房之上;E、F. VR 图像,立体、直观地显示右上肺静脉与上腔静脉近段间隔缺损、局部管腔相互融合,上腔静脉骑跨于房间隔之上,右肺上叶尖段肺静脉直接引流入上腔静脉(↑)。CT 诊断为上腔静脉窦缺损。LA,左心房;RA,右心房;SVC,上腔静脉;RSPV,右上肺静脉。

第二节　室间隔缺损

一、基本知识

室间隔缺损是最常见的先天性心脏病,约占先天性心脏病25%,占第1位。

胚胎发生:胚胎第8周室间隔逐渐由肌部间隔、心内膜垫及球部间隔发育形成。如果其中某一部分发育异常或停滞,则发生与该部相关的室间隔缺损。

病理解剖:室间隔缺损分为三型(图19-2-1)。

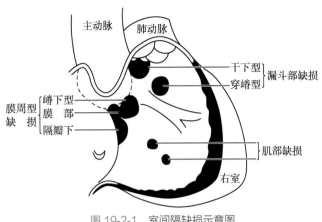

图 19-2-1　室间隔缺损示意图

1. 漏斗部室间隔缺损　位于肺动脉瓣下方,室上嵴部,由于位置较高,又称高位室间隔缺损,约占20%。对紧位于肺动脉瓣下者,又称"干下型"缺损。位于室上嵴,漏斗部间隔内,但与肺动脉瓣有一定距离者,称"穿嵴型"缺损。由于缺损紧邻主动脉窦,主动脉右冠状窦易脱入缺损部,形成主动脉窦瘤,常伴主动脉瓣脱垂及关闭不全。

2. 膜周部间隔缺损　又称嵴下型室间隔缺损,最常见,约占78%。其累及范围自三尖瓣隔瓣下至室上嵴下方,在左心室面其位于主动脉瓣环下方。右心室面缺损上缘是三尖瓣环,其余边缘是肌性组织。根据缺损部位,可再细分为膜周流入道型及膜周肌小梁和膜周流出道缺损。有作者将隔瓣后型缺损称流入道型缺损,其位置较嵴下型更靠后,被三尖瓣隔瓣所覆盖,缺损的后缘无室间隔组织,以三尖瓣环为界,其解剖特征与心内膜垫缺损相似,故又称作"心内膜垫型室间隔缺损"。

膜周部间隔缺损常合并膜部间隔瘤,依其发生及结构分为真、假两型。真性膜部瘤为膜部间隔的薄弱处,结构松弛,由于左心室压力高而突向右心室侧,其上可有穿孔,一个或两个以上。假性膜部瘤为先有膜周部间隔缺损,三尖瓣隔瓣及其瓣下结构粘连覆盖其上,并向右心室面膨突,形成假性膜部瘤,瓣膜可有穿孔;甚至可以完全闭合膜部间隔缺损。巨大的膜部瘤可以造成右室流出道狭窄。

3. 肌部室间隔缺损　可位于肌部间隔的任何部位,多靠近心尖。可多发,或左心室面为单个缺损,右心室面有多个开口,缺损大小可从1mm至2cm以上。发病率仅占2%。

二、CT 诊断

室间隔缺损的直接征象是室间隔中断,左、右心室联通。横断扫描可以直接显示缺损的部位、大小,做出分型诊断。

(一) 膜部室间隔缺损

1. 横断像　主动脉窦横断层面示主动脉窦下方膜部间隔中断。

2. 多层重组(MPR)左心室面观　在主动脉瓣下层面膜部间隔中断,下缘为肌部间隔,左、右心室联通。如果发现圆形影膨突入右心室侧,为膜部瘤征象。

3. 多层重组(MPR)右心室面观　隔瓣后型间隔缺损则多在二、三尖瓣层面(水平)显示缺损位于隔瓣后,上缘为三尖瓣环(图19-2-2)。

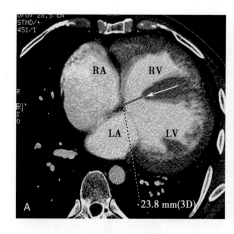
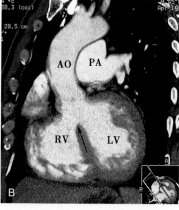

图 19-2-2　膜周部室间隔缺损
A. 横断扫描示膜部室间隔不连续,约 23.8mm;B. 多层重组(MPR)示主动脉瓣下膜部室间隔缺损(↑)。RA,右心房;RV,右心室;LA,左心房;LV,左心室;AO,主动脉;PA,肺动脉。

(二)漏斗部室间隔缺损

1. 横断层面　主动脉右窦横断层面示主动脉窦前方圆锥隔中断,左、右室连通。

2. 多层重组(MPR)右心室面观　肺动脉瓣下右室流出道圆锥部间隔不连续,对紧位于肺动脉瓣下者,又称"干下型"缺损。位于室上嵴,漏斗部间隔内,但与肺动脉瓣有一定距离者,称"穿嵴型"或"嵴内型"(图 19-2-3,图 19-2-4)。

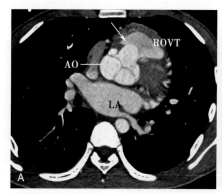
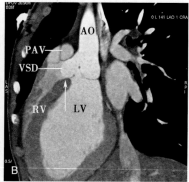

图 19-2-3　干下型室间隔缺损

A. 横断扫描,右室流出道层面(RVOT)示右室流出道间隔不连续,主动脉右窦前突(↑);B. 多层重组(MPR),肺动脉瓣下(PAV)右室流出道圆锥部间隔不连续,缺损紧位于肺动脉瓣下,主动脉右窦脱入右室流出道(↑)。CT 诊断为室间隔缺损(干下型),主动脉右窦脱垂,左心室增大。AO,主动脉;PAV,肺动脉瓣;RVOT,右室流出道;RV,右心室;LV,左心室;LA,左心房。

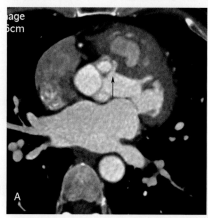
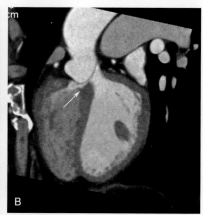

图 19-2-4　穿嵴型室间隔缺损

A. 横断扫描,右窦旁嵴上小缺损(↑);B. 多层重组(MPR),缺损位于漏斗部间隔内,但与肺动脉瓣有一定距离者。

（三）肌部室间隔缺损

1. **横断层面** 于肌部室间隔近心尖部层面可见肌部间隔不连续，左、右心室联通，缺损存在于不规则肌小梁之间，大小不等，多数较小，可以多发。

2. **多层重组（MPR）双心室面观** 肌部室间隔近心尖部层面可见肌部间隔不连续，左、右心室联通，缺损存在于不规则肌小梁之间，大小不等，多数较小，右心室侧常呈多发（图19-2-5）。

分流量小的室间隔缺损，除室间隔中断直接征象外，心、肺继发改变较轻。分流量大者可见肺血流量增多，肺血管纹理增多、增粗，如有肺动脉高压，主肺动脉及左、右肺动脉可有不同程度增粗，动脉分支扭曲，可有左、右心室大等表现。

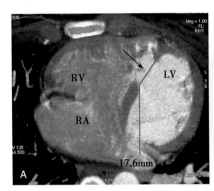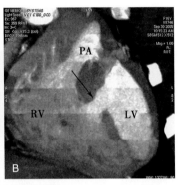

图19-2-5 肌部室间隔缺损

A. 横断扫描，心室肌部室间隔不连续，缺损约17.6mm（↑）；B. 多层重组（MPR），肌部室间隔缺损（↑）。RA，右心房；RV，右心室；LV，左心室；PA，肺动脉。

第三节 心内膜垫缺损

一、基本知识

1. **发病率** 心内膜垫缺损在先天性心脏病仅占0.9%。

2. **胚胎发育** 胚胎发育第4周共同房室管的腹背侧由间质细胞形成一对内膜增厚处，称为心内膜垫，其向上参与心房第一间隔，向下参与心室间隔膜部及周围部分的构成；向左、右分别参与二尖瓣前瓣、三尖瓣隔瓣的形成。

3. **病理解剖** 心内膜垫缺损基本畸形是Ⅰ孔型房间断缺损或称原发孔房间断缺损，位于房间隔下部，其下缘即为房室瓣环。病理解剖尚包括房室瓣裂（二尖瓣前瓣、三尖瓣隔瓣裂），依瓣裂程度，可产生相应房室瓣关闭不全。重度房室瓣裂形成共同房室瓣。此外，可存在室间隔缺损、左束支发育异常等。

4. **临床分型** 不同学者提出不同临床分型，为了临床实用，现提出如下分型（图19-3-1）。

（1）部分型心内膜垫缺损：①单纯Ⅰ孔型房间隔缺损；②Ⅰ孔型房间隔缺损，合并二尖瓣前瓣裂；③Ⅰ孔型房间隔缺损，合并三尖瓣前瓣裂；④Ⅰ孔型房间隔缺损，合并二尖瓣+三尖瓣前瓣裂，又称过渡型心内膜垫缺损。

（2）完全型心内膜垫缺损：Ⅰ孔型房间隔缺损，共同房室瓣，室间隔缺损。

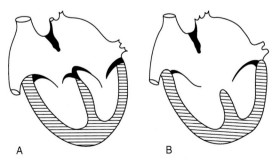

图19-3-1 心内膜垫缺损示意图
A. 部分型；B. 完全型。

（3）心内膜垫型室间隔缺损：①左心室 - 右心房通道（详见本章第四节）；②心内膜垫型室间隔缺损（隔瓣下室间隔缺损，见室间隔缺损）。

（4）单心房（详见本章第五节）。

二、CT 诊断

（一）部分型心内膜垫缺损（Ⅰ孔型房间隔缺损，图 19-3-2）

1. 横断像　横断层面房间隔下部连续性中断，缺损无下缘，直抵房室瓣环，可以直接测量缺损大小。

2. 多层重组（MPR）　左室流出道层面显示由于二尖瓣前叶附着下移，显示左室流出道狭长呈鹅颈征；左心室右缘可见裂痕征，为二尖瓣裂的征象。

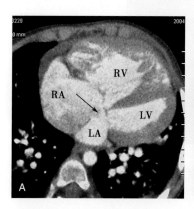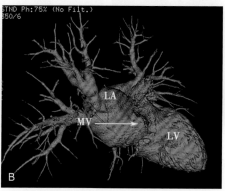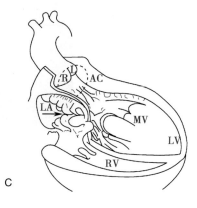

图 19-3-2　部分型心内膜垫缺损

A. 横断扫描：Ⅰ孔型房间隔缺损下缘紧邻房室瓣环（↑），两组房室瓣完整；B. 三维重建：左心房 - 二尖瓣 - 左心室（右前斜位）示二尖瓣环附着下移，左室流出道拉长，称鹅颈征及二尖瓣前瓣裂（↑）；C. 模式图。LA，左心房；LV，左心室；MV，二尖瓣；RV，右心室；AC，主动脉瓣环。

（二）完全型心内膜垫缺损（图 19-3-3）

横断像

（1）横断层面：Ⅰ孔型房间隔缺损征象同上。

（2）共同房室瓣：

1）横断层面：房室瓣水平断面，十字交叉消失，左、右房室瓣环融成一体，呈一共同大瓣口。其上为Ⅰ孔型房间隔缺损，其下为室间隔缺损。

2）多层重组（MPR）四腔位：房室瓣水平层面，十字交叉消失，左、右房室瓣环融成一体，呈一共同大瓣口。其上为Ⅰ孔型房间隔缺损，其下为室间隔缺损。

（3）室间隔缺损：

1）横断层面：房室瓣水平断面，十字交叉消失，左、右房室瓣环融成一体，呈一共同大瓣口。其下为室间隔缺损，缺损下缘为肌部间隔。

2）多层重组（MPR）四腔位：房室瓣水平层面，十字交叉消失，左、右房室瓣环融成一体，呈一共同大瓣口，其下为室间隔缺损，缺损下缘为肌部间隔。

（4）间接征象：右心房、室增大。中心肺动脉增宽。如有肺动脉高压，主肺动脉横径超过同水平主动脉径，右心室壁增厚，右心室腔扩大。如有二尖瓣反流，左心房可有增大。多层重组（MPR）以不同层面不同角度重组感兴趣区图像，显示Ⅰ孔型房间隔缺损、室间隔缺损及共同房室瓣，对于诊断及分型诊断有重要意义。

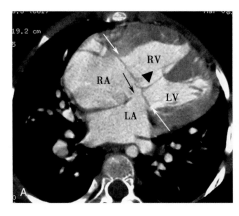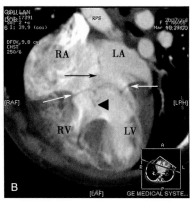

图 19-3-3　完全型心内膜垫缺损
A. 横断扫描：Ⅰ 孔型房间隔缺损，下缘抵房室瓣环（↑），共同房室瓣（→←），室间隔缺损（▲）；B. 多层重组（MPR）：Ⅰ 及 Ⅱ 孔型房间隔缺损，下缘抵房室瓣环（↑），十字交叉消失，共同房室瓣（→←），室间隔缺损（▲）。CT 诊断为完全型心内膜垫缺损，共同房室瓣。

第四节　左心室 - 右心房通道

一、基本知识

1. **概念**　左心室 - 右心房通道（left ventricular-right atrium communication）是一种少见的特殊类型的间隔缺损。由于膜部室间隔被三尖瓣环分为上、下两部分，上部称膜部间隔"房室部"，形成左心室与右心房相邻；下部为膜部间隔的"心室部"，即左心室与右心室相邻（图 19-4-1A）。当上部（膜部间隔房室部）发生缺损时，即为左心室 - 右心房通道，又称房室型室间隔缺损，发病率仅占先天性心脏病的 0.08%。

2. **胚胎发生**　在胚胎时期膜部室间隔房室部发育异常，导致室间孔闭合不全，心内膜垫右节与之融合失败，导致三尖瓣隔瓣发育异常，致使室间隔房室部缺损发生，合并三尖瓣隔瓣发育异常（隔瓣裂或缺损）。

3. **病理分型**

（1）隔瓣上型（Ⅰ型）：缺损位于三尖瓣环上方房室部缺损，约占 27%（图 19-4-1B）。

（2）隔瓣下型（Ⅱ型）：位于三尖瓣环下方，同伴有三尖瓣隔瓣发育异常，隔瓣成裂或缺损存在，占 68%。根据隔瓣的畸形情况，又分成两种亚型。①Ⅱa，缺损位于隔瓣前部，隔瓣裂，其根部与膜部间隔粘连；缺损直接与右心房联通（图 19-4-1C）。②Ⅱb，缺损位于中央部，在隔瓣下膜部间隔近肌部处；隔瓣裂或缺损，通过隔瓣裂孔或缺损可以与右心房及右心室联通，形成左心室与右心房及右心室分流（图 19-4-1D）。

（3）联合型（Ⅲ型）：膜部室间隔在三尖瓣环上及下均有缺损，隔瓣畸形，可形成囊袋状瘤（pouch-like aneurysm），形成左心室 - 右心房及左心室 - 右心室分流，约占 5%（图 19-4-1E）。

左心室 - 右心房通道约 1/3 病例合并其他心血管畸形。最常见的是房间隔缺损、主动脉瓣下狭窄、二瓣化畸形，室间隔缺损较少见。

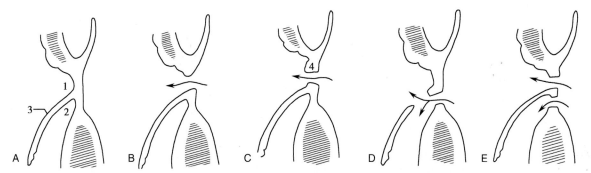

图 19-4-1　左心室 - 右心房通道模式图
A. 正常膜部室间隔：1 为膜部室间隔房室部，2 为膜部室间隔心室部，3 为三尖瓣隔瓣，4 为二尖瓣；B. 隔瓣上型（Ⅰ型）：左心室 - 右心房通道；C. 隔瓣下型（Ⅱa 型）：左心室 - 右心房通道；D. 隔瓣下型（Ⅱb 型）：左心室 - 右心房通道；E. 联合型（Ⅲ型）：左心室 - 右心房通道。

二、CT 诊断

(一) 横断像

横断像是诊断基础。

1. 室间隔层面显示膜部间隔　认真观察主动脉瓣下膜部间隔及三尖瓣隔瓣,可以发现有膜部间隔,房室部有缺损存在,形成向三尖瓣环以上右心房的分流,提示左心室 - 右心房通道的可能,但是 Ⅰ 型与Ⅱa 型无法鉴别。

2. 室间隔层面显示膜部间隔　房室部有左心室同时向三尖瓣环以上右心房及以下的右心室有分流,提示左心室 - 右心房通道的可能,但是Ⅱb 型与Ⅲ型无法鉴别。

3. 注意观察三尖瓣隔瓣形态　本畸形通常存在三尖瓣隔瓣畸形,所以当存在三尖瓣隔瓣瘤并存左心室向右心房及右心室分流时,应考虑本畸形,但是Ⅱb 或Ⅲ型不好鉴别(图 19-4-3)。

注:室间隔膜部瘤分为真性膜部瘤及假性膜部瘤。假性膜部瘤多为三尖瓣隔瓣粘连造成,应警惕隔瓣存在先天畸形的可能,警惕左心室 - 右心房通道存在的可能。

(二) 多层重组

以病变(缺损)为中心,不同层厚、不同角度、体位可以较好显示病变及其与周围结构的关系,特别是观察分流部位、三尖瓣隔瓣瘤有重要价值(图 19-4-2,图 19-4-3)。

(三) 容积再现

观察整体情况。

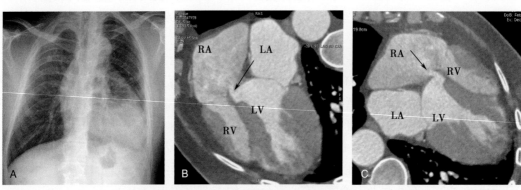

图 19-4-2　左心室 - 右心房通道 Ⅰ 型
A. 胸部 X 线片示左心室、右心房增大;B、C. 多层重组示左心室 - 右心房分流(↑),左心室、右心房增大。

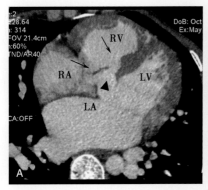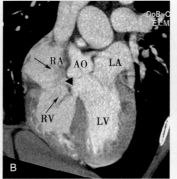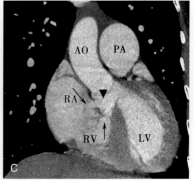

图 19-4-3　左心室 - 右心房通道Ⅲ型,需与Ⅱb 型鉴别
A.横断像示膜部室间隔膜部瘤形成,考虑为三尖瓣隔瓣瘤(▲),隔瓣缺损,形成左心室 - 右心房、左心室 - 右心室分流(↑);B、C.多层重组示三尖瓣隔瓣瘤(▲),左心室 - 右心房通道(↑),左心室 - 右心室分流(↑)。

第五节　共同心房与单心房

一、基本知识

(一) 共同心房(common atrium)

胚胎发生期左、右心房(后期耳部)已发育完全时,而第一和第二房间隔严重发育障碍或早期退化,仅保留少量房间隔残迹,呈巨大房间隔缺损,其一侧有上、下腔静脉汇入,存在冠状静脉窦,右心房的基本特征;另一侧存在肺静脉入口,左心房基本特征,称共同心房,有学者亦称共同心房为"功能性单心房"。

本畸形多数为心房正位,亦可存在心房反位,二尖瓣和三尖瓣两组房室瓣发育良好。

如果存在二尖瓣和三尖瓣发育异常,如房室瓣裂或共同房室瓣等,命名学又将其归为心内膜垫缺损或房室通道畸形(图 19-5-1)。

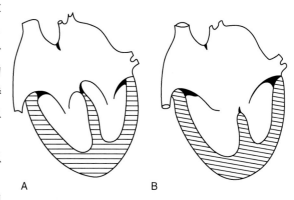

图 19-5-1　共同心房模式图
A. 两组房室瓣;B. 共同房室瓣(完全型心内膜垫缺损)。

(二) 单心房(single atrium)

定义为只有单一心房解剖结构时,才是真正意义的单心房,即两侧心房均是解剖左心房或解剖右心房(两侧心耳形态一致)。由于两侧心房(耳)对称存在,又称为心房对称位(atrial situs symmetry);左或右心房对称位在病理解剖有一定规律,命名学又称为心房异构(atrial isomerism),包括:

1. 左心房异构(left atrial isomerism)　双侧心房(耳)均为解剖左心房结构。此时存在内脏不定位;同时存在腔静脉回流异常,如腔静脉回流入左心房、下腔静脉肝段缺如;完全型心内膜垫缺损;双肺多为左肺结构;且合并多脾。75% 合并心内畸形。

2. 右心房异构(right atrial isomerism)　双侧心房(耳)均为解剖右心房结构。此时存在内脏不定位;通常包含有完全性肺静脉畸形引流入右心房;完全型心内膜垫缺损;双肺多为右肺结构;且合并无脾。90% 合并心内畸形。

单心房常存在于一组复杂的先天性心脏病之中,如完全型心内膜垫缺损、右心室双出口、单心室等。

单心房胚胎发生及病理解剖有别于共同心房,只是血流动力学两者相似,有学者将共同心房称为"功能性单心房"。

二、共同心房 CT 诊断

(一) 横断像

横断层面是诊断的基础(图 19-5-2)。

1. 左、右心房耳部及心房体部结构完整清楚。

2. 房间隔层面显示巨大房间隔缺损,第Ⅱ间隔几乎完全缺如,同时累及部分或全部第Ⅰ间隔;当第Ⅰ间隔有少量残留时,十字交叉可以保持完整,两组房室瓣完整。

3. 房室瓣层面显示两组房室瓣不完整或呈现共同房室瓣,归类于心内膜垫缺损或称房室通道畸形。

4. 一侧有肺静脉汇入;另一侧有腔静脉回流情况。注意有否回流异常存在。

(二) 多层重组 (MPR)

以不同层面、不同角度对重点解剖重组，可以显示心房耳部、房间隔缺损、房室瓣状态以及肺静脉和腔静脉回流情况，为诊断起到重要作用。

(三) 容积再现 (VR)

观察心脏大血管整体形态，了解腔静脉与肺静脉回流情况，对诊断有重要意义。

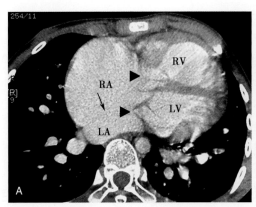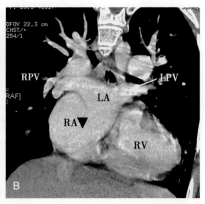

图 19-5-2 共同心房

A. 横断像示左、右心房间第Ⅰ、Ⅱ房间隔消失，巨大房间隔缺损(↑)，两组房室瓣(▲)；B. 多层重组(MPR)示共同心房(▲)，肺静脉回流共同心房左侧，腔静脉回流入心房右侧。RA，右心房；RV，右心室；LA，左心房；LV，左心室；RPV，右肺静脉；LPV，左肺静脉。

三、单心房 CT 诊断

(一) 横断像

横断像是诊断的基础(图 19-5-3，图 19-5-4)。

1. 单心房主要征象　房间隔横断层面：两侧心房显示自心房顶部无房间隔，房间隔缺如，直抵房室瓣环。

2. 房室瓣　房室瓣环横断层面：显示两组房室瓣或共同房室瓣。后者较为常见。

3. 左心房异构征象　双侧心房耳部呈狭长拇指状，为左心房耳部特点。

4. 右心房异构征象　双侧心房耳部呈宽大三角形状，为右心房耳部特点。

5. 心房、室增大　常并存房室瓣关闭不全，因此心房、室扩大。

6. 并发畸形　腔静脉回流异常包括上腔静脉引流入解剖左心房或下腔静脉(肝段)缺如；肺静脉回流异常包括心上型、心脏型或心下型肺静脉畸形引流。

7. 内脏不定位　左、右肺结构异常等，无脾或多脾。

8. 合并重要心内外畸形　常合并单心室、右心室双出口、肺动脉狭窄或闭锁。

(二) 多层重组 (MPR)

不同层面、不同角度重组图像，可以显示双房耳结构、房间隔缺如、两组房室瓣或共同房室瓣，对诊断有重要意义；观察内脏、肺的解剖及位置。

(三) 容积再现 (VR)

观察心脏大血管整体形态、心耳解剖特点、了解大血管及腔静脉与肺静脉回流情况，对诊断有重要意义；观察内脏、肺的解剖及位置。

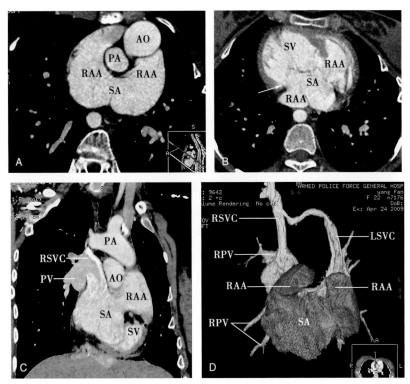

图 19-5-3 右位心，右心房异构，单心房，单心室

A、B. 横断像示双侧心耳为右心房结构（RAA），单心房（SA），单心室（SV），一组房室瓣；C. 多层重组（MPR）示单心房（SA），心耳为右心房结构（RAA），肺静脉（PV）与右上腔静脉（RSVC）均回流入单心房；D. 单心房（SA）三维重建示上腔静脉及肺静脉回流入单心房，肺静脉畸形引流。SA，单心房；SV，单心室；RAA，右心房耳部；PV，肺静脉；RPV，右肺静脉；RSVC，右上腔静脉；LSVC，左上腔静脉；AO，主动脉。

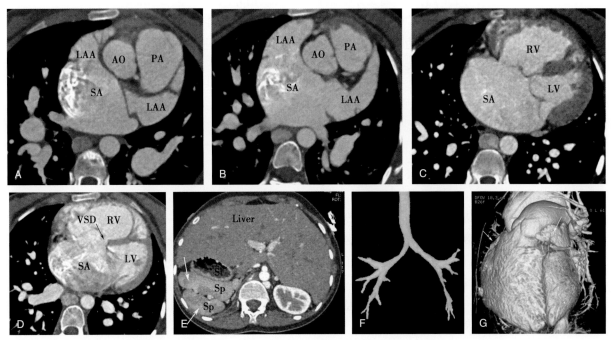

图 19-5-4 左心房异构，单心房，完全性心内膜垫缺损

A~D. 横断像，双侧心耳为左心房耳部结构（LAA），单心房（SA），双心室，一组房室瓣；收缩期示房室瓣关闭（C），舒张期示房室瓣开放，室间隔缺损（D↑）；E. 腹部横断像，内脏不定位，胃（St）及脾（Sp）位于右侧，多脾（↑）；F 最小密度投影，双侧支气管为两叶肺结构（双左肺）；G. 容积再现，双左耳结构（↑）。CT 诊断为左心房异构，单心房，完全性心内膜垫缺损，室间隔缺损，一组房室瓣，多脾综合征。LAA，左心房耳部；SA，单心房；LV，左心室；RV，右心室；LPV，左肺静脉；RPV，右肺静脉；PA，肺动脉；AO，主动脉。

第六节 动脉导管未闭

一、基本知识

1. 发生率 动脉导管未闭是一种常见的先天性心脏病,占 12%~15%,次于室间隔缺损,居第 2 位。

2. 胚胎发生 动脉导管由胚胎左侧第 6 对动脉弓的背部发育而成。在胎儿期,其为连接主动脉与肺动脉之间的正常血管结构,右心室血液通过肺动脉和动脉导管流入降主动脉,在胎儿血液循环中起重要作用。出生后胎儿开始呼吸,肺组织膨胀,肺循环阻力减低,肺动脉血直接进入肺组织,通过动脉导管的血液明显减少,逐渐由功能闭合最终致解剖闭合。此过程一般为 6 个月,少数可延迟至 1 年,持续不闭锁者则形成本症。动脉导管可单独存在,也可与其他心内畸形合并存在。

3. 病理解剖分型 未闭之动脉导管据形态一般分为 4 种类型(图 19-6-1)。

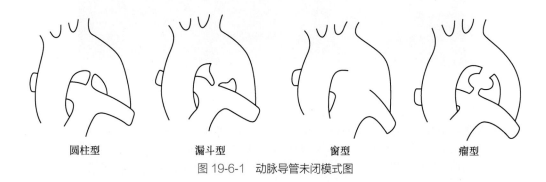

| 圆柱型 | 漏斗型 | 窗型 | 瘤型 |

图 19-6-1 动脉导管未闭模式图

(1)圆柱型(管型):导管的主动脉端及肺动脉端粗细大致相等;管径一般 2~4mm。

(2)漏斗型:导管的主动脉端扩张,至肺动脉端逐渐变细,形似漏斗;最窄径一般 3~8mm。

(3)窗型:主动脉峡部与主肺动脉密切接触,未闭导管类似间隔缺损,直径较大,多超过 10mm。

(4)瘤型:导管成动脉瘤样膨大,少见。

右位主动脉弓动脉导管未闭:右弓时未闭动脉导管有较多起源与走行变异。例如可以起源于头臂动脉,较长血管走行与肺动脉衔接。

二、CT 诊断

(一)横断像

横断层面是诊断的基础(图 19-6-2~ 图 19-6-6)。

1. 主动脉弓下(峡部)层面 见一条增强的血管与主肺动脉的左、右分支部相连,由于动脉导管管径大小、两端形态及走行状态的变异较大,有时需要几个层面,才可完全显示清楚。目前扫描层厚多为 0.5~0.7mm,小动脉导管多不会漏诊。

2. 左心房、室增大;大量分流肺动脉高压时,可见主肺动脉及左、右肺动脉增宽。右心室增大、肥厚。注意主动脉峡部有否主动脉缩窄存在。

3. 其他征象 主动脉弓畸形,感染性心内膜炎(赘生物),肺动脉高压相应征象,其他并发畸形。

(二)多层重组(MPR)

主动脉弓(峡部)重建:以峡部动脉导管为中心做不同层面、不同角度重组,可以清楚显示未闭动脉导管的形态、管径、长度,对分型诊断及治疗有重要价值。

（三）容积再现（VR）

主动脉弓及肺动脉重建：显示主动脉弓及肺动脉解剖，动脉导管与两者的解剖关系；可以直观显示未闭动脉导管的形态、管径、长度，对分型诊断及介入或手术治疗有重要价值。

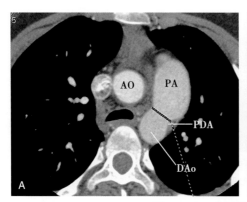
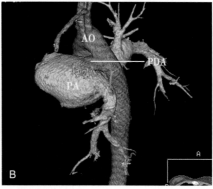

图 19-6-2　动脉导管未闭（圆柱型）

A. 横断扫描，主动脉峡部（DAo）粗大动脉导管未闭与肺动脉相连直径为 18mm，长为 6mm；B. 三维重建，管状动脉导管未闭（PDA）。AO，主动脉；DAo，降主动脉；PA，肺动脉；PDA，动脉导管未闭。

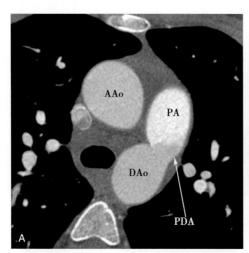
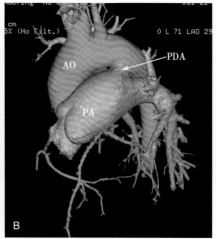

图 19-6-3　患者女性，13 岁，动脉导管未闭

A. 横断像；B. 容积再现（VR），示动脉导管未闭（窗型）。

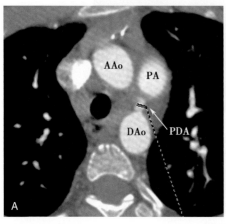
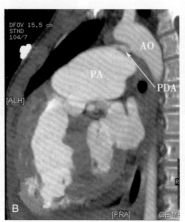
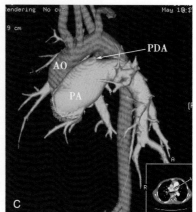

图 19-6-4　患者男性，15 岁，动脉导管未闭

A. 横断像示动脉导管未闭，直径约 6mm，长约 9mm；B. 多层重组；C. 容积再现，示动脉导管未闭（管型），头臂动脉四开口变异。

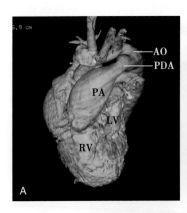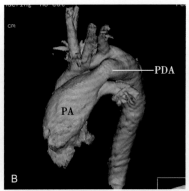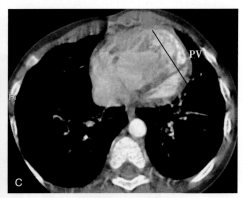

图 19-6-5　患者女性,5 岁,发绀

A、B. 容积再现示大动脉导管未闭,直径近似于主动脉弓,主肺动脉高度瘤样扩张,右心室增大,重度肺动脉高压;C. 横断像示右心室高度扩大,左心室发育相对较小。诊断为 Eisenmenger 综合征。

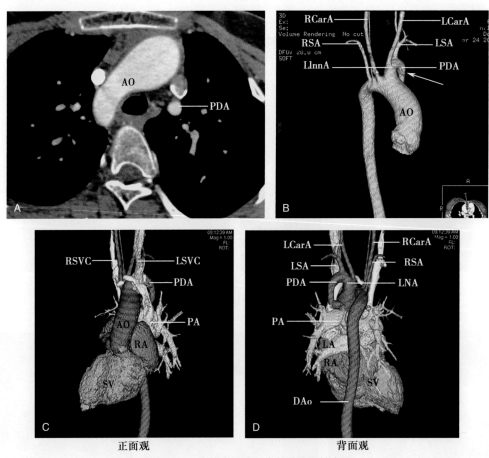

正面观　　　　　　　　　　背面观

图 19-6-6　右位主动脉弓合并动脉导管未闭

A. 横断扫描示右位主动脉弓(AO),自左无名动脉发出动脉导管(PDA);B. 三维重建示右位主动脉弓,由左无名动脉(LInnA)发出动脉导管(PDA);C. 三维重建(正面观)示右位主动脉弓,由左无名动脉(LInnA)发出动脉导管(PDA)与肺动脉相连;D. 三维重建(背面观)示动脉导管(PDA)与肺动脉相连。AO,主动脉;DAo,降主动脉;LCarA,左颈总动脉;RCarA,右颈总动脉;LSA,左锁骨下动脉;RSA,右锁骨下动脉;LNA,左无名动脉;LInnA,左无名动脉;PA,肺动脉;PDA,动脉导管未闭。

第七节　永存共同动脉干

一、基本知识

(一) 概念及胚胎发生

永存共同动脉干是指自心底部发出一支大动脉干,由其供给冠状动脉、体动脉以及肺动脉血液循环,是少见的先天性心血管畸形,占先天性心脏病<1%。

胚胎发生:胚胎时期心球 - 共同动脉干分隔发育异常,致使主动脉 - 肺动脉自半月瓣起其间隔未发育,而形成一支大动脉干,供给冠状动脉、体动脉以及肺动脉血循环。共同动脉干常并存室间隔缺损。

(二) 分型

1. 共同动脉干分型　多位学者如 Van Praaph、Edwards、Calderl 等都提出不同分型,但大都以肺动脉的起源作为分型依据。目前所有学者共识:对一组肺动脉由体动脉供血的复杂畸形命名为"肺动脉闭锁合并室间隔缺损",而不再属于共同动脉干Ⅳ型。

2. 病理分型(图 19-7-1)

(1) Ⅰ型:共同动脉干在一组共同半月瓣基础上分别发出主动脉(位于右侧)及肺动脉(位于左侧),肺动脉多较粗大,存在肺动脉高压。又称 A 型,约占 1/2。

(2) Ⅱ型:左、右肺动脉分别发自共同动脉干,两开口距离可远可近,但是没有共同的主干。大多开口于背侧。又称 B 型,约占 1/3。

(3) Ⅲ型:只有一支肺动脉起自共同动脉干(是真正的肺动脉,由第Ⅵ对动脉弓连接而成),另一侧肺动脉缺如,该侧肺血液由主动脉弓或降主动脉侧支供应。此型少见。

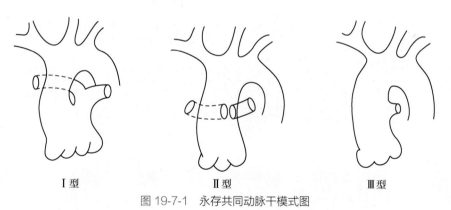

Ⅰ 型　　　　Ⅱ 型　　　　Ⅲ 型

图 19-7-1　永存共同动脉干模式图

(三) 其他畸形情况

1. 永存共同动脉干的半月瓣　共同永存动脉干可有 2~6 个半月瓣。以 3 个瓣最常见,约占 70%;4 个瓣约占 20%;2 个瓣少见,仅约 5%。瓣叶可增厚、变形并发关闭不全。

2. 永存共同动脉干的室间隔缺损及其他并存畸形

(1)室间隔缺损:几乎永存共同动脉干的患者均有室间隔缺损,仅少数例外。Van Praagh 曾以此将永存共同动脉干分为两大类。永存共同动脉干骑跨于室间隔缺损之上。

(2)左位主动脉弓:约占 60%,右位主动脉弓约占 30%,主动脉弓离断约 10%。

(3)冠状动脉起源及分布异常:约占 1/3。

(4)单心室:约占 1/4。

(5)其他并存畸形:主动脉缩窄、离断,房间断缺损、单心房、肺静脉畸形引流等。

二、CT 诊断

(一) 横断像

横断层面是诊断基础(图 19-7-2~ 图 19-7-4)。

1. 大动脉及半月瓣层面   自心底部仅显示一组半月瓣,无移动伪影时可以辨别瓣叶数目,可见 2~6 个半月瓣。冠状动脉由该层面冠状窦发出。

2. 半月瓣下层面   室间隔连续中断,是诊断室间隔缺损的依据,并可判断骑跨程度。

3. 其他并存畸形   单心室,主动脉弓缩窄、离断,房间隔缺损,单心房,肺静脉畸形引流其他并存的心血管畸形,均可在一次检查完成。

(1) Ⅰ型征象:于半月瓣上层面,大动脉发出冠状动脉、大动脉向上走行,右侧发出升主动脉至头臂动脉 - 体循环,左侧发出肺动脉至肺循环。此为Ⅰ型共同永存动脉干典型征象。

(2) Ⅱ型征象:于大动脉层面,向上走行的大动脉其后壁或侧壁发出左、右肺动脉入肺门。大动脉向上延续为升主动脉。此为Ⅱ型共同永存动脉干典型征象。

(3) Ⅲ型征象:于大动脉层面,向上走行的大动脉如果仅由侧壁发出左或右肺动脉,而另侧肺动脉缺如,大动脉向上延续为升主动脉。此为Ⅲ型共同永存动脉干典型征象。

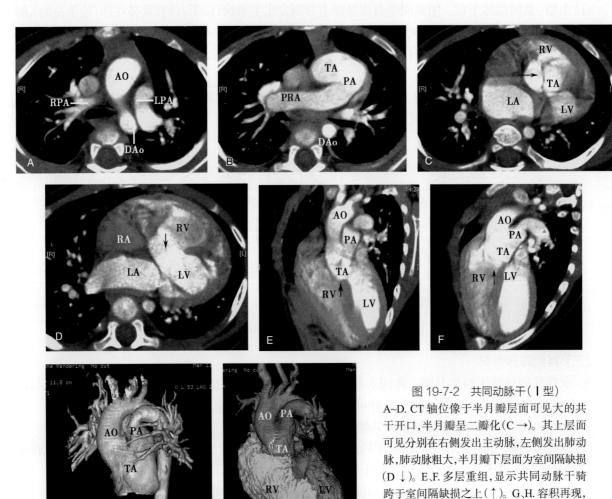

图 19-7-2   共同动脉干(Ⅰ型)

A~D. CT 轴位像于半月瓣层面可见大的共干开口,半月瓣呈二瓣化(C →)。其上层面可见分别在右侧发出主动脉,左侧发出肺动脉,肺动脉粗大,半月瓣下层面为室间隔缺损(D ↓)。E、F. 多层重组,显示共同动脉干骑跨于室间隔缺损之上(↑)。G、H. 容积再现,显示共同动脉干(G),共同动脉干与心室关系(H)。TA,共同动脉干;LV,左心室;RV,右心室;AO,主动脉;PA,肺动脉。

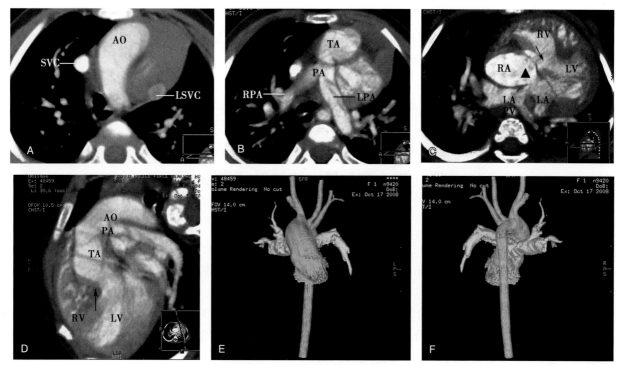

图 19-7-3 永存共同动脉干（Ⅱ型）

A、B. CT 轴位像于共同动脉干层面显示左、右肺动脉开口于共同动脉干背侧，距离较近；C. 半月瓣下层面为室间隔缺损（↑），同时存在左侧三房心，房间隔缺损（▲）；D. 多层重组（左侧位）示左、右肺动脉开口于共同动脉干背侧，距离较近，半月瓣下层面为室间隔缺损（↑）；E、F. 容积再现示正面、背面观：肺动脉与升主动脉共干，一组半月瓣。SVC，上腔静脉；LPA，左肺动脉；RPA，右肺动脉；TA，共同动脉干；AO，主动脉；PV，肺静脉；LV，左心室；RV，右心室。

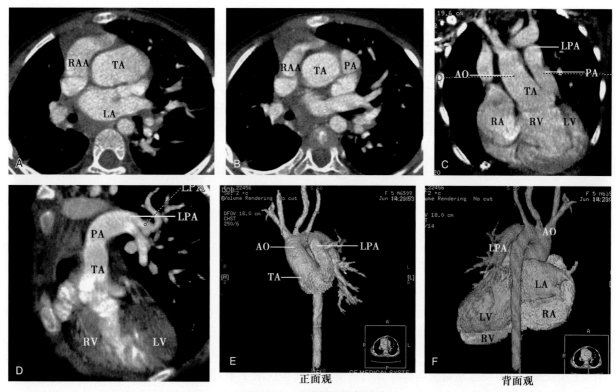

图 19-7-4 共同动脉干（Ⅲ型）

CT 横断扫描（A、B）、多层重组（C、D）及容积再现（E、F）示只有一支左肺动脉起自共同动脉干，位置较低；右侧肺动脉缺如，肺血由主动脉弓-右无名动脉侧支循环供应（F↑）。共同动脉干半月瓣下存在室间隔缺损（C、D），右位主动脉弓（E、F）。TA，共同动脉干；AO，主动脉；LPA，左肺动脉；RA，右心房；RV，右心室；LA，左心房；LV，左心室。

（二）多层重组（MPR）

以需要分析的解剖为中心，以不同层面、不同角度进行重组，能显示大动脉、冠状动脉、肺动脉、头臂血管的起始部位及走行，从而能准确做出分型诊断及检出并发畸形。

（三）三维重建

利用容积再现（VR）或表面阴影显示（SSD），可以直观显示共同永存动脉干解剖细节，有利于手术方案的设计。

第八节　主动脉 - 肺动脉间隔缺损

一、基本知识

主动脉 - 肺动脉间隔缺损（aortopulmonary septal defect）也称主 - 肺动脉窗（aortopulmonary window），是少见的先天性心脏病，约占 1.5%。

胚胎时期大动脉分隔在胚胎第 5~8 周逐渐形成，将大动脉分隔为主动脉（位于右后方）及肺动脉（位于左前方）。如果原始大动脉分隔不完全，心脏未回转或回转不完全，导致发生主动脉 - 肺动脉间隔缺损。

病理解剖：依据主动脉 - 肺动脉间隔缺损部位，分为三型（图 19-8-1）。

Ⅰ型：主动脉 - 肺动脉间隔缺损仅位于半月瓣上方。

Ⅱ型：主动脉 - 肺动脉间隔缺损远离半月瓣上方。

Ⅲ型：主动脉 - 肺动脉间隔全部缺损，双半月瓣环及瓣叶完整。

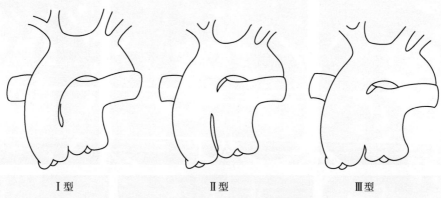

Ⅰ型　　　　　　　Ⅱ型　　　　　　　Ⅲ型

图 19-8-1　主动脉 - 肺动脉间隔缺损示意图

二、CT 诊断

（一）横断像

横断层面是诊断基础。主动脉层面示升主动脉左后壁与肺动脉右前壁间隔缺损，依据其范围和与半月瓣距离，可以做分型诊断（图 19-8-2~ 图 19-8-4）。

Ⅰ型征象：升主动脉左后壁与肺动脉右前壁间隔缺损仅限于半月瓣上方，为Ⅰ型征象。

Ⅱ型征象：升主动脉左后壁与肺动脉右前壁间隔缺损仅限于升主动脉远端近弓部层面，为Ⅱ型征象。

Ⅲ型征象：升主动脉左后壁与肺动脉右前壁间隔全部缺损，可导致右肺动脉起源于升主动脉；双半月瓣环及瓣叶完整，为Ⅲ型征象。

（二）多层重组（MPR）

以升主动脉左后壁与肺动脉右前壁间隔缺损为中心，实施不同层面、不同角度多层重组，可以进一步显示缺损位置及大小，以利于进一步做出分型诊断。

（三）容积再现（VR）

主动脉及主肺动脉容积再现 VR 或表面阴影显示（SSD），显示主-肺动脉间隔缺损位置、相邻解剖关系，有助于分型诊断、指导手术治疗。

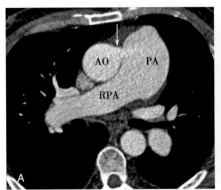
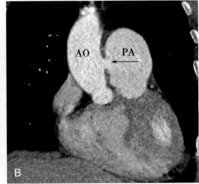
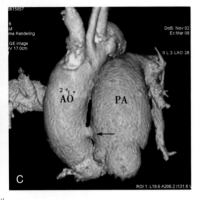

图 19-8-2　患者男性，52 岁，主肺间隔缺损 I 型

A. 横断像示升主动脉与主肺动脉近端间隔缺损；B. 多层重组（MPR）；C. 容积再现（VR）示主肺间期缺损（I 型）。AO，升主动脉；PA，主肺动脉；RPA，右肺动脉。

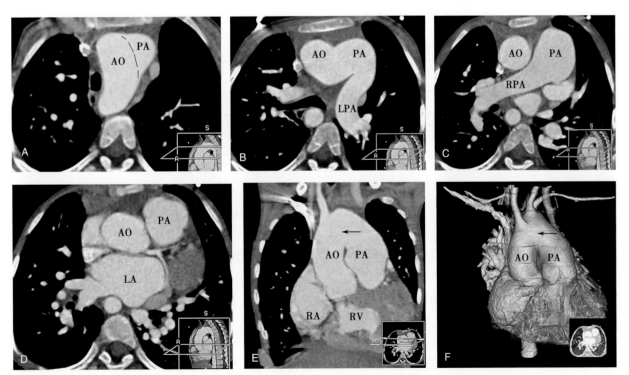

图 19-8-3　主动脉-肺动脉间隔缺损（II 型）

A~D. 横断像示升主动脉远端近弓部左侧壁与主肺动脉右前壁间分隔消失相连通，上缘达主动脉弓部，远离两组半月瓣；E、F. 多层重组及三维重建示升主动脉远端近弓部左侧壁与主肺动脉右前壁间隔连通，上缘达主动脉弓部（↑），远离两组半月瓣。AO，主动脉；PA，肺动脉；RPA，右肺动脉；RA，右心房；RV，右心室；LA，左心房。

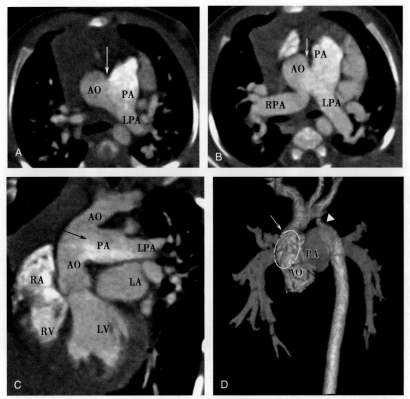

图 19-8-4　患者女性,2 个月,主动脉 - 肺动脉间隔缺损(Ⅲ型),右肺动脉起自升主动脉,主动脉缩窄
A、B. 横断像示升主动脉后侧壁与主肺动脉及右肺动脉近端右前壁间隔相连通,近端接近两组半月瓣(↑);
C. 多层重组(MPR)示升主动脉后壁与主肺动脉右前壁间隔连通(↑);D. 容积再现(VR)示主肺间隔缺损Ⅲ
型,右肺动脉起自升主动脉(↑),主动脉弓缩窄(▲)。AO,主动脉;PA,肺动脉;RPA,右肺动脉;RA,右心房;
RV,右心室;LA,左心房。

第九节　肺动脉起源于升主动脉

一、基本知识

肺动脉起源于升主动脉属于肺动脉起源异常,指一侧肺动脉起源于升主动脉,是一种少见的先天性心脏病。

胚胎发生:胚胎时期第 6 对动脉腹侧发育成肺动脉,当出现发育异常时,可导致肺动脉发育或起源异常。其中,以右侧第 6 号好发,较左侧多见。

病理解剖及分型:右侧肺动脉起源于升主动脉,多并存左位主动脉弓,较为多见。左肺动脉起源于升主动脉,多并存右位主动脉弓,较为少见。

有 50% 以上病例合并其他心脏畸形,如动脉导管未闭、室间隔缺损及法洛四联症等。肺动脉起源于升主动脉分为右及左肺动脉两型,依据起源位置特点又分为两个亚型:①Ⅰ型:一侧肺动脉起源于升主动脉近端前、右、左或后壁,肺动脉开口与对侧相似或等大。以右肺动脉起源于后壁为多见,左肺动脉多起自前壁。②Ⅱ型:一侧肺动脉起源于主动脉弓近端或无名动脉,该侧肺动脉起始部常稍狭窄,其组织结构为动脉导管结构。以右肺动脉常见,说明肺动脉根部发育中断为该侧动脉导管所代替。

二、CT 诊断

(一) 横断像

扫描范围上缘应包括主动脉弓上头臂血管,下缘包括横膈水平,以免遗漏病变。横断层面是诊断基础。

1. 右肺动脉起源升主动脉　右肺动脉起源与走行有两种情况。

(1) 右肺动脉多起自升主动脉后壁,在纵隔内于主动脉弓下向右走行,经右肺门向右肺内分支。左肺动脉与主肺动脉相延续,从左肺门向左肺内分支。两侧肺动脉发育相似。主动脉弓多为左位。

(2) 右肺动脉起自主动脉弓近端或无名动脉,肺动脉起始部稍狭窄,在纵隔内于主动脉弓下向右走行,经右肺门向右肺内分支。左肺动脉与主肺动脉相延续,从左肺门向左肺内分支。两侧肺内分支正常。主动脉弓多为左位。

2. 左肺动脉起源于升主动脉　左肺动脉起源与走行有两种情况。

(1) 左肺动脉起源于升主动脉左前壁,发出后由主肺动脉上方向左走行出左肺门向左肺内分支。右肺动脉起自主肺动脉,在纵隔内于主动脉弓下向右走行,经右肺门向右肺内分支。多为右位主动脉弓。

(2) 左肺动脉起源于主动脉弓近端或无名动脉,肺动脉起始部稍狭窄(该段结构为动脉导管),发出后由主肺动脉上方向左走行出左肺门向左肺内分支。右肺动脉起自主肺动脉,在纵隔内于主动脉弓下向右走行,经右肺门向右肺内分支。多为右位主动脉弓。

(二) 多层重组 (MPR)

以肺动脉为中心,不同层面、不同角度观察肺动脉起源、走行及血管形态,为诊断及分型有重要意义。

(三) 三维重建

容积再现(VR)或表面阴影显示(SSD):选择性做肺动脉及主动脉三维图像,可以全面评估肺动脉起源及与主动脉关系(图 19-9-1,图 19-9-2)。

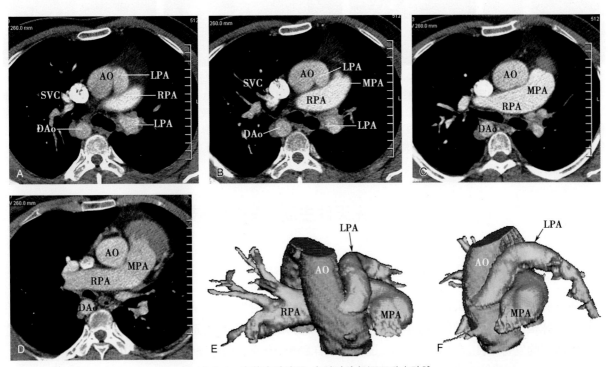

图 19-9-1　右位主动脉弓,左肺动脉起源于升主动脉

A. 主肺动脉层面,可见左肺动脉(LPA)起源于升主动脉左前壁(AO),发出后由主肺动脉(MPA)上方向左走行出肺门向左肺内分支;B~D. 右肺动脉(RPA)起自主肺动脉(MPA),走行于主动脉弓下方,经右肺门向右肺内分支;E、F. 三维重建(SSR)冠状位及左前斜位示左肺动脉起自升主动脉。AO,升主动脉;LPA,主肺动脉;RPA,右肺动脉;MPA,主肺动脉。

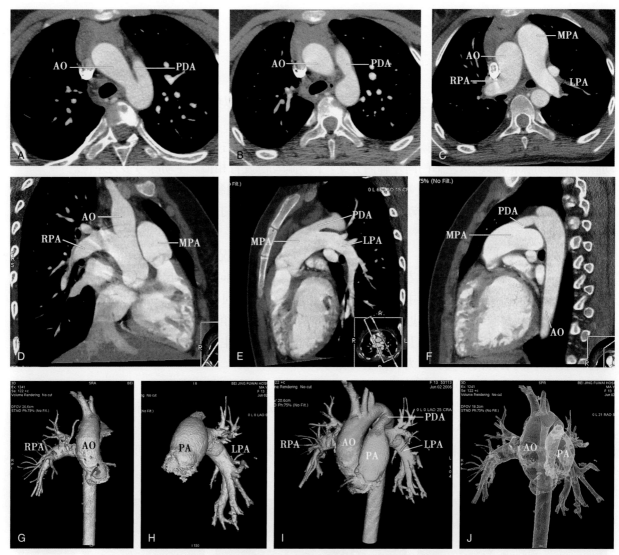

图 19-9-2　右肺动脉起源升主动脉合并动脉导管未闭

主动脉弓层面:A、B. 主动脉为左弓;C. 多层重组示峡部(AO)发出未闭动脉导管(PDA)与主肺动脉相连,左肺动脉(LPA)与主肺动脉相延续向左肺内分支,右肺动脉(RPA)起自升主动脉后壁,经右肺门向右肺内分支。多层重组(MPR):D. 右肺动脉(RPA)起自升主动脉(AO);E. 左肺动脉(LPA)起自主肺动脉(MPA);F. 动脉导管未闭与主肺动脉相连(PDA)。G~J. 三维重建示右肺动脉起自升主动脉,左肺动脉起自主肺动脉,有动脉导管未闭存在。CT 诊断为右肺动脉起源升主动脉合并动脉导管未闭,左位主动脉弓。

第十节　先天性主动脉窦瘤及破裂

一、基本知识

　　主动脉窦瘤又称 Valsalva 窦动脉瘤,是一种少见的心血管畸形,约占先天性心脏病 1.8%。由于胚胎时期主动脉根部中层弹力纤维发育异常,未能与主动脉瓣纤维相融合,造成局部管壁结构薄弱,加之覆盖窦壁的肌层的发育不良,在长期高压下,逐步呈瘤样膨出,形成主动脉窦瘤。在后天因素作用下(如压力、心内膜炎等),可以发生破裂。

　　病理解剖:主动脉窦上界为主动脉嵴,下界为主动脉瓣环,两者之间呈一壶腹样膨大称为主动脉窦瘤。主动脉窦解剖及窦瘤包括 3 种类型:

　　1. 右窦(右冠状窦)居于前位,骑跨于圆锥间隔上,大部分突出到室上嵴、流出道,小部分与膜部间隔、肌部间隔有关。当右冠状窦瘤形成,大部分呈瘤样向前膨凸,凸入到右室流出道,致右室流出道狭窄。出现窦瘤破裂,造成主动脉 - 右心室和 / 或右心房分流。此型较为常见。

　　2. 无窦(无冠状窦)居于后位,左、右心房前方,主要紧邻右心房侧;当无冠状窦瘤形成,大部分呈瘤样向后下膨凸入右房。出现窦瘤破裂,主要造成主动脉 - 右心房分流。发病率次之。

　　3. 左窦(左冠状窦)居左偏后方,与左心房与二尖瓣前瓣叶相连,左前方近邻主肺动脉。当左窦瘤形成,大部分凸向左心室。如果出现窦瘤破裂,造成主动脉 - 左心室反流(血流动力学同于主动脉瓣关闭不全)。极少发生。

　　因为右窦和无窦右侧与球中隔发生有关,所以绝大多数主动脉窦瘤发生于右窦和无窦。综合国内外相关文献,本病 65%~85% 发生于右窦,10%~30% 发生于无窦,极少(<5%)发生于左窦。因为主动脉根部处于心底的中心位置,窦瘤可以突入相邻的任何心腔,发生率最高者为右心室和右心房。该病可以单独存在,也可以和其他多种心脏畸形并存。常见的并发畸形为主动脉瓣脱垂、关闭不全和室间隔缺损,其次为主动脉瓣二瓣化畸形;房间隔缺损少见。

二、CT 诊断

(一) 横断像

　　主要观察主动脉根部层面,以心电门控扫描为宜,减少主动脉根部移动伪影。

　　1. 右冠状窦瘤　　主动脉根部层面右窦居于前位,骑跨于圆锥间隔上,当右冠状窦瘤形成,大部分呈瘤样向前膨凸,凸入右室流出道,致右室流出道狭窄。出现窦瘤破裂,造成主动脉 - 右心室和 / 或右心房分流。此型较为常见。

　　2. 无冠状窦瘤　　主动脉根部层面无窦居于后位,左、右心房前方,当无冠状窦瘤形成,大部分呈瘤样向后下膨凸,主要凸入右心房。出现窦瘤破裂,主要造成主动脉 - 右心房分流。

　　3. 左冠状窦瘤　　主动脉根部层面左窦左后与左心房与二尖瓣前瓣叶相连邻,当左窦瘤形成,大部分凸向左心室。极少发生窦瘤破裂,如果出现窦瘤破裂,造成主动脉 - 左心室反流(血流动力学同于主动脉瓣关闭不全)。

(二) 多层重组(MPR)

　　以将要观察的主动脉根部为中心,行不同切面多角度观察主动脉窦形态、累及范围以及升主动脉、主动脉瓣发育情况,可以明确窦瘤是否破裂。

(三) 容积再现(VR)

　　主动脉及其根部的容积再现对主动脉窦瘤有一定价值,可以显示窦瘤部位及其与周围器官的关系,对诊断及治疗有一定意义(图 19-10-1~ 图 19-10-4)。

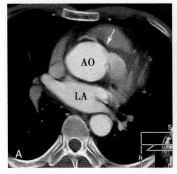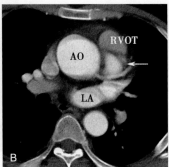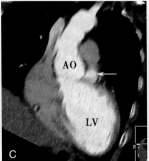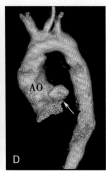

图 19-10-1　主动脉右窦瘤

A、B. 横断像;C. 多层重组(MPR)右前斜位;D. 三维重建(VR),示右冠状窦向前膨突,位于圆锥间隔部,突出到室上嵴、右室流出道前上方,尚未破入心腔(↑)。CT 诊断为主动脉右冠状窦瘤(未破裂),手术证实。

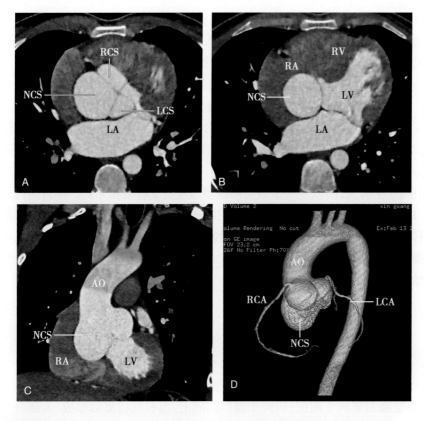

图 19-10-2 无冠状窦瘤

A、B. 横断像；C. 多层重组，示无冠状窦高度扩大（NCS），向下凸入右心房（RA）；D. 三维重建容积再现（VR）示主动脉左、右窦发出左、右冠状动脉无异常，无冠状窦瘤样扩大，向下凸出。NCS，无冠状窦；LCS，左冠状窦；RCS，右冠状窦；AO，主动脉；LA，左心房；LV，左心室；RA，右心房；RV，右心室。

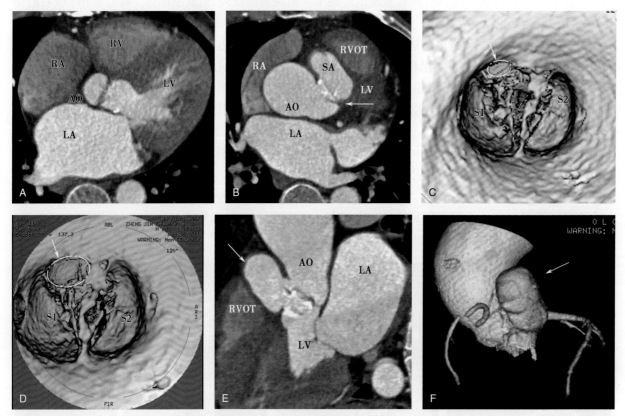

图 19-10-3 主动脉二瓣畸形，窦瘤形成

A、B. 横断扫描，示主动脉瓣二瓣畸形，S1 冠状窦较大，钙化。窦瘤形成，可见瘤口，凸入右室流出道（↑）。C、D. 仿真内镜，示二瓣畸形（S1、S2），S1 窦可见有较大瘤口（↑）。E. 多层重组。 F. 容积再现（VR），示主动脉窦瘤形成，凸入右心室流出（↑）。AO，升主动脉；LA，左心房；RV，右心室；RVOT，右室流出道；S，主动脉窦。

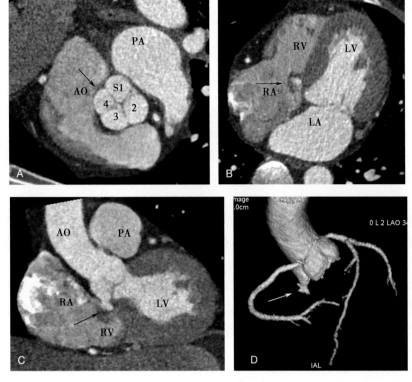

图 19-10-4　患者男性,53 岁,主动脉四瓣畸形,窦瘤破裂

A. 横断像示主动脉半月瓣呈四瓣畸形(↑);B. 横断像示右侧一窦紧邻房室瓣环,窦瘤形成并破入右心室(↑);C. 多层重组(MPR)示右侧一窦紧邻房室瓣环,窦瘤形成并破入右心室(↑);D. 三维重建示两支冠状动脉开口高位接近窦上缘,右侧窦瘤破裂(↑)。CT 诊断为主动脉四瓣畸形,窦瘤裂,破入右心室。AO,升主动脉;PA,肺动脉;RA,右心房;LA,左心房;RV,右心室;RVOT,右室流出道;S1、2、3、4 为主动脉 4 窦畸形。

第十一节　部分性肺静脉畸形引流

一、基本知识

部分性肺静脉畸形引流(partial anomaly pulmonary venous connection,PAPVC)是指单支或多支(非全部)肺静脉未回流入解剖左心房,而直接引流入体静脉 - 右心房系统。

胚胎 3~4 周,肺静脉共同干早期闭锁,使肺静脉不能与左心房融合,如仅为肺静脉共同干的左侧或右侧部分闭锁,形成闭锁侧肺静脉与体静脉相连通,则形成部分性肺静脉畸形引流。

作为单发畸形存在占先天性心脏病 0.6%~1%。本病常合并其他心血管畸形。

部分性肺静脉畸形引流病理解剖:

1. 右侧肺静脉畸形引流　①右肺静脉部分分支畸形引流入腔静脉或右心房,常见于静脉窦缺损;②右侧肺静脉全部直接汇入右心房(或经过冠状静脉窦);③右侧肺大部或全部肺静脉汇合成一支共同肺静脉,从心包右侧呈弯刀形下行引流入下腔静脉,其入口多位于肝静脉与下腔静脉汇合口稍上方,称为镰刀综合征(scimitar syndrome),常并发右肺及右肺动脉发育不全。

2. 左肺静脉畸形引流　①左肺静脉全部引流入冠状静脉窦 - 右心房;②部分左肺静脉引流入左上腔静脉 - 冠状静脉窦 - 右心房;③左上肺静脉畸形引流入垂直静脉 - 左无名静脉 - 右上腔静脉 - 右心房。

3. 部分性"混合型"肺静脉畸形引流　指部分左和 / 或右肺静脉引流入心内或心外混合存在的畸形引流。

上述部分性肺静脉畸形引流,可以独立存在;也可以存在于任何先天性心脏病中,最常见的是并发房间隔缺损。

二、部分性肺静脉畸形引流 CT 诊断

(一) 横断像

横断层面可以清楚显示左心房、右心房、肺静脉、腔静脉解剖,应该逐层分析各支肺静脉、左心房解剖及其相互关系。当左心房缘无肺静脉连接时,应该追寻该支肺静脉去向、回流部位,确定是否为异常回流。

1. 右上肺静脉引流入上腔静脉　右上肺静脉近心段前壁与上腔静脉后壁处窗型间隔缺损,形成右上肺静脉畸形引流,右上肺静脉仍可以保留其正常左心房的入口(图 19-1-6)。可以独立存在,可以合并房间隔缺损(详见本章第一节附 L)。

2. 左上肺静脉畸形引流入垂直静脉 - 左无名静脉 - 右上腔静脉　上纵隔层面,左上纵隔存在左上腔静脉或垂直静脉,左上肺静脉可见引流入该静脉,形成部分性左上肺静脉畸形引流。可以独立存在。

3. 部分性"心下型"肺静脉畸形引流(镰刀综合征)　全胸部横断层面,显示右肺静脉部分或全部汇合成总干从心包右侧呈弯刀形下行过膈,引流入下腔静脉,其入口多位于肝静脉与下腔静脉汇合口稍上方。也有引流入门静脉或肝静脉者,在通过横膈处或与腔静脉吻合口处有狭窄。常并发右肺及右肺动脉发育不全,显示右肺动脉细小,称镰刀综合征(scimitar syndrome)。

4. 部分性"心脏型"肺静脉畸形引流　包括两个亚型,在心脏层面显示:①右肺静脉畸形引流入右心房,左肺静脉正常回流入左心房。可以独立发生,常见并存房间隔缺损。②部分肺静脉畸形引流入冠状静脉窦。

5. 部分性"混合型"肺静脉畸形引流　全胸部层面逐层分析,显示部分肺静脉引流入心外的体静脉,部分肺静脉引流入右心房或冠状静脉窦,混合存在,称为部分性"混合型"肺静脉畸形引流。

(二) 多层重组(MPR)或曲面重组(CPR)

以将要观察的解剖为中心,行不同层面多角度观察,可以显示肺静脉 - 腔静脉、肺静脉 - 心腔相互连接关系。

(三) 容积再现(VR)或表面阴影显示(SSD)

整体心脏的 VR 重建对显示部分性肺静脉畸形引流价值有限。可以采用半自动重建法(播种法),选择重建肺静脉 - 体静脉及引流心腔的局部解剖 VR(或 SSD)图像,做必要的融合,能够进一步提供肺静脉畸形引流的病理解剖及其与左心房、右心房、体静脉的相互关系(图 19-11-1~ 图 19-11-5)。

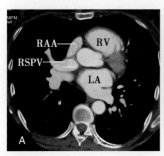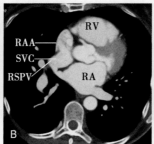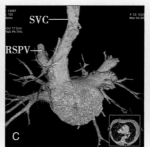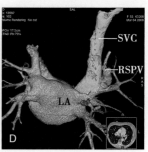

图 19-11-1　右上肺静脉引流入上腔静脉

A、B. 上腔静脉入口层面,右上肺静脉(RSPV)引流入上腔静脉(SVC);C. 上腔静脉及左心房三维重建(VR)正面观,右上肺静脉(RSPV)汇合成一支,引流入上腔静脉(SVC),CT 诊断为上腔静脉窦缺损;D. 三维重建(VR)背面观。LA,左心房。

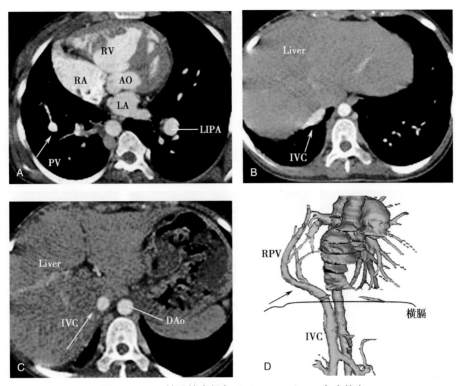

图 19-11-2　镰刀综合征（scimitar syndrome），右位心

A~C. 右肺静脉（RPV）汇合成一总干向下走行（↑），过膈后汇入下腔静脉（IVC↑）；D. 三维重建（SSD）示右肺及肺动脉发育良好，右肺静脉汇合成一主干（↑ RPV），引流入下腔静脉（IVC）。

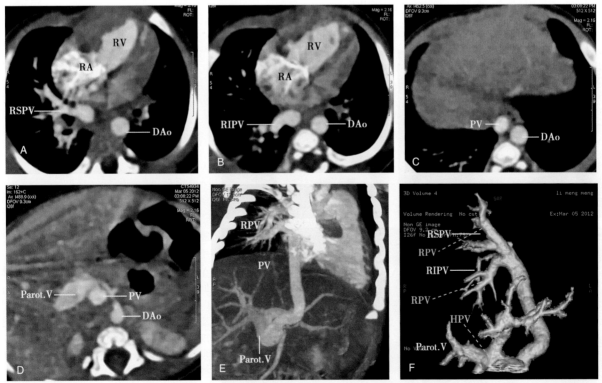

图 19-11-3　右肺静脉汇合成一总干，引流入门静脉

A~D. 横断像示右肺上静脉（RSPV）及右下肺静脉（RIPV）汇合成一总干向下走行（PV），过膈后汇入门静脉（Parot.V）；E、F. 多层重组（MPR）及三维重建（RV）示右上、下肺静脉汇合成一主干（PV），引流入门静脉（Parot.V）。DAo，降主动脉。CT 诊断为部分性肺静脉畸形引流，镰刀综合征（scimitar syndrome）。

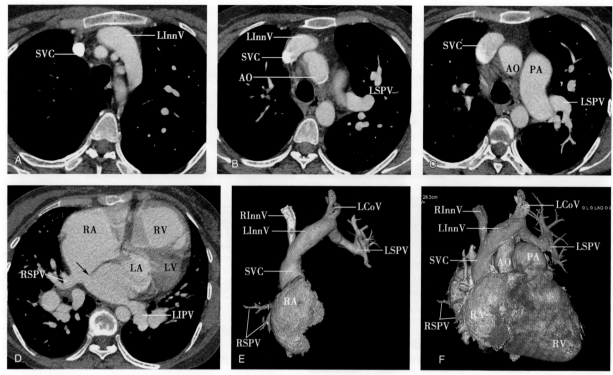

图 19-11-4　部分性"混合型"肺静脉畸形引流

A~D. 横断像示左上肺静脉(LSPV)引流入左无名静脉(LInnV),经上腔静脉(SVC)入右心房(RA);右上肺静脉(RSPV)直接引流入右心房(RA);并存房间隔缺损(D ↑)。E、F. 容积再现示左上肺静脉(LSPV)引流入左无名静脉(LInnV),经上腔静脉(SVC)入右心房(RA);右上肺静脉(RSPV)直接引流入右心房(RA)。RV,右心室;AO,主动脉(注:右下肺静脉及左下肺静脉正常回流入左心房)。CT 诊断为部分性"混合型"肺静脉畸形引流。

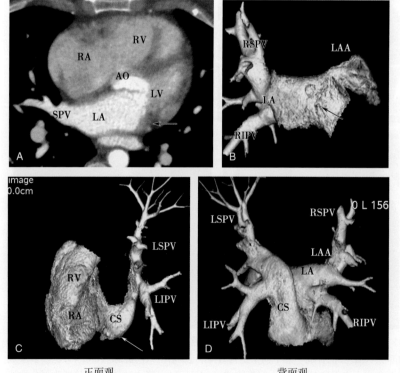

正面观　　　　　　　　　　背面观

图 19-11-5　部分性"心脏型"肺静脉畸形引流

A. 横断像;B. 容积再现(VR)示右肺静脉回流入左心房,未见左侧肺静脉汇入(↑);C. 容积再现(VR)示左肺静脉汇合成一干回流入冠状静脉窦(↑),入右心房;D. 容积再现(VR)左心房与冠状静脉窦融合图(背面观),示右肺静脉回左心房,左肺静脉回冠状静脉窦。LA,左心房;LAA,左心房耳部;LV,左心室;RA,右心房;RV,右心室;CS,冠状静脉窦;LSPV,左上肺静脉;LIPV,左下肺静脉;RSPV,右上肺静脉;RIPV,右下肺静脉。

第十二节　完全性肺静脉畸形引流

一、基本知识

完全性肺静脉畸形引流（total anomaly pulmonary venous connection，TAPVC）是指全部肺静脉未引回流入解剖左心房，而直接引流入体静脉 - 右心房系统。

胚胎 3~4 周，肺静脉共同干早期闭锁，使肺静脉不能与左心房融合，肺静脉经原始内脏血管丛与主静脉或卵黄静脉系统的交通回流至右心房，即形成完全性肺静脉畸形引流。作为单发畸形存在，占先天性心脏病的 0.6%~1%。本病常合并其他心血管畸形。

完全性肺静脉畸形引流病理解剖：

1. 心上型　常见肺静脉汇合成一支总干，引流入垂直静脉—左无名静脉—右上腔静脉—右心房；亦见有静脉汇合成一支总干，直接引流入右上腔静脉。心上型约占 50%。

2. 心脏型　全部肺静脉直接引流入右心房或冠状静脉窦。约占 30%。

3. 心下型　肺静脉汇合成一支总干，经横膈下行引流入下腔静脉、门静脉或肝静脉。约占 13%。心下型肺静脉异位引流几乎均存在吻合口狭窄，造成静脉回流受阻，而产生肺静脉高压。

4. 混合型　肺静脉各支分别引流至腔静脉或右心房不同部位，形成不同组合。约占 7%。

完全性肺静脉畸形引流最主要的并发畸形是房间隔缺损，也存在于其他复杂性先天性心脏病中。完全性肺静脉畸形引流心下型常并存引流通道的狭窄或梗阻。

二、完全性肺静脉畸形引流 CT 诊断

（一）横断像

扫描层面自胸腔入口至膈下上腹部，以避免遗漏畸形。

1. 完全性"心上型"肺静脉畸形引流

（1）肺静脉汇合成一支总干，畸形引流入垂直静脉—左无名静脉—右上腔静脉—右心房。上胸部层面示上腔静脉 - 左无名静脉高度扩张，形成 8 字征，或雪人征的上部；左心房层面，示左心房发育小，无肺静脉汇入。左、右肺静脉在左心房后方汇合成一总干，向左侧汇入垂直静脉，上行入左无名静脉。为完全性"心上型"肺静脉畸形引流的征象；四腔心层面，观察房间隔连续中断，为房间隔缺损征象。

（2）肺静脉汇合成一总干，直接引流入右上腔静脉，未经过头臂静脉。上胸部层面示左无名静脉无扩张；左心房层面示左心房发育小，无肺静脉汇入。左、右肺静脉在左心房后方汇合成一总干，向后上走行，直接汇入（右）上腔静脉。为完全性"心上型"肺静脉畸形引流另一类型的征象；四腔心层面，可以发现房间隔连续中断，为合并房间隔缺损征象。

2. 完全性"心脏型"肺静脉畸形引流　包括两个亚型。

（1）全部肺静脉直接引流入右心房：心脏层面，右心房后方可见双侧上肺静脉均引流入右心房上部，近于上腔静脉入口处；双侧下肺静脉均引流入右心房下部，近于下腔静脉入口处。四腔心层面，可见房间隔连续中断，为合并房间隔缺损征象。

（2）全部肺静脉直接引流入冠状静脉窦：心脏层面，左、右及上、下肺静脉共同汇合成一总干，直接引流入冠状静脉窦，汇入右心房。通常冠状静脉窦高度扩张。四腔心层面，可以发现房间隔连续中断，为合并房间隔缺损征象。

3. 完全性"心下型"肺静脉畸形引流

(1)肺静脉汇合成一支总干,经横膈下行引流入肝、门静脉:心脏层面,膈下层面,示两侧肺静脉汇合成一支总干,经横膈下行引流入门静脉或肝静脉。存在肺静脉与肝、门静脉汇合处缩窄,造成静脉回流受阻,而存在肺静脉高压。常合并复杂畸形。

(2)肺静脉汇合成一支总干,经横膈下行引流入下腔静脉:心脏层面,膈下层面,示两侧肺静脉汇合成一支总干,经横膈下行引流入下腔静脉。存在肺静脉总干与体静脉汇合处存在缩窄,造成静脉回流受阻,而存在肺静脉高压。常合并复杂畸形。

4. 完全性"混合型"肺静脉畸形引流   混合型是指上述几型不同组合存在,如心上型与心脏型混合存在。CT 各层面应细致分析。左心房发育小,无肺静脉汇入,是肺静脉畸形引流的重要征象,应逐层分析各支肺静脉,逐支确定回流部位,确定分型。

(二) 多层重组(MPR)或曲面重组(CPR)

以将要观察的解剖为中心,行不同层面多角度观察,可以显示血管 - 血管、血管 - 心腔相互连接关系。

(三) 容积再现(RV)或表面阴影显示(SSD)

整体心脏 VR 重建对显示完全性肺静脉畸形引流有一定价值;对部分性肺静脉畸形引流价值有限。为了解肺静脉畸形引流的病理解剖,在没有移动伪影时,可以采用半自动重建法(播种法),选择重建肺静脉 - 体静脉及引流心腔的局部解剖 VR(或 SSD)图像,能够进一步提供肺静脉畸形引流的病理解剖及其与左心房、右心房、体静脉、门静脉的相互关系。要做到这一点,操作者必须熟悉该畸形的相关病理解剖知识,正确认识 CT 图像,才能准确无误地重建三维图像,对诊断和指导手术治疗有参考价值(图 19-12-1,图 19-12-2)。

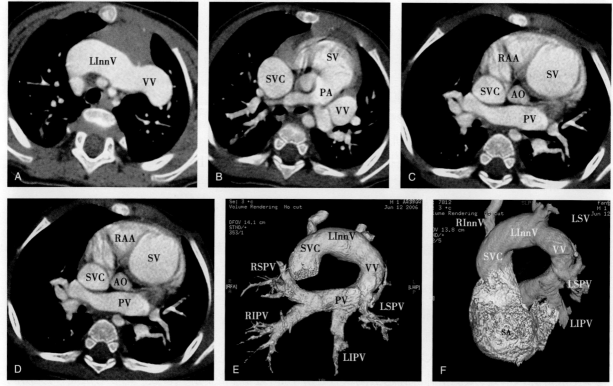

图 19-12-1   患者男性,1 岁,发绀,完全性"心上型"肺静脉畸形引流、单心房、单心室,完全型心内膜垫缺损
A~D. 横断扫描:左、右肺静脉汇合成一主干(PV),引流入垂直静脉(VV)。垂直静脉引流入左无名静脉(LInnV)汇入上腔静脉。E、F. 三维重建(正面观):左、右肺静脉汇合一主干(PV),引流入垂直静脉(VV)至左无名静脉(LInnV)、上腔静脉(SVC)、单心房(SA,右心房异构)。RSPV,右上肺静脉;RIPV,右下肺静脉;LSPV,左上肺静脉;LIPV,左下肺静脉;PV,肺静脉总干;VV,垂直静脉;LInnV,左无名静脉;SVC,上腔静脉;SA,单心房;RAA,右心房耳部;RInnV,右无名静脉;LSA,左锁骨下静脉。

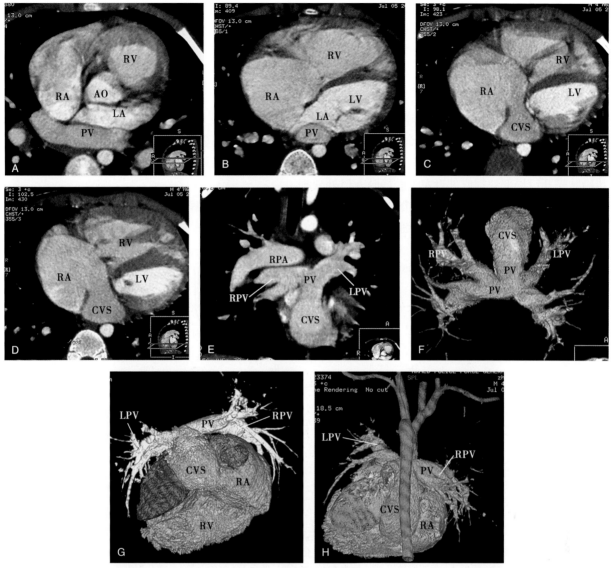

图 19-12-2　患者男性,3 岁,自幼发绀,完全性"心脏型"肺静脉畸形引流(引流入冠状静脉窦),合并房间隔缺损
A~D. 横断扫描:左、右肺静脉汇合成肺静脉干(PV),向下引流汇入冠状静脉窦(CVS),进入右心房;E. 多层重
组(冠状位):左、右肺静脉汇合成一总干(PV),汇入冠状静脉窦(CVS);F. 三维重建(足头反观):左、右肺静脉汇
合成一总干(PV),汇入冠状静脉窦(CVS);G、H. 三维重建(背面观):蓝色为腔静脉 - 右心系统,黄色为肺静脉
汇合成主干(PV),引流入扩张的冠状静脉窦(CVS),进入右心房(RA)。红色为左心室 - 主动脉。

第十三节　无顶冠状静脉窦综合征

一、基本知识

无顶冠状静脉窦综合征(unroofed coronary sinus syndrome,URSS)指左心房与冠状静脉窦之间的共同壁部分或全部缺如,致使两者连通,发生左心房 - 冠状静脉窦左 - 右分流。目前把其归为一种特殊类型的房间隔缺损。既往称为"冠状静脉窦型"房间隔缺损,实质不属于房间隔缺损,而是冠状静脉窦发育异常。URSS 为少见的先天畸形,据中国医学科学院阜外医院统计,约占同期先天性心脏病手术的 0.1%,所有房间隔缺损中发生率少于 1%。

　　胚胎时冠状静脉窦与左心房分隔不全或全无分隔,使左心房的血能经冠状窦入右心房。常伴有永存左上腔静脉存在。

二、分型

　　Kirklin、Barratt-Boyes 和 Xie 等病理解剖分型:

　　1. 完全型无顶冠状静脉窦综合征　冠状静脉窦与左心房间隔完全消失。

　　2. 部分型无顶冠状静脉窦综合征　冠状静脉窦与左心房间隔部分缺损。表现为小的多发缺损、冠状静脉窦开口局部缺损或邻近左上腔静脉入口处缺损。

　　3. 在1和2分型的基础上,中国医学科学院阜外医院综合患者的解剖、临床及血流动力学特点及有无左上腔静脉,对无顶患者进行了细化分型(图 19-13-1)。

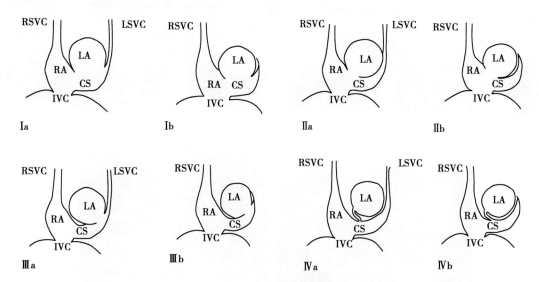

图 19-13-1　无顶综合征亚分型

Ⅰ型:完全型无顶,Ⅰa型为有 LSVC;Ⅰb型为无 LSVC。Ⅱ型:部分型无顶 - 近心段缺损,Ⅱa型为有 LSVC;Ⅱb型为无 LSVC。Ⅲ型:部分型无顶 - 远心段缺损,Ⅲb型为有 LSVC;Ⅲb型为无 LSVC。Ⅳ型:部分型无顶,CS 与 LA 之间异常管道相通,Ⅳa型为有 LSVC;Ⅳb型为无 LSVC。

三、CT 诊断

(一) 横断像

横断层面是诊断的基础。

　　1. 完全型无顶冠状静脉窦综合征征象(图 19-13-2,图 19-13-3)　左心房下部 - 冠状静脉窦层面,示冠状静脉窦前上壁与左心房下壁无间隔,呈完全连通状态;如有永存左上腔静脉引流入冠状静脉窦时,三者混成一体,为完全型无顶冠状静脉窦综合征典型征象。

　　2. 部分型近心段缺损无顶冠状静脉窦综合征征象(图 19-13-4,图 19-13-5)　冠状静脉窦前上壁与左心房下壁间隔部分缺损,表现为小的多发缺损或近侧冠状静脉窦开口局部缺损,为部分型无顶冠状静脉窦综合征典型征象。

　　冠状静脉窦前上壁与左心房下壁解剖与 CT 扫描技术有关系,层厚与移动伪影常影响影像质量。此型缺损常伴有永存左上腔静脉引流入冠状静脉窦,如果由左上肢注入对比剂,局部高密度伪影,致使解剖显示不清,造成漏诊或误诊。

　　3. 部分型远心段缺损无顶冠状静脉窦综合征征象（图 19-13-6，图 19-13-7）　冠状静脉窦前上壁与左心房下壁间隔部分缺损，表现为冠状静脉窦远侧邻近左上腔静脉入口处缺损，为部分型。此型缺损常伴有永存左上腔静脉引流入冠状静脉窦，如果由左上肢注入对比剂，局部高密度伪影，致使解剖显示不清，造成漏诊或误诊。

　　4. 部分型 - 变异型 CS 与 LA 之间异常管道相通（图 19-13-8）　冠状静脉窦与左心房之间可见异常管道样分流，该分类量一般较小，临床意义不大。

　　（二）多层重组（MPR）

　　有重要价值，当发现横断像冠状静脉窦前上壁与左心房下壁层面局部联通，以此点为中心，做多层重组（MPR）矢状位观察，可以清楚显示冠状静脉窦与左心房的解剖关系。对诊断无顶冠状静脉窦综合征及其分型有重要价值。如果有永存左上腔静脉存在，注意回流位置，有否异常回流入左心房。

　　（三）容积再现（VR）

　　心脏整体的容积再现（VR）对无顶冠状静脉窦综合征诊断无应用价值。为了解该畸形解剖关系，在没有移动伪影时，可以采用半自动选择重建右心房 - 冠状静脉窦—左上腔静脉以及左心房的 VR 图像，进行融合，能够提供相互之间的解剖相互关系。要做到这一点，操作者必须熟悉该畸形的相关病理解剖知识，认清 CT 图像，才能做到准确无误，对诊断、教学有参考价值。

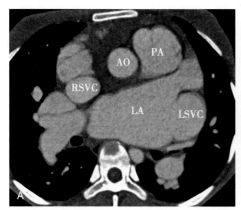 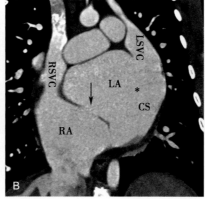 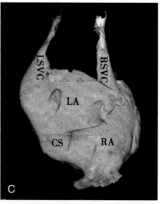

图 19-13-2　患者女性，26 岁，完全型无顶冠状静脉窦综合征（Ⅰa 型），伴随 LSVC 及 PH

A. 轴位相显示 LSVC 经左心房耳部与左上肺静脉与左心房连通。B. MPR 显示完全型缺损（*）和 CS 明显扩张，伴随Ⅱ孔型 ASD（↑）。LSVC 入 LA，而 RSVC 入 RA。C. 3D VR 后位显示明显扩张的 CS。LSVC 引流入 LA，而 RSVC 入 RA。RAA，右心房耳部；RA，右心房；RV，右心室；LAA，左心房耳部；LA，左心房；LV，左心室；AO，主动脉；LSVC，左上腔静脉；CS，冠状静脉窦；PH，肺动脉高压。

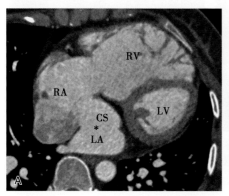 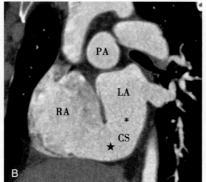 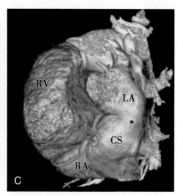

图 19-13-3　患者女性，38 岁，完全型无顶冠状静脉窦综合征（Ⅰb 型），不伴 LSVC 继发 PH

A. 轴位显示 CS 与 LA 之间缺损（*），RA 和 RV 增大；B. MPR 显示 CS 与 LA 之间缺损（*），CS 明显扩张（★）；C. 后位 3D VR 显示 CS 明显扩张。

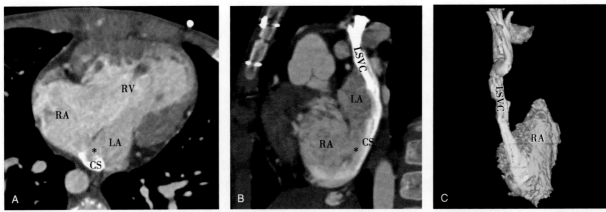

图 19-13-4　患者男性,9 岁,部分型无顶冠状静脉窦综合征(Ⅱa 型),CS 近段缺损伴随 LSVC 和 PH
A. 轴位显示 CS 与 LA 之间缺损(*),右心房、室明显扩张;B. MPR 显示 LSVC 和缺损(*);C. 3D VR 显示 LSVC 和 RA 的空间关系。

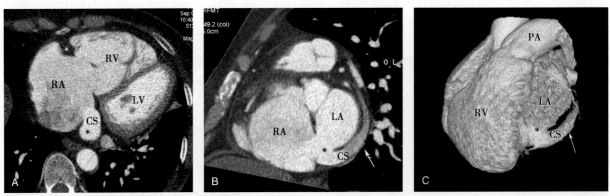

图 19-13-5　患者女性,55 岁,部分型无顶冠状静脉窦综合征(Ⅱb 型),近段缺损不伴 LSVC
A. 轴位显示 LA 与 CS 之间缺损(*),右心房、室明显增大;B. MPR 显示近 CS 入口部分缺损(*),CS 大小正常(↑);C. 3D VR 显示 CS 近 RA 入口处缺损(*)。

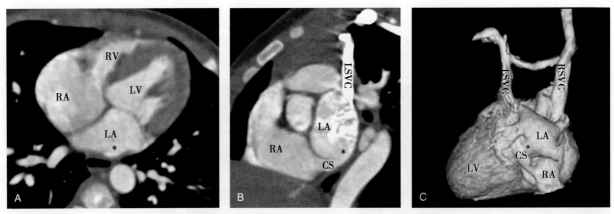

图 19-13-6　患者男性,1 岁,部分型无顶冠状静脉窦综合征(Ⅲa 型),伴 LSVC
A. 短轴相显示 CS 与左心房之间缺损(*),右心房扩张;B. MPR 显示部分型无顶冠状静脉窦综合征(*);C. 3D VR 显示无顶冠状静脉窦综合征缺损(*)。

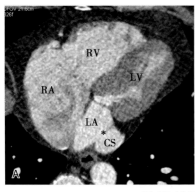
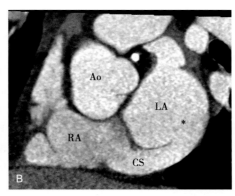
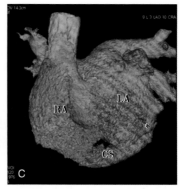

图 19-13-7　患者男性,55 岁,部分型无顶冠状静脉窦综合征(Ⅲb 型)

A. 短轴显示 CS 远段与 LA 之间交通(*),缺损径线为 27.8mm,房间隔完整;B. MPR 显示 CS 远段位置缺损(*);C. 3D VR 显示 CS 远段部分缺损(*)。

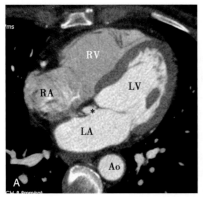
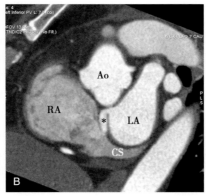
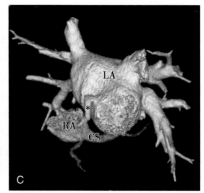

图 19-13-8　患者女性,51 岁,变异型无顶冠状静脉窦综合征(Ⅳb 型)

A. 轴位显示 LA 壁不正常管状结构(*),四腔心显示心腔正常大小;B、C. MPR、3D VR 显示 CS 与 LA 之间可见不正常的管状结构(*)。

四、CT 诊断评价

1. CT 影像重建,尤其 MRP 短轴重建直观显示缺损部位,容积再现清晰显示无顶冠状静脉窦综合征与周围空间解剖结构的关系,高空间分辨力很容易显示伴随心脏结构畸形。超声声窗、对比分辨力等因素致使冠状静脉窦解剖结构的显示有一定限度。

2. CT 图像对无顶冠状静脉窦综合征的分型显示简便、明了,对临床及介入、外科等治疗有极高的价值。

(禹纪红　曹　程　祁晓鸥　支爱华　韩文娟　戴汝平)

参考文献

［1］郑可, 韩玲, 戴汝平, 等. 主-肺动脉间隔缺损合并主动脉弓离断一例 [J]. 中华儿科杂志, 2002, 40 (7): 444-445.

［2］张庆桥, 蒋世良, 黄连军, 等. 动脉导管未闭的血管造影分型及临床意义 [J]. 中华放射学杂志, 2004, 38 (4): 382-385.

［3］徐立, 凌坚, 戴汝平. 心下型完全性肺静脉畸形连接至门静脉一例 [J]. 中华放射学杂志, 2000, 34 (10): 691.

［4］张戈军, 戴汝平, 曹程, 等. 电子束 CT 在共同动脉干诊断中的应用 [J]. 中华放射学杂志, 2005, 39 (7): 692-695.

［5］曹程, 戴汝平, 祁小鸥, 等. 电子束 CT 血管造影及三维重建在肺静脉畸形引流临床诊断中的应用 [J]. 中华胸心血管外科杂志, 2004, 20 (4): 219-222.

［6］祁晓鸥, 曹程, 戴汝平, 等. 电子束 CT 诊断主动脉- 肺动脉间隔缺损的价值 [J]. 中华放射学杂志, 2006, 40 (7): 726-728.

［7］杨有优, 戴汝平, 孟俊非, 等. 电子束 CT 在肺静脉异常连接诊断中的临床价值 [J]. 临床放射学杂志, 2001, 20 (5): 349-353.

［8］张少雄, 戴汝平, 白桦, 等. 先天性肺静脉异位连接的电子束 CT 诊断 [J]. 中华放射学杂志, 1999, 33 (11): 734-738.

［9］郑宏, 李益群. 主- 肺动脉间隔缺损的放射诊断 [J]. 中华放射学杂志, 1995, 29 (7): 478-480.

［10］刘延龄, 李益群, 刘汉英, 等. 心内膜垫缺损超声心动图与 X 线检查的对照分析 [J]. 中国循环杂志, 1995, 10 (5): 283-286.

［11］李益群, 刘延龄, 戴汝平, 等. 共同动脉干的影像学研究 [J]. 中华放射学杂志, 1995, 29 (3): 161-164.

［12］VAN MIEROP L H, ALLEY R D, KANSEL H W, et al. The anatomy and embryology of endocardial cushion defects [J]. J Thorac Cardiovasc Surg, 1962, 43: 71-83.

［13］CALDER L, VAN PRAAPH R, VAN PRAAPH S, et al. Truncus arteriosus communis. Clinical, angiocardiographic, and pathologic findings in 100 patients [J]. Am Heart J, 1976, 92 (1): 23-38.

［14］李益群, 刘玉清, 黄连军. 先天性主动脉窦瘤破入右心腔放射诊断的进一步分析 [J]. 中华胸心血管外科杂志, 1990, 6 (4): 207-208.

［15］戴汝平, 刘玉清. 左室- 右房通道畸形 [J]. 心脏血管疾病杂志, 1973, 1 (4): 79-81.

［16］ZHI A H, DAI R P, MA W G, et al. CT angiography for diagnosis and subcategorization of unroofed coronary sinus syndrome [J]. J Thorac Dis, 2017, 9 (10): 3946-3955.

［17］PORTET N, RIU B, BOUNES V, et al. Left ventricular-right atrial communication with third-degree atrioventricular block after thoracic trauma [J]. J Emerg Med, 2012, 43 (6): e385-e388.

［18］OOTAKI Y, YAMAGUCHI M, YOSHIMURA N, et al. Unroofed coronary sinus syndrome: diagnosis, classification, and surgical treatment [J]. J Thorac Cardiovasc Surg, 2003, 126 (5): 1655-1656.

［19］CANNAVALE G, HIGGINS C B, ORDOVAS K G. Unroofing the diagnosis [J]. Int J Cardiovasc Imaging, 2010, 26 (8): 841-842.

［20］KIRKLIN J W, BARRATT-BOYES B G. Cardiac surgery: morphology, diagnostic criteria, natural history, techniques, results, and indications [M]. New York: Wiley, 1986.

［21］XIE M X, YANG Y L, CHENG T O, et al. Coronary sinus septal defect (unroofed coronary sinus): echocardiographic diagnosis and surgical treatment [J]. Int J Cardiol, 2013, 168 (2): 1258-1263.

［22］MAHAMMEDI A, OSHMYANSKY A, HASSOUN P M, et al. Pulmonary artery measurements in pulmonary hypertension: the role of computed tomography [J]. J Thorac Imaging, 2013, 28 (2): 96-103.

［23］JUSTANIAH A, MCKEE B, SILVER J, et al. Coronary sinus to left atrium communication [J]. J Radiol Case Rep, 2013, 7 (12): 16-20.

［24］KLIMEK-PIOTROWSKA W, KOZIEJ M, HOLDA M K, et al. The Thebesian valve height/coronary sinus ostium diameter ratio (H/D-Ratio) as a new indicator for specifying the morphological shape of the valve itself in multisliced computed tomography [J]. Int J Cardiol, 2015, 201: 595-600.

［25］PEREZ MATOS A J, PLANKEN R N, BOUMA B J, et al. Unroofed coronary sinus newly diagnosed in adult patients after corrected congenital heart disease [J]. Neth Heart J, 2014, 22 (5): 240-245.

［26］PEIGHAMBARI M, ESMAEILZADEH M, ALIZA-DEHASL A, et al. Partially unroofed coronary sinus, persistent left superior vena cava and cortriatriatum: a rare combination of interruption in normal embryogenesis [J]. Res Cardiovasc Med, 2014, 3 (1): e15383.

［27］YARRABOLU T R, DOSHI U H, DOUGLAS W I, et al. Unusual presentation of unroofed coronary sinus with cyanosis after ventricular septal defect closure [J]. World J Pediatr Congenit Heart Surg, 2015, 6 (1): 83-85.

第二十章
先天性左心发育异常心脏病 CT 诊断

第一节　左侧三房心

一、基本知识

三房心(cor triarium)是一种少见畸形,发病率在先天性心脏病中不足 0.1%。

左心房内有纤维性或纤维肌性隔膜生长,将左心房分隔为两腔,近侧包括左心房耳部及二尖瓣与左心室相连,称真房(true chamber);远侧与肺静脉相连,称副房(accessory chamber)。胚胎发生时,肺静脉总干与左房错位融合所致。

病理解剖:依据副房是否全部或部分回收肺静脉血流,分为两型。①完全型:左、右肺静脉全部引流入副房。依据副房与真房是否直接连通及是否合并房间隔缺损,分为数个亚型。②部分型:左、右肺静脉的一部分引流入副房。依据副房是否直接与真房连通、有无房间隔缺损及其余肺静脉有无异位引流,分为数个亚型(图 20-1-1)。

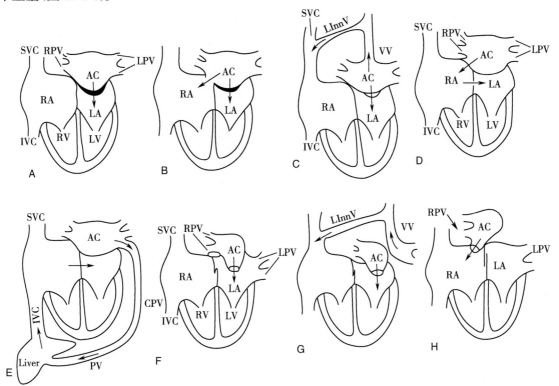

图 20-1-1　左侧三房心示意图

LA,左心房(真房);AC,副房;RA,右心房;LV,左心室;RV,右心室;LPV,左肺静脉;RPV,右肺静脉;VV,垂直静脉;PV,门静脉;SVC,上腔静脉;IVC,下腔静脉;LInnV,左无名静脉。

二、CT 诊断

(一) 横断像

CT 横断像是诊断的基础。左心房层面显示左心房两侧壁向腔内有一隔膜样突出,伸向左心房腔内,其长短不一,基部稍厚,游离端较薄,呈一隔膜,将左心房分隔成两腔,不同横断面隔膜不连续大小不一,可以直接测量最大孔直径。隔膜腹侧心房腔由左心房耳部及二尖瓣为一体,称"真房",直接经二尖瓣与左心室相通。隔膜背侧心房腔与肺静脉相连为一体,称"副房"。如果左、右肺静脉四支全部与背侧副房相连通,则为"完全型";仅与部分肺静脉相连,为"部分型"。

注意有否房间隔缺损或其他畸形并存。

(二) 多层重组(MPR)

以横断图像左心房内隔膜为中心,行不同切面多角度多层重组,可以了解隔膜存在及其方位。以肺静脉为中心,行不同切面多角度多层重组,可以了解肺静脉与心房的关系,以确定"分型"诊断。

(三) 容积再现(VR)

为了解固有心房、副房的病理解剖及其与肺静脉、二尖瓣及左室的相互关系,在没有移动伪影时,可以重建左心房 - 肺静脉的副房 VR(或 SSD)图像,并分别重建左心房耳部及二尖瓣的固有心房 VR 图像,进行融合,能够进一步再现三心房的三维解剖结构(图 20-1-2,图 20-1-3)。

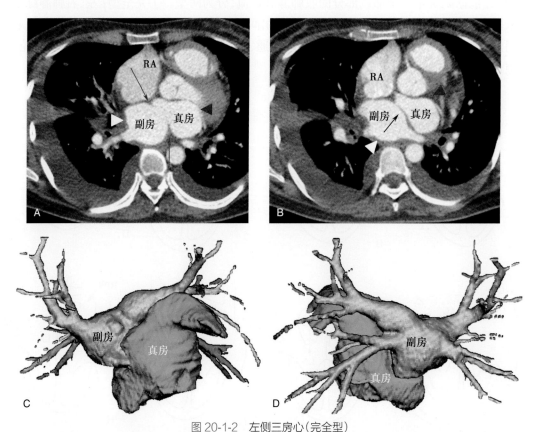

图 20-1-2　左侧三房心(完全型)

A、B. 横断像示左心房内隔膜(↑),将左心房分为真房(红色▲)及副房(白色△);肺静脉全部回流入副房;房间隔完整。C、D. 三维重建(SSD),绿色为真房,黄色为副房。

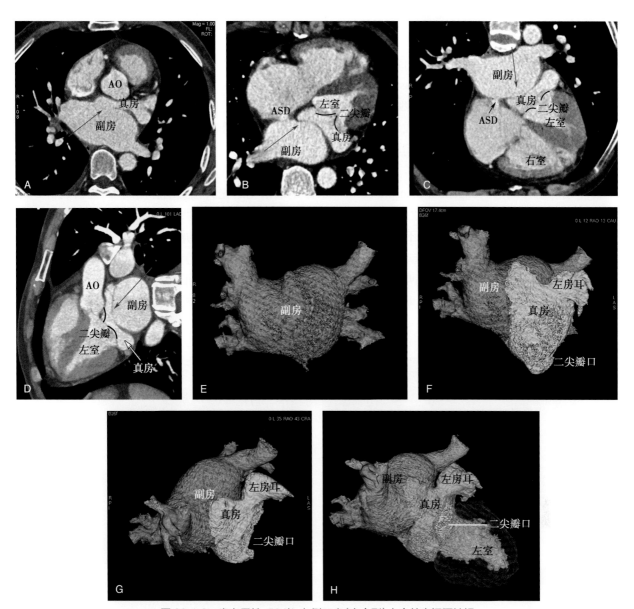

图 20-1-3 患者男性,52 岁,左侧三房(完全型)心合并房间隔缺损

A、B. 横断扫描示左心房内存在隔膜(红色↑),将左心房分为真房(近心侧,包括二尖瓣及左心房耳部)、副房(远心侧,包括肺静脉、左心房后壁);左、右肺静脉全部回流入副房;并存房间隔缺损(ASD)。C、D. 多层重组(冠状位及矢状位)示真房、副房、二尖瓣及房间隔缺损(ASD);E~H. 三维重建示副房(粉红色)、真房(F、G 黄色,H 蓝色)、二尖瓣、左心室。CT 诊断为左侧三房(完全型)心合并房间隔缺损。

第二节 先天性主动脉瓣狭窄及瓣叶畸形

一、基本知识

(一) 先天性主动脉瓣狭窄

主动脉瓣狭窄是较为常见的先天畸形,占先天性心脏病的 3%~6%,也有报道为 2%~5%。在 1 000 例先天性心脏病尸检中,检出率为 1.1%。

主动脉瓣狭窄的胚胎发生还不是很清楚。有学者认为，主动脉半月瓣是由心球部与动脉干交界处的心内膜垫发育而来，该部发育异常，造成半月瓣或瓣环的发育异常而导致狭窄。

主动脉瓣狭窄病理：

1. 半月瓣畸形 ①瓣叶组织融合，造成瓣口呈偏心性孔状狭窄，瓣叶增厚；②主动脉瓣环发育不全、狭窄；③单孔穹顶状狭窄（unicommissural dome stenisis）。

2. 先天性主动脉单瓣、二瓣化、四瓣化畸形（见下述）

主动脉瓣狭窄除先天因素外，成年人获得因素值得注意，如风湿性、老年退行性变，瓣膜钙化、狭窄等。先天性主动脉瓣狭窄诊断要注意与获得性相鉴别。

（二）先天性主动脉二瓣畸形

主动脉二瓣畸形（congenital bicuspid aortic valve）是最常见的先天性主动脉瓣畸形，约占人群 2%。两叶瓣可以同等大小，但少见；多数是一个瓣叶大些，另一个小些。在瓣叶，常可见隐形的嵴。二瓣畸形最容易发生功能异常：收缩期开放不均或受限，出现排血受阻；舒张期大的瓣叶闭合不严或脱入左心室，产生主动脉瓣关闭不全。这种血流动力学的异常会随着年龄增长有加重趋势。二瓣畸形随着左、右冠状窦与无冠窦先天融合的不同原因，两瓣叶可呈左右排列、前后排列或斜行排列。如果两支冠状动脉开口较近，常提示左、右冠状窦融合；如果冠状动脉开口距离较远，常提示左或右冠状窦与无冠窦融合可能性大（图 20-2-1）。

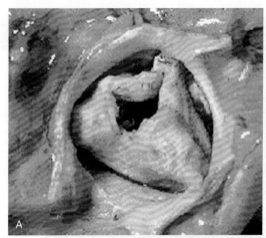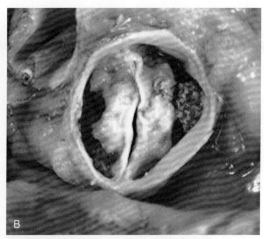

图 20-2-1 主动脉瓣畸形病理
A. 先天性主动脉瓣分化不全，半月瓣融合，瓣口狭窄；B. 主动脉瓣二瓣畸形。

（三）先天性主动脉四瓣畸形

主动脉四瓣畸形（congenital quadricuspid aortic valve）是一种少见的主动脉瓣异常，在随机尸检中不到 0.008%。胚胎发生可能是由于半月瓣形成过程中动脉干的异常分隔或是心内膜垫异常的插入造成。四窦及半月瓣发育不均，大小不一。

主动脉四瓣畸形常合并冠状动脉高位起源于主动脉瓣环上方。

（四）先天性主动脉单瓣畸形

较为罕见，是心内膜垫发育异常只存在一个"膜"，在中央或偏心有孔，呈单孔穹顶状狭窄（unicommissural dome stenisis），隔膜圆顶状，中央有孔；或呈单瓣卷曲游离状。

常见合并畸形包括主动脉瓣环狭窄、主动脉瓣下狭窄、先天性二尖瓣狭窄/关闭不全、主动脉缩窄、主动脉弓发育不全等左心发育不全综合征畸形。血流动力学除主动脉瓣狭窄外，常合并关闭不全。

二、CT 诊断

(一) 主动脉瓣狭窄 CT 征象

1. **横断像**　主动脉根部瓣上、半月瓣、瓣环及瓣下左心室层面应重点观察,可以显示主动脉瓣畸形及狭窄征象。

(1)主动脉瓣层面示瓣叶融合、增厚,钙化,活动受限(采集 40% 及 75%R-R 间期图像对比观察瓣叶活动情况)。

(2)瓣口小,收缩期开放受限(40%R-R 间期图像观察),呈圆顶征(或鱼口状)。

(3)升主动脉狭窄后扩张。

(4)左心室肥厚、扩大,左心房增大,属继发改变。

2. **多层重组(MPR)**　以要观察的解剖部位为中心,行不同切面多角度多层重组,观察主动脉瓣特征、半月瓣畸形、瓣环、瓣窦的发育有重要意义;收缩期测量瓣口狭窄程度,舒张期观察半月瓣关闭情况;评价升主动脉扩张程度。

3. **仿真内镜(VE)**　在成功扫描无移动伪影情况下,可以清楚显示半月瓣数目,清晰显示半月瓣形态、增厚、瓣缘融合、瓣窦畸形,观察冠状动脉开口。

4. **三维重建**　心脏的容积再现(VR)了解整体情况(图 20-2-2)。

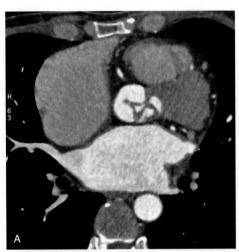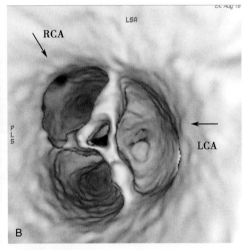

图 20-2-2　主动脉瓣狭窄

A. 横断层面示主动脉 3 个半月瓣,瓣环小,瓣叶增厚,瓣口开放受限;左心房增大(继发性)。B. 仿真
内镜(VE)示主动脉 3 个半月瓣,瓣叶增厚,瓣叶交界融合、粘连,瓣口小;可见冠状动脉开口(↑)。

(二) 主动脉二瓣畸形 CT 征象

1. **横断像**　主动脉瓣上、瓣及瓣下左心室层面应重点观察,可以显示主动脉瓣特征性改变。

(1)主动脉瓣层面:半月瓣闭合期显示呈一字形,呈左右、前后或斜形排列。两瓣叶大小不等,舒张期有时可见大瓣部分脱入左心室。

(2)主动脉窦层面:仅能显示两个窦,呈上下、前后或左右排列。两窦大小多数为不匀称。

(3)冠状动脉开口层面:冠状动脉分别开口左、右两个窦,相距较远,应考虑为左或右冠窦与无冠窦先天融合;假如两支冠状动脉开口于同一窦内,且相距较近,应考虑为左、右冠窦先天融合。

(4)升主动脉狭窄后扩张。

(5)左心室肥厚,心腔不大或增大;左心房增大,属继发改变。

2. 多层重组（MPR）　以要观察的解剖部位为中心，行不同切面多角度多层重组，可检出主动脉二瓣化畸形；收缩期呈鱼口状，可测量瓣口狭窄程度；舒张期有时可见大瓣部分脱入左心室。升主动脉扩张。

3. 仿真内镜（VE）　在成功扫描无移动伪影情况下，可以清楚显示半月瓣数目，重建收缩期与舒张期图像可以清晰显示二瓣畸形两期的形态。明确冠状动脉开口，对解剖分型有重要价值。

4. 三维重建　心脏的容积再现（VR）了解整体情况，观察冠状动脉起源与分布（图20-2-3～图20-2-7）。

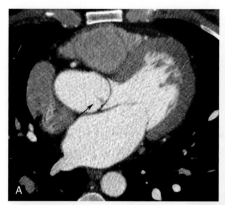
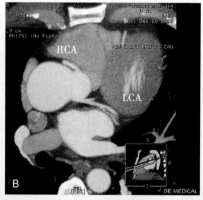
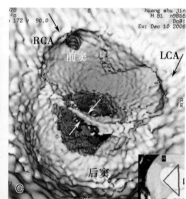
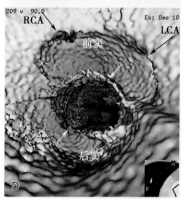
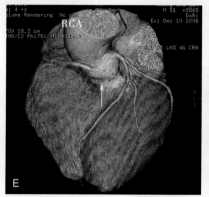
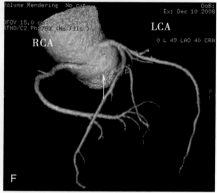

图 20-2-3　主动脉二瓣畸形

A. 主动脉瓣层面，瓣叶闭合期显示呈一字形，斜向排列；B. 轴位多层重组，左、右冠状动脉同起源于前窦；C. 仿真内镜（VE）舒张期，前、后两瓣闭合成一字形（↑），左、右冠状动脉同起源于前窦；D. 仿真内镜（VE）收缩期，前、后两瓣开放（↑）。两个窦呈前后排列，大小不匀称，前窦较大，两支冠状动脉开口于同一窦内，且相距较近，应考虑为左、右冠窦先天融合；E、F. 三维重建（VR），示主动脉两个窦，左、右冠状动脉同起源于前窦（左、右冠状窦融合），冠状动脉走行与分布无异常。

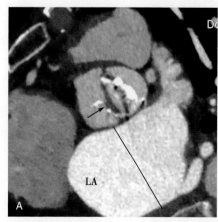
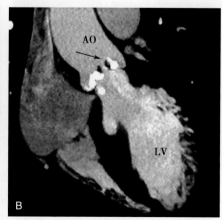

图 20-2-4　患者男性，72 岁，主动脉二瓣畸形，钙化狭窄

A. 多层重组（MPR）：主动脉瓣轴位重建，瓣叶增厚、钙化，开放受限呈鱼口状（↑），左心房增大（继发）；B. 多层重组（MPR）左室长轴位：主动脉瓣增厚、钙化，开放受限（↑），左心室肥厚、增大。CT 诊断为主动脉二瓣畸形，钙化性狭窄。LA，左心房；LV，左心室；AO，主动脉。

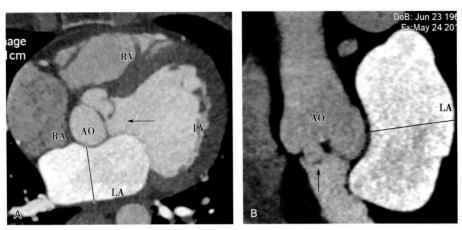

图 20-2-5　患者男性,51 岁,主动脉二瓣畸形,瓣叶脱垂,关闭不全

A. 主动脉瓣层面,舒张期瓣叶闭合不严,可见一瓣尖呈小囊状脱入左心室(↑),左心室肥厚、增大,左心房增
大;B. 多层重组(MPR)主动脉瓣长轴位重建,舒张期瓣叶闭合不严,可见一瓣尖呈小囊状脱入左心室(↑),左
心房增大。CT 诊断为主动脉二瓣畸形,半月瓣尖脱垂,关闭不全。LA,左心房;LV,左心室;AO,主动脉。

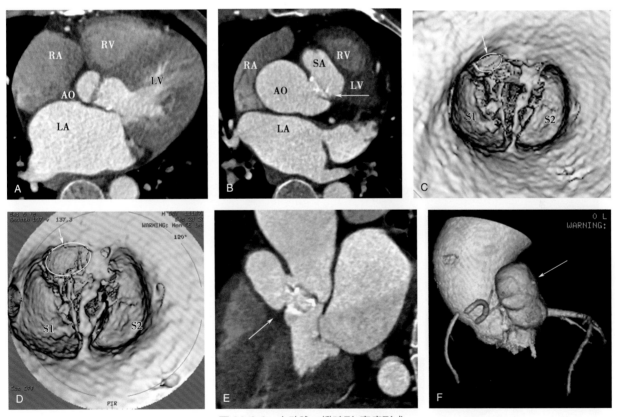

图 20-2-6　主动脉二瓣畸形,窦瘤形成

A、B. 横断扫描:主动脉瓣二瓣畸形、钙化,一窦较大,窦瘤形成(↑),突入右室流出道前方;C、D. 仿真内镜:二瓣畸形(1、2),S1 窦
较大,可见有瘤口(↑);E. 多层重组(MPR):主动脉二瓣畸形(S1 及 S2),于 S1 可见瘤口(↑)及窦瘤形成,突入右室流出道前方;
F. 三维重建(VR):主动脉窦瘤形成(↑),升主动脉梭形瘤样扩张。

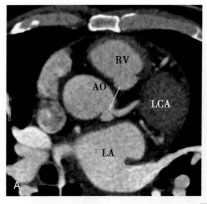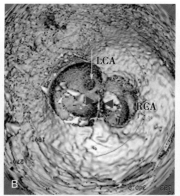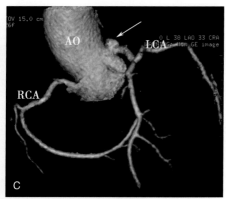

图 20-2-7 患者男性,52 岁,主动脉二瓣畸形

A. 横断像:主动脉二瓣畸形,左冠状动脉开口处瓣窦小动脉瘤形成(↑);B. 仿真内镜(VE):舒张期,两瓣闭合呈一字形(▲),左、右冠状动脉起源于左、右两侧窦,两窦大小不一,左冠状动脉窦较大,于冠脉开口旁小动脉瘤形成(黄色↑);C. 冠状动脉三维重建:左冠脉开口旁小动脉瘤形成(↑),冠状动脉走行与分布无异常。病原性质不除外感染性心内膜炎所致。CT 诊断为主动脉二瓣畸形,左冠窦小动脉瘤形成,性质待定(感染性心内膜炎待除外)。LA,左心房;LV,左心室;RV,右心室;AO,主动脉;LCA,左冠状动脉;RCA,右冠状动脉。

(三) 先天性主动脉四瓣畸形 CT 征象

1. 横断像 主动脉根部横断面,常可见主动脉瓣呈大小不等"四瓣窦"。往往半月瓣在收缩期开放与舒张期闭合尚可。冠状动脉高位起源于主动脉窦嵴上缘。

2. 多层重组(MPR) 以要观察的解剖部位为中心,行不同切面多角度多层重组,对检出主动脉半月瓣呈四瓣畸形有帮助;收缩期与舒张期观察瓣口情况。观察升主动脉扩张程度有重要价值。

3. 仿真内镜(VE) 在成功扫描无移动伪影情况下,可以清楚显示瓣窦数目,清晰显示半月瓣四瓣畸形、四窦大小情况,明确冠状动脉开口。

4. 三维重建 心脏的容积再现(VR)了解整体情况,对观察冠状动脉高位起源有一定价值(图 20-2-8,图 20-2-9)。

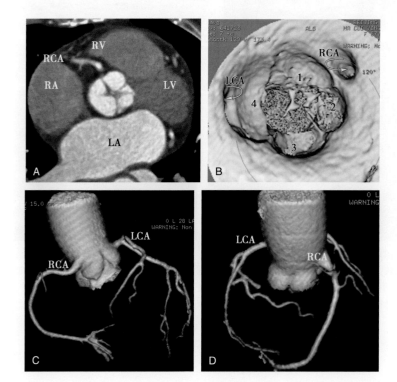

图 20-2-8 患者女性,57 岁,冠状动脉检查意外检出主动脉四瓣畸形

A. 横断像:主动脉半月瓣呈四瓣畸形;B. 仿真内镜(VE):四瓣窦大小不一,左冠窦较大(2),左冠状动脉开口在窦高位(黄色↑),右冠状动脉开口于窦嵴上缘(黄色↑);C、D. 冠状动脉三维重建:左、右冠状动脉起源高位,走行与分布无异常。LA,左心房;LV,左心室;RA,右心房;RV,右心室;LCA,左冠状动脉;RCA,右冠状动脉。

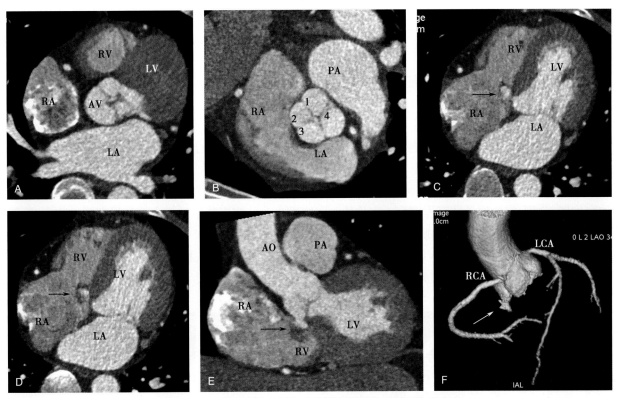

图 20-2-9　患者男性,53 岁,主动脉四瓣畸形,窦瘤破入右心室

A. 横断像:主动脉半月瓣呈四瓣畸形;B. 多层重组(MPR):主动脉瓣四瓣畸形;C、D. 横断像;E. 多层重组(MPR):右侧一窦紧邻房室瓣环,窦瘤形成并破入右心室(↑);F. 三维重建:两支冠状动脉开口高位接近窦上缘,右侧窦瘤破裂(↑)。

第三节　先天性主动脉瓣上狭窄

一、基本知识

主动脉瓣上狭窄是一种少见的先天性心脏病,约占 0.1%。本病有家族发生倾向,在遗传学上作为一种常染色体显性遗传已被肯定,称 Williams 综合征,包括除主动脉瓣上狭窄外,还包括智力低下、眼距宽、牙齿异常、高钙血症、多发性周围肺动脉狭窄。

本病是由于升主动脉窦上段中膜变性、坏死,继发纤维组织增生,中膜增厚,并继发内膜增厚而发生主动脉瓣上狭窄,病理解剖(图 20-3-1)分为三型:

1. 隔膜型　主动脉窦上方窦管交界处隔膜,中央有孔,其上升主动脉发育良好。

2. 漏斗型　升主动脉呈漏斗状,最窄处位于主动脉窦管交界水平。

3. 升主动脉发育不全型　自主动脉窦向上呈管状或条索状长段发育不全及狭窄。

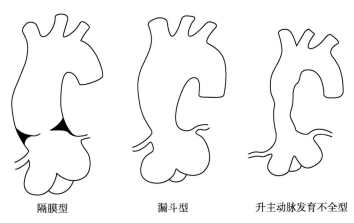

隔膜型　　　　漏斗型　　　升主动脉发育不全型

图 20-3-1　先天性主动脉瓣上狭窄模式图

二、CT诊断

（一）隔膜型主动脉瓣上狭窄征象（图20-3-2）

1. 横断像　升主动脉至根窦部横断层面,显示主动脉根部管径狭小,管壁增厚,呈嵴状隔膜突入腔内,中心呈孔状,主要存在范围是主动脉窦管及升主动脉,相对较局限。主动脉窦及冠状动脉由于处于狭窄前高压区而扩张。注意检查是否存在肺动脉狭窄。心室层面可以检出继发左心室肥厚,心腔增大,为左心负荷增重的表现。

2. 多层重组（MPR）　以要观察的解剖部位为中心,行不同切面多角度多层重组,对检出主动脉瓣上狭窄位置、分型、定量测量狭窄程度有一定价值。隔膜型主动脉瓣上狭窄显示主动脉根部管径狭小,管壁呈嵴状隔膜突入腔内,累及主动脉窦嵴及升主动脉,较局限。

3. 三维重建　容积再现（VR）可以直观显示主动脉瓣上狭窄位置、程度及累及范围,对分型诊断有重要意义;可以进行肺动脉的重建,检出并存的肺动脉狭窄。

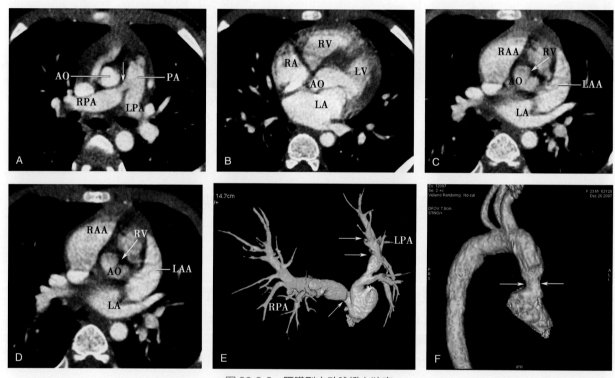

图20-3-2　隔膜型主动脉瓣上狭窄

A~D. 横断像:在主动脉窦上层面(C、D)显示一隔膜样充盈缺损(↑),其上层面升主动脉发育良好;左右肺动脉层面(A)示右肺动脉起始部狭窄(↑),左心室层面(B)示左心室壁增厚。E. 肺动脉VR:右肺动脉起始部狭窄(↑),左肺动脉外围分支狭窄(↑)。F. 胸主动脉VR:主动脉瓣上局限性狭窄呈隔膜状(→←)。CT诊断为主动脉瓣上隔膜型狭窄,合并肺动脉多发狭窄,考虑为Williams综合征。

（二）漏斗型主动脉瓣上狭窄征象（图20-3-3）

1. 横断像　升主动脉至根窦部横断层面,显示主动脉根部管径狭小,升主动脉管径自上而下逐层变窄,最窄处位于主动脉窦上窦管水平,呈漏斗状,主动脉窦及冠状动脉由于处于狭窄前高压区而扩张。注意观察肺动脉有否狭窄存在。

心室层面可以检出继发左心室肥厚,心腔增大,为左心负荷增重的表现。

2. 多层重组（MPR）　以要观察的解剖部位为中心,行不同切面多角度多层重组,对检出主动脉瓣上狭窄位置、分型、定量测量狭窄程度有一定价值。漏斗型主动脉瓣上狭窄最窄处位于主动脉窦上窦管水平,升主动脉管腔自上而下逐渐变窄,最窄处位于窦管呈漏斗状。注意同时检查有否肺动脉狭窄存在。

3. 三维重建　容积再现(VR)可以直观显示主动脉瓣上狭窄位置、程度及累及范围,对分型诊断有重要意义;肺动脉的重建,对检出有否并存肺动脉狭窄、累及范围及程度有重要价值。

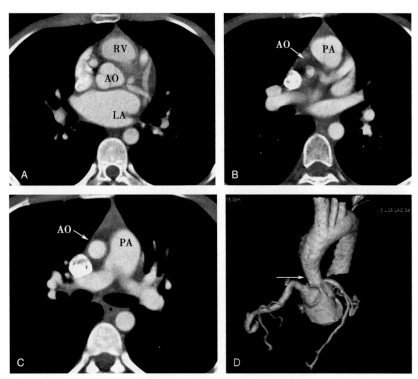

图 20-3-3　主动脉瓣上狭窄漏斗型

A. 横断像:主动脉窦及冠状动脉处于高压区而扩张;B. 主动脉窦上于窦嵴水平重度狭窄(↑);C. 升主动脉层面管腔逐渐扩张(↑);D. 胸主动脉三维重建:主动脉窦上于窦嵴水平重度狭窄(↑),升主动脉自下而上逐层增宽;主动脉窦及冠状动脉处于高压区而扩张。未见肺动脉狭窄征象。CT 诊断为主动脉瓣上狭窄漏斗型。

(三) 升主动脉发育不全型 CT 征象

1. 横断像　自主动脉窦向上呈不规则管状长段狭窄,累及升主动脉。有个别病例可同时累及头臂动脉开口部狭窄。

注意观察冠状动脉、肺动脉有否狭窄并存。

心室层面可以检出继发左心室肥厚,心腔增大,为左心负荷增重的表现。

2. 多层重组(MPR)　以要观察的解剖部位为中心,行不同切面多角度多层重组,对检出主动脉瓣上狭窄位置、分型、定量测量狭窄程度有一定价值。同时,对检出肺动脉狭窄有重要帮助。注意观察冠状动脉情况,以助鉴别诊断。

3. 三维重建　容积再现(VR)可以直观显示主动脉瓣上狭窄位置、程度及累及范围,对分型诊断有重要意义;肺动脉的重建对检出肺动脉狭窄有重要价值;冠状动脉重建有助于鉴别诊断。

鉴别诊断:①先天性主动脉瓣上狭窄需与家族性高胆固醇血症相鉴别(详见第七章第九节);②升主动脉发育不全型需与左心发育不全综合征鉴别(详见本章第九节)。

第四节　先天性主动脉瓣下狭窄

一、基本知识

主动脉瓣下狭窄是一种少见的先天性心脏病,约占先天性心脏病 0.5%。发病率低于主动脉瓣狭窄,高于瓣上狭窄。

病理解剖:主动脉瓣下狭窄依病理形态分为两型(图 20-4-1)。

1. 隔膜型　主动脉瓣下方 0.5~3cm 范围有纤维组织隔膜,其中央有孔,亦可见呈半月形,其上升主动脉发育良好,亦可发生狭窄后扩张;先天性心脏病尸检中检出率为 0.9%~1.1%,男女之比约 2:1。

2. 管型　主动脉瓣下方狭窄可以延伸 1~3cm 范围,呈肌性狭窄,其表面有增厚的纤维组织覆盖,舒缩功能明显受限,而产生狭窄。

两种畸形的发生均可波及二尖瓣或其腱索,发生关闭不全。40%~60% 合并先天畸形,包括主动脉缩窄、主动脉瓣狭窄 / 关闭不全、室间隔缺损、动脉导管未闭以及二尖瓣关闭不全。

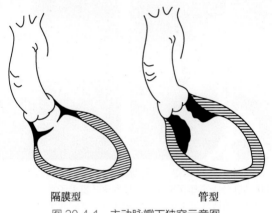

隔膜型　　　　　　　管型

图 20-4-1　主动脉瓣下狭窄示意图

二、CT 诊断

(一) 隔膜型主动脉瓣下狭窄 CT 征象

1. 横断像　主动脉瓣上、瓣及瓣下左心室层面可以显示瓣下狭窄的征象。

横断层面在主动脉瓣下方 0.5~3cm 范围有薄厚不均隔膜样充盈缺损,自室间隔一侧伸向左室流出道,常可见其与二尖瓣前瓣叶相对,构成流出道狭窄(图 20-4-2A)。其下层面多呈现横贯流出道的膜性充盈缺损(图 20-4-2C)。其上升主动脉发育良好,亦可发生狭窄后扩张。观察有否并发畸形。

2. 多层重组(MPR)　以要观察的解剖部位为中心,行不同切面多角度多层重组,对检出主动脉瓣下狭窄位置、分型、定量测量狭窄程度有重要价值。

3. 三维重建　整体心脏的容积再现(VR)对诊断帮助不大。

(二) 管型主动脉瓣下狭窄 CT 征象

1. 横断像　在主动脉瓣下方室间隔一侧向腔内膨突充盈缺损,致左室流出道狭窄,狭窄可以延伸 1~3cm 范围,为肌性狭窄。舒缩功能明显受限,而产生狭窄。

两型狭窄均可累及二尖瓣,发生关闭不全,表现为左心房增大。注意观察并发畸形。

2. 多层重组(MPR)　以要观察的解剖部位为中心,行不同切面多角度多层重组,对检出主动脉瓣下狭窄位置、分型、定量测量狭窄程度有重要价值。

3. 三维重建　整体心脏的容积再现（VR）对诊断帮助不大。

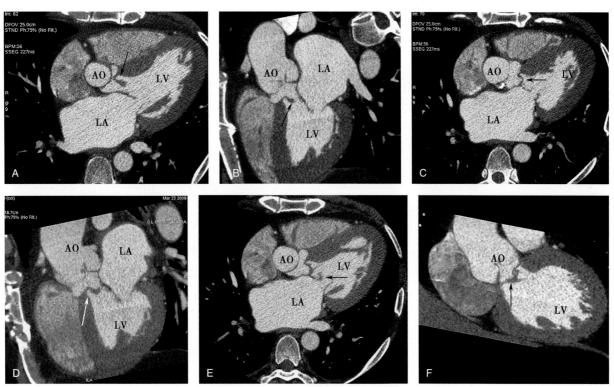

图 20-4-2　隔膜型主动脉瓣下狭窄

A、C、E. 轴位像，在主动脉瓣下方 0.7~1cm 有薄厚不均隔膜样充盈缺损，自室间隔一侧伸向左室流出道，其与二尖瓣前瓣叶相对，构成流出道狭窄（A↑）。其下层面，呈现横贯流出道的膜性不规则充盈缺损（C、E↑）。B、D、F. 多层重组，可见主动脉瓣下方有薄厚不均的隔膜样充盈缺损自室间隔一侧伸向左室流出道，其与二尖瓣前瓣叶相对，构成流出道狭窄（B↑）。其下层面，呈现横贯流出道的膜性不规则充盈缺损（D、F↑）。其上升主动脉发育良好，轻度扩张。

第五节　先天性主动脉缩窄

一、基本知识

主动脉缩窄是常见的先天性心脏病，占先天性心脏病的 6%~10%。90% 以上缩窄发生在左锁骨下动脉开口远端、动脉导管（韧带）所在区域，称主动脉峡部。

胚胎时期主动脉供血分为上、下两部，两部的交界是与动脉导管相连的主动脉峡部。峡部血流量与动脉导管发育有直接关系，若峡部血流量过少，将导致该部发育不全、狭窄以致闭锁。

病理解剖：90% 以上缩窄发生在左锁骨下动脉开口以远的主动脉峡部。典型的缩窄是主动脉隔膜嵴状结构凸入腔内，构成局限性狭窄，即真性缩窄；另一类缩窄段较长，腔内无隔膜嵴样结构，称为管性缩窄。

（一）主动脉缩窄分型

主动脉缩窄的分型方案较多。根据临床实用将本病分为两型：

1. 单纯型　主动脉缩窄位于峡部，动脉导管已闭锁，不合并其他畸形。缩窄与导管韧带前、后关系无任何意义。既往又称"成人型"（图 20-5-1A）。

2. 复杂型　依并存畸形又分亚型(图20-5-1):①2a:复杂型,合并PDA等其他心血管畸形,缩窄在动脉导管的近心端者常有分界发绀;缩窄在动脉导管的远心端者常有肺动脉高压,即所谓的"婴儿型"。②2b:主动脉弓发育不全型,病变累及无名动脉和左锁骨下动脉之间主动脉弓部,形成弓部长管状狭窄,称主动脉弓发育不全型。可以并存头臂动脉开口部狭窄;也见有缩窄部位不典型或多发狭窄。③2c:主动脉缩窄合并瓣膜畸形,常见主动脉二瓣化,其次为二尖瓣关闭不全。

(二) 主动脉缩窄侧支循环

侧支循环形成与主动脉缩窄的部位程度有关。锁骨下 - 乳内 - 肋间动脉、椎动脉和髓动脉系统、颈动脉 - 肩胛外侧动脉系统等为重要的侧支循环途径。

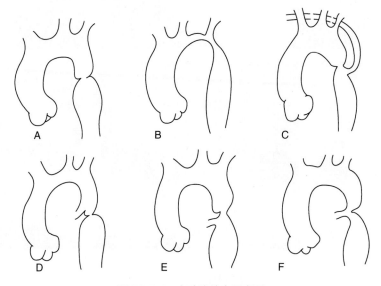

图 20-5-1　主动脉缩窄示意图

二、CT 诊断

横断扫描可以提供主动脉缩窄诊断主要征象。

1. 主动脉缩窄征象

(1)缩窄部位:于主动脉弓层面显示和确定主动脉缩窄的部位,一般多位于峡部局限性缩窄;少数发生在弓部(头臂动脉之间),长段狭窄。罕见发生降主动脉、腹主动脉,检查范围应适当扩大。本章只讨论的峡部缩窄。

(2)缩窄形态:

1)隔膜形:如果缩窄面与CT层面平行,可以显示缩窄管腔外有一中等密度环状晕,为隔膜影;如果层面与缩窄部呈切线位,可以见到嵴状突入腔内。有狭窄后扩张存在。

2)漏斗形:多见,近心端宽至缩窄部呈漏斗状,有狭窄后扩张。

3)折曲形:缩窄部位由于导管牵拉韧带,以其为中心呈"S"形或"V"形折曲。有狭窄后扩张。

4)主动脉弓发育不全:自主动脉弓至峡部以远,长段管腔发育不全,管腔普遍变细,狭窄后扩张常不明显。

5)闭锁形:缩窄段完全闭塞。

(3)缩窄程度:以邻近正常管腔直径为准,缩窄≤50%为轻度,50%~74%为中度,75%~99%为重度,100%为完全闭塞。

（4）缩窄范围：CT 可较准确地评估累及范围。同时能清楚显示缩窄远近端主动脉状况，常可见升主动脉扩张及缩窄远段主动脉的狭窄后扩张。

2. 合并畸形　对分型有重要意义。

（1）动脉导管未闭：于主动脉峡部层面可以显示动脉导管形态、大小、长度；能显示动脉导管与缩窄处的关系，从而可确定主动脉缩窄是导管前型还是导管后型。

（2）其他心内外并发畸形：对复杂型应仔细分析是否存在其他心血管畸形，常见室间隔缺损应予以注意主动脉瓣下层面室间隔的连续性，以免遗漏。主动脉缩窄有时是复杂先天性心脏病的并发畸形，应予以注意。

（3）主动脉弓发育：主动脉缩窄常并存主动脉弓发育不良及狭窄。主动脉弓发育不良型显示右无名动脉至峡部，管腔变细。可以累及头臂动脉开口。常见左锁骨下动脉开口部受累及缩窄，并存在狭窄后扩张。

（4）主动脉瓣二瓣化畸形：主动脉瓣层面显示不对称的两个冠状窦影，并列或上下排列。舒张期示瓣叶呈二瓣闭合的一字形，而非三瓣闭合状。仿真内镜有助于检出二瓣化畸形（详见本章第二节）。

3. 侧支循环　其中以锁骨下动脉 - 肋间动脉系统最常见。在前胸壁常可见扩张的乳内动脉，单侧乳内动脉扩张常对判定缩窄的部位有重要提示。尚可在椎旁及肩胛部见杂乱的侧支血管丛。缩窄越重，侧支循环越丰富。

多层重组（MPR）或曲面重组（CPR）：以将要观察的主动脉狭窄部为中心，行不同切面多角度多层重组，可以显示缩窄形态、范围、管径；对评价主动脉弓发育有重要价值。

三维重建：心脏整体的容积再现（VR）对主动脉缩窄有一定价值，可以显示缩窄部位以及侧支循环的建立情况。也可以采用半自动选择重建主动脉三维图像（VR 或 SSD），能够进一步提供主动脉及缩窄全貌，不受其他解剖的干扰（图 20-5-2~ 图 20-5-5）。

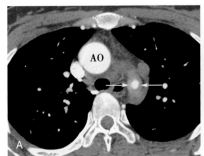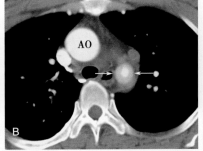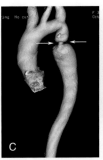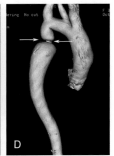

图 20-5-2　主动脉缩窄（单纯型）

A、B. 横断像：隔膜形——由于层面与缩窄面平行，呈现缩窄管腔外有一中等密度环状晕，为隔膜形成的影像（↑）；C、D. 三维重建：典型隔膜形缩窄（↑），显示典型缩窄后扩张，升主动脉扩张。

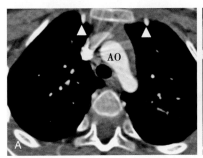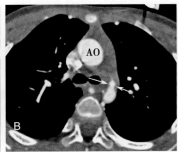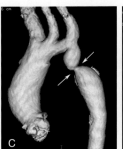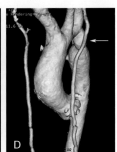

图 20-5-3　主动脉缩窄（单纯型）

A、B 横断像：隔膜形——层面与缩窄面呈切线位，呈现缩窄呈隔膜嵴状凸入管腔内，为隔膜形成的影像（↑）；C、D. 三维重建：典型隔膜嵴形成缩窄（↑），显示典型缩窄后扩张，升主动脉扩张，双侧乳内动脉扩张形成侧支循环（▲）。

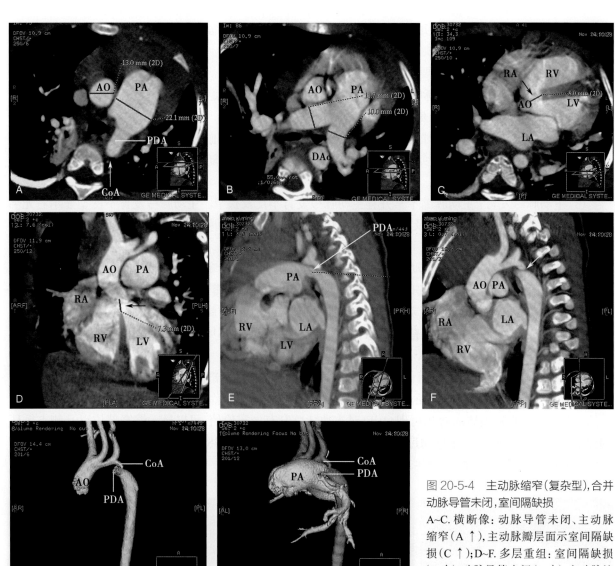

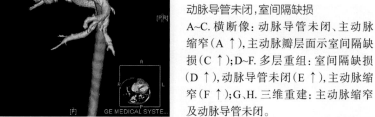

图 20-5-4 主动脉缩窄（复杂型），合并动脉导管未闭，室间隔缺损

A~C. 横断像：动脉导管未闭、主动脉缩窄（A ↑），主动脉瓣层面示室间隔缺损（C ↑）；D~F. 多层重组：室间隔缺损（D ↑），动脉导管未闭（E ↑），主动脉缩窄（F ↑）；G、H. 三维重建：主动脉缩窄及动脉导管未闭。

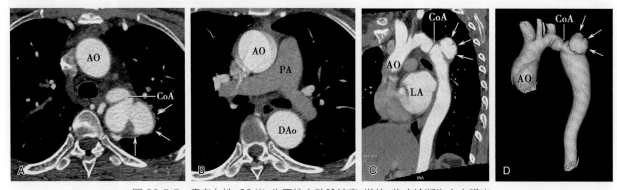

图 20-5-5 患者女性，26 岁，先天性主动脉缩窄，发热，临床诊断为心内膜炎

A、B. 横断像；C. 多层重组；D. 三维重建，示主动脉缩窄，远侧动脉瘤形成，瘤口小，瘤囊大，少量附壁血栓，CT 诊断为主动脉缩窄合并感染性动脉瘤。AO，升主动脉；DA，降主动脉；CoA，主动脉缩窄。

三、CT 在主动脉缩窄术后复查应用

主动脉缩窄治疗多采用手术治疗。术式包括：①缩窄段切除对端吻合；②缩窄段切除人工血管移植；③缩窄段血管成形术；④左锁骨下动脉 - 胸降主动脉吻合术；⑤转流手术（升主动脉与降主动脉或腹主动脉搭桥术）。

目前经皮穿刺球囊扩张术及支架植入术，取得良好效果。无论是手术或介入治疗，CT 是术后复查及随访的最佳方法，可以了解治疗效果及检出并发症（图 20-5-6）。

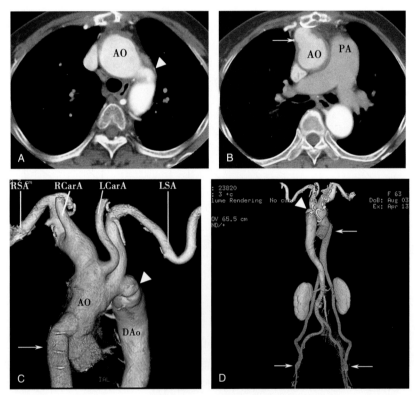

图 20-5-6　患者男性，63 岁，先天性主动脉缩窄转流术后复查

A、B. 横断像：主动脉缩窄（▲），人工血管吻合口形态良好（B ↑），无狭窄与外漏；C、D. 三维重建：主动脉缩窄及人工血管，近心端吻合口在升主动脉前壁，远端吻合口在双侧髂动脉。吻合口无狭窄，无外漏（↑）。本例头臂动脉双开口畸形，左颈总动脉与右无名动脉共同开口，左锁骨下动脉独立开口。AO，升主动脉；DA，降主动脉；PA，肺动脉；RSA，右锁骨下动脉；LSA，左锁骨下动脉；RCarA，右颈总动脉；LCarA，左颈总动脉。

第六节　主动脉弓离断

一、基本知识

主动脉弓离断是指升主动脉与降主动脉之间无直接沟通，管腔连续性中断。该病是少见的先天性心血管畸形，约占先天性心脏病的 1%。

胚胎时期第 4 对动脉弓未发育，致使升主动脉与降主动脉之间无直接沟通，管腔连续性中断。

病理解剖：主动脉弓离断是主动脉弓未发育，升主动脉与降主动脉之间无直接沟通，管腔连续性中

断,升主动脉内移、垂直向上并发出头臂动脉。开放的动脉导管直接连接降主动脉供血给腹腔脏器及下肢。

主动脉弓与降部之间闭锁,但病理见有残留纤维索条相连,称为主动脉弓闭锁(atresia of aortic arch),其在胚胎发生上与主动脉弓离断不同,只因其血流动力学改变与主动脉弓离断无异,临床上两者亦无法相区别,有作者将两者归为同一类畸形。

根据离断部位不同,本病可分下列3型:①A型:左锁骨下动脉以远离断,占40%;②B型:左颈总动脉与左锁骨下动脉之间离断,占55%;③C型:无名动脉和左锁骨下动脉之间离断,占5%。

依据右锁骨下动脉起源于无名动脉、降主动脉或右肺动脉,又各分为三个亚型。

PDA和VSD是最常见的并发畸形,又称为主动脉弓离断三联征。约40%病例尚可合并复杂心血管畸形,如大动脉错位、共同动脉干、右心室双出口等。另外,还可与主动脉闭锁及二尖瓣闭锁并存,共同构成左心发育不全综合征(图20-6-1)。

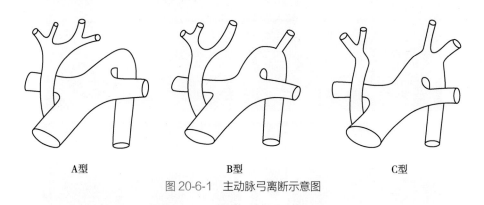

A型　　　　　　　　　B型　　　　　　　　　C型

图20-6-1　主动脉弓离断示意图

二、CT诊断

1. 横断像　扫描范围应包括头臂动脉起始部及心脏整体,以免遗漏畸形。

(1)主动脉弓离断征象:主动脉弓、弓上、弓下层面是关键层面。主动脉显示弓部缺如,为主动脉离断定性诊断依据。可以见到升主动脉内移、垂直向上并发出头臂动脉;开放的动脉导管连接主肺动脉与降主动脉。

依据三支头臂动脉起源,可以清楚分清主动脉弓离断三型(图20-6-1):① A型,右无名动脉、左颈总动脉及左锁骨下动脉起自升主动脉;② B型,右无名动脉、左颈总动脉起自升主动脉;③ C型,仅无名动脉起自升主动脉。依据右锁骨下动脉起源于无名动脉、降主动脉或右肺动脉,又各分为三个亚型。

(2)室间隔缺损:室间隔层面可以检出室间隔缺损,多数可以在主动脉瓣下层面显示室间隔连续中断,为膜周部室间隔缺损。对诊断主动脉弓三联征是重要的层面。

主动脉弓离断常合并其他畸形存在,应逐层仔细检查。

2. 多层重组(MPR)　以要观察的解剖为中心,行不同切面多角度观察,可以清楚显示主动脉弓离断与头臂动脉关系、动脉导管未闭及室间隔缺损。

3. 三维重建　容积再现(VR)对主动脉弓离断分型诊断有重要价值,可以直观显示头臂动脉与升主动脉或降主动脉关系;可以显示主肺动脉与降主动脉的关系,以及动脉导管未闭的存在。操作者必须熟悉相关病理解剖,在充分认识横断图像后,才能重建正确的图像(图20-6-2,图20-6-3)。

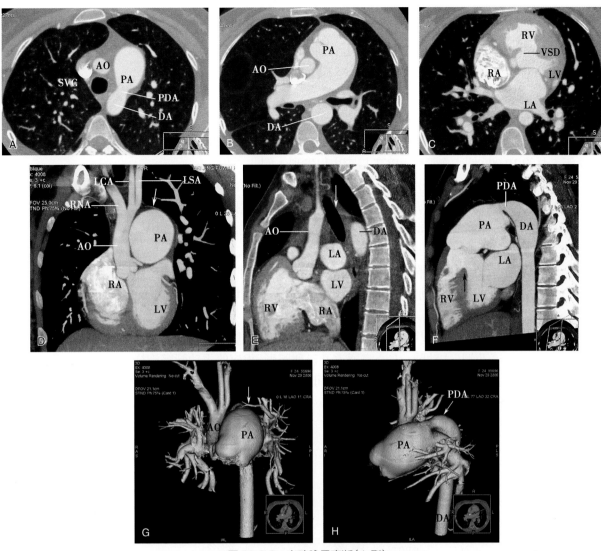

图 20-6-2　主动脉弓离断（A 型）

A. 横断像示主动脉弓离断, 动脉导管未闭连接主肺动脉与降主动脉（PDA）；B. 横断像示主动脉扩张, 升主动脉较细稍内移、居中, 主肺动脉明显扩张；C. 横断位像示膜周部室间隔缺损（VSD）；D. 多层重组（MPR）左前斜位, 升主动脉较细稍内移、居中, 主动脉弓离断（↑）；E. 多层重组（MPR）左侧位, 升主动脉较细稍内移、居中, 与降主动脉无连接、离断（↑）；F. 多层重组（MPR）左前斜位, 主肺动脉扩张, 通过动脉导管未闭与降主动脉连通, 该层面可显示室间隔缺损（↑）；G、H. 容积再现（VR）, 明确显示主动脉弓离断（A 型）；G. 冠状位, 主动脉与降主动脉之间在左锁骨下动脉以远管腔连续性中断（↑）, 三支头臂动脉直接从升主动脉发出；H. 矢状位, 示动脉导管未闭连接主肺动脉与降主动脉（↑）。CT 诊断为主动脉弓离断（A 型）合并动脉导管未闭、室间隔缺损, 又称主动脉弓离断三联征。RA, 右心房；RV, 右心室；LA, 左心房；LV, 左心室；AO, 升主动脉；DA, 降主动脉；PA, 主肺动脉；PDA, 动脉导管未闭。

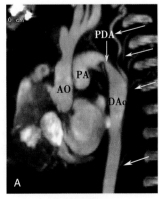

左前斜位

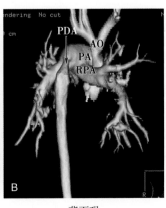
背面观

图 20-6-3　主动脉弓离断（A 型）, 合并动脉导管未闭入口狭窄

A. 多层重组（MPR）示主动脉弓离断（A 型）, 合并动脉导管未闭, 其与降主动脉汇合处重度狭窄（黄色↑）肋间动脉迂曲、扩张（↑）, 以最上肋间动脉明显, 起到侧支循环作用；B. 容积再现（VR）背面观示主动脉弓离断（A 型）, 合并动脉导管未闭, 其与降主动脉汇合处重度狭窄（蓝色↑）。AO, 升主动脉；DAo, 降主动脉；PA, 主肺动脉；PDA, 动脉导管未闭。

第七节　主动脉 - 左室通道畸形

一、基本知识

主动脉 - 左室通道畸形是一种罕见先天性心血管疾病,中国医学科学院阜外医院 1995 年 7 月—1999 年 5 月约 10 000 例心血管病 EBCT 检查中仅发现 1 例。

胚胎时期瓣膜嵴在交界区相互融合并与心脏纤维支架融合,发生融合异常,可以形成主动脉 - 左心室通道畸形。近年来有学者认为是由于右冠状窦主动脉根部支持不良所致,主动脉中层和主动脉瓣环纤维之间分隔或融合缺陷,造成主动脉 - 左心室通道。

病理解剖:主动脉 - 左心室通道多发生于主动脉右窦上方,呈隧道样穿过右心室漏斗部间隔至主动脉瓣环下方 2~3cm,由漏斗部间隔入左室流出道。由于膜部室间隔与主动脉瓣环前部膜性结合不完全,形成开放的通道。于舒张期主动脉血流经通道反流入左心室,其血流动力学改变与主动脉瓣关闭不全相似,左心室扩大。

Hovaguimian 将其分为四型(图 20-7-1):①Ⅰ型:单纯主动脉 - 左心室通道,开口裂隙状,狭小,不合并主动脉瓣损害;②Ⅱ型:主动脉 - 左心室通道开口卵圆形,相应的主动脉窦瘤样扩张,伴或不伴主动脉瓣损害;③Ⅲ型:主动脉 - 左心室通道在心内室间隔走行呈瘤样扩张,伴或不伴左室流出道狭窄;④Ⅳ型:上述Ⅱ、Ⅲ型混合。

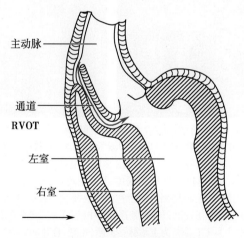

图 20-7-1　主动脉 - 左室通道示意图
RVOT,右室流出道。红色↑为通道及血流方向。

二、CT 诊断

心电门控增强扫描,以减少主动脉根部移动伪影。扫描范围:上缘自主动脉弓上包括头臂血管,下缘达膈水平。

1. 横断扫描　主肺动脉层面,于主肺动脉与升主动脉间可见一管道(图 20-7-2A、B),穿过右心室圆锥部间隔至主动脉瓣环下方 2~3cm,由漏斗部间隔入左室流出道(图 20-7-2C~E)。由于膜部室间隔与主动脉瓣环前部膜性结合不完全,形成开放的通道(图 20-7-2F、G)。主动脉血流经通道反流入左心室,左心室增大(图 20-7-2H)。

2. 多层重组（MPR）　以要观察的解剖部位为中心,行不同切面多角度多层重组,对检出主动脉-左心室通道位置、分型有一定价值。

3. 三维重建　心脏整体容积再现（VR）对诊断参考价值不大。

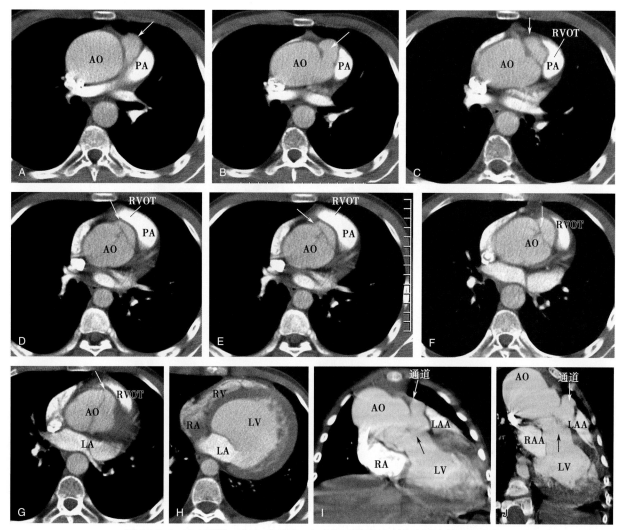

图 20-7-2　患者男性,17 岁,主动脉-左心室通道畸形,并存主动脉瓣关闭不全

横断像于主肺动脉与升主动脉间可见一管道(A、B↓)穿过右心室圆锥部间隔下行(C~E↓)至主动脉瓣环下方,由漏斗部间隔穿入左室流出道(F、G↓),由于大量反流,左心室高度增大(H)。多层重组(I、J)显示通道位置及分流口(黑色↑示分流口)。CT诊断为主动脉-左心室通道畸形,主动脉瓣关闭不全(Ⅱ型)。RAA,右心房耳部;RA,右心房;RV,右心室;RVOT,右室流出道;LAA,左心房耳部;LA,左心房;LV,左心室;AO,升主动脉。

第八节　先天性主动脉弓畸形

一、右位主动脉弓

（一）基本知识

右位主动脉弓系胚胎时期第 4 对动脉弓的左弓退化而右弓发育所致。

右位主动脉弓分为三个类型(图20-8-1):

1. Ⅰ型,镜面右位主动脉弓 头臂动脉分支顺序为第一分支左无名动脉、第二分支右颈总动脉及第三分支右锁骨下动脉。绝大部分合并先天性心血管畸形症(如法洛四联症、共同动脉干等)。

2. Ⅱ型,右位主动脉弓合并迷走左锁骨下动脉 在此型中,右弓上的第1~3支分支依次为左颈总动脉、右颈总动脉及右锁骨下动脉。左锁骨下动脉则于食管后方单独自降主动脉发出,其起始部可见憩室样膨出,降主动脉多位于右侧。

3. Ⅲ型,右位主动脉弓合并左锁骨下动脉分离 左颈总动脉、右颈总动脉及右锁骨下动脉分别起自主动脉弓,左锁骨下动脉闭锁,以韧带与左肺动脉相连。左上肢依靠左椎动脉窃血供给。多合并复杂畸形(如法洛四联症)。

右位主动脉弓可以合并左位降主动脉。其头臂动脉分支同于上述各型。

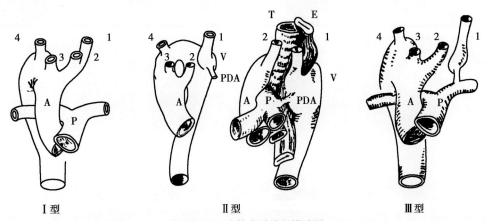

图20-8-1 右位主动脉弓模式图

A,升主动脉;P,主肺动脉;PDA,动脉导管未闭;E,食管;T,主气管;1为左锁骨下动脉,2为左颈总动脉,3为右颈总动脉,4为右锁骨下动脉。

(二) CT诊断

1. 横断像 于头臂动脉至主动脉弓下层面,逐支分析以免遗漏畸形。

Ⅰ型,镜面右位主动脉弓征象:主动脉弓横断层面上,气管右侧可见右位主动脉弓;弓上血管由近端至远端依次可见左无名动脉、右颈总动脉及右锁骨下动脉(图20-8-2)。

Ⅱ型,右位主动脉弓合并迷走左锁骨下动脉征象:主动脉弓横断层面上,气管右侧可见右位主动脉弓;弓上血管由近端至远端依次可见左颈总动脉、右颈总动脉及右锁骨下动脉。左锁骨下动脉则于气管后方单独发自于降主动脉。其起始部可见降主动脉憩室样膨大(图20-8-3)。

Ⅲ型,右位主动脉弓合并左锁骨下动脉分离征象:主动脉弓横断层面上,气管右侧可见右位主动脉弓;弓上血管由近端至远端依次可见左颈总动脉、右颈总动脉及右锁骨下动脉分别起自主动脉弓,左锁骨下动脉近端闭锁,左上肢依靠左椎动脉窃血供血(图20-8-4)。

2. 多层重组(MPR)或曲面重组(CPR) 将要观察的解剖为中心,行不同层厚、多角度重组,显示头臂动脉与主动脉弓关系,对诊断及分型和显示与大气管关系、有否存在压迫狭窄有重要意义。

3. 三维重建 容积再现(VR)选择性胸主动脉三维重建,对分型诊断有重要价值,可以直观显示胸主动脉与头臂动脉关系、与大气管关系,对诊断及教学有重要意义。

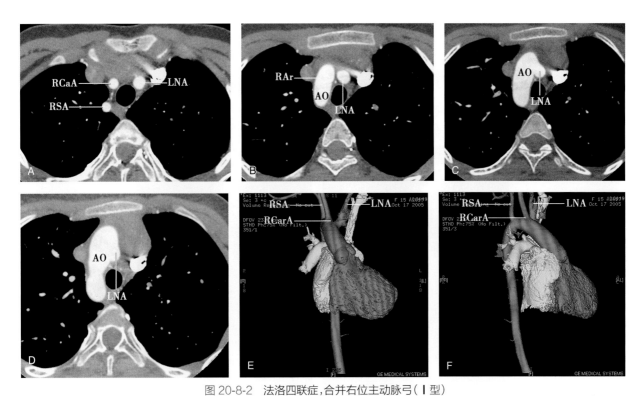

图 20-8-2　法洛四联症,合并右位主动脉弓(Ⅰ 型)

A~D. 横断像;E、F. 三维重建。主动脉弓横断层面上,气管右侧可见右位主动脉弓(RAr),第一分支是左无名动脉(LNA),第二分支是右颈总动脉(RCarA),第三分支是右锁骨下动脉(RSA)。

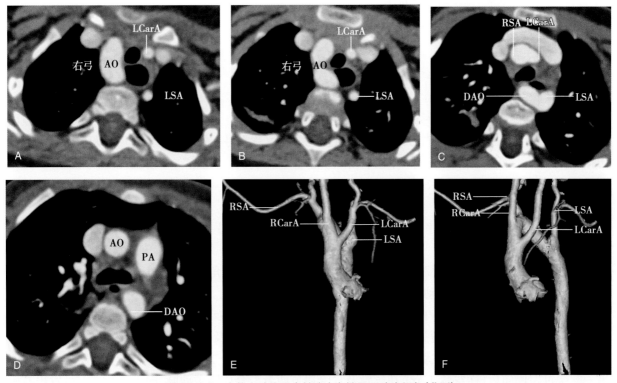

图 20-8-3　右位主动脉弓合并迷走左锁骨下动脉征象(Ⅱ 型)

A~D. 横断像;E、F. 三维重建。主动脉弓横断层面上,气管右侧可见右位主动脉弓,由近端至远端依次可见左颈总动脉(LCarA)、右颈总动脉(RCarA)及右锁骨下动脉(RSA)。左锁骨下动脉(LSA)则于气管后方单独发自降主动脉。其起始部可见降主动脉憩室样膨大。

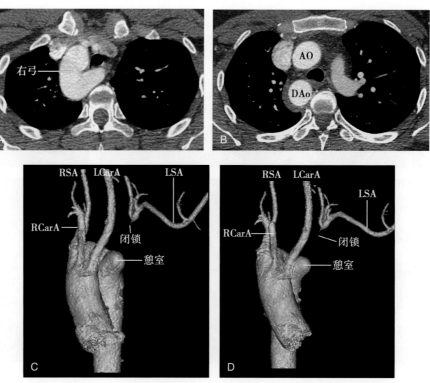

图 20-8-4 右位主动脉弓合并左锁骨下动脉分离征象（Ⅲ型）

主动脉弓横断层面上，气管右侧可见右位主动脉弓（RAr）；弓上血管由近端至远端依次可见左颈总动脉（LCarA）、右颈总动脉（RCarA）及右锁骨下动脉（RSA）分别起自主动脉弓，左锁骨下动脉（LSA）近端闭锁，左上肢依靠左椎动脉窃血供血；降主动脉憩室存在。

二、双主动脉弓

（一）基本知识

由于胚胎早期第 4 对动脉弓退化障碍，双主动脉弓持续存在。升主动脉于大气管的右前方分成两支，一支绕过气管右侧向后（称右弓）；另一支绕过左侧向后（称左弓），在气管及食管后方两者汇合成降主动脉，向下走行。双主动脉弓形成一个血管环，包绕大气管及食管。通常右弓较粗大，左弓较细；少见两侧对等，少见左侧弓闭锁存在（图 20-8-5）。

（二）CT 诊断

1. 横断像 按主动脉程序扫描，扫描范围自上缘自主动脉弓上头臂动脉，以明确头臂动脉起源变异。

2. 多层重组（MPR） 将要观察的解剖为中心，行不同层面、多角度显示，对显示双弓形成动脉环形态、与大气管、食管关系及头臂动脉起源变异等并发畸形有重要意义。

3. 三维重建 容积再现（VR）表面阴影显示（SSD），选择性胸主动脉三维重建，可以直观显示双主动脉弓形成的环及与大气管、食管关系及头臂动脉起源、走行，对诊断及教学有重要意义。

（1）主动脉弓层面呈现升主动脉于大气管的右前方分成两支，一支绕过气管右侧向后（称右弓，RAr）；另一支绕过左侧向后（称左弓，LAr），在气管及食管后方两者汇合成降主动脉，向下走行。右弓发出右颈总动脉（RCarA）、右锁骨下动脉（RSA）；左弓发出左颈总动脉（LCarA）、左锁骨下动脉（LSA）；双主动脉弓形成一个血管环，包绕大气管（Ch）及食管（Es）。右弓较粗大，左弓较细。

（2）三维重建：可以清楚显示双主动脉弓解剖结构、左右弓发育及与气管、食管的关系、头臂动脉起源及走行分布（图 20-8-5）。

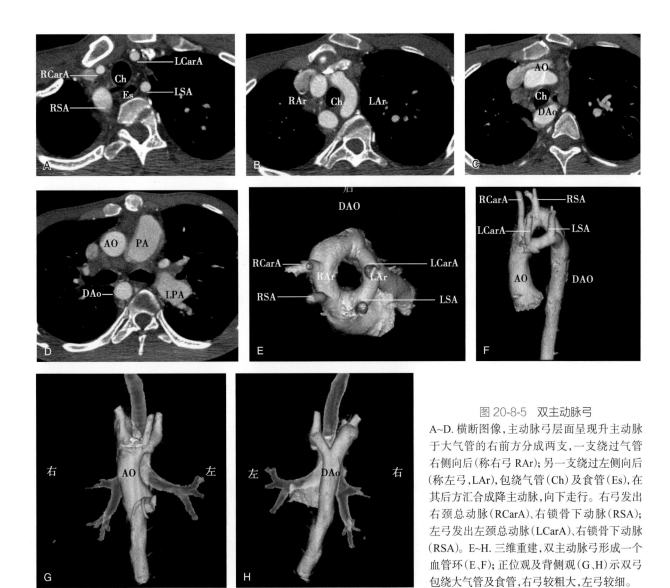

图 20-8-5　双主动脉弓

A~D. 横断图像，主动脉弓层面呈现升主动脉于大气管的右前方分成两支，一支绕过气管右侧向后（称右弓 RAr）；另一支绕过左侧向后（称左弓，LAr），包绕气管（Ch）及食管（Es），在其后方汇合成降主动脉，向下走行。右弓发出右颈总动脉（RCarA）、右锁骨下动脉（RSA）；左弓发出左颈总动脉（LCarA）、右锁骨下动脉（RSA）。E~H. 三维重建，双主动脉弓形成一个血管环（E、F）；正位观及背侧观（G、H）示双弓包绕大气管及食管，右弓较粗大，左弓较细。

三、永存第五主动脉弓

（一）基础知识

永存第五对主动脉弓（persistent fifth aortic arch，PFAA）是一种非常少见的主动脉弓部畸形，发病率为 0.3‰~3‰，1969 年被 van Praagh 首次报道。PFAA 是由于胚胎时期第五对鳃动脉弓未退化、持续存在，形成连接升主动脉和降主动脉或肺动脉干之间的弓状血管结构，常与第四鳃动脉弓发育而来的主动脉弓并存。

1. PFAA 的形成机制　胚胎发育早期先后出现 6 对鳃动脉弓连接于头端的腹主动脉与背主动脉之间，它们按一定时间顺序出现，并逐一退化。正常人体主动脉弓发育过程中，左侧第 4 鳃弓动脉演变为主动脉弓，而第 5 对鳃动脉弓发生后很快即退化消失，若其全部和 / 或部分残存，即形成 PFAA。两侧第 5 鳃弓动脉可以分别或同时残存，形成左位、右位或双侧 PFAA，PFAA 可以与第 4 鳃弓动脉发育形成的主动脉弓位于同侧，亦可位于对侧。

2. 合并畸形　PFAA 常伴发狭窄、闭锁，常合并其他心血管畸形。根据文献报道，PFAA 可合并主动脉缩窄、主动脉离断、动脉导管未闭、室间隔缺损、房间隔缺损、肺动脉闭锁、法洛四联症、三尖瓣闭锁、共同动脉干、大动脉转位等。PFAA 可见于 22q11.2 缺失综合征，研究认为 22q11.2 的缺失与第 3 和第 4 鳃动脉弓的发育缺陷相关。

3. 分型方法 Weinberg 分型法，分为三型(图 20-8-6)。①A 型：双腔主动脉弓；②B 型：主动脉弓左锁骨下动脉开口以远闭锁或离断，其下方 PFAA 连接升主动脉及降主动脉；③C 型：体 - 肺动脉连接，PFAA 起源于升主动脉远端无名动脉开口对侧，末端与第 3 对动脉弓发育的肺动脉相连，常合并肺动脉闭锁、肺动脉瓣及瓣上、瓣下狭窄等畸形。

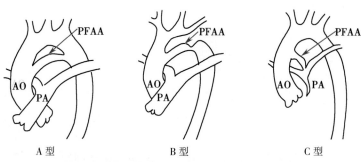

图 20-8-6 永存第五主动脉弓，Weinberg 分型
PFAA，永存第五主动脉弓；PA，肺动脉；AO，主动脉。

4. 血流动力学异常 ①A 型 PFAA：PFAA 与第 4 鳃动脉弓发育而来的主动脉弓一起分担主动脉血流，一般不引起血流动力学异常及临床症状。②B 型 PFAA：主动脉弓离断，由 PFAA 发育成低位主动脉弓，发育良好时可完全代偿弓部血流，无临床症状；但 PFAA 多合并缩窄、闭锁等梗阻性畸形，引起下肢血压减低，上、下肢压差增大，高血压等症状。③C 型 PFAA：PFAA 连接于主动脉升弓部与肺动脉干之间，形成左向右分流，血流动力学类似动脉导管未闭。

(二) CT 诊断

1. A 型 PFAA(图 20-8-7)

(1)横断图像：主动脉弓下方层面可见另一弓形血管，平行于主动脉弓走行，并与主动脉弓首尾相连，形成上、下两个弓(双腔主动脉弓)，连接于升主动脉和降主动脉之间，下方的 PFAA 可代偿部分主动脉弓血流，两个弓可发育均衡，亦可一粗一细。

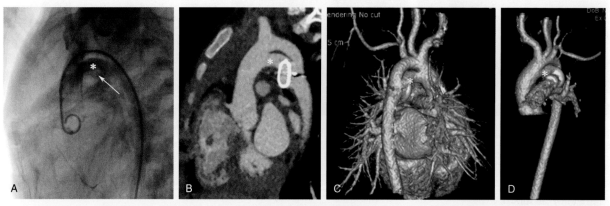

图 20-8-7 患者女性，1 岁，经导管封堵术中发现主动脉弓部畸形，永存第五弓(A 型)
A. 升主动脉造影：主动脉弓下方可见平行弓状血管(*)，主动脉峡部可见 PDA(↑)。术后 CTA：B. 矢状位 MPR 图像；C、D. VR 图像：主动脉弓呈双腔结构，上下平行排列，上方的主动脉弓(第 4 号)依次发出三支头臂动脉，下方的 PFAA(*)远端与肺动脉间可见动脉导管封堵器影。

(2)多层重组(MPR)或曲面重组图像：不同切面多角度显示主动脉弓及 PFAA 解剖特征、发育情况及合并畸形，为诊断与治疗提供重要信息。

(3)三维重建：采用容积再现(VR)或表面阴影显示(SSD)，可以立体直观地显示主动脉弓及 PFAA 形态、PFAA 的起止点、其与各头臂动脉的连接关系、与气管及食管的毗邻关系，对于手术有重要指导价值。

2. B 型 PFAA(图 20-8-8)

(1)横断图像：主动脉弓于发出左锁骨下动脉后离断(A 型主动脉弓离断)，其下方 PFAA 连接升主动脉及降主动脉，平行主动脉弓走行，形成低位主动脉弓，代偿主动脉弓血流，PFAA 常合并缩窄、闭锁。

(2)多层重组(MPR)或曲面重组图像：不同切面多角度重建主动脉弓离断部位、PFAA 解剖特征及发育情况、合并心血管畸形。

（3）三维重建：立体直观地显示主动脉弓离断及低位主动脉弓 PFAA 的形态、发育情况、相互连接与空间位置关系。

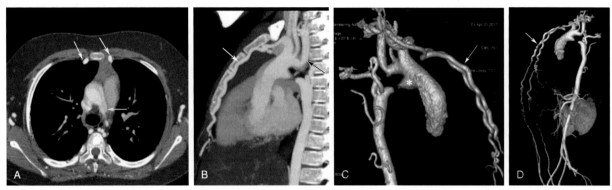

图 20-8-8　患者男性，10 岁，永存第五弓（B 型），伴第五弓中段重度狭窄近闭锁

主动脉 CTA 检查：A. 横断图像示主动脉弓下方 PFAA 重度缩窄或闭锁（黄色↑），双侧乳内动脉扩张（白色↑）；B. 最大密度投影图像示 A 型主动脉弓离断（黑色↑），弓部下方平行弓状血管（PFAA）重度缩窄近闭锁；C、D. VR 图像示主动脉弓远段发出左锁骨下动脉后离断，其下方可见 PFAA（*）连接于主动脉升部（无名动脉开口下方）与降主动脉近端，其中段重度狭窄近闭锁，胸壁、腹壁及降主动脉周围可见大量侧支血管开放（白色↑）。

3. C 型 PFAA（图 20-8-9）

（1）横断图像：升主动脉远端（无名动脉开口旁或对侧）发出一弓状血管与肺动脉干相连，形成左向右分流，不合并右室流出道 - 肺动脉梗阻性畸形时，可出现左心房室增大、肺动脉增宽、肺动脉高压征象。

（2）多层重组（MPR）或曲面重组图像：不同切面多角度显示 PFAA 解剖特征及合并心血管畸形。

（3）三维重建：立体、直观地显示 PFAA 起、止点及其与主动脉、肺动脉的连接关系和空间位置关系。

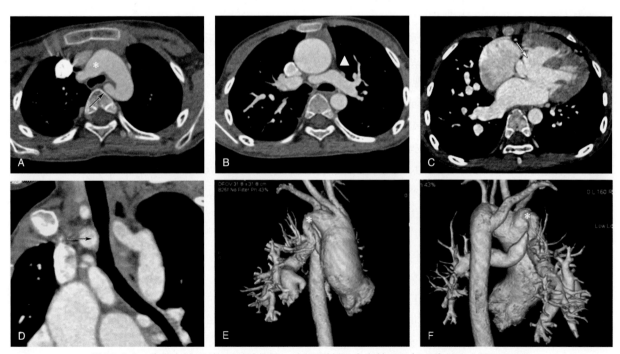

图 20-8-9　患者女性，7 岁，肺动脉闭锁 + 室间隔缺损，永存第五弓（C 型），迷走右锁骨下动脉

心脏 CTA 检查：A~C. 横断像示膜周部室间隔缺损（白色↑），肺动脉闭锁（△），左、右肺动脉有融合，主动脉升弓部发出 PFAA（*），位于主动脉弓对侧，近端扩张，与主动脉弓及迷走锁骨下动脉共同形成不完全血管环，气管轻度受压；D. 最小密度投影图像示气管中段右前缘 PAFF 压迹（黑色↑）；E、F. 三维重建 VR 图像示主动脉升弓部发出 PFAA，远端连接于右肺动脉干中段，局部褶曲、狭窄，左肺动脉干发育良好，主动脉弓依次发出右颈总动脉、左颈总动脉、左侧椎动脉、左锁骨下动脉、迷走右锁骨下动脉。

(三) 鉴别诊断

1. 主动脉双弓畸形　需与 A 型 PFAA 鉴别。前者是一种常见的血管环类型,是胚胎时期两侧第 4 鳃动脉弓均完全保留所致,表现为升主动脉在气管前分为左、右两个弓,环绕气管及食管,于后方汇合连接于降主动脉,形成完全血管环,两侧颈总动脉及锁骨下动脉分别起自同侧的主动脉弓,气管、食管常受压引起喘鸣、呼吸困难等症状;而 PFAA 多与主动脉弓位于同侧,走行于主动脉弓下方、相互平行,两侧弓上动脉均起源于上方的主动脉弓,多不形成血管环,但 PFAA 位于主动脉弓对侧时,可能会构成部分血管环结构,压迫气管及食管。

2. 动脉导管未闭、体肺侧支　需与 C 型 PFAA 鉴别。动脉导管为第 6 鳃动脉弓背侧发育而成,持续存在不退化即形成动脉导管未闭。临床上动脉导管未闭与 C 型 PFAA 血流动力学基本一致,鉴别点在于两者的起点不同,动脉导管未闭起自主动脉峡部,而 PFAA 起自升主动脉远端无名动脉开口对侧。体肺侧支是肺动脉狭窄或闭锁时,为代偿肺血流不足,体动脉与肺动脉间形成的侧支循环,常自降主动脉、腹主动脉及头臂动脉发出,往往走行迂曲,可有分支,多走行至肺内,部分与肺动脉干远端或分支交通,不会起自升主动脉。

CTA 是目前 PFAA 诊断的最有效的无创检查方法,能够清晰、直观、多角度立体展示 PFAA 的解剖形态、走行特征、毗邻关系及连接情况,对各型 PFAA 均可作出正确诊断,一定程度上可以替代血管造影。

第九节　左心发育不全综合征

一、基本知识

Lev 于 1952 年首先报道左心发育不全综合征,新生儿发病率为 (1~27)/10 万,在先天性心脏病病理统计中占 1.4%~3.8%。

1. 胚胎发生　在胎儿期可能动脉导管管径特大,大量血液通过未闭的动脉导管进入降主动脉或由于房间隔和卵圆孔关闭过早,因此进入左侧心脏及主动脉弓的血流减少而形成左心发育不良。本症与遗传有关,有家族史,同胞之间的复现率为 0.5%,双胎可同时发病。也有认为,此为单个基因突变致畸。

2. 病理解剖　主动脉瓣闭锁或严重狭窄,二尖瓣闭锁或狭窄,左心发育不全,升主动脉及主动脉弓发育不全。主动脉瓣闭锁占 60%~80%;二尖瓣狭窄约占 60%,二尖瓣闭锁约占 40%;约 3/4 合并主动脉缩窄。动脉导管未闭和/或房间交通的存在,赖以维系生命;与之相对应,右心扩大,肺动脉扩张。1958 年 Noonan 和 Nadas 等对该组畸形定名为左心发育不良综合征(hypoplastic left heart syndrome,HLHS)。

3. 病理分型

(1)Urban 和 Schwarzenberg 将其分为五型:①主动脉闭锁:又分为伴二尖瓣发育不良或狭窄、伴二尖瓣闭锁;②二尖瓣闭锁;③二尖瓣狭窄:又分为主动脉瓣正常、主动脉瓣狭窄;④主动脉弓发育不良;⑤主动脉弓闭锁或离断。

(2)Noonan 将其分为两型(图 20-9-1):①主动脉瓣闭锁或严重狭窄;②二尖瓣闭锁。

此外,单心室(右室型或混合型)—左心发育不全—左心发育不全综合征是疾病谱的不同阶段或过程。因此,主动脉瓣闭锁、升主动脉发育不全,可以合并在单心室(右室型或混合型)中。

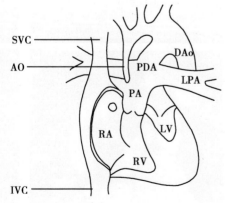

图 20-9-1　左心发育不全综合征,主动脉瓣闭锁模式图

AO,升主动脉;DAo,降主动脉;PDA,动脉导管;PA,肺动脉;LPA,左肺动脉;RA,右心房;RV,右心室;LV,左心室;SVC,上腔静脉;IVC,下腔静脉。

二、CT 诊断

(一) 主动脉瓣闭锁

1. 横断层面

(1) 从主动脉弓层面向下逐层分析,显示主动脉弓发育不全,主肺动脉扩张,可见到粗大动脉导管(图20-9-2A)。

(2) 升主动脉发育不全,管腔细小(图 20-9-2B~D)。

(3) 主动脉根部示主动脉瓣闭锁,仅有冠状动脉发出(图 20-9-2E)。

(4) 房间隔层面注意分析有否房间交通存在。

(5) 房室瓣层面,特别是左侧房室瓣,观察有否存在二尖瓣狭窄或闭锁。

(6) 心室层面观察心室发育,主要表现为左心室发育小;右心室肥厚与增大。

(7) 并发畸形:动脉导管未闭、一组房室瓣、单心室等,CT 可以检出。

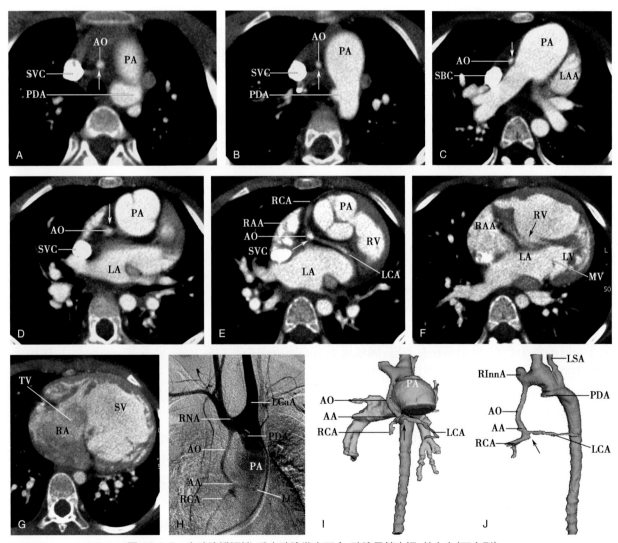

图 20-9-2　主动脉瓣闭锁,升主动脉发育不全,动脉导管未闭,单心室(不定型)

A~D. 横断像,主动脉弓层面下层面,显示主动脉弓发育不全(↑),主肺动脉扩张,可见到动脉导管起始部。E~H. 主动脉瓣闭锁(↑),可见左、右冠状动脉由主动脉根部发出。右心室增大、左心室发育不全两者融合成一单心室(混合型)两组房室瓣。I、J. 三维重建示升主动脉发育不全(AO),主动脉瓣闭锁(AA ↑);可见动脉导管未闭及扩张的肺动脉。CT 诊断为左心发育不全综合征、主动脉瓣闭锁、升主动脉发育不全、单心室(未定型)、动脉导管未闭、肺动脉高压。

2. 多层重组（MPR） 以将要观察的升主动脉、主动脉瓣、动脉导管及左心室为中心，行不同切面、不同角度、不同层厚重组，可以显示相关的解剖特征性征象。

3. 三维重建 容积再现（VR），心脏整体三维重建有一定意义。为了解升主动脉 - 主动脉弓发育不全及主动脉瓣闭锁；重建左心室 - 升主动脉 - 动脉导管未闭及肺动脉的三维图像进行融合，能够提供左心发育不全综合征的特征性解剖及相互关系。要做到这一点，操作者必须熟悉该畸形的相关病理解剖知识，才能做到准确无误，对诊断有参考价值。

（二）二尖瓣闭锁

1. 横断层面

（1）左心房层面示左房发育可以正常，房间隔层面房间交通存在。右心房增大。

（2）房室瓣层面，左侧房室瓣环发育小，瓣叶闭锁或重度狭窄。右侧房室瓣环大。

（3）心室层面注意观察心室发育，左心室发育小；右心室增大与肥厚。观察是否有室间隔缺损存在。

（4）升主动脉发育决定于大动脉 - 心室连接关系。

大动脉 - 心室连接相适应时，升主动脉发育细小，主动脉根部示主动脉瓣环小，瓣膜可以有功能、狭窄或闭锁。此时，肺动脉高度扩张。

大动脉 - 心室连接不相适应时，肺动脉及肺动脉瓣发育不良，闭锁。此时主动脉扩张。

（5）并发畸形：动脉导管未闭、一组房室瓣、单心室等，CT 可以明确显示。

2. 多层重组（MPR） 以将要观察的升主动脉、主动脉瓣、动脉导管及左心室为中心，行不同切面、不同角度、不同层厚重组，可以显示相关的解剖特征性征象。

3. 三维重建 容积再现（VR）或表面阴影显示（SSD），心脏整体三维重建有一定意义。为了解升主动脉 - 主动脉弓发育不全及主动脉瓣闭锁，重建左心室 - 升主动脉 - 动脉导管未闭及肺动脉的三维图像进行融合，能够提供左心发育不全综合征的特征性解剖及相互关系。

第十节　先天性心脏憩室与室壁瘤

一、基本知识

（一）基本概念

先天性憩室及室壁瘤是罕见的畸形，是胚胎时期心肌发育缺欠而形成心室壁局部异常凹陷。可以发生于心脏的各个心腔，而最常在左心室，偶尔见于右心室或两心室均可发生，呈多发。本畸形于 1816 年首次报道。先天性室壁瘤或憩室通常无症状，无家族及性别年龄的差异倾向。患者多无症状，偶见室性心律失常，偶发室性早搏 - 心源性猝死。诊断需排除其他继发因素，如缺血、感染、炎症、主动脉瓣狭窄、肥厚型梗阻性心肌病等。

先天性左心室憩室（left ventricular diverticulum，LVD）为左心室壁局部外凸的小囊袋影，体积相对较小，具有收缩功能，通过窄颈与心室腔相连，颈部横径与囊袋最大横径之比小于 1。先天性左心室室壁瘤（left ventricular aneurysm，LVA）为左心室壁节段性膨出，可分叶，体积相对较大，无收缩功能或收缩功能明显减弱，宽口与左心室腔相连，口部横径与体部之比大于 1。二者均为罕见畸形，文献报道 LVD 的发生率为 0.02%~0.76%。虽然人们提出解剖学、组织学和运动功能等多种特征来区分这两种疾病，但是 LVA 和 LVD 的鉴别诊断有时候会比较困难，部分病例分别具备上述 LVA 和 LVD 的某些特征而难以归因为一种诊断。半数以上的 LVD 位于左心室心尖部，其次是位于二尖瓣环下方侧壁。LVA 则更多见于侧壁，其他部位发生概率见图 20-10-1。

先天性左心房憩室常于心血管影像检查时偶然发现，目前国内尚无发病率的大规模统计，国外报道直径>1cm的左心房憩室发病率为16.7%~42.0%。罕见右心房憩室的报道。

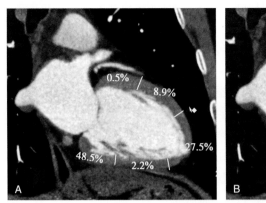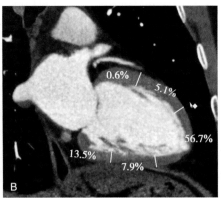

图 20-10-1　先天性憩室及室壁瘤各部位发生的概率
A. 先天性左室室壁瘤；B. 先天性左室憩室。

（二）胚胎发生

先天性憩室及室壁瘤是胚胎时期心肌发育异常所致。有学者认为，胚胎时期部分心室的发育停滞。胚胎发生的第14~18天，原始并列中线的中胚叶发育障碍，进而第4周憩室形成，这也解释了左心室心尖部多发的原因。

有学者提出"牵引"理论，胚胎发生时心脏管与卵黄囊异常连接所致，这一憩室结构一直随其成长。这一理论源于同时合并胸腹壁发育畸形的Cantrell syndrome。

另有学者提出在胚胎期，左心室心尖部供血不足，导致发生心尖部室壁瘤。对于二尖瓣环下憩室的形成，可能是由肌性心室壁与瓣环之间的缺损或发育薄弱所致，原理尚不清楚，存在着争议。有人认为，由于二尖瓣后瓣叶中部肌纤维连接缺损导致心外膜血肿。这一血肿机化心外膜包裹形成纤维壁性憩室，随着左心室高压力扩展形成室壁瘤。

先天性左心房憩室的发生可能是心房发育过程中心耳缩小时的局部残留，或因心房局限性发育缺陷，血流的压力致薄弱部分逐渐外凸形成憩室。成人左心房憩室发生更多与后天因素如器质性心脏疾病有关，有学者认为它是年龄和二尖瓣疾病所致心房肌退行性病变的一种。

（三）病理形态及分型

先天性心脏憩室形态特征多呈手指状，存在较狭窄的颈部与主心腔相通，并与主心腔同步收缩与舒张。与之相反，先天性室壁瘤与主心腔联通口是宽敞的，根据室壁存在的肌纤维量，瘤体可以是无运动、运动功能减低或显示收缩期排空接近正常。憩室或室壁瘤的大小范围为0.5~8/9cm。

1. 发生部位　左心室室壁瘤和憩室常发生在心尖部或瓣环周区。其他罕见部位包括下部间隔、前外侧、后外侧和后基底壁或多个位置发生。

2. 组织学　根据组织学检查有两种特点，以主要组成成分分为两型。

（1）肌型：组织学检查室壁保持室壁的正常心肌架构和冠状循环。根据它的位置，憩室血供来源于左、右冠状动脉或两者兼而有之，正常的静脉返回。大多数LVD具有心内膜、心肌、心外膜的三层结构，但较正常的心室壁薄，局部心肌数量减少，部分心肌纤维被梭形和星状细胞部分取代。

左心房憩室常见于左心房前壁，具有心房壁全层，但肌层变薄，肌理紊乱，也可以仅有肌层，或仅有纤维层。部分较大左心房憩室具浅分叶，含梳状肌结构，此时也被称为副心耳。

（2）纤维型：组织学检查主要显示结缔组织和网状纤维（Masson染色），只有少数组织无序的心肌纤维组织，含有不同程度的空泡化。内部表面覆盖着单纯的内皮。大多数LVA的壁是纤维成分构成的，伴残留的灶状心肌，镜下可见细胞真空变性、钙化、巨细胞聚积。其他少见病理改变包括不同程度的心内膜纤维化、心肌细胞肥大、空泡变性、黏液变性、铁血黄素沉着症、邻近心包增厚和纤维化。极少数位于瓣环下的 LVD 是纤维性的,壁薄、光滑,不具有收缩功能,颈部可与正常室壁分界清楚,或呈局限性心肌肥厚改变,常伴局部心包增厚和纤维化。在心脏负荷的影响下,肌性憩室可能会逐渐扩张形成纤维性憩室。

3. 分型(根据是否合并畸形)

(1)孤立型:不合并其他畸形。可以单发;可以多发(2 个以上并存)。Ohlow 回顾既往文献,发现孤立性 LVA 和 LVD 分别占所有患者的 69.2% 和 68.7%。

(2)复杂型:合并其他畸形存在。先天性憩室或室壁瘤常见合并的其他先天性畸形包括:①心脏及大血管畸形;②罕见先天性左心室壁瘤或憩室染色体异常报道,已经发表的文献只有 3 例染色体异常,分别是三倍体 13、三倍体 18 及三倍体 21;③心外畸形。

据报道,合并心脏大血管畸形包括室间隔缺损、房间隔缺损和卵圆孔未闭、三尖瓣闭锁、法洛四联症或心脏位置异常(如右旋心、右位心)。二尖瓣下左心室壁瘤或憩室由于二尖瓣环的几何形状的变化,可以导致二尖瓣关闭不全,也见二尖瓣脱垂(常见于二尖瓣后瓣)。血管畸形包括右锁骨下动脉起源于降主动脉(迷走右锁骨下动脉)、永存左上腔静脉、肺动脉发育不全、主动脉缩窄及左颈动脉与头臂动脉共干。

LVA 伴发心内畸形的比例明显高于 LVD,最常伴发的是瓣膜畸形;LVD 最常伴发的是心内分流,其他并存的心血管畸形还包括冠状动脉畸形、主动脉缩窄、永存左上腔静脉和肺动脉发育不良等。LVA 几乎不伴发心血管外畸形。而 LVD 可以是 Cantrell 综合征的一部分,胸 - 腹壁畸形(即为"中线缺损"),称 Cantrell 综合征或称五联症(pentalogy),包括左心室(心尖部)憩室和心包缺损、腹壁缺损、横膈膜缺损、胸骨缺陷(表 20-10-1)。

表 20-10-1　先天性心室憩室和先天性室壁瘤特征对比

特征	憩室	室壁瘤
壁	具备室壁三层结构	纤维组织为主或存在少量肌纤维
收缩功能	收缩功能大致正常	收缩功能低下或消失
大小	小,颈部细窄	大,宽基底连于心室
伴发畸形	少见心内畸形	可伴心内畸形
	可为 Cantrell 综合征的一部分	几乎不合并心外畸形
病程	憩室大小不变	瘤体可改变形状,并逐渐扩大

4. 鉴别诊断　本畸形应与获得性室壁瘤鉴别,包括:①心肌梗死后室壁瘤:冠心病病史和冠状动脉造影有助于鉴别;②感染性室壁瘤:包括局部或全身性炎症所致感染性心内膜炎后果及特殊病原体感染(如结核性、梅毒性、霉菌性等),多数为假性室壁瘤;③创伤室壁瘤;④心肌病:扩张型心肌病、肥厚型梗阻性心肌病可以发生心尖部室壁瘤。

二、CT 诊断

诊断要求:①应该逐层认真观察,特别注意有否多发的可能;②应该收缩期(40%R-R 间期)及舒张期(75%R-R 间期)图像对比看。如果有 Cine-CT 动态观察,则更为理想。

(一)横断像

横断像是诊断的基础。CT 应观察 LVD/LVA 的大小、深度、宽度、瘤壁情况。与相邻正常室壁比较,以判断室壁厚度是否变薄,瘤内是否伴肌小梁。

1. "憩室"征象　多发生于左心室心尖部,收缩期可见呈拇指样 - 囊袋状,有狭窄"颈部"虽与主心腔相通收缩期可以很狭窄,极端者可闭塞。舒张期憩室"颈部"可以舒展开,憩室与主心腔连通,其内可见肌小梁结构,偶可见散在条状腱索结构。"憩室"大小不一。"憩室"随主心腔收缩舒张运动一致。憩室壁厚度正常或略变薄。

左心房憩室为与左心房相连的囊袋影,可以有浅分叶,或少许梳状肌。罕见较大心房或心室憩室可伴血栓。

2. "先天性室壁瘤" 征象　导致主心腔局部局限性瘤样膨出称室壁瘤,体积较憩室大。室壁瘤与主心腔联通口是宽敞的,室壁与瘤体壁相延续,无明确 "瘤颈" 存在,以宽基底与心腔相连,可以有浅分叶。收缩期 "瘤体" 心壁膨突显示明显。根据瘤壁存在的肌纤维量,瘤体在可以随主心腔收缩期排空接近正常或者无运动、运动功能减低,甚至可见呈矛盾运动。

发生于瓣周区的 "憩室" 或 "室壁瘤" 主要见于二尖瓣环附近,可以等分于二尖瓣,连通口近邻二尖瓣环。依据 "憩室" 及 "室壁瘤" 壁的结构,两者随心脏动周期活动及排空情况有所不同。

其他少见部位包括室间隔下部、室壁前外侧、后外侧和后基底壁或多个位置发生。

(二) 多层重组(MPR)

以横断图像观察到的阳性征象为中心,行不同切面多角度多层重组,可以了解 "憩室" 或 "室壁瘤" 的存在及其解剖方位、连通口大小、形态,可以了解 "憩室" 或 "室壁瘤" 与心脏各房室特别是与左心室、室间隔及二尖瓣的相互关系;收缩期与舒张期同时重建,对比形态变化了解收缩功能,根据排空情况,了解血流动力学特点,为确定诊断与鉴别诊断提供依据。

(三) 容积再现(VR)

了解心脏整体外形情况,有否存在局部异常膨隆,与心脏各房室整体位置关系,对明确 "憩室" 或 "室壁瘤" 诊断有重要意义(图 20-10-2)。

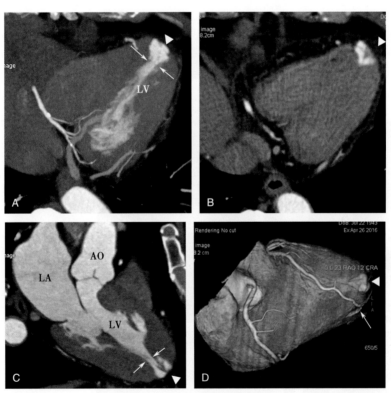

图 20-10-2　左心室心尖部 "憩室"

A、B. 横断面舒张期、收缩期示 "憩室" 颈部(↑)与体部(△);C. 多层重组(MPR 舒张期)示 "憩室" 颈部(↑)与体部(△),体部腔内可见肌小梁;D. 容积再现(VR)可见 "憩室" 壁的冠状循环血管(↑)。AO,主动脉;LA,左心房;LV,左心室。

(四) 心脏电影

大部分 LVD 具有收缩功能,动态观察可见憩室随心肌收缩及舒张同步协调运动,血流通过细窄的颈部进出憩室腔。LVA 的薄壁收缩期无运动或呈矛盾运动。全收缩期心脏电影帮助判断心室整体收缩功能及心排出量的变化(图 20-10-3,图 20-10-4)。

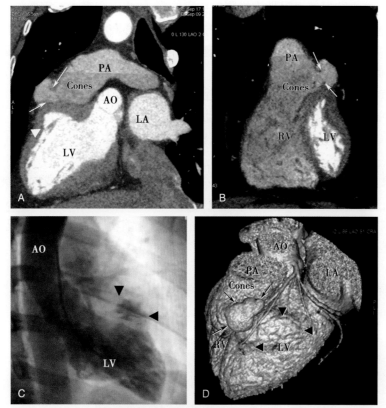

图 20-10-3　先天性左心室、右心室圆锥部多发"憩室"

A. 多层重组(左前斜位,舒张期)示右心室圆锥部"憩室"(↑)"颈部"明显;左心室前壁"憩室",瘤口宽敞,舒张期局部膨隆(△);B.(冠状位,舒张期)示右室圆锥部"憩室"(↑);C. 左心室造影(右前斜位,舒张期)示左心室前壁"憩室"(△)。左心室可见腔内肌小梁结构;收缩期对比剂都大部排空;D. 容积再现(VR)可见右心室圆锥部及左心前壁"憩室"(↑,△)。冠状动脉正常。AO,主动脉;LA,左心房;LV,左心室;RV,右心室;Cones,圆锥部。

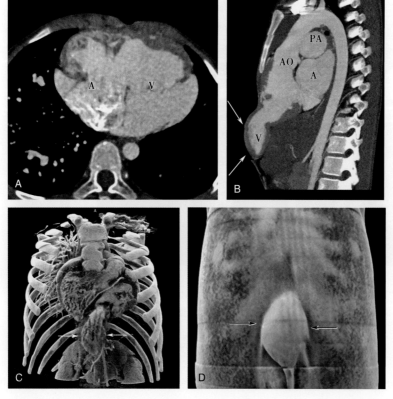

图 20-10-4　患者女性 9 岁,Cantrell五联症

A、B. 横断像及多层重组(MPR 矢状位):未定型单心室,心尖部向前下形成憩室,经心包、膈肌前部及上腹壁正中缺损疝至皮下(B ↑),伴有房间隔缺损,三房心,主肺动脉近段重度狭窄,肺动脉高压,右冠开口变异;C、D. 三维重建:患儿胸骨缺损、心包部分缺损、膈肌前部缺损、脐上腹壁中线缺如伴心脏疝出(→)。A,心房;V,心室;AO,主动脉;PA,肺动脉。

三、MDCT 对先天性左心发育畸形诊断的评价

1. MDCT 可以对主动脉发育畸形做出正确诊断,包括主动脉瓣上、下狭窄、主动脉缩窄、主动脉弓离断、右位主动脉弓、双主动脉弓等,是定性及分型诊断的"金标准"。

对于胸主动脉检查特别是主动脉根部,包括瓣、瓣上、瓣下狭窄检查应该采用心电门控采像(包括前门控)有助于消除移动伪影,提高图像质量,保证诊断。

2. 超声心动图是主动脉 - 左心室通道一线筛查方法。MDCT 对临床鉴别诊断有重要作用,特别是与心底部分流畸形鉴别诊断(如主动脉窦瘤破裂、主动脉瓣关闭不全 + 室间隔缺损、冠状动脉瘘及动脉导管未闭等)有重要意义。采用心电门控采像与重建对诊断、鉴别诊断提供重要影像信息。

3. 左心发育不全综合征多是超声心动图首先检出,可以对主动脉瓣、升主动脉、二尖瓣、左心室发育及动脉导管未闭做出明确诊断。为进一步手术治疗,常需要做心血管造影,同时得到血流动力学资料。CT 检查可以一次性增强扫描,显示左、右心解剖,了解左心 - 主动脉发育,可以检出主动脉瓣闭锁、二尖瓣闭锁;三维重建可以直观显示左心发育不全综合征主要病理改变,可以做出明确的病理解剖诊断,对超声心动图、心血管造影提供有价值的补充。

4. CT 兼顾肺及气管检查,对检出肺部感染、管腔狭窄有重要价值。

(支爱华 武柏林 禹纪红 戴汝平)

参考文献

[1] LEV M. Pathologic anatomy and interrelationship of hypoplasia of the aortic tract complexes [J]. Lab Invest, 1952, 1 (1): 61-70.

[2] ROBERT H A, ANTON E B, FERGUS J M, et al."Tricuspid Atresia" a Univentricular Heart ? [J]. Pediatr Cardiol, 1979, 1: 51-56.

[3] 吴清玉. 心脏外科学 [M]. 济南: 山东科学技术出版社, 2003.

[4] 戴汝平. 心血管病 CT 诊断学 [M]. 2 版. 北京: 人民卫生出版社, 2013.

[5] 戴汝平, 高建华. 先天性心脏病多排螺旋 CT 成像及诊断 [M]. 北京: 科学出版社, 2009.

[6] DODGE-KHATAMI A, MAVROUDIS C, BACKER C L. Congenital heart surgery nomenclature and data-base project: anomalies of the coronary arteries [J]. Ann Thorac Surg, 2000, 69 (4 Suppl): S270-S297.

[7] BASSO C, MARON B J, CORRADO D, et al. Clinical profile of congenital coronary artery anomalies with origin from the wrong aortic sinus leading to sudden death in young competitive athletes [J]. J Am Coll Cardiol, 2000, 35 (6): 1493-1501.

[8] MANGHAT N E, MORGAN-HUGHES G J, MARSHALL A J. Multidetector row computed tomography: imaging congenital coronary artery anomalies in adults [J]. Heart, 2005, 91 (12): 1515-1522.

[9] FROMMELT P C, FROMMELT M A. Congenital coronary artery anomalies [J]. Pediatr Clin North Am, 2004, 51 (5): 1273-1288.

[10] DODGE-KHATAMI A, MAVROUDIS C, BACKER C L. Anomalous origin of the left coronary artery from the pulmonary artery: collective review of surgical therapy [J]. Ann Thorac Surg, 2002, 74 (3): 946-955.

[11] 杨振文, 戴汝平, 徐仲英, 等. 右冠状动脉起源于肺动脉合并房间隔缺损 1 例 [J]. 中华胸心外科杂志, 2005, 21 (4): 218.

[12] 戴汝平, 刘玉清. 冠状动脉扩张和动脉瘤 [J]. 中华放射学杂志, 1987, 21 (3): 133-136.

[13] NOONAN W I, NADAS A S. The hypoplastic left heart syndrome: an analysis of 101 cases [J]. Pediatr Clin North Am, 1958, 5 (4): 1029-1056.

[14] 凌雁, 刘延玲, 戴汝平, 等. 主动脉闭锁合并单心室超声表现 1 例 [J]. 中华超声影像学杂志, 2003, 12 (4): 255-256.

[15] 吴清玉, 潘世伟, 李巅远, 等. 冠状动脉左室瘘合并右冠状动脉巨大动脉瘤、主动脉瓣关闭不全一例 [J]. 中华外科杂志, 2000, 38 (10): 795.

[16] 周渊, 戴汝平, 吴清玉. 镜面右位心主动脉瓣下隔膜型狭窄的电子束计算机断层摄影术诊断 [J]. 中国循环杂志, 2003, 18 (1): 42.

[17] 周渊, 戴汝平, 荆宝莲, 等. 电子束 CT 诊断先天性

左房耳部瘤一例 [J]. 中华放射学杂志, 2003, 37 (9): 858-860.

［18］鲁锦国, 曹程, 戴汝平, 等. 小儿先天性复杂型主动脉缩窄的电子束计算机摄影诊断 [J]. 中国循环杂志, 2006, 21 (2): 100-102.

［19］杨有优, 郑丽丽, 戴汝平, 等. 心脏憩室的电子束 CT 诊断 [J]. 临床放射学杂志, 2008, 27 (9): 1278-1280.

［20］周渊, 戴汝平, 曹程, 等. 先天性主动脉瓣下隔膜型狭窄的电子束 CT 诊断 [J]. 中华放射学杂志, 2003, 37 (5): 436-438.

［21］戴汝平, 刘玉清. 右位主动脉弓畸形 [J]. 心脏血管疾病杂志, 1976, 4 (2): 219-221.

［22］李世国, 曾程, 戴汝平. Ⅱ型右位主动脉弓巨大憩室合并主动脉夹层一例 [J]. 中华放射学杂志, 2004, 38 (5): 559-559.

［23］杨有优, 戴汝平. 电子束 CT 诊断主动脉- 左心室通道一例 [J]. 中华放射学杂志, 1999, 33 (12): 864-865.

［24］徐仲英, 凌坚, 徐立, 等. 先天性冠状动脉瘘 X 线平片及造影诊断分析 [J]. 中华放射学杂志, 2001, 35 (2): 129-131.

［25］杨有优, 戴汝平, 荆宝莲, 等. 电子束 CT 在先天性冠状动脉异常诊断中的临床价值 [J]. 中华放射学杂志, 2001, 35 (1): 41-44.

［26］杨有优, 戴汝平, 荆宝莲, 等. 先天性冠状动脉异常的电子束计算机断层摄影术诊断 [J]. 中国循环杂志, 2001, 16 (1): 50-52.

［27］张庆桥, 蒋世良, 黄连军, 等. 左上肺静脉畸形引流的诊断及治疗 [J]. 中国医学影像技术杂志, 2000, 16 (8): 660-662.

［28］郑宏, 蒋世良, 谢若兰, 等. 完全性肺静脉畸形连接于右上腔静脉的放射学诊断 [J]. 中华放射学杂志, 2000, 34 (11): 779-781.

［29］王乐丰, 李益群, 王红月, 等. 左侧三房心的 X 线诊断和评价 [J]. 中华放射学杂志, 1995, 29 (2): 105-109.

［30］谢若兰, 刘玉清, 荆宝莲, 等. 成人先天性主动脉闭锁的影像学检查 [J]. 中国循环杂志, 1990, 5 (5): 377-379.

［31］王乐丰, 李益群, 刘玉清. 心脏膜部间隔瘤 [J]. 中国循环杂志, 1988, 3 (2): 117.

［32］戴汝平, 毛继文, 胡旭东, 等. 主动脉弓离断的 X 线诊断 [J]. 中华心血管病杂志, 1981, 9 (3): 168-171.

［33］宋云龙, 刘玉清, 荆宝莲. 先天性主动脉瓣瓣上、瓣下狭窄的造影诊断及其评价 [J]. 中华放射学杂志, 1996, 30 (4): 249-252.

［34］SHENOY R U, PARNESS I A. Hypoplastic left heart syndrome: looking back, looking forward [J]. J Am Coll Cardiol, 2014, 64 (19): 2036-2038.

［35］HALLER C, HONJO O, BRADLEY T, et al. Atresia of the ascending aorta in hypoplastic left heart syndrome [J]. Circulation, 2015, 131 (10): 925-926.

［36］VAN PRAAGH R, VAN PRAAGH S. Persistent fifth arterial arch in man. Congenital double-lumen aortic arch [J]. Am J Cardiol, 1969, 24 (2): 279-282.

［37］VALDERRAMA P, ÁLVAREZ T, BALLESTEROS F, et al. Coarctation of Persistent Fifth Aortic Arch With Interrupted Fourth Arch: First Pediatric Report of Stent Intervention [J]. Rev Esp Cardiol (Engl Ed), 2016, 69 (3): 337-338.

［38］WEINBERG P M. Aortic arch anomalies [J]. J Cardiovasc Magn Reson, 2006, 8 (4): 633-643.

［39］钟玉敏, 朱铭, 高伟, 等. 永存第 5 对主动脉弓的心血管造影及磁共振血管造影诊断 [J]. 中华放射学杂志, 2002, 36 (5): 414-415.

［40］郭丹, 林卡莉, 李启华. 主动脉弓的解剖及胚胎学发展的研究现状 [J]. 中国循环杂志, 2013, 28 (6): 475-476.

［41］NEWMAN B, HANNEMAN K, CHAN F. Persistent fifth arch anomalies-broadening the spectrum to include a variation of double aortic arch vascular ring [J]. Pediatr Radiol, 2016, 46 (13): 1866-1872.

［42］NISHI K, INAMURA N, MARUTANI S, et al. Rare basis of patent ductus arteriosus: Persistence of the fifth aortic arch [J]. Pediatr Int, 2017, 59 (10): 1091-1093.

［43］MURUGAN M K, GULATI G S, SAXENA A, et al. Multi-detector computed tomography (MDCT) in persistent fifth aortic arch (PFAA)[J]. Heart Lung Circ, 2014, 23 (2): e71-e73.

［44］BOGGS R A, ROMP R L. Persistent Fifth Aortic Arch Confirmed by Computed Tomography Angiography [J]. World J Pediatr Congenit Heart Surg, 2015, 6 (4): 670-671.

［45］DI BERNARDO S, SEKARSKI N, MEIJBOOM E. Left ventricular diverticulum in a neonate with Cantrell syndrome [J]. Heart, 2004, 90 (11): 1320.

［46］GRUBERG L, GOLDSTEIN S A, PFISTER A J, et al. Images in cardiovascular medicine. Cantrell's syndrome: left ventricular diverticulum in an adult patient [J]. Circulation, 2000, 101 (1): 109-110.

［47］安鹏, 王瑜, 冯伟, 等. 产前超声诊断完全型 Cantrell 五联征并全前脑畸形 1 例并文献复习 [J]. 中国临床医学影像杂志, 2019, 30 (5): 377-379.

［48］孙明利, 吕滨, 荆志成, 等. Cantrell 综合征的诊断与治疗 [J]. 中华心血管病杂志, 2011, 39 (9): 836-839.

［49］张国正, 王毅, 张伟国. 新生儿 Cantrell 综合征的影像表现一例 [J]. 中华放射学杂志, 2009, 43 (5): 554-555.

［50］张文博, 崔炜, 谷国强, 等. 先天性心室憩室的研究进展 [J]. 心血管病学进展, 2009, 30 (6): 1006-1008.

［51］陈新, 赵志锋, 唐莉, 等. 先天性心室憩室的心血管造影诊断 [J]. 中华放射学杂志, 2002, 36 (6): 570-571.

［52］OHLOW M A, VON KORN H, LAUER B. Characteristics and outcome of congenital left ventricular aneurysm and diverticulum: Analysis of 809 cases published since 1816 [J]. Int J Cardiol, 2015, 185: 34-45.

［53］EROL C, KOPLAY M, OLCAY A, et al. Congenital left ventricular wall abnormalities in adults detected by gated cardiac multidetector computed tomography: clefts, aneurysms, diverticula and terminology problems [J]. Eur J Radiol, 2012, 81 (11): 3276-3281.

［54］OHLOW M A, LAUER B, LOTZE U, et al. Long-term prognosis of adult patients with isolated congenital left ventricular aneurysm or diverticulum and abnormal electrocardiogram patterns [J]. Circ J, 2012, 76 (10): 2465-2470.

［55］OHLOW M A. Congenital left ventricular aneurysms and diverticula: definition, pathophysiology, clinical relevance and treatment [J]. Cardiology, 2006, 106 (2): 63-72.

［56］HAYASHI T, NAITO S, KUMAGAI K, et al. Ventricular tachycardia associated with a giant right atrial diverticulum [J]. J Am Coll Cardiol, 2013, 62 (24): 2341.

［57］OHLOW M A, BRUNELLI M, LAUER B. Characteristics and outcome of primary congenital left ventricular aneurysm and diverticulum: analysis of cases from the literature [J]. Prenat Diagn, 2014, 34 (9): 893-899.

［58］OHLOW M A, LAUER B, BRUNELLI M, et al. Ventricular aneurysms are different from ventricular diverticula！[J]. Circ J, 2013, 77 (1): 276.

［59］杨跃进, 尤士杰, 高润霖. 中国人成人先天性孤立性左室憩室的临床和影像诊断特点 [J]. 中华内科杂志, 2000, 39 (2): 85-87.

第二十一章
先天性右心发育异常心脏病 CT 诊断

第一节　法洛四联症

一、基本知识

法洛四联症(tetralogy of Fallot)简称四联症,是一种最常见的发绀型先天性心脏病,占先天性心脏病约 10%。

胚胎时期心球部近端吸收与消退发生障碍,使漏斗部间隔向前、上及左移位,是构成四个基本畸形的基础。漏斗部间隔向前移位,产生右心室漏斗部及肺动脉狭窄。漏斗部间隔向前上移位,致使漏斗部间隔与肌部间隔不能相连,产生连接不良型室间隔缺损;漏斗部间隔向右心室侧移位,主动脉相应前移,是骑跨于室间隔之上的胚胎基础。

(一) 病理解剖

四联症的基本病理改变包括肺动脉狭窄、室间隔缺损、主动脉骑跨和右心室肥厚。病理生理主要取决于肺动脉狭窄及高位室间隔缺损这两种畸形,主动脉骑跨和右心室肥厚为继发性改变。

1. 肺动脉狭窄　发生于漏斗部、肺动脉瓣膜或两者并存,漏斗部并肺动脉瓣狭窄最常见,两者共占约 75%。可有一侧肺动脉缺如或肺动脉闭锁。

2. 室间隔缺损　主要位于膜周部,主动脉瓣下,上缘为漏斗部间隔,下缘达三尖瓣环。少数病例为嵴上型室间隔缺损,约占 10%;可合并肌部室间隔缺损。

3. 主动脉骑跨　骑跨以主动脉窦与室间隔相对位置关系而分为三度,一个窦跨于室间隔右侧,为骑跨 1/3,一个半窦骑跨为 1/2,两个窦骑跨为 2/3。

4. 右心室肥厚　除漏斗部肥厚为原发外,其余多为继发性改变。

5. 并发畸形

(1)多发性室间隔缺损:以并发肌部室间隔缺损为多。

(2)外周肺动脉发育异常:包括左、右肺动脉起始部、肺内分支狭窄;一侧肺动脉缺如;扩张性改变等。

(3)冠状动脉畸形:①左前降支起源于右冠状动脉或右冠状窦:其主要问题是前降支走行于右心室漏斗部前方,为手术带来困难;②单冠状动脉畸形:多为单左冠状动脉,其中右冠状动脉横行于右心室漏斗部前方。

(4)右位主动脉弓:多为镜面右位主动脉弓,约占 25%。

(5)房间隔缺损:多为中央型,约占 10%。

(6)永存左上腔静脉。

(7)心内膜垫缺损:主要为部分型心内膜垫缺损。

(8)其他少见畸形:三尖瓣下移、右心室异常肌束、主动脉瓣关闭不全等。

(二) 四联症分型

依照肺动脉狭窄程度及室间隔缺损大小,将其分为三型。

1. 轻型四联症　有两种情况:①肺动脉瓣狭窄合并室间隔缺损:又称为瓣膜型四联症;②轻度右心室漏斗狭窄合并室间隔缺损。血流动力学改变以左 - 右分流为主,无发绀或仅为轻度。

2. 典型四联症　肺动脉狭窄、室间隔缺损、主动脉骑跨和右心室肥厚均为典型改变。

3. 重型四联症　严重肺动脉发育不全 - 严重狭窄 - 闭锁。大量体 - 肺侧支循环,此时主动脉骑跨均在中 - 重度(图21-1-1)。

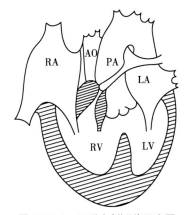

图 21-1-1　四联症(典型)示意图

RA,右心房;RV,右心室;LA,左心房;LV,左心室;AO,主动脉;PA,肺动脉。

二、CT 诊断

(一) 横断扫描

扫描范围应包括主动脉弓上及横膈下 2cm。横断位图像为诊断的主要依据。

1. 肺动脉狭窄　于肺动脉瓣层面可以显示瓣环发育,瓣叶数目、增厚及开放程度。逐层可显示主肺动脉发育左、右肺动脉发育及管径;可显示漏斗部的发育、狭窄程度、壁肥厚情况。

Mcgoon 值:测量左、右肺动脉横径之和,与过膈降主动脉管径比值 ≥ 1 为手术指征,可为外科医师提供手术参考。

2. 室间隔缺损　室间隔层面示膜周型室间隔缺损,多较大,均在主动脉瓣下,表现为室间隔连续中断,断端可清晰显示。右心室漏斗部层面示嵴上型室间隔缺损,其中干下型缺损紧位于肺动脉瓣;穿嵴型缺损示室间隔中断与肺动脉瓣环有一定距离。肌部室间隔缺损示肌部间隔中断,常可多发。

3. 主动脉骑跨　主动脉根部层面显示主动脉不同程度骑跨于室间隔之上。CT 能明确显示室间隔及主动脉窦的几何位置关系,因此能判断主动脉的骑跨程度。一个窦在室间隔右侧者,主动脉骑跨约 1/3,两个窦在室间隔右侧者,则骑跨约 2/3,四联症主动脉骑跨一般不超过 75%,即约两个窦。大动脉的空间关系正常,即主动脉居右后,肺动脉在左前。可见升主动脉增宽。

4. 右心室肥厚　于心室层面显示肌小梁粗大造成的腔内充盈缺损,右心室壁增厚,可达 1cm。

5. 并发畸形　四联症可合并右位主动脉弓、房间隔缺损、永存左上腔静脉、动脉导管未闭等畸形。在主动脉根部层面能够明确冠状动脉起源;右室流出道层面能够明确是否有粗大冠状动脉(圆锥支)走行其上,对于指导手术有重要意义。

(二) 多层重组

采用多层重组(MPR)最为实用。以要观察的解剖部位为中心,不同层厚、不同角度重建图像可较好地显示肺动脉狭窄部位及程度、室间隔缺损位置及范围、主动脉骑跨率、右心增大及室壁肌肥厚、体 - 肺侧支血管以及有无冠状动脉或其他并发畸形等。

(三) 三维重建

心脏整体的容积再现(VR)对四联症诊断意义有限;为了解肺动脉狭窄、室间隔缺损及心室与两大动脉空间位置关系,可以分别重建心室 - 大动脉容积再现图像(VR),进行融合,能够提供肺动脉、主动脉与心室的解剖关系,对进一步认识本组畸形及教学有一定价值(图 21-1-2~ 图 21-1-5)。

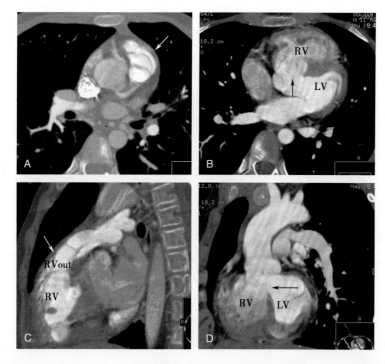

图 21-1-2　轻型四联症

A. 横断像,肺动脉瓣二瓣畸形(呈花蕾状)、狭窄(↑);B. 膜周部室间隔缺损(↑);C、D. 多层重组,右室流出道无狭窄(C↑),膜周部室间隔缺损(D↑)。CT 诊断为四联症(轻型)。

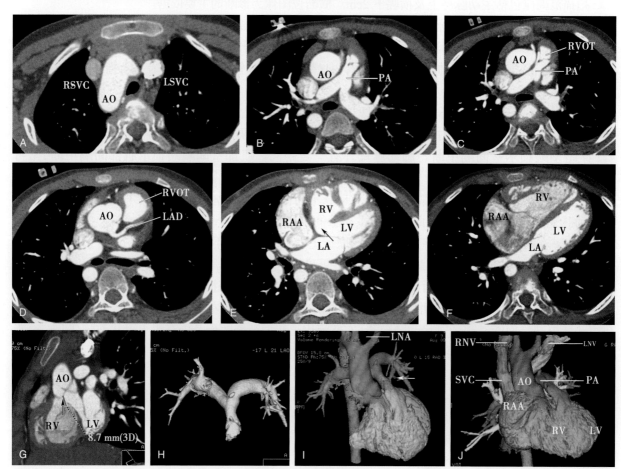

图 21-1-3　四联症(典型)合并右位主动脉弓(Ⅰ型)

A~D. 横断像示右位主动脉弓;肺动脉瓣、瓣上主肺动脉及流出道狭窄,两支冠状动脉正常起源;E、F. 膜周部室间隔缺损,右心室扩大;G. 多层重组示室间隔缺损位于主动脉瓣下方,骑跨约 50%;H. 三维重建(VR),肺动脉瓣狭窄,二瓣化畸形,瓣上主肺动脉轻度狭窄;I、J.(VR)显示典型四联症房室及大动脉关系。LNV,左无名静脉;RNV,右无名静脉;SVC,上腔静脉;PA,肺动脉;RVOT,右室流出道;RAA,右心房;RV,右心室;LV,左心室。CT 诊断为四联症(典型)合并右位主动脉弓。

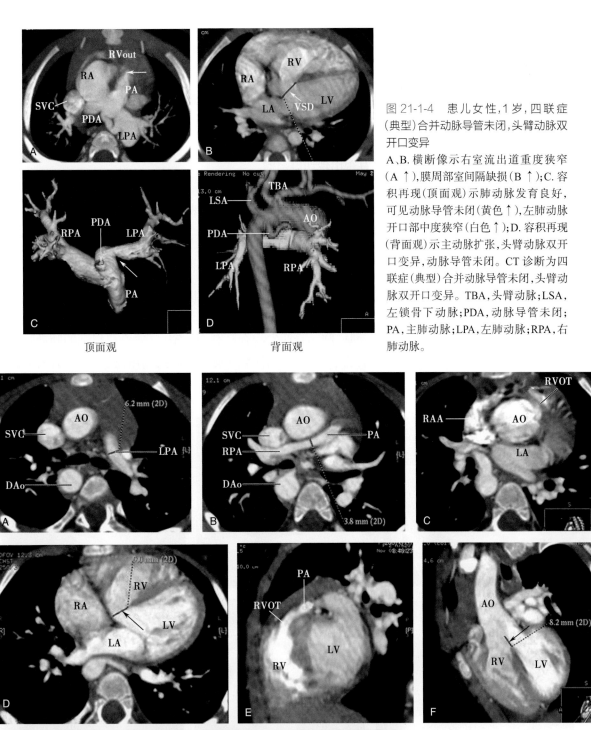

图 21-1-4　患儿女性，1岁，四联症（典型）合并动脉导管未闭，头臂动脉双开口变异

A、B. 横断像示右室流出道重度狭窄（A↑），膜周部室间隔缺损（B↑）；C. 容积再现（顶面观）示肺动脉发育良好，可见动脉导管未闭（黄色↑），左肺动脉开口部中度狭窄（白色↑）；D. 容积再现（背面观）示主动脉扩张，头臂动脉双开口变异，动脉导管未闭。CT 诊断为四联症（典型）合并动脉导管未闭，头臂动脉双开口变异。TBA，头臂动脉；LSA，左锁骨下动脉；PDA，动脉导管未闭；PA，主肺动脉；LPA，左肺动脉；RPA，右肺动脉。

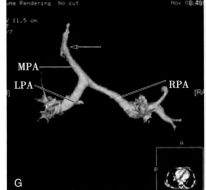

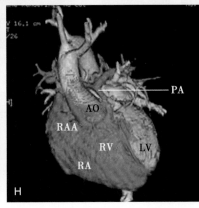

图 21-1-5　重型四联症合并右位主动脉弓

A~D. 横断像，主动脉弓下层面显示主肺动脉及左、右肺动脉发育不全，肺动脉瓣环发育小，瓣狭窄；右室流出道重度狭窄（RVOT），膜周部室间隔缺损（D↑）；E、F. 多层重组，肺动脉瓣环发育小，瓣狭窄；右室流出道重度狭窄（RVOT），膜周部室间隔缺损（F↑），主动脉骑跨>50%；G、H. 三维重建，显示主肺动脉及左、右肺动脉发育不全，肺动脉瓣环发育小，瓣狭窄，心脏整体重建（H）Mcgoon 比值为 0.85。

三、CT 在四联症术后随访的应用

四联症术后随访主要应用超声心动图。当超声心动图不能明确术后改变时,特别是出现并发症时,CT 可以提供有价值的信息,目前应用逐渐增多。

(一) CT 可以提供的术后信息

1. 肺动脉狭窄疏通的情况,流出道有否出现切口部瘤。

2. 评价手术无法解决的肺动脉分支狭窄。

3. 室间隔缺损闭合效果,有否遗漏多发室间隔缺损,特别是肌部缺损。

4. 其他并发畸形的治疗效果。

5. 术后并发症。

(二) 体 - 肺动脉分流术后复查

外科医师选择体 - 肺分流术目的是为重症患者做减症治疗;也可以为肺动脉发育不良的患者做一期手术,适度流量和压力的血流促进肺动脉发育,为二期根治术做准备。为此,CT 检查要观察的内容包括:①不同材料分流血管的开通情况;②主动脉、肺动脉两端吻合口有否狭窄;③吻合口以远的肺动脉的情况:有否扭转、狭窄,肺动脉分支的发育有否改善(与术前比较);有否肺动脉高压发生;④固有畸形的变化(图 21-1-6,图 21-1-7)。

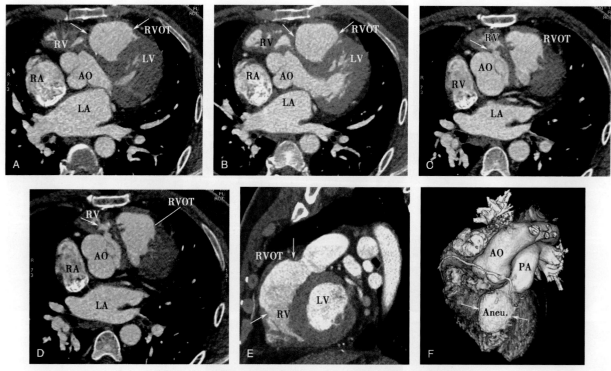

图 21-1-6　四联症术后,右室流出道切口部瘤,室间隔残余分流

A、B. 横断像示右室流出道室壁薄,瘤样膨隆(↑);C、D. 右室流出道室壁薄,瘤样膨隆,主动脉窦下室间隔不规则残余分流(↑);E. 多层重组示右室流出道室壁薄,瘤样膨隆(RVOT ↑);F. 三维重建示心脏前面(右室流出道)瘤样膨隆(→ Aneu. ←)。CT 诊断为四联症术后,右室流出道切口部瘤,室间隔残余分流。RVOT,右室流出道;Aneu,动脉瘤。

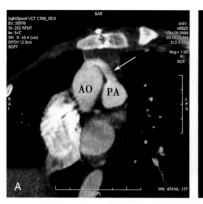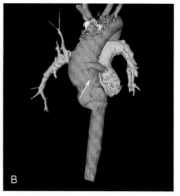

图 21-1-7　患者男性,8 岁,四联症,体 - 肺动脉分流术后复查
A. 横断扫描;B. 容积再现。体肺动脉分流血管通畅(↑)。

第二节　肺动脉闭锁合并室间隔缺损

一、基本知识

本病是一组严重的发绀属先天性心脏病。泛指肺动脉与心室连接中断,两心室间有室间隔缺损相连通,肺动脉血液由体动脉供给,占先天性心脏畸形的 1%~3%。

胚胎发生:该组畸形胚胎发生涉及范围较广。仅就肺动脉闭锁,是由于心球部及大动脉极度不对称分隔,以及第 6 对动脉弓发育不良所致。如果第 6 对动脉弓完全未发育,则不仅肺动脉闭锁且动脉导管也缺如,肺循环主要靠降主动脉的侧支供血。

病理解剖:肺动脉闭锁包括的范围有右室漏斗部、肺动脉瓣、肺动脉干及其主要分支,任何水平的闭锁造成右室至肺动脉前向血流完全梗阻。室间隔缺损使双室血液均由主动脉发出,主动脉骑跨,肺循环主要靠降主动脉的侧支供血。

1. 根据肺动脉闭锁部位,分为五型(图 21-2-1)。

Ⅰ型:右室漏斗部和 / 或肺动脉瓣闭锁,主肺动脉及两侧肺动脉融合存在。

Ⅱ型:主肺动脉闭锁,两侧肺动脉融合存在。

Ⅲ型:两侧肺动脉存在,但不融合。

Ⅳ型:一侧肺动脉闭锁,该侧依靠体 - 肺侧支循环、支气管动脉供血。

Ⅴ型:两侧肺动脉闭锁,两侧肺依靠体 - 肺侧支循环、支气管动脉供血。

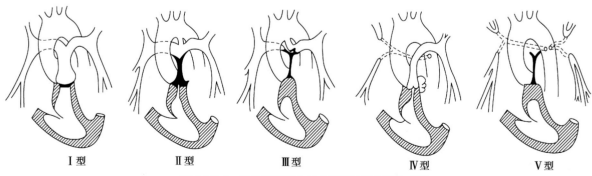

| Ⅰ型 | Ⅱ型 | Ⅲ型 | Ⅳ型 | Ⅴ型 |

图 21-2-1　肺动脉闭锁合并室间隔缺损分型模式图

2. 有作者以胚胎时期第 6 对动脉弓在肺动脉闭锁发生机制与动脉导管未闭在肺供血的作用提出另

一种分型方法。

Ⅰ型,存在动脉导管未闭,又分三个亚型:①Ⅰ1型,导管连接肺动脉结合部;②Ⅰ2型,双侧导管分别连接同侧肺动脉;③Ⅰ3型,单侧导管连接同侧肺动脉,对侧由体-肺侧支供血。

Ⅱ型,无动脉导管未闭,又分两个亚型:①Ⅱ1型,体肺侧支连接固有肺动脉;②Ⅱ2型,体肺侧支单独供应肺血管。

肺动脉闭锁肺循环供血主要来源有以下三类:①以动脉导管为主要供血;②以体-肺侧支循环为主要供血;③以支气管动脉为主要供血。

此外,较为特殊的侧支血管来源,如冠状动脉、头臂动脉、膈下动脉、肋间动脉等均可参与供血。

二、CT 诊断

(一) 横断扫描

扫描范围要求同于四联症。横断扫描是诊断基础,可清楚显示肺动脉闭锁及室间隔缺损的解剖细节。

1. 肺动脉闭锁

(1)肺动脉瓣闭锁:右室流出道与主肺动脉呈隔膜型闭锁。右室流出道与主肺动脉发育良好。

(2)肺动脉瓣及右室流出道闭锁:在肺动脉-右室流出道层面示该部无对比剂充盈,漏斗部为肌块所代替。

(3)肺动脉瓣-右室流出道闭锁-主肺动脉闭锁:①左、右肺动脉融合发育良好;②左、右肺动脉无融合,但各自发育良好。

(4)左或右肺动脉任何一支闭锁;或肺内分支闭锁。

(5)未见固有肺动脉发育。

肺动脉有对比剂充盈,应分析其管径大小和发育情况,左、右肺动脉间有无融合,融合部有无狭窄。左、右肺动脉的融合呈海鸥征。

2. 室间隔缺损　多数为膜周部,在主动脉瓣下层面显示室间隔中断;少数为嵴上型缺损;也可以并存多发肌部室间隔缺损。

3. 体-肺动脉侧支循环　主动脉弓降部及弓上动脉层面可以显示体-肺侧支血管,其中包括:

(1)动脉导管未闭:动脉导管多数由主动脉峡部发出,少数由头臂动脉发出,多见于右弓。动脉导管与肺动脉衔接有几种情况:①左、右肺动脉结合部:多见于左、右肺动脉融合时;②同侧肺动脉主干:多见于存在于左、右肺动脉无连接时;③同侧肺动脉分支(主要是上叶分支):多见于肺动脉主干闭塞;④右位主动脉弓时可见由头臂动脉发出未闭动脉导管与肺动脉连通;⑤双动脉导管未闭:多见于存在于左、右肺动脉无连接时,分别与同侧肺动脉连接;其中一侧动脉导管起自头臂动脉。应注意分析动脉导管与肺动脉衔接处有否狭窄存在。

(2)体肺动脉侧支循环:①体动脉侧支与固有肺动脉连通;②体动脉侧支供应肺组织,其肺内分支与固有肺动脉相连通;③体动脉侧支全部供应肺组织。此种情况见于第6对动脉弓完全未发育或退化,导致动脉导管及肺动脉均未发育。

体肺侧支包括较多,如粗大的节间动脉、迂曲的支气管动脉、冠状动脉、乳内-肋间动脉、膈下动脉等。横断像逐层进行追踪有一定困难,可利用工作站进行图像三维重建,则可更直观地显示侧支血管的起止、连接关系及数目。

4. 其他畸形　从命名学出发,"肺动脉闭锁合并室间隔缺损"涵盖了既往难以分类的复杂畸形,此类畸形可为心房正位、心房反位或不定位、房-室连接相协调或不协调、心室右袢或左袢、心室-主动脉连接相协调或不协调。对此应按"节段分析法"做进一步分析,以作出准确的诊断。

(二) 多层重组(MPR)

以要观察的解剖为中心,行不同切面多角度多层重组,显示肺动脉闭锁累及的部位、程度、范围,如主肺动脉及分支、肺动脉瓣、右室流出道等；肺动脉融合的情况。分析室间隔缺损位置、大小，做定性、定量诊断。

（三）三维重建

容积再现（VR）分别对肺动脉、体 - 肺动脉侧支循环及主动脉的三维重建，并进行图像融合，可以进一步了解相互解剖关系，对诊断、指导治疗及教学有重要价值（图 21-2-2~ 图 21-2-6）。

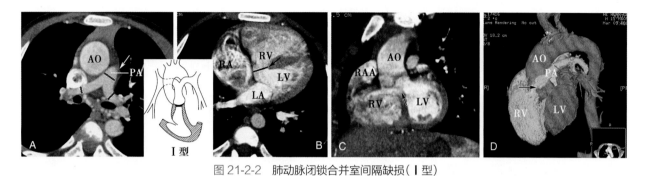

图 21-2-2　肺动脉闭锁合并室间隔缺损（Ⅰ型）

A、B. 横断像示肺动脉瓣及右室流出道闭锁（A ↑），主肺动脉及左、右肺动脉发育良好、融合；膜周部室间隔缺损（B）；C. 多层重组示膜周部室间隔缺损主动脉骑跨>50%；D. 三维重建示肺动脉闭锁合并室间隔缺损。CT 诊断为肺动脉闭锁合并室间隔缺损（Ⅰ型）。

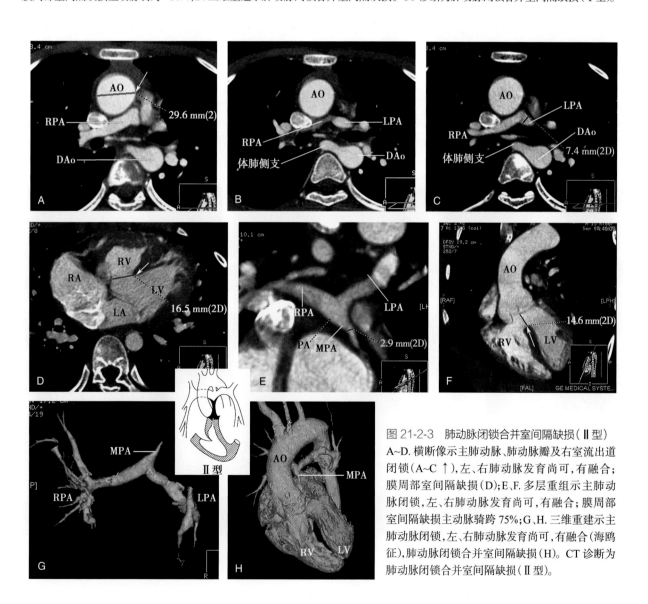

图 21-2-3　肺动脉闭锁合并室间隔缺损（Ⅱ型）

A~D. 横断像示主肺动脉、肺动脉瓣及右室流出道闭锁（A~C ↑），左、右肺动脉发育尚可，有融合；膜周部室间隔缺损（D）；E、F. 多层重组示主肺动脉闭锁，左、右肺动脉发育尚可，有融合；膜周部室间隔缺损主动脉骑跨 75%；G、H. 三维重建示主肺动脉闭锁，左、右肺动脉发育尚可，有融合（海鸥征），肺动脉闭锁合并室间隔缺损（H）。CT 诊断为肺动脉闭锁合并室间隔缺损（Ⅱ型）。

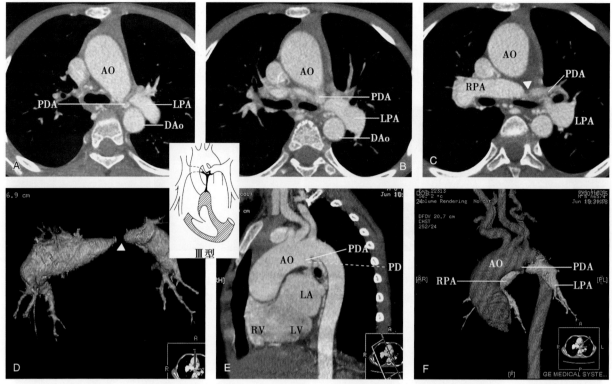

图 21-2-4　肺动脉闭锁合并室间隔缺损（Ⅲ型）

A～D. 横断像；E. 多层重组；D、F. 三维重建，示主肺动脉、肺动脉瓣及右室流出道闭锁（C ↑），左、右肺动脉发育尚可，无融合（A～D ▲），有动脉导管未闭自主动脉弓峡部发出，连接左肺动脉，同时并存大量体 - 肺侧支循环（A～F）；膜周部室间隔缺损，主动脉骑跨 75%，（未展示）。CT 诊断为肺动脉闭锁合并室间隔缺损（Ⅲ型），左、右肺动脉发育，无融合，合并动脉导管未闭。

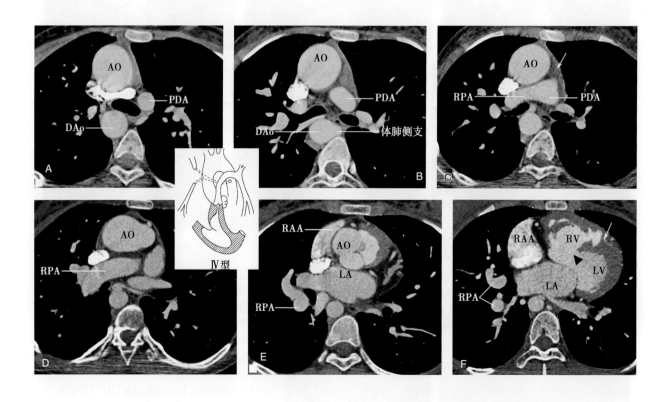

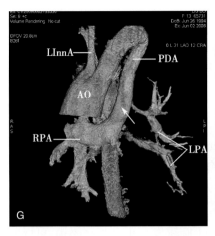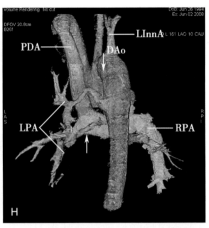

图 21-2-5　肺动脉闭锁合并室间隔缺损（Ⅳ型），右位主动脉弓

A~F. 横断像；G、H. 三维重建，示主肺动脉、肺动脉瓣及右室流出道闭锁（C、F ↑），右肺动脉发育粗大与左无名动脉发出的粗大动脉导管未闭连接（A~C）；左肺动脉主干未发育（C~F），有多支肺内动脉与降主动脉发出的体肺侧支连接供血（A~H）；膜周部室间隔缺损，主动脉骑跨 75%（E，F）。CT 诊断为肺动脉闭锁合并室间隔缺损（Ⅳ型），左肺动脉未发育，右位主动脉弓合并动脉导管未闭（自左无名动脉发出）。

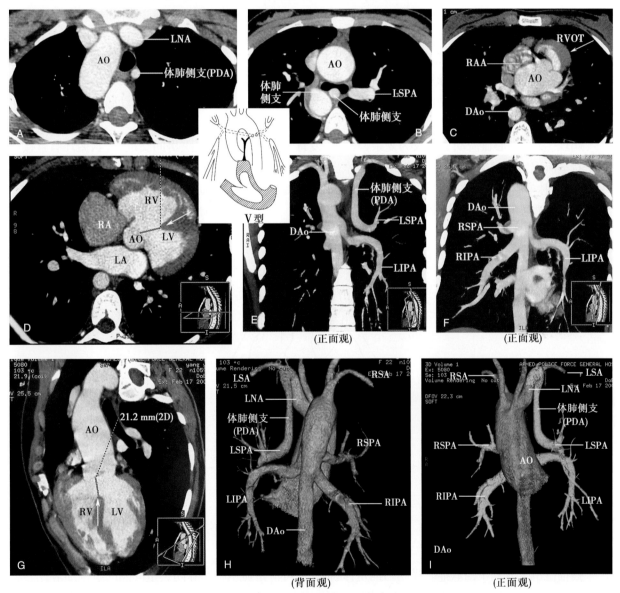

图 21-2-6　肺动脉闭锁合并室间隔缺损（Ⅴ型）

A~D. 横断像；E~G. 多层重组；H、I. 三维重建，示主肺动脉、肺动脉瓣及右室流出道闭锁，左、右肺动脉未发育（A~D），自左无名动脉发出的粗大体肺侧支为未闭动脉导管，连接左上肺动脉（A~I）；左下肺动脉及右上肺动脉、右下肺动脉直接与降主动脉连通（E~I）；膜周部室间隔缺损，主动脉骑跨（D、G）。CT 诊断为肺动脉闭锁合并室间隔缺损（Ⅴ型）。左、右肺动脉主干未发育，肺内主要分支由体动脉供血，右位主动脉弓合并动脉导管未闭与左上肺动脉连通。

第三节 肺动脉闭锁伴室间隔完整

一、基本知识

肺动脉闭锁伴室间隔完整(pulmonary atrisia with intact ventricular septum)是一种少见的先天畸形。患儿生后多有发绀,心前区杂音,发育较差,如不治疗多数于 1 年内死亡。发生率占先天性心脏病 1%~1.5%。中国医学科学院阜外医院 1996—2001 年 9 551 例心脏手术中有 19 例,占先天性心脏病手术的 0.2%。

病理解剖:胚胎时期由于动脉干分隔异常导致肺动脉半月瓣及瓣下圆锥发育不全甚至闭锁,可以并存主肺动脉和 / 或右心室发育异常;基本病变是肺动脉瓣缘的融合闭锁,偶见漏斗部同时闭锁。

病理改变与病变发生时间有关,胚胎早期发病肺动脉闭锁会导致右心室、三尖瓣发育不全,右心室肌壁与冠状动脉间广泛存在心肌窦状隙交通,出生后保留胚胎时期心肌窦状隙开放 - 冠状循环状态,冠状动脉粗大。发病较晚时肺动脉三个窦发育,三个半月瓣叶完全融合,右心室发育良好,冠状动脉正常。

合并畸形:房间隔缺损(20%),卵圆孔未闭(80%);主要通过动脉导管未闭向肺动脉供血。尚可见主肺动脉和 / 或分支狭窄,右心发育不全,三尖瓣发育异常(关闭不全、下移畸形等)等。

病理生理:右心血流动力学较为复杂,与右心发育(包括三尖瓣功能)、房间交通、冠状循环有直接关系。右室流出道呈盲端,使血流无出路,右心室压力常高于体循环压力,体循环部分回心血流借房间交通入左心,动脉导管和 / 或体 - 肺动脉交通支实现肺循环,是本病最基本血流动力学改变。

病理分型:Ⅰ 型,肺动脉闭锁合并右心室发育不良;Ⅱ 型,肺动脉闭锁合并右心室发育正常,右心室腔正常或扩大(图 21-3-1)。

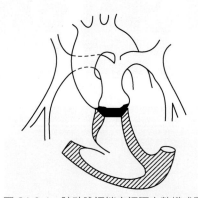

图 21-3-1 肺动脉闭锁室间隔完整模式图

二、CT 诊断

(一) 横断扫描

扫描范围要求同于四联症。横断扫描是诊断基础,可清楚显示肺动脉闭锁室间隔的解剖细节。

1. 肺动脉闭锁 在肺动脉 - 右室流出道层面分析漏斗部、肺动脉瓣、肺动脉主干或其主要分支。肺动脉窦部发育正常或发育不全,半月瓣缘融合闭锁;漏斗部发育正常或闭锁为肌块所代替。观察主肺动脉或左、右肺动脉发育,通常发育正常。如有异常,应分析其管径大小和发育情况,左、右肺动脉间有无融合,融合部有无狭窄。

肺动脉的发育按 Nakata 指数（即将左、右肺动脉近第一分支处血管截面积相加,并除以体表面积）评价。

2. 室间隔　完整,不存在任何部位室间隔缺损。

3. 右心室 - 冠状动脉循环　有两种情况。

（1）右心室肌壁窦状隙粗大,与冠状动脉沟通,冠状动脉粗大,回流入主动脉,提示是早期发病的肺动脉闭锁。扩张的冠状动脉形成右心室 - 主动脉之间右向左分流,冠状动脉循环可能依靠右心室血供,产生心肌缺血症状。另外,有一种严重异常冠状动脉,即右心室依赖型冠状动脉的主动脉口闭塞,这种患儿文献报道最多存活者为 2 个月。

（2）冠状动脉正常,右心室肌壁未见窦状隙粗大,提示是晚期发病的肺动脉闭锁。

4. 房间交通　Ⅱ孔型房间隔缺损,或卵圆孔未闭。

5. 动脉导管未闭　是供给肺动脉血流的重要通道。

6. 其他畸形　右心发育不良、肺动脉发育不良等。

（二）多层重组（MPR）与曲面重组（CPR）

MPR、CPR 是有价值的重建方法,以要观察的解剖为中心,行不同切面多角度多层重组,显示肺动脉瓣闭锁;兼顾观察主肺动脉及分支、右室流出道解剖;显示室间隔或其他畸形;检出右心室 - 冠状动脉循环;可以检出动脉导管未闭。

（三）三维重建

容积再现（VR）分别对肺动脉、冠状动脉循环及主动脉的三维重建,并进行图像融合,可以进一步了解相互解剖关系,对诊断、指导治疗及教学有重要价值（图 21-3-2）。

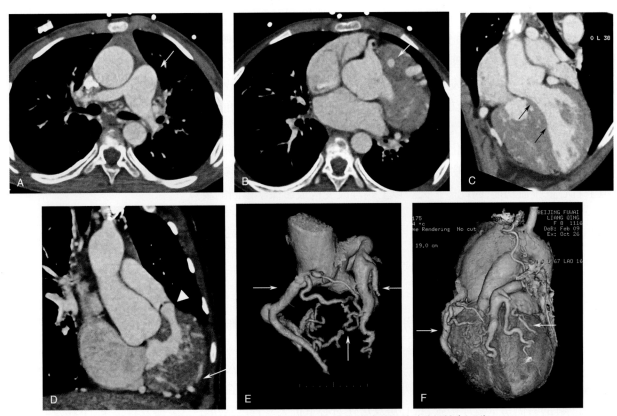

图 21-3-2　患者女性,3 岁,出生后发绀,室间隔完整的肺动脉闭锁（Ⅰ型）

A、B. 横断扫描,肺动脉窦部发育正常,半月瓣缘融合闭锁（↑）;C、D. 多层重组,示室间隔完整（C ↑）,肺动脉瓣闭锁,可见针样小孔（D ▲）,右心室壁窦状隙粗大,与冠状动脉末梢沟通（D ↑）;E、F. 容积再现,示粗大冠状动脉构成右心室 - 冠状动脉 - 主动脉循环（↑）。

第四节　三尖瓣下移畸形

一、基本知识

正常三尖瓣(包括前瓣、后瓣及隔瓣)附着于三尖瓣环。如果三尖瓣附着点自三尖瓣环下移至右室流入道,造成右心室该部分心房化,称为三尖瓣下移畸形。该病由 Ebstein 于 1866 年首次报道,又称 Ebstein 畸形,发病率占先天性心脏病 0.5%~1%。

(一) 胚胎发生

三尖瓣组织起源于胚胎时期的心内膜垫组织和右心室壁心肌,瓣叶的分化不完全导致三尖瓣下移畸形。

(二) 病理改变及分型

1. 三尖瓣下移畸形　病理改变的程度和差异很大,主要病理特征包括:①瓣叶分化不全;②功能性瓣环向右心室心尖方向螺旋形下移(隔瓣>后瓣>前瓣);③房化右心室扩张并伴有不同程度的心肌变薄萎缩,肌小梁缺失;④前瓣冗长呈帆状、穿孔或腱索附着异常致活动受限,致右室流出道不同程度梗阻;⑤右侧房室瓣环(真性三尖瓣环)扩张;⑥其他合并畸形:50%~94% 合并房间隔缺损或卵圆孔未闭,还可合并肺动脉瓣狭窄或闭锁、室间隔缺损等。

2. 病理分型　依据三尖瓣前瓣是否下移和发育情况,分为三型。

(1) A 型:前瓣位置正常,无下移,仅后瓣及隔瓣下移,房化右心室不太大。

(2) B 型:前瓣有下移,且有发育不良,后瓣及隔瓣下移,瓣叶面积减少不严重。

(3) C 型:前瓣下移,瓣叶及腱索乳头肌发育不全,后瓣及隔瓣严重发育不全或缺如。

三尖瓣下移畸形的病理解剖及其血流动力学改变大,因此患者的临床表现差异也很大。临床表现的轻重及预后取决于三尖瓣发育情况、下移程度、功能性右心室的大小、右心房的压力、右室流出道梗阻及肺动脉瓣情况、右向左分流的程度。大部分患者出现发绀、右心功能不全和心律失常等症状。14%~20%三尖瓣下移畸形患者合并预激综合征。

三尖瓣下移形成的房化右心室以及承担主要瓣膜功能的前瓣形成"帆样"大瓣,构成了三尖瓣下移畸形解剖特点。右心房及房化右心室大小取决于三尖瓣发育、下移程度及瓣膜功能;由于右室流出道承担了右心室排血功能,因此多扩大。以上病理改变构成影像学诊断的要点。

二、CT 诊断

(一) 横断扫描

横断图像是诊断的主要依据。

1. 三尖瓣层面　显示固有右房室瓣环位置不变,三尖瓣附着点不同程度下移,隔瓣及后瓣下移更显著。

前瓣冗长增大形成"帆样"征:下移三尖瓣与冗长的前瓣伸入右心室形成的房化右心室,肌小梁缺失,室壁变薄;前瓣形成"帆样"征,承担三尖瓣的主要功能,构成了三尖瓣下移畸形解剖特点。

2. 解剖右侧房室瓣环扩张,右心房及房化右心室扩大　程度取决于三尖瓣发育情况、下移及瓣膜功能障碍程度。

3. 功能右心室缩小　由于右心室大部分被房化,故功能右心室缩小。

4. 右室流出道扩大　由于右室流出道承担了右心室排血功能,故多扩大,构成影像学诊断的要点之一。

5. 其他合并畸形 常见房间隔缺损及卵圆孔未闭,还可合并肺动脉瓣狭窄或闭锁、室间隔缺损等。肺动脉瓣病变对临床表现及预后有重要影响。

(二) 多层重组(冠状位)

以任意层厚和角度、多方位观察三尖瓣器及右心室形态结构,对诊断有重要价值。三尖瓣层面的四腔位观察前瓣及隔瓣、斜冠状位或斜矢状位(显示右室流入道 - 心尖 - 流出道)观察前瓣及后瓣最佳。

可以显示固有右心房扩大,固有三尖瓣环切迹;三尖瓣下移形成的房化右心室,前瓣形成"帆样"大瓣,与右心室间可见一切迹,伸入右室流入道、流出道扩大。全面显示三尖瓣下移畸形的特征。

(三) 三维重建

整体心脏容积再现(VR),右心高度增大。增大程度与三尖瓣下移及瓣叶功能血流动力学特点有关。

(四) 电影序列

全期相的回顾性心电门控扫描可以任意层面、角度、多方位重建三尖瓣器及心脏的结构,按运动周期连续动态观察,对观察三尖瓣器解剖畸形及运动异常很有价值(图 21-4-1~ 图 21-4-4)。

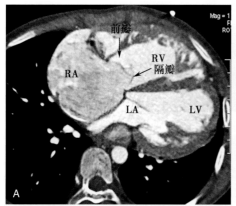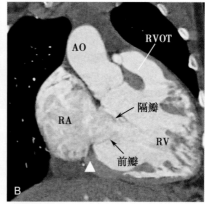

图 21-4-1 正常房室瓣横断层面

A. 正常三尖瓣解剖,近室间隔一侧者为隔瓣(↑)较小,对侧为前瓣(↑)较大;B. 多层重组(冠状位)显示三尖瓣环位置(▲)、三尖瓣解剖(↑)。RA,右心房;RV,右心室;RVOT,右室流出道;LA,左心房;LV,左心室;AO,升主动脉。

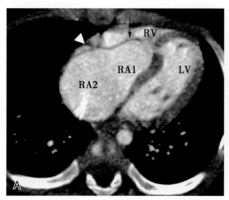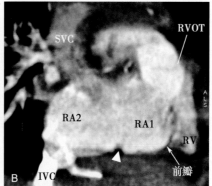

图 21-4-2 患儿女性,6 月龄,三尖瓣下移畸形

A. 房室瓣横断像,三尖瓣下移形成的房化右心室(RA1),前瓣形成"帆样"大瓣(↑)承担瓣膜功能;右室流入道缩小(RV);B. 多层重组(冠状位),示固有右心房扩大(RA2),固有三尖瓣环切迹位置正常(△),三尖瓣下移形成的房化右心室(RA1),前瓣形成"帆样"大瓣与右心室间可见一切迹(↑);右室流入道缩小(RV)、流出道扩大(RVOT)。CT 诊断为三尖瓣下移畸形。

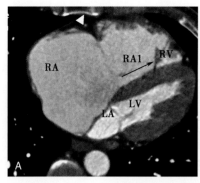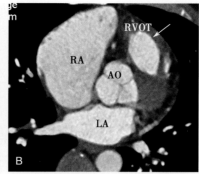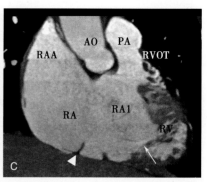

图 21-4-3　患者男性,52 岁,三尖瓣下移畸形

A. 房室瓣横断像,三尖瓣下移形成的房化右心室(RA1),前瓣形成"帆样"大瓣(↑); 右室流入道缩小(RV);B. 横断像示右室流出道(RVOT)扩张(↑);C. 多层重组(冠状位)示固有心房扩大,固有三尖瓣切迹位置正常(▲),三尖瓣下移形成的房化右心室(RA1),前瓣形成"帆样"大瓣与右室间可见一切迹(↑);右室流入道缩小(RV)、流出道扩大(RVOT)。CT 诊断为三尖瓣下移畸形。

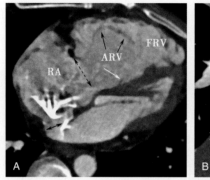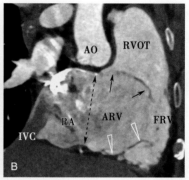

图 21-4-4　三尖瓣下移畸形

A. 房室瓣层面横断像;B. 多层重组(斜冠状位),显示固有三尖瓣环位置正常(◄┈┈►),三尖瓣隔瓣(A 白色↑)及后瓣(△)下移,前瓣附着点正常但瓣叶冗长呈"帆样"(黑色↑),形成明显扩大的房化右心室,功能性右心室缩小,右室流出道扩张,右心房及三尖瓣环扩大,房间隔缺损(◄──►)。CT 诊断为三尖瓣下移畸形。RA,右心房;ARV,房化右心室;FRV,功能性右心室;RVOT,右室流出道;IVC,下腔静脉;AO,主动脉。

第五节　三尖瓣闭锁

一、基本知识

三尖瓣闭锁是一种罕见先天性心血管疾病,新生儿患病率约 5/10 万。

1. 病理解剖　属于右心发育不良,病理类型有两种:①右心房、室无连接:房室间以纤维组织、脂肪组织、蜂窝组织相阻隔,归于单心室范畴;②三尖瓣闭锁:右心房、室在三尖瓣环处相延续,仅是三尖瓣膜未穿孔,为本章所讨论内容。三尖瓣闭锁均存在较大房间交通,以保证血液循环,左心房、室增大。

2. 病理分型

Ⅰ型:三尖瓣闭锁不合并大动脉错位。

Ⅱ型:三尖瓣闭锁合并右位型大动脉错位。

Ⅲ型:三尖瓣闭锁合并左位型大动脉错位。

根据有否肺动脉狭窄、室间隔缺损等,又分为三个亚型:①合并肺动脉闭锁,室间隔完整;②合并肺动脉(瓣、瓣下)狭窄,室间隔缺损;③无肺动脉狭窄,合并大室间隔缺损,此型血流动力学存在肺动脉高压。

在诊断检查中同时应该注意右心室发育情况,本组畸形常存在右心室发育不良,对预后有重要意义。

二、CT诊断

(一) 横断扫描

1. 三尖瓣闭锁征象　右侧房室瓣层面显示右心房、室无连接,代之以中低等密度间隔分开,厚度仅为数毫米。房室沟可见右冠状动脉走行。

2. 房间交通　在房间隔层面,显示房间隔不连续,有大的房间隔缺损,左心房增大。

3. 右室发育　三尖瓣闭锁常并发右心室发育不良,在右心室层面示右室流入道及小梁部发育不良;流出道可有不同程度的发育。

4. 其他畸形

(1)大动脉错位:半月瓣层面,了解大动脉与心室连接关系;分析大动脉前后及左右排列的空间位置关系,以确定大动脉错位的存在及定性。

(2)室间隔缺损:分析半月瓣下层面,观察室间隔的连续性,可以检出室间隔缺损。

(3)肺动脉狭窄:分析肺动脉瓣层面,同时观察瓣环、瓣叶;注意观察主肺动脉、左右肺动脉及其分歧部,特别是观察瓣下流出道有否狭窄或闭锁。

(4)并发畸形。

(二) 多层重组(MPR)

以要观察的畸形部位为中心,行不同切面多角度多层重组,对检出三尖瓣闭锁及分型有一定价值。

(三) 三维重建

心脏容积再现(VR)可以采用选择性心腔、大血管重建然后图像融合,以用于诊断或教学。但是,对操作者有高的要求,应该对病理解剖有充分认识才能正确完成重建(图 21-5-1,图 21-5-2)。

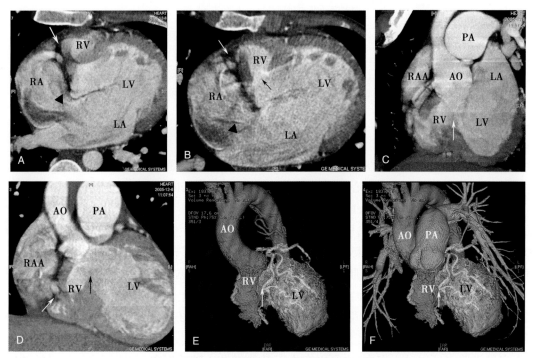

图 21-5-1　三尖瓣闭锁(Ⅰ型)不合并大动脉错位

A、B.横断像,右侧房室瓣层面,右心房、室无连接,之间以中等密度组织相隔(↑),右心室发育不全,右、左心房扩大,大房间隔缺损(▲),室间隔缺损(↑)。多层重组:C.左前斜位;D.冠状位,右心房、室无连接,之间以中等密度组织相隔(↑),右心室发育不全,左心室扩大,室间隔缺损(↑),主肺动脉扩张。E、F.三维重建,右心室发育小,左心室扩大,室间隔缺损(↑),主肺动脉扩张,大动脉空间排列正常。CT诊断为三尖瓣闭锁(Ⅰ型),巨大房间隔缺损,室间隔缺损,右心室发育不全,肺动脉高压。

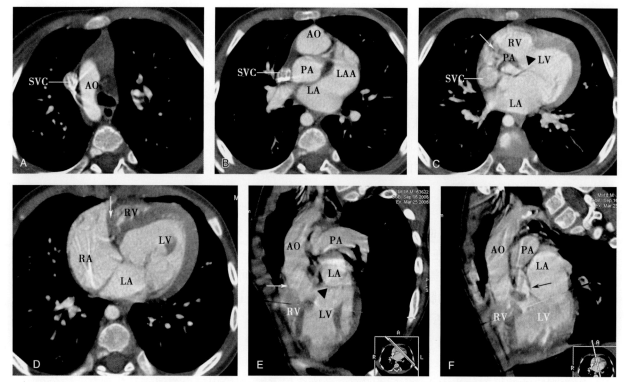

图21-5-2　患儿男性,15月龄,三尖瓣闭锁(Ⅱ型)合并右位型大动脉错位

横断位:A.右位主动脉弓;B.主动脉瓣位于肺动脉瓣之前;C.右心房与右心室无连接(↑),主动脉与右心室连接,肺动脉瓣位于主动脉瓣后方与左心室相连接,室间隔缺损(▲),肺动脉瓣狭窄及瓣下狭窄,右心室发育不全;D.右心房与右心室无连接(↑),左心房、室扩大。E、F.多层重组左前斜位,显示右心室发育小,右室流出道与主动脉相连接,主动脉瓣下肌性流出道(↑),其下方为室间隔缺损(▲);肺动脉位于主动脉后方,直接由左心室相连接,肺动脉瓣及瓣下狭窄。诊断为三尖瓣闭锁(Ⅱ型),合并右位型大动脉错位,房间隔缺损,室间隔缺损,肺动脉狭窄,右心室发育不全,右位主动脉弓。

第六节　右心室异常肌束

一、基本知识

异常粗大肌束生长于右心室心腔内,将右心室分割为两个心腔,造成右心室血流动力学梗阻,近端呈高压心腔,远侧为低压心腔,称为右心室异常肌束(anomalous muscle bundles of right ventricle)或右心室双腔心(double-cambered right ventricle)。

胚胎发生尚不明了,可能为胚胎早期右心室肌小梁局部过度生长成为异常肌束;有学者认为是起源于心球部斜束或异常肥厚下移的隔束,或起源于高位异常肥厚的调节束。

病理分型:①高位型:异常肥大肌束横置于右室流出道入口,常呈水平状;②低位型:异常肥厚肌束自三尖瓣口室上嵴束右缘至心尖部游离壁,粗大的异常肌束自右上向左下斜行伸展至膈面,斜行于右心室窦部,将右心室分为两个心腔,近端为高压腔,远侧为低压腔;③混合型:同时存在高位、低位异常肌束,并有血流动力学梗阻存在者。

右心室异常肌束可以独立存在,也可以存在于其他复杂心脏畸形中(如四联症);常见的并发畸形是室间隔缺损,且多见肌部室间隔缺损;亦可合并肺动脉瓣狭窄等。

二、CT 诊断

(一) 横断扫描

横断图像是诊断的主要依据。

1. "高位型" 右室异常肌束　在三尖瓣、右室流出道入口层面,显示右室流入道异常肥大肌束横置于右室流出道入口,常呈水平状,形成明显狭窄,远端与肺动脉瓣之间形成较大第三心室,为低压心腔,以远的右室流入道为高压心腔。横断扫描图像能显示肥厚肌束造成的流出道入口狭窄。多层重组以矢状位显示右室流出道入口狭窄最为清楚。

2. "低位型" 右室异常肌束　右心室层面显示异常肥厚肌束自三尖瓣口室上嵴束右缘至心尖部游离壁,粗大的异常肌束自右上向左下斜行伸展至膈面斜行于右心室窦部,将右心室分为两个心腔,近端为高压腔,远侧为低压腔。以轴位扫描流入道三尖瓣层面显示清楚。多层重组以矢状位及左、右前斜位显示最为满意。

3. 混合型　同时存在高位、低位异常肌束,并有血流动力学梗阻存在者。

(二) 多层重组(MPR)

以要观察的解剖为中心,行不同切面多角度多层重组(MPR)。矢状位显示右心室流入道及流出道全貌,对诊断高位异常肌束有重要价值。冠状位、左右前斜位对低位型及混合型有一定价值。

(三) 三维重建

心脏整体容积再现(RV)对诊断意义不大(图 21-6-1,图 21-6-2)。

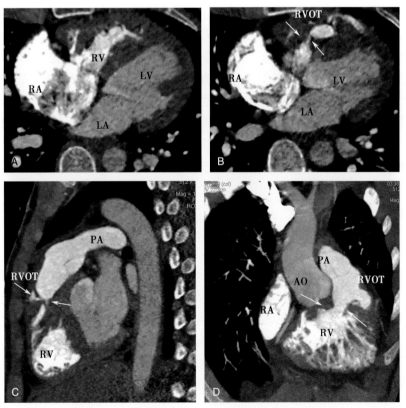

图 21-6-1　患者男性,28 岁,"高位型" 右心室异常肌束

A、B. 横断扫描;C、D. 多层重组矢状位与冠状位,示异常肥大肌束横置于右室流出道入口,呈水平状,造成流出道入口狭窄(↑),远侧与肺动脉瓣之间形成第三心室,为低压心腔。CT 诊断为右心室异常肌束 "高位型"。
PA,肺动脉;RVOT,右室流出道;RV,右室流入道;RA,右心房;LV,左心室;AO,升主动脉。

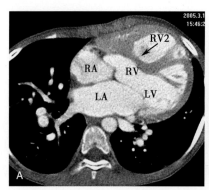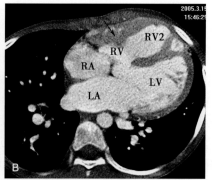

图 21-6-2　患者男性,74 岁,"低位型"右心室异常肌束

异常肥厚肌束自三尖瓣口室上嵴束右缘至心尖部游离壁,粗大的异常肌束自右上向左下斜行伸展至膈面斜行于右心室小梁部,构成宽大充盈缺损(A、B↑),将右心室分为两个心腔,近端为高压腔(RV),远侧为低压腔(RV2)。RA,右心房;RV,右心室(高压心腔);RV2,右心室(低压心腔);LA,左心房;LV,左心室。

第七节　肺动脉瓣狭窄及二瓣化畸形

一、基本知识

肺动脉狭窄是肺动脉瓣、瓣上及瓣下狭窄的统称。单纯先天性肺动脉瓣狭窄是常见先天性心脏病之一,占先天性心脏病 5%~6%,是胚胎时期心球部心球嵴发育异常所致。

单纯肺动脉瓣狭窄表现为瓣膜增厚,瓣叶交界处的瓣膜缘呈不同程度的粘连融合、增厚,狭窄程度从几毫米至十毫米以上不等。主肺动脉大多发育良好,瓣环本身正常。

瓣膜发育异常可呈单瓣或二瓣化畸形等,以二瓣化畸形为常见,两个半月瓣边缘不规则,增厚或冗长,相互之间可以无粘连融合,但瓣口开放面积缩小,血流动力学出现狭窄或/和关闭不全;肺动脉瓣发育不良常合并瓣环和肺动脉窦发育狭小、变形,主肺动脉干常伴有发育不全。多存在于其他畸形中,如四联症等。

主肺动脉干由于血流通过狭窄瓣口造成涡流,形成狭窄后扩张,且多延及左肺动脉是瓣膜型狭窄的特征之一。轻度肺动脉瓣狭窄,主肺动脉及右心室继发改变较轻。中至重度狭窄可继发右室流出道肌肥厚-狭窄,肌小梁增粗,室壁增厚;心功能失代偿时心腔扩大,可合并三尖瓣关闭不全,终至右心力衰竭。

二、CT 诊断

(一)横断层面

1. 单纯肺动脉瓣狭窄征象　肺动脉层面可显示主肺动脉、左右肺动脉发育及管径、肺动脉瓣环发育、瓣叶发育及数目、有无增厚及狭窄。在横断像肺动脉瓣狭窄典型表现为(收缩期)呈"圆顶征"或"喷射征"。舒张期示瓣叶增厚,年长者可见钙化或赘生物,主肺动脉及左肺动脉扩张。

2. 肺动脉瓣二瓣畸形征象　肺动脉二瓣化畸形舒张期半月瓣闭合呈"花蕾"状。收缩期瓣叶开发受限,呈"圆顶征"或"鱼口状"。

3. 右心室壁肥厚　心室层面示右心室壁肥厚,肌小梁粗大,右心室腔不大。右心房明显增大提示三尖瓣关闭不全存在。

(二)多层重组(MPR)

以主肺动脉及肺动脉瓣为中心不同层面多角度转动,可以显示肺动脉瓣狭窄形态、程度;瓣环及肺动脉发育情况。典型表现为(收缩期)呈"圆顶征"或"喷射征"。舒张期示瓣叶增厚;可见钙化或赘生物,主肺动脉及左肺动脉扩张。

(三) 容积再现 VR

心脏整体 VR 重建心脏右心扩大(图 21-7-1~ 图 21-7-4)。

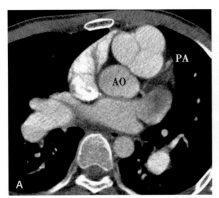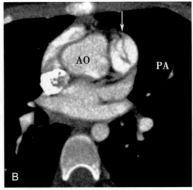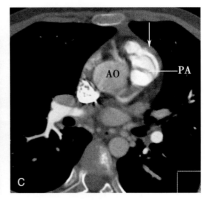

图 21-7-1　肺动脉瓣横断像

A. 正常肺动脉瓣为三瓣叶(半月瓣);B、C. 二瓣化畸形呈"花蕾"状(↑);C. 二瓣化畸形,瓣叶增厚,开放受限呈"鱼口状"(↑)。
AO,主动脉;PA,肺动脉瓣。

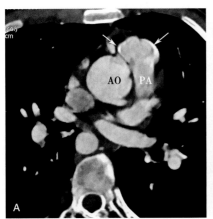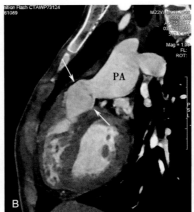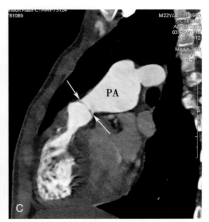

图 21-7-2　肺动脉瓣狭窄

A. 横断像,瓣叶开放受限,呈"鱼口状"(↑);B、C. 多层重组(侧位),典型肺动脉瓣狭窄呈"鱼口状"(B ↑);"圆顶征"(C ↑)。
AO,主动脉;PA,肺动脉瓣。

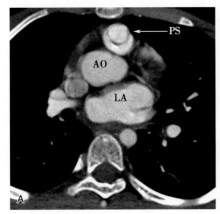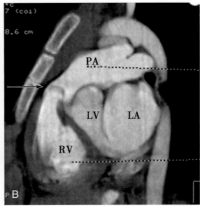

图 21-7-3　肺动脉瓣狭窄

A. 横断像,瓣叶开放受限,呈"圆顶征"(↑);B. 多层重组(侧位),典型肺动脉瓣狭窄呈"圆顶征"(B ↑)。
AO,主动脉;PA,肺动脉瓣。

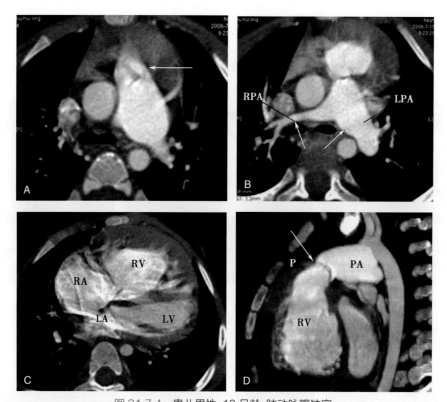

图 21-7-4   患儿男性,10 月龄,肺动脉瓣狭窄

A~C. 横断像,肺动脉瓣开放受限(A ←)主肺动脉及左肺动脉增宽(B ↑),右心室肥厚、扩大(C);D. 多层重组,示肺动脉瓣狭窄,呈"圆顶征"(↑)。

三、CT 对肺动脉瓣狭窄诊断的评价

1. MDCT 心电门控采像与重建可以显示肺动脉瓣半月瓣形态及狭窄的主要征象。但是,由于肺动脉的解剖方位,导致 CT 横断像常不能很好显示肺动脉半月瓣,多层重组(MPR)有一定意义。

2. 非心电门控的螺旋扫描由于移动伪影导致观察与诊断受到限制,因此,不能作为诊断依据。

3. 除肺动脉瓣外,对于肺动脉主干及其分支的狭窄,CT 可以提供重要诊断依据,是对超声心动图重要补充。

第八节   肺动脉及分支狭窄

一、基本知识

肺动脉及其分支狭窄约占先天性心脏病 4.4%,其中 2/3 患者合并其他心脏畸形,如四联症、房室间隔缺损、动脉导管未闭等。

病理解剖:肺动脉内膜节段性纤维性增生,致肺动脉节段性狭窄。可以单发或多发累及主肺动脉及左、右肺动脉。

依其发生部位分为三型:①中央型:累及主肺动脉,左、右肺动脉主干;②外围型:累及左、右肺动脉肺内分支;③混合型:以上两型混合存在。

本组畸形单发且轻度狭窄者,血流动力学影响小。重度或多发狭窄,可以引起肺动脉高压、右心室肥厚及右心衰竭。

二、CT 诊断

（一）横断扫描

扫描范围应从肺尖至肺底,包括肺动脉段以上血管。于肺动脉层面显示主肺动脉干、左右肺动脉及肺叶、段分支,对于狭窄的部位、形态提供解剖学信息。

1. 中央型狭窄　主肺动脉层面、肺动脉分歧部层面示主肺动脉干腔内环形嵴状突入腔内,造成狭窄。左、右肺动脉狭窄可呈局限或长段,内腔光滑。狭窄近心段肺动脉处于高压区而扩张;狭窄远心段可见狭窄后扩张。

2. 外围型狭窄　肺段级动脉需要逐层分析肺内分支断面,显示粗细不均,可呈串珠状。CT 横断扫描对外围型狭窄的显示不如对中央型狭窄容易检出。心室层面示右心室及漏斗部肌肥厚。

（二）多层重组（MPR）或曲面重组（CPR）

应用肺动脉分析软件可以逐支得到准确分析,定性、定位及定量评价肺动脉狭窄。

（三）容积再现（VR）

肺动脉血管树三维重建能够充分提供肺动脉狭窄的病理解剖全貌(图 21-8-1)。

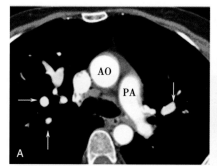
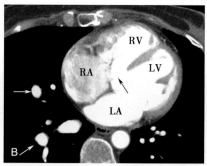
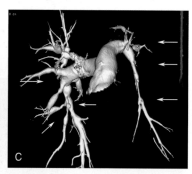

图 21-8-1　室间隔缺损合并多发肺动脉狭窄(外围型),两肺叶 - 段级动脉及肺内分支断面粗细不均,狭窄呈串珠状(↑)

第九节　一侧肺动脉发育不全与缺如

一、基本知识

一侧肺动脉发育不全或缺如是少见的先天畸形。由胚胎时期第 6 对动脉弓(腹侧)发育异常或早期闭塞所致。本病可以单独存在,以右肺动脉为多见。一侧肺动脉发育不全或缺如,可合同同侧肺的发育不全,肺静脉畸形引流;对侧肺血流量代偿性增加,可引起不同程度肺动脉高压。本病可以与其他先天性心脏病并存,如四联症及其他复杂畸形。

二、CT 诊断

（一）横断扫描

扫描层面可自主动脉弓上开始至肺底。以防遗漏并存畸形。主肺动脉干及左、右肺动脉层面显示左、右肺动脉于分歧部一侧肺动脉发育细小或完全缺如,断端内腔光滑,无充盈缺损表现,可以与肺动脉栓塞鉴别,该侧肺及肺静脉发育差。主肺动脉及对侧肺动脉处于高血流状态而扩张,肺动脉高压。观察同侧肺及肺静脉的发育不全,有否肺静脉畸形引流或其他畸形存在。

（二）多层重组（MPR）

以主肺动脉、左右肺动脉分歧部为中心多层面、多角度重组,可以显示患侧及健侧具体解剖形态。

（三）三维重建

采用选择性肺动脉重建容积再现（VR）,能够充分提供一侧肺动脉缺如的病理解剖改变（图 21-9-1,图 21-9-2）。

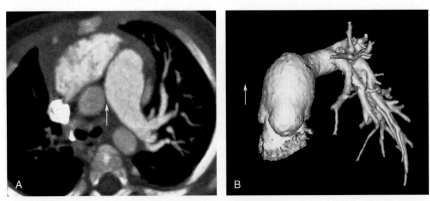

图 21-9-1　一侧肺动脉缺如

A. 横断扫描示右肺动脉自开口部缺如；B. 容积再现（VR）示右肺动脉缺如（↑）。

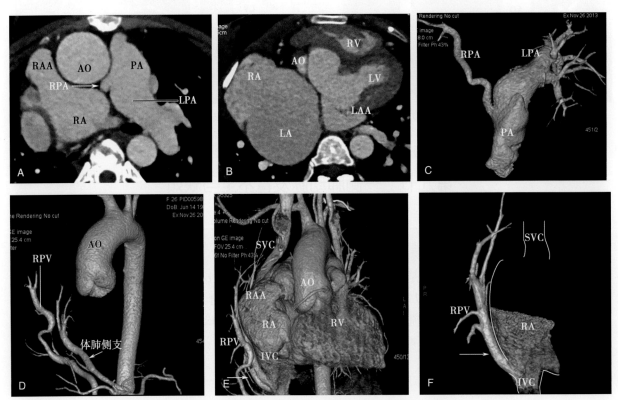

图 21-9-2　患者女性,26 岁,共同心房,右侧肺动脉发育不全

A、B. 横断扫描示右肺动脉发育细小（A ↑）,共同心房（B）；C~F. 容积再现（VR）示右肺动脉发育不全,有体 - 肺侧支形成（D ↑）；右肺静脉畸形引流入下腔静脉（E、F ↑）。CT 诊断为共同心房,右肺动脉发育不全,右肺静脉畸形引流“镰刀综合征”（scimitar syndrome）。RAA,右心房耳部；RA,右心房；RV,右心室；AO,主动脉；PA,肺动脉；RPV,右肺静脉；SVC,上腔静脉；IVC,下腔静脉。

第十节　迷走肺动脉

一、基本知识

肺动脉起源和 / 或走行异常,但是循环生理正常,称为迷走肺动脉(aberration of pulmonary artery)。迷走肺动脉根据解剖特点分两型:

1. 迷走左肺动脉　主要指左肺动脉起源于右肺动脉。迷走左肺动脉的病理特征为主肺动脉正常发出右肺动脉,而左肺动脉起自右肺动脉的后方,呈半环形跨过右主支气管向左穿行于食管前和气管后到达左肺门。主肺动脉干位置正常,左侧导管韧带位于其远端,异常走行的左肺动脉压迫主气管、左右主支气管,造成婴幼儿生后呼吸困难,又称肺动脉吊带(pulmonary artery sling)。左肺动脉纵隔段发育通常较细,肺内分支正常。常合并其他畸形,如动脉导管未闭(图 21-10-1A、B)。

2. 迷走右肺动脉　主要指右肺动脉起源于左肺动脉。当内脏反位,镜面右位心时可出现。迷走右肺动脉其病理特征为主肺动脉正常发出左肺动脉,而右肺动脉起自左肺动脉的后方,呈半环形跨过主支气管向右穿行于食管前和气管后到达右肺门。主肺动脉干位置正常,右侧导管韧带位于其远端,异常走行的右肺动脉压迫主气管、左右主支气管,造成婴幼儿生后呼吸困难。该型极少见(图 21-10-1C、D)。

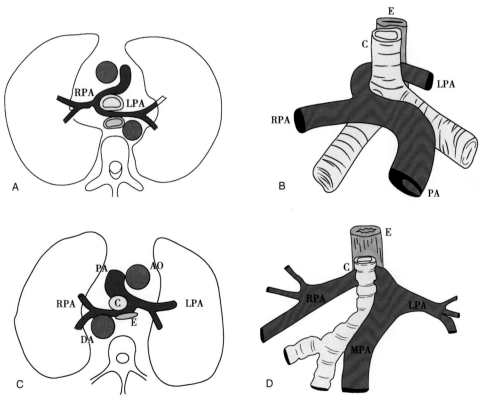

图 21-10-1　迷走肺动脉模式图

A、B. 迷走左肺动脉模式图;C、D. 迷走右肺动脉模式图。AO,升主动脉;DA,降主动脉;PA,主肺动脉;LPD,左肺动脉;RPD,右肺动脉;C,主气管;E,食管。

二、病理生理及临床表现

迷走左(或右)肺动脉时走行异常的左(或右)肺动脉对与其紧密接触的气管、支气管和食管的不同程度的压迫是本病的病理基础。此外,动脉导管或韧带向后方与降主动脉相连,此结构和异常的肺动脉一起形成血管环可造成对主支气管的压迫,从而产生一些相关的症状。

迷走肺动脉临床上气道的不全梗阻引起的通气障碍是本病患儿最突出的表现。气管内分泌物的滞留可引起肺不张和肺炎,阵发性呼吸困难和反复肺部感染是病儿就诊的最常见原因。呼吸道症状起病早,症状重,患儿可以在生后不久即出现反复发作的呼吸困难、喘鸣和肺部感染,体格检查均可见三凹征,肺部闻及喘鸣音和啰音,曾多次诊断为肺炎而治疗无效;提示婴儿早期出现反复呼吸困难、喘鸣、肺部感染及气道梗阻表现,诊断时应考虑先天性迷走肺动脉的可能。若血管环对食管有压迫,较大儿童可以出现进食固体食物困难,进餐时间长等表现(图 21-10-2)。

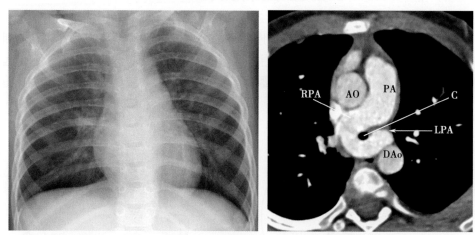

图 21-10-2 迷走左肺动脉,心、肺情况大致正常
AO,升主动脉;PA,主肺动脉;LPA,左肺动脉;RPA,右肺动脉;DAo,降主动脉;C,支气管。

三、CT 诊断

(一) 横断图像

1. 迷走左肺动脉 CT 主肺动脉层面(图 21-10-3),主肺动脉仅发出右肺动脉,左肺动脉作为大分支开口于右肺动脉近心段后上壁,绕过主气管在主气管和食管之间紧贴右主支气管上方向左走于左主支气管后侧,在左支气管上方进入左肺门。主肺动脉干位置正常,较短;迷走左肺动脉纵隔段发育较细,包绕主气管,可能压迫主气管、右主支气管或左主支气管狭窄。

2. 迷走右肺动脉 CT 主肺动脉层面(图 21-10-1C、D),右肺动脉起源于左肺动脉,主肺动脉仅发出左肺动脉,右肺动脉作为大分支开口于左肺动脉近心段后上壁,绕过主气管在主气管和食管之间向右走向右肺门。

(二) 多层重组(MPR)

以主肺动脉及左右肺动脉为中心,从不同层面、不同角度观察迷走肺动脉走行及与气管、食管关系,以最小密度投影观察气管树有否狭窄存在。

(三) 三维重建

选择性重建肺动脉及气管树,进行图像融合,可以直观显示肺动脉与气管树的关系,对诊断有重要价值。选择性重建肺动脉及主动脉,进行图像融合,可以直观显示肺动脉起源、走行及主动脉的关系,对诊断有重要价值(图 21-10-3,图 21-10-4)。

CT 及其图像重建可以准确检出肺动脉吊带及评价其临床意义,是超声心动图及心血管造影所无法比拟的。

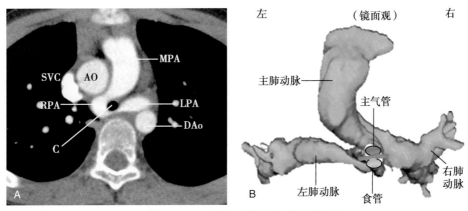

图 21-10-3　迷走左肺动脉,肺动脉吊带

A. 横断像,主肺动脉层面,左肺动脉开口于右肺动脉近心段后上壁,绕过主气管,在左支气管上方进入左肺门;B. 三维重建(SSD)镜面观,主肺动脉干位置正常,异常走行的左肺动脉包绕主气管,在主气管(橙色)与食管(黄色)间向左走行,在左支气管上方出左肺门。PA,主肺动脉;AO,升主动脉;RPA,右肺动脉;LPA,主肺动脉;C,主气管。

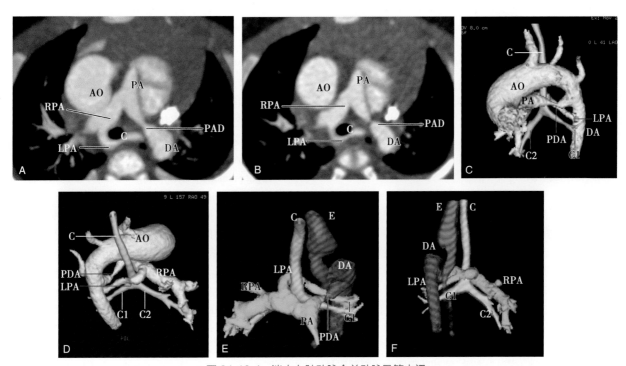

图 21-10-4　迷走左肺动脉合并动脉导管未闭

A、B. 横断像主肺动脉层面,左肺动脉开口于右肺动脉近心段后上壁,绕过主气管,在左支气管上方进入左肺门。主动脉峡部发出未闭动脉导管与主肺动脉衔接,与迷走左肺动脉形成一血管环包绕主气管(C);C~F. 三维重建示迷走主肺动脉及动脉导管未闭,形成血管环包绕主气管。AO,升主动脉;DA,降主动脉;PDA,动脉导管未闭;PA,主肺动脉;LPA,左肺动脉;RPA,右肺动脉;C,主气管;C1,左主支气管;C2,右主支气管;E,食管。

四、MDCT 诊断评价

1. 婴幼儿出现呼吸困难,应该积极检查原因。其中,应该排除迷走左(或右)肺动脉〔又称肺动脉吊带(pulmonary artery sling)〕的可能。

2. MDCT 心电门控采像与重建可以清楚显示心脏及大血管解剖,特别对于肺动脉其分支解剖及其与气管、食管等重要器官的关系提供重要影像诊断依据,成为诊断 "金标准",是常规有创心血管造影以及超声心动图无法比拟的,对诊断与指导治疗有着重要作用。

3. 目前 CT 设备的进展,辐射剂量明显降低,对婴幼儿检查剂量达到安全水平。

4. 对比剂及 X 射线辐射仍是其缺点,应用时仍值得注意。

(支爱华 禹纪红 曹程 祁晓鸥 韩文娟 高建华 戴汝平)

参考文献

[1] 高建华, 李涛, 韩文娟, 等. 四联症多排螺旋 CT 诊断 [J]. 中国循环杂志, 2010, 25 (6): 464-466.

[2] 支爱华, 蒋世良, 凌坚, 等. 室间隔完整的肺动脉闭锁的心血管造影诊断 [J]. 中国医学影像技术, 2004, 20 (8): 1214-1216.

[3] 赵彦芬, 戴汝平, 罗彤. 先天性肺动脉瓣缺如 [J]. 中国循环杂志, 2001, 16 (4): 245.

[4] 郭岩, 吴清玉, 戴汝平, 等. 法乐四联症电子束计算机断层摄影术诊断的临床研究 [J]. 中国循环杂志, 2001, 16 (2): 138-139.

[5] 黄连军, 蒋世良, 徐仲英, 等. 肺动静脉瘘的放射学诊断 [J]. 临床放射学杂志, 2000, 19 (8): 487-489.

[6] 凌坚, 宋金松, 刘玉清, 等. 肺动脉闭锁合并室间隔缺损的侧支血管造影分析 [J]. 中华放射学杂志, 2000, 34 (11): 782-784.

[7] 金泽宁, 谢若兰, 戴汝平, 等. 先天性心脏病心肺动脉发育情况的电子束 CT 与心血管造影对照研究 [J]. 中华放射学杂志, 1998, 32 (8): 515-518.

[8] 谢若兰, 李益群, 曾筝, 等. 4 例单发右室发育不良的放射诊断与血液动力学改变 [J]. 中国循环杂志, 1995, 10 (2): 90-92.

[9] 宋云龙, 刘玉清, 谢若兰. 先天性肺动脉和分支狭窄合并心内畸形 2 例 [J]. 中国循环杂志, 1995, 10 (12): 757-758.

[10] 徐仲英, 刘玉清, 朱杰敏. 肺动脉闭锁合并室间隔缺损 [J]. 中国循环杂志, 1988 (3): 213-214.

[11] 李益群, 刘玉清, 谢若兰. 法洛四联症根治术后远期疗效的 X 线观察 [J]. 胸心血管外科杂志, 1986, 2 (1): 25-27.

[12] 朱杰敏, 李益群, 刘玉清. 三尖瓣闭锁 (附 15 例 X 线平片和造影分析)[J]. 中华心血管病杂志, 1983, 11 (1): 54-55.

[13] 陈立家, 李益群, 刘玉清. 右室阻塞性异常肌束的放射诊断 [J]. 中国循环杂志, 1990, 5 (4): 313-316.

[14] 杜嘉会, 刘玉清. 一侧肺动脉缺如和肺动脉高压 [J]. 心脏血管疾病杂志, 1978, 6 (4): 33.

[15] 周渊, 戴汝平, 曹程, 等. 先天性一侧肺动脉缺如的电子束 CT 诊断 [J]. 中华放射学杂志, 2003, 37 (4): 311-314.

[16] 戴汝平. 先天性心脏病多排螺旋 CT 成像与诊断 [M]. 北京: 科学出版社, 2009.

[17] 戴汝平. 心血管病 CT 诊断学 [M]. 2 版. 北京: 人民卫生出版社, 2013.

[18] 戴汝平. 肺血管病多排螺旋 CT 成像及诊断 [M]. 北京: 科学出版社, 2014.

[19] ABELARDO E, ROEBUCK D, MCLAREN C, et al. Right pulmonary artery sling in a single lung with bronchial isomerism [J]. J Card Surg, 2014, 29 (2): 256-258.

[20] 陈国良, 靳永强, 张晓雅. 根据第六对主动脉弓发育评价合并室间隔缺损的肺动脉闭锁形态学变化规律 [J]. 心血管病杂志, 2019, 38 (8): 861-867.

[21] JURKOA T, JURKO A Jr, JURKO A, et al. Pulmonary artery sling-A novel cardiovascular finding in a patient with distal 18q deletion [J]. Prog Pediatr Cardiol, 2019, 53: 51-53

[22] KOPPEL C J, JONGBLOED M R M, KIÈS P, et al. Coronary anomalies in tetralogy of Fallot-A meta-analysis [J]. Int J Cardiol, 2020, 306: 78-85.

[23] LEE C, LEE C H, KWAK J G, et al. Bicuspid pulmonary valve implantation using polytetrafluoroethylene membrane: early results and assessment of the valve function by magnetic resonance imaging [J]. Eur J Cardiothorac Surg, 2013, 43 (3): 468-472.

[24] 陈国良, 靳永强, 张晓雅. 根据第六对主动脉弓发育

评价合并室间隔缺损的肺动脉闭锁形态学变化规律[J]. 心血管病杂志, 2019, 38 (8): 861-867.

［25］OSHIMA Y, YAMAGUCHI M, YOSHIMURA N, et al. Management of pulmonary artery sling associated with tracheal stenosis [J]. Ann Thorac Surg, 2008, 86 (4): 1334-1338.

［26］KONSTANTINOV I E, D'UDEKEM Y, SAXENA P. Interposition pericardial flap after slide tracheoplasty in pulmonary artery sling complex [J]. Ann Thorac Surg, 2010, 89 (1): 289-291.

［27］LE BRET E, FAUROUX B, SIGAL-CINQUALBRE A, et al. Improved lung perfusion with surgical correction of pulmonary artery sling [J]. J Thorac Cardiovasc Surg, 2007, 133 (3): 815-816.

［28］OPPIDO G, PACE NAPOLEONE C, GARGIULO G. Neonatal right lung emphysema due to pulmonary artery sling [J]. Pediatr Cardiol, 2008, 29 (2): 469-470.

第二十二章
先天性大动脉及房室连接异常心脏病 CT 诊断

第一节　大动脉错位

一、基本知识

本病是新生儿最常见发绀属先天性心脏病之一,占先天性心脏病 1%~8%。

(一) 胚胎发生

大动脉错位(transposition of great artery,TGA)为胚胎早期圆锥部旋转及吸收异常造成的大动脉与心室连接不协调的一种复杂的先天性心脏畸形。

(二) 大动脉错位的基本概念

1. 主动脉与解剖学右心室相连,而肺动脉与解剖学左心室相连(房 - 室连接可协调或不协调)。

2. 主动脉接受右心房的体静脉血,而肺动脉接受左心房的肺静脉血(房 - 室连接可协调或不协调)。

3. 主动脉和肺动脉共同起自一个心腔,不属于大动脉错位。因此,左心室双出口、右心室双出口及单心室均不称为大动脉错位。

(三) 大动脉错位病理生理学概念

1. 主动脉 - 右心室 - 右心房,肺动脉 - 左心室 - 左心房,主动脉接受体静脉血,称为完全型大动脉错位。

2. 主动脉 - 右心室 - 左心房,肺动脉 - 左心室 - 右心房,主动脉接受肺静脉氧化血,称为功能校正型大动脉错位。

3. 主动脉 - 左心室 - 右心房,肺动脉 - 右心室 - 左心房,主动脉接受体静脉血,称为解剖校正型大动脉错位。

二、完全型大动脉错位

(一) 基本知识

完全型大动脉错位(complete transposition of great artery,CTGA)是指大动脉与心室连接不协调、房 - 室连接协调的一组畸形,即主动脉 - 右心室 - 右心房、肺动脉 - 左心室 - 左心房。升主动脉位于主肺动脉右前方,主动脉瓣较肺动脉瓣高。

病理分型:依据有否室间隔缺损分为两型。

1. 完全型大动脉错位不合并或仅合并小室间隔缺损,可以存在有卵圆孔未闭、动脉导管未闭等,约占 50%。此型病例常早夭折。

2. 完全型大动脉错位合并较大室间隔缺损,室间隔缺损可发生于膜周部、嵴上部或肌部;亦可合并肺动脉瓣或瓣下狭窄。少数病例亦见合并心内膜垫缺损。

(二) CT 诊断

扫描范围自主动脉弓上头臂血管至膈下 2cm,适当包括上腹部器官,以便提供节段分析详尽的诊断信息。观察有否存在无脾或多脾综合征,以防遗漏畸形。

1. 横断像　原始横断图像是诊断的主要依据,能够分析内脏 - 心房位、心室袢、房 - 室连接、心室 - 大动脉连接、两大动脉关系;对室间隔缺损位置、肺动脉狭窄做出评价。

(1)大动脉位及大动脉 - 心室连接:多为右位型错位(D-transposition),大动脉层面可见主动脉位于肺动脉右前,肺动脉居主动脉左后方;半月瓣下层面可见主动脉完全与右心室漏斗部连接;肺动脉根部完全与左室流出道相连,主动脉瓣的位置偏高,与二尖瓣间失去纤维连续,而肺动脉瓣与二尖瓣呈纤维性连接。构成完全性大动脉错位诊断的基本征象。

(2)室间隔缺损:室间隔缺损可发生于膜周部、嵴上型或肌部。膜周部缺损位于主动脉瓣下层面显示室间隔中断;嵴上型缺损于肺动脉瓣下漏斗部层面显示漏斗部间隔中断;肌部间隔缺损位置偏低,缺损一般较小,但可多发。

(3)肺动脉狭窄:以瓣膜狭窄多见,肺动脉瓣层面可显示瓣膜增厚、开放受限,少见主肺动脉及分支狭窄存在。肺动脉瓣下狭窄多为纤维(肌性)嵴样。

(4)其他并发畸形:动脉导管未闭,完全性心内膜垫缺损等。

2. 多层重组(MPR)　以要观察的解剖为中心,行不同切面多角度多层重组(MPR)。首先重建两大动脉与左、右心室关系,明确心房 - 心室连接关系,对定性诊断有关键价值;其次对明确室间隔缺损位置、其他合并畸形有重要价值。

3. 三维重建　心脏整体的容积再现(VR)对大动脉错位诊断有一定意义,可以显示大动脉与左、右心室关系;也可以采用选择重建心室 - 大动脉 VR 图像,进行融合,能够提供肺动脉、主动脉自左、右心室发出的解剖及相互方位关系(图 22-1-1)。

三、校正型大动脉错位

(一) 基本知识

校正型大动脉错位(corrected transposition of great artery)约占先天性心脏病 1%。

胚胎时期心脏管成袢方向相反所致。心脏管向左成袢,解剖学右心室位于左侧,解剖学左心室位于右侧,产生大动脉 - 心室连接不协调、心房 - 心室连接不协调。但肺静脉 - 左心房、腔静脉 - 右心房连接关系均协调。

病理分型:

1. 功能校正型大动脉错位　心房正位,心室转位,大动脉及房室连接关系为左心房→右心室→主动脉、右心房→左心室→肺动脉。主动脉接受左心房的肺静脉氧合血,临床无发绀,称为功能校正型大动脉错位。常伴畸形有室间隔缺损、肺动脉狭窄、左侧房室瓣(三尖瓣)关闭不全等。

2. 解剖校正型大动脉错位　心房转位,心室正位,大动脉及房室连接关系为左心房→右心室→肺动脉、右心房→左心室→主动脉,由于心室与大动脉连接关系正常,称为解剖校正型大动脉错位,由于主动脉接受右房的体静脉血,所以在血流动力学上与完全型大动脉错位无异。

(二) 功能校正型大动脉错位 CT 诊断

扫描范围自主动脉弓上缘头臂血管至膈下 2cm,包括上腹部器官,以便提供节段分析详尽的诊断信息。观察有否存在无脾或多脾综合征,以防遗漏畸形。

1. 横断像　原始横断图像是诊断的主要依据。能够分析内脏 - 心房位、心室袢、房 - 室连接、心室 -

大动脉连接、两大动脉关系；对室间隔缺损位置、肺动脉狭窄做出评价。

CT 诊断分析要点：

（1）心室袢：心室多呈左袢，解剖右心室位于解剖左心室的左前侧。心脏常呈现为右旋心或称单发右位心（内脏正位），提示心室转位。

（2）大动脉 - 心室连接不相适应：主动脉与解剖右心室连接，主动脉瓣下存在肌性流出道，与该房室瓣（三尖瓣）无纤维性连接。肺动脉与解剖左心室连接，肺动脉瓣下无肌性流出道，与该房室瓣（二尖瓣）呈纤维性连接。

（3）房 - 室连接不相适应：心房正位，左房连接解剖右心室，右房连接解剖左心室。房室瓣与所属心室一致。

（4）大动脉空间位置：主动脉（瓣）位于肺动脉（瓣）左前方，常见左位升主动脉、左位主动脉弓及左位降主动脉，又称为左位型大动脉错位。

（5）心房正位：心房正位为功能校正型大动脉错位基本特征。

（6）并发畸形：常合并室间隔缺损、肺动脉狭窄、左侧房室瓣关闭不全。

2. 多层重组 以要观察的解剖为中心，行不同切面多角度多层重组（MPR）。首先，明确两大动脉与左、右心室关系，明确心房与心室连接关系为定性诊断有关键价值；其次，行不同切面多角度多层重组以明确并发畸形，如室间隔缺损、肺动脉狭窄及其他。

3. 容积再现（VR） 心脏整体的容积再现对大动脉错位诊断一定意义，可以显示大动脉位置及其与左、右心室关系、心房 - 心室连接关系；如能分别重建心室 - 大动脉及房 - 室连接关系 VR 图像，进行融合，能够提供肺动脉、主动脉自左、右心室发出及心房 - 心室连接的解剖及相互方位关系（图 22-1-2）。

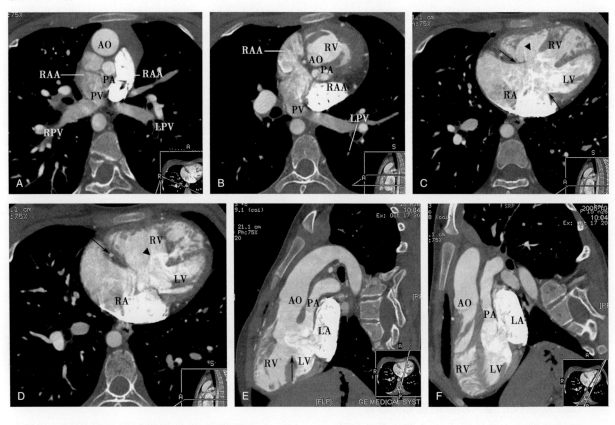

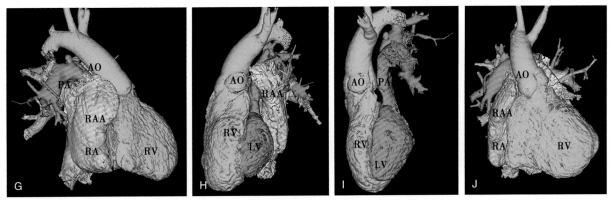

图 22-1-1　患者男性，15 岁，发绀，完全型大动脉错位

CT 横断像：A. 大动脉层面可见主动脉位于肺动脉右前方，右位主动脉弓；B. 半月瓣下层面可见主动脉与右心室漏斗部连接；主肺动脉发育细小，与左室流出道相连；C、D. 房室瓣层面，两侧心耳为右心房耳部结构，单心房，共同房室瓣（→ ←），室间隔缺损（三角）；E、F. 多层重组矢状位，主动脉瓣下圆锥肌，自解剖右心室发出，位于前方；肺动脉瓣下存在肌性流出道、狭窄，自解剖左心室发出，位于主动脉后方；室间隔缺损（↑）。三维重建（VR）：G. 右前斜位；H. 左前斜位；I. 矢状位；J. 冠状位。CT 诊断为完全型大动脉错位，单心房（右房异构），心脏型肺静脉畸形引流，完全型心内膜垫缺损，室间隔缺损，肺动脉狭窄。AO，主动脉；PA，肺动脉；LV，左心室；RV，右心室；LA，左心房；RAA，右心房耳部；RA，右心房；LPV，左肺静脉；RPV，右肺静脉。

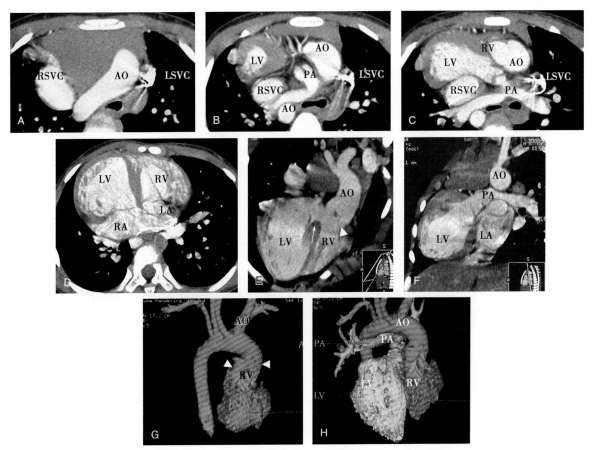

图 22-1-2　患者男性，6 岁，功能校正型大动脉错位

横断像：A、B. 大动脉层面可见主动脉位于肺动脉左前方，肺动脉瓣二瓣化，右位主动脉弓，双上腔静脉；C. 半月瓣下层面可见主动脉与右心室漏斗部连接；主肺动脉发育细小，与左室流出道纤维性连接相连；D. 房室瓣层面，右心房与解剖左心室相连接位于右侧；左心房与解剖右心室相连接位于左侧，心室左袢，"单发右位心"。多层重组：E. 右前斜位示主动脉瓣下圆锥肌（▲），自解剖右心室发出，位于前方，可见室间隔缺损（↑）；F. 左前斜位示肺动脉发育差，自解剖左心室发出，位于主动脉后方。三维重建（VR）：G. 右前斜位示主动脉自解剖右心室发出，主动脉瓣下圆锥肌（▲）；H. VR 右前斜位，主动脉自解剖右心室发出，位于前方，肺动脉自解剖左心室发出，发育差，位于主动脉后方。CT 诊断为单发右位心，功能校正型大动脉错位，室间隔缺损，肺动脉瓣狭窄，二瓣化畸形。AO，主动脉；PA，肺动脉；LV，左心室；RV，右心室；LA，左心房；RA，右心房；PV，肺静脉；RSVC，右上腔静脉；LSVC，左上腔静脉。

第二节　右心室双出口

一、基本知识

右心室双出口（double outlet of right ventricle）是一种少见的复杂性先天性心脏畸形,发病率占先天性心脏病的 1%~2%。

胚胎时期大动脉下的圆锥未能正常吸收和扭转,主动脉瓣和肺动脉瓣均未与左心室及二尖瓣完全连接,而造成两大血管主要从右室发出。

右心室双出口病理解剖:具有以下诸条件之一者,均可成为右心室双出口的诊断。

（1）两大动脉完全起自右心室,半月瓣下双圆锥肌或共同圆锥肌。

（2）肺动脉完全起自右心室,主动脉骑跨于解剖右室侧 ≥ 75% 者。

（3）主动脉完全起自右心室,肺动脉骑跨于解剖右室侧 ≥ 50%（Taussig-Bing 畸形）。

室间隔缺损:右心室双出口最重要病理构成是室间隔缺损（VSD）。Lev 根据室间隔缺损与两大动脉半月瓣位置关系分为四类:①主动脉瓣下 VSD,占手术 50%;②肺动脉瓣下 VSD,占 30%;③双大动脉瓣下 VSD,占 10%;④远离型 VSD,约占 10%（图 22-2-1）。

大动脉瓣下圆锥肌及与房室瓣纤维连接关系:可见有四种情况（图 22-2-2）。

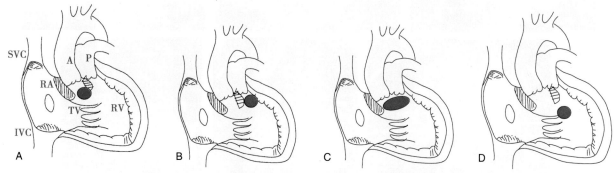

图 22-2-1　右心室双出口室间隔缺损（VSD）模式图（红色标志 VSD）

A. 主动脉瓣下 VSD;B. 肺动脉瓣下 VSD;C. 两大动脉瓣下 VSD;D. 远离型 VSD。A,升主动脉;P,肺动脉;TV,三尖瓣;RV,右心室;SVC,上腔静脉;IVC,下腔静脉。

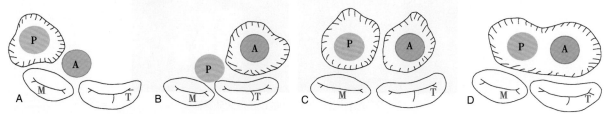

图 22-2-2　右心室双出口大动脉半月瓣下圆锥肌及与房室瓣纤维连接关系接示意图

A. 肺动脉瓣下圆锥肌;B. 主动脉瓣下圆锥肌;C. 双大动脉瓣下圆锥肌;D. 共同圆锥肌。A,主动脉瓣;P,肺动脉瓣;M,二尖瓣;T,三尖瓣。

二、CT 诊断分析要点

扫描范围自主动脉弓上缘头臂血管至膈下 2cm，包括上腹部器官，以便提供节段分析详尽的诊断数据。观察有否存在无脾或多脾综合征，以防遗漏畸形。

（一）横断像

按节段分析法，逐层分析内脏 - 心房位、心室袢、房 - 室连接、心室 - 大动脉连接。其内脏 - 心房可为正位、反位或不定位；心室袢可为右袢，亦可为左袢。两个大动脉的空间位置关系可正常，亦可为右侧异位或左侧异位。

1. 右心室双出口诊断征象

（1）两大动脉与右心室连接关系：

1）两大动脉完全起自形态学右心室，为右心室双出口。

2）肺动脉完全起自右心室，主动脉骑跨 ≥75%，即至少有两个窦在室间隔的右心室侧时，右心室双出口诊断可成立。

3）主动脉完全起自右心室，肺动脉骑跨 ≥50%，即至少有一个半窦在室间隔的右心室侧时，右心室双出口诊断可成立，即 Taussig-Bing 畸形。

（2）两大动脉位置关系及瓣下肌性流出道状况：

1）两大动脉位置关系：两大动脉（以半月瓣为准）可以前后排列或左右并列。有三种情况：①两大动脉关系正常：主动脉在肺动脉的右后方；②左位型大动脉异位：主动脉在肺动脉左前方；③右位型大动脉异位：主动脉在肺动脉右前方。两组半月瓣位置常位于同一水平或肺动脉瓣水平略高。

2）大动脉瓣下的肌性流出道：①双圆锥肌：主动脉与肺动脉瓣下各自存在独立圆锥肌；②单圆锥肌：可以是肺动脉下圆锥肌或主动脉下圆锥肌；③共同圆锥肌：两大动脉起自共同圆锥肌。

（3）半月瓣与房室瓣关系：可以有纤维连接，也可以无纤维连接关系。

2. 室间隔缺损位置　CT 以横断层面为基础，可以做多层重组（MPR）多角度重建，能很好显示室间隔缺损位置，测量缺损上缘与半月瓣距离。

（1）主动脉瓣下室间隔缺损：于主动脉瓣下层面即可见室间隔缺损，主动脉瓣下肌性流出道较肺动脉瓣下肌性流出道短，距主动脉瓣<1cm（多层重组测量）。

（2）肺动脉瓣下室间隔缺损：室间隔缺损高于室上嵴隔束（调节束分支）紧邻肺动脉瓣，或距肺动脉瓣<1cm（多层重组测量）；肺动脉瓣有不同程度骑跨。

（3）双半月瓣下型室间隔缺损：CT 显示室上嵴发育不良或缺如，缺损较大。缺损紧邻半月瓣。

（4）远离双半月瓣型室间隔缺损：CT 显示室间隔缺损位于两组半月瓣 - 圆锥肌以远的流入隔和小梁肌部间隔；距半月瓣>2cm（多层重组测量）。

3. 肺动脉狭窄　CT 可以确切地显示肺动脉狭窄位置，可在瓣膜或 / 和漏斗部；清楚显示肺动脉及主要分支发育。

4. 内脏位　胸部应分析双肺结构（双肺正位、反位、双两叶肺、双三叶肺）；腹部脏器分析内脏正位、反位或不定位。

（1）无脾综合征：双三叶肺（双右侧结构），肝脏不定位，无脾，常见右心房异构。

（2）多脾综合征：双两叶肺（双左侧结构），肝脏不定位，多脾，常见左心房异构。

（二）多层重组

以要观察的解剖为中心，行不同切面多角度多层重组（MPR）。首先，对心室解剖作定性判断，明确两大动脉与心室关系，明确心房与心室连接关系为定性诊断有关键价值；其次，根据不同切面多角度多层重组明确室间隔缺损位置至关重要，检出其他合并畸形如肺动脉狭窄。对腹部器官及肺（观察大气管结构）

进行重建观察。

　　右心室双出口常合并无脾或多脾综合征,MPR 可以显示。

　　(三) 三维重建

　　心脏整体的容积再现(VR)对右心室双出口诊断有重要意义;可以采用选择重建心室-大动脉 VR 图像,进行融合,能够提供肺动脉、体动脉自右心室发出的解剖及相互方位关系(图 22-2-3~ 图 22-2-7)。

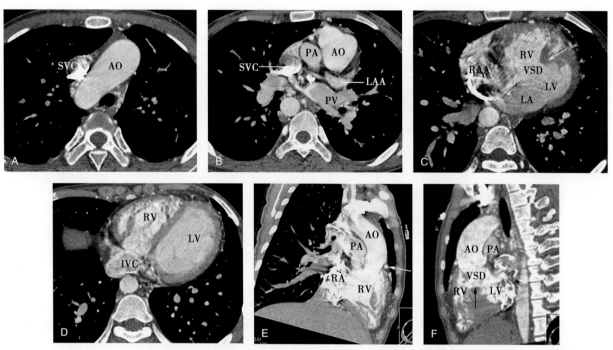

图 22-2-3　右心室双出口,主动脉瓣下 VSD,双肌性流出道

A、B. 横断像,主动脉弓及主动脉瓣水平,可见主动脉瓣(AO)位于肺动脉瓣左前方;右位主动脉弓,肺动脉瓣狭窄;C. 横断像,主动脉瓣下室间隔缺损(↑ VSD);D. 横断像,示左、右心室。E. 多层重组(MPR)右前斜位,示主动脉及肺动脉瓣下双肌性流出道(←)均自右心室发出(RV),肺动脉瓣及瓣下狭窄;F. 左前斜位,主动脉瓣下室间隔缺损(↑ VSD)。CT 诊断为右心室双出口,主动脉瓣下室间隔缺损,肺动脉狭窄,左位型大动脉异位,右位主动脉弓。AO,升主动脉;RA,右心房;LAA,左心房耳部;LA,左心房;LV,左心室;VSD,室间隔缺损。

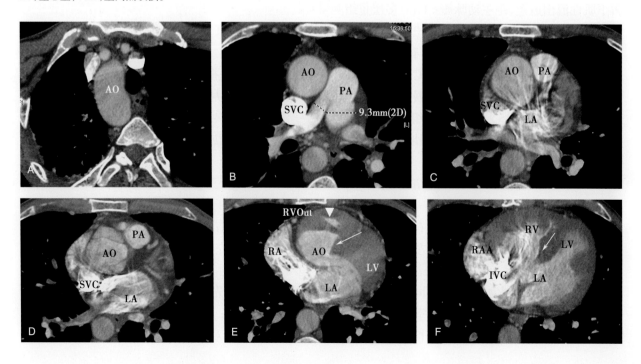

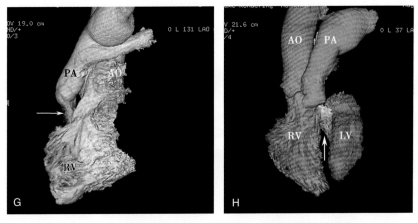

图 22-2-4　右心室双出口，主动脉瓣下 VSD，双肌性流出道

A、B. 横断像，示右位主动脉弓及主肺动脉，升主动脉位于肺动脉右前方；C~F. 横断像，示主动脉瓣、肺动脉瓣同一水平，瓣下双圆锥肌，肺动脉瓣下圆锥肌重度狭窄（▲）。主动脉及肺动脉均起自右心室；主动脉瓣下室间隔缺损（↑）；G、H. 三维重建（VR），主动脉及肺动脉均起自右心室，双圆锥肌，肺动脉瓣下圆锥肌狭窄（G →），主动脉瓣下室间隔缺损（H ↑）。CT 诊断为右心室双出口，主动脉瓣下室间隔缺损，肺动脉瓣下肌性流出道狭窄，右位型大动脉异位，右位主动脉弓。RA，右心房；LA，左心房；LV，左心室；SVC，上腔静脉；IVC，下腔静脉；PA，肺动脉；AO，主动脉。

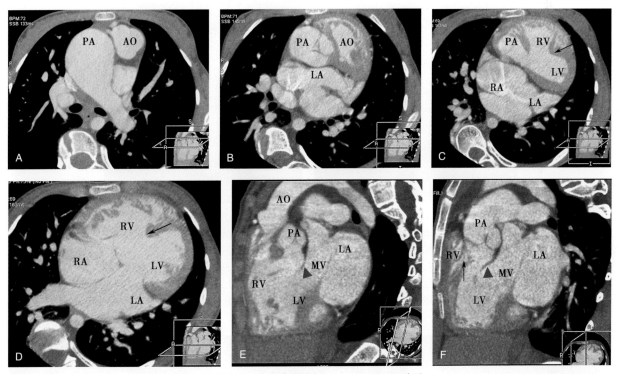

图 22-2-5　右心室双出口，Taussig-Bing 畸形

A、B. 横断像，示主动脉瓣与肺动脉瓣左右并列；C、D. 横断像，示主动脉瓣下圆锥肌，起自右心室；肺动脉瓣下室间隔缺损；E. 多层重组左前斜位，主动脉瓣下圆锥肌，起自右心室；F. 多层重组左前斜位，主动脉瓣右后侧可见肺动脉瓣，肺动脉瓣与二尖瓣前瓣纤维连接（红色▲），肺动脉瓣下室间隔缺损（↑）。CT 诊断为右心室双出口（Taussig-Bing 畸形），肺动脉瓣下室间隔缺损，肺动脉高压。AO，主动脉；PA，肺动脉；RA，右心房；LA，左心房；LV，左心室。红色▲示左侧房室瓣（二尖瓣）。

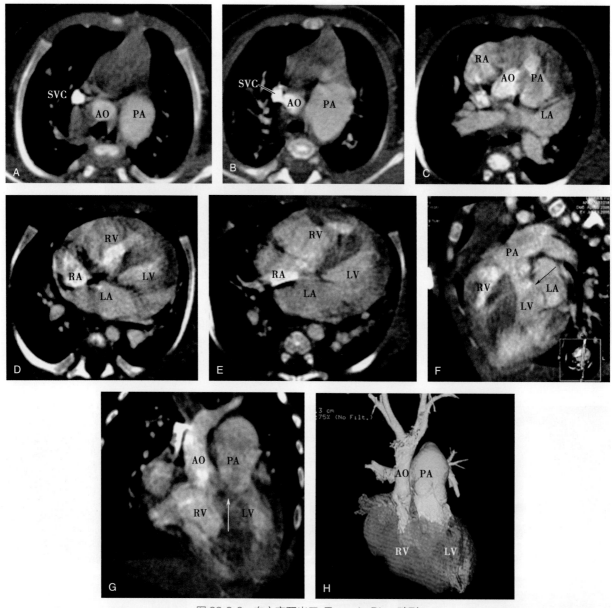

图 22-2-6　右心室双出口,Taussig-Bing 畸形

A、B. 横断像,示主动脉与肺动脉左右并列,主动脉弓离断;C~E. 主动脉瓣下圆锥肌,起自右心室;肺动脉瓣下室间隔缺损;F. 多层重组左前斜位,肺动脉瓣骑跨于室间隔缺损之上 ≥50%,肺动脉瓣与二尖瓣前瓣纤维连接(↑);G. 多层重组右前斜位,主动脉瓣与肺动脉瓣左右并列,主动脉瓣下圆锥肌起自右心室,肺动脉瓣骑跨于室间隔缺损之上 ≥50%(↑);H. 三维重建(VR)冠状位,主动脉瓣与肺动脉瓣左右并列,主动脉瓣下圆锥肌起自右心室,肺动脉瓣骑跨于室间隔缺损之上。CT 诊断为主动脉弓离断(Ⅰ型),右心室双出口(Taussig-Bing 畸形),肺动脉瓣下室间隔缺损,肺动脉高压。AO,主动脉;PA,肺动脉;RA,右心房;LA,左心房;LV,左心室。

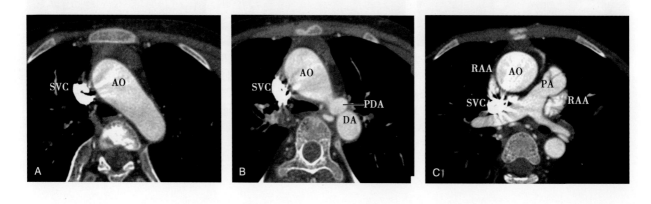

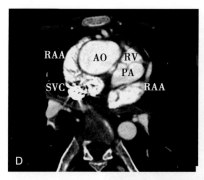
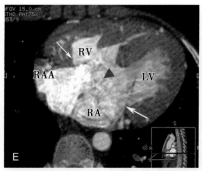
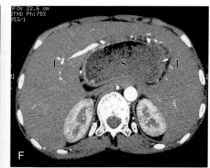
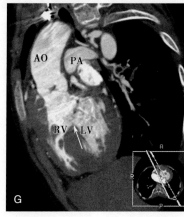
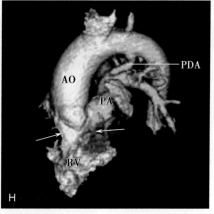

图 22-2-7　右心室双出口

A、B. 横断像,示主动脉弓左位,动脉导管未闭;C、D. 主动脉瓣位于肺动脉瓣右前位,双圆锥肌均起自右心室;肺动脉瓣及瓣下圆锥肌狭窄;双侧为右心房耳部结构;E. 右心房异构,单心房,完全性心内膜垫缺损,一组房室瓣(→←),主动脉瓣下室间隔缺损(▲);F. 上腹部层面,示水平肝,胃居中位,无脾;G. 多层重组左前斜位,示主动脉瓣下圆锥肌,起自右心室,室间隔缺损(↑);H. 三维重建(VR)左前斜位,主动脉瓣右后侧可见肺动脉瓣,双圆锥肌均起自右心室(→←),肺动脉瓣下圆锥肌狭窄。CT 诊断为右心室双出口、完全性心内膜垫缺损、共同房室瓣、肺动脉狭窄、动脉导管未闭、右心房异构、无脾综合征。PDA,动脉导管未闭;AO,主动脉;PA,肺动脉;RAA,右心房耳部;RA,右心房;LA,左心房;LV,左心室;L,肝;S,胃。

三、CT 对右心室双出口手术及术后的应用价值

临床根据畸形情况决定手术方式的选择,CT 可以充分显示解剖畸形,对指导术式选择有重要意义。手术包括根治性手术和姑息性手术。

1. 双心室矫治术　决定于左心室及房室瓣发育,一般认为左心室够大,房室瓣发育良好,没有主要腱索的骑跨,以及难以矫正的畸形,则具备采用双室矫治术基本条件。

2. 单心室矫治术　左心室和二尖瓣发育不全,或合并难以矫治的畸形及左心室与任何一支大动脉都难以连接的双出口,采用单心室矫治术。

3. 其他姑息手术　如增加肺血流量的"体肺分流术",限制肺血流量的"肺动脉环缩术"等,缓解症状,需要根据影像学及血流动力学具体情况决定。

MDCT 根据手术的要求,对解剖诊断力求详尽。

术后复查:MDCT 对术后复查有重要价值,例如对畸形矫正效果,是否存在并发症可以做到准确评价。在做 MDCT 检查及诊断前,应该详尽了解手术方式(图 22-2-8)。

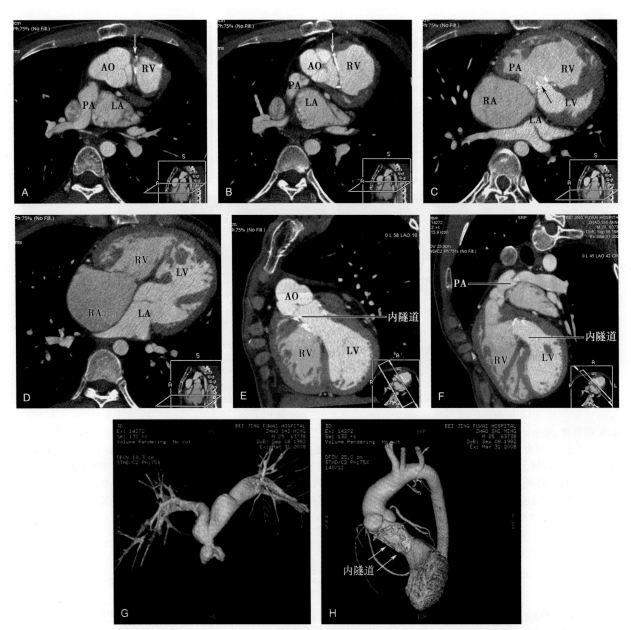

图 22-2-8 右心室双出口术后

A、B. 横断像，主动脉瓣水平，主动脉瓣位于肺动脉瓣左前方，主动脉瓣与右室间片状钙化，为内隧道壁(↓)；C、D. 肺动脉瓣下水平，右室流出道(PA)，不规则狭窄；内隧道自左心室经过室间隔缺损穿过右心室(←)。E. 多层重组左前斜位，主动脉瓣层面，内隧道(钙化壁)自左心室经过室间隔缺损穿过右心室与主动脉相连；F. 左前斜位，肺动脉层面，主肺动脉、肺动脉瓣及流出道狭窄，并发自右心室。G. 三维重建(VR)，肺动脉显示主肺动脉及肺动脉瓣狭窄；H. 左室-内隧道-主动脉(↑↑)。CT诊断为右心室双出口、远离双半月瓣型室间隔缺损、内隧道建立术后，肺动脉狭窄。AO，主动脉；PA，肺动脉；RA，右心房；LA，左心房；LV，左心室。

四、CT 诊断评价

1. 右心室双出口是一组复杂畸形。MDCT 横断扫描有利于"节段分析"，可以对心腔、大动脉的方位做准确判定，对内脏-心房位、房-室连接、大动脉-心室连接做准确判定；没有重叠，可以重复，对右心室双出口诊断有重要价值；是对超声心动图、心血管造影有价值的补充。

2. MDCT 横断像及多层重组对室间隔缺损的分型诊断有重要意义，可以测量距半月瓣距离、缺损大小，对选择术式有重要价值。

3. MDCT 对右心室双出口合并畸形的检出有重要作用,如完全性心内膜垫缺损,特别是心外畸形,如主动脉弓离断、缩窄、动脉导管未闭、肺动脉狭窄等,对指导手术有重要价值。

4. 心电门控扫描(包括前门控),减少移动伪影,保证图像质量及诊断的准确性。目前 CT 设备硬件的进步大大降低辐射剂量,对小儿相对安全。

5. MDCT 有助于实现 3D 打印,利于复杂畸形术前准备,保证手术成功。

6. 右心室双出口是一组复杂畸形,在术前诊断与鉴别诊断都存在一定难度,提倡多种影像学科的协作诊断,达到优势互补,对确定准确诊断有重要意义。

第三节　左心室双出口

一、基本知识

左心室双出口(double outlet of left ventricle)是罕见的先天畸形,是指两大动脉全部或大部起自解剖学左心室称为左心室双出口。患病率低于 2/20 万。中国医学科学院阜外医院 9 727 例先天性心脏病手术中仅见到 7 例,占 0.07%。1995—2005 年约 1 000 例先天性心脏病 EBCT 诊断检查中,仅见 1 例。

（一）胚胎发生

主要为圆锥部发育异常所致。1972 年 Goor 根据尸检提出"差异性心球生长学说",差异性圆锥间隔吸收和逆钟向圆锥动脉干反向转位过程,均可将主动脉拉到左心室腔上面,这种特殊吸收过程持续,两个圆锥均被吸收,结果导致主动脉和肺动脉均被拉到形态学左心室,形成左心室双出口。

（二）病理解剖

基本畸形为两大动脉全部或部分起自解剖左心室,左心室大多数发育正常,右心室可以发育不全。但是,两大动脉可以有不同空间排列。根据心房正位、心房反位及房室连接相适应与不相适应,将其分为四种基本类型。

1. 心房正位,心室右袢,房室连接关系正常。

2. 心房正位,心室左袢,房室连接关系不正常。

3. 心房反位,心室右袢,房室连接关系不正常。

4. 心房反位,心室左袢,房室连接关系正常。

（三）并存畸形

室间隔缺损最常见,多数位于主动脉瓣下。肺动脉狭窄常见,可发生于瓣膜、瓣上或瓣下。主动脉瓣下少有圆锥肌,可见有右心室发育不全。

（四）室间隔缺损

室间隔缺损(VSD)是其主要畸形,根据其与大动脉关系分为四型:

1. 主动脉瓣下 VSD,占 70%（主动脉骑跨于 VSD 之上,易与完全性大动脉异位混淆）。

2. 肺动脉瓣下 VSD,占 20%。

3. 双大动脉瓣下 VSD,易与右心室双出口混淆。

4. 无关型(远离型)VSD,两者约占 10%。

（五）大动脉瓣下圆锥肌及与房室瓣纤维连接关系

通常主动脉瓣下圆锥肌缺如,主动脉半月瓣与二尖瓣存在纤维连接。肺动脉半月瓣下一般保留圆锥肌,如果圆锥肌缺如时,肺动脉半月瓣与三尖瓣呈纤维连接。双圆锥肌者较右心室双出口少见。

（六）并发畸形

主要是右心发育不良,包括肺动脉狭窄,发生部位在瓣或瓣下水平;三尖瓣畸形,如 Ebstein 畸形、三尖瓣闭锁、右心发育不良等。

二、CT 诊断

扫描范围自主动脉弓上包括头臂血管,下缘包括膈下 2cm,上腹部器官,以便提供节段分析详尽的诊断依据。

(一) 横断像

首先按节段分析法,逐层分析内脏 - 心房位、心室袢、房 - 室连接、心室 - 大动脉连接。其内脏 - 心房位可为正位、反位或不定位;心室袢可为右袢或左袢。两个大动脉的空间位置关系可正常,亦可为右侧异位或左侧异位。初步做出左心室双出口的诊断。在此基础上,需要对上述解剖细节作出详尽的分析。

1. 两大动脉与左心室连接关系

(1)两大动脉完全起自形态学左心室,肺动脉瓣下可有肌性流出道,主动脉半月瓣与二尖瓣纤维连续,是典型左心室双出口诊断的根据。

(2)如果主动脉完全起自左心室,肺动脉骑跨 ≥ 75%,即至少有两个窦在室间隔的左心室侧时,左心室双出口诊断可以成立。

(3)两大动脉及半月瓣空间位置关系:主动脉瓣下少见肌性流出道,肺动脉瓣下可以存在肌性流出道。

2. 两大动脉位置关系

(1)两大动脉正常关系:即主动脉在肺动脉的右后方。

(2)左位型大动脉异位:主动脉在肺动脉左前方或左右并列。

(3)右位型大动脉异位:主动脉位于肺动脉右前方或右左并列。

3. 大动脉瓣下圆锥肌　肺动脉下圆锥肌,主动脉下无圆锥肌。

4. 主动脉半月瓣与二尖瓣关系　属纤维连接关系。

5. 其他并发畸形

(1)室间隔缺损:常见主动脉瓣下室间隔缺损。

(2)肺动脉狭窄:可发生瓣膜和 / 或漏斗部狭窄;少见累及主要分支。

(3)右心发育不良及程度,三尖瓣发育情况。

(4)内脏位置分析:观察腹部、肺部脏器位置关系。

(二) 多层重组(MPR)

以将要观察的解剖为中心,行不同切面多角度多层重组(MPR)对分析两大动脉与左心室关系、室间隔缺损等并发畸形有重要价值。

(三) 三维重建

容积再现(VR)可以观察心脏大血管整体状态。心室 - 大动脉三维融合图像,可提供肺动脉、体动脉心室连接关系及两大动脉方位关系(图 22-3-1)。

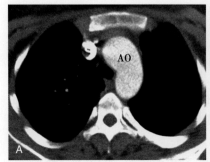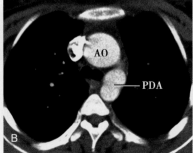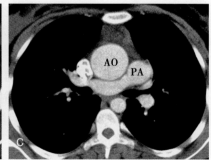

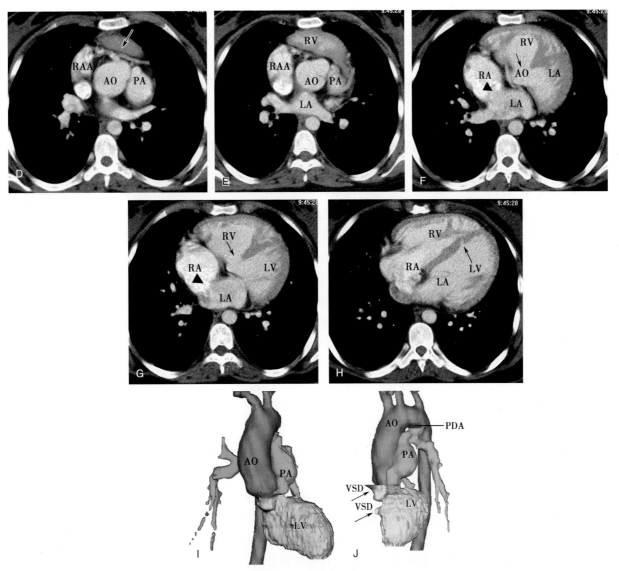

图 22-3-1　左心室双出口

A~H. 横断像；I、J. 三维重建（SSD）显示心房正位，心室右祥，房室连接关系正常，两大动脉排列关系正常与解剖左心室连接，肺动脉瓣下肌性流出道（E、F ↑），主动脉瓣下室间隔缺损，并存肌部小室间隔缺损（F~H ↑），Ⅱ孔型房间隔缺损（F、G ▲），动脉导管未闭（B），肺动脉瓣及瓣下狭窄（D、E ↑），单冠状动脉畸形（D ↑）。LA，左心房；LV，左心室；RA，右心房；RV，右心室；PA，肺动脉；AO，主动脉；PDA，动脉导管未闭；VSD，室间隔缺损。

第四节　单　心　室

一、基本知识

　　单心室（single ventricle）是指两组房室瓣或一组共同房室瓣开口于单一心室时，称为单心室，是少见的复杂先天性心脏畸形，占先天性心脏病的 1%~3%。

　　胚胎时期，原始心室管发育异常，致使心脏只存在一个具有完整流入部（又称窦部）、小梁部及流出部的心室。单一心室腔与两组或共同房室瓣相连，接受来自左、右心房的血，或一侧房室瓣的全部与另一侧房室瓣的大部共同与一个心室相连。命名繁多又称共同心室（common ventricle）、心室双入口（double inlet ventricle）或单心室心脏（univentricular heart）。

单心室根据主心腔结构分为三型：

1. 左心室型　主心腔为左心室结构，占 50%~75%，其大部分存在右心室结构的流出腔，大多数位于主心腔的左前方并以球室孔与其相连通，该流出腔发出主动脉，肺动脉位于其右后位，而合并左位型大动脉异位。少数右室结构的流出腔位于主心腔的右前。该流出腔也偶见发出肺动脉或双大动脉。

2. 右心室型　心室为右心室结构，占 20%~35%，可见有左心室结构的残余心腔位于后方。两大动脉均起自右心室型主心腔。主动脉绝大多数位于肺动脉前方，可以是正前方、右前方或左前方。常合并无脾综合征。

3. 未定型　占 5%~10%。心室形态结构难以确定究竟是左心室还是右心室，两大动脉均起自未定型主心腔，主动脉绝大多数位于肺动脉前方，存在大动脉异位。

单心室是一组复杂畸形，除了单一心室外，尚存在许多并存畸形：①心房可以是正位、反位、不定位：左心房异构、右心房异构，而且心房异构占相当比例；②由此而产生的肺静脉畸形引流、腔静脉引流异常（如下腔静脉肝段缺如）；③单心房或共同心房为常见的并发畸形；④房 - 室瓣畸形：共同房 - 室瓣；一侧房 - 室瓣发育不全、骑跨；房 - 室瓣关闭不全；⑤肺动脉狭窄，包括瓣膜、瓣下、主肺动脉及其分支狭窄、肺动脉闭锁；⑥主动脉缩窄、主动脉弓离断；⑦冠状动脉畸形：单冠状动脉畸形，冠状动脉起源异常；⑧内脏正位、内脏反位、内脏不定位；无脾综合征，多脾综合征。

二、CT 诊断

（一）横断扫描

CT 扫描范围上缘可自主动脉弓上头臂血管，下缘适当包括上腹部器官，以防遗漏畸形。诊断分析步骤：

1. 单心室定性及分型诊断 CT 征象　CT 增强横断图像应该逐层分析，在房室瓣层面显示两组房 - 室瓣或一组（共同）房 - 室瓣开口于单一心室，单心室诊断可以成立。单心室可以存在无流入道的心腔，称为残余心腔（亦无大血管发出），其绝大部分为左心室结构，位于后方，存在于右心室型单心室中。有大血管（主动脉或 / 和肺动脉）相连通的称流出腔，其绝大部分为右心室结构，位于前方，存在于左心室型单心室中。

不同类型主心腔结构的 CT 征象：

（1）"左心室型"主心腔：主心腔肌小梁较细腻，无较大肌块的肌性流出道，为形态学左心室结构。其左（或右）前方可见肌小梁较粗大的右心室结构流出腔，借球室孔与主心腔相通，其上有大动脉发出。

（2）"右心室型"主心腔：主心腔肌小梁较粗糙，有较大肌束造成的充盈缺损；较大肌块将半月瓣与房室瓣分隔开，存在肌性流出道，为形态学右心室结构（常可见左室残余小梁囊，肌小梁较细腻，不与房室瓣相通，位于后方）。

（3）"未定型"主心腔：主心腔肌小梁形态不典型，难分辨是形态学左、右心室；或者左、右心室形态结构各占部分，则称为未定型。

2. 大动脉 - 心室连接　半月瓣层面可清楚显示主动脉及肺动脉的发育状况、两大动脉间的空间位置关系及大动脉 - 心室间的连接关系。

（1）"左心室型"单心室：多存在左位型大动脉异位，升主动脉位于左前方，呈左升、左弓、左降主动脉；主动脉瓣下有肌性流出道与右室结构的流出腔相连接。

（2）"右心室型"单心室：多存在右位型大动脉异位，可见双圆锥肌。

（3）"不定型"单心室：多存在右位型大动脉异位。

3. **房 - 室连接及房 - 室瓣**　横断像可以辨别心耳的形态及与肺静脉的连接关系,可区别左、右心房,明确有无房间隔及缺损存在,可确切显示房室瓣环的数目(一组或两组)。两组瓣环时,两者相近邻;如果一组瓣环直径较另组小于 1/3 以上时,为发育不全;房室瓣可以存在骑跨;仅见一组大的房 - 室瓣时,则为共同房室瓣。

4. **内脏 - 心房位**　横断像可以辨别心房位,明确气管及肺的解剖。单心室多见心房正位,根据左、右心房耳部,判定心房结构。肺静脉引流入左心房;上、下腔静脉引流入右心房。心房反位时,相当于前者的镜面位。可以辨别左心房异构或右心房异构。扫描范围下界均应包括上腹部脏器,以便作内脏 - 心房位的判断,利于节段分析,观察有否存在无脾或多脾综合征。

5. **并发畸形**　横断扫描可以提示的并发畸形:

(1)肺动脉畸形:应注意分析肺动脉发育情况,是否存在肺动脉狭窄或任何水平的闭锁。肺动脉狭窄最多见,可发生在主肺动脉、瓣、流出道任何水平。

(2)主动脉畸形:单心室可以并存大动脉异位、主动脉缩窄、主动脉弓离断、主 - 肺动脉间隔缺损、永存共同动脉干、右位主动脉弓及动脉导管未闭等。

(3)腔静脉畸形:永存左上腔静脉、右侧上腔静脉或下腔静脉缺如、腔静脉畸形回流异常等。

(4)房室瓣畸形:一侧房室瓣发育不全、一侧房室瓣闭锁,一侧房室瓣骑跨。

(5)肺静脉畸形:肺静脉畸形引流(部分型、完全型)。

(6)心房畸形:房间隔缺损、共同心房、心房异构、心耳并列等。

(7)冠状动脉畸形:冠状动脉起源、分布畸形(包括单冠状动脉畸形)。

(8)内脏畸形:肺叶镜面分布、双左肺、双右肺;腹部内脏转位、无脾综合征、多脾综合征等均有可能发生。

(二) 多层重组(MPR)

以要观察的解剖为中心,行不同切面多角度多层重组(MPR),进一步明确房 - 室、心室 - 大动脉的连接关系及空间位置关系。对主心腔、流出腔及其他结构可以经多角度、不同层面进行观察,以得到更多信息。

(三) 三维重建

容积再现(VR)显示心脏整体情况。采用选择性重建心室、心房、主动脉、肺动脉等 VR 图像,进行融合,了解相互关系(图 22-4-1~ 图 22-4-3)。

三、CT 对大动脉及房室连接异常诊断的评价

1. MDCT 横断扫描及重建有利于复杂先天性心脏病 "节段分析"。

2. MDCT 高时间分辨力、空间分辨力有助于对心房、心室、大动脉以及内脏解剖辨认,有助于确定内脏 - 心房、心房 - 心室、大动脉 - 心室的连接关系。

3. MDCT 横断像结合多层重组及三维重建,可以直观显示房室及大血管解剖。

4. **空间位置关系**　对复杂先天性心脏病诊断有重要价值,是对超声心动图以及心血管造影的重要补充。

5. CT 兼顾胸肺 - 气管检查,有助于检出胸肺疾病及气管狭窄。对复杂畸形全面诊断有重要意义。心电门控扫描(包括前门控),减少移动伪影,保证图像质量及诊断的准确性。目前 CT 设备硬件的进步大大降低辐射剂量,对小儿相对安全。

6. MDCT 有助于实现 3D 打印,利于复杂畸形术前准备,保证手术成功。

7. 小儿 CT 造影检查需要做充分准备(包括麻醉)、需要对比剂、有 X 射线辐射是其缺点。

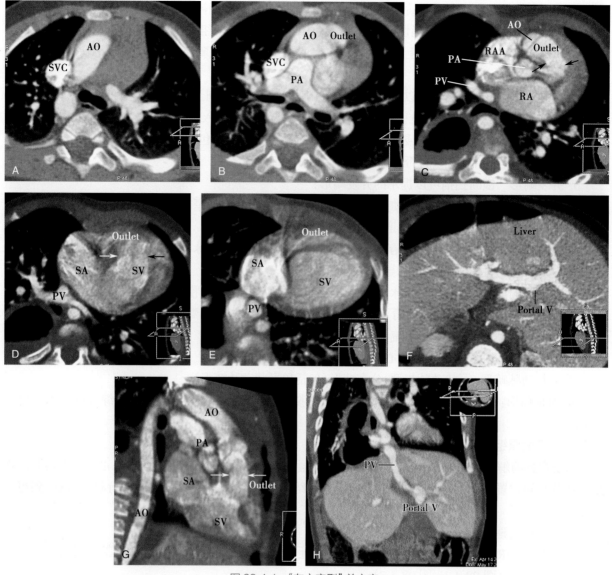

图 22-4-1 "左心室型"单心室

A、B. 横断像,示升主动脉位(AO)于肺动脉(PA)左前方,右位主动脉弓,肺动脉(瓣)位于右后方自主心腔发出。C、D. 主动脉瓣下肌性流出道(Outlet),呈右心室结构,有较大球室孔(↑)与主心腔相连,右心房异构、单心房、一组房室瓣。E、F. 肺静脉汇合成一主干(PV)向膈下走行,经肝汇入门静脉。G. 多层重组右前斜位,左心室型主心腔,经球室孔(→←)与流出腔相通,右心室型流出腔(Outlet)发出升主动脉,主动脉瓣下肌性流出道;肺动脉位于主动脉后方,瓣膜及流出道狭窄。H. 多层重组上腹部冠状位,示肺静脉汇合成一主干下行汇入门静脉(Portal V)。诊断为"左心室型"单心室,左位型大动脉异位,单心房,右心房异构,完全型肺静脉畸形引流(心下型),一组房室瓣,肺动脉狭窄。SVC,上腔静脉;RAA,右心房耳部;RA,右心房;LA,左心房;Outlet,流出心腔;AO,主动脉;PV,肺静脉;Portal V,门静脉。

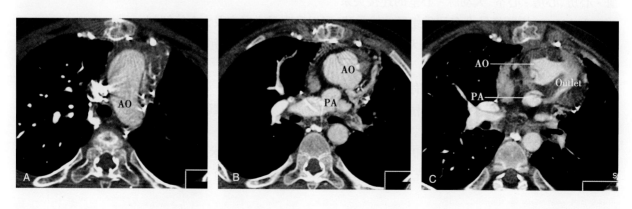

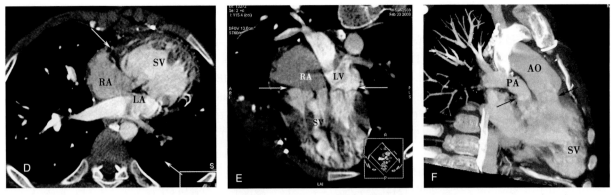

图 22-4-2　"右心室型"单心室

A、B. 主动脉弓及半月瓣水平横断像,主动脉(瓣)位于肺动脉(瓣)前方;C. 半月瓣下层面,双半月瓣下存在肌性流出道,肺动脉瓣及瓣下流出道狭窄;D. 房室瓣层面,示心房正位,两组房室瓣(↑)与右心室结构的主心腔(SV)相连接(→←);E. 多层重组四腔位,左、右房室瓣分别与主心腔相连接;F. 多层重组右前斜位,主心腔肌小梁形态较粗大,为右心室形态,两大动脉均发自该主心腔,双半月瓣下存在肌性流出道(→←),肺动脉瓣下流出道狭窄。CT 诊断为单心室(右心室型),右位型大动脉异位,肺动脉狭窄。AO,主动脉;PA,肺动脉;LA,左心房;RA,右心房;SV,单心室;Outlet,流出道。

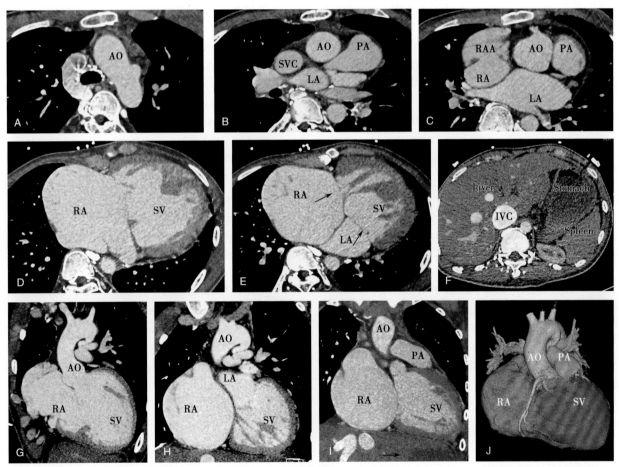

图 22-4-3　"未定型"单心室

A、B. 大动脉层面;C. 半月瓣层面,示大动脉位置关系正常,肺动脉瓣狭窄;D. 心室层面,示单心室(SV),部分肌小梁纤细似左心室结构,部分粗大似右心室结构,右心房扩大;E. 房室瓣水平,示两组房室瓣汇入同一心室,右心房扩大;F. 腹部层面,内脏位置正常;G~I. 多层重组(冠状位);J. 容积再现,示单心室(未定型),两组房室瓣,右心房扩大。CT 诊断为"未定型"单心室,肺动脉瓣狭窄,右侧房室瓣关闭不全。LA,左心房;RA,右心房;SV,单心室;PA,肺动脉;AO,主动脉;IVC,下腔静脉。

(支爱华　禹纪红　曹　程　祁晓鸥　韩文娟　戴汝平)

参考文献

［1］刘玉清, 朱杰敏, 戴汝平, 等. 单心室放射学诊断研究（Ⅰ）[J]. 中国循环杂志, 1986. 11 (1): 33-36.

［2］刘玉清, 朱杰敏, 戴汝平, 等. 单心室放射学诊断研究（Ⅱ）[J]. 中国循环杂志, 1986, 1 (2): 102-104.

［3］吴红雁, 谢若兰, 戴汝平. 电子束 CT 在先天性单心室畸形诊断中的应用 [J]. 中华放射学杂志, 1999, 33 (8): 530-533.

［4］凌雁, 刘延玲, 戴汝平, 等. 主动脉闭锁合并单心室表现 1 例 [J]. 中华超声影像学杂志, 2003, 12 (4): 255-256.

［5］李益群, 凌坚, 王乐丰. 先天性心脏病右室双出口的造影分型诊断及鉴别诊断 [J]. 中华放射学杂志, 1992, 26 (6): 380-384.

［6］杨有优, 戴汝平, 荆宝莲, 等. 电子束 CT 在右室双出口室间隔缺损分型诊断中的临床价值 [J]. 中华放射学杂志, 2001, 35 (5): 343-347.

［7］张岩, 戴汝平, 吕建华, 等. 右心房异构合并复杂心血管畸形的放射学诊断 [J]. 中华放射学杂志, 1999, 33 (2): 139-140.

［8］朱杰敏, 刘玉清, 徐仲英, 等. 完全性大动脉错位-附 24 例心血管影像分析 [J]. 影像医学杂志, 1989, 2 (1): 52-57.

［9］RITTER D G, SEWARD J B, MOODIE D, et al. Univentricular heart (common ventricle): preoperative diagnosis. Hemodynamic, angiocardiographic and echocardiographic features [J]. Herz, 1979, 4 (2): 198-205.

［10］KIRKLIN J W, BRRATT-BOYES B G.: Cardiac Surgery, 2nd ed.[M]: Double-outlet of left ventricle. New York: John Wiley & Sons, 1993: 1501-1509.

［11］ANDERSON R H, BECKER A E, WILCOX B R, et al. Surgical anatomy of double-outlet right ventricle--a reappraisal [J]. Am J Cardiol, 1983, 52 (5): 555-559.

［12］杨有优, 戴汝平, 荆宝莲, 等. 内脏心房异位综合征的电子束 CT 诊断 [J]. 中华放射学杂志, 2002, 36 (3): 223-226.

［13］ROBERT H A, ANTON E B, FERGUS J M, et al."Tricuspid Atresia" a Univentricular Heart ？ [J]. Pediatr Cardiol, 1979, 1: 51-56.

［14］吴清玉. 心脏外科学 [M]. 济南: 山东科学技术出版社, 2003.

［15］VAN MIEROP L H, ALLEY R D, KANSEL H W, et al. The anatomy and embryology of endocardial cushion defects [J]. J Thorac Cardiovasc Surg, 1962, 43: 71-83.

［16］COLLETT R W, EDWARDS J E. Persistent truncus arteriosus: A classification according to anatomy types [J]. Surg Clin North Am, 1949, 29 (4): 1245-1270.

［17］戴汝平. 心血管病 CT 诊断学 [M]. 2 版. 北京: 人民卫生出版社, 2013.

［18］戴汝平, 高建华. 先天性心脏病多排螺旋 CT 成像与诊断 [M]. 北京: 科学出版社, 2009.

［19］朱晓东. 心脏外科基础图解 [M]. 北京: 中国协和医科大学出版社, 2002.

［20］BAUMGARTNER H, BONHOEFFER P, DE GROOT N M S, et al. ESC Guidelines for the management of grown-up congenital heart disease (new version 2010) [J]. Eur Heart J, 2010, 31 (23): 2915-2957.

［21］GOOR D A, DISCHE R D, LILLEHEI C W. The conotruncus. Ⅰ. Its normal inversion and cones absorption [J]. Circulation, 1972, 46 (2): 375-384.

［22］LEV M, BHARATIS S, MENG C C, et al. A concept double-outlet right ventricle [J]. J Thorac Cardiovasc Surg, 1972, 64 (2): 271-281.

［23］OSTER M E, KNIGHT J H, SUTHAR D, et al. Long-Term Outcomes in Single-Ventricle Congenital Heart Disease [J]. Circulation, 2018, 138 (23): 2718-2720.

［24］CHAUDHRY B, HENDERSON D, ANDERSON R. Double-outlet right ventricle is not hypoplastic left heart syndrome [J]. Nat Genet, 2019, 51 (2): 198.

［25］HAUTALA J, GISSLER M, RITVANEN A, et al. Perinatal and perioperative factors associated with mortality and an increased need for hospital care in infants with transposition of the great arteries: a nationwide 11-year population-based cohort [J]. Acta Obstet Gynecol Scand, 2020, 99 (12): 1728-1735.

第二十三章
先天性心脏病相关综合征

先天性心脏病(简称先心病)是胎儿时期心脏及大血管发育异常而致的先天畸形,可以孤立发生,也可合并多种其他器官的先天畸形。据统计,在先心病患儿中约 25% 合并有心外其他系统畸形,其中约 30% 为某种可识别的综合征,因此,诊断先天性心脏病时,既要识别各种心血管畸形,又要识别心外其他系统的异常表现,对于先天性心脏病伴有身材异常、特殊面容、发育落后、智力低下、骨骼异常及其他脏器畸形等,应特别警惕心血管综合征的存在。

第一节 "镜面人"——Kartagener 综合征

一、基本知识

"镜面人"——Kartagener 综合征(Kartagener syndrome,KS)是一种纤毛结构和 / 或功能异常的、少见的先天性常染色体隐性遗传疾病,1933 年由 Kartagener 首次报道,主要临床表现包括鼻窦炎、内脏反位和或右位心、支气管扩张三联征,为原发性纤毛运动障碍(primary ciliary dyskinesia,PCD)的 1 个亚型,当 PCD 同时伴有内脏异位时即称为 KS,又称家族性支气管扩张,具有家族遗传倾向,可同代或隔代发病,发病年龄多在 10~29 岁,发病率占全内脏转位(包括右位心)的 6%~9%,占支气管扩张的 0.3%~0.5%。

发病机制:KS 患者纤毛超微结构及运动异常,人体多处组织器官均有纤毛生长,如呼吸道、输精管、输卵管、耳咽管、脑和脊髓的室管膜等处。当纤毛运动异常,引起黏膜分泌物增加及细菌潴留,持续感染可导致该处组织器官功能障碍;胚胎早期上皮纤毛运动障碍导致内脏无法顺利地完成移位,形成内脏反位(包括右位心)。

KS 的临床症状:发病都在儿童期,慢性鼻窦炎、咳嗽、咳痰、咯血为 KS 最常见的始发症状,此外还有发热、慢性中耳炎、气促、胸闷、胸痛等,部分患者伴有男性不育、女性生育能力下降、宫外孕倾向;感染是 KS 患者的主要并发症。

由于临床症状无特异性,确诊主要依赖于电镜检查发现纤毛结构功能异常。但国内电镜检查未普及,多根据鼻窦炎、内脏反位、支气管扩张三联征作出临床诊断,仅具备内脏转位、支气管扩张的属不完全型 KS。

二、CT 诊断

1. 胸部高分辨率 CT 扫描(图 23-1-1)

(1)纵隔窗:内脏反位,胃、脾位于右侧,肝位于左侧,心脏位于右侧胸腔,心脏轴线指向右侧,呈镜面右位心,右位主动脉弓(镜面型),腔静脉位于左侧,肺反位(右肺两叶,左肺三叶);胸腹脏器及心脏可完全反位,亦可仅单一或数个脏器反位。

（2）肺窗：支气管囊状、柱状扩张，管壁增厚，可见印戒征、轨道征、蜂窝征，部分伴小结节及树芽征。

2. 鼻窦 CT 检查　横断及 MPR 图像显示鼻窦黏膜增厚，窦腔积液、窦腔减小，最常累及上颌窦。

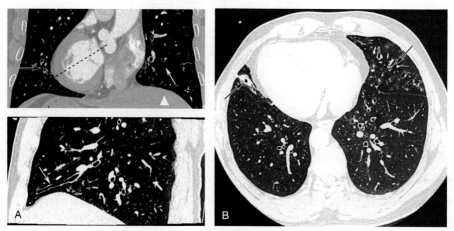

图 23-1-1　镜面右位心 + 支气管扩张

A. 肺窗 MPR 图像：心尖位于右侧胸腔，心脏轴线指向右侧（虚线所示），肝位于左膈下（△），呈镜面右位心，
右肺中叶、左肺下叶支气管柱状扩张（↑）；B. 横轴位图像：左肺上叶下舌段、右肺中叶支气管柱状扩张（↑）。

第二节　鲁登巴赫综合征

一、基本知识

鲁登巴赫氏综合征（Lutembacher syndrome，LS）是一种少见心血管病，为房间隔缺损的一种特殊类型，由 Lutembacher 于 1916 年首先提出，狭义的 LS 指房间隔缺损合并先天性二尖瓣狭窄，广义的 LS 指心房水平左向右分流（除原发孔房间隔缺损外）合并二尖瓣狭窄（包括后天获得性二尖瓣狭窄）。

病理生理学基础：与单纯房间隔缺损相似，但由于合并二尖瓣狭窄，左心房压力增高，房水平左向右分流量增多，右心室和肺动脉负荷加重，比单纯房间隔缺损更容易引起肺动脉高压；此外，房间隔缺损可减轻二尖瓣狭窄造成的左心房高负荷，故与单纯二尖瓣狭窄相比，其肺静脉淤血不明显，发生肺水肿的概率降低。

二、CT 诊断

1. 房间隔缺损征象　心脏 CT 扫描横断及重建图像均可清晰显示房间隔缺损类型、大小及解剖特点，具体征象见第十九章第一节。

2. 二瓣狭窄征象　二尖瓣增厚，可伴钙化，舒张期横断及 MPR 图像（四腔位）可见二尖瓣前叶向左室流出道膨凸，呈圆顶状，短轴位图像可见二尖瓣口呈鱼口样改变，左心房增大，二尖瓣病变的观察需结合超声心动图检查（图 23-2-1）。

3. 肺动脉高压征象　右心房室增大，右室壁增厚、肌小梁增粗，中心肺动脉增宽，外周纹理相对纤细；肺动脉期房间隔缺损处如见到高密度对比剂分流入左心房（右向左分流），往往提示重度肺动脉高压。

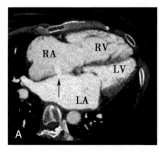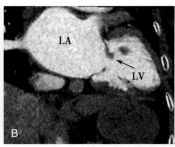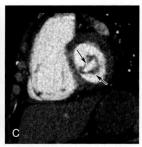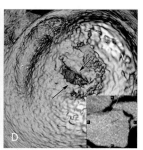

图 23-2-1　鲁登巴赫综合征

A. 四腔心 MPR 图像示房间隔中部小缺损（↑），局部可见对比剂左向右分流束；B. 左室长轴 MPR 图像示二尖瓣前叶增厚（↑）；C、D. 短轴 MPR 图像及仿真内镜（VE）可清晰、直观地显示舒张期二尖瓣鱼口样改变（↑）。RA，右心房；RV，右心室；LA，左心房；LV，左心室。

第三节　Williams 综合征

一、基本知识

Williams 综合征（Williams syndrome，WS）又称 Williams-Beuren 综合征，是一类常染色体微缺失综合征，以心血管系统病变（主动脉瓣上狭窄、肺动脉狭窄）、轻度智力障碍、"小精灵"面容、发育障碍和婴儿期高钙血症为主要特征，发病率为是 1/25 000~1/7 500。多为散发，少数为常染色体显性遗传。

病因：第 7 对染色体长臂 7q11.23 位点邻近基因杂合性丢失，其缺失区域包含 20 余个基因，其中的血管弹力蛋白（elastin，ELN）基因缺失，使弹力蛋白的产生减少，以致动脉弹力层基数增加、动脉壁肥厚狭窄。病理特点为血管内壁形成嵴样弹力纤维增生。WS 猝死的病理生理基础为主动脉瓣上狭窄、肺动脉狭窄致心室负荷增加及心室肥大，冠状动脉病变致心肌缺血、心肌梗死及恶性心律失常。

临床表现包括：① "小精灵"面容：脸形长，脸颊丰满、宽额头、眼皮水肿、眼距宽、朝天鼻、长人中、阔嘴，下唇厚，小下巴，大耳朵、小牙齿、大牙缝等；②五官：内斜视、远视、中耳炎等；③皮肤肌肉骨骼：早年白发，脐疝，关节挛缩，关节弛缓，行走笨拙等；④内分泌：青春期早熟；⑤智力发育：发育障碍，空间认知障碍，注意力缺陷，多动，过度热情和活泼，部分人对音乐和旋律有特殊的敏感；⑥心血管异常：50% 以上患者合并心血管畸形，以主动脉瓣上狭窄最具临床意义，约 17% 的 WS 患者高血压，猝死发生率是一般人群的 25~100 倍等。

WS 诊断：依据 Lowery 等评分表（总分为 10 分），典型的面容特征为 3 分，智力障碍和 / 或发育迟滞为 1 分，主动脉瓣上狭窄为 2 分，非主动脉瓣上狭窄心脏畸形为 1 分，腹股沟疝或脐疝为 1 分，高血钙为 2 分。评分高者，诊断依据越充分，≥4 分者可临床诊断 WS。应用荧光原位杂交技术（fluorescence in situ hybridization，FISH）检测 ELN 等基因的缺失，可以从分子水平为 WS 的诊断及鉴别诊断提供有力的实验室依据。

二、CT 诊断

（一）心血管畸形

合并的心血管畸形主要包括：

1. 主动脉瓣上狭窄　WS 合并的心血管畸形中主动脉瓣上狭窄占 75%~97%，是合并的最常见心血管畸形，同时约 61.7% 的主动脉瓣上狭窄的患者为 WS；部分 WS 伴有主动脉发育不良、主动脉缩窄。

2. 肺动脉狭窄　发生率达 32%~83%，部分患者继发肺动脉高压。

3. 冠状动脉病变　主动脉瓣上狭窄时，冠状动脉位于高压区，可继发迂曲、扩张；部分研究提示有冠状动脉狭窄及心肌缺血改变。

　　4. 个别病例尚有脑动脉狭窄、肾动脉等外周动脉狭窄。

　　5. 部分患者合并其他先天性心脏病　包括主动脉瓣狭窄及二瓣畸形、二尖瓣脱垂、Ebstein 畸形、房间隔缺损、室间隔缺损、动脉导管未闭、右心室双出口等。

　　(二) MDCT 征象(图 23-3-1)

　　1. 主动脉瓣上狭窄征象　采用门控CT扫描以减少主动脉根窦部及心脏运动伪影。

　　(1)根据瓣上狭窄的范围、形态分为隔膜型及漏斗型,具体CT征象参考第二十章第二节。

　　(2)狭窄是否具有血流动力学意义,需结合超声或心导管检查。

　　(3)左心室后负荷增大,继发左心室壁增厚,失代偿及冠状动脉病变可导致左心室增大。

　　2. 肺动脉狭窄征象

　　(1)肺动脉主干或肺动脉分支不同程度狭窄或闭塞,狭窄后管腔可扩张,段以下肺动脉外围分支狭窄情况评价受限,可见个别分支缺如及局部分支稀疏征象。

　　(2)肺动脉高压征象:多继发于外周肺动脉的多发狭窄,表现为主肺动脉扩张,右心房、室增大,右心室壁增厚,肌小梁增粗。

　　部分研究显示,WS 患者麻醉及心血管造影检查(特别是左心室及升主动脉造影)时猝死等恶性事件风险高,可能与大血管痉挛、恶性心律失常及冠状动脉病变有关,CT 检查无创、相对安全,成为 WS 的首选检查方法,但此类患者行增强 CT 检查,特别是婴幼儿需麻醉时,依然存在上述恶性事件的风险,应尽量控制对比剂用量,避免反复注射对比剂,过敏风险高的患者慎行 CT 检查。

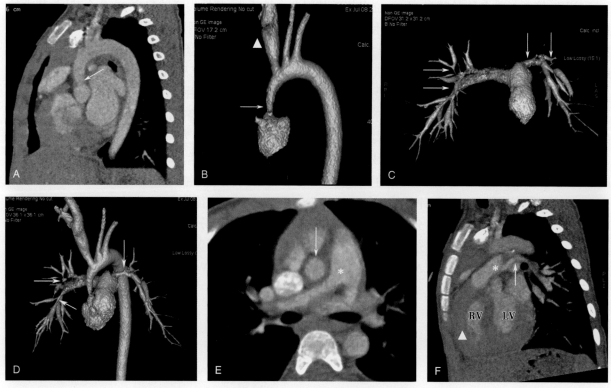

图 23-3-1　Williams 综合征

A. 矢状位 MPR 图像示主动脉瓣上窦管交界处重度狭窄(↑),累及升主动脉;B. 胸主动脉 VR 图像示主动脉瓣上漏斗样狭窄,以窦管交界处最重(↑);C、D. 肺动脉 VR 图像示双侧肺动脉干发育细,左侧为著,双侧部分叶、段肺动脉分支多发重度狭窄(↑),外围分支稀疏,部分缺支,以左肺显著;E. 轴位图像示主肺动脉增宽(*),升主动脉管壁环形略增厚(↑);F. 矢状位 MPR 图像示右心室壁增厚(△),主肺动脉增宽,左肺动脉干发育细。RV,右心室;LV,左心室。

第四节　Turner 综合征

一、基本知识

特纳综合征（Turner syndrome，TS）是一种性染色体单体病，又称先天性卵巢发育不全症，是唯一的出生后能存活的完全性染色体单体患者。发病率为活产女婴中占 1/2 500~1/2 000。

病因：为女性一条 X 染色体部分或完全缺失所致，典型核型是 45，X。

临床表现：①生长落后：出生身长/体重落后，骨成熟和骨骺融合延迟，成年后身材矮小；②性发育不良：性器官幼稚型、卵巢发育不全，第二性征发育不全、原发闭经；③特殊的躯体体征：小下颌、耳位低、皮肤色素痣、颈短、颈蹼、后发际低、高腭弓、肘外翻、指（趾）背部水肿、盾形胸、乳距宽、马蹄肾等；④心血管异常：约 50% 的 TS 患者伴先天性心血管疾病，以主动脉二瓣畸形、主动脉病变（缩窄及扩张）、二尖瓣脱垂最为常见；TS 患者主动脉夹层的风险明显增高，主要由于 TS 患者血管壁平滑肌和弹性纤维数量减少，另外合并主动脉扩张及缩窄、主动脉二瓣畸形是 TS 患者发生主动脉夹层的危险因素；TS 患者心电图异常以 ST-T 改变及右束支传导阻滞为主，亦可合并预激综合征等。

二、CT 诊断

不同核型的 TS 患者心血管异常的分布存在显著差异，以左心为主，主要表现为：

1. 主动脉及主动脉瓣病变

（1）主动脉二瓣畸形（bicuspid aortic valve，BAV）：

1）BAV 是 TS 患者合并的最常见的心血管畸形，TS 患者中其发生率达 30%。

2）在 95% 的成年 TS 女性中，BAV 为左 - 右冠状瓣融合型（R-L BAV），右冠瓣 - 无冠瓣融合型（Re-NC BAV）少见。R-L BAV 与主动脉缩窄、主动脉扩张相关，主要由于其导致的偏心血流指向侧方升主动脉壁，局部管壁切应力升高致管壁重塑。

3）BAV 的 CT 征象：轴位图像可见主动脉瓣增厚钙化，典型者仅见两个冠状窦，非典型者可见三个冠状窦，其中一个或两个发育偏小，相互完全或部分融合，融合处残留小切迹及嵴状结构。左室流出道短轴位 MPR 图像，收缩期图像可显示主动脉瓣口开放小。余详见第 20 章第 2 节。

（2）主动脉扩张：

1）TS 患者中主动脉扩张的发生率为 32%~42%，多与 BAV 和/或主动脉缩窄伴发，也可孤立发生。

2）鉴于年龄和体型干扰 TS 主动脉扩张的评估和诊断，部分研究采用升/降主动脉直径（AD/DD）之比>1.5 或升主动脉指数（ascending aortic size index，ASI；即升主动脉直径/体表面积）≥2cm/m² 表示升主动脉瘤，后者在评估主动脉扩张和预测主动脉夹层方面更准确。

（3）主动脉缩窄（aortic coarctation）：10%~12% 的 TS 患者合并主动脉缩窄，CT 征象详见第二十章第五节。

（4）主动脉夹层：TS 患者发生夹层的风险是正常人群的 100 倍，合并 BAV、CoA、主动脉扩张及高血压、妊娠是 TS 患者发生 AD 的危险因素。AD 的 CT 征象详见第十五章第四节。

2. 其他先天性心脏畸形　包括部分肺静脉异位引流、室间隔缺损、左心发育不全综合征、单心室、二尖瓣异常（二尖瓣脱垂等）、房间隔缺损、冠状动脉异常和锁骨下动脉异常、心肌致密化不全，上述各种合并心血管畸形的 CT 征象分别参考先天性心脏病相应章节。

第五节　Cantrell 综合征

一、基本知识

Cantrell 综合征又称 Cantrell 五联征,是一种罕见的先天性畸形疾病,又称胸腹异位心;于 1958 年被 Cantrell 首先描述而命名,包括下段胸骨裂、膈肌前部缺损、心包部分缺损、脐疝伴心脏膨出、心血管畸形 5 种特征。大部分患儿在出生后或出生后不久死亡,新生儿的发病率约为 1/65 000,男女比例为 1.35∶1。

病因及发病机制:病因尚不明确,可能与染色体异常相关,有少数病例报道显示其与 18- 三体综合征及 X 染色体连锁遗传相关。发病机制可能与胚胎发育期 14~18 天时中胚层外侧节段发育障碍,导致膈肌横膈膜发育不全以及形成腹壁的头褶迁移受阻有关。

临床表现包括:①下段胸骨裂或缺如;②前中线膈肌缺损;③部分壁层心包缺如(心包腔与腹腔相通);④脐上腹壁中线结构发育不良(形成疝囊),伴有心脏向前移位;⑤先天性心脏畸形。部分患儿合并颅面畸形(如腭裂、额外鼻孔)、中央神经系统异常(如脑积水和神经管缺陷)、腹部异常(如脐膨出、外翻)、肛门闭锁、脊柱裂等。

Cantrell 综合征根据临床表现不同可分为 3 型:①Ⅰ型为明确诊断,5 种畸形全部存在;②Ⅱ型为可能诊断,具备 5 种畸形中的 4 种,必须包括心脏畸形及腹壁缺损;③Ⅲ型为不完全诊断,畸形组合不同但未达到Ⅱ型标准者,必须包括胸骨缺损。绝大多数患儿为不完全 Cantrell 五联症,Ⅰ型 Cantrell 五联症极少。

二、CT 诊断

(一) 心脏异位征象(图 23-5-1)

1. 下部胸骨裂或缺如　心包、前中线膈肌及上腹壁缺损,心脏经缺损处异位于胸腔外。

2. 心脏异位　以胸腹型最常见,多为部分异位,完全心脏异位罕见。

3. CT 轴位图像及 MPR 图像可清晰、多角度地显示心脏异位情况及与周围结构的解剖关系,VR 图像可立体、直观地显示心脏形态的改变。

(二) 心血管畸形

主要包括:室间隔缺损、房间隔缺损、法洛四联症、心脏憩室和肺动脉瓣狭窄,以室间隔缺损最常见。

上述各种合并心血管畸形的 CT 征象参考先天性心脏病相应章节。

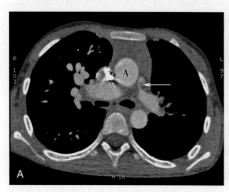
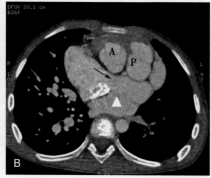
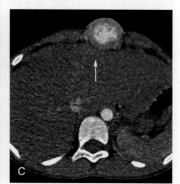

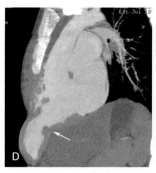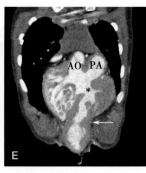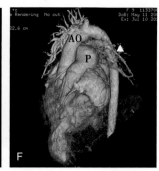

图 23-5-1　Cantrell 五联征,右心室双出口,室间隔缺损,房间隔缺损,三房心,肺动脉狭窄,左心室心尖部憩室,心脏异位,腹壁疝

A~C. 心脏 MDCT 轴位图;D. 最大密度投影图像;E. 心脏 MPR 图像;F. 心脏 VR 图像。膈肌缺如,上腹壁正中缺损,形成疝囊,左心室远段异常膨凸,经上述缺损处移位至上腹壁皮下,形成腹壁疝(C~F ↑)。肺动脉及主动脉均起自右心室,瓣下可见双肌性流出道,室间隔缺损(E*)远离两大动脉,左肺动脉起始部重度狭窄(A ↑),左肺内动脉分支发育不良(F △),左侧三房心(B △),房间隔缺损(B ↑)。AO,主动脉;PA,肺动脉。

第六节　Down 综合征

一、基本知识

唐氏综合征(Down syndrome,DS)又称 21- 三体综合征、先天愚型,是由染色体异常(多了一条 21 号染色体)而导致的疾病,是目前儿童中最常见的遗传性疾病,新生儿中的发病率为 1/800~1/600,60% 患儿在胎内早期即流产,存活者有明显的智能落后、特殊面容、发育迟缓和多发畸形。

DS 染色体核型分为标准型、嵌合型以及易位型;研究表明,在 21 号染色体上的部分基因参与心脏发育的调控,如该基因发生畸变,可导致心肌发育不良和心内膜垫缺损,这可能是合并先天性心脏病的原因之一。

临床表现主要包括:①特殊面容:眼距宽,眼裂小,鼻根低平,外耳小,舌胖,舌大外翻、流涎多等;②肢体及皮肤异常:身材矮小,头围小,颈短,四肢短,手指粗短,多指 / 趾,关节可过度弯曲,通贯掌纹,皮肤松弛;③智力及发育:智力低下且随年龄增长而明显,生长发育迟缓,嗜睡和喂养困难,肌张力低下,骨龄常落后于年龄,出牙延迟、错位,前囟闭合晚;④生殖:男性无生育能力,女性长大后有月经,有可能生育;⑤免疫系统:免疫功能低下,易患各种感染,白血病发病率增高;⑥胃肠道畸形:包括先天性无肛、先天性巨结肠等;⑦先天性心脏病:DS 患儿 40%~60% 合并先天性心脏病,可见发绀、杵状趾(指)、反复呼吸道感染、心脏杂音等。

DS 的特殊面容、手的特点和智力低下虽然能为临床诊断提供重要线索,但是诊断的建立必须有赖于染色体核型分析,因此染色体核型分析和 FISH 技术是唐氏综合征的主要实验室 GAI 检查技术。

二、CT 诊断

1. 合并的心血管畸形　包括室间隔缺损、房间隔缺损、左心室 - 右心房通道、动脉导管未闭、右心室双腔心、法洛四联症、完全型心内膜垫缺损、主动脉缩窄、主动脉瓣下狭窄、肺动脉瓣狭窄、三尖瓣反流等。

2. 常见合并的心血管畸形　以间隔缺损最常见,约占 88%(包括复合间隔缺损);不同种族、不同地区人群中合并的先天性心脏病类型不完全相同;我国一项 575 例 DS 患者与先天性心脏病关系的研究显示房间隔缺损最为常见,且性别与先天性心脏病类型关系密切,女性以室间隔缺损常见,男性患儿以房间隔缺损常见。

3. 肺动脉高压(约 67%)　DS 合并先天性心脏病的患儿有早期形成肺动脉高压的倾向,一方面是由于心内左向右分流致肺血增多,另一方面是 DS 患儿先天性肺组织发育不全所致。

上述各种合并心血管畸形的 CT 征象分别参考先天性心脏病相应章节。

第七节　22q11.2 微缺失综合征

一、基本知识

22q11.2 微缺失综合征(22q11.2 deletion syndrome,22q11.2DS)是以人类 22 号染色体长臂 1 区 1 带(22q11)的 1.5~3Mb 微片段缺失为遗传学基础的一类常染色体显性遗传病,人群中发病率为 1/4 000。由于其临床表型多变,个体差异性极大,不同学者将各自发现的症状进行不同的命名,包括腭 - 心 - 面综合征(velo-cardiofacial syndrome,VCFS)、圆锥动脉干 - 异常面容综合征(conotruncal anomaly face syndrome,CAFS)、DiGeorge 综 合 征(DiGeorge syndrome,DGS)、Opitz G/BBB 综 合 征(Opitz G/BBB syndrome)、Cayler 心脏颜面综合征(Cayler cardiofacial syndrome)等。20 世纪 90 年代,人们从分子生物学的角度认识到导致上述诸多称谓综合征的原因是由 22 号染色体长臂 1 区 1 带第二亚带的缺失所致,很多学者建议使用 CATCH22 综合征以概括由 22q11 微缺失引起的各种临床症状。CATCH22 综合征是一组临床症状的英文单词首写字母缩略词,分别代表 cardiac defects(C)、abnormal faces(A)、thymic hypoplasia(T)、cleft palate(C)、hypocalcemia(H)、deleted chromosome 22(22)。

发病机制:22q11.2DS 是由于 22 号染色体长臂近端微缺失(缺失片段长度不尽相同)所导致,*HIRA*、*UFD1L*、*TBX1*、*COMT* 和 *CRKL* 等基因被认为与 DiGeorge 综合征密切相关,会导致咽弓及胸腺、甲状旁腺、腭以及牙齿等相关结构发育异常,其中 *TBX1* 基因在心脏发育过程中起着重要的作用。

临床表现:①异常面容:长脸、眼距宽、眼裂小、鼻翼发育不良,鼻根宽、耳廓反转、无耳垂、耳位低、小下颌等;②腭咽部发育异常:腭裂、先天性腭咽闭合不全、声门下狭窄、喉软化、喉麻痹等;③胸腺发育不良或缺如:细胞免疫功能低下,T 细胞数减少,而体液免疫功能正常;④甲状旁腺发育不良:甲状旁腺激素水平降低,低血钙;⑤精神、行为及认知能力的障碍:智力低下、学习障碍、运动及语言发育迟缓,孤独焦虑症,强迫症,精神分裂症等,这些症状可能与基底核钙化有关;⑥其他畸形:小脑萎缩、泌尿系统畸形、眼畸形等;⑦先天性心脏病:表现为发绀、杵状趾(指)、心脏杂音等,75%~80% 的 22q11.2DS 的患者有先天性心血管畸形,但成人 22q11.2DS 患者先天性心脏病的发生率比较低,为 25%~35%;心脏畸形是 22q11.2DS 儿童死亡的主要原因(约 87%),猝死和心力衰竭是 22q11.2DS 的成年患者过早死亡最常见原因。

22q11.2DS 临床表现复杂多样,且与其他综合征有重叠,确诊需要临床表现与进行分子诊断结合,现在多用分子生物学技术如荧光原位杂交(FISH),敏感性高,特异性强。

二、CT 诊断

1. 合并的心脏畸形　最典型的是心脏圆锥干畸形(conotruncal heart defects,CTHD),包括法洛四联症、肺动脉闭锁伴室间隔缺损、大动脉转位、右心室双出口等,其他心内畸形还有室间隔缺损、房间隔缺损、动脉导管未闭、左心发育不良综合征、完全型肺静脉异位引流、三尖瓣闭锁、肺动脉瓣狭窄、主动脉二瓣畸形或主动脉瓣狭窄等。

2. 主动脉畸形　包括主动脉弓离断、右位主动脉弓、主动脉颈弓、双弓畸形、无症状主动脉弓变异、左锁骨下动脉起源异常等。

3. 22q11.2DS 合并的心血管畸形以法洛四联症(20%~45%)、肺动脉闭锁伴室间隔缺损(10%~25%)、主动脉弓离断(5%~20%)、永存动脉干(5%~25%)、室间隔缺损(10%~50%)、单发的右位主动脉弓(10%)最为常见;成人 22q11.2DS 患者中以 VSD 及法洛四联症最常见。

上述各种合并心血管畸形的 CT 征象分别参考先天性心脏病相应章节。

第八节 VACTERL 综合征

一、基本知识

VACTERL 综合征(VACTERL syndrome,VS)指一种多系统畸形联合出现的病变,包括脊柱畸形(vertebral defects)、肛门闭锁(anal atresia)、心脏畸形(cardiac malformations)、气管 - 食管瘘和食管闭锁(tracheoesophageal fistula/esophageal atresia)、肾脏异常(renal anomalies)和肢体异常(limb anomalies),VACTERL 即为上述畸形器官的首字母连写;VACTERL 综合征发生率为 1/100 000~1/40 000,常为散发性。

VS 多散发,病因不明确,可能的原因有:①部分学者认为是胚胎期各种原因(环境、母体激素水平、药物等)致中胚层发育缺损而引起的各种畸形的重叠与组合;②首发的一种畸形扰乱其他解剖结构的正常发育;③表型相似的 VACTERL 综合征由基因突变所致,与 shh 信号通路相关的 Gli2、Gli3 锌转录蛋白的突变有关,遗传因素可能是重要的致病因素但并非主导因素。

临床表现包括:①椎骨缺损:蝴蝶椎、半椎体畸形、脊柱裂等;②肛门直肠畸形:肛门闭锁等;③气管 - 食管瘘 / 食管闭锁;④肾脏异常:马蹄肾、异位肾等;⑤上肢畸形;⑥先天性心血管畸形(约 70%)。其他异常还有单一脐动脉畸形、胎儿生长迟缓、十二指肠闭锁、胆道畸形、生殖器异常、腹壁畸形、膈疝等。约 2/3 畸形发生在身体上半部,1/3 的畸形发生在身体下半部(图 23-8-1)。

新生儿 VACTERL 综合征 6 种畸形中至少有 3 种畸形同时存在时,就可诊为 VACTERL 联合征。

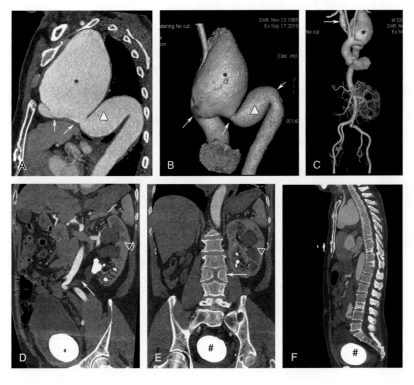

图 23-8-1 VACTERL 综合征
主动脉 CTA 检查,主动脉 MPR 图像(A)及主动脉 VR 图像(B、C)示主动脉弓延长、褶曲并多发狭窄(A、B ↑)伴瘤样扩张(△),左锁骨下动脉起始部巨大动脉瘤形成(*)、无名动脉瘤样扩张(C ↑);腹部 MPR 图像(D)示左侧交叉异位融合肾(▽),右肾异位至左肾下方,与左肾融合,伴多发结石,右肾输尿管略增宽,向下走行,越过中线至脊柱右侧走行(D ↑),入膀胱,膀胱内巨大阳性结石(#),左肾积水、肾盂输尿管扩张。腰椎正位及侧位 MPR 图像(E、F)示部分腰椎及胸椎畸形。

二、CT 诊断

1. 合并的心血管畸形 以间隔缺损及大动脉畸形较常见,包括 ASD、VSD、法洛四联症、右心室双出口、完全型大动脉转位、共干、主肺动脉间隔缺损、主动脉缩窄等,其他还有右位心、肺动脉吊带、肺静脉狭窄等。

2. 上述各种合并心血管畸形的 CT 征象分别参考先天性心脏病相应章节。

第九节　Noonan 综合征

一、基本知识

Noonan 综合征（Noonan syndrome，NS）是一类常染色体显性遗传病，也有常染色体隐性遗传的家系报道，以特殊面容、先天性心脏病、身材矮小、胸部畸形、发育迟缓、学习障碍等为特征。发病率为 1/2 500~1/1 000，男女均可发病。

病因：70%~80% 患者发病与丝裂原活化蛋白激酶信号通路（RAS-MAPK）中 *PTPN11* 等基因突变有关。*PTPN11* 编码蛋白产物在心脏瓣膜的胚胎发育过程中起关键作用。

临床表现：①特殊面容：眼距宽、短鼻、下颌小、颈短、颈蹼、面容呆板等，婴儿期显著，成人后不明显；②肢体骨骼：身材矮小（50%~70%）、胸部畸形（鸡胸、漏斗胸）、脊柱侧弯、脊柱裂、肘外翻等；③发育迟缓；④内分泌：甲状腺功能减退，生长激素低；⑤泌尿生殖系统异常：男性生殖器发育不良、隐睾（约 80% 男性患者），女性表现为卵巢发育不良，孤立肾、重复肾等；⑥口腔、消化系统：牙齿咬合不正，发音困难，胃肠运动发育落后、胃肠旋转不良等；⑦眼、耳：视力听力障碍、斜视、屈光不正（>90%）等；⑧神经行为异常：语言运动发育迟缓、学习障碍等，大多数患儿智力正常；⑨心血管异常（80%）：主要为先天性心脏病（在合并先天性心脏病的综合征中为第二常见）及肥厚型心肌病（约 17% 心肌肥厚可自行缓解），心电图可见病理 Q 波，电轴左偏，左心前导联 R/S 异常；⑩其他：少数有伴发自身免疫性疾病（如狼疮等）、血液系统异常（自发出血、血小板减少或功能低下、凝血因子缺乏等）、肝脾大、白血病。

1994 年 Vaner Burgt 等提出了 NS 的临床诊断标准：如患者面容特征典型，则只需达到表 23-9-1 内 2A~6A 中的 1 条主要条件或 2B~6B 中的 2 条次要条件。如患者面容特征仅提示 NS（不典型），则需达到 2A~6A 中的 2 条主要条件或 2B~6B 中的 3 条次要条件。由于 NS 的临床诊断标准不统一、家族性和散发性病例的致病基因差别较大，故 NS 诊断存在一定困难；目前已确定的几种 NS 致病基因仅能解释 60%~70% 临床诊断的 NS 患者，基因检测阳性结果可以帮助确诊，但阴性结果不能排除诊断。

表 23-9-1　1994 年 Vaner Burgt 等 NS 临床诊断标准

主要特征（A）	次要特征（B）
1. 典型的面容特征	1. 面部特征提示 NS
2. PVS、HCM 和 / 或 NS 典型的心电图改变	2. 其他心脏缺陷
3. 身高＜同性别同年龄的第 3 百分位	3. 身高＜同性别同年龄的第 10 百分位
4. 鸡胸或漏斗胸	4. 胸廓宽
5. 一级亲属确诊 NS	5. 一级亲属拟诊 NS
6. 同时存在智力落后、隐睾和淋巴管发育不良	6. 存在以下各条之一：智力落后、隐睾和淋巴管发育不良

二、CT 诊断

1. 常见合并的先天性心脏病　包括肺动脉瓣狭窄、房间隔缺损、部分型心内膜垫缺损、瓣膜发育异常、室间隔缺损、动脉导管未闭、法洛四联症和主动脉缩窄等。以肺动脉瓣狭窄最常见，占 70%~80%，其中 25%~35% 伴有瓣膜发育不良，孤立或伴发房间隔缺损（6%~10%）亦较常见。

2. 肥厚型心肌病（占 20%~30%） 舒张期左心室非对称性肥厚,部分造成左室流出道梗阻,血流动力学需结合超声或 MRI 检查。

3. 上述各种心血管异常的 CT 征象分别参考先天性心脏病及心肌病相应章节（图 23-9-1）。

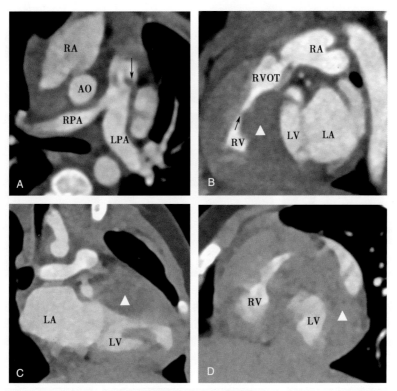

图 23-9-1 Noonan 综合征

患儿男性,6 个月,出生后生长发育迟缓:A. 横断图像:肺动脉瓣增厚、狭窄（↑）;B~D. 多层重组图像:右室流出道肌性肥厚、狭窄（↑）,左、右室壁均肥厚（△）。结合临床,诊断为 Noonan 综合征。RA,右心房;RV,右心室;LV,左心室;AO,主动脉;PA,主肺动脉;RPA,右肺动脉;LPA,左肺动脉。

第十节 Shone 综合征

一、基本知识

Shone 综合征是一种罕见的心脏畸形,最早由 Shone 等于 1963 年首次报道,约占先天性心脏病的 1.17%。目前,广义定义 Shone 综合征指以左心系统流入道和流出道多个水平不同程度梗阻为特征的心脏畸形,包括二尖瓣瓣上环、二尖瓣膜异常（包括降落伞型二尖瓣、二尖瓣腱索融合和单组乳头肌）、主动脉瓣及瓣下狭窄、主动脉缩窄等。这四种先天性畸形如仅有 2~3 种合并畸形,称为不完全型 Shone 综合征,更多见（图 23-10-1）;若同时合并出现,则称为完全型 Shone 综合征（图 23-10-2）,较少见。

在 Shone 综合征中,胚胎发育早期二尖瓣的梗阻是引起左心室腔发育不良的促发病因,继而引起左心发育不良,导致不同程度的左室流出道梗阻及主动脉缩窄。

临床表现:Shone 综合征在血流动力学方面主要表现为左室流入道和流出道梗阻,梗阻轻者无症状,梗阻严重者在出生早期即可出现充血性心力衰竭、肺循环高压,表现为下呼吸道反复感染、呼吸困难、喂养困难等,严重的可进展为心源性休克,另外主动脉缩窄可导致双上肢、上肢与下肢存在压差（下肢血压减低）、下肢缺血、无搏动、少尿等。

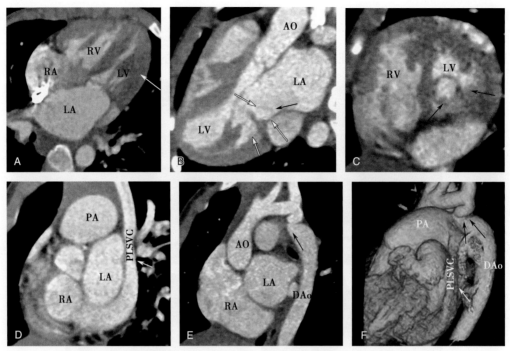

图 23-10-1　Shone 综合征（不完全型）

患者女性,5.5 岁:A. 横断图像;B~E. 多层重组图;F. 容积再现。图 A、B 示二尖瓣单组乳头肌,二尖瓣降落伞样开放
(白色↑);图 B、C 示二尖瓣根部左心房面可见环形嵴样充盈缺损影(黑色↑);图 E、F 示主动脉弓发育欠佳,主动脉
缩窄合并动脉导管未闭(黑色↑);图 D、F 示合并永存左上腔静脉(白色↑)。CT 诊断为 Shone 综合征(不完全型)。
RA,右心房;RV,右心室;LA,左心房;LV,左心室;AO,主动脉;DAo,降主动脉;PLSVC,永存左上腔静脉。

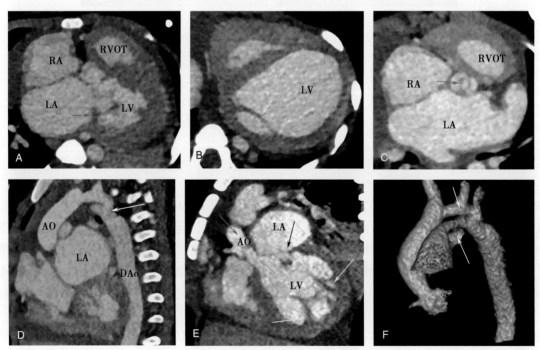

图 23-10-2　Shone 综合征（完全型）

患儿女性,6 月龄:A、B. 横断图像;C~E. 多层重组图;F. 容积再现。图 A、E 示二尖瓣后叶根部左心房面可见嵴
样充盈缺损影(黑色↑),二尖瓣乳头肌发育异常,前组乳头肌细小,仅余残端(红色↑);图 B、E 示部分腱索样
影连于左心室后壁及近心尖部(黄色↑),未见正常乳头肌影;图 C、E 示主动脉瓣二瓣畸形,瓣叶增厚、开放受
限(蓝色↑);图 E 示主动脉瓣下流出道轻度狭窄(绿色↑);图 D、F 示主动脉弓发育不良,合并动脉导管未闭
(白色↑)。CT 诊断为 Shone 综合征(完全型)。RA,右心房;RV,右心室;LA,左心房;LV,左心室;AO,主动脉;
DAo,降主动脉。

二、CT 诊断

（一）左室流入道畸形

1. 二尖瓣瓣上环 CT 征象　二尖瓣瓣上环又称二尖瓣上环,根据纤维环附着部位,分为瓣上环型（suprmaitral ring,SMR）和瓣内环型（intramitral ring,IMR）。

（1）SMR：瓣上环型隔膜附着点位于二尖瓣环上 2~3mm 处,与二尖瓣叶无粘连,二尖瓣本身及瓣器正常。

（2）IMR：瓣内环型隔膜附着点位于二尖瓣通道内瓣环下 3~5mm 处,纤维环与二尖瓣紧密粘连,舒张期轴位及 MPR（四腔位及左室长轴位）图像可见二尖瓣 "束腰样" 改变,二尖瓣开放受限,MPR 短轴图像可见瓣口狭窄;常合并二尖瓣及瓣器损害。

2. 降落伞样二尖瓣 CT 征象

（1）二尖瓣下只有单组乳头肌（前乳头肌多缺失）,前、后瓣叶腱索均连接于一组乳头肌上,舒张期二尖瓣开放受限,MPR 图像上形成降落伞形状。

（2）二尖瓣瓣下有两组乳头肌,但两组乳头肌间有异常的腱索相连,或部分融合,或一组乳头肌发育不良,功能上相当于单组乳头肌,CT 对腱索的显示欠佳,故对功能性单组乳头肌易漏诊。

（3）二尖瓣开放受限,舒张期 MPR（左室短轴位）图像可见瓣口面积减小。

3. 二尖瓣先天狭窄 CT 征象　瓣环发育小,瓣叶增厚,舒张期左室短轴图像显示二尖瓣口狭小。

4. 继发 CT 征象　上述病变造成左心房至左室流入通道的狭窄,左心房排血受阻、继发增大,继而引起肺静脉 - 动脉高压,又称肺循环高压、右心房室增大、继发三尖瓣关闭不全。

CT 显示二尖瓣时需注意：①收缩期及舒张期图像对比观察,通常二尖瓣口狭窄及二尖瓣上隔膜于舒张期图像显示为佳;②MPR 图像（四腔心、左心室两腔心及短轴位）及仿真内镜（VE）图像有助于直观显示二尖瓣上隔膜的解剖特征及瓣口狭窄情况;③CT 对解剖关系的显示优于超声心动图检查,但 CT 为静态图像,受扫描期相及运动伪影的影响较大,对运动的瓣膜、腱索的显示及血流动力学评价需结合超声心动图检查结果。

（二）左室流出道畸形

1. 主动脉瓣下狭窄 CT 征象

（1）分型：分为局限型（包括纤维隔膜型、纤维肌型狭窄）和管型（肌性管状狭窄）。①局限型：纤维隔膜型呈新月形或环形膜状负影,较薄,距主动脉瓣环较近,紧靠主动脉左、右冠瓣下方,少数累及无冠瓣下并与二尖瓣前叶相连;纤维肌型较厚,基底部为肌性组织,多呈三角形,表现为瓣下流出道管壁嵴状膨突,距主动脉瓣环稍远,低位者附着于二尖瓣前叶上。②管型：表现为左室流出道游离壁及漏斗间隔向心性肥厚、弥漫肌性管状狭窄,多累及主动脉瓣环,较少见。

（2）继发改变：①主动脉瓣损害：由于主动脉瓣下喷射性血流直接冲击瓣叶,合并室间隔缺损、主动脉缩窄等畸形时,左室流出道发生涡流,局部剪切力增大,可造成主动脉瓣增厚变形、狭窄或关闭不全;部分患者合并主动脉瓣二瓣畸形,亦可导致主动脉瓣狭窄;②左心室室壁普遍增厚,失代偿时左心室腔增大、肺淤血等左心功能不全改变。

MPR 图像（左室流出道长轴及短轴位）及仿真内镜（VE）图像有助于直观显示主动脉瓣下隔膜的形态特征及与周围结构的解剖关系,主动脉瓣下纤维隔膜较薄、紧邻主动脉瓣时易漏诊。

2. 主动脉缩窄 CT 征象　主动脉弓部局限性狭窄,常伴有动脉导管未闭。具体 CT 征象结合先天性心脏病相关章节。

（三）合并其他心血管畸形

动脉导管未闭,房间隔缺损或卵圆孔未闭,室间隔缺损,主动脉瓣二瓣畸形,永存左上腔静脉,主动脉弓离断,单冠畸形,三房心等。

（四）CT 诊断价值

1. 横断图像　是上述所有病变诊断的基础。不同层面的横断图像可以相对固定、清晰地显示各种畸形的解剖形态及位置关系，但对于瓣膜、瓣上及瓣下隔膜的显示不如多层重组图像直观、形象。

2. 多层重组　以病变为中心，行不同切面多角度、多层重组，对显示二尖瓣上狭窄环、二尖瓣瓣器畸形、主动脉瓣及瓣下狭窄、主动脉缩窄及其他合并心内畸形的位置、形态、相对解剖关系及径线大小的测量有重要意义。

3. 容积再现（VR）　容积再现重建对主动脉缩窄及合并的主动脉瓣上狭窄、动脉导管未闭的显示更形象、直观，有一定的诊断价值，可展现主动脉全貌，但对心内畸形的观察受限。

第十一节　Barlow 综合征

一、基本知识

Barlow 综合征为二尖瓣脱垂的一种特殊形式，又称为松软瓣膜综合征、原发性二尖瓣膨隆及脱垂综合征，指二尖瓣结构黏液样变性导致二尖瓣膨隆及脱垂，引起以心脏收缩晚期反流性杂音及非喷射性喀喇音为特点的临床综合征。发生率为 1%~35%，女性可高达 6%~20%，可发生于各年龄组，以 14~30 岁女性最多。

病因及病理：Barlow 综合征属于常染色体显性遗传，是基因异常引起的二尖瓣瓣叶、瓣环和腱索等黏液样变性，以二尖瓣的后叶最常见，常导致二尖瓣肥厚松软、冗长脱垂、瓣环纤维分离、腱索断裂。当心室收缩时，在压力作用下，发生二尖瓣脱垂和瓣膜反流，使左心容量负荷加重。本病亦可累及三尖瓣、主动脉瓣及肺动脉瓣。

临床表现：多有焦虑、心动过速、不典型胸痛、高儿茶酚胺、直立性低血压等受体高敏表现，可能存在一种复杂的"神经内分泌 - 心血管变化"机制。听诊心尖部收缩晚期反流性杂音及非喷射性喀喇音。约 2/3 患者有心电图异常，可发生 T 波倒置或 ST 段改变、房性或室性心律失常、窦房结功能不全和房室传导阻滞等。

超声检查是 Barlow 综合征的主要检查方法，表现为：①瓣叶增厚且冗长，运动幅度增大，腱索变细、延长；②瓣环扩大伴有不同程度的二尖瓣环分离，导致瓣叶脱垂；③瓣叶关闭时呈明显气球样改变。

二、CT 诊断

心电门控扫描可减少瓣膜运动伪影，收缩期及舒张期图像对比观察，有助于对瓣膜病变的观察。

二尖瓣病变 CT 征象（图 23-11-1）：①二尖瓣增厚、冗长；②二尖瓣环增大；③收缩期轴位及 MPR 图像左室长轴位可见二尖瓣瓣叶脱入左心房；④左心房、室增大，提示二尖瓣关闭不全。

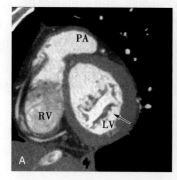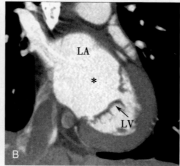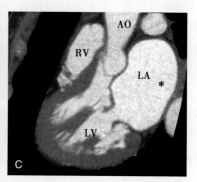

图 23-11-1　Barlow 综合征心脏增强 CT 扫描
左心室 MPR 图像示二尖瓣增厚、冗长（A、B↑），二尖瓣环扩大，左心房增大（*），考虑二尖瓣关闭不全。
LA，左心房；LV，左心室；AO，主动脉；RV，右心室；PA，主肺动脉。

第十二节　直背综合征

一、基本知识

直背综合征(straight back syndrome,SBS)又称为扁胸(平胸)综合征,为一种常染色体显性遗传病,是上段胸椎发育障碍,胸椎生理曲度变直,胸廓前后径缩短,心脏和大血管受压移位,引起心脏血流动力学改变,产生心脏杂音的假性心脏病。常见于青少年,女性多于男性。

病因及病理生理:胸椎生理曲度变直,无生理性后凸,部分患者存在漏斗胸、扁平胸,胸廓前后径短小,主动脉、右室流出道及左心房受到一定挤压,心脏和大血管向前、向左移位,严重者右心室、左心房受压变形,心室心腔相对缩小且流出道内径变小,进而心室舒张功能受限、心室容量减少,导致心排出量减少。

临床表现:心悸、心慌、憋气、胸闷、心前区刺痛等,休息后症状可缓解;临床表现多样但无特异性,为体检偶然发现。体格检查时,肺动脉瓣听诊区可闻及Ⅰ～Ⅲ级收缩期杂音(右室流出道贴近胸骨后缘,增加血流喷射震动),卧位及吸气时杂音增强,P_2亢进并分裂。心电图无特异表现,电轴可左偏或右偏(比例均等),可有轻微 ST 段改变、Ⅰ度房室传导阻滞、完全性或不完全性右束支传导阻滞。

二、CT 诊断

CT 及 X 线检查均可明确诊断,影像征象包括:

1. 胸椎曲度变直,胸骨后间隙及心后间隙明显变窄,胸廓前后径变小,扁平胸或漏斗胸改变。

2. 右心室与胸骨、左心房与胸椎接触面积增大,严重者右心室及左心房受压改变,心脏及大血管向左向前移位,心脏横径增加,向两侧轻度增大,假性右心房增大,肺动脉段膨隆。

3. 测量　胸廓前后径/胸廓横径比值≤0.40(经 T_8 椎体水平测量胸廓前后径,右膈顶水平测量胸廓横径);T_{4-12} 做一连线,T_8 椎体前缘与之做一垂直线,其距离正常值为(1.93±0.72)cm,若<1.2cm 可考虑为 SBS,CT 横断及 MPR 图像均可精确测量上述各径线(图 23-12-1)。

SBS 的诊断除上述影像学阳性发现,还需结合临床症状,影像学阳性发现、胸廓畸形及心脏杂音是直背综合征最具有诊断意义的三大体征。

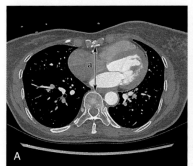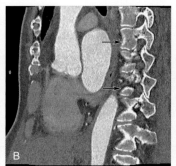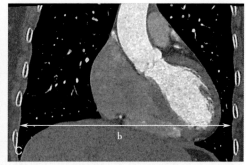

图 23-12-1　扁平胸廓

A. 心脏 CT 轴位图像示胸廓前后径缩短(经胸 8 椎体水平测量胸廓前后径 a),心脏位于胸骨与胸椎之间,略受压;B. 心脏 MPR 图像示胸椎生理曲度变直(↑),胸廓前后径变小;C. 冠状位 MPR 图像,经右膈顶水平测量胸廓横径 b,a:b=0.36。

第十三节　Carney 综合征

Carney 综合征称为多发黏液瘤(carney complex,CNC),是一种罕见的遗传性疾病,多由 *PRKAR1A* 基因的失活性突变或大片段缺失所致,也可能与 *PRKACA* 基因及 *PRKACB* 基因有关,属常染色体显性遗传。

临床表现:①心脏、皮肤、骨软骨多发黏液瘤;②口唇、黏膜点状黑色素沉着;③多发性内分泌肿瘤造成的内分泌功能亢进。皮肤病变是本病最显著的特征,雀斑通常在青春期前出现,其后数量逐渐增多,颜色逐渐加深。典型分布于面、唇、外阴和黏膜,也可位于其他部位。一般在老年时消退,也可持续存在。上皮样蓝痣是一种在普通人群中罕见,但在本病中常见的蓝痣亚型。原发性色素沉着结节性肾上腺皮质病是本病最常见的内分泌系统肿瘤。高达 75% 的患者有生长激素、胰岛素样生长因子或催乳素的无症状升高,口服葡萄糖耐量试验(OGTT)GH 异常反应和促甲状腺激素释放激素的反常反应,而影像学未发现垂体肿瘤。腺瘤常在 30 岁后出现,组织学表现为生长催乳激素细胞增生。心脏黏液瘤发生率为 20%~40%,其临床症状取决于瘤体是否引起心内血流梗阻及外周血管栓塞,心脏瓣膜口肿瘤嵌塞可导致猝死。

出现上述临床症状的患者即应考虑 CNC 的可能。2001 年 Stratakis 等初次制订了 CNC 的诊断标准(表 23-13-1),具有 2 个主要诊断标准;或 1 个主要诊断标准合并 1 个补充诊断标准,就可诊断该病。

表 23-13-1　CNC 的诊断标准

主要标准
1. 典型分布的皮肤斑点样色素沉着(唇、结膜、内外眦、阴道和阴茎黏膜)
2. 心脏或皮肤黏膜的黏液瘤
3. 临床或 MRI 提示乳腺多发黏液瘤
4. PPNAD 或 Liddle 试验呈异常阳性反应
5. 合成生长激素的腺瘤引起的肢端肥大症
6. LCCSCT 或睾丸超声提示典型的钙化
7. 甲状腺癌(在任何年龄)或青春期前儿童甲状腺超声提示多发低密度结节
8. 砂砾型黑色素神经鞘瘤(PMS)
9. 蓝痣,上皮样蓝痣(多发)
10. 乳腺导管腺瘤(多发)
11. 骨软骨黏液瘤
补充标准
1. 一级亲属受累
2. *PRKACA*(单碱基替换和拷贝数变异)和 *PRKACB* 致病变异激活
3. *PRKAR1A* 基因失活性突变

CT 诊断:表现为心腔内结节或团块,多有较细的蒂附着于心房或心室上,详见第二十五章第三节“黏液瘤”部分。除具有一般心脏黏液瘤的形态学特征外,还具有以下特点:①与散发的心脏黏液瘤好发于左心房卵圆窝不同,CNC 可发生于心脏的任何部位;②多发肿瘤更常见,常同时累及多个心腔;③发病年龄较小,平均发病年龄为 20 岁,也可在婴儿期出现;④术前动脉栓塞事件发生率较高,⑤术后复发率更高(图 23-13-1)。

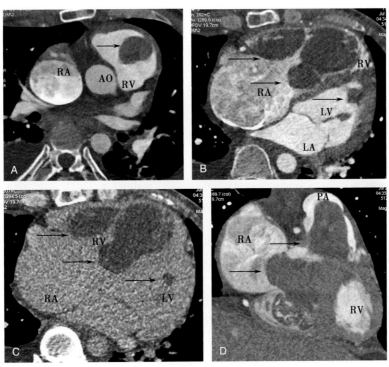

图 23-13-1　心脏多发黏液瘤

A. 右室流出道层面显示,右室流出道团块状低密度影(↑),附着于流出道前壁;
B. 四腔心层面显示,两心室腔内多发低密度团块、结节影(↑),少量灶状强化;
C. 与 B 同层面延迟扫描显示,两心室腔内肿物(↑)强化不明显;D. MIP 冠状位重建图显示,右室流出道及体部多发团块状低密度影(↑)。病理诊断为多发黏液瘤。
RA,右心房;RV,右心室;LA,左心房;LV,左心室;AO,主动脉;PA,主肺动脉。

（禹纪红　支爱华　戴汝平）

参考文献

［1］李周强, 董养珍, 王生海, 等. Kartagener 综合征的高分辨率 CT 诊断 [J]. 实用放射学杂志, 2012, 28 (10): 1538-1564.

［2］BERDON W E, WILLI U. Situs inversus bronchiectasis and sinusitis and its relation to immotile cilia history of the diseases and their discoverers-Manes Kartagener and Bjorn Afzelius [J]. Pediatr Radiol, 2004, 34 (1): 38-42.

［3］MCMANUS I C, MITCHISON H M, CHUNG E M, et al. Primary ciliary dyskinesia (Siewert's/Kartagener's) syndrome respiratory symptoms and psycho-social impact [J]. BMC Pulm Med, 2003, 3 (4): 321-324.

［4］LU S J, LOO S W. Kartagener syndrome [J]. Intern Emerg Med, 2015, 10 (10): 639-640.

［5］中华医学会儿科学会呼吸学组疑难少见病协作组, 国际呼吸系统临床医学研究中心,《中华实用儿科临床杂志》编辑委员会. 儿童原发性纤毛运动障碍诊断与治疗专家共识 [J]. 中华实用儿科临床杂志, 2018, 33 (2): 94-99.

［6］BUDHWANI N, ANIS A, NICHOLS K, et al. Echocardiographic assessment of left and right heart hemodynamics in a patient with Lutembacher's syndrome [J]. Heart Lung, 2004, 33 (1): 50-54.

［7］侯传举, 齐岩梅, 邓东安, 等. Lutembacher 综合征彩色多普勒超声心动图特征及规律性研究 [J]. 中华超声影像学杂志, 2009, 18 (8): 729-730.

［8］扬向太. Williams 综合征心血管造影分析 (附 11 例报告)[J]. 影像诊断与介入放射学, 2001, 10 (3): 172-173.

［9］禹纪红, 金敬琳, 李世国, 等. 先天性心脏病心导管及心血管造影检查死亡病例分析 [J]. 心肺血管病杂志, 2015, 34 (3): 188-192.

［10］BROWN M L, NASR V G, TOOHEY R, et al. Williams Syndrome and Anesthesia for Non-cardiac Surgery: High Risk Can Be Mitigated With Appropriate Planning [J]. Pediatr Cardiol, 2018, 39 (6): 1123-1128.

［11］MAZUMDAR J, SARKAR R, BADVELI A, et al. Double chamber right ventricle in Williams syndrome:

a rare cardiac anomaly reported [J]. Springerplus, 2016, 5: 275.

[12] ERONEN M, PEIPPO M, HIIPPALA A, et al. Cardio-vascular manifestafions in 75 patients with Williams syndrome [J]. J Med Genet, 2002, 39 (8): 554-558.

[13] 钱晶晶, 蒋国平, 何瑾, 等. 小儿先天性主动脉瓣上狭窄的超声诊断 [J]. 中华超声影像学杂志, 2008, 17 (10): 855-857.

[14] BAJRACHARYA P, BHATNAGAR S, PAULIKS L B. Mitral valve diseases in Williams syndrome-case report and review of the literature [J]. Echocardiography, 2011, 28 (8): E156-E159.

[15] PIRASTEH A, CARCANO C, KIRSCH J, et al. Pentalogy of Cantrell with ectopia cordis: CT findings [J]. J Radiol Case Rep, 2014, 8 (12): 29-34.

[16] KAOUTHAR H, JIHEN A, FATEN J, et al. Cardiac anomalies in Cantrell's pentalogy: from ventricular diverticulum to complete thoracic ectopia cordis [J]. Cardiol Tunis, 2013, 9 (1): 94-97.

[17] BARR M Jr, OMAN-GANES L. Turner syndrome morphology and morphometrics: cardiac hypoplasia as a cause of midgestation death [J]. Teratology, 2002, 66 (2): 65-72.

[18] LIN A E. The heart of Turner syndrome: small matters [J]. Teratology, 2002, 66 (2): 63-64.

[19] OSTBERG J E, BROOKES J A, MCCARTHY C, et al. A comparison of echocardiography and magnetic reso-nance imaging in cardiovascular screening of adults with Turner's syndrome [J]. J Clin Endocrinol Metab, 2004, 89 (12): 5966-5971.

[20] MATURA L A, HO V B, ROSING D R, et al. Aortic dilatation and dissection in Turner's syndrome [J]. Circulation, 2007, 116 (15): 1663-1670.

[21] BONDY C A. Congenital cardiovascular disease in Turner's syndrome [J]. Congenit Heart Dis, 2008, 3 (1): 2-15.

[22] MARIN A, WEIR-MCCALL J R, WEBB D J, et al. Imaging of cardiovascular risk in patients with Turner's syndrome [J]. Clin Radiol, 2015, 70 (8): 803-814.

[23] 顾燕, 金梅, 郑可, 等. 唐氏综合征并先天性心脏病 96 例 [J]. 中华实用儿科临床杂志, 2016, 31 (13): 989-992.

[24] MARTÍNEZ-QUINTANA E, RODRÍGUEZ-GONZÁLEZ F, MEDINA-GIL J M, et al. Clinical outcome in Down syndrome patients with congenital heart disease [J]. Cir Cir, 2010, 78 (3): 245-250.

[25] VIDA V L, BARNOYA J, LARRAZABAL L A, et al. Congenital cardiac disease in children with Down's syndrome in Guatemala [J]. Cardiol Young, 2005, 15

(3): 286-290.

[26] IRVING C A, CHAUDHARI M P. Cardiovascular abnormalities in Down's syndrome: spectrum, manage-ment and survival over 22 years [J]. Arch Dis Child, 2012, 97 (4): 326-330.

[27] 谢雪, 张静. 唐氏综合征与先天性心脏病的关系 [J]. 中华实用儿科临床杂志, 2014, 29 (8): 608-611.

[28] UNOLT M, VERSACCI P, ANACLERIO S, et al. Congenital heart diseases and cardiovascular abnor-malities in 22q11. 2 deletion syndrome: From well-established knowledge to new frontiers [J]. Am J Med Genet A, 2018, 176 (10): 2087-2098.

[29] ALSOUFI B, MCCRACKEN C, SHASHIDHARAN S, et al. The impact of 22q11. 2 deletion syndrome on surgical repair outcomes of conotruncal cardiac anoma-lies [J]. Ann Thorac Surg, 2017, 104 (5): 1597-1604.

[30] BASSETT A S, CHOW E W, HUSTED J, et al. Prema-ture death in adults with 22q11. 2 deletion syndrome [J]. J Med Genet, 2009, 46 (5): 324-330.

[31] SWILLEN A, FEYS H, ADRIAENS T, et al. Early motor development in young children with 22q. ll dele-tion syndrome and a conotruncal heart defect [J]. Dev Med Child Neurol, 2005, 47 (12): 797-802.

[32] SWABY J A, SILVERSIDES C K, BEKESCHUS S C, et al. Complex congenital heart disease in unaffected relatives of adults with 22q11. 2 deletion syndrome [J]. Am J Cardiol, 2011, 107 (3): 466-471.

[33] 李斌, 胡曼曼, 石磊, 等. 法洛四联症合并 DiGeorge 综合征的临床特征分析 [J]. 中华实用儿科临床杂志, 2015, 30 (18): 1409-1411.

[34] 鸟丹旦, 王国民. 腭心面综合征的研究新进展 [J]. 口腔颌面外科杂志, 2011, 21 (6): 439-442.

[35] 黄丹, 贡嘎, 林兴建, 等. 新生儿 VACTERL 综合征临床特点分析: 附高海拔地区首例报告 [J]. 中华临床医师杂志, 2016, 10 (5): 676-679.

[36] 郭庆强, 吴秀蓉, 钟美珍, 等. 新生儿 VACTERL 联合征的临床与影像学表现 [J]. 中国新生儿科杂志, 2014, 29 (3): 149-152.

[37] VAZE D, MAHALIK S, RAO K L N. Novel associa-tion of VACTERL, neural tube defect and crossed renal ectopia-Sonic hedgehog signaling: A point of coherence？[J]. Congenit Anom (Kyoto), 2012, 52 (4): 211-215.

[38] GHANDI Y, SHAFIEE A, SHARIFI M, et al. A Rare Case of Pulmonary Artery Sling with the VACTERL Association in a 20-Month-Old Infant [J]. J Tehran Heart Cent, 2017, 12 (3): 131-133.

[39] HOLDEN S T, COX J J, KESTERTON I, et al. Fanconi

anaemia complementation group B presenting as X linked VACTERL with hydrocephalus syndrome [J]. J Med Genet, 2006, 43 (9): 750-754.

［40］WU W, LV Z, XU W, et al. VACTER syndrome with situs inversus totalis Case report and a new syndrome [J]. Medicine (Baltimore), 2017, 96 (25): e7260.

［41］吴蓓蓓, 吴道珠, 赵雅萍. Noonan 综合征伴肥厚性心肌病及复杂先天性心脏病 1 例 [J]. 中华超声影像学杂志, 2017, 26 (6): 549-550.

［42］VAN DER BURGT I, BERENDS E, LOMMEN E, et al. Clinical and molecular studies in a large Dutch family with Noonan syndrome [J]. Am J Med Genet, 1994, 53 (2): 187-191.

［43］PRENDIVILLE T W, GAUVREAU K, TWOROG-DUBE E, et al. Cardiovascular disease in Noonan syndrome [J]. Arch Dis Child, 2014, 99 (7): 629-634.

［44］TRUE A, BAIDYA M, LUI C, et al. Computed tomography imaging characteristics of shone syndrome [J]. Radiol Case Rep, 2018, 14 (2): 164-167.

［45］IKEMBA C M, EIDEM B W, FRALEY J K, et al. Mitral valve morphology and morbidity/mortality in Shone's complex [J]. Am J Cardiol, 2005, 95 (4): 541-543.

［46］SHONE J D, SELLERS R D, ANDERSON R C, et al. The developmental complex of "parachute mitral valve", supravalvular ring of left atrium, subaortic stenosis, and coarctation of aorta [J]. Am J Cardiol, 1963, 11: 714-725.

［47］MA X J, HUANG G Y, LIANG X C, et al. Atypical Shone's complex diagnosed by echocardiography [J]. Pediatr Cardiol, 2011, 32 (4): 442-448.

［48］POPESCU B A, JURCUT R, SERBAN M, et al. Shone's syndrome diagnosed with echocardiography and confirmed at pathology [J]. Eur J Echocardiogr, 2008, 9 (6): 865-867.

［49］ASLAM S, KHAIRY P, SHOHOUDI A, et al. Shone Complex: An Under-recognized Congenital Heart Disease With Substantial Morbidity in Adulthood [J].

Can J Cardiol, 2017, 33 (2): 253-259.

［50］TAKSANDE A, MESHRAM R, LOHAKARE A, et al. Variant of Shone's complex in a child [J]. J Pediatr Neonatal Care, 2015, 2 (5): 1-5.

［51］周立, 王治平, 张希, 等. Shone's 综合征一例报告及文献复习 [J]. 中国胸心血管外科临床杂志, 2011, 18 (2): 162-165.

［52］曹跃丰, 李晓锋, 苏俊武, 等. 不完全型 Shone 综合征 6 例临床分析及文献复习 [J]. 心肺血管病杂志, 2015, 34 (7): 559-561.

［53］DELMO WALTER E M, VAN PRAAGH R, MIERA O, et al. Repair of left ventricular inflow tract lesions in Shone's anomaly: valve growth and long-term outcome [J]. Ann Thorac Surg, 2013, 95 (3): 948-955.

［54］赵锐, 杨秀滨. Barlow 综合征的病因及治疗进展 [J]. 中国循环杂志, 2019, 34 (4): 414-416.

［55］郭颖, 黄晓红. 二尖瓣脱垂的流行病学与病因学研究进展 [J]. 中国循环杂志, 2016, 31 (9): 934-936.

［56］朱雯瑾, 杨芝兰, 王双双. 直背综合征误诊 16 例临床与超声学诊断分析 [J]. 中国超声诊断杂志, 2004, 5 (6): 452.

［57］DELLING F N, VASAN R S. Epidemiology and pathophysiology of mitral valve prolapse: new insights into disease progression, genetics, and molecular basis [J]. Circulation, 2014, 129 (21): 2158-2170.

［58］NISHIMURA R A, OTTO C M, BONOW R O, et al. 2017 AHA/ACC focused update of the 2014 AHA/ACC guideline for the management of patients with valvular heart disease: a report of the American College of Cardiology/American Heart Association task force on clinical practice guidelines [J]. Circulation, 2017, 135 (25): e1159-e1195.

［59］林曼欣, 张春雨, 刘雪芹, 等. 直背综合征合并心电图异常一例 [J]. 中国循环杂志, 2019, 34 (4): 398-399.

［60］STRATAKIS C A, KIRSCHNER L S, CARNEY J A. Clinical and molecular features of the Carney complex: Diagnostic criteria and for patient evaluation [J]. J Clin Endocrinol Metab, 2001, 86 (9): 4041-4046.

第二十四章
心包疾病

第一节 基本知识

一、心包解剖

心包为一个近似圆锥形的盲囊，包裹心脏及各大血管根部。其上界略高于心脏，底部附着于膈面中心腱及其左侧部膈肌，但仅小部分与中心腱融合。心包可分成纤维心包层及浆膜心包层。纤维心包层为外层，坚韧，其顶端与大血管根部外膜相延续；浆膜心包层为内层，薄而湿润，又可分成壁、脏两层：心包壁层紧贴纤维心包层内面，于心包上方及后方折返至心脏表面，与心外膜相延续，即心包脏层。壁、脏两层心包间的封闭腔隙为心包腔，正常时即可含有少量浆液（20~25ml），起润滑作用。升主动脉、肺动脉干后方与上腔静脉、左心房间有心包横窦；左心房后、肺静脉根部与腔静脉根部间可见心包斜窦。在心后区，脏层心包在肺静脉入左心房水平以下反折游行于壁层心包，形成斜窦（图24-1-1）。

在CT图像上，心包在低密度的纵隔及心外膜脂肪层的衬托下，显示得十分清晰，为一光滑的细线形，厚度多在1~2mm，最厚不超过3mm。右心室前缘处因接近膈中心腱区，心包可较厚。一般来说，腹侧心包由于脂肪层较厚而显示得比较清晰，而某些部位（如左心室侧壁处）由于脂肪较少，心包观察有时受限。

心包检查包括平扫及增强扫描。平扫可观察有无心包增厚、钙化、积液，病因诊断需结合其他检查结果；增强扫描可观察心脏形态，如心房、室大小，有无心室变形等，心电门控扫描较清晰，特别是多时相扫描对心脏形态的观察更有利，但会增加辐射剂量。

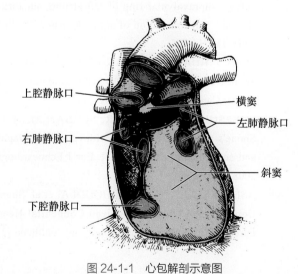

图24-1-1 心包解剖示意图

二、心包 MDCT 扫描方法

1. 扫描范围　常规从气管分叉到膈肌，必要时可从肺尖到膈肌。

2. 扫描主要参数

（1）平扫：以64排VCT为例，电压120kV，电流300mA，螺距为0.516，准直器宽度为5mm，重建层厚为1.25mm，机架转速0.4s/圈。

（2）增强扫描：电压 120kV，电流 450mA，机架转速 0.35s/圈，螺距为 0.18~0.22，采用心电门控触发扫描。准直器宽度为 0.625mm，重建层厚 0.625mm。

3. 对比剂应用　水溶性非离子型碘对比剂，浓度 350~370mgI/ml，采用单筒高压注射器，流率为 4.5~5.0ml/s，总量为 70~90ml（图 24-1-2）。

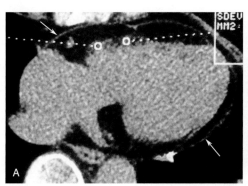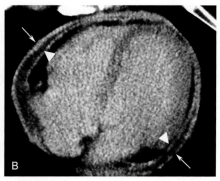

图 24-1-2　正常心包横断扫描

A. 平扫，心包呈细线状（<3mm），光滑，无增厚；B. 心包壁层与脏层水肿、增厚，其间有液体存在，在心外膜下脂肪衬托下，CT 可以分辨出心包脏层（▲）及壁层（↑）。

第二节　心包积液

一、概述

正常情况下，心包内即可含有少量（20~30ml）液体，起润滑作用。当由各种原因致心包内液体含量增多时，即产生心包积液。其致病因素较多，归纳起来可有以下几类：

1. 心包炎　包括各种病因引起的急、慢性心包炎。
2. 心力衰竭　右心功能不全。
3. 肾衰竭
4. 心包肿瘤　特别是恶性肿瘤及其他肿瘤的心包转移。
5. 心包淋巴回流受阻
6. 心脏创伤、动脉瘤破裂等所致的心包积血
7. 心脏手术后（心包切开综合征）

由于心包囊弹性很大，可以逐渐扩张适应 2 000~3 000ml 的液体，因此当积液量很少或液体在心包代偿范围内持续缓慢增长时，心包内压力可不高或仅轻度增高，对血液循环系统可无明显影响。但如果积液增长迅速（包括少量积液）或积液量很大超过心包代偿限度，就可引起心包内压力迅速或持续缓慢地升高，最终导致心脏压塞。一般认为，心包内压力大于 1.33Pa（10mmHg），即可发生心脏压塞。这时一方面心室舒张受限，心搏出量下降；另一方面体静脉血向右心回流受阻，体静脉压力升高。一般情况下，肺静脉回流较少受影响，但在急性心脏压塞时，由于左心室舒张受限、左心房内压力在短时间内急剧升高，亦可出现肺静脉回流障碍。

二、心包积液 CT 诊断

(一) 横断扫描

包括平扫及增强扫描,可以做出正确诊断。

1. **心包积液定量评估**　CT 所见正常心包为一细线形,厚度小于 3mm,因此厚度大于 3mm 为异常。积液在心包腔内分布不均匀,随体位移动。少量积液在仰卧位可主要集中在左心室侧后壁处及心房外侧;随着积液量的增多,液体厚度增加且向右、前方扩展;当积液量较多时,液体可包裹所有心腔并包绕大血管(肺动脉、肺静脉、主动脉及腔静脉)根部,其下界可达膈水平。但是,如果心包有粘连,积液可以包裹、局限。心包积液定量评估见表 24-2-1。

表 24-2-1　心包积液定量评估

定量	积液量 /ml	舒张期心包脏 - 壁层间距 /mm
少量	<100	5~14
中等量	100~500	15~24
大量	>500	>25

2. **心包腔内液性密度区**　为心包积液的直接征象。液体的密度(CT 值)是一个重要的诊断指标,它决定于液体的性质。右心功能不全引起的心包积液为漏出液,具有水样密度,其 CT 值多为 0~20HU;而感染性心包炎、肿瘤、慢性肾功能不全等所致的心包积液,因含有较多的蛋白质及细胞成分,其 CT 值往往较高;若为心包积血,则 CT 值与一般血肿相近;增强扫描时,注意有无对比剂外溢。

3. **心包形态改变**　决定于积液量及液体性质,少量积液,仅表现为心包壁影增厚;中至大量心包积液,仰卧扫描,液体主要储存于左、右心缘两下侧,依心包张力不同多呈烧瓶状;如果并存心包增厚、粘连、钙化或心包腔内结节状增生等,会有不同形态。不同病因,有所不同。如心力衰竭引起的心包积液,一般没有心包怪异形态的改变。

4. **继发腔静脉扩张**　慢性心包积液可有继发腔静脉扩张等一系列改变;而迅速产生的心包积液,则可仅有心脏压塞的病理生理改变而无任何心脏大血管形态上的异常。

(二) 多层重组(MPR)

以不同层厚、不同角度重组心脏 - 心包图像,可以多角度观察心包积液的分布、范围及量,也有助于发现病因诊断的线索,有一定价值。

(三) 三维重建

容积再现(VR)对心包积液诊断意义不大(图 24-2-1)。

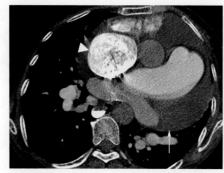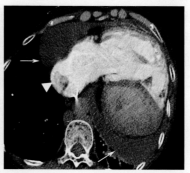

图 24-2-1　心包积液

增强扫描,示大量心包积液,显示密度均匀(CT 值为 10HU),分布不均,以大血管根部、心缘两侧液体较多(↑),上、下腔静脉扩张(▲)。

第三节　缩窄性心包炎

一、基本知识

缩窄性心包炎指由于心包增厚、粘连、钙化,导致心脏各房室舒张期充盈障碍,引起一组类似右心衰竭的临床征象,常是心包疾病的最终结果。其常见的病因有以下两类:

1. 感染　如结核性、化脓性、病毒性及寄生虫性、原虫性心包炎等。

2. 非感染性心包炎　包括:①继发于全身疾病的心包炎:如风湿热、痛风、各种结缔组织疾病等;②肿瘤性心包炎:包括恶性肿瘤心包转移及原发心包肿瘤,如心包间皮瘤等;③创伤;④心脏手术后:心包切开术后综合征;⑤各种物理、化学刺激或毒性作用所致的反应性、过敏性心包炎,包括心肌梗死后综合征、心包放射损伤等。

缩窄性心包炎最常见病因是感染,在我国以结核性心包炎为第一位。近年国外报道结核性心包炎所致的心包缩窄逐渐减少,而心脏手术后心包缩窄的病例相对上升。

心包炎病变长时间迁延不愈或心包积液吸收不彻底,可导致心包肥厚、粘连。如果发生限制心脏舒张活动导致心脏舒张功能受限出现体静脉压增高者,称为缩窄性心包炎。

缩窄性心包炎患者心包可有不同程度的不规则增厚、粘连,部分病例可有继发的钙盐沉着,形成心包钙化。较有临床意义的两个缩窄部位,其一是心室面的缩窄,可引起心室舒张受限,舒张末期容积减少,压力升高;其二是房室沟处的缩窄,可导致类似房室瓣狭窄的改变。除此之外,较重要的还有腔静脉或肺静脉入口处的缩窄,可导致体静脉压或肺静脉压的增高。

无血流动力学意义的心包粘连或钙化,仅称为心包粘连、粘连性心包炎或心包钙化,需与缩窄性心包炎鉴别。

二、缩窄性心包炎 CT 诊断

(一) 横断扫描

平扫及增强的横断扫描是诊断的重要依据。

1. 心包不规则增厚　心包粘连不规则增厚为缩窄性心包炎的 CT 直接征象。心包增厚>3mm,分布与程度不均。较轻的仅稍厚,明显的可达 10mm 以上。病变形态不规则,分布不均匀,以同时累及多个部位较常见,但也可仅局限于某一处,以房室沟及心室面包括膈面较多见。

2. 心包钙化　可为条片状、斑片状、斑点状高密度影,其厚度由数毫米至数十毫米。部分病例钙化广泛可呈壳状,累及整个心缘或大部(即"盔甲心")。钙化累及部位以右心室前缘、心膈面及房室沟较多见,左心室侧壁处也不少见。心包钙化对缩窄性心包炎的诊断很重要,一般观察到心包钙化,可有助于缩窄性心包炎的诊断。

值得注意的是,发现心包钙化不等同于心包缩窄,必须同时结合临床表现及其血流动力学检查全面评价。同样,缩窄性心包炎可以没有心包钙化。

3. 心血管形态及功能改变　心血管外形改变包括心室变形、心房增大等;功能改变包括体静脉压、肺静脉压升高,出现腔静脉扩张、肺淤血等,取决于心包缩窄发生的部位及缩窄程度。

4. 部分病例可伴有心包积液存在　存在心包积液并存时,又称为渗出—缩窄性心包炎。

5. 其他　可伴有胸腔积液、胸膜改变等。

（二）多层重组（MPR）

以不同层厚、不同角度重组心脏 - 心包图像，可以多角度观察心包增厚、钙化、缩窄的分布、累及范围及心脏变形的特点，以决定治疗方案。

（三）三维重建

容积再现（VR）观察心脏外形整体情况（图 24-3-1，图 24-3-2）。

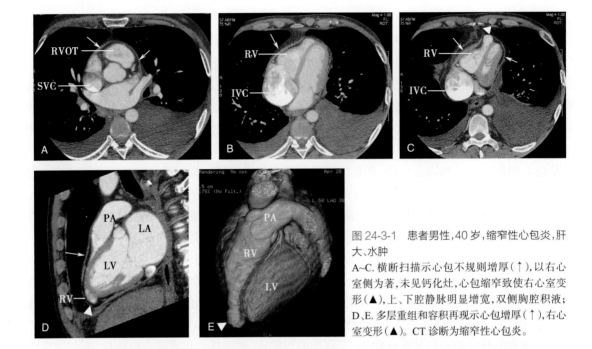

图 24-3-1　患者男性，40 岁，缩窄性心包炎，肝大、水肿

A~C. 横断扫描示心包不规则增厚（↑），以右心室侧为著，未见钙化灶，心包缩窄致使右心室变形（▲），上、下腔静脉明显增宽，双侧胸腔积液；D、E. 多层重组和容积再现示心包增厚（↑），右心室变形（▲）。CT 诊断为缩窄性心包炎。

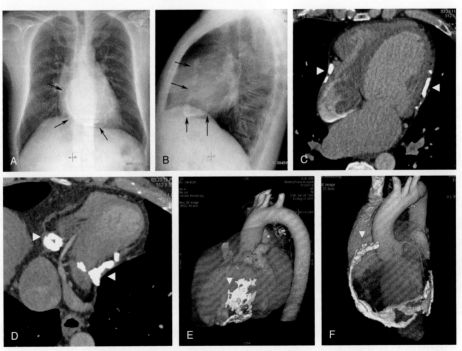

图 24-3-2　患者男性，45 岁，结核性心包炎史，肝大、水肿

A、B. 胸部 X 线片示心影内可见环形高密度，为心包钙化影（↑），呈"盔甲心"；C、D. 横断扫描示心包不规则增厚，以房室侧壁及房室沟钙化为著（△），上腔静脉明显增宽；E、F. 容积再现（VR）示房室侧壁及房室沟心包钙化，呈"盔甲心"。

第四节　渗出 - 缩窄性心包炎

一、基本知识

渗出 - 缩窄性心包炎（effusive-constrictive pericarditis，ECP）是心包积液与心包缩窄同时存在的一组临床综合征。这类患者在抽出心包积液后，右心舒张压增高依然存在，肝脾大、腹水得不到改善。其原因是脏层心包（visceral pericardium）增厚、钙化依然存在，缩窄依然存在，是其病理生理学基础。其病因与通常见到的缩窄性心包炎的相似，如结核性心包炎中这种情况并不少见。因此，临床一旦有客观证据表明心包穿刺术后仍持续存在心房压力升高，应考虑本综合征的存在。

影像学的发展，特别是多排螺旋 CT 的应用，可以检出渗出 - 缩窄性心包炎的存在，指导临床治疗方法（脏层心包剥脱术）的选择。

二、渗出 - 缩窄性心包炎 CT 诊断

（一）横断像

显示心包腔有不同量的心包液；在心外膜下脂肪层衬托下，可见脏层心包（visceral pericardium）弥漫性增厚、钙化（图 24-4-1 △）；壁层心包也可见灶性钙化或增厚（图 24-4-1 ↑）。

（二）多层重组（MPR）

不同层面、不同角度观察心包积液的存在量及脏层、壁层心包增厚与钙化的分布与范围，了解心脏与周围组织 - 器官的关系。

（三）容积再现（VR）

观察心脏 - 血管整体情况。

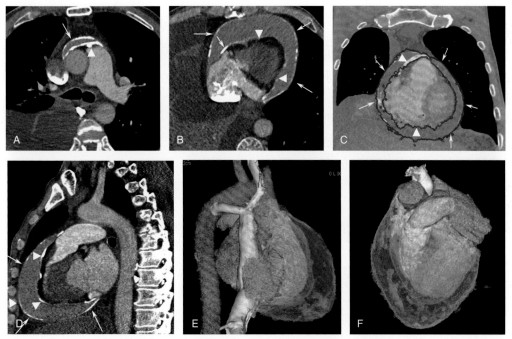

图 24-4-1　渗出 - 缩窄性心包炎患者，男性，50 岁，慢性腹水逐渐加重，慢性心包炎病史 10 年

A、B. 横断像；C、D. 多层重组，示少至中量心包液、脏层心包（visceral pericardium）即心外膜（epicardium）弥漫性增厚和散在钙化（△）；壁层心包增厚，散在钙化（↑）。E、F. 容积再现示心包脏层 - 壁层增厚与心包腔积液（蓝色）并存。

第五节　先天性心包缺如

一、概述

先天性心包缺如(congenital absence of the pericardium)是指心包壁层部分或全部缺如,是一种少见的先天性畸形,尸检约 1:10 000,多见于男性(男:女约 3:1)。

多数作者认为,本病的发生和胚胎时期左侧 Cuvier 管发育有关。在正常胚胎发育过程中,左 Cuvier 管逐渐萎缩,构成左上肋间静脉的一部分,若其过早萎缩,将使胸膜心包皱襞血液供应不良,使心包发育不全,产生大小不一的缺损,以左侧为多见。

先天性心包缺如可以分为以下几种类型:①心包及其邻近的胸膜发育不良:这种类型的先天性心包缺如比较常见,又分为部分性缺如与完全性缺如;②单纯的心包发育不良:可以部分性缺如,可以是完全性缺如;③心包及膈肌的缺损:心包腔与腹腔连通,如 Cantrell 综合征,详见第二十四章第四节。

先天性的心包缺如大部分的病例发生于左侧占 70%,右侧占 4%,心包膈肌缺损占 17%;心包完全性缺如占 9%。缺如往往近于肺门,常发生肺组织疝入心包。

大多数心包缺损患者通常无症状,少数可出现某些非特异性症状,其中最常见的症状为胸部不适,偶可出现呼吸困难、头晕和晕厥;左侧心包部分缺损可因在缺损处发生一部分心脏的嵌顿疝而危及生命。右侧部分心包缺如较少见,可伴有吸气时右胸痛,是由于右心房或右心室疝,或肺疝进入心包腔所致。

二、MDCT 诊断

(一) 横断像
MDCT 横断像是诊断的基础。

1. 正常心包清晰可见,而心包缺如时,看见部分心包显影缺失。

2. 心腔疝出　根据缺如部位和范围,可见相应部位的心腔疝出。如左侧部分性心包缺如,可见左心房耳部疝出。

3. 肺组织疝入主动脉与肺动脉之间。

4. 心包及膈肌缺损的类型　膈肌缺如、腹部脏器疝入胸腔。

(二) 多层重组
以病变为中心,多角度观察病变部位、范围及其与近邻组织与器官的关系。

(三) 容积再现(VR)
立体观察病变特点,累及部位与范围及其与近邻组织与器官的关系(图 24-5-1)。

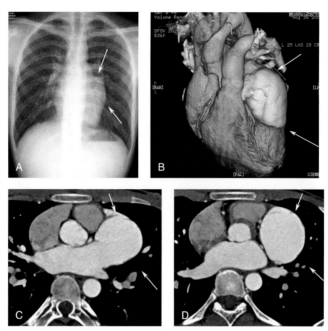

图 24-5-1　患者男性,18 岁,心前区不适,左侧心包部分缺如,左心房耳部疝出

A. 心脏远达片示左心缘第二弧膨隆;B. 容积再现示左心房耳部瘤样膨突;C、D. CT 横断像示左心房耳部瘤样膨突,局部心包缺如(↑)。

附 M　心房耳部瘤

心房耳部瘤简称房耳瘤(atrial appendage aneurysm,AAA),亦称心耳异常瘤样扩张,分为左心耳瘤和右心耳瘤,罕见。相对于右心耳瘤,左心耳瘤更为多见。形成原因可分为先天性和继发性。继发性常见于严重二尖瓣狭窄或反流、手术损伤等。先天性心耳瘤的发病原因目前尚不明确,可能是心耳或心房壁发育异常,先天性薄弱、局部扩张所致;心房梳状肌先天发育异常、受血流冲击和心内压力作用逐渐膨大而形成;局部心包缺如。病理科分为心包内型和心包外型。

左心耳瘤可以单独存在,也可伴有其他畸形,如房间隔缺损、室间隔缺损、肾动脉畸形、Noonan综合征等。Foale 等提出,先天性左心耳瘤的诊断标准为:①起源于正常的左心房;②与左心房之间有明确的交通;③位于心包内;④心耳瘤引起左心室游离壁变形。

心律失常、血栓形成是左心耳瘤常见的并发症。猝死或脑卒中可能与左侧冠状动脉或其分支受到左心耳瘤的压迫,心房耳部血栓形成致体循环栓塞有关。

由于有体循环栓塞、严重的心律失常等中晚期致命性并发症存在,一旦确诊,即使没有症状,也应该尽早手术。

第六节　CT 对心包疾病诊断评价

1. MDCT 时间分辨力、空间分辨力、密度分辨力高,平扫即可清晰显示心包,判断有无心包增厚、钙化及积液以及累及部位、程度、心包积液量及分布;对心包钙化极敏感,可明确钙化所在部位及钙化量;检出有无胸肺疾病、胸腔积液等,有助于诊断。

2. 增强 CT 可以同时观察心脏形态,如心室变形、心房增大、腔静脉扩张等;同时,对确定心包积液病因提供线索。

3. 对渗出 - 缩窄性心包炎的检出,CT 有重要价值,值得注意。

4. 心包缩窄的诊断不能仅依据影像学征象,要密切结合血流动力学。CT 不能实现血流动力学检查,需要参考超声心动图或心导管检查。

5. 回顾性心电门控扫描可以实现电影动态观察心脏运动,除室壁舒张受限外,可以观察到室间隔呈"S"形运动,对诊断有重要意义。但由于射线剂量限制,较少应用。

（曹　程　支爱华　戴汝平）

参考文献

[1] O'LEARY S M, WILLIAMS P L, WILLIAMS M P, et al. Imaging the pericardium: appearances on ECG-gated 64-detector row cardiac computed tomography [J]. Br J Radiol, 2010, 83 (987): 194-205.

[2] RAJIAH P, KANNE J P. Computed tomography of the pericardium and pericardial disease [J]. J Cardiovasc Comput Tomogr, 2010, 4 (1): 3-18.

[3] SYED F F, NTSEKHE M, MAYOSI B M, et al. Effusive-constrictive pericarditis [J]. Heart Fail Rev, 2013, 18 (3): 277-287.

[4] MIRANDA W R, OH J K. Effusive-constrictive pericarditis [J]. Cardiol Clin, 2017, 35 (4): 551-558.

[5] MATSUZAKI Y, NARUSE Y, TANAKA K, et al. IgG4-related constrictive pericarditis treated by waffle procedure [J]. Kyobu Geka, 2013, 66 (12): 1061-1065.

[6] 中国医学科学院阜外医院放射科, 李益群. 左侧部分性心包缺如 [J]. 中华心血管病杂志, 1980, 8 (2): 156-157.

[7] 戴汝平, 刘玉清. 先天性左房瘤样扩张 [J]. 中华心血管病杂志, 1979, 7 (1): 73-74.

[8] 于强, 李文起, 刘俊峰, 等. 先天性心包缺如 [J]. 河北医药, 1995, 17 (5): 322-323.

[9] VERDE F, JOHNSON P T, JHA S, et al. Congenital absence of the pericardium and mimics [J]. J Cardiovasc Comput Tomogr, 2013, 7 (1): 11-17.

[10] PALAU P, DOMÍNGUEZ E, GARCÍA-GONZÁLEZ P, et al. Isolated Partial Congenital Absence of the Pericardium: A Familial Presentation [J]. Can J Cardiol, 2016, 32 (8): 1039. e1-2.

[11] LOPEZ D, ASHER C R. Congenital Absence of the Pericardium [J]. Prog Cardiovasc Dis, 2017, 59 (4): 398-406.

第二十五章
心 脏 肿 瘤

第一节 基 本 知 识

心脏肿瘤是指发生于心包、心腔、心肌内的良性或恶性肿瘤。相对于人体其他部位的肿瘤性病变而言,心脏肿瘤属少见疾病,其中转移瘤发病率为原发性肿瘤的20余倍。一组尸检结果显示,原发性心脏肿瘤的发生率仅为0.02%,其中75%为良性肿瘤,25%为恶性肿瘤。

一、心脏肿瘤病理

(一) 原发肿瘤

心脏原发肿瘤按病变性质,可分为良性肿瘤及恶性肿瘤;按发生部位,可分为心包肿瘤、心房心室肿瘤(心内膜及心肌)以及心脏瓣膜肿瘤。良性肿瘤中常见的是黏液瘤、脂肪瘤、横纹肌瘤、血管瘤、纤维瘤、淋巴管瘤、畸胎瘤;恶性肿瘤中,约95%为肉瘤,可起源于心脏的任何部位,其余5%为淋巴瘤(表25-1-1)。

表25-1-1　常见的心脏原发肿瘤

部位	良性	恶性
心包	心包囊肿 脂肪瘤 心包内畸胎瘤 淋巴管瘤 其他:血管瘤、纤维瘤、心包内支气管源性囊肿等	间皮瘤 恶性畸胎瘤 血管肉瘤 其他:纤维肉瘤、横纹肌肉瘤、脂肪肉瘤等
心房室(心肌及心内膜)	黏液瘤 横纹肌瘤 纤维瘤 脂肪瘤 血管瘤 房室结间皮瘤 其他:淋巴管瘤、平滑肌瘤、神经纤维瘤等	血管肉瘤 横纹肌肉瘤 纤维肉瘤 骨肉瘤 其他:脂肪肉瘤、平滑肌肉瘤等
心瓣膜	瓣膜乳头肌瘤 瓣膜血液囊肿	

最常见的原发良性肿瘤为黏液瘤、血管瘤、脂肪瘤,儿童为横纹肌瘤;最常见的原发恶性肿瘤依次为未分化多形性肉瘤、内膜肉瘤、血管肉瘤。中国医学科学院阜外医院一组1979—2020年经手术-病理证实的非黏液瘤性原发心脏肿瘤429例中,良性肿瘤有269例(62.7%),包括错构瘤(5/429,1.17%)、淋巴管瘤(39/429,9.09%)、脂肪瘤(43/429,10.02%)、血管瘤(55/429,12.82%)、纤维瘤(30/429,6.99%)、嗜铬细

胞瘤(7/429,1.63%)、乳头状纤维弹力瘤(38/429,8.86%)、横纹肌瘤(13/429,3.03%)、囊肿(2/429,0.47%)、平滑肌瘤(14/429,3.26%)、畸胎瘤(1/429,0.23%)、间叶瘤(1/429,0.23%)、良性间皮瘤(1/429,0.23%)、神经纤维瘤(2/429,0.47%)、神经鞘瘤(3/429,0.70%)、颗粒细胞瘤(1/429,0.23%)、良性纤维组织细胞瘤(3/429,0.70%)、异位胸腺瘤(1/429,0.23%)、良性孤立性纤维性肿瘤(1/429,0.23%)、中间型(0/429,0)、上皮样血管内皮瘤(1/429,0.23%)、炎性肌纤维母细胞瘤(8/429,1.86%);恶性肿瘤有160例(37.3%),包括未分化多形性肉瘤(41/429,9.56%)、血管肉瘤(23/429,5.36%)、横纹肌肉瘤(7/429,1.63%)、恶性淋巴瘤(6/429,1.40%)、黏液肉瘤(8/429,1.86%)、纤维肉瘤(10/429,2.33%)、恶性纤维黏液样肉瘤(6/429,1.40%)、平滑肌肉瘤(11/429,2.56%)、恶性间皮瘤(5/429,1.17%)、内膜肉瘤(30/429,6.99%)、软骨肉瘤(3/429,0.70%)、骨肉瘤(1/429,0.23%)、小细胞肉瘤(1/429,0.23%)、恶性孤立性纤维性肿瘤(3/429,0.70%)、恶性神经鞘瘤(1/429,0.23%)、滑膜肉瘤(1/429,0.23%)、恶性血管外皮瘤(3/429,0.70%)。

心脏肿瘤与其他部位肿瘤不同,其对患者的影响不仅取决于肿瘤病变本身的良、恶性,与肿瘤的生长位置、大小以及血流动力学改变均有相关性。由于肿瘤生长于心脏,即使是良性肿瘤,也可因阻塞心腔而导致心力衰竭,或因肿瘤和血栓栓子脱落发生肺与体循环栓塞,乃至猝死等严重并发症。

(二)心脏转移瘤

心脏转移瘤的发病率是原发性心脏肿瘤的20~40倍,最常累及心包,其次为心肌,再次为心内膜。心脏转移瘤要明显少于身体其他部位(如肺、肝等)的转移瘤。这与心脏内血液的快速流动,以及心脏持续的收缩运动有关;加之心脏淋巴引流方向为离心性,并且与周围组织之间淋巴交通较少。转移途径包括血行转移、淋巴转移及直接扩散、种植,以血行转移最常见。常见的可转移到心脏的肿瘤包括肺癌、乳腺癌、白血病、恶性黑色素瘤、淋巴瘤,以及食管癌、胃癌、肝癌、肠癌、胰腺癌、肾癌、甲状腺癌、卵巢癌、前列腺癌等,其中以前五种为多见。

转移瘤临床症状多样,且有些病例转移瘤所致的心脏症状可早于原发灶症状出现,十分容易误诊,应加以注意。

二、心脏肿瘤 CT 检查方法

CT扫描覆盖范围广,扫描视野大,时间分辨力及空间分辨力高,为其主要优势。不仅有利于检出心脏肿瘤,并可直观显示心脏肿瘤与其毗邻组织的关系。根据CT检查显示心脏肿瘤发生的位置、形态、大小及活动度,可以初步评价肿瘤良、恶性;通过对比剂增强检查,根据肿瘤在不同时间窗的强化特点,可以进一步推断肿瘤组织来源;通过观察肿瘤对心脏解剖结构及周围组织的侵及范围,对于治疗及预后判断起到指导作用。

(一)CT 检查方法

需要心电门控扫描减少伪影干扰,采集平扫、增强、延迟图像,能谱图像有利于分析肿瘤性质。

1. 体位　仰卧位,足先进,双臂上举过头顶尽量伸直平放在检查床上。

2. 扫描范围　常规从肺尖到膈肌。

3. 扫描参数(详见第二章第二、三节)

(1)以64排CT为例:

1)平扫参数:电压120kV,电流300mA,螺距为0.516,准直器宽度为5mm,重建层厚为1.25mm,机架转速0.4s/r。

2)增强扫描参数:电压120kV,电流450mA,机架转速0.35s/r,螺距为0.18~0.22,采用心电门控触发扫描(包括前瞻性或回顾性心电门控)。准直器宽度为0.625mm,重建层厚0.625mm。

(2)以西门子Force为例:

1)平扫参数:电压120kV,电流300mA,螺距为0.516,准直器宽度为5mm,重建层厚为1.25mm,机架转速 0.4s/r。

2)增强扫描参数:电压 120kV,电流 450mA,机架转速 0.35s/r,螺距为 0.18~0.22,采用心电门控触发扫描(包括前瞻性或回顾性心电门控)。准直器宽度为 0.625mm,重建层厚 0.625mm。

4. 对比剂注射方案 单筒高压注射器团注式注射,对比剂总量为 70~90ml,流率为 4.5~5.0ml/s。ROI 位置选定升主动脉,扫描延迟时间,峰值后 2 秒(或依据测定的峰值时间设定)。

5. 能谱成像 不同厂家能谱成像原理有差异。以 GE 宝石 CT 能谱成像为例,单源瞬时 kVp 切换技术的能谱成像,在每一条投影射线路径上以高、低两组 kVp 的数据取代一组 kVp 的数据,其瞬时 kVp 切换的时间分辨力小于 0.5 毫秒,是临床上最常用的可生成单能量图像的能量 CT 技术。

(二)图像重建

1. 横断图像 平扫重建层厚 1.25/2.5mm,增强扫描重建层厚 0.625mm。

平扫主要用于观察肿瘤有否钙化,测量肿瘤 CT 值;兼顾对心脏、胸腔及肺的观察。增强扫描采用心电门控扫描(前瞻性或回顾性心电门控)观察肿瘤位置、形态、大小,对心腔、大血管的压迫移位或变形,观察心肌或大血管的浸及情况,结合平扫确定肿瘤性质,肿瘤强化情况,测量 CT 值,必要时做二期或三期延迟扫描,对评价肿瘤性质有一定意义。

回顾性心电门控扫描或双源螺旋 CT-Flash 序列可以重建收缩末期、舒张末期图像,动态观察肿瘤活动情况,对心腔内肿瘤诊断、评价肿瘤对房室瓣口或心室流出道造成梗阻的情况,为手术时机选择提供依据。

2. 多层重组(MPR)或曲面重组(CPR) 通过不同层面、不同角度重建,以兴趣区为中心多角度观察肿瘤的部位、形态、瘤体大小及与毗邻心腔大血管的关系,为诊断提供重要信息。

3. 三维重建 采用容积再现(VR)或表面阴影显示(SSD),可以立体显示肿瘤部位、大小及其范围,与周围组织器官的关系,对于手术有重要指导价值。

4. 电影序列 采用回顾性心电门控扫描,重建全周期图像,以感兴趣层面、不同角度进行电影动态回放,可以观察肿瘤随心动周期活动情况,对诊断、鉴别诊断有一定意义;对了解肿瘤对房室瓣及心室流出道梗阻情况,指导手术有重要意义。

第二节 心 包 肿 瘤

一、心包囊肿

(一)概述

心包囊肿(pericardial cyst)是一种先天性纵隔囊肿,亦称为间皮囊肿、心包旁囊肿、胸膜心包囊肿、纵隔水囊肿或纵隔单纯性囊肿等。胚胎期原始中胚层形成心包过程中,中胚层间质中出现许多间隙,这些间隙互相融合成为原始心包腔。如一个间隙不与其他间隙融合,又不与心包腔相通,独立存在则发育成心包囊肿。囊肿最常见的发生部位是心右缘,特别是右侧心膈角区;亦可位于其他部位,如左侧心膈角、肺门、前上纵隔等。

心包囊肿常附着于心包外壁,为良性病变。囊腔大小不等,直径几厘米到十几厘米均有所见,可有蒂。其外表面光滑或略呈分叶状,其内可呈单房或多房,由囊状薄壁的间皮细胞组成,囊内含有澄清或淡黄色浆液。

多数患者无症状;少数患者因囊肿压迫周围组织,而出现胸闷、咳嗽等症状。

(二)CT 诊断

1. 横断图像 表现为心缘旁(尤以右心缘旁较多见)向外突出的包膜完整、边缘清晰、均质类圆形囊性低密度影。单房或有分隔,可有蒂。囊壁薄,其内为水样密度,CT值基本均匀,无明确增强。极少有钙化。对比剂增强及延时扫描,均无强化。

2. 多层重组　冠状位重建图可显示囊性低密度影,位于纵隔内,与心包相延续。

3. 容积再现　可立体显示心包囊肿对周围肺组织的压迫(图25-2-1)。

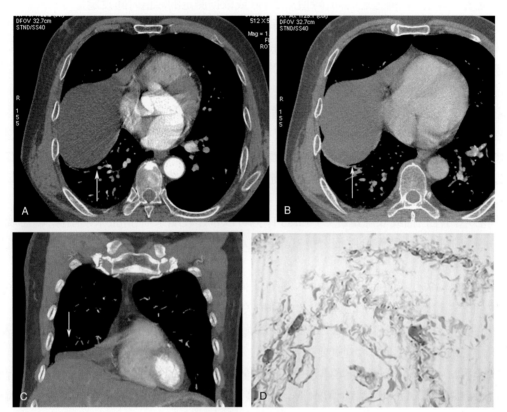

图 25-2-1　心包囊肿

A. 主动脉根部层面显示,右心缘旁巨大囊状低密度影(↑),增强早期均匀水样密度;B. 四腔心层面增强延迟扫描显示,囊状占位无强化(↑);C. 冠状位 MIP 重建图显示,囊状占位位于右侧心膈角区(↑),CT 诊断为心包囊肿;D. 病理镜下见纤维脂肪组织,内膜覆单层扁平细胞,病理诊断为(心包)间皮囊肿。

(三) 鉴别诊断

1. 心包憩室　心包憩室十分罕见。其胚胎发生与心包囊肿相同,不同之处在于心包憩室与心包腔是相通的。CT 表现亦类似于心包囊肿,改变体位使憩室的形态发生改变,有助于两者的鉴别。

2. 支气管囊肿　发生部位为中后纵隔,囊腔与支气管相通,并随呼吸使囊腔大小发生变化。

3. 淋巴管囊肿　瘤体常跨越多个纵隔区,均质液性密度,呈"攀藤样"生长为其特征。

二、心包畸胎瘤

(一) 概述

畸胎瘤(teratoma)是一种先天性胚胎期发育畸形,起源于三胚层的一组畸变的多能干细胞,好发于身体的中轴及性腺,以卵巢多见,也可发生于纵隔、腹膜后及其他任何器官和组织,但发生于心包者临床极为少见。心包畸胎瘤是儿童及青少年常见的心脏原发肿瘤之一,常发生于心底部升主动脉附近。

根据畸胎瘤成熟程度分为3类:

1. 囊性成熟性畸胎瘤　又称皮样囊肿,包膜完整,腔内可含有毛发、皮脂、软骨成分,为良性畸胎瘤。

2. **实性畸胎瘤** 呈实性团块状,其内有大小不等的囊腔,可有出血、坏死,镜下可见三个胚层组织的成分,以内胚层成分居多。此病的成熟程度介于良、恶性之间者为中间型畸胎瘤。

3. **未成熟型畸胎瘤** 瘤内含有未分化的幼稚组织成分,又称恶性畸胎瘤。生长迅速,常浸润邻近组织而引起严重症状,经血和淋巴转移。

多数患者无症状,随着肿瘤的增长,由于其占位效应以及可能引起的继发性心包渗出,可产生一系列症状,如静脉压升高、咳嗽、呼吸困难等,可有心脏压塞。

(二) CT 诊断

1. **横断图像** 表现为心包内占位病变,包膜完整、边缘清晰、病变内 CT 值不均匀,可见多种密度(如脂肪、水、骨密度等),畸胎瘤内脂肪成分的 CT 值多为 –50~–25HU、瘤体内的钙化或骨骼成分 CT 值>100HU;囊性畸胎瘤多为厚壁囊肿。增强扫描呈不均匀强化,边界不清、周围脂肪成分密度增高,瘤灶一过性显著强化常提示恶性。

2. **多层重组** 冠状位及矢状位图像可明确显示畸胎瘤瘤体位于心包内,对周围结构有不同程度压迫,若为浸润性生长,则提示恶性。

3. **容积再现** 可立体显示畸胎瘤瘤体对周围肺组织的压迫(图 25-2-2)。

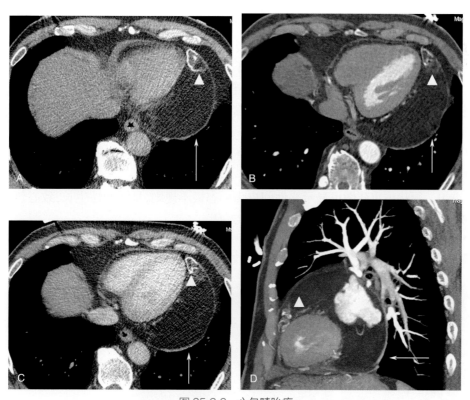

图 25-2-2 心包畸胎瘤

A. 左心室膈面平扫显示,心包腔内大量脂肪密度影(↑),其内少量壳状及点状钙化(△);B、C. 同层面增强早期、延迟期显示,心包腔内占位病变增强及延迟扫描均无强化;D. MIP 矢状位重建图显示,心包腔内大量脂肪密度影(↑),近心尖部少量钙化(△)。诊断为心包肿瘤,以畸胎瘤可能性大。经手术证实为心包畸胎瘤。

(三) 鉴别诊断

1. **纵隔畸胎瘤** 肿瘤多位于前纵隔,特别是心脏与大血管交界的前、中纵隔处,个别病例可以位于后纵隔,左侧多于右侧;心包形态完整为其主要鉴别点。

2. **胸腺瘤** 肿瘤常呈圆形或卵圆形,位于前上纵隔心底部,贴近于胸骨后,边缘清晰、锐利,或有分叶,密度相对均匀。

三、心包间皮瘤

(一) 概述

心包间皮瘤(pericardial mesothelioma)起源于心包浆膜的间皮细胞,组织学结构复杂,瘤细胞形状及排列多样化,也可发生于房室结和心房,多为恶性。可发生于任何年龄,无明显性别差异。组织学分为三类,即纤维型、上皮型和混合型,其中以上皮型多见。肿瘤按大体形态学分为局限型和弥漫型两种,前者偏向良性,后者均属恶性。应注意,心包间皮瘤除了原发的以外,很多是由胸膜间皮瘤转移而来的。有时,确定原发部位比较困难。

间皮瘤形态多样,可为独立或多发的大小不等的灰白色结节,也可呈广泛弥漫性浸润。肿瘤往往同时累及脏层及壁层心包,并可引起不同程度的心包积液。

心包间皮瘤临床症状无特异性,早期可无症状,后期因肿瘤压迫、侵袭心脏、大血管,以及大量心包积液,出现心脏压塞、上腔静脉梗阻等相关症状。

(二) CT 诊断

1. 横断图像

(1) 心包形态改变:部分病例可仅表现为心包不规则的增厚及小的结节样突起,病变明显者可见到心包上多发的大小不等、边缘不光滑的结节。另有部分病例可见肿瘤呈广泛弥漫浸润性生长,形态极不规则,边界不清,可充填全部心包腔。肿瘤一般固定,不活动,其内为不均匀软组织密度。

(2) 心包积液:心包间皮瘤多伴有不同程度的心包积液。由于积液多为血性渗液,CT 值通常较高,有时会掩盖心包上的占位病变,影响诊断。可以调整窗宽、窗位反复观察。还可以通过改变患者体位,从而改变积液的分布,使病灶得以显露。

(3) 心血管解剖改变:肿瘤较大时可以压迫心腔,使之变形;大量心包积液可使心房、室舒张受限,导致腔静脉高度扩张。

2. 多层重组　冠状位重建图可显示恶性间皮瘤形态极不规则,呈浸润性生长,致心包与心脏房室壁间脂肪线消失,并浸及心肌,甚至凸入心腔内(图 25-2-3)。

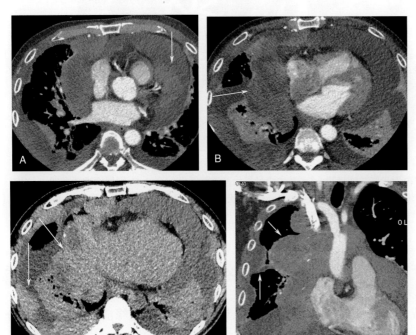

图 25-2-3　心包间皮瘤
A. 主动脉根部层面显示,心包腔内中量积液,左心缘心包积液内可见团块状实性占位(↑);双侧少量胸腔积液;右侧胸膜团块影(↑)。B. 四腔心层面显示,心包腔内不规则实性团块影(↑),心包腔中量积液,双侧胸腔少量积液。C. 层面延迟期显示,心包腔内及右侧胸膜实性占位有不均匀强化(↑)。D. MIP 冠状位重建图显示,心包及右侧胸膜多发不规则团块影(↑)。CT 诊断为心包间皮瘤,并经手术证实。

（三）鉴别诊断

1. 渗出缩窄性心包炎　心包不规则增厚，伴有大量心包积液，且积液密度偏高，上述征象与心包间皮瘤类似。主要鉴别点为本症多伴有心包斑片状、壳状钙化，心包与心房室壁间脂肪间隙清晰。

2. 纵隔肿瘤　肿瘤主体部分位于壁层心包外，为其主要鉴别点。若为恶性纵隔肿瘤侵及心包，产生大量心包积液，则鉴别诊断困难。

3. 心包转移瘤　心外肿瘤的心包转移较为常见，发病率远高于心包原发肿瘤。确定原发病灶为主要鉴别点。

四、心包转移瘤

心包是心外恶性肿瘤累及心脏时最常见的转移部位。心包转移瘤（pericardial metastatic tumor）的发病率要远高于心包原发肿瘤。多数经淋巴道播散、血行播散或直接侵犯而来，以肺癌、乳腺癌、血液病、淋巴瘤等常见，其中以肺癌转移占首位。

转移瘤的共同 CT 表现为：心包占位性病变，伴有不同程度的心包积液。转移瘤绝大部分多发，呈大小不等、形态不规则的结节状改变。诊断应结合原发肿瘤及其类型考虑。

第三节　心脏原发良性肿瘤

一、黏液瘤

（一）概述

黏液瘤（myxoma）是最常见的心脏原发肿瘤，绝大多数为良性肿瘤，极少数为恶性肿瘤。可发生于心脏任何房、室腔的心内膜表面，以左心房最常见，约占 70%，其次为右心房，另有少数可位于心室腔内。在左心房黏液瘤中，绝大多数（约 90%）位于卵圆窝附近，其余的可位于房后壁、前壁及心房耳部。黏液瘤大部分单发，少数可多发。多发的黏液瘤既可位于同一个心腔内，也可分别位于不同的心腔内。多数黏液瘤通过瘤蒂附着于房间隔卵圆窝处，一般不会累及心瓣膜、心包及心肌。

黏液瘤多为卵圆形，可呈息肉状、分叶状或有深浅不一的切迹。瘤体大小不等，外观色浅，质软，呈半透明胶冻状，可有出血及钙化。绝大部分瘤体伴有长短不一的蒂，可以在心腔内随心动周期而运动。

病理镜下可见瘤体内由大量多边形细胞的黏液样基质构成，另外还包括大量的浆细胞、淋巴细胞及巨细胞等。

临床表现取决于肿瘤的部位、大小、形状及运动情况。对心腔的阻塞、房室瓣口的阻塞和 / 或心室流出道的梗阻，亦可因瘤体破碎脱落造成周围动脉栓塞或脑栓塞，需及时手术。

（二）CT 诊断

1. 横断图像　以左心房黏液瘤最为常见，CT 平扫可见左心房腔内卵圆形或分叶状不均质低密度影，绝大多数单发。瘤体大小不等，直径多为数厘米。肿瘤内部 CT 值多不均匀，可伴有囊变、出血及钙化。部分病例于肿瘤基部可见长短不一的瘤蒂，最常见附着于卵圆窝附近。增强扫描瘤体无强化，或轻度强化。

2. 多层重组　斜矢状位重建图可显示黏液瘤与房间隔的附着关系；两腔心重建图可显示瘤体对二尖瓣口的阻塞程度。

3. 电影序列　可见肿瘤随心脏周期运动，因瘤蒂长短不同，肿瘤活动度差异较大，多是活动度良好。

部分病例心室舒张期可见瘤体通过二尖瓣口进入左心室,并于收缩期返回左心房,从而导致二尖瓣口不同程度的阻塞。肿瘤与周围组织界限清晰,对心房壁及瓣膜均无侵犯。在对黏液瘤的诊断中,回顾性心电门控扫描,以电影动态显示肿块的活动情况对诊断及鉴别诊断以及观察梗阻情况对指导治疗都是十分重要的。

其他心腔黏液瘤:较常见的是右心房黏液瘤,其表现与左心房黏液瘤相似,但通常要稍大一些,它可导致三尖瓣口不同程度的阻塞。另外,还有极少数黏液瘤可位于心室内,收缩期可导致心室流出道的梗阻。

(三) 鉴别诊断

左心房黏液瘤主要需与左心房血栓鉴别。血栓多位于心房耳部或心房后壁,紧贴心房壁,呈附壁充盈缺损影或无蒂团块状影,可有钙化,但均无活动度。平扫 CT 值与黏液瘤相仿,增强扫描无强化(图 25-3-1,图 25-3-2)。

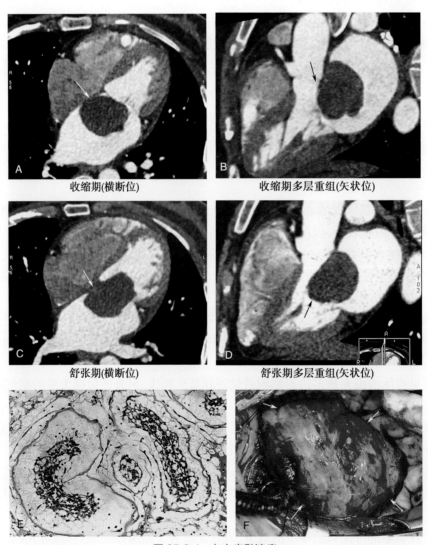

图 25-3-1　左心房黏液瘤

A、B. 收缩期,肿瘤位于左心房内;C、D. 舒张期,肿瘤脱入左心室,并嵌顿在二尖瓣口(↑),CT 诊断为(左心房)黏液瘤;E. 病理镜下:黏液基质,多边形细胞,网状纤维,胶原纤维,弹力纤维;F. 术中见肿瘤外观,病理诊断为(左心房)黏液瘤。

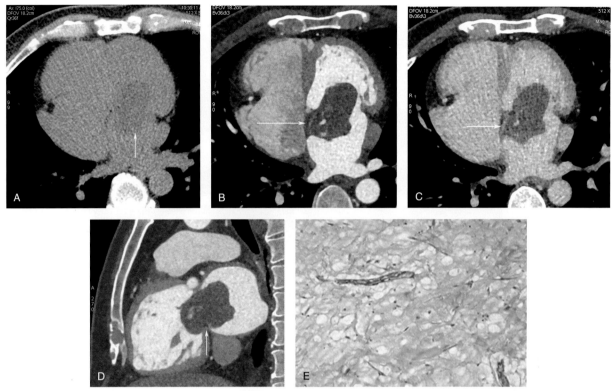

图 25-3-2 左心房黏液瘤

A. 平扫横断像显示,左心房室二尖瓣区(↑)团块状密度偏低影;B. 增强早期横断像显示,左心房腔内不均质团块状不均质低密度影(↑),宽基底附着于房间隔,部分瘤体经二尖瓣口脱入左心室腔;C. 延迟扫描横断像显示,瘤体局部仅有少量强化(↑);D. 矢状位重建图,CT 诊断为左心房黏液瘤;E. 病理镜下见肿瘤内大量黏液样基质,肿瘤细胞呈星芒状,排列呈条索样,病理诊断为(左心房)黏液瘤。

附 N 多发黏液瘤(Carney 综合征)

多发黏液瘤亦称 Carney 综合征(Carney complex)是一种罕见的遗传性疾病,属常染色体显性遗传,包括:①心脏、皮肤、骨软骨多发黏液瘤;②口唇、黏膜点状黑色素沉着;③多发性内分泌肿瘤造成的内分泌功能亢进。

皮肤病变是本病最显著的特征,雀斑通常在青春期前出现,其后数量逐渐增多,颜色逐渐加深。典型分布于面、唇、外阴和黏膜,也可位于其他部位。一般在老年时消退,也可持续存在。上皮样蓝痣是一种在普通人群中罕见,但在本病中常见的蓝痣亚型。心脏黏液瘤常为多发,常发生于不同心腔,且外科术后复发率远高于散发性黏液瘤患者。原发性色素沉着结节性肾上腺皮质病是本病最常见的内分泌系统肿瘤。高达 75% 的患者有生长激素、胰岛素样生长因子或催乳素的无症状升高,口服葡萄糖耐量试验(OGTT)GH 异常反应和促甲状腺激素释放激素的反常反应,而影像学未发现垂体肿瘤。腺瘤常在 30 岁后出现,组织学表现为生长催乳激素细胞增生(图 25-3-3)(详见第二十三章第十三节)。

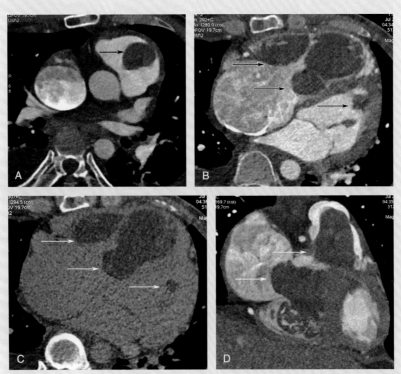

图 25-3-3　心脏多发黏液瘤

A. 右室流出道层面显示,右室流出道团块状低密度影(↑),附着于流出道前壁;B. 四腔心层面显示,两心室腔内多发低密度团块、结节影(↑),少量灶状强化;C. 与 B 同层面延迟扫描显示,两心室腔内肿物(↑)强化不明显;D. MIP 冠状位重建图显示,右室流出道及体部多发团块状低密度影(↑)。病理诊断为多发黏液瘤。

二、横纹肌瘤

(一) 概述

心脏横纹肌瘤(cardiac rhabdomyoma)是第二位的心脏良性原发性肿瘤,是婴幼儿及儿童中最常见的心脏原发肿瘤,绝大部分患儿年龄在 1 岁以内,15 岁以上者少见。横纹肌瘤是一种心肌错构瘤或心肌细胞组成的畸形,而非真正的肿瘤。1/3~1/2 的儿童心脏原发横纹肌瘤与结节性硬化有关,后者为常染色体显性遗传病,可合并脑内错构瘤、面部皮脂腺瘤及肾血管平滑肌瘤等。

横纹肌瘤中绝大部分(约 90%)多发,可发生于心肌各部,最常见的部位为心室(左、右心室),尤以室间隔及其邻壁多见。少数可位于心房壁内,偶可位于心外膜及心内膜下。肿瘤多呈结节状,可有小分叶,无包膜,大小不等(可由数毫米至数厘米),膨胀性生长,可不同程度地突入心腔内。病理检查镜下可见其具有特征性细胞——蜘蛛样细胞。

临床表现症状取决于肿瘤大小、数目和部位。较大肿瘤阻塞心腔及瓣膜,可导致血流动力学改变;累及传导束,可导致心律失常等。

(二) CT 诊断

1. 横断图像　表现为肌壁内实质性占位病变,可不同程度向心腔内膨出,少数亦可突向心腔内。肿瘤结节状或团块状,边缘光滑或略呈小分叶,平扫密度基本均匀,与心肌为等密度病灶,增强情况基本同于心肌,有助于诊断。

2. 多层重组　冠状位及矢状位重建图可显示瘤体与心肌壁、心腔的相对位置关系。

3. 电影观察　肿瘤不随心动周期移动,肿瘤侵犯的心室壁运动消失(图 25-3-4)。

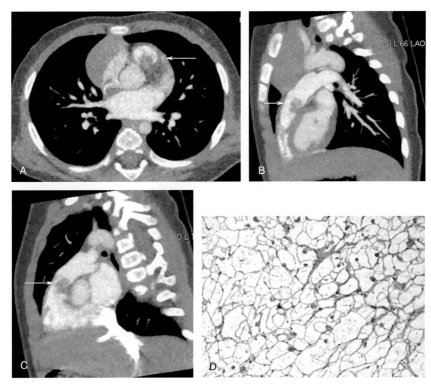

图 25-3-4 右室流出道横纹肌瘤

A. 右室流出道层面显示,右室流出道腔内团块影(↑),形态规则,增强早期密度与心肌相仿;B、C. 斜矢状位重建图显示,团块影位于流出道后壁,瘤体凸向腔内(↑),CT诊断为心脏壁在性肿瘤,性质待定,以横纹肌瘤可能性大;D. 病理镜下见肿瘤细胞空泡变性,可见蜘蛛样细胞及神经节样的横纹肌母细胞,病理诊断为(右室流出道)横纹肌瘤。

附 O 结节性硬化症

结节性硬化症(tuberous sclerosis complex)又称为 Bourneville 病,属常染色体显性遗传性神经皮肤综合征,表现为脑、肾、肺、心、脾、消化道、骨骼发生错构瘤。临床以智力低下、癫痫和面部皮脂腺瘤为三大特征性表现。属于先天性组织细胞发育异常。脑部病变表现为室管膜下结节、皮质及皮质下结节;肺部病变为肺淋巴管平滑肌瘤病;肾脏病变为肾血管平滑肌脂肪瘤。50%~60% 的结节性硬化症患者伴有心脏横纹肌瘤,可单发或多发,常见于出生或婴儿早期;其中,50%~80% 的孤立性心脏横纹肌瘤患者最终被确诊为结节性硬化症。

三、脂肪瘤

(一) 概述

心脏脂肪瘤(cardiac lipoma)极为少见,多为单发。可发生在心脏的任何部位,按发生部位可分为心外膜下脂肪瘤、心肌内(壁间)脂肪瘤及心内膜下脂肪瘤,其中以发生于心外膜下最常见。瘤体大小变化较大,直径可由数毫米至十几厘米。位于心肌内的脂肪瘤体积较小,形态不规则,但有完整包膜;位于心包膜或心包腔者,体积较大,直径可达 10cm。心脏脂肪瘤与其他部位脂肪瘤形态学特性基本相同。按组织学特性,可分为孤立性脂肪瘤、浸润性脂肪瘤及特殊类型脂肪瘤。孤立性脂肪瘤发生于心外膜下或心内膜下,与周围组织分界清晰。浸润性脂肪瘤呈弥漫性生长,可影响心肌收缩或心电传导。特殊类型脂肪瘤包括房室瓣脂肪瘤样错构瘤、房间隔脂肪瘤样肥厚等。

镜下脂肪瘤内可见典型成熟的脂肪细胞,其间可见含量不同的纤维结缔组织、黏液组织、血管及棕色脂肪。瘤体位于心肌内时还可见到不同量心肌细胞陷入。

临床表现症状取决于肿瘤大小、数目和部位,症状亦无特异性,多数患者于体检时偶然发现。

（二）CT诊断

1. 横断图像　脂肪瘤可以生长于心室壁内、心房腔内或心包内,为均匀脂肪密度（多在 -120~-50HU）,部分肿瘤内部可见纤维分隔;增强及延迟扫描均无强化。但必须注意,如果肿瘤内 CT 值不均匀,出现较高软组织密度,或与周围组织分界不清,应考虑到有脂肪肉瘤的可能。

2. 多层重组　冠状位及矢状位重建图可显示瘤体与心肌壁、心腔的相对位置关系（图 25-3-5）。

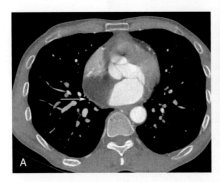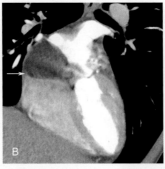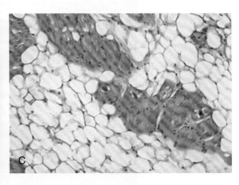

图 25-3-5　右心房脂肪瘤

A. 主动脉根部层面显示,右心房腔内均匀脂肪密度团块状影（↑）;B. 冠状位重建图显示,脂肪密度团块与周围组织分界清晰（↑）,CT 诊断为心脏肿瘤、脂肪瘤;C. 病理镜下见肿瘤内含大量脂肪细胞,脂肪细胞间散在分布心肌细胞及胶原纤维,病理诊断为（右心房）脂肪瘤。

（三）特殊类型脂肪瘤

1. 房间隔脂肪瘤样肥厚　房间隔脂肪瘤样肥厚不是一种真正的肿瘤,而是良性成熟脂肪组织增殖。一般认为于胚胎发育期,间质细胞向心房壁细胞内填充所致,脂肪细胞堆积在第二房间隔,或扩展至卵圆窝。CT 横断图像可见房间隔增厚>2cm,多发生于房间隔中下部。因其位置邻近心脏传导组织,故临床常伴有心律失常,以室上性心动过速常见（图 25-3-6）。

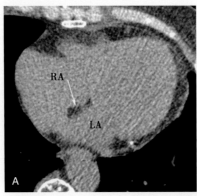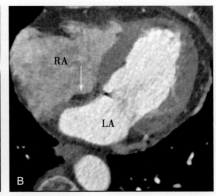

图 25-3-6　房间隔脂肪瘤样增厚

A. 四腔心层面平扫显示,房间隔中下部（↑）明显增厚,呈脂肪密度影;B. 同层面增强扫面,增厚房间隔（↑）边缘光滑,无强化。CT 诊断为房间隔脂肪瘤样增厚。RA,右心房;LA,左心房。

2. 房室瓣脂肪瘤样错构瘤　病变可累及瓣叶、腱索和乳头肌（图 25-3-7）。

3. 纵隔、心包脂肪沉积症　组织学正常的脂肪组织过多地沉积在纵隔、心包内,是一种良性病变,一般不会产生压迫症状。生理性者见于肥胖症;病理性者与遗传、肾上腺皮质增生（肿瘤）、激素治疗、脂肪代谢紊乱等因素相关。CT 表现为大量脂肪组织分布于纵隔、心包内,无包膜。纵隔内脂肪沉积主要分布于前上纵隔、心膈角区及脊柱旁（图 25-3-8）。

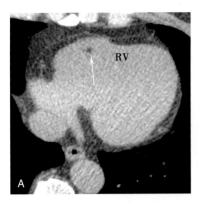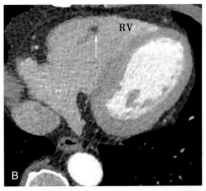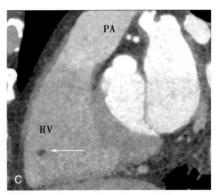

图 25-3-7　右心室乳头肌脂肪瘤样浸润

A. 下腔静脉层面平扫显示,右心室腔内类圆形脂肪密度影(↑);B. 同层面增强扫描显示,三尖瓣下乳头肌类圆形脂肪密度影无强化(↑);C. MIP 矢状位重建图显示,右心室乳头肌脂肪瘤样浸润(↑),边缘光滑。RA,右心房;RV,右心室;PA,主肺动脉。

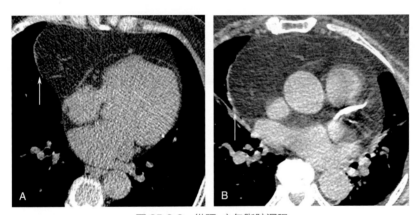

图 25-3-8　纵隔、心包脂肪沉积

A. 左室体部层面平扫显示,前纵隔大量脂肪密度影(↑);B. 主动脉根部层面显示,右心缘心包腔内大量脂肪密度影(↑)。

4. 心包脂肪垫　中老年肥胖者双侧心膈角处有较多脂肪组织堆积,这是一种正常的组织结构。有的脂肪垫可从心膈角处沿左心缘向上延伸,达到左心缘中段水平。CT 横断扫描可见心膈角处均匀脂肪密度影,以宽基底与心包毗邻。

四、淋巴管瘤

(一) 概述

心脏淋巴管瘤(cardiac lymphangioma)极为罕见,是一种淋巴管源性良性病变,即先天性脉管发育畸形,而非真性肿瘤。肿瘤可位于心包或心肌内,亦可发生于瓣膜。与其他部位淋巴管瘤的组织学特性相同,由内皮细胞排列的管腔构成,其内含水样淋巴液,可有纤维组织外膜。临床可分为单纯型、海绵状型、囊肿型和弥漫型。临床表现因肿瘤生长部位、大小而异。

(二) CT 诊断

1. 横断图像　平扫肿瘤为密度均匀一致的囊性病灶,其内常见分隔。囊液多为水样密度,若蛋白含量高或继发感染,则囊液密度偏高。增强扫描囊液无强化,囊壁及分隔可强化。随心腔压力改变,其形态及大小可发生变化。

2. 多层重组　冠状位及矢状位多角度重建图可显示肿物与肌壁、心腔以及瓣膜的相对位置关系。

3. 电影序列　位于瓣膜的淋巴瘤,电影序列动态观察可见肿物随心动周期而运动(图 25-3-9)。

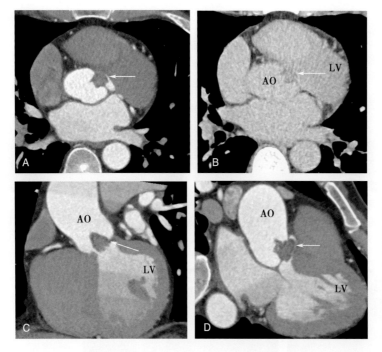

图 25-3-9　心脏淋巴管瘤

A. 增强早期主动脉根部层面显示,主动脉瓣叶类圆形水样密度影(↑),形态欠规则;B. 同层面延迟扫描显示,类圆形占位无明显强化(↑);C、D. MIP 重建图显示,主动脉瓣叶类圆形占位(↑),向两侧膨胀性生长。病理诊断为(主动脉瓣)淋巴管瘤。LV,左心室;AO,主动脉。

五、纤维瘤

(一) 概述

心脏纤维瘤(cardiac fibroma)是一种源于成纤维细胞的良性结缔组织肿瘤,是儿童第二常见心脏原发肿瘤。肿瘤可生长于心肌各部,通常发生于心室壁,以左心室前游离壁或室间隔多见。瘤体往往较大,直径可达 3~10cm;无真正的包膜,可向周围蔓延;中央多见钙化,但出血、囊变、坏死少见。病理镜下检查:瘤细胞长梭状,胞核长圆形,无核仁,束状排列或轮状排列。

本病常于儿童期被发现,当肿瘤累及传导系统时,患者可出现心律失常。

(二) CT 诊断

1. 横断图像　纤维瘤可以发生于心脏各部位,多为壁在性,可凸向心腔内生长,极少数可浸入心包膜外生长。平扫可见肌壁内均质稍低密度病灶,常伴有钙化。增强 CT 检查与正常心肌比较,肿瘤增强延迟,且强化程度低于正常心肌。因此,增强延迟扫描显示晚期强化,是诊断有价值的征象。

2. 多层重组　冠状位、矢状位及两腔心、四腔心重建图可显示肿物与心肌壁、心腔相对位置关系。

3. 电影序列　肿瘤不随心动周期移动,肿瘤侵犯的心室壁运动消失(图 25-3-10)。

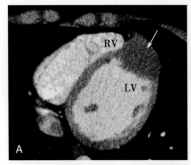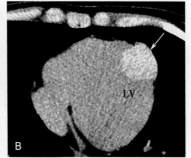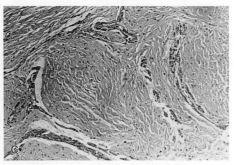

图 25-3-10　3 岁男性患儿,查体时超声检查发现左心室前壁占位

A. 增强横断扫描:CT 见左心室前壁有一处类圆形占位病变,直抵心包,增强早期无明显强化(↑);B. 延迟扫描:可见病变明显强化(↑);C. 病理检查:瘤细胞呈长梭状,胞核呈长圆形,无核仁,束状排列或轮状排列。诊断为纤维瘤。RV,右心室;LV,左心室。

六、孤立性纤维瘤

（一）概述

孤立性纤维瘤（solitary fibroma）属于间质源性细胞，具有向成纤维细胞、肌纤维母细胞分化的潜能。可发生于身体任何部位，40% 位于皮下组织，其他位于深部软组织，包括四肢、头颈部、胸壁、纵隔、心包。

病理可见肿物边界清晰，部分区域有包膜，大小差异较大，为 1~25cm，白色结节状，质硬，偶见黏液样变形、出血。镜下可见瘤细胞呈梭形或卵圆形，胞质少，核染色质均匀。肿瘤细胞呈疏密相间分布，细胞密集区主要是无异型性的梭形细胞，细胞疏松区可见黏液变性区及致密胶原纤维。

临床症状无特殊，肿物生长缓慢，随肿块增大出现相应部位压迫症状。

（二）CT 诊断

1. 横断图像　表现为边界清楚的孤立性肿块，可见包膜或包膜样结构，体积较大时可呈不同程度分叶状。肿物密度相对均匀，瘤内常有两种不同密度的软组织成分，偶可见因黏液样变性而形成低密度影，一般无钙化。增强扫描肿瘤实质成分早期强化程度各不相同，一般胸部孤立性纤维瘤较大，但强化不明显。

2. 多层重组　冠状位及矢状位重建图可显示肿物与心壁的关系，并可显示肿物对心腔形态的影响。

3. 电影序列　可动态显示肿物对心腔的阻塞程度，以及血流动力学方面的改变（图 25-3-11）。

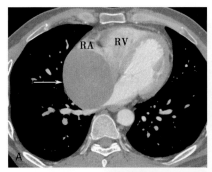
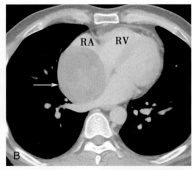
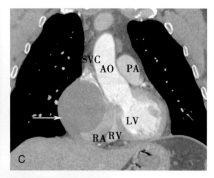
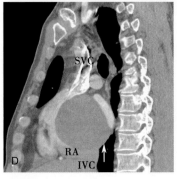
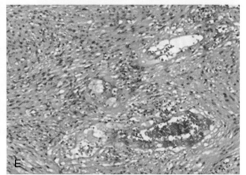

图 25-3-11　右心房孤立性纤维瘤

A. 四腔心层面增强早期横断位显示，右心房腔内均质中等密度团块影（↑），较心肌密度稍低，与右心房游离壁分界不清；B. 四腔心层面延迟扫描显示，肿物（↑）轻度不均匀延迟强化；C、D. 冠状位及矢状位三维重建图显示，肿物（↑）源于右心房游离壁，瘤体凸向右心房腔内；E. 病理镜下见肿瘤细胞呈梭形，见致密区及疏松区，致密区细胞排列呈螺纹状及旋涡状，病理诊断为（右心房）孤立性纤维瘤。RA，右心房；RV，右心室；SVC，上腔静脉；IVC，下腔静脉；LV，左心室；AO，主动脉；PA，主肺动脉。

七、血管瘤

(一) 概述

血管瘤(hemangioma)是由血管内皮细胞发生的肿瘤。可发生在身体的许多部位,最常见的是皮肤及皮下组织。心脏血管瘤发生率约占心脏原发肿瘤的 5%,可发生在心脏任何部位。

血管瘤病理分型包括海绵状血管瘤、毛细血管瘤及动静脉血管瘤,其中海绵状血管瘤最为常见,以扩展的薄壁血窦为特异性表现。

临床表现无特异性,可以栓塞为首发症状,或因肿瘤位于特殊部位而产生心律失常。

(二) CT 诊断

1. 横断图像　心脏海绵状血管瘤形态表现多样,可为类圆形或细长形;可位于心腔内,或以宽基底附着于心壁,抑或位于肌壁间,与心肌组织分界不清。平扫表现为与心肌密度相仿的实性占位,增强及延迟扫描可见占位内部渐进性强化。血供丰富的占位于主动脉期可显示参与供血的肿瘤血管。

2. 多层重组　结合冠状位及矢状位等多角度重建图,可清晰显示肿物与心肌壁、心腔的位置关系。

3. 电影序列　可显示肿物活动度小,仅随附着处心肌壁小幅运动(图 25-3-12)。

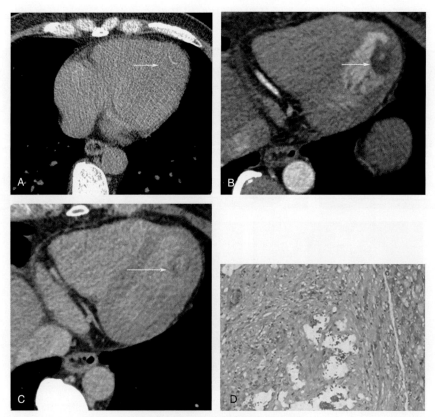

图 25-3-12　左心室海绵状血管瘤

A. 平扫左室下部层面显示,左心室占位病变与心肌、心腔密度无明显区分;B. 同层面增强早期显示,左心室腔内类圆形占位病变(↑),以宽基底附着于左室下侧壁,占位整体密度低于心肌,其内少量灶状强化;C. 同层面延迟扫描显示,占位(↑)内部强化范围增大;D. 病理诊断为(左心室)海绵状血管瘤。

第四节　心脏原发恶性肿瘤

一、血管肉瘤

（一）概述

血管肉瘤（hemangiosarcoma）属于恶性肿瘤，在心外的软组织肉瘤中，血管肉瘤很少见，仅占 2% 左右，但在心脏原发恶性肿瘤中，血管肉瘤是最常见的，约占 30%。男性发病率为女性的 2~3 倍，发病年龄最常见于 20~50 岁。

心脏血管肉瘤可位于心脏的任何心腔，其中绝大部分位于右心，特别是右心房，约占 90%。肿瘤大多向心腔内生长，可不同程度地充盈心腔，并可浸润至心肌及心外膜，心包亦可受累，出现血性心包积液。少数病例瘤体可突入房室瓣口，出现梗阻征象。肿瘤外观为单发或多发的结节状或息肉状，亦可呈弥漫性浸润。从组织学上看，血管肉瘤为一组病变，包括恶性血管内皮瘤、血管肉瘤、Kaposi 肉瘤、血管网状肉瘤及空洞血管肉瘤等。

病变早期多无症状，随着肿瘤体积增大，以及浸润周围组织，临床表现最常见为心腔及房室瓣口的阻塞；累及并阻塞腔静脉，可发生腔静脉梗阻综合征。其他包括胸痛、发热、咳嗽、心包积液、冠状动脉破裂等相应症状。

（二）CT 诊断

1. 横断图像　可显示肿瘤侵犯右心，尤其是右心房。肿瘤可呈单发或多发大小不等、不光滑的结节状、息肉状，常起源于右心房游离壁，突入心腔，部分肿瘤可突入房室瓣口，也可呈广泛弥漫浸润性生长，形态不规则，边界不清。较大的肿瘤可充盈大部分心腔，从而引起心腔阻塞。肿瘤固定，活动差，其内为软组织密度，CT 值不均匀。病变处心肌多有不同程度受累，较正常心肌密度偏低。增强扫描肿瘤呈明显不均匀延迟强化，瘤体内见肿瘤血管或血管团。

其他征象包括上、下腔静脉阻塞、心房室继发改变等。若肿瘤累及心包，则可见有心包占位，同时可伴有血性心包积液。若肿瘤发生于右心，瘤栓脱落可形成肺动脉栓塞。

2. 多层重组　冠状位及矢状位的多角度重建图可显示肿物与房壁的关系，并可显示肿物对邻近组织的浸润范围及程度，亦可显示腔静脉有无瘤栓形成。

3. 电影序列　电影动态显示肿物活动度差，受累心壁运动明显减弱。当瘤体突入房室瓣口时，电影序列可显示肿物对房室瓣的阻塞程度及血流动力学方面的影响（图 25-4-1）。

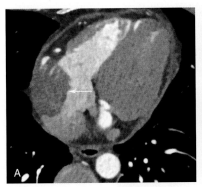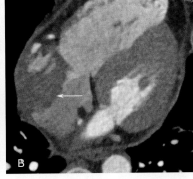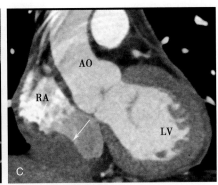

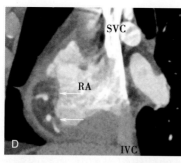
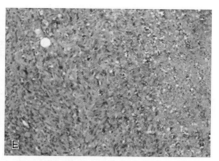

图 25-4-1　右心房血管肉瘤

A. 冠状静脉窦层面增强早期显示,右心房体部游离壁团块影(↑),向腔内膨突,形态不规则,密度不均,有少量小灶状强化;B. 冠状静脉窦层面延迟扫描显示,肿物(↑)内团片状渐进性强化;C. MIP 冠状位显示,肿物起源于右心房游离壁,与心包之间脂肪间隙消失(↑);D. MIP 矢状位显示,肿物内可见肿瘤血管(↑);E. 病理镜下见肿瘤细胞呈梭形,成束成片,血管形成常见;多灶出血,大片坏死,散在炎细胞;病理诊断为(右心房)血管肉瘤。RA,右心房;SVC,上腔静脉;IVC,下腔静脉;LV,左心室;AO,主动脉。

二、横纹肌肉瘤

(一) 概述

横纹肌肉瘤(rhabdomyosarcoma)在心脏原发肉瘤中发病率约占第二位。起源于横纹肌细胞或向横纹肌细胞分化的间叶组织,可分为多形型、腺泡型和胚胎型。多形型横纹肌肉瘤体积较大,常见于成人;腺泡型横纹肌肉瘤常发生于青春期男性,平均年龄为 12 岁;胚胎型横纹肌肉瘤的瘤细胞多呈胚胎发育早期幼稚横纹肌母细胞及原始间叶细胞,多发于 8 岁前儿童。心脏横纹肌肉瘤可发生于任何年龄,幼儿心脏壁在性肿瘤为以横纹肌(肉)瘤占首位。

肿瘤多为柔软的结节状或息肉状实性肿物,向腔内突出生长,通常伴有中心坏死。部分亦可呈弥漫性浸润。可多发。镜下肉瘤内大部分细胞呈梭形、星形或圆形,异型性明显,可见黏液区、出血坏死区等多种改变并存。细胞密集区及疏松区交替分布,表现为"交叉条纹"状改变,具有诊断价值,电镜下较为清晰。

临床症状多为非特异性表现,如发热、体重下降等。心脏症状出现较晚但进展迅速,常见有心律失常、胸痛、瓣膜功能失调、心包积液等。

(二) CT 诊断

1. 横断图像　可显示肿瘤位于心肌壁间,形态不规则,与心肌分界不清而呈弥漫浸润性,或突出于心腔内呈息肉状。平扫肿瘤密度不均匀,可有黏液样变区及出血坏死区;增强扫描肿瘤呈不均匀强化。肿瘤可多发,受累心肌失去正常形态;易累及瓣膜,侵犯心包,多呈结节状浸润性生长。

2. 多层重组　冠状位及矢状位等多角度重建图显示肿物对心房壁及相邻肺静脉的浸润程度。

3. 电影序列　可显示肿物活动度差;受累心肌失去正常形态,收缩幅度减低或消失(图 25-4-2)。

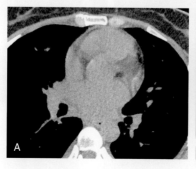
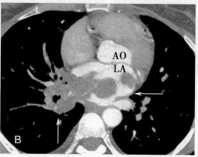

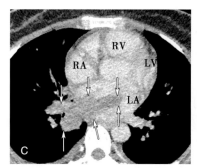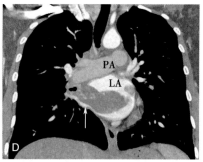

图 25-4-2 心脏横纹肌肉瘤

A. 左房层面平扫显示,左心房腔内占位与心腔等密度,不易分辨;B. 左房层面增强早期显示,左心房及肺静脉腔内形态不规则中等密度影(↑),其内少量不均匀强化,占位与心壁及外围组织分界不清;C. 左房层面延迟扫描显示,左心房及肺静脉腔内占位(↑)不均匀强化;D. MIP 冠状位重建图。病理诊断为(左心房及肺静脉)横纹肌肉瘤。LA,左心房;LV,左心室;RA,右心房;RV,右心室;AO,主动脉;PA,肺动脉。

三、纤维肉瘤

(一) 概述

纤维肉瘤(fibrosarcoma)属于恶性间质肿瘤,常发生于躯干和四肢软组织。心脏纤维肉瘤极为罕见,可发生于任何年龄,男女发病率相似。可发生于心脏任何部位,以发生于右心居多。肿物位于肌壁间,呈浸润、膨胀性生长;突入心腔内,造成心腔不同程度的阻塞;浸润心包,则可造成心包积液。肿瘤大部分为多发,为灰白色、质硬的结节或呈弥漫浸润生长。镜下可见有丝分裂的恶性纺锤形成纤维细胞构成,可伴有黏液样变性等。

(二) CT 诊断

1. 横断图像 显示肿瘤可以发生于心脏任何部位,多位于肌壁间,形态不规则,与正常心肌分界不清,呈弥漫浸润性生长,或呈团块状向心腔内或心脏外膨突。增强及延迟扫描强化不明显。

2. 多层重组 冠状位及矢状位等多角度重建图可显示肿物对心肌壁及周围组织的浸润程度;若肿物侵蚀房室瓣,亦可显示其对房室瓣的阻塞程度。

3. 电影序列 电影动态显示肿物活动度差,受累心壁运动明显减弱。当瘤体突入房室瓣口时,电影序列可显示肿物对房室瓣的阻塞程度及血流动力学方面的影响(图 25-4-3)。

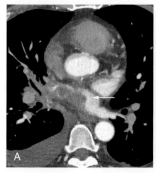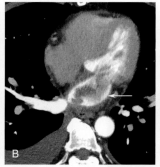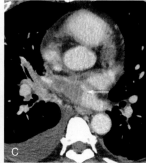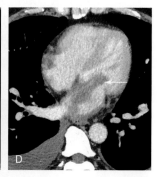

图 25-4-3 心脏纤维肉瘤

A、C. 左房层面增强早期及延迟扫描显示,左心房及右上肺静脉腔内形态不规则占位病变(↑),与心壁分界不清,占位强化不明显;B、D. 四腔心层面增强早期及延迟扫描显示,左心房腔内占位病变累及二尖瓣(↑)。病理诊断为(左心房)成纤维细胞肉瘤。

四、脂肪肉瘤

(一) 概述

心脏脂肪肉瘤(cardiac liposarcoma)是一种来源于间叶组织或具有间叶组织分化特点的心脏原发性恶性肿瘤。好发年龄为40~60岁,以男性为主。按脂肪细胞分化程度及异形程度的不同,组织学可分为高分化型、黏液型、圆形细胞型、多形性型及曲分化型五种亚型。高分化型及黏液型为低度恶性,其他类型为高度恶性。心脏脂肪肉瘤以黏液型多见,多位于左心房。肿物起源于心内膜下或心包脏层,基底部呈浸润性生长,形态不规则,无完整包膜或包膜不完整向心腔内生长。肿物向心腔内生长,可阻塞心腔或房室瓣,而产生相应临床症状,且易发生肺、骨等部位的转移。病理学镜下表现为:黏液样基质,纤细的丛状毛细血管网,不同分化程度的脂肪母细胞。

(二) CT诊断

1. 横断图像　可显示肿物多位于心房,形态不规则,与正常心肌分界不清,呈浸润膨胀性生长,为类圆形单房囊实性或含脂肪密度的实性肿块,平扫肿物密度不均匀;增强扫描轻度不均匀强化或絮状、网格状明显强化。

2. 多层重组　冠状位及矢状位等多角度重建图显示肿物对心壁的浸润程度。

五、黏液性纤维肉瘤

(一) 概述

黏液性纤维肉瘤(myxofibrosarcoma)包括一系列恶性成纤维细胞性病变,伴有不同程度的黏液样基质,并有独特的曲线形血管。本病常见于老年男性,多发生于肢体,位于心脏者极为罕见。发生于心脏者,多位于左心房。肿物质软、松脆,表面呈凹凸不平的胶冻状外观。低度恶性肿瘤细胞成分少,仅含少量胖梭形和星形肿瘤细胞。高度恶性肿瘤含有大量梭形和多形性肿瘤细胞实性巢片和细胞丰富的束状结构,常有出血、坏死区。特征性表现为长形、曲线形薄壁血管,血管周围分布密集的肿瘤细胞和炎症细胞。

(二) CT诊断

1. 横断图像　可显示左心房腔内不规则软组织密度影,以宽基底附着于心房壁。肿物平扫密度不均匀,可见斑片状低密度影;增强扫描可见不均匀强化,其内低密度区呈轻度延迟强化。

2. 多层重组　冠状位及矢状位等多角度重建图可显示肿物对心肌壁及周围组织的浸润程度;若肿物侵蚀房室瓣,亦可显示其对房室瓣的阻塞程度。

3. 电影序列　电影动态显示肿物活动度差,受累心壁运动明显减弱。当瘤体突入房室瓣口时,电影序列可显示肿物对房室瓣的阻塞程度及血流动力学方面的影响(图25-4-4)。

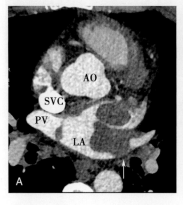
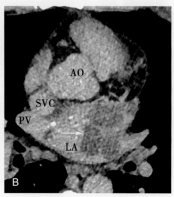
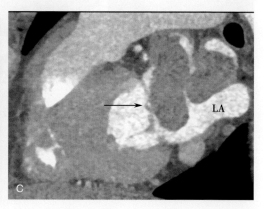

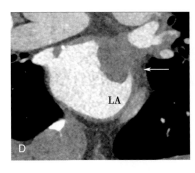
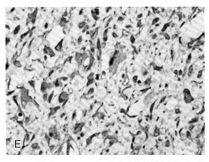
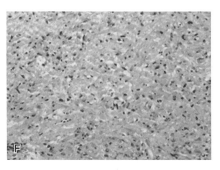

图 25-4-4 左心房黏液性纤维肉瘤

A. 主动脉根部层面增强早期显示，左心房腔内形态不规则软组织密度影(↑)，附着于左心房前壁及后壁，强化不明显；B. 主动脉根部层面延迟扫描显示，肿物(↑)不均匀轻度强化；C. MIP 矢状位重建图显示，左心房肿物与二尖瓣分界不清(↑)；D. MIP 冠状位重建图显示，左心房肿物延伸至左上肺静脉入口(↑)；E、F. 病理镜下见肿瘤细胞呈多形性，较多胶原基质，部分为黏液样基质，瘤细胞为梭形，可见上皮样细胞，病理诊断为(左心房)黏液性纤维肉瘤。LA，左心房；SVC，上腔静脉；PV，肺静脉；AO，主动脉。

第五节 心脏转移瘤

一、概述

心脏转移瘤(cardiac metastatic tumor)较原发瘤多 20~40 倍。转移瘤有 4 个来源途径，即直接扩散、种植、血行转移及淋巴转移。常见的可转移到心脏的肿瘤很多，包括肺癌、乳腺癌、白血病、恶性黑色素瘤、淋巴瘤，以及食管癌、胃癌、肝癌、肠癌、胰腺癌、肾癌、甲状腺癌、卵巢癌、前列腺癌等。通常认为前五者较多见，即肺癌、乳腺癌、白血病、恶性黑色素瘤及淋巴瘤。

转移瘤临床症状多样，且有些病例转移瘤所致的心脏症状可早于原发症状出现，十分容易误诊，应加以注意。

转移瘤可位于心腔内、心肌肌壁及心包内，转移瘤大部分多发，可侵犯心肌和/或心包，其表现多样，以侵犯心包为多见。

二、CT 诊断

1. 横断图像 转移瘤若发生于心包，可显示心包占位性病变并存心包积液。若发生于心肌，肿瘤浸润心肌，与正常心肌界限不清，呈结节样突向心腔内，呈圆形充盈缺损，无活动。增强扫描，肿瘤可有增强。诊断应结合临床原发肿瘤作出。

2. 多层重组 冠状位及矢状位等对角度重建图可显示转移瘤与心包、心壁的位置关系及浸润程度(图 25-5-1，图 25-5-2)。

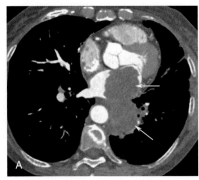
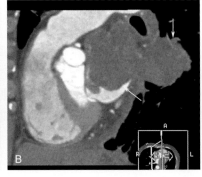

图 25-5-1 患者女性，57 岁，直肠癌术后 10 年

A. 增强横断扫描；B. 多层重组(矢状位)。后纵隔巨大肿块直接侵入心脏左心房后壁，向腔内生长，呈类圆形分叶状占位性病变，密度均匀，位置固定，可见肿瘤血管影。结合临床，考虑为直肠癌术后转移瘤。

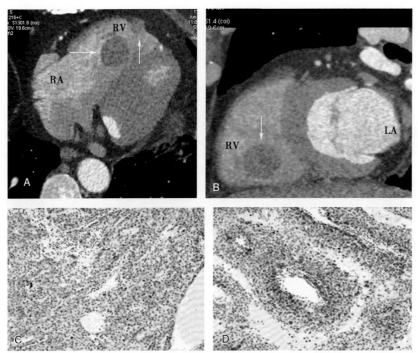

图 25-5-2　患者男性,66 岁,肝癌术后 3 年,肝癌右心室转移瘤

A. 右室下部层面显示,右心室腔内及右室游离壁多发类圆形实性团块影(↑),边缘较光滑;右心室游离壁实性结节与正常心肌分界不清;B. MIP 矢状位重建图显示,右心室腔内类圆形实性团块影(↑);C、D. 病理镜下见肿瘤细胞呈岛状、条索状生长,之间可见血窦;肿瘤细胞体积较小,大小较一致。病理诊断为转移性肝细胞瘤。RA,右心房;RV,右心室;LA,左心房。

第六节　心脏瓣膜肿瘤

一、乳头状弹力纤维瘤

(一) 概述

心脏乳头状弹力纤维瘤(cardiac papillary elastofibroma)为良性原发性心脏肿瘤,主要发生在心脏瓣膜表面的内膜,约占瓣膜肿瘤的 90%,亦可见于心房、心室内膜。肿瘤好发部位依次为主动脉瓣、二尖瓣、肺动脉瓣、三尖瓣。各年龄段均有发病,40~80 岁高发,女性患病比例略高于男性。肿瘤呈典型的“海葵样”外观。镜下瘤组织呈分支细乳头状,表面覆以增生的心内膜细胞,外层为疏松网状结缔组织,中心为致密纤维结缔组织。瘤基质由弹力纤维、蛋白多糖和成纤维细胞样的梭形细胞构成。多数体积小,对血流动力学影响不明显;但因活动度大,可脱落引起全身栓塞。

(二) CT 诊断

1. 横断图像　可显示心腔内菜花状、乳头状充盈缺损影,基底附着于瓣膜表面。肿物密度较低,且欠均匀,可伴有钙化,强化不明显。

2. 多层重组　冠状位及矢状位等多角度重建可显示心腔内肿物附着于瓣叶之上。

3. 电影序列　电影动态观察显示肿物位于瓣叶上,随心动周期活动度较大(图 25-6-1)。

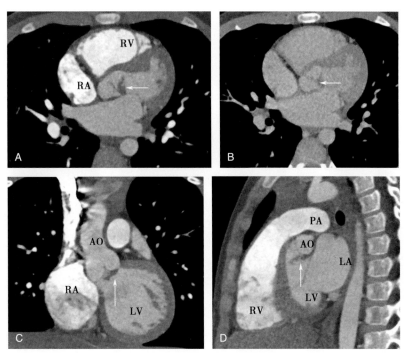

图 25-6-1　主动脉瓣乳头状弹力纤维瘤

A. 四腔心层面增强早期显示,主动脉瓣左室面可见菜花状充盈缺损影(↑),形态不规则,强化不明显;B. 四腔心层面延迟扫描显示,肿物(↑)无明显延迟强化;C、D. MIP 冠状位及矢状位重建图显示,肿物(↑)位于主动脉瓣表面,凸向左室流出道腔内。病理诊断为(主动脉瓣)乳头状弹力纤维瘤。LA,左心房;LV,左心室;RA,右心房;RV,右心室;AO,主动脉;PA,主肺动脉。

二、瓣膜血性囊肿

(一) 概述

心脏瓣膜血性囊肿(blood cyst of cardiac valves)是一种罕见先天异常,它嵌覆于心内膜或瓣结构裂隙间,幼年发病率高,随年龄增长而破裂消失。瓣膜血性囊肿成因假说的主流观点认为:胚胎发育时腱索牵拉尚未分化成瓣膜的网状纤维结构形成皱褶,皱褶融合过程中血液从心室侧冲入血肿腔,并在瓣膜实质上形成局部囊肿;与腱索、乳头肌、瓣叶及心内膜垫等在形成上相互关联。血性囊肿可见于二尖瓣叶、前组乳头肌、二尖瓣瓣环、三尖瓣、肺动脉瓣,以二尖瓣前叶最常见。肿瘤为圆形、壁平滑的囊腔,可谓多腔或一系列相通的腔室;少数较大,呈分叶状。血肿壁包含纤维结缔组织,其内层为单层梭形细胞,囊肿腔内主要成分是红细胞。囊肿在血流动力学方面对房室瓣的影响较半月瓣明显。

(二) CT 诊断

1. 横断图像　可显示心腔内类圆形囊性肿物,可位于瓣叶、瓣环、乳头肌心内膜面。囊肿边界清晰,可呈单腔或彼此相交通的多腔,囊液密度均匀,呈血性密度。

2. 多层重组　冠状位及矢状位等多角度重建可显示心腔内肿物与瓣叶、瓣环及乳头肌的位置关系。

3. 电影序列　若肿物位于瓣叶上,则随心动周期活动度较大;若肿物位于瓣环及乳头肌,则活动度较小(图 25-6-2)。

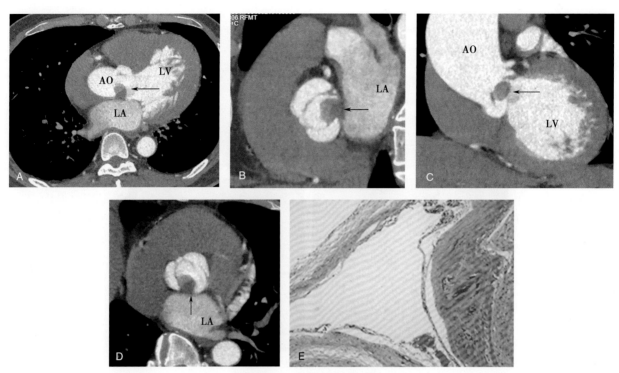

图 25-6-2　主动脉瓣血性囊肿

A. 横轴像显示,主动脉瓣叶可见类圆形囊性低密度影(↑),边缘清晰,密度均匀;B~D. 不同方位 MIP 重建图显示,囊性低密度影(↑)位于主动脉瓣叶上,与周围结构分界清晰;E. 病理镜下见主动脉瓣纤维组织增生,瓣叶囊肿内壁偶见内皮细胞,囊壁少量淋巴细胞浸润,病理诊断为(主动脉瓣)血性囊肿。LA,左心房;LV,左心室;AO,主动脉。

第七节　CT 在心脏肿瘤诊断评价

1. 心脏肿瘤(包括心包肿瘤),超声心动图仍为首选无创检查方法,简便易行。

2. CT 检查具有高时间分辨力、高密度分辨力、视野大、扫描覆盖范围广等优点,对心脏肿瘤诊断有一定价值。

(1)清楚显示肿瘤的位置、大小、与周围器官组织的关系,有助于初步评价肿瘤性质;是对超声心动图的重要补充。

(2)评价肿瘤对心脏及周围器官组织的浸润范围、病理解剖改变,为治疗起到指导作用。

(3)多时相增强扫描,通过肿瘤染色特点,对其组织来源有一定的提示作用。能谱成像,可以判断肿瘤成分,有助于肿瘤来源性质的诊断。

(4)能谱成像,可以分析肿瘤成分,对判断肿瘤的来源有一定作用。

3. CT 检出的征象多是相对的,因而对肿瘤定性诊断还存在一定困难,不能作出病理诊断。

4. CT 检查对于多数心脏肿瘤可以做出明确诊断,可以减少对有创造影检查的依赖。

5. "放射组学"的成熟,以及"人工智能"和"深度学习"的实现,心脏 CT 对大量影像信息进行数字化的定量高通量分析,得到高保真的目标信息来综合评价各种表型,包括解剖结构、组织形态、细胞学及分子组成以及基因遗传等各个层次,可以得到以前不能识别的特征,从而能够得到更准确的诊断。

(祁晓鸥　孙　洋　支爱华　戴汝平)

参考文献

［1］雷晓燕, 刘红娟, 郭佑民, 等. 纵隔囊性病变的 CT 诊断及鉴别诊断 [J]. 实用放射学杂志, 2001, 17 (8): 595-597.

［2］王建敏, 王贤明, 陈凤玲, 等. 彩色多普勒超声及 CT 诊断心包畸胎瘤并壳状钙化一例 [J]. 中华医学超声杂志 (电子版), 2011, 8 (10): 2248-2250.

［3］王康, 王之, 赵泽华, 等. 原发性心包恶性间皮瘤 CT 影像分析及临床病理探讨 (附 2 例报告)[J]. 临床放射学杂志, 2010, 29 (10): 1426-1428.

［4］彭志远, 胡大清, 陈艳, 等. 心房黏液瘤的多层螺旋 CT 诊断 [J]. 实用放射学杂志, 2009, 25 (10): 1430-1432.

［5］朱立乾. 结节性硬化的影像评价 [J]. 中国医师杂志, 2016, 18 (增刊): 161-163.

［6］石琳, 黄美容, 刘春晓, 等. 儿童心脏肿瘤 136 例中长期随访 [J]. 中华实用儿科临床杂志, 2015, 30 (15): 1168-1171.

［7］杨有优, 戴汝平, 范淼, 等. 心脏脂肪瘤的 CT 诊断 [J]. 中华放射学杂志, 2010, 44 (8): 803-806.

［8］吴晓琴, 杨新宇, 李旸, 等. 心脏脂肪瘤的临床诊治进展 [J]. 山东医药, 2018, 58 (44): 114-117.

［9］刘勃, 张增俊, 施伟东, 等. 小儿淋巴管瘤的 CT 和 MRI 诊断 [J]. 实用放射学杂志, 2011, 27 (9): 1410-1412.

［10］周晓辉, 许建屏. 心脏原发外向性巨大孤立性纤维性肿瘤一例 [J]. 中国循环杂志, 2011, 26 (5): 395.

［11］张永远, 王猛, 周志刚. 四例心脏原发性血管肉瘤的影像表现及文献回顾 [J]. 中华放射学杂志, 2018, 52 (9): 701-703.

［12］许崇永, 赵雅萍, 程建敏, 等. 心脏横纹肌肉瘤 2 例超声及 CT 所见 [J]. 中国临床医学影像杂志, 2005, 16 (6): 358-359.

［13］朱宁, 夏稻子, 霍丽, 等. 儿童心脏纤维肉瘤一例 [J]. 中华心血管病杂志, 2002, 30 (7): 437.

［14］刘一凡, 何子林, 高峰, 等. 原发性左心房粘液纤维肉瘤 1 例 [J]. 心肺血管病杂志, 2019, 38 (1): 93-94.

［15］毕伟, 丁长青, 余磊, 等. 29 例心包转移瘤的 CT 诊断分析 [J]. 中国现代医生, 2015, 53 (32): 121-124.

［16］毛新波, 陈涛, 毛定飚. 心脏转移癌的 CT 诊断 [J]. 医学影像学杂志, 2014, 24 (10): 1726-1728.

［17］于小华, 吴波, 石群立, 等. 主动脉瓣乳头状弹力纤维瘤 1 例报道并文献复习 [J]. 诊断病理学杂志, 2004, 11 (6): 395-396, 插页 103.

［18］白旭东, 陈丽萍, 赵丽荣, 等. TTE 和 TEE 诊断心脏瓣膜血性囊肿 [J]. 中国超声医学杂志, 2002, 18 (6): 437-439.

［19］魏柯, 郭宏伟. 卡尼复合征 (Carney complex) 的临床特征及研究进展 [J]. 中国胸心血管外科临床杂志, 2018, 25 (7): 627-632.

［20］方微, 陈东, 商建峰, 等. 3 例主动脉瘤及主动脉夹层合并主动脉良性肿瘤及瘤样病变的临床病理学分析 [J]. 心肺血管病杂志, 2014, 33 (3): 405-409.

［21］金敬琳, 戴汝平, 杨志强. 原发性肺动脉肿瘤的影像学诊断 [J]. 中华放射学杂志, 2003, 37 (2): 120-123.

［22］支爱华, 戴汝平, 蒋世良, 等. 子宫平滑肌瘤病经静脉延伸至右侧心腔的影像学诊断 [J]. 中华放射学杂志, 2005, 39 (3): 275-279.

［23］周旭辉, 李菁, 李子平, 等. CT 肺动脉造影在诊断原发性肺动脉肿瘤中的应用 [J]. 临床放射学杂志, 2007, 26 (11): 1100-1103.

［24］王永梅, 李宇, 张兆琪. CT 及 MRI 诊断子宫平滑肌瘤病累及下腔静脉及右心腔 [J]. 中国医学影像技术, 2011, 27 (6): 1243-1246.

［25］ÖZMEN G, DEMIR M, ARI H, et al. A rare association: concomitant presence of mitral valve blood cyst with atrial septal aneurysm and cor triatriatum dexter [J]. Anatol J Cardiol, 2015, 15 (6): 502-503.

［26］SANDRINI F, STRATAKIS C. Clinical and molecular genetics of Carney complex [J]. Mol Genet Metab, 2003, 78 (2): 83-92.

［27］THALHEIMER A, FEIN M, GEISSINGER E, et al. Intimal angiosarcoma of the aorta: report of a case and review of the literature [J]. J Vase Surg, 2004, 40 (3): 548-553.

［28］MOGHADAM M Y, MORADIAN M, GIVTAJ N, et al. Intraluminal ascending aorta fibroma [J]. J Tehran Heart Cent, 2011, 6 (1): 45-47.

［29］KHAYATA G M, THWAINI S, ASWAD S G. Intravenous leiomyomatosis extending to the heart [J]. Int J Gynaecol Obstet, 2003, 80 (1): 59-60.

附录
专业术语缩略词对照表

第一章

计算机断层（computed tomography，CT）
电子束CT（electron beam computed tomography，EBCT）
多排螺旋CT（multi-detector row spiral CT，MDCT）
多层螺旋CT（multislice CT，MSCT）
冠状动脉CT血管造影术（coronary CT angiography，CCTA）
双能CT（dual-energy CT，DECT）
双源CT（dual-source CT，DSCT）
人工智能（artificial intelligence，AI）
放射组学（radiomics）
计算流体动力学（computational fluid dynamics，CFD）
深度学习图像重建技术（deep learning image reconstruction，DLIR）
低剂量（low-dose，LD）
CT冠状动脉血流储备（coronary flow reserve CT，CFR_{CT}）
壁面剪切力（wall shear stress，WSS）
经导管主动脉瓣植入术（transcatheter aortic valve implantation，TAVI）
经导管二尖瓣植入术（transcatheter mitral valve replacement，TMVR）
CT心肌灌注（myocardial CT perfusion，CTP）
CT动态心肌灌注检查（dynamic myocardial CT perfusion，dynamic CTP）
心肌应变（myocardial strain）
卷积神经网络（convolutional neural networks，CNN）
基因组学（genomics）
放射基因组学（radio-genomics）
迭代重建（iterative reconstruction）
CT值（亨氏单位）（Hounsfield units，HU）
衰减系数（attenuation coefficient）
虚拟单能级图像（virtual mono-energetic images，VMI）
虚拟（无对比剂）平扫（virtual non-contrast，VNC）
自适应运动矫正（adaptive motion correction，AMC）
单能去金属伪影算法（single energy metal artifact reduction，SEMAR）
血管探针（vessel probe）
全息光子探测器（stellar infinity detector）
光学相干断层成像（optical coherence tomography，OCT）
超高分辨率（ultra-high resolution，UHR）

回顾性心电门控技术（retrospective ECG-gating）
前心电门控技术（prospective ECG-gating）

第二章

宝石探测器（Gemstone Clarity detector）
失效安全辅助接口（fail-safe interface）
追踪冻结技术（SnapShot Freeze，SSF）
器官剂量调制（organ dose modulation，ODM）
反滤波投影法（filtered back projection，FBP）
冠状动脉冻结技术（CA Snapshot Freeze）
高清容积重建（volume high definition，VHD）
自动门控技术（Auto Gating）
智能期相（Smart Phase）
多模型迭代重建技术（model-based iterative reconstruction，MBIR，商品名 VEO）
心肌灌注成像（myocardial perfusion imaging，MPI）
心肌血流量（myocardial blood flow，MBF）
心肌血容量（myocardial blood volume，MBV）
平均通过时间（mean transit time，MTT）
胸痛 CTA 三联检查（triple rule-out computed tomographic angiography for chest pain）

第三章

正电子发射型计算机断层显像（positron emission tomography，PET）
多模态医学图像融合（multi-modality medical image）
3D 打印技术（three dimensions printing technology）

第四章

像素（pixel）
最大密度投影（maximum intensity projection，MIP）
最小密度投影（minimum intensity projection，MinIP）
平均密度投影（average intensity projection，AIP）
表面绘制法（surface rendering）
表面阴影显示法（shaded surface display，SSD）
体绘制法（容积再现）（volume rendering，VR）
仿真内镜（virtual endoscope，VE）
多平面重组（multi-planar reformation，MPR）
曲面重组（curved-planar reformation，CPR）
感兴趣区（region of interest，ROI）
血流储备分数（fractional flow reserve，FFR）
CT 心肌灌注成像（CT myocardial perfusion imaging，CT-MPI 或 CTP）
计算流体动力学（computational fluid dynamics，CFD）
时间密度曲线（time density curve，TDC）

血流量（blood flow，BF）
血容量（blood volume，BV）
峰值时间（time to peak，TTP）
表面通透性（permeability surface，PS）

第五章

心房（atrium）
左心房（left atrium，LA）
右心房（right atrium，RA）
房间隔（atrial septum）
心房耳部（atrial appendage）
左心房耳部（left atrial appendage，LAA）
右心房耳部（right atrial appendage，RAA）
房间隔瘤（atrial septal aneurysm）
卵圆窝（fossa ovalis）
卵圆孔（foramen ovale）
卵圆孔未闭（patent foramen ovale，PFO）
心室（ventricular）
　室间隔（ventricular septum）
　膜部间隔（membranes septum）
　肌部间隔（muscle septum）
　房 - 室间隔（atrio-ventricular septum）
　膜部室间隔瘤（membranes septal aneurysm）
　乳头肌（papillary muscle，PM）
左心室（left ventricle，LV）
右心室（right ventricle，RV）
左室流出道（left ventricular outlet，LVOT）
左室流入道（left ventricular inlet，LVIT）
右室流出道（right ventricular outlet，RVOT）
右室流入道（right ventricular inlet，RVIT）
主动脉（aorta）
　升主动脉（ascending aorta，AA）
　降主动脉（descending aorta，DA）
　腹主动脉（abdominal aorta，AA）
　主动脉瓣（aortic valve，AV）
　主动脉瓣环（aortic valve annulus，AVA）
二尖瓣（mitral valve）
　二尖瓣前瓣叶（anterior mitral valve leaflet，AML）
　二尖瓣后瓣叶（posterior mitral valve leaflet，PML）
　二尖瓣瓣环（mitral valve annulus，MA）
三尖瓣（tricuspid valve）
　三尖瓣前叶（anterior tricuspid valve leaflet，ATL）
　三尖瓣后叶（posterior tricuspid valve leaflet，PTL）

三尖瓣隔瓣叶（septal tricuspid valve leaflet，STL）

三尖瓣瓣环（tricuspid valve annulus，TA）

肺动脉（pulmonary artery，PA）

肺动脉瓣（pulmonary valve）

冠状动脉（coronary artery，CA）

冠状静脉（coronary venous，CV）

冠状静脉窦（coronary venous sinus，CVS）

心大静脉（great cardiac vein）

心中静脉（middle cardiac vein）

左心缘静脉（left marginal vein）

心小静脉（small cardiac vein）

左房斜静脉（left atrial oblique vein）

心后静脉（posterior cardiac vein）

肺静脉（pulmonary vein，PV）

腔静脉（vena cava，VC）

上腔静脉（superior vena cava）

永存左上腔静脉（persistent left superior vena cava）

右上腔静脉缺如（absent of right superior vena cava）

双上腔静脉（double superior vena cava）

下腔静脉（inferior vena cava）

下腔静脉缺如（absent of inferior vena cava）

心包（pericardium）

心包腔（pericardial cavity）

心包窦（pericardial sinus）

心包横窦（transverse sinus of pericardium，TS）

心包斜窦（oblique sinus of pericardium，OS）

心包前下窦（anterior inferior sinus of pericardium）

心包隐窝（pericardial recess）

窦房结（sino-atrial node，SA-node）

房室结（atrio-ventricular node，AV-node）

希氏束（His bundle）

第六章

左冠状动脉（left coronary artery，LCA）

左主干（left main coronary artery，LMCA）

左前降支（left anterior descending artery，LAD）

对角支（diagonal branch，DB）

左圆锥支（left conus branch，LCB）

右室前支（right anterior ventricular branch）

前室间隔支（anterior septal branch）

左回旋支（left circumflex artery，LCX）

左室前支（left anterior ventricular branch）

钝缘支（obtuse marginal branch）

左室后支（posterior branch of left branch）

心房支（atrial branch）

右冠状动脉（right coronary artery，RCA）

窦房结支（sino-atrial node branch）

右圆锥支（right conus branch）

右室前支（anterior branches of right ventricular）

锐缘支（acute marginal branch）

右室后支（right posterior ventricular branches）

左室后支（posterior branch of left ventricle）

后降支（posterior descending branch）

右优势型（right coronary artery dominant）

均衡型（balanced coronary artery）

左优势型（left coronary artery dominant）

CT 心肌灌注成像（CT myocardial perfusion imaging）

计算流体动力学（computational fluid dynamics，CFD）

人工智能机器深度学习（artificial intelligence deep machine learning）

冠状动脉管腔内密度梯度（transluminal attenuation gradient，TAG）

存活心肌（viable myocardium）

冬眠心肌（hibernating myocardium，HM）

顿抑心肌（stunned myocardium，SM）

心肌梗死（myocardial infarction，MI）

对比剂 - 时间衰减曲线（time attenuation curve，TAC）

组织通过时间（tissue transit time，TTT）

径向应力（radial strain）

周向应力（circumferential strain）

纵向应力（longitudinal strain）

第七章

冠状动脉粥样硬化（coronary atherosclerosis）

冠状动脉疾病（coronary artery disease，CAD）

缺血性心脏病（ischemic heart disease，IHD）

冠状动脉性心脏病（coronary heart disease，CHD）

冠状动脉（coronary artery）

易损性斑块（vulnerable plaque，VP）

稳定性斑块（stable plaque，SP）

非钙化斑块（noncalcified plaque，NCP）

餐巾环征（napkin-ring sign，NRS）

薄纤维帽纤维粥样斑块（thin-cap with fibroatheroma，TCFA）

纤维斑块（fibrous plaque，FP）

狭窄（stenosis）

梗阻（occlusion）

心肌桥（myocardial bridge）

钙化（calcification）

冠状动脉钙化积分（coronary artery calcification score，CACS）

冠状动脉钙化容积算法（calcium volumetric score，CVS）

血管重构（Vascular remodeling）

正性重构（positive vascular remodeling）

负性重构（negative vascular remodeling）

心肌缺血（myocardial ischemia）

心绞痛（angina pectoris）

心肌梗死（myocardial infarction）

室壁瘤（ventricular aneurysm）

真性室壁瘤（true ventricular aneurysm）

假性室壁瘤（false ventricular aneurysm）

穿通性室壁瘤（penetrating ventricular aneurysm）

室间隔破裂（ventricular septal rupture）

乳头肌断裂（papillary muscle rupture）

心力衰竭（heart insufficiency；heart failure）

稳定性冠状动脉疾病（stable coronary artery disease，SCAD）

冠状动脉介入治疗术（percutaneous coronary interventions，PCI）

冠状动脉支架（coronary stent）

冠脉搭桥术（coronary arterial bypass graft，CABG）

瓷壳型主动脉（porcelain aorta）

冠状动脉微血管功能障碍（coronary microvascular dysfunction，CMD）

微循环阻力指数（index of microcirculatory resistance，IMR）

家族性高胆固醇血症（familial hypercholesterolemia，FH）

纯合子家族性高胆固醇血症（homozygous familial hypercholesterolemia，HoFH）

杂合子家族性高胆固醇血症（heterozygous familial hypercholesterolemia，HeFH）

第八章

大动脉炎（Takayasu arteritis，TA）

川崎病（Kawasaki diseases）

白塞病（Behçet disease，BD）

梅毒（syphilis）

特发性嗜酸性粒细胞增多综合征（idiopathic hypereosinophilic syndrome，IHES）

免疫球蛋白 G4 相关性疾病（IgG4-related diseases，IgG4RD）

纤维肌性发育不良（fibromuscular dysplasia，FMD）

冠状动脉扩张症（coronary artery ectasia，CAE）

自发性冠状动脉夹层（spontaneous coronary artery dissection，CAD）

冠状动脉假性动脉瘤（coronary artery pseudoaneurysm，CAPA）

冠状动脉痉挛综合征（coronary artery spasm syndrome，CASS）

心脏移植物血管病（cardiac allograft vasculopathy，CAV）

第九章

先天性冠状动脉畸形（congenital anomaly of coronary artery）

冠状动脉芽（coronary buds）

冠状动脉重复畸形（duplicated coronary artery）

带钩手杖样右冠状动脉（a Shepherd's crook right coronary artery）

动脉间右冠状动脉（interarterial right coronary artery）

动脉间左冠状动脉（interarterial left coronary artery）

动脉间冠状动脉（interarterial coronary arteries）

壁内冠状动脉（intramural coronary artery）

冠状动脉开口呈裂隙状（slit-like orifice of coronary artery）

冠状动脉异常走行（anomalous coronary artery courses）

单冠状动脉（single coronary artery）

冠状动脉异常起源于肺动脉（coronary artery arising from pulmonary artery）

先天性左冠状动脉主干闭锁（congenital left main coronary artery atresia，LMCAA）

先天性右冠状动脉缺如（congenital absence of right coronary artery）

先天性冠状动脉瘘（congenital coronary fistula）

冠状动脉扩张症（coronary ectasia）

冠状动脉心肌桥（myocardial bridge of coronary artery）

先天性冠状动脉狭窄（congenital stenosis of coronary artery）

冠状动脉假性动脉瘤（coronary pseudoaneurysm，CAPA）

第十章

冠状静脉窦口（coronary sinus orifice，CSO）

冠状静脉窦（coronary sinus，CS）

冠状静脉窦闭锁（coronary sinus atresia）

冠状静脉窦口闭锁（coronary sinus ostial atresia）

上腔静脉（superior vena cava）

永存左上腔静脉（persistent left superior vena cava）

右上腔静脉缺如（absent of right superior vena cava）

双上腔静脉（double superior vena cava）

下腔静脉（inferior vena cava）

下腔静脉缺如（absent of inferior vena cava）

肺静脉畸形引流入冠状静脉窦（anomalous pulmonary venous drainage to coronary sinus）

无顶冠状静脉窦综合征（unroofed coronary sinus syndrome）

冠状静脉窦血栓（coronary sinus thrombosis）

心脏再同步化治疗（cardiac resynchronization therapy，CRT）

双心室起搏（biventricular pacing）

第十一章

心肌疾病（myocardial disease）

　　原发性心肌病（primary myocardial disease）

　　继发性心肌病（secondary myocardial disease）

心肌病（cardiomyopathy）

扩张型心肌病（dilated cardiomyopathy，DCM）

肥厚型心肌病（hypertrophic cardiomyopathy，HCM）

左室流出道压阶差（left ventricular outflow tract gradient，LVOTG）

收缩期二尖瓣前向运动（systolic anterior motion of mitral volve，SAM）

心尖肥厚型心肌病（apical hypertrophic cardiomyopathy，AHCM）

非对称性室间隔肥厚（asymmetrical septal hypertrophy，ASH）

左室流出道梗阻（obstruction of left ventricular outflow）

非梗阻性肥厚型心肌病（non-obstructive hypertrophic cardiomyopathy）

糖原贮积症（glycogen storage disease，GSD）

心内膜弹力纤维增生症（endomyocardial fibrosis，EMF）

高嗜酸细胞综合征（Loffler 心内膜炎）（Loffler endocarditis）

限制型心肌病（restrictive cardiomyopathy）

淀粉样变性（amyloidosis，AL）

系统性淀粉样变性（systematic amyloidosis）

致心律不齐右室心肌病（arrhythmogenic right ventricular cardiomyopathy）

心肌致密化不全（non-compaction of the ventricular myocardium，NVM）

孤立性心室肌致密化不全（isolated noncompaction of the ventricular myocardium，INVM）

左心室心尖发育不良（left ventricular apical hypoplasia，LVAH）

应激性心肌病（Takotsubo syndrome）

心尖球形综合征（apical ballooning syndrome）

围产期心肌病（peripartum cardiomyopathy，PPCM）

左心室假腱索（left ventricular false tendon，LVFT）

心肌钙化（myocardial calcification）

特发性心肌钙化（idiopathic myocardial calcification，IMC）

非特异性心肌钙化（non-specific myocardial calcification，non-SMC）

第十二章

心脏瓣膜病（valvular heart disease，VHD）

先天性心脏瓣膜病（congenital valvular heart disease，CVHD）

获得性心脏瓣膜病（acquired valvular heart disease，AVHD）

类癌性心脏病（carcinoid heart disease）

风湿性瓣膜病（rheumatic valvular heart disease，RVHD）

　二尖瓣狭窄（mitral valvular stenosis，MS）

　二尖瓣关闭不全（mitral valvular insufficiency，MI）

　主动脉瓣狭窄（aortic valve stenosis，AS）

　主动脉瓣关闭不全（aortic valve insufficiency，AI）

　二叶式主动脉瓣畸形（bicuspid aortic valve，BAV）

　四叶式主动脉瓣畸形（quadricuspid aortic valve，QAV）

　主动脉瓣脱垂（aortic valve prolapse）

　主动脉瓣钙化（calcification of aortic valve）

　肺动脉瓣狭窄（pulmonary valvular stenosis，PS）

　肺动脉瓣关闭不全（pulmonary valvular insufficiency，PI）

　二叶式肺动脉瓣畸形（bicuspid pulmonary valve，BPV）

　肺动脉瓣闭锁（pulmonary valvular atresia）

三尖瓣狭窄（tricuspid stenosis，TS）

三尖瓣关闭不全（tricuspid insufficiency，TI）

三尖瓣反流（tricuspid regurgitation，TR）

三尖瓣发育不全（tricuspid valvular hypoplasia，TH）

右室及三尖瓣发育不全（hypoplasia of the right ventricle and tricuspid valve）

类癌心脏病（carcinoid heart disease）

肺动脉瓣缺如综合征（absent pulmonary valve syndrome，APVS）

肺动脉瓣缺如（absent pulmonary valve）

瓣膜置换术（replacement of valve）

经导管主动脉瓣植换术（transcatheter aortic valve replacement，TAVR）

经导管肺动脉瓣植入术（transcatheter pulmonary valve replacement，TPVR）

经导管二尖瓣植入术（transcatheter mitral valve implantation，TMVI）

二尖瓣 - 主动脉瓣间纤维膜 / 纤维幕（mitral-aortic intervalvular fibrosa，MAIVF）

二尖瓣夹（mitral clip）

二尖瓣脱垂（mitral valve prolapse）

二尖瓣环干酪样钙化（caseous calcification of the mitral annulus，CCMA）

二尖瓣的球度指数（sphericity index of mitral valve）

瓣周漏（perivalvular leakage，PVL）

二尖瓣瓣上狭窄环（supravalvular mitral stenosis ring）

双孔二尖瓣（double orifice mitral valve，DOMV）

降落伞二尖瓣（parachute mitral valve，PMV）

降落伞状二尖瓣（parachute-like mitral valve，PLMV）

第十三章

原发性高血压（primary hypertension or essential hypertension）

继发性高血压（secondary hypertension）

大动脉炎（Takayasu arteritis）

肾动脉狭窄（renal artery stenosis）

肾动脉闭塞（renal artery occlusion）

肾动静脉瘘（renal artery fistula）

肾动脉纤维发育不良（renal artery fibromuscular dysplasia，FMD）

肾动脉瘤（renal artery aneurysm）

肾动脉夹层（renal artery dissection）

库欣综合征（Cushing syndrome）

第十四章

CT 肺动脉造影术（CT pulmonary angiography，CTPA）

CT 静脉造影术（CT venography or CT phlebography，CTV）

肺动脉高压（pulmonary hypertension，PH）

动脉性肺动脉高压（pulmonary arterial hypertension，PAH）

特发性肺动脉高压（idiopathic pulmonary arterial hypertension，IPAH）

遗传性肺动脉高压（genetic pulmonary arterial hypertension，GPAH）

低氧性肺动脉高压（hypoxic pulmonary arterial hypertension，HPAH）

肺动脉（pulmonary artery）

肺血少（pulmonary oligemia）

肺血多（pulmonary plethora）

肺淤血（pulmonary congestion）

肺水肿（pulmonary edema）

　肺泡性水肿（pulmonary alveolar edema）

　间质性肺水肿（pulmonary interstitial edema）

肺梗死（pulmonary infarction）

肺栓塞（pulmonary embolism，PE）

静脉血栓栓塞症（venous thromboembolism，VTE）

深静脉血栓形成（deep venous thrombosis，DVT）

肺动脉血栓栓塞症（pulmonary thromboembolism，PTE）

慢性血栓栓塞性肺高血压（chronic thromboembolic pulmonary hypertension，CTEPH）

肺动脉血管炎（pulmonary vasculitis）

非特异性肺动脉炎（non-specific pulmonary vasculitis）

韦格纳肉芽肿病（Wegener granulomatosis，WG）

结缔组织病（connective tissue disease）

慢性纵隔炎（chronic mediastinitis）

纤维素性纵隔炎（fibrinous mediastinitis）

慢性纤维素性纵隔炎（chronic fibrinous mediastinitis）

肺动脉瘤（pulmonary arterial aneurysm）

特发性肺动脉扩张（idiopathic dilatation of the pulmonary artery）

肺动脉夹层或血肿（pulmonary artery dissection or hematoma，PAD or PAH）

肺动静脉瘘（pulmonary arteriovenous fistula）

肺动静脉畸形（pulmonary arteriovenous malformations，PAVM）

肺隔离症（pulmonary sequestration，PS）

先天性肺静脉闭锁（congenital pulmonary vein atresia）

孤立性肺静脉闭锁（isolated pulmonary vein atresia）

单侧性肺静脉闭锁（unilateral pulmonary vein atresia）

共同肺静脉闭锁（common pulmonary vein atresia）

先天性肺静脉狭窄（congenital pulmonary vein stenosis）

获得性肺静脉狭窄或闭塞（acquired pulmonary vein stenosis/atresia）

肺静脉阻塞病（pulmonary veno-occlusive disease，PVOD）

肺毛细血管瘤病（pulmonary capillary hemangiomatosis，PCH）

遗传性出血性毛细血管扩张症（hereditary hemorrhagic telangiectasia，HHT）

动静脉畸形（arteriovenous malformation，AVM）

原发肺血管肿瘤（primary pulmonary vascular tumors）

原发肺动脉肿瘤（primary pulmonary arterial tumors/sarcoma）

原发性肺静脉肉瘤（primary pulmonary vein sarcoma，PVS）

肺转移瘤（pulmonary metastasis tumor）

第十五章

急性主动脉综合征（acute aortic syndrome，AAS）
主动脉夹层（aortic dissection，AD）
主动脉壁内血肿（aortic intramural hematoma，IMH）
无返回腔性沟通（no reentry site）
穿透性粥样硬化性溃疡（penetrating atherosclerotic ulcer，PAU）
假性动脉瘤（pseudoaneurysm）
粥样硬化斑块溃疡（atherosclerotic plaque ulcers，APU）
溃疡样凸起（ulcer-like projections，ULPs）
局部内膜破裂（focal intimal disruptions，FIDs）
壁内血池（intramural blood pools，IBPs）
动脉瘤腔内修复术（endovascular aneurysm repair，EVAR）
支架型人工血管（stent-graft，SG）
主动脉腔内治疗后内漏（endoleakage after endovascular treatment of aorta）
右房分流术（perigraft-to-right atrial shunt）
原发性主动脉恶性肿瘤（primary malignant tumors of the aorta，PMTA）
　原发主动脉肉瘤（primary sarcoma of aorta）
　主动脉的原发性腔内肿瘤（primary intraluminal tumor of the aorta）
　恶性血管内皮肿瘤（primary malignant endothelial tumor）
　原发性腔内主动脉黏液瘤（primary intraluminal aortic myxoma）
　原发平滑肌肉瘤（primary leiomyosarcoma of the aorta）
　原发性纤维肉瘤（primary fibrosarcoma）
　血管肉瘤（aortic angiosarcoma）
　息肉状血管外皮细胞瘤（pedunculated haemangiopericytoma）
　主动脉内膜肉瘤（aortic intimal sarcoma）
　未分化内膜肉瘤（undifferentiated intimal sarcoma）
　主动脉血管肉瘤（aortic angiosarcoma）
　主动脉肉瘤（sarcoma of the aorta）
　纵隔性副神经节瘤（mediastinal paragangliomas）
　主动脉体瘤（化学感受器瘤）［aortic body tumor（chemodectoma）］
主动脉漂浮血栓（aortic floating thrombus，AFT）

第十六章

马方综合征（Marfan syndrome，MS）
Loeys-Dietz 综合征（Loeys-Dietz syndrome，LDS）
白塞综合征（Behçet syndrome，BS）
梅毒性主动脉炎（syphilitic aortitis）
慢性主动脉周围炎（chronic periaortitis）
动脉硬化闭塞症（arteriosclerosis obliterans，ASO）
中段主动脉综合征（mid-aortic syndrome，MAS）
特发性嗜酸性粒细胞增多综合征（idiopathic hypereosinophilic syndrome，IHES）

第十七章

腔静脉（vena cava）
上腔静脉（superior vena cava）
永存左上腔静脉（persistent left superior vena cava）
右上腔静脉缺如（absent of right superior vena cava）
双上腔静脉（double superior vena cava）
下腔静脉（inferior vena cava）
下腔静脉缺如（absent of inferior vena cava）
双下腔静脉（double inferior vena cava）
腔静脉阻塞综合征（vena cava obstruction syndrome）
上腔静脉综合征（superior vena cava syndrome，SVCS）
布加综合征（Budd-Chiari syndrome，BCS）
原发性腔静脉肿瘤（primary vena cava tumor）
继发性腔静脉肿瘤（secondary vena cava tumor）
静脉内平滑肌瘤病（intravenous leiomyomatosis）

第十八章

先天性心脏病"节段分析法"（segmental analysis for congenital heart disease）
左位心（levocardia）
右位心（dextrocardia）
中位心（msocardia）
内脏位（visceral situs）
   内脏正位（viscera situs solitus）
   内脏反位（viscera situs inversus）
   内脏不定位（viscera situs ambiguous）
   无脾综合征（asplenia syndrome）
   多脾综合征（polysplenia syndrome）
心耳并列（juxtaposition of the atrial appendage）
心房位（atrial situs）
   心房正位（atrial situs solitus）
   心房反位（atrial situs inversus）
   心房不定位（atrial situs ambiguous）
   左心房异构（left atrial isomerism）
   心房不定位（atrial situs ambiguous）
   右心房异构（right atrial isomerism）
   心房对称位（atrial situs symmetry）
双心室心脏（biventricular heart）
单一心室心脏（univentricular heart）
不定型心室（indeterminate ventricle）
单心室（single ventricle）
房-室连接协调（atrioventricular concordance）

房 - 室连接不协调（atrioventricular discordance）

房 - 室连接不确定（atrioventricular ambiguous）

右心室无连接（absent right atrioventricular connection）

左心室无连接（absent left atrioventricular connection）

心室双入口（double inlet of the ventricle）

交叉心脏（criss-cross heart）

水平室间隔（horizontal interventricular septum）

未定型心室（indeterminate ventricular morphology）

发育不全的心室（Rudimentary ventricle）

共同房室瓣（common A-V valve）

第十九章

房间隔缺损（atrial septal defect）

静脉窦缺损（sinus venosus defects，SVD）

    上腔静脉窦缺损（superior sinus venosus defects）

    下腔静脉窦缺损（inferior sinus venosus defects）

    冠状静脉窦缺损（coronary sinus venosus defects）

室间隔缺损（ventricular septal defect）

膜部间隔缺损（membranes septal defect）

肌部间隔缺损（muscular ventricular septal defect）

膜部室间隔瘤（membranes septal aneurysm）

膜部室间隔瘤（membranous interventricular septal aneurysm）

膜周部室间隔缺损（perimembranous ventricular septal defect）

房 - 室间隔（atrio-ventricular septum）

左心室 - 右心房通道（left ventricular-right atrium communication）

共同心房（common atrium）

单心房（single atrium）

心内膜垫缺损（endocardial cushion defect）

    部分型心内膜垫缺损（partial endocardial cushion defect）

    完全型心内膜垫缺损（complete endocardial cushion defect）

动脉导管未闭（patent ductus arteriosus，PDA）

永存共同动脉干（persistent truncus arteriosus）

主动脉 - 肺动脉间隔缺损（aorto-pulmonary septal defect）

主 - 肺动脉窗（aorto-pulmonary window）

肺动脉起源于升主动脉（pulmonary artery arises from the ascending aorta）

右肺动脉异常开口于升主动脉（anomalous origin of the right pulmonary artery from the ascending aorta）

先天性主动脉窦瘤（congenital sinus of Valsalva aneurysm）

主动脉窦瘤破裂（ruptured sinus of Valsalva aneurysm）

部分性肺静脉畸形引流（partial anomalous of pulmonary venous connection，PAPVC）

镰刀综合征（scimitar syndrome）

完全性肺静脉畸形引流（total anomalous of pulmonary venous connection，TAPVC）

部分性肺静脉畸形引流（partial anomalous of pulmonary venous connection，PAPVC）

无顶冠状静脉窦综合征（unroofed coronary sinus syndrome，URSS）

第二十章

三房心（cor triarium）
先天性主动脉瓣狭窄（congenital aortic valvular stenosis）
　　单瓣式主动脉瓣（unicuspid aortic valves）
　　单瓣式主动脉瓣（unicommissural aortic valves，UAVs）
　　单瓣穹顶状狭窄（unicommissural dome stenosis）
先天性二叶式主动脉瓣（congenital bicuspid aortic valve）
先天性四叶式主动脉瓣（congenital quadricuspid aortic valve）
主动脉瓣上狭窄（supravalvular aortic stenosis，SVAS）
Williams 综合征（Williams syndrome）
主动脉瓣下狭窄（subaortic stenosis）
主动脉缩窄（coarctation of the aorta，CoA）
主动脉弓离断（interruption of aortic arch，IAA）
主动脉弓闭锁（atresia of aortic arch）
主动脉 - 左心室通道畸形（aortic-left ventricular tunnel，ALVT）
先天性主动脉弓畸形（congenital anomalies of aortic arch）
右位主动脉弓（right-sided aortic arch）
右位主动脉弓合并迷走左锁骨下动脉（right aortic arch with aberrant left subclavian artery）
镜面右位主动脉弓（mirror-image right aortic arch）
右位主动脉弓合并左锁骨下动脉分离（right aortic arch with isolation of the left subclavian artery）
双主动脉弓（double aortic arch）
永存第五对主动脉弓（persistent fifth aortic arch，PFAA）
左心发育不全综合征（hypoplastic left heart syndrome，HLHS）
主动脉瓣闭锁（aortic valve atresia）
二尖瓣闭锁（mitral valve atresia）
先天性左室憩室（congenital left ventricular diverticulum，CLVD）
先天性左心室室壁瘤（congenital left ventricular aneurysm，CLVA）

第二十一章

法洛四联症（tetralogy of Fallot）
肺动脉闭锁合并室间隔缺损（pulmonary atresia with VSD）
肺动脉闭锁伴室间隔完整（pulmonary atresia with intact ventricular septum）
三尖瓣下移畸形（Ebstein anomaly）
三尖瓣闭锁（tricuspid atresia）
右心室异常肌束（anomalous muscle bundles of right ventricle）
右心室双腔心（double-cambered right ventricle）
肺动脉瓣狭窄（pulmonary valvular stenosis）
先天性二叶式肺动脉瓣（congenital bicuspid pulmonary valve）
单瓣式肺动脉瓣（unicuspid pulmonary valves）
肺动脉瓣缺如（absent of pulmonary valves）
迷走左肺动脉（aberrant left pulmonary artery）

迷走右肺动脉（aberration of right pulmonary artery）

肺动脉吊带（pulmonary artery sling）

第二十二章

大动脉错位（transposition of great artery，TGA）

　完全型大动脉错位（complete transposition of great artery，CTGA）

　右位型错位（D-transposition）

　校正型大动脉错位（corrected transposition of great artery）

　左位型错位（L-transposition）

右心室双出口（double-outlet of right ventricle，DORV）

左心室双出口（double-outlet of left ventricle，DOLV）

单心室（single ventricle）

第二十三章

Kartagener 综合征（镜面人）（Kartagener syndrome，KS）

鲁登巴赫综合征（Lutembacher syndrome，LS）

Williams 综合征（Williams syndrome，WS）

Williams-Beuren 综合征（Williams-Beuren syndrome，WS）

Cantrell 综合征（Cantrell syndrome）

特纳综合征（Turner syndrome，TS）

唐氏综合征（Down syndrome，DS）

22q11.2 微缺失综合征（22q11.2 deletion syndrome，22q11.2DS）

腭 - 心 - 面综合征（velo-cardio-facial syndrome，VCFS）

圆锥动脉干 - 异常面容综合征（conotruncal anomaly face syndrome，CAFS）

DiGeorge 综合征（DiGeorge syndrome，DGS）

Opitz G/BBB 综合征（Opitz G/BBB syndrome）

Cayler 心脏颜面综合征（Cayler cardio-facial syndrome）

心脏圆锥干畸形（conotruncal heart defects，CTHD）

心脏圆锥干畸形（conotruncal heart malformation，CTHM）

VACTERL 综合征（VACTERL syndrome，VS）

　脊柱畸形（vertebral defects）

　肛门闭锁（anal atresia）

　心脏畸形（cardiac malformations）

　气管食管瘘和食管闭锁（tracheoesophageal fistula/esophageal atresia）

　肾脏异常（renal anomalies）

　肢体异常（limb anomalies）

Noonan 综合征（Noonan syndrome，NS）

Shone 综合征（Shone syndrome）

Barlow 综合征（Barlow sydrome）

直背综合征（straight back syndrome，SBS）

Carney 综合征（Carney syndrome）

第二十四章

心包积液（pericardial effusion）
缩窄性心包炎（constrictive pericarditis）
渗出 - 缩窄性心包炎（effusive-constrictive pericarditis，ECP）
先天性心包缺如（congenital absence of the pericardium）
心房耳部瘤（atrial appendage aneurysm，AAA）

第二十五章

心脏肿瘤（cardiac tumor）
心脏原发肿瘤（primary cardiac tumors）
心脏黏液瘤（cardiac myxoma）
多发黏液瘤（Carney 综合征）（Carney complex）
心脏横纹肌瘤（cardiac rhabdomyoma）
结节性硬化症（tuberous sclerosis complex，又称为 Bourneville 病）
心脏纤维瘤（cardiac fibroma）
孤立性纤维瘤（solitary fibroma；solitary fibrous tumor）
心脏脂肪瘤（cardiac lipoma）
房间隔脂肪瘤样肥厚（lipomatous hypertrophy of the interatrial septum，LHIS）
血管瘤（hemangioma）
心脏淋巴管瘤（cardiac lymphangioma）
心脏原发恶性肿瘤（primary malignant cardiac tumors）
横纹肌肉瘤（rhabdomyosarcoma）
纤维肉瘤（fibrosarcoma）
脂肪肉瘤（liposarcoma）
血管肉瘤（angiosarcoma）
黏液性纤维肉瘤（myxofibrosarcoma）
心脏转移瘤（cardiac metastatic tumor）
心脏瓣膜肿瘤（cardiac valvular tumor）
　　心脏乳头状弹力纤维瘤（papillary fibroelastomas）
　　心脏瓣膜血性囊肿（blood cyst of cardiac valves）
心包肿瘤（pericardial tumor）
心包囊肿（pericardial cyst）
心包间皮瘤（pericardial mesothelioma）
心脏畸胎瘤（cardiac teratoma）
心包转移瘤（pericardial metastatic tumor）

编后记

勇立潮头——1995年,我们在国内率先引进了"电子束CT(EBCT)",开启了心血管病CT临床诊断与科研工作,并于2000年在国内首次出版《心血管病CT诊断学》。我们的工作,得到了EBCT发明人Douglas Boyd教授的高度评价。随着多排螺旋CT的问世,为心血管病CT影像学推广应用向前推进一大步,这一重大进展,促使我们为适应新设备的推广,于2012年重新修订并再版《心血管病CT诊断学》,扩大受众范围,促进临床应用CT开展心血管病诊断与科学研究工作。近十年来,CT及相关技术又有了新的突破,实现了"CT功能成像"从"解剖"到"功能"的飞跃;"放射组学""人工智能"及"3D打印"技术的成熟,使影像医学发生了革命性变化,为与时俱进,必须进行第3版的修订。

远见卓识——我们遵循医学科学的发展脉络,指导全书的修订工作。当前学科间知识的交融尤为深刻,影像学不再局限于"读片诊断",它将参与疾病的"诊断—治疗—预后"全过程。影像学医师为迎接这一挑战,必须做好充分准备。这就要求我们的专著,在内容上,要能突破专业的历史局限,体现出本学科发展的崭新脉络和现状,更加准确地定位该学科在医学科学体系中的位置,远见卓识,帮助读者预见它的未来,掌握相关知识及与其他学科之间的逻辑关联,这是我们再版希望能达到的目的。

业精于勤——第3版《心血管病CT诊断学》尽量反映这种新的变革,力求做到更加完美、更加极致。我们遵循"业精于勤"的理念,全书增补新资料均来源于近年应用先进CT在临床及科研工作所积累的经验总结,万例挑一,亲自选图,亲手重建;同时,广征博引,参考国内外学者最新研究成果及观点,较第2版内容更加丰富,传达最新知识,图文并茂,形式新颖,力求给读者献上一部科学与艺术完美结合的专著。

不忘初心——本书是集体智慧的结晶、共同劳动的成果。感谢老一辈专家对医学影像学事业的开创、无微关怀和谆谆教诲。年轻一代人才辈出,承担了全书修订,展示了卓越的才华,充分证明有能力传承老一辈开创的事业并使其发扬光大。感谢中国医学科学院阜外医院CT室团队、云南省阜外心血管病医院CT室团队以及中国人民解放军总医院第三医学中心CT室团队给予的大力支持。感谢外聘专家撰写相关章节,使得全书内容更加丰富、完整,为本书增色。

古人云:"学而不思则罔,思而不学则殆",让我们共勉。

作者本人学识所限,书中缺点、错误在所难免,祈望读者不吝赐教。

中国医学科学院　北京协和医学院
国家心血管病中心　阜外医院

2022年5月1日